Dermatologia Pediátrica

MEDICINA
USP

HC
FMUSP

Instituto da Criança
e do Adolescente
Hospital das Clínicas - FMUSP

PEDIATRIA

INSTITUTO DA CRIANÇA E DO ADOLESCENTE DO HCFMUSP

EDITORAS DA COLEÇÃO
Magda Carneiro-Sampaio
Filumena Maria da Silva Gomes

Dermatologia Pediátrica

COORDENADORA
Maria Cecilia da Matta Rivitti Machado

3ª
EDIÇÃO
revisada e
atualizada

manole
editora

Capa: Ricardo Yoshiaki Nitta Rodrigues
Imagens da capa e do miolo: banco de imagens da FMUSP
Projeto gráfico: Departamento Editorial da Editora Manole
Editoração eletrônica: Luargraf Serviços Gráficos
Ilustrações: Luargraf Serviços Gráficos
Produção editorial: Kiyomi Yamazaki

CIP-BRASIL. CATALOGAÇÃO NA PUBLICAÇÃO
SINDICATO NACIONAL DOS EDITORES DE LIVROS, RJ

R525d
3.ed.
Rivitti-Machado, Maria Cecilia da Matta
Dermatologia pediátrica / Maria Cecilia da Matta Rivitti-Machado ; editores da coleção Magda Carneiro-Sampaio, Filumena Maria da Silva Gomes. 3. ed. rev. e atual. – Barueri [SP] : Manole, 2022.
(Pediatria do Instituto da Criança do Hospital das Clínicas da Faculdade de Medicina da Universidade de São Paulo ; 1)

ISBN 9786555764949

1. Dermatologia pediátrica. 2. Pele – Doenças. 3. Pele – Doenças – Tratamento. 4. Pele – Cuidado e higiene. I. Carneiro-Sampaio, Magda. II. Gomes, Filumena Maria da Silva. III. Título. IV. Série.

21-7812 CDD: 618.925
CDU: 616-5-053.2

Camila Donis Hartmann – Bibliotecária – CRB-7/6472

3ª edição – 2022

Editora Manole Ltda.
Alameda América, 876
Tamboré – Santana de Parnaíba – SP – Brasil
CEP: 06543-315
Fone: (11) 4196-6000
www.manole.com.br | https://atendimento.manole.com.br/

Impresso no Brasil
Printed in Brazil

Editoras da Coleção

Magda Carneiro-Sampaio

Professora Titular do Departamento de Pediatria da Faculdade de Medicina da Universidade de São Paulo (FMUSP). Professora Titular do Departamento de Imunologia (1995-2004) do Instituto de Ciências Biomédicas da Universidade de São Paulo (USP). Membro da Academia Brasileira de Pediatria (desde 2015).

Filumena Maria da Silva Gomes

Doutora em Ciências pelo Departamento de Pediatria da Faculdade de Medicina da Universidade de São Paulo (FMUSP). Especialista em Pediatria pela Sociedade Brasileira de Pediatria (SBP). Médica Assistente do Departamento de Pediatria da FMUSP.

Coordenadora

Maria Cecilia da Matta Rivitti Machado

Mestre em Medicina na área de Dermatologia pela Faculdade de Medicina da Universidade de São Paulo (FMUSP). Especialista em Dermatologia pela Sociedade Brasileira de Dermatologia (SBD). Médica Supervisora da Divisão de Dermatologia do Hospital das Clínicas da FMUSP. Professora de Dermatologia da Faculdade de Medicina da Universidade Metropolitana de Santos (UNIMES).

Colaboradores

Abes Mahmed Amed Filho

Médico pela Faculdade de Medicina da Universidade de São Paulo (FMUSP). Residência Médica em Dermatologia pelo Hospital das Clínicas da FMUSP (HCFMUSP). Membro Titular da Sociedade Brasileira de Dermatologia (SBD).

Ana Cristina Fortes

Médica Dermatologista pela Faculdade de Medicina da Universidade de São Paulo (FMUSP). Especialista em Cirurgia Micrográfica de Mohs.

Ana Paula Gomes Meski

Mestre em Dermatologia pela Faculdade de Medicina da Universidade de São Paulo (FMUSP). Médica Dermatologista Colaboradora do Ambulatório de Cosmiatria do Hospital das Clínicas da FMUSP (HC-FMUSP). Médica Especialista pela Sociedade Brasileira de Dermatologia (SBD).

André Luís da Silva Hirayama

Médico pela Faculdade de Medicina da Universidade de São Paulo (FMUSP). Residência Médica em Dermatologia pelo Hospital das Clínicas da FMUSP (HCFMUSP). Membro do Grupo de Psoríase e de Pesquisa Clínica do Departamento de Dermatologia do HCFMUSP. Médico Responsável pelo Grupo de Dermatologia no Setor de Saúde Suplementar do HCFMUSP. Dermatologista das Equipes de Retaguarda do Hospital Alemão Oswaldo Cruz e do Hospital Sírio-Libanês.

Anita Rotter

Doutora em Medicina (Dermatologia) pela Faculdade de Medicina da Universidade de São Paulo (FMUSP). Médica Pesquisadora do Ambulatório de Dermatologia Pediátrica do Departamento de Dermatologia do Hospital das Clínicas da FMUSP (HCFMUSP).

Beni Moreinas Grinblat

Médico Dermatologista. Colaborador do Ambulatório de Terapia Fotodinâmica do Hospital das Clínicas da Faculdade de Medicina da Universidade de São Paulo (HCFMUSP). Membro da Sociedade Brasileira de Dermatologia (SBD), da Sociedade Brasileira de Cirurgia Dermatológica (SBCD), do Grupo Brasileiro de Melanoma (GBM) e da Academia Americana de Dermatologia (AAD).

Camila Cristina Tormena

Dermatologista. Especialista em Oncologia Cutânea. Doutoranda em Dermatologia pela Universidade de São Paulo (USP).

Carla Yumi Maibashi

Médica Dermatologista pela Faculdade de Medicina da Universidade de São Paulo (FMUSP). Médica Preceptora do Hospital das Clínicas da FMUSP (HCFMUSP).

Caroline Maris Takatu Neves de Oliveira

Médica Dermatologista. Médica Pesquisadora do Hospital das Clínicas da Faculdade de Medicina da Universidade de São Paulo (HCFMUSP). Ex-preceptora do HCFMUSP.

Celina Wakisaka Maruta

Docente do Departamento de Dermatologia da Faculdade de Medicina da Universidade de São Paulo (FMUSP). Especialista em Dermatologia pela Sociedade Brasileira de Dermatologia (SBD).

Chan I Thien

Dermatologista pela Sociedade Brasileira de Dermatologia (SBD). Médica Voluntária do Ambulatório Infantil do Hospital das Clínicas da Faculdade de Medicina da Universidade de São Paulo (HCFMUSP). Médica da Complementação Especializada do Ambulatório de Cosmiatria do HCFMUSP.

Claudia Giuli Santi

Doutora em Medicina pela Faculdade de Medicina da Universidade de São Paulo (FMUSP). Médica Assistente do Hospital das Clínicas da FMUSP (HCFMUSP). Chefe do Ambulatório de Dermatoses Bolhosas Autoimunes.

Cyro Festa Neto

Professor Titular da Faculdade de Medicina da Universidade de São Paulo (FMUSP).

Daniel Luiz Marques Gonçalves

Médico Dermatologista pela Faculdade de Medicina da Universidade de São Paulo (FMUSP). Ex-preceptor de Cirurgia Dermatológica do Departamento de Dermatologia da FMUSP. Dermatologista pela Sociedade Brasileira de Dermatologia (SBD).

Denis Ricardo Miyashiro

Médico Dermatologista do Hospital das Clínicas da FMUSP (HCFMUSP) e do Instituto do Câncer do Estado São Paulo (ICESP). Doutorado em Medicina (Dermatologia) pela Universidade de São Paulo (USP).

Denise Miyamoto

Médica Assistente do Departamento de Dermatologia do Hospital das Clínicas da FMUSP (HCFMUSP). Doutorado pela Faculdade de Medicina da Universidade de São Paulo (FMUSP). Pós-doutorado pela Universidade McGill, Canadá.

Eugenio Raul Pimentel

Dermatologista, Mestre e Doutor em Dermatologia pela Faculdade de Medicina da Universidade de São Paulo (FMUSP). Responsável pelo Setor de Cirurgia Dermatológica do Departamento de Dermatologia do Hospital das Clínicas da FMUSP (HCFMUSP).

Isabella Ibrahim Doche Soares

Médica Dermatologista da Sociedade Brasileira de Dermatologia (SBD). Doutorado e Pós-doutorado pela Faculdade de Medicina da Universidade de São Paulo (FMUSP). Pesquisadora Colaboradora do Departamento de Dermatologia do Hospital das Clínicas da FMUSP (HCFMUSP).

Isabelle I Hue Wu

Médica Dermatologista pela Faculdade de Medicina da Universidade de São Paulo (FMUSP). Colaboradora do Ambulatório de *Laser* e Cosmiatria do Hospital das Clínicas da FMUSP (HCFMUSP). Médica Preceptora do Ambulatório de Tricologia da Universidade de Mogi das Cruzes (UMC).

Isadora Zago Miotto

Médica Dermatologista do Hospital das Clínicas da Faculdade de Medicina da Universidade de São Paulo (HCFMUSP).

Jade Cury Martins Asfora Lins

Médica Dermatologista. Doutora em Dermatologia pela Universidade Federal de São Paulo (UNIFESP). Docente do Departamento de Dermatologia da Faculdade de Medicina da Universidade de São Paulo (FMUSP). Médica do Instituto do Câncer do Estado de São Paulo (ICESP).

João de Magalhães Avancini Ferreira Alves

Médico Supervisor da Divisão de Dermatologia do Hospital das Clínicas da Faculdade de Medicina da Universidade de São Paulo (HCFMUSP). Residência em Dermatologia no HCFMUSP. Graduação em Medicina na FMUSP.

José Antonio Sanches Junior

Professor Titular do Departamento de Dermatologia da Faculdade de Medicina da Universidade de São Paulo (FMUSP).

Juliana Dumêt Fernandes

Doutorado e Pós-doutorado em Dermatologia pela Faculdade de Medicina da Universidade de São Paulo (FMUSP). Professora Associada de Dermatologia da Universidade Federal da Bahia (UFBA). Chefe do Serviço de Dermatologia da UFBA.

Juliana Olivieri Gordilho

Doutoranda pela Universidade de São Paulo (USP). Dermatologista pela Faculdade de Medicina da Universidade de São Paulo (FMUSP). Médica pela Escola Bahiana de Medicina e Saúde Pública.

Laís Lopes Almeida Gomes

Clinical Research Coordinator – Harvard Dermatology. Complementação em Dermatologia Pediátrica no Hospital das Clínicas da FMUSP (HCFMUSP). Dermatologista pela Sociedade Brasileira de Dermatologia (SBD).

Luciana de Paula Samorano

Doutora em Ciências pelo Departamento de Dermatologia da Faculdade de Medicina da Universidade de São Paulo (FMUSP). Médica Dermatologista e Assistente do Ambulatório de Dermatologia Pediátrica do Hospital das Clínicas da FMUSP (HCFMUSP). Membro Titular da Sociedade Brasileira de Dermatologia (SBD). Membro do Departamento de Dermatologia Pediátrica da Sociedade de Pediatria de São Paulo. Co-autora do Consenso Brasileiro de Fotoproteção.

Luciana Maragno

Médica Dermatologista pela Sociedade Brasileira de Dermatologia (SBD). Mestre em Dermatologia pela Faculdade de Medicina da Universidade de São Paulo (FMUSP). Pós-graduada em Oncologia Cutânea pelo Instituto de Ensino e Pesquisa do Hospital Sírio-Libanês.

Luis Antônio de Paula Machado

Médico Dermatologista pela Sociedade Brasileira de Dermatologia (SBD). Colaborador do Núcleo de Doenças Autoimunes do Hospital BP Mirante.

Marcella Palhano Medeiros

Médica pela Escola Superior de Ciências da Saúde (ESCS). Residência em Dermatologia pela Faculdade de Medicina da Universidade de São Paulo (FMUSP). Complementação em Cosmiatria e *Laser* pela FMUSP.

Marcello Menta Simonsen Nico

Professor Associado e Livre-Docente pela Faculdade de Medicina da Universidade de São Paulo (FMUSP).

Marcelo Arnone

Mestre em Dermatologia pela Faculdade de Medicina da Universidade de São Paulo (FMUSP). Médico Dermatologista do Hospital das Clínicas da FMUSP (HCFMUSP). Coordenador dos Ambulatórios de Psoríase e de Colagenoses do HCFMUSP.

Maria Ângela Bianconcini Trindade

Pesquisadora Científica VI, LIM56. Mestrado e Doutorado em Dermatologia pela Universidade Federal de São Paulo (UNIFESP). Professora da Pós-graduação do Instituto de Saúde, SES-SP.

Maria Cecilia da Matta Rivitti Machado

Mestre em Medicina na área de Dermatologia pela Faculdade de Medicina da Universidade de São Paulo (FMUSP). Especialista em Dermatologia pela Sociedade Brasileira de Dermatologia (SBD). Médica Supervisora da Divisão de Dermatologia do Hospital das Clínicas da FMUSP. Professora de Dermatologia da Faculdade de Medicina da Universidade Metropolitana de Santos (UNIMES).

Marina Lino Vieira

Médica Dermatologista. Membro da Sociedade Brasileira de Dermatologia (SBD). Complementação em Dermatologia Pediátrica pelo Hospital das Clínicas da Faculdade de Medicina da Universidade de São Paulo (HCFMUSP). Doutoranda do Departamento de Dermatologia da FMUSP.

Patrícia Lin Ang

Médica pela Faculdade de Medicina da Universidade de São Paulo (FMUSP). Dermatologista pelo Hospital das Clínicas da FMUSP (HCFMUSP). Preceptora do Departamento de Dermatologia do HCFMUSP.

Paula Silva Ferreira

Doutora em Dermatologia pela Faculdade de Medicina da Universidade de São Paulo (FMUSP). Médica do Departamento de Dermatologia da FMUSP. Graduação e Residência Médica pela USP.

Paula Yume Sato Serzedello Corrêa

Graduação e Residência Médica pela Faculdade de Medicina da Universidade de São Paulo (FMUSP). Ex-preceptora de Cirurgia Dermatológica do Departamento de Dermatologia da USP. Dermatologista pela Sociedade Brasileira de Dermatologia (SBD). Cirurgiã de Mohs pela SBD.

Raquel Leão Orfali

Professora Doutora pela Faculdade de Medicina da Universidade de São Paulo (FMUSP). Médica Assistente do Hospital das Clínicas da FMUSP (HCFMUSP). Mestre e Doutora em Ciências da Saúde pela FMUSP.

Ricardo Gomes Ribeiro de Carvalho

Médico Dermatologista. Especialização em Oncologia Cutânea.

Ricardo Romiti

Médico Assistente do Departamento de Dermatologia do Hospital das Clínicas da Faculdade de Medicina da Universidade de São Paulo (HCFMUSP). Responsável pelo Ambulatório de Psoríase do HCFMUSP. Doutorado em Dermatologia pela Universidade LMU – Munique, Alemanha.

Silvia Vanessa Lourenço

Professora Associada da Disciplina de Patologia Geral da Faculdade de Odontologia da Universidade de São Paulo (FOUSP).

Tatiana Mina Yendo

Médica Dermatologista da Fundação Faculdade de Medicina. Ex-preceptora do Departamento de Dermatologia do Hospital das Clínicas da Faculdade de Medicina da Universidade de São Paulo (HCFMUSP). Residência em Dermatologia pelo HCFMUSP.

Tatiana Villas Boas Gabbi

Médica Dermatologista pela Sociedade Brasileira de Dermatologia (SBD). Assistente do Ambulatório de Doenças das Unhas do Departamento de Dermatologia do Hospital das Clínicas da Faculdade de Medicina da Universidade de São Paulo (HCFMUSP). Pós-graduada em Nutrologia pela Associação Brasileira de Nutrologia (ABRAN).

Valéria Aoki

Professora Associada do Departamento de Dermatologia da Faculdade de Medicina da Universidade de São Paulo (FMUSP). Diretora do Laboratório de Imunopatologia Cutânea do Hospital das Clínicas da FMUSP (HCFMUSP). Professora Visitante da University of North Carolina, EUA.

Vanessa Rolim Bessa

Graduação em Medicina pela Universidade de Fortaleza. Médica Dermatologista pelo Hospital das Clínicas da Faculdade de Medicina da Universidade de São Paulo (HCFMUSP). Especialização em Dermatologia Pediátrica pelo HCFMUSP.

Vitor Manoel Silva dos Reis

Professor Associado da Faculdade de Medicina da Universidade de São Paulo (FMUSP). Livre-docente pelo Departamento de Dermatologia da FMUSP.

Walmar Roncalli Pereira de Oliveira

Mestre e Doutor pela Faculdade de Medicina da Universidade de São Paulo (FMUSP). *Fellow* da Oncologia Cutânea pela Universidade do Texas, EUA.

Walter Belda Junior

Livre-docente em Dermatologia pela Faculdade de Medicina da Universidade de São Paulo (FMUSP) e pela Universidade Estadual de Campinas (UNICAMP). Membro da Academia de Medicina de São Paulo.

Zilda Najjar Prado de Oliveira

Professora Doutora do Departamento de Dermatologia da Faculdade de Medicina da Universidade de São Paulo (FMUSP). Chefe do Ambulatório de Dermatologia Infantil do Hospital das Clínicas da FMUSP (HCFMUSP).

Plataforma digital

CONTEÚDO COMPLEMENTAR

Todos os capítulos desta obra contêm questões disponibilizadas em uma plataforma digital exclusiva. Utilize o QR code abaixo para acessá-las (senha: dermatologiaicr):

O prazo para acesso a esse material limita-se à vigência desta edição.

Sumário

Prefácio à 1ª edição XIX
Prefácio à 2ª edição XX
Prefácio à 3ª edição XXI
Apresentação XXIII

Seção 1 A pele da criança

1 Estrutura e fisiologia da pele 2
Luis Antônio de Paula Machado

2 Características da pele da criança e do adolescente 12
Paula Yume Sato Serzedello Corrêa, Patrícia Lin Ang

3 Semiologia dermatológica 17
Maria Cecilia da Matta Rivitti Machado

Seção 2 Período neonatal e infância

4 Afecções fisiológicas da pele do recém-nascido 34
Vanessa Rolim Bessa, Luciana de Paula Samorano, Zilda Najjar Prado de Oliveira

5 Dermatoses do recém-nascido 44
Vanessa Rolim Bessa, Luciana de Paula Samorano, Zilda Najjar Prado de Oliveira

6 Dermatite da área das fraldas 55
Juliana Dumêt Fernandes, Zilda Najjar Prado de Oliveira

7 Anomalias do desenvolvimento embrionário e marcadores cutâneos de disrafismo 74
Maria Cecilia da Matta Rivitti Machado

8 Anomalias vasculares 81
Luciana de Paula Samorano, Anita Rotter

9 Manifestações cutâneas de doenças infecciosas congênitas 102
Tatiana Mina Yendo, Maria Cecilia da Matta Rivitti Machado

Seção 3 Doenças inflamatórias da pele e dos anexos

10 Dermatite atópica 122
Maria Cecilia da Matta Rivitti Machado

11 Dermatite de contato 138
Vitor Manoel Silva dos Reis

12 Disidrose 145
Vitor Manoel Silva dos Reis

13 Eritema e descamação: dermatite seborreica e psoríase 149
Marcelo Arnone, Ricardo Romiti, Luciana Maragno

14 Eritrodermia 157
Marcelo Arnone, Ricardo Romiti

15 Dermatoses vesiculosas e bolhosas 162
Denise Miyamoto, Valéria Aoki

16 Farmacodermias..............................173
João de Magalhães Avancini Ferreira Alves, Claudia Giuli Santi

17 Erupções paravirais 187
Tatiana Mina Yendo, Claudia Giuli Santi

18 Dermatoses papulosas e pruriginosas...196
Celina Wakisaka Maruta, Raquel Leão Orfali

Seção 4 Alterações da pigmentação

19 Hipocromias e acromias 208
Marcella Palhano Medeiros, Juliana Olivieri Gordilho, Denise Miyamoto

20 Hipercromias 222
Juliana Olivieri Gordilho, Marcella Palhano Medeiros, Denise Miyamoto

Seção 5 Manifestações dermatológicas nas condições sistêmicas

21 Sinais cutâneos de imunodeficiências.................................. 232
Maria Cecilia da Matta Rivitti Machado

22 Sinais cutâneos de doenças autoinflamatórias 242
Laís Lopes Almeida Gomes, Chan I Thien, Maria Cecilia da Matta Rivitti Machado

23 Doenças cutâneas autoimunes na infância..........................256
Luis Antônio de Paula Machado, Maria Cecilia da Matta Rivitti Machado

24 Vasculites cutâneas na infância....274
Tatiana Mina Yendo

25 Manifestações dermatológicas das doenças endócrino-metabólicas 288
Tatiana Villas Boas Gabbi

26 Psicodermatoses na infância 301
Carla Yumi Maibashi, Marcello Menta Simonsen Nico

Seção 6 Genodermatoses

27 Genodermatoses com descamação.....................................308
Maria Cecilia da Matta Rivitti Machado

28 Genodermatoses com bolhas 316
Maria Cecilia da Matta Rivitti Machado

29 Genodermatoses com fotossensibilidade, poiquilodermias e progérias...325
Maria Cecilia da Matta Rivitti Machado

30 Albinismo...333
Maria Cecilia da Matta Rivitti Machado

31 Genodermatoses com manchas..341
Maria Cecilia da Matta Rivitti Machado

32 Displasias ectodérmicas e genodermatoses com comprometimento dos anexos...........353
Maria Cecilia da Matta Rivitti Machado

33 Síndrome de Down: manifestações cutâneas........................ 363
Chan I Thien, Laís Lopes Almeida Gomes, Maria Cecilia da Matta Rivitti Machado

Seção 7 Doenças dos anexos

7.1 Doenças do folículo piloso

34 Acne..378
Maria Cecilia da Matta Rivitti Machado

35 Hidradenite supurativa...................390
Maria Cecilia da Matta Rivitti Machado

36 Rosácea e dermatite esteroidal na infância.............................401
Maria Cecilia da Matta Rivitti Machado

37 Alopecias..407
Isabella Ibrahim Doche Soares

38 Foliculites e pseudofoliculites......416
Isabella Ibrahim Doche Soares

7.2 Unhas

39 Dermatoses das unhas.................. 423
Tatiana Villas Boas Gabbi

7.3 Glândulas sudoríparas

40 Afecções das glândulas sudoríparas...433
Abes Mahmed Amed Filho

Seção 8 Dermatoses da hipoderme

41 Dermatoses da hipoderme............446
Paula Silva Ferreira

Seção 9 Dermatoses das mucosas

42 Doenças dos lábios e da mucosa oral...458
Marcello Menta Simonsen Nico, Juliana Dumêt Fernandes, Silvia Vanessa Lourenço

Seção 10 Proliferações celulares, infiltrações cutâneas e tumores

43 Nevos melanocíticos.......................468
Denis Ricardo Miyashiro, José Antonio Sanches Jr.

44 Mastocitose..481
Luciana de Paula Samorano, Marina Lino Vieira

45 Pitiríase liquenoide..........................491
Jade Cury Martins Asforas Lins

46 Histiocitoses.......................................496
Camila Cristina Tormena, Jade Cury Martins Asforas Lins

Seção 11 Doenças infecciosas

47 Infecções bacterianas......................506
André Luís da Silva Hirayama

48 Micoses superficiais 521
Tatiana Mina Yendo

49 Dermatoviroses na infância...........535
Marcello Menta Simonsen Nico, Juliana Dumêt Fernandes

50 Hanseníase 554
João de Magalhães Avancini Ferreira Alves, Maria Ângela Bianconcini Trindade

51 Infecções sexualmente transmissíveis: sífilis, HPV, HIV, oftalmite gonocócica 564
Isadora Zago Miotto, Walmar Roncalli Pereira de Oliveira, Cyro Festa Neto

52 Riquétsias e borrelia 577
Paula Yume Sato Serzedello Corrêa

53 Leismaniose e micoses profundas: paracoccidioidomicose e esporotricose 591
Walter Belda Junior

Seção 12 Doenças causadas por animais

54 Dermatoses causadas por animais 606
Vitor Manoel Silva dos Reis

Seção 13 Cuidados com a pele normal

55 Cuidados com a pele normal: recém-nascido, lactente, infância e adolescência 618
Paula Yume Sato Serzedello Corrêa, Patrícia Lin Ang, Maria Cecilia da Matta Rivitti Machado

56 Fotoproteção 628
Isadora Zago Miotto, Luciana de Paula Samorano, Zilda Najjar Prado de Oliveira

57 Repelentes: recomendações para uso em crianças 639
Chan I Tien, Laís Lopes Almeida Gomes

Seção 14 Terapêutica tópica

58 Terapêutica tópica 646
Caroline Maris Takatu Neves de Oliveira, Ricardo Gomes Ribeiro de Carvalho

Seção 15 Procedimentos dermatológicos na infância e na adolescência

59 Procedimentos dermatológicos em pediatria 662
Daniel Luiz Marques Gonçalves, Ana Cristina Fortes, Eugenio Raul Pimentel

60 Fototerapia 669
Patrícia Lin Ang, Denise Miyamoto

61 *Lasers* e terapias baseadas em energia 678
Beni Moreinas Grinblat, Isabelle I Hue Wu

62 Procedimentos estéticos em adolescentes e suas complicações 687
Marcella Palhano Medeiros, Chan I Thien, Ana Paula Gomes Meski

Apêndice – Dermatoses por região anatômica 694
Maria Cecilia da Matta Rivitti Machado

Índice remissivo 701

Prefácio à primeira edição

Sinto-me honrado pelo convite para apresentar o livro *Dermatologia Pediátrica*, publicação que, sem dúvida, será consagrada ao longo do tempo pelos dermatologistas e pediatras brasileiros.

A Dermatologia apresentou, nas últimas décadas, notável progresso em todos os seus campos, abandonando definitivamente o empirismo do passado e caminhando para bases científicas cada vez mais sólidas. Esse enorme progresso da especialidade determinou também o desenvolvimento de subespecialidades cujo crescimento é contínuo, resultando, inclusive, no estabelecimento de sociedades científicas de subespecialidades, entre as quais a Dermatologia Pediátrica.

Todo dermatologista deve dominar o avanço gerado pelas subespecialidades, que permitem aprofundamento dos conhecimentos, particularmente nas universidades, originando pesquisas e novos caminhos no campo da nosologia, da diagnose e da terapêutica.

Além disso, as subespecialidades da Dermatologia criam áreas de intersecção com outras especialidades; no caso da Dermatologia Pediátrica, entre a Pediatria e a Dermatologia, podendo contribuir na formação geral dos pediatras, orientando a abordagem das dermatoses na infância.

Esta obra é o reflexo do desenvolvimento da Dermatologia Pediátrica, por meio da atuação da Profa. Zilda Najjar Prado de Oliveira, no HCFMUSP, onde implantou, desenvolveu e continua engrandecendo este setor, que mantém interface ativa com o Instituto da Criança do HCFMUSP.

Sob a coordenação da Profa. Zilda Najjar Prado de Oliveira, um conjunto de dermatologistas do Departamento/Divisão de Clínica Dermatológica do HCFMUSP desenvolveu 30 capítulos que cobrem inúmeras áreas da Dermatologia Pediátrica. São todos profissionais com atividade acadêmica, mas com experiência na prática clínica diária, enriquecendo o livro não somente com seus conhecimentos teóricos, mas com sua enorme vivência prática.

O livro é fartamente ilustrado, o que reforça seus atributos didáticos de modo significativo.

Pela abrangência atingida, tenho certeza de que o livro será extremamente útil para pediatras, dermatologistas e generalistas interessados em Dermatologia Pediátrica.

Na certeza do sucesso da obra, congratulo-me com a coordenadora Profa. Zilda Najjar Prado de Oliveira e seus ilustres colaboradores pela qualidade do trabalho desenvolvido.

Evandro A. Rivitti
Professor Emérito
de Dermatologia da FMUSP

Prefácio à segunda edição

Mais uma vez, sou honrado com o convite para prefaciar a obra Dermatologia Pediátrica, agora em sua segunda edição. O rápido surgimento desta nova edição confirma a previsão de que seria obra consagrada pelos dermatologistas e pediatras brasileiros.

O esmero do texto e a riqueza iconográfica conferem ao livro profundidade científica e eficiência didática. O acréscimo de novos temas, como afecções das mucosas, doenças exantemáticas e cuidados com a pele da criança, tornam o volume ainda mais abrangente.

A importante contribuição que representa esta obra reforça a Dermatologia Pediátrica brasileira, que tem como um de seus expoentes a coordenadora deste livro, Profa. Zilda Najjar Prado de Oliveira, cuja enorme experiência é haurida à frente do ambulatório de Dermatologia Infantil da Divisão de Clínica Dermatológica do HC-FMUSP. A Profa. Zilda Najjar Prado de Oliveira congregou novamente uma plêiade de dermatologistas academicamente altamente qualificados e com vasta experiência clínica que contribuíram para o elevado nível do livro.

Se a obra já era de grande interesse para pediatras, dermatologistas, médicos generalistas e estudantes, esta nova edição sendo ainda mais abrangente e graças a sua qualidade ímpar contribuirá ainda mais para a formação de estudantes e médicos pelo seu grande valor didático-científico.

Congratulo-me com a Profa. Zilda Najjar Prado de Oliveira e seus ilustres colaboradores pelo sucesso da primeira edição e por esta nova edição, que enriquece ainda mais a bibliografia médica nacional.

Evandro A. Rivitti
Professor Emérito
de Dermatologia da FMUSP

Prefácio à terceira edição

O nascimento oficial da Dermatologia Pediátrica como subespecialidade da Dermatologia ocorreu em 1972, na Cidade do México, quando se realizou o primeiro Simpósio Internacional de Dermatologia Pediátrica. Durante essa reunião, uma plêiade de ilustres dermatologistas fundou a Sociedade Internacional de Dermatologia Pediátrica. Desde então, a disciplina cresceu rapidamente e atualmente está presente em todos os congressos de Dermatologia e Pediatria. Portanto, ainda que relativamente nova entre as subespecialidades, a Dermatologia Pediátrica atravessa um grande crescimento em todos os níveis, número de médicos envolvidos, atividades acadêmicas, pesquisas científicas, congressos, simpósios e reuniões didáticas, criação de revistas especializadas e surgimento de livros da especialidade. É historicamente interessante registrar que, apesar da modernidade da Dermatologia Pediátrica, o interesse pela subespecialidade é antigo, pois o primeiro tratado sobre o tema *Cutaneous Diseases Incidental to Childhood* foi publicado em Londres, em 1872, pelo Dr. Walter C. Dendy.

No Brasil, a evolução da subespecialidade também foi de grande crescimento e como parte dessa evolução surge esta 3ª edição do Dermatologia Pediátrica que, com grande satisfação, tenho a honra de apresentar.

Coordena esta nova edição a Dra. Maria Cecilia da Matta Rivitti Machado, professora de longa experiência na área e que participa ativamente do setor de Dermatologia Pediátrica do Hospital das Clínicas da Faculdade de Medicina da Universidade de São Paulo desde seus primórdios. Trata-se de nome já consagrado na especialidade pela sua produção científica, pela sua intensa atividade didática em todos os níveis, graduação, pós-graduação senso estrito e senso lato e pela sua intensa participação em reuniões científicas nacionais e internacionais. Além disso, a Dra Maria Cecilia, bem como seus colaboradores, representa a junção da experiência acadêmica com a atividade clínica cotidiana, fato que enriquece extremamente a capacidade de transmissão do conhecimento.

A presente edição tem nova configuração apresentada em 15 seções: a pele da criança; período neonatal e infância; doenças inflamatórias da pele e anexos; alterações da pigmentação; manifestações dermatológicas nas condições sistêmicas; genodermatoses; doenças dos anexos (com três subseções, doenças do folículo piloso, unhas e glândulas sudoríparas); dermatoses da hipoderme; dermatoses das mucosas; proliferações celulares, infiltrações cutâneas e tumores; doenças infecciosas; doenças causadas por animais; cuidados com a pele normal; terapêutica tópica e procedimentos dermatológicos na infância e na adolescência.

Trata-se, portanto, de obra extremamente abrangente englobando todos os aspectos da dermatologia infantil com a profundidade conferida pelo conhecimento acadêmico e a praticidade advinda da prática clínica.

Cabe-me cumprimentar a coordenadora e os colaboradores desta obra que seguramente atingirá estudantes, residentes, dermatologistas e pediatras, além de todos os médicos interessados na importante e desafiadora especialidade que é a Dermatologia. Tenho certeza de que esta obra estará presente nas bibliotecas das instituições médicas em geral, particularmente nas instituições de ensino, bem como nas estantes dos consultórios médicos para frequentes e proveitosas consultas.

Evandro A. Rivitti
Professor Emérito
de Dermatologia da FMUSP

Apresentação

Dermatologia Pediátrica é o primeiro volume da nova estruturação editorial de uma série muito bem-sucedida: Coleção Pediatria do Instituto da Criança e do Adolescente do Hospital das Clínicas da Faculdade de Medicina da Universidade de São Paulo (HCFMUSP), agora editada pela Dra. Filumena Maria da Silva Gomes e pela Profa. Magda Carneiro-Sampaio.

Esta nova edição é coordenada pela Dra. Maria Cecilia da Matta Rivitti Machado, responsável pelo ambulatório de Dermatologia Pediátrica da Divisão de Dermatologia do HCFMUSP desde sua criação há 30 anos; são autores dos capítulos a coordenadora e o experiente corpo clínico da Dermatologia da USP, composto por renomados médicos dermatologistas, referências em seus campos de atuação.

O conteúdo, ricamente ilustrado, foi ampliado em relação às edições anteriores, sendo apresentado de forma concisa e objetiva facilitando a consulta tanto na edição eletrônica como em papel. Inclui a estrutura e a função da pele normal, abordagem prática das dermatoses mais frequentes na infância e na adolescência, seus diagnósticos e tratamentos. De modo inovador, diversos capítulos são dedicados a cuidados com a pele nas diferentes faixas etárias, abrangendo desde aspectos cosmiátricos à terapia dermatológica, visando a manutenção da saúde e a prevenção de doenças ao longo da vida.

Dermatologia Pediátrica 3ª edição foi planejado para colaborar com profissionais de todas as especialidades envolvidos nos cuidados da pele, cabelos, unhas e mucosas: pediatras, dermatologistas, imunologistas, infectologistas, intensivistas, reumatologistas, médicos de família e da atenção primária à saúde, residentes, acadêmicos de medicina, bem como demais profissionais da saúde.

Seção 1

A pele da criança

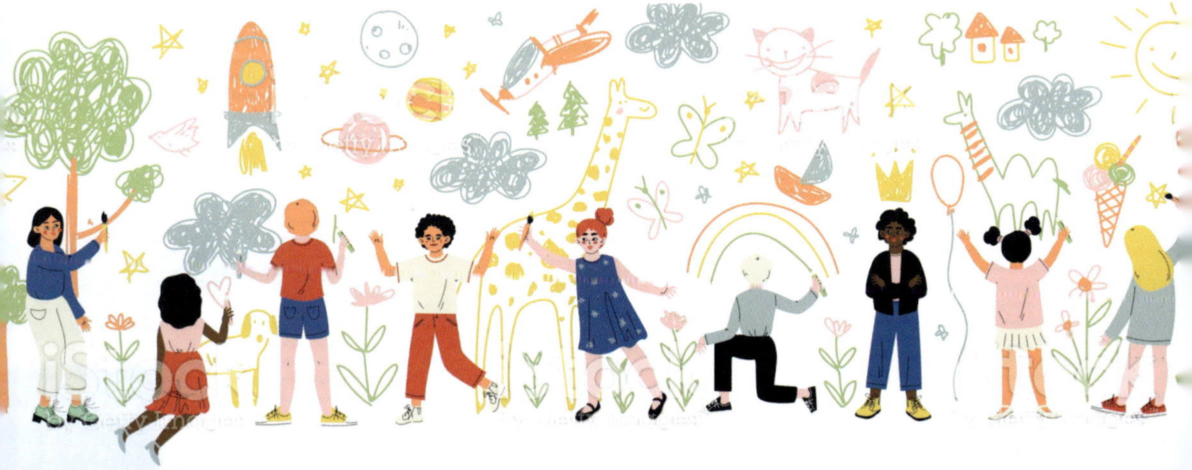

1

Estrutura e fisiologia da pele

Luis Antônio de Paula Machado

PONTOS-CHAVE DESTE CAPÍTULO

- A estrutura básica da pele consiste em três camadas: epiderme, derme e hipoderme.
- A epiderme é composta da profundidade para o exterior pelas camadas basal, espinhosa, granulosa e lamelar; nas palmas e plantas encontramos também o estrato lúcido. Além dos queratinócitos, na epiderme encontram-se os melanócitos, células de Langerhans e as células de Merkel, além de terminações nervosas.
- A junção dermoepidérmica também merece ser bem conhecida por ser sede de numerosos processos patogênicos.
- A derme é composta por matriz hialina e amorfa em meio em que se encontram fibras elásticas e colágenas, células como fibroblastos, células de origem hematopoiética (histiócitos, mastócitos, linfócitos e polimorfonucleares), e ainda vasos, nervos e os anexos (unidades pilossebáceas, glândulas sudoríparas, glândulas apócrinas, aparelho ungueal).
- A hipoderme é formada por lóbulos de adipócitos separados por septos contendo vasos e nervos. Os processos patogênicos que comprometem a hipoderme são chamados de paniculites.
- A rede neural é composta por nervos e terminações especializadas presentes nas três camadas da pele. O sistema vascular ocupa a derme e a hipoderme, responsáveis pela nutrição e termorregulação.
- A pele abriga músculos lisos: os piloeretores, o dartos escrotal e a musculatura da aréola mamária; e músculos estriados: platisma e alguns da mímica facial.

INTRODUÇÃO

A pele humana, também chamada de cútis ou tegumento, é o revestimento do corpo, indispensável à vida e que o protege de patógenos, radiação UV, injúria química e térmica; por isso, também é chamada de barreira cutânea.

A pele é constituída por três regiões, da superfície para profundidade: a epiderme, a derme e a hipoderme, cujas funções variam significativamente. Uma região limítrofe entre a epiderme e a derme muito relevante é a junção dermoepidérmica (Figura 1).

É o maior órgão do corpo, representando 15% do peso corpóreo. A espessura da pele varia, dependendo da região do corpo. As áreas sem pelos, nas palmas das mãos e solas dos pés, são mais espessas às custas da camada córnea e de uma camada celular adicional, chamada de estrato lúcido. Nessas áreas observamos os dermatóglifos, um relevo peculiar e de padrão individual, o que possibilita seu uso para identificação legal. A superfície da pele apresenta também pregas articulares, orifícios pilossebáceos, orifícios sudoríparos e marcas de expressão (*linhas de Langer*) que definem as linhas de força em cada região do corpo.

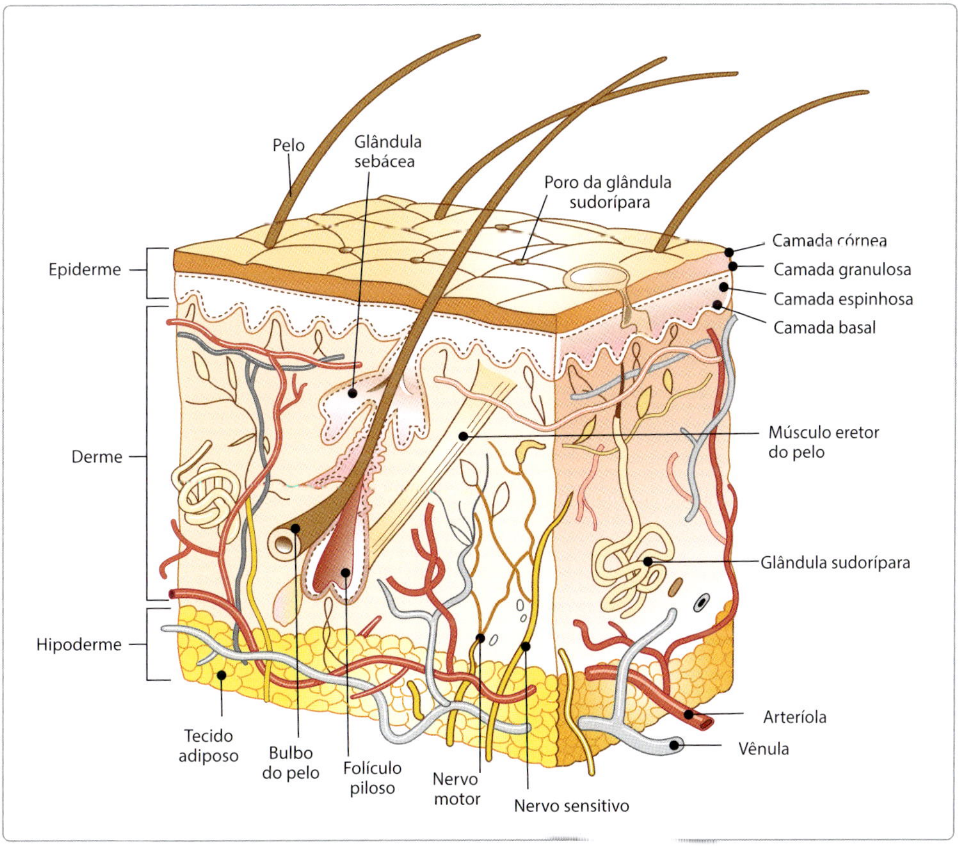

FIGURA 1 A pele e suas estruturas.
Fonte: adaptado de Van de Graaff, KM. Anatomia Humana. Manole; 2003.

A cor da pele é determinada por fatores genéticos que influenciam a distribuição do pigmento melanina na epiderme, a espessura da pele e o conteúdo sanguíneo nos seus vasos, além de pigmentos endógenos como a bilirrubina ou, eventualmente, pigmentos exógenos, como por exemplo, o caroteno (ver Fototipos de Fitzpatrick, Capítulo 3 – Semiologia dermatológica).

A EPIDERME

A epiderme é um epitélio estratificado de cobertura escamosa, ortoqueratótico, não vascularizado, mas inervado. É composto por quatro tipos de células: queratinócitos de origem ectoblástica, melanócitos originários das cristas neurais, células de Langerhans derivadas do sistema hematopoiético e as células de Merkel, oriundas de células-tronco epidérmicas. Os queratinócitos desempenham três funções principais mediadas por suas estruturas:

- coesão da epiderme, graças ao seu citoesqueleto e seus sistemas de junção;
- função de barreira entre os ambientes externos e internos, mediada por todas as camadas, mas crucialmente pela camada córnea;
- proteção contra a radiação luminosa, graças aos melanossomas.

A microscopia ótica mostra quatro camadas epidérmicas: camada germinativa ou basal, camada espinhosa, granulosa e camada córnea.

A camada germinativa ou basal é a porção mais profunda da epiderme, separada da derme pela membrana basal (lâmina basal) e ancorada a esta, os hemidesmossomos. As células dessa camada são cuboidais ou colunares e possuem grande atividade mitótica, produzindo os queratinócitos maturos. Esse estrato também contém melanócitos.

A camada espinhosa, também chamada de camada malpighiana, é formada por células escamosas de configuração poliédrica que se achatam progressivamente em direção à superfície. Essas células são responsáveis pelo processo de queratinização ou corneificação, que compreende transformações celulares e do conteúdo extracelular, fundamentais para a homeostase. Os queratinócitos são separados por espaços cruzados, onde se encontram as pontes intercelulares, que a microscopia eletrônica renomeou como desmossomos.

Os melanócitos são responsáveis pela síntese da melanina, eumelaninas e feomelaninas, que dão à pele a sua coloração característica. São derivados da crista neural e se encontram entre as células do estrato basal. A luz UVB estimula a secreção de melanina, que protege contra efeitos deletérios da radiação. A melanina é produzida pela conversão da tirosina em DOPA (dioxifenilalanina), pela enzima tirosinase. A melanina então viaja de célula em célula por um processo em que os melanócitos vão transferindo o pigmento aos queratinócitos vizinhos. A quantidade de melanócitos não varia em relação a fototipos ou etnias; portanto, as diferenças de pigmentação não dependem do número, mas, sim, da capacidade funcional dos melanócitos. Além da pele, os melanócitos são encontrados nas mucosas, no aparelho ocular, na cóclea, no sistema nervoso central, nas leptomeninges, nas mucosas e nos pelos.

As células de Langerhans representam de 3 a 8% das células epidérmicas, têm origem mesenquimal, derivadas de células totipotentes da medula óssea, pertencem ao grupo de células dendríticas que apresenta os antígenos ao sistema imune. São transepiteliais, tendo aparência dendrítica, com um corpo celular rodeado por extensões, rastejando entre os queratinócitos suprabasais.

As células de Merkel são ovais, localizando-se logo abaixo da membrana basal; elas têm uma função sensorial, como mecanorreceptores, sendo mais populosas nas extremidades e mucosas genital e bucal.

A camada granulosa é composta pelas células poligonais contendo grânulos de querato-hialina, profilagrina, proteína que origina a filagrina e as citoqueratinas. Esses grânulos contendo os precursores da queratina vão se agregando e entrelaçando para formar as faixas da camada superior. Os grânulos lamelares contêm glicolipídeos e enzimas do metabolismo lipídico, posteriormente liberados no espaço extracelular, funcionando como rejunte, preenchendo o espaço entre as células da camada lamelar.

A camada córnea ou camada lamelar representa o estrato mais superficial da pele. É formada por células epidérmicas anucleadas, com membranas celulares espessas e cujo citoplasma corresponde a um sistema bifásico de filamentos de queratina encerrados numa matriz amorfa contínua. O conjunto de células anucleadas e sistema extracelular de lípides, enzimas e peptídeos antimicrobianos da camada córnea é crucial para o bom funcionamento da barreira cutânea. Disfunções desse sistema estão centralmente envolvidos na patogenia da dermatite atópica e outras doenças. Nas regiões palmoplantares existe uma camada celular adicional, o estrato lúcido, situado entre a camada córnea e a granulosa, que é composto por duas ou três camadas de células planas anucleadas. Na região dos lábios, semimucosa, a camada lúcida é composta pela eleidina, uma queratina translúcida que dá o aspecto de vermelhão dessa transição cutâneo-mucosa.

A JUNÇÃO DERMOEPIDÉRMICA

Os desmossomas e hemidesmossomas são organelas responsáveis pela coesão dos queratinócitos. Os primeiros, entre as próprias células; o segundo, entre as células basais e a membrana basal.

A complexidade de sua estrutura e sua importância fundamental fazem da junção dermoepidérmica (JDE) uma área especial. Na microscopia óptica, após coloração padrão, a JDE não é individualizada; porém, nas colorações especiais, já notamos sua ondulação característica. Na microscopia eletrônica, a JDE inclui a membrana celular dos queratinócitos basais (com seu hemidesmossomo), a lâmina lúcida – elétron clara – e a lâmina densa – elétron densa (lâmina basal) – e a zona da sublâmina densa. Além dessa estrutura básica, a JDE apresenta, no nível dos queratinócitos, um complexo de ancoragem da epiderme na derme, composto por um hemidesmossomo com uma placa na qual os tonofilamentos são inseridos.

As placas intracelulares contêm desmoplaquinas I e II, placoglobinas, envoplaquina e periplaquina, desmoioquina, desmocalmina e o polipeptídeo da banda 6. Existem glicoproteínas transmembrânicas, as caderinas, que apresentam uma porção extracelular, uma porção transmembrânica e uma porção intracitoplasmática. As caderinas epiteliais dos desmossomas se unem aos filamentos de queratina e são subdivididas em duas subfamílias: as desmogleínas e as desmocolinas. As desmogleínas são proteínas transmembrânicas do tipo 1, 2, 3 e 4, que serão o "o ponto-chave" na fisiopatogenia de doenças autoimunes como os pênfigos. As desmocolinas são outro tipo de glicoproteínas que se expressam principalmente no nível das camadas suprabasais da epiderme (Figura 2). Mutações de algumas dessas proteínas são responsáveis por síndromes que se expressam com alterações dos cabelos, queratodermia palmo-plantar e cardiopatia que pode ter desfecho fatal.

A DERME E A HIPODERME

A derme e a hipoderme são tecidos conjuntivos de origem mesoblástica. Eles contêm vasos sanguíneos e linfáticos, receptores neurais e nervos para sensibilidade, anexos cutâneos e feixes musculares.

Organização arquitetônica

A derme tem duas zonas: uma superficial entre as cristas epidérmicas ou "derme papilar", formada por tecido conectivo frouxo, e outra profunda, ou "derme reticular", formada por tecido conectivo denso. Continua em profundidade, sem limites claros, com a hipoderme, composta de lóbulos de gordura separados por septos interlobulares que servem de passagem para os vasos e nervos destinados à derme. A hipoderme se estende aos planos aponeuróticos ou periósteo, exceto nas pálpebras, orelhas e genitália masculina. De permeio há uma vascularização altamente sistematizada: plexo vascular superficial, plexo vascular anastomótico médio e plexo vascular anastomótico profundo, situando-se, respectivamente, sob a derme papilar, e a nível dermo-hipodérmico. O plexo vascular superficial é composto essencialmente por capilares, e o profundo, por arterío-

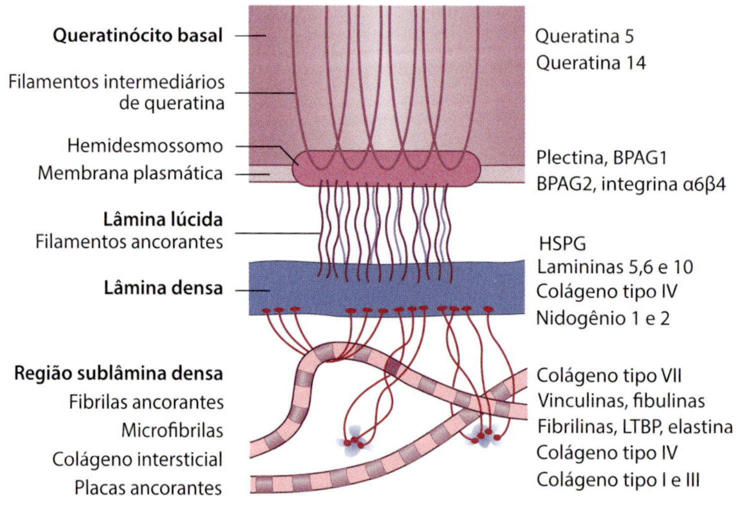

FIGURA 2 Componentes da membrana basal epidérmica.
BPAG: antígeno do pênfigoide bolhoso; LTBP: Proteínas ligadoras do fator latente de crescimento beta (TGF-beta); HSPG; Proteoglicano de heparan-sulfato.
Fonte: adaptada de Bolognia JL et al. Dermatology. Elsevier; 2018.

las. Em determinadas extremidades (leito ungueal, orelhas e centro da face) há uma anastomose direta entre arteríola e vênula, chamado glômus, ligados funcionalmente à regulação térmica.

Nas profundidades da pele, também se encontram os vasos linfáticos, que são vasos de uma camada celular endotelial, dispostos em rede, que se comunicam com uma rede superficial subpapilar disposta em alça. Sua função é de retorno hídrico e imunológica ao carrear as células de defesa.

O tecido conjuntivo se apresenta com células rodeadas por uma matriz extracelular abundante feita de uma substância fundamental, que é composta essencialmente por mucopolissacarídeos, dos quais os hialuronidatos e condroitinsulfatos são os mais importantes. Esse gel viscoso participa na resistência mecânica da pele às compressões e estiramentos. Em meio à substância fundamental encontramos fibras que contribuem para essas propriedades.

As fibras colágenas compreendem 95% do tecido conectivo da derme e pertencem ao subgrupo de colágenos fibrilares com estrias periódicas do tipo I ao tipo XIII.

As fibras elásticas são microfibrilas que, na derme papilar, se orientam perpendicularmente à epiderme, e na derme reticular mostram-se mais espessas e dispostas paralelamente à epiderme. O sistema elástico da pele compreende três tipos de fibras:

- fibras oxitalânicas: são as mais superficiais e dispõem-se perpendicularmente à junção dermoepidérmica, estendendo-se até o limite entre a derme papilar e a reticular;
- fibras elaunínicas: ocupam posição intermediária na derme, conectando as oxitalânicas às fibras da derme reticular;
- fibras elásticas maduras: contêm 90% de elastina e ocupam a derme reticular.

A derme aloja suas células próprias, com funções estruturais e imunoprotetoras: fibroblastos, histiócitos, mastócitos, células mesenquimais indiferenciadas e as células de origem sanguínea; leucócitos e plasmócitos, bem como também as estruturas anexiais.

ANEXOS CUTÂNEOS

Aparelho pilossebáceo

O aparelho pilossebáceo é representado pelo folículo piloso, as glândulas sebáceas e o músculo piloeretor. O folículo piloso compreende o pelo e suas bainhas, que derivam de uma invaginação da epiderme, com seus quatro tipos celulares, e tem as seguintes porções: o infundíbulo, situado entre o óstio e o ponto de inserção da glândula sebácea; o acrotríquio que é a porção intraepidérmica do folículo; o istmo entre a abertura da glândula e o ponto de inserção do músculo piloeretor; e o segmento inferior, que é a porção restante abaixo do músculo. Nessa porção, encontra-se o bulbo piloso, que contém a matriz do pelo, onde se introduz a papila, uma estrutura conectiva, ricamente vascularizada e inervada.

O envoltório do pelo compreende, do interior para o exterior: a bainha radicular interna, composta pela cutícula, camada de Huxley e camada de Henle; a bainha radicular externa; e a membrana basal hialina (camada vítrea).

A haste do pelo é composta pela cutícula externa, pelo córtex e pela medula, que nos humanos é descontínua ou até ausente. Existem dois tipos de pelos: o pelo fetal ou lanugo, que é fino e claro, idêntico aos pelos pouco desenvolvidos do adulto, chamado velos. O principal componente do pelo é a queratina e participam de sua estrutura cerca de 20 aminoácidos, sendo os mais importantes: a cisteína, a arginina e a citrulina, encontrada exclusivamente nos pelos humanos.

Funcionalmente, os pelos servem como defesa nas áreas orificiais – narinas, conduto auditivo, olhos; no couro cabeludo atuam como proteção aos raios ultravioleta. Nas áreas intertriginosas, reduzem o atrito.

Os pelos não crescem continuamente, havendo alternância de fases de crescimento e repouso, o que constitui o ciclo do pelo: a fase anágena é a fase de crescimento com intensa atividade mitótica na matriz, que dura de 2 a 5 anos. Na fase catágena, os folículos regridem a 1/3 das dimensões anteriores, a melanogênese e a proliferação celular diminuem até cessar, e sua duração é de 3 a 4 semanas. Na fase telógena há o desprendimento do pelo, com duração de cerca de 3 meses no couro cabeludo. Os folículos se tornam quiescentes, reduzidos à metade do tamanho normal e o pelo em eliminação se desvincula completamente da papila dérmica.

O músculo eretor do pelo é um músculo liso fixado entre a junção dermoepidérmica e o istmo do pelo, sua contração causa a verticalização do pelo ou piloereção.

As glândulas sebáceas são túbulos exócrinos com secreção alveolar holócrina; estão presentes em toda a pele, com exceção das superfícies palmoplantares. Desembocam no folículo pilossebáceo com ou sem pelo, e são mais numerosas e maiores na fronte, nariz e conduto auditivo. São estruturadas por lóbulos nos quais perifericamente há camada de células germinativas e centralmente há células secretoras de sebo, que é composto basicamente de glicerídeos neutros. A secreção sebácea é importante para o eutrofismo da pele, especialmente da camada córnea, evitando a perda de água; além disso, o sebo tem propriedades antimicrobianas. São ativadas pelos hormônios androgênicos e independem da estimulação nervosa. Raramente, as glândulas sebáceas localizam-se na mucosa bucal, labial e genital, constituindo-se os grânulos de Fordyce.

Glândulas sudoríparas écrinas

As glândulas sudoríparas écrinas estão distribuídas por toda extensão da pele, mas em maior número nas regiões palmoplantares e axilas. São glândulas tubulares que desembocam na superfície e compõem-se de três porções: secretora, conduto intradérmico e conduto intraepidérmico; a porção secretora localiza-se na junção dermo-hipodérmica. A sua porção secretora é composta por células que se dispõem em ácinos e são circundadas por células fusiformes – as células mioepiteliais, que por seu poder contrátil, são responsáveis pela expulsão da secreção sudoral. O orifício da glândula se chama poro ou acrosiríngio.

A inervação se faz por fibras simpáticas pós-ganglionares não mielinizadas que são controladas por mediadores parassimpáticos e simpáticos. A secreção sudoral é incolor, inodora, hipotônica, composta de água e solutos encontrados no plasma, fazendo o controle homeostático da temperatura corpórea.

Glândulas apócrinas

As glândulas apócrinas são glândulas secretoras exócrinas tubulares, presentes nas axilas, períneo, conduto auditivo externo (glândulas ceruminosas) e pálpebras (glândulas de Moll); e modificadas na mama, constituindo as glândulas mamárias. Têm uma porção secretora e uma porção ductal, secretando pequenas quantidades de fluído leitoso. Admite-se que o odor produzido pela sua glândula decorra da ação sobre a secreção por bactérias residentes nas regiões, resultando em produtos secundários odoríferos. Sua função sexual vestigial é interrogada.

Aparelho ungueal

A unha é um apêndice cutâneo e musculoesquelético, participando de uma unidade funcional, composta pela falange distal óssea e estruturas das articulações interfalangeanas distais, como ligamentos extensores e colaterais. Todos eles formam a êntese, um órgão que é o ponto de inserção ósseo dos tendões, ligamentos e cápsulas articulares.

A lâmina ungueal propriamente dita é feita de queratina dura e disposta paralelamente à superfície da placa ungueal e perpendicularmente ao eixo de crescimento das unhas. A lâmina ungueal é dividida em quatro partes: posterior ou raiz, localizada sob a dobra da pele; a lâmina, aderida ao leito ungueal; as dobras laterais; e a borda livre. Ancorada à matriz, existe a parte terminal do tendão extensor que é chamada êntese.

A raiz, também chamada de matriz ungueal, é uma área de células epiteliais proliferativas vedada pela dobra ungueal posterior, que apresenta um prolongamento da camada córnea que recobre a porção proximal da unha – a cutícula. Abaixo da borda livre, temos o hiponíquio, que se comunica com a polpa digital. A espessura das unhas varia de 0,5-0,75 mm e seu crescimento é de cerca de 0,1 mm por dia, sendo mais lento nos artelhos e quanto mais idoso for o indivíduo. O crescimento ungueal sofre variações individuais, influenciado por fatores locais e doenças sistêmicas (Figura 3).

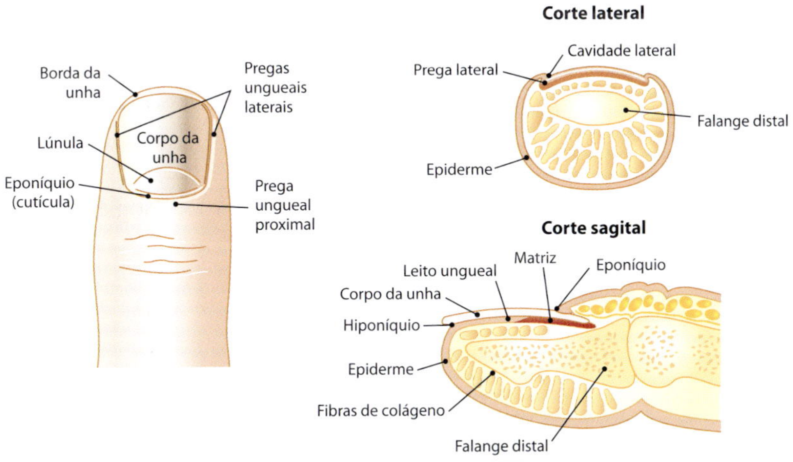

FIGURA 3 Estrutura anatômica ungueal.
Fonte: Wortsman X. Normal ultrasound anatomy of the skin, nail, and hair. In. Atlas of dermatologic ultrasound. Springer; 2018.

A circulação no aparato ungueal é feita por duas artérias digitais que cursam ao longo dos dígitos, enviando ramos para os arcos proximal e distal.

MÚSCULOS DA PELE

A musculatura lisa da pele compreende os músculos piloeretores, o darto do escroto e a musculatura da aréola mamária.

A musculatura estriada da pele restringe-se à pele do pescoço (*platisma*) e alguns músculos da mímica facial.

INERVAÇÃO

A rede neural da pele é somática e autonômica. O sistema somático sensorial é responsável pela dor (nociceptores), temperatura, tato e tato discriminatório, vibração, pressão e propriocepção. Essas terminações nervosas são mais numerosas na camada granulosa e em torno dos folículos pilosos. Todas essas sensações são captadas e mediadas por receptores e corpúsculos especializados:

- corpúsculos de Vater-Pacini: nas regiões palmoplantares, sensíveis à pressão;
- corpúsculos de Meissner: nas polpas dos dedos, são específicos para sensibilidade tátil;
- corpúsculos de Krause: estão presentes nas áreas de transição mucocutâneas (glande, prepúcio, clitóris, vulva, lábio), língua, perianal e palpebral;
- corpúsculos de Ruffini: responsáveis pela sensibilidade térmica;
- meniscos de Merkel-Ranvier: são plexos terminais de nervos de localização subepidérmica nas polpas dos dedos.

A inervação autonômica é responsável pelo controle do tônus da vasculatura, pela estimulação do músculo piloeretor e pelo controle da sudorese.

CONCLUSÃO

A pele humana é o revestimento essencial ao corpo, levando à proteção do organismo de patógenos, radiação UV, injúria química e térmica.

A anatomia e fisiologia da pele devem ser conhecidas para melhor compreensão de variações fisiológicas e processos patogênicos.

SUGESTÕES DE LEITURA

1. Rivitti EA. Anatomia e fisiologia. In: Manual de dermatologia clínica de Sampaio e Rivitti. 1 ed. São Paulo: Artes Médicas; 2014. p. 1-15.
2. Squarcioni CP. Histology of skin and hair follicle. Med Sci (Paris). 2006;22:131-7.
3. Yousef H, Alhajj M, Sharma S. Anatomy, Skin (Integument), Epidermis. [Updated 2020 Jul 27]. In: StatPearls [Internet]. Treasure Island (FL): StatPearls Publishing; 2021 Jan. Disponível em: https://www.ncbi.nlm.nih.gov/books/NBK470464/

CONTEÚDO COMPLEMENTAR

Utilize o QR code abaixo para acessar as questões comentadas do capítulo (senha: dermatologiaicr).

2

Características da pele da criança e do adolescente

Paula Yume Sato Serzedello Corrêa
Patrícia Lin Ang

PONTOS-CHAVE DESTE CAPÍTULO

- A pele completa seu desenvolvimento estrutural por volta da 23ª semana de gestação, e passa por maturação funcional até a 29ª semana. O parto, que para a pele representa a passagem do meio aquático para o seco, induz mudanças que se completarão ao longo de algumas semanas.
- A pele do neonato é mais susceptível a traumas e absorção de substâncias; no neonato pré-termo essa fragilidade é mais pronunciada. Há, portanto, maior risco de ferimentos, bolhas, infecções e absorção percutânea de produtos, bem como maior risco de infecções.
- A pele da criança atinge parâmetros de espessura e perda de água transepidérmica semelhantes aos do adulto por volta dos 3 a 5 anos de idade.
- A adolescência também implica em mudanças estruturais e funcionais na pele, com aumento da pilosidade, oleosidade, sudorese e presença de odor e modificações na microbiota.
- As características de cada fase da pele relacionam-se com o desenvolvimento de doenças. Estar ciente dessas peculiaridades é necessário para evitar doenças e complicações, ou minimizar sua expressão por meio de regime apropriado de cuidados.

INTRODUÇÃO

A pele representa o maior órgão humano. No adolescente e no adulto padrão, aproximadamente 1,75 m² corresponde à área de pele. Esse grande órgão compõe-se de uma variedade de estruturas anexiais: folículos pilosos, unhas, glândulas e estruturas sensoriais, cuja principal função é a de proteção, de homeostase e de transmissão de terminações nervosas. Além da proteção em relação ao meio, a termorregulação, a hidratação e a produção hormonal permitem que haja progressiva adaptação desde a vida intrauterina ao ambiente seco e frio na vida extrauterina. Portanto, essa extensa barreira protege o organismo dos insultos físicos, químicos e microbianos; sendo que ao longo do desenvolvimento e amadurecimento a pele sofre modificações na sua estrutura e na composição de seus anexos, exigindo cuidados adequados de higiene e de hidratação para melhor adaptação ao meio e preservação de sua integridade.

A PELE NO PERÍODO ANTENATAL

Entre a 22ª e a 24ª semanas de gestação os elementos anatômicos constituintes da pele já estão presentes; as diferenças mais significativas são bioquímicas e funcionais: as camadas são mais delgadas, a coesão entre as células epidérmicas é menor, assim como entre a epiderme e a derme, o que facilita a formação de bolhas ou o destacamento. O processo de maturação progride até a 34ª semana de gestação. O nascimento, com a passagem do meio aquático para o ambiente seco, induz maturação da pele que pode demorar semanas para se completar. No período da adolescência ocorrerão outras mudanças significativas que conduzirão a pele à maturidade da vida adulta.

Com o nascimento, o ambiente do recém-nascido (RN) muda de aquático para terrestre, passando pelas fases finais de sua maturação estrutural e funcional durante o período pós-natal. O tempo necessário para completar essa adaptação e funcionar como barreira cutânea é dependente da região anatômica e da idade gestacional ao nascimento, podendo levar de algumas horas até um ano. Quando o nascimento ocorre antes da 29ª semana de gestação, a maturação pode demorar meses; após 30 semanas, a maturação ocorre em algumas semanas. A adaptação da pele ao novo ambiente afeta as medidas biofísicas características da pele, incluindo a perda transepidérmica de água (TEWL), a hidratação do extrato córneo, o coeficiente de fricção, a colonização microbiana e o pH da pele.

Ao nascimento, a pele está coberta pelo vérnix caseoso, uma substância branca e lipofílica que contribui para a integridade e maturação da epiderme no útero e no pós-natal, e protege contra a perda da água no pós-natal imediato.

FISIOLOGIA E MORFOLOGIA DA PELE NORMAL NA FAIXA PEDIÁTRICA

Quanto à morfologia, a pele da criança apresenta divergências de microestrutura, de função e de composição, tornando-se muito semelhante à pele do adulto a medida que se atinge a adolescência. Aproximadamente duas semanas após o nascimento, os parâmetros que aferem o grau de hidratação da pele progressivamente se elevam até estacionar por volta de um ano de idade. A estrutura do estrato córneo desenvolve-se até cerca de quatro anos de idade, adquirindo a capacidade reguladora no transporte de água.

Devido à menor resiliência na função de barreira, a pele na faixa pediátrica torna-se mais suscetível à desidratação por maior perda transepidérmica e também mais permeável às medicações de veículo tópico. Até 3 a 5 anos de idade, os parâmetros de espessura cutânea e o de perda transepidérmica estabilizam-se a valores próximos da idade adulta, assim como a estabilização do cálculo da superfície corpórea em torno dos dois anos.

O grau de hidratação da pele depende da qualidade dos componentes da barreira cutânea, papel exercido pelos queratinócitos da epiderme, particularmente os da camada córnea e matriz intercelulares, tendo os aminoácidos, os lípides e as enzimas do metabolismo lipídico papel proeminente. Componentes lipídicos (ceramidas, ácidos graxos e colesterol) e componentes proteicos da epiderme (enzimas do metabolismo lipídico e aminoácidos) compreendem os principais constituintes da matriz lipoproteica da camada córnea (Tabela 1).

Pode-se avaliar a função da barreira cutânea por meio do cálculo de perda de água transepidérmica (TEWL ou *transepidermal water loss*). Um estrato córneo imaturo permite a perda excessiva de água transepidérmica, que também depende da topografia (por exemplo, nas regiões acrais e na fossa antecubital há maior perda de água) bem como de características do ambiente como umidade do ar. A principal doença cuja patogenia se relaciona a defeitos da barreira cutânea é a dermatite atópica; a dermatite de contato e a rosácea são outros exemplos.

Quanto ao pH, a pele da criança vai se tornando progressivamente ácida, o que confere proteção bacteriológica, química e resistência mecânica. Os agentes responsáveis pelo pH são a secreção de ácidos

TABELA 1 Características da pele do adulto, do recém-nascido de termo e prematuro

	Adulto	Recém-nascido de termo	Prematuro	Significado
Espessura da epiderme	50 μm	50 μm	27,4 μm	Permeabilidade a agentes tópicos ↑ Perda de água transepidérmica
Estruturas de aderência celular (desmossomos, hemidesmossomos)	Normal	Normal	↓	↑ Tendência a bolhas
Derme	Normal	↓ Colágeno e fibras elásticas	↓↓↓ Colágeno e fibras elásticas	↓ Elasticidade ↑ Bolhas
Melanina	Varia com fototipo	↓	↓↓	↑ Sensibilidade à radiação solar: propensão a queimaduras
Glândulas écrinas	Normal	↓ Atividade por 1-7 dias ↓ Controle neurológico por 2-3 anos	↓↓↓ Sudorese por 2-3 semanas	↓ Resposta ao estresse térmico
Glândulas sebáceas	Normal	Normal	Normal	Barreira Lubrificação Propriedades antibacterianas
Pelos	Normal	↓ Pelos terminais	Lanugo	Avaliação da idade gestacional

graxos, por meio da ação da fosfolipase A2, de ácido cis-urânico e da bomba trocadora de prótons. O pH mais alcalino ao nascimento está relacionado à exposição ao líquido amniótico, justificando que a perda transepidérmica nos neonatos seja superior à dos lactentes e a das crianças. O baixo pH permite a maturação da barreira epidérmica e reparo em processos como ação de enzimas metabolizadoras de lipídios do estrato córneo, além de possuir efeito antibacteriano. Portanto, o aumento do pH pode ocasionar degradação de enzimas, como a betaglicocerebrosidade e esfingomielinase, essenciais para processar os lipídios responsáveis pela proteção da pele.

A produção de sebo, principal componente do filme cutâneo hidrolipídico, é realizada a partir das glândulas sebáceas. Constitui-se de triglicérides, de ésteres de cera, de esqualeno, de colesterol, e tem função lubrificante, de impedir a perda de água transepidérmica, e função antimicrobiana, cuja produção em maior quantidade ocorre na puberdade. As glândulas sebáceas são menos funcionais em crianças, levando a uma secreção de sebo reduzida logo após o nascimento, o que dificulta a manutenção da integridade e função de barreira da pele.

O aumento da produção e da qualidade do sebo, a alteração do desprendimento dos corneócitos, a produção de sulfato de deidroepiandrosterona, responsável pelo aparecimento de pelos pubianos e axilares, seborreia, odores axilares, acne e fenômenos de adrenarca ou pubarca, nessa fase ocasionam mudança brusca na morfologia e fisiologia da pele.

Como consequência, a pele fica mais oleosa, mais espessa e o corpo passa a produzir odor, resultante da metabolização dos compostos do suor, como aminoácidos, ácidos graxos e gliceróis, combinada à presença de bactérias, as quais produzem ácido acético, ácidos graxos voláteis, sulfanis e tioálcoois. Nos adolescentes e adultos, essas bactérias são do gênero *Staphylococcus, Corynebacterium, Propiobacterium, Micrococcus, Brevibacterium,* comumente identificado nas axilas. Nas crianças, porém, a população é predominante de *Staphylococcus* e *Corynebacterium.* Portanto, a pele neonatal até que chegue ao que entendemos hoje na vida madura passa por alterações na sua composição e na sua estrutura, e o pH estabiliza na quarta semana de vida em torno de 5-5,5.

As alterações sofridas pela pele durante a adolescência conduzem ao aparecimento da acne, da hidradenite supurativa, da bromidrose, mas protegem a pele de infecções fúngicas e de outros microrganismos.

A sudorese e a circulação, por sua vez, são reflexo da modulação na neurofisiologia sob interferência de fatores exógenos térmicos e emocionais. Logo, a sudorese consiste no funcionamento orquestrado de dois mecanismos como a termorregulação e influência neurofisiológica do estresse, medo, dor e estímulo tátil presente nas crianças mais velhas e adolescentes em contraposição aos recém-nascidos. A acidificação fisiológica da pele é decorrente do suor, sebo e camada córnea, assim como a presença de aminoácidos, ácido urocânico e ácido carboxílico.

Tanto na pele da criança como na do adolescente, a resposta imune caracteriza-se por menor especificidade comparativamente à pele madura de um adulto, sendo desprovida de memória.

A partir da infância, a pele passa a abrigar uma diversidade de populações comensais, a microbiota, com a finalidade de auxiliá-la na sua função primordial: de combate e de modulação da imunidade e do sistema de defesa. Crianças nascidas de parto cesáreo são predominantemente colonizadas por bactérias da pele como os gêneros *Staphylococcus* e *Streptococcus*, em comparação aos nascidos de parto vaginal, que comumente são colonizados por *Lactobacillus* e *Candida albicans* nos primeiros dias de vida. O estilo de vida pré-natal materno, uso de antibiótico durante a gestação, dieta e estresse na gravidez são fatores que têm interferência no microbioma, sobretudo na faixa pediátrica.

CONCLUSÃO

Conhecer as características da pele desde o período antenatal até a adolescência é importante para o estabelecimento de regime de higiene e cuidados adequados, que serão abordados no Capítulo 55 – Cuidados com a pele normal: recém-nascido, lactente, infância e adolescência.

SUGESTÕES DE LEITURA

1. Evans NJ, Rutter N. Development of the epidermis in the newborn. Biol Neonate. 1986;49(2):74-80.
2. Fluhr JW, Darlenski R, Taieb A, Hachem JP, Baudouin C, Msika P, et al. Functional skin adaptation in infancy – Almost complete but not fully competent. Exp Dermatol. 2010;19(6):483-92.
3. Hoeger PH, Enzmann CC. Skin physiology of the neonate and young infant: a prospective study of functional skin parameters during early infancy. Pediatr Dermatol. 2002;19(3):256-62.
4. Kirchner F, Capone KA, Mack MC, Stamatas GN. Expression of cutaneous immunity markers during infant skin maturation. Pediatr Dermatol. 2018;35(4):468-71.
5. Nguyen AV, Soulika AM. The dynamics of the skin's immune system. Int J Mol Sci. 2019;20(8):1811.
6. Schneider AM, Nelson AM. Skin microbiota: Friend or foe in pediatric skin health and skin disease. Pediatr Dermatol. 2019;36(6):815-22.
7. Walters RM, Khanna P, Chu M, Mack MC. Developmental changes in skin barrier and structure during the first 5 years of life. Skin Pharmacol Physiol. 2016;29(3):111-8.
8. Wobser M, Ernestus K, Hamm H. Pediatric dermatohistopathology – Histopathology of skin diseases in newborns and infants. J Dtsch Dermatol Ges. 2015;13(6):535-48.

CONTEÚDO COMPLEMENTAR

Utilize o QR code abaixo para acessar as questões comentadas do capítulo (senha: dermatologiaicr).

3

Semiologia dermatológica

Maria Cecilia da Matta Rivitti Machado

PONTOS-CHAVE DESTE CAPÍTULO

- A consulta dermatológica pelo especialista, o médico dermatologista, compreende técnica que prioriza o exame objetivo das lesões e de todo o tegumento: pele, cabelos, pelos, unhas, mucosas.
- A terminologia específica empregada designando de modo apropriado os achados tem de ser conhecida, pois é fundamental para a comunicação entre os membros da equipe de saúde e para a obtenção de informações por meio de textos; também embasa o raciocínio diagnóstico.
- O exame dermatológico atualmente inclui aparelhos e ferramentas, como o dermatoscópio, o estesiômetro, a lâmpada de Wood e a ultrassonografia.

INTRODUÇÃO

A anamnese dermatológica compreende técnica e vocabulário particulares. Reconhecer as lesões elementares e designá-las de modo correto são etapas fundamentais para a obtenção de informações, para a comunicação e para a formulação de hipóteses diagnósticas.

O exame dermatológico, que abrange a pele, mucosas e anexos (cabelos, pelos, unhas), é realizado logo após tomar-se conhecimento da queixa e duração da doença. A palpação de lesões específicas, dos linfonodos e exame físico geral são realizados em seguida. Então, é realizada a anamnese, orientada pelos achados dermatológicos. No momento em que se realiza o exame dermatológico pode-se incluir provas clínicas e a propedêutica dermatológica armada, como a estesiometria, a dermatoscopia e a tricoscopia.

VOCABULÁRIO DERMATOLÓGICO

A Tabela 1 apresenta a terminologia específica para designar as lesões elementares, seu significado e imagem ilustrativa.

Na Tabela 2 encontram-se os termos relacionados à distribuição das lesões.

TABELA 1 Glossário de lesões elementares da pele

Mancha – Modificações circunscritas da cor, sem alteração do relevo			
	Tipo	Significado	Foto
Mancha vásculo--sanguínea	Pálida ou anêmica	Vasoconstrição	
	Eritematosa	Vasodilatação Cor rosada a avermelhada	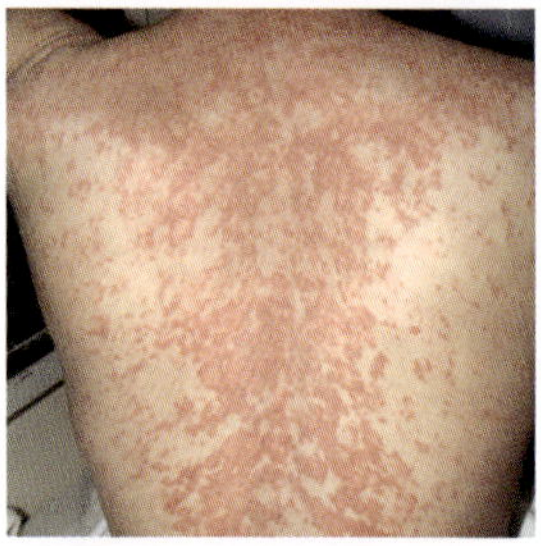
	Purpúrica	Extravasamento de hemácias Coloração bordô a roxa	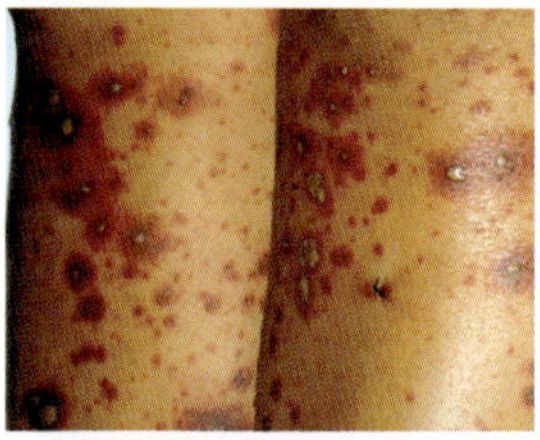
Mancha pigmentar ou discrômica	Hipocromia	Diminuição do pigmento	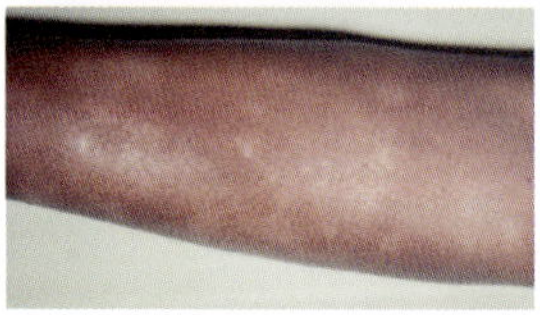
	Acromia	Ausência de pigmento	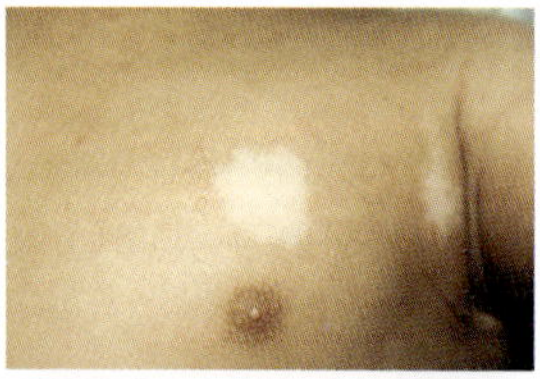
	Hipercromia	Aumento do pigmento	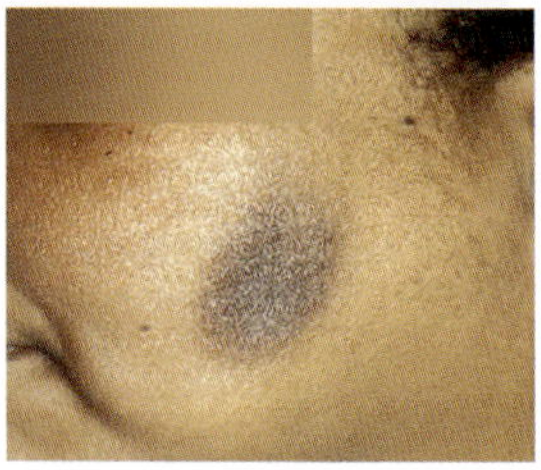

(continua)

TABELA 1 Glossário de lesões elementares da pele (*continuação*)

Formações sólidas		
Tipo	**Significado**	**Foto**
Pápula	Elevações circunscritas sólidas de tamanho variando de milímetros a 1 cm	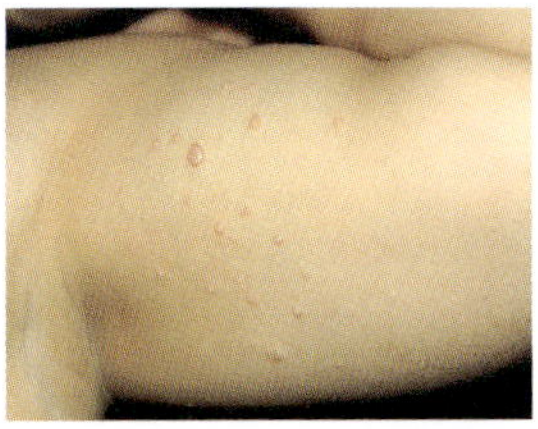
Placa	Elevações com mais de 2 cm de diâmetro	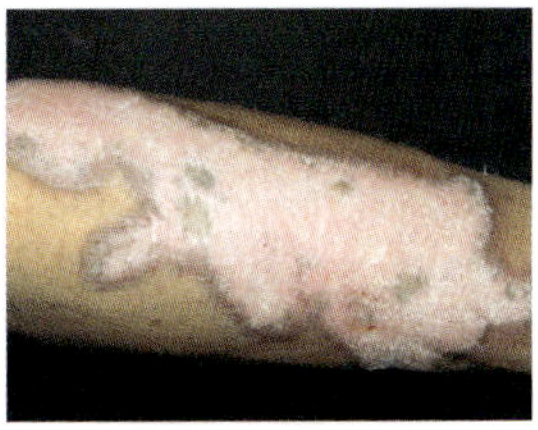
Nódulo	Elevação de 1 a 3 cm de diâmetro	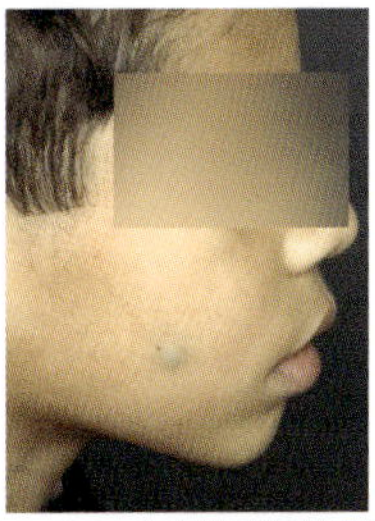
Tumor	Neoformação sólida e persistente de mais de 3 cm de diâmetro	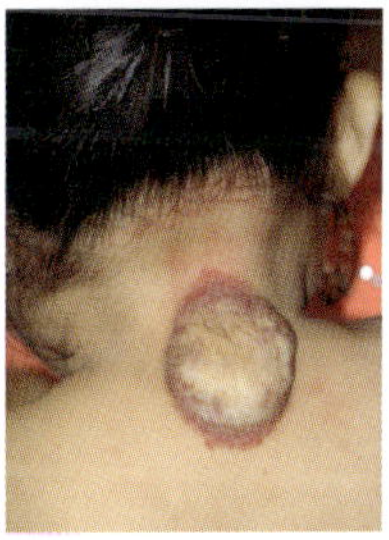
Vegetação	Elevações pedunculadas de superfície amolecida, irregular	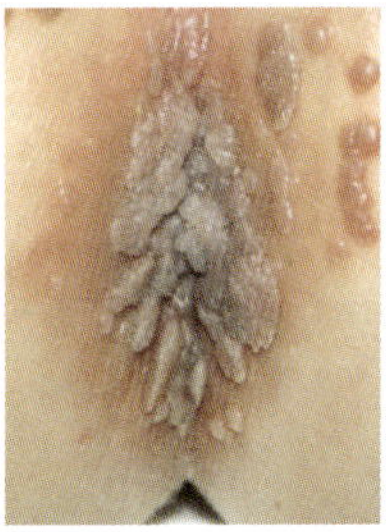

(*continua*)

TABELA 1 Glossário de lesões elementares da pele (*continuação*)

Formações sólidas		
Tipo	**Significado**	**Foto**
Verrucosidade	Elevações de superfície endurecida	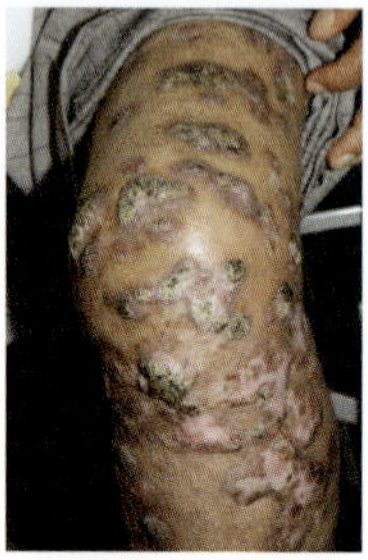
Tubérculo	Elevação sólida, mais palpável que visível	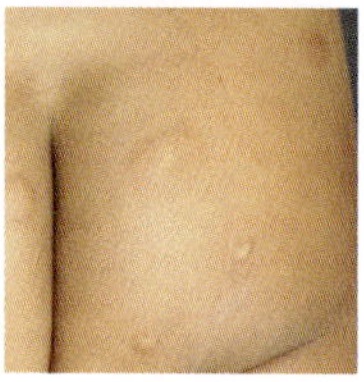
Goma	Nódulo amolecido que ulcera espontaneamente	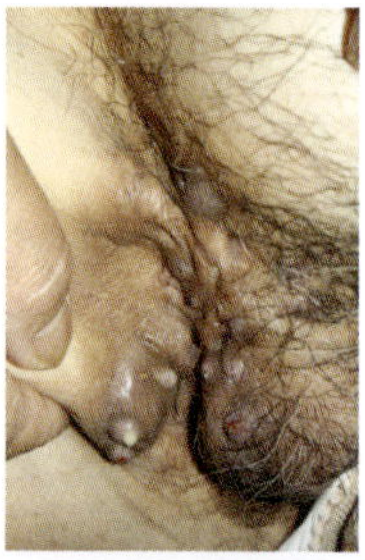

Coleções líquidas – Cavidades sobrelevadas de conteúdo seroso, sangue, pus ou mistura de dois ou mais desses elementos		
Tipo	**Significado**	**Foto**
Vesícula	Conteúdo seroso ou sangue, menor que 1 cm de diâmetro	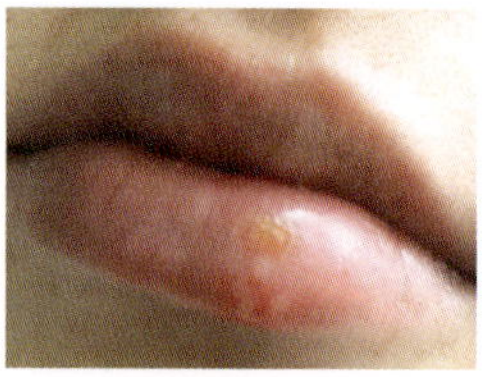
Bolha	Maior que 1 cm de diâmetro, conteúdo seroso ou sangue	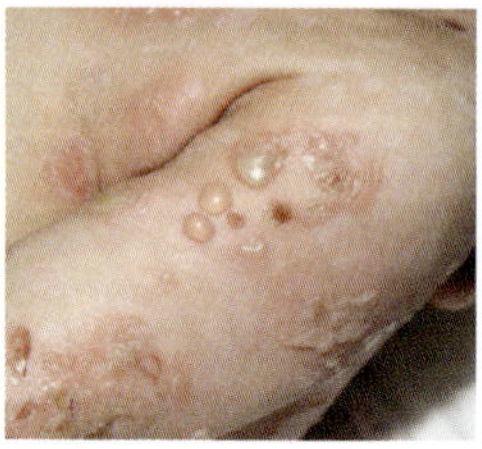

(continua)

TABELA 1 Glossário de lesões elementares da pele (*continuação*)

Coleções líquidas – Cavidades sobrelevadas de conteúdo seroso, sangue, pus ou mistura de dois ou mais desses elementos		
Tipo	**Significado**	**Foto**
Pústula	Menor que 1 cm de diâmetro, contém pus	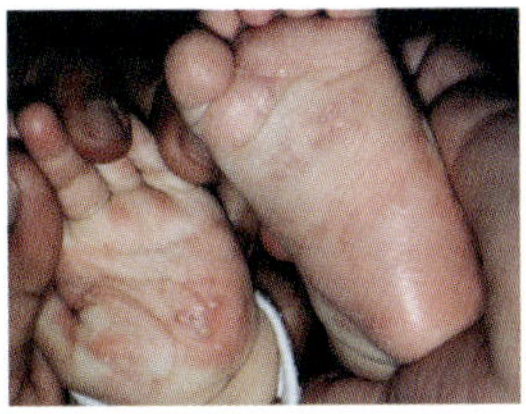
Abscesso	Conteúdo purulento, maior que 1 cm	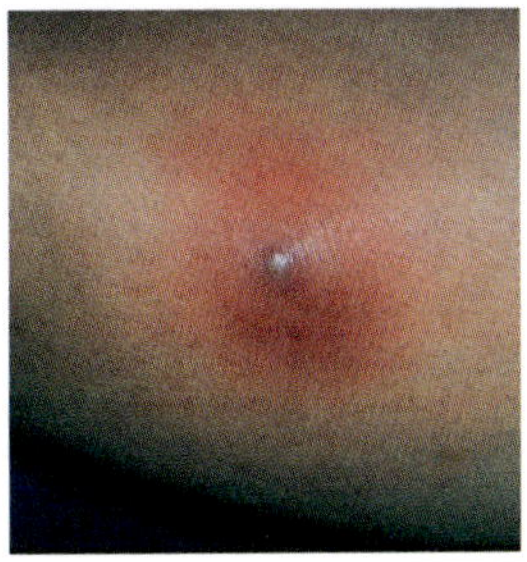
Hematoma	Derrame de sangue na pele e tecidos que resulta em coloração vermelho vivo, que evolui para arroxeada, depois esverdeada e finalmente amarelada	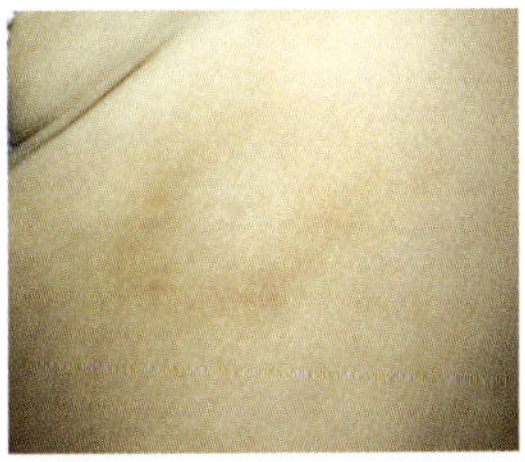

Alterações da textura		
Tipo	**Significado**	**Foto**
Queratose	Aspecto áspero, endurecido da camada córnea	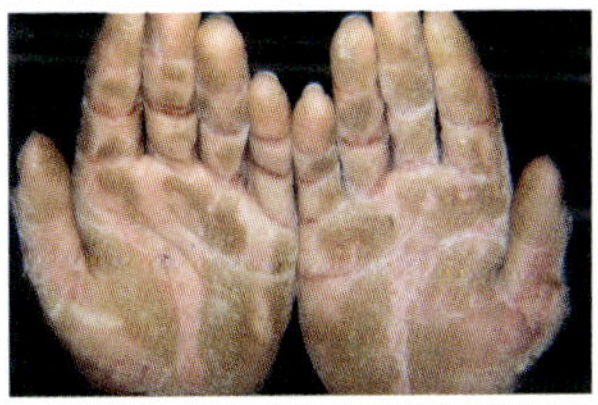
Liquenificação	Espessamento da pele com acentuação dos sulcos naturais	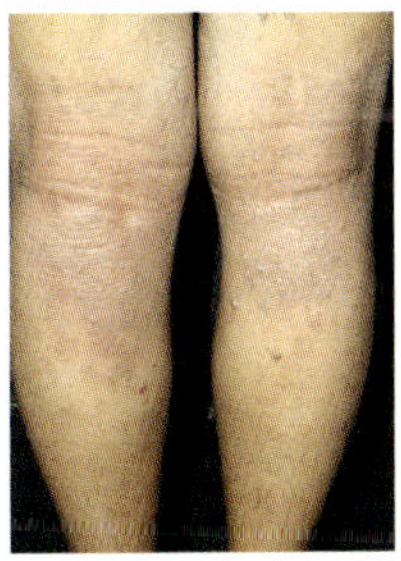

(*continua*)

TABELA 1 Glossário de lesões elementares da pele (*continuação*)

Alterações da textura		
Tipo	**Significado**	**Foto**
Edema	Aumento depressível da espessura, usualmente sem alteração da cor	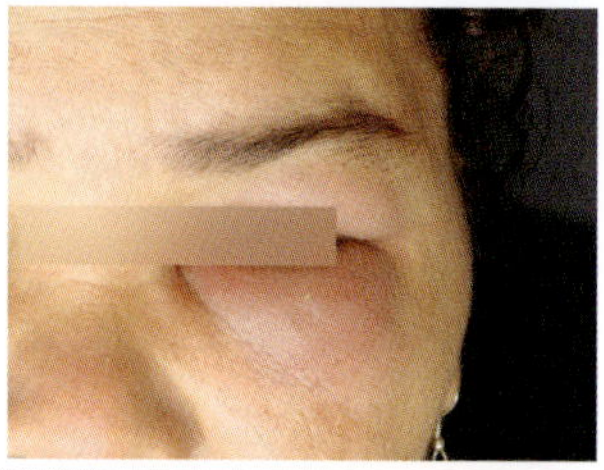
Infiltração	Aumento da espessura com aumento da consistência	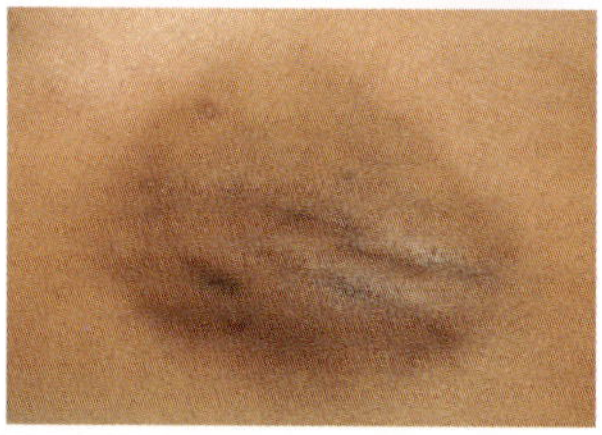
Esclerose	Aumento da consistência com dificuldade de pregueamento	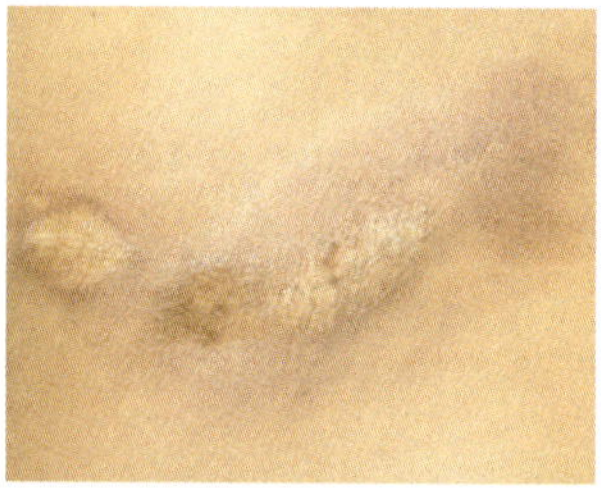
Atrofia	Diminuição da consistência, com facilidade de pregueamento	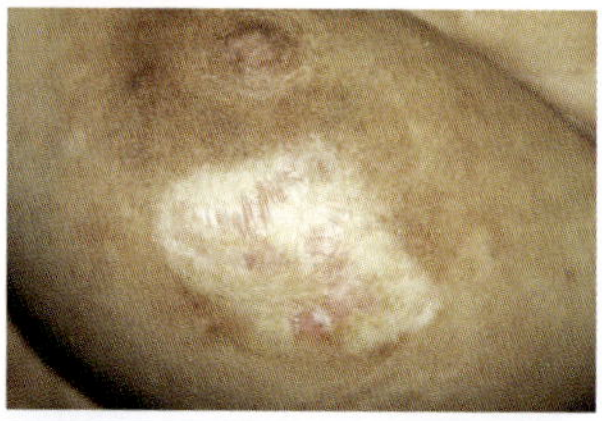

Lesões por perda tecidual		
Tipo	**Significado**	**Foto**
Erosão ou exulceração	Perda tecidual restrita à epiderme	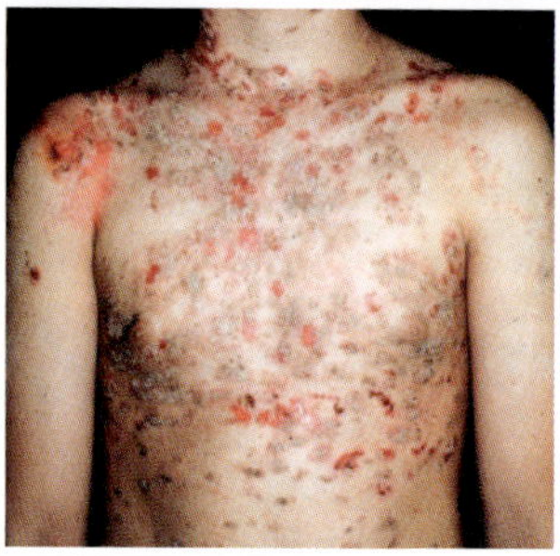

(continua)

TABELA 1 Glossário de lesões elementares da pele (*continuação*)

Lesões por perda tecidual			
	Tipo	**Significado**	**Foto**
	Úlcera	Perda que atinge derme ou até tecidos mais profundos	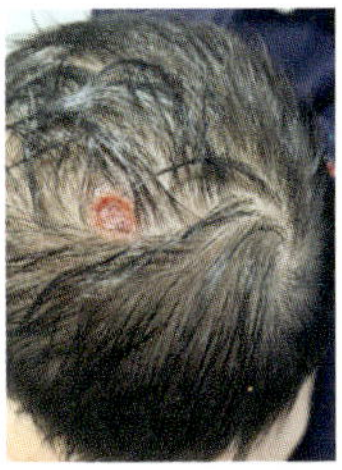
	Escoriação	Perda linear	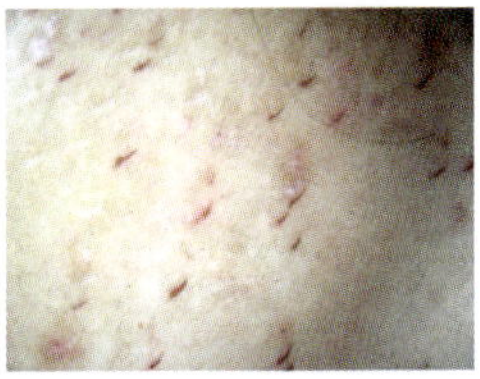
Lesões evolutivas			
	Tipo	**Significado**	**Foto**
		Furfurácea: como pó	
		Micácea: como lamelas	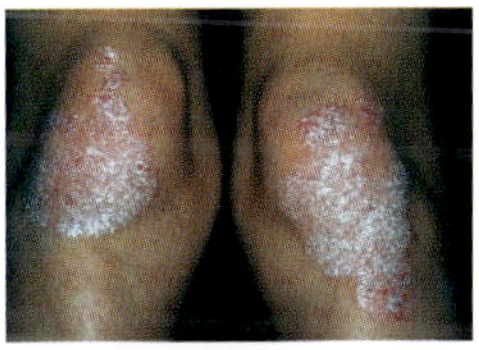
		Foliácea: em retalhos	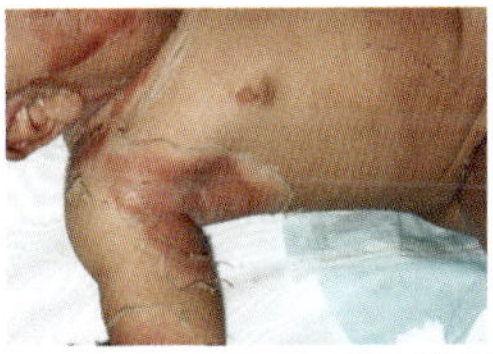
	Crosta – Fragmentos resultantes da dessecação de secreções	Melicérica: de serosidade	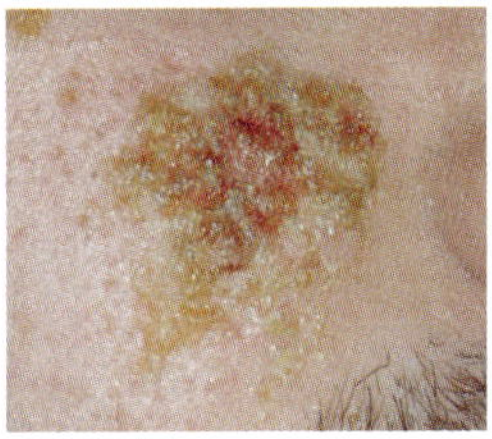

(*continua*)

TABELA 1 Glossário de lesões elementares da pele (*continuação*)

Fragmentos resultantes da dessecação de secreções		
Tipo	**Significado**	**Foto**
Crosta – Fragmentos resultantes da dessecação de secreções	Hemática: de sangue	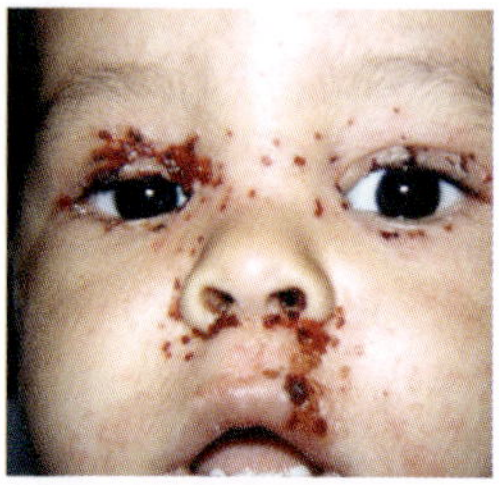
	Purulenta: de pus	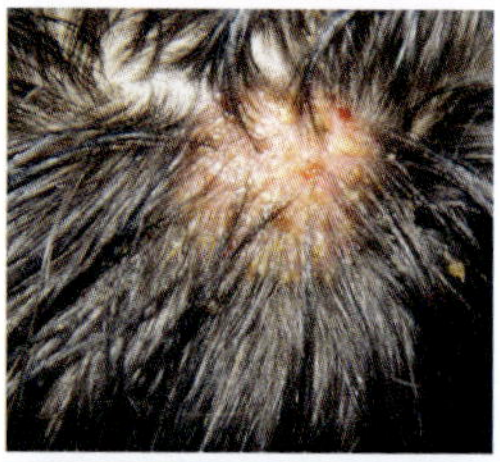

Outros termos		
Tipo	**Significado**	**Foto**
Eritrodermia	Eritema e descamação de 90% ou mais da superfície corporal	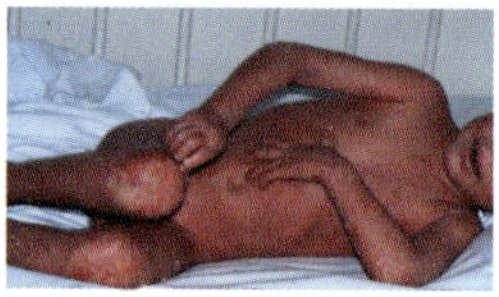
Estrias ou víbices	Atrofias lineares	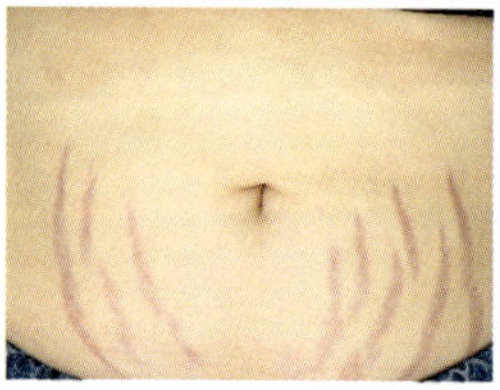
Xantomatoso	Aspecto amarelado e infiltrado	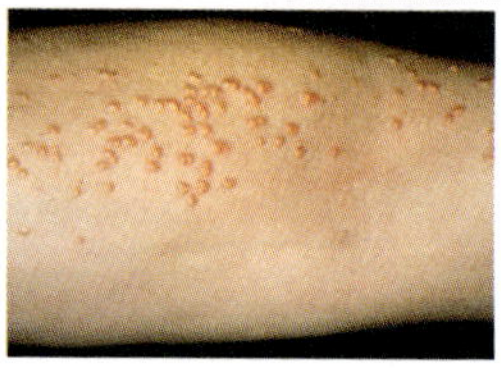

TABELA 2 Termos relacionados à distribuição ou arranjo das lesões de pele

Termo	Descrição
Localizada	Dermatose restrita a um local
Disseminada	Lesões individuais em várias regiões
Generalizada	Erupção difusa, uniforme em várias regiões
Universal	Comprometimento de toda a pele
Numular	Em forma de moedas
Anular	Em anel
Figuradas	Com bordas nítidas elevadas ou acentuadas
Gutata	Em gotas
Em íris	Como alvo, com centro demarcado e círculos concêntricos alternando cor mais marcada com cor mais clara
Arciforme	Em arcos
Herpetiforme	Agrupadas como cachos de uvas
Serpiginosa	Linear e sinuosa
Reticular	Em rede
Zosteriforme	Ao longo de dermátomo (trajeto de vasos e nervos)
Linear, Blaschkoide ou ao longo das linhas de Blaschko	Linhas de Blaschko são linhas de desenvolvimento embrionário ao longo das quais se distribuem doenças genéticas ou inflamatórias (Figuras 1 e 2)
Dermátomo	Áreas da pele inervadas por ramo nervoso sensorial (Figura 3)
Ofiásica	Distribuição coincidente com a borda do couro cabeludo (anterior, lateral e posterior)
Sisaifo	Poupa a área ofiásica
Fenômeno isomórfico ou fenômeno de Koebner; koebnerização	Reprodução de lesão inflamatória em área de trauma ou atrito
Fenômeno isotópico ou fenômeno de Wolf	Desenvolvimento de dermatose em local previamente comprometido por outra doença já resolvida

FOTOTIPOS

A escala de Fitzpatrick leva em consideração não apenas a cor da pele, mas como esta responde à exposição à luz ultravioleta em relação a bronzeamento e queimadura. Os diferentes itens, que também costumam ser referidos como fototipos, encontram-se relacionados na Tabela 3.

Os fototipos mais baixos são mais propensos ao desenvolvimento de câncer de pele; os mais altos apresentam distúrbios da pigmentação com maior frequência, particularmente a pigmentação pós-inflamatória.

PROVAS CLÍNICAS

As provas clínicas mais comuns estão relacionadas na Tabela 4.

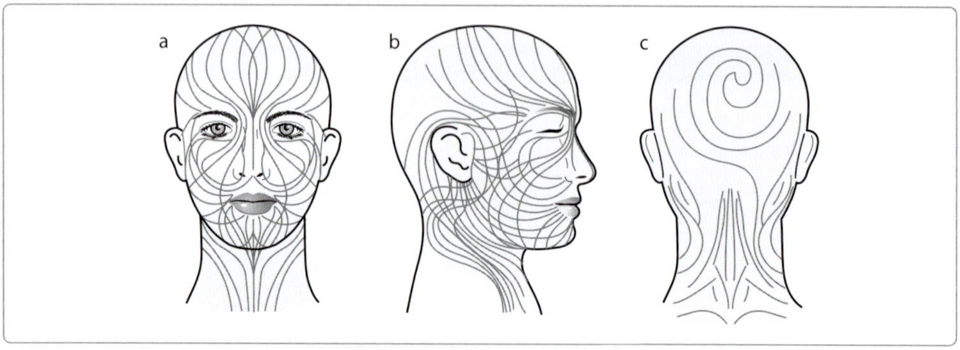

FIGURA 1 Linhas de Blaschko na face.
Fonte: adaptada de Sarma N, 2012.

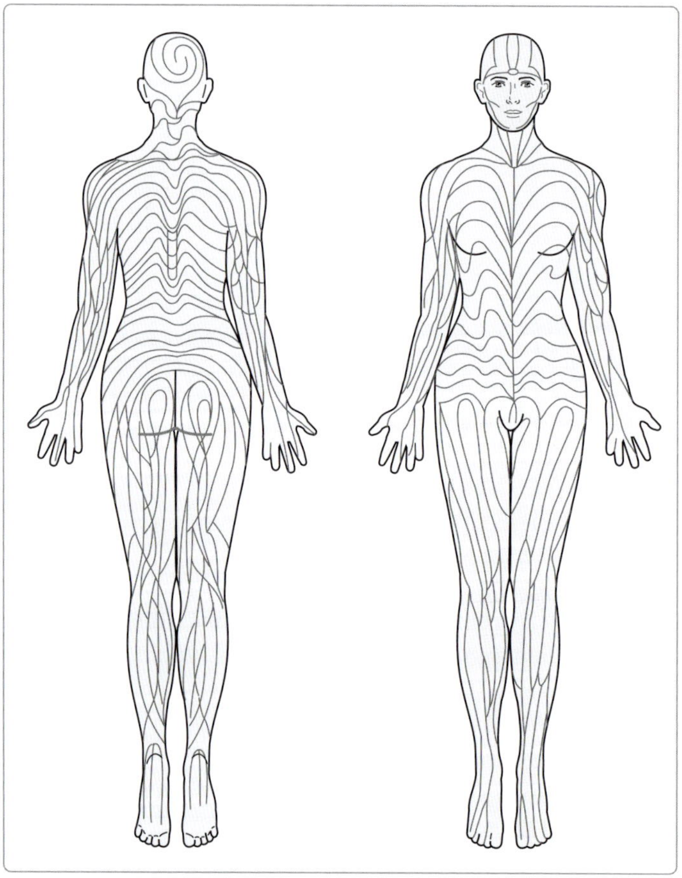

FIGURA 2 Linhas de Blaschko no corpo.
Fonte: adaptada de Sakhiya JJ et al., 2021.

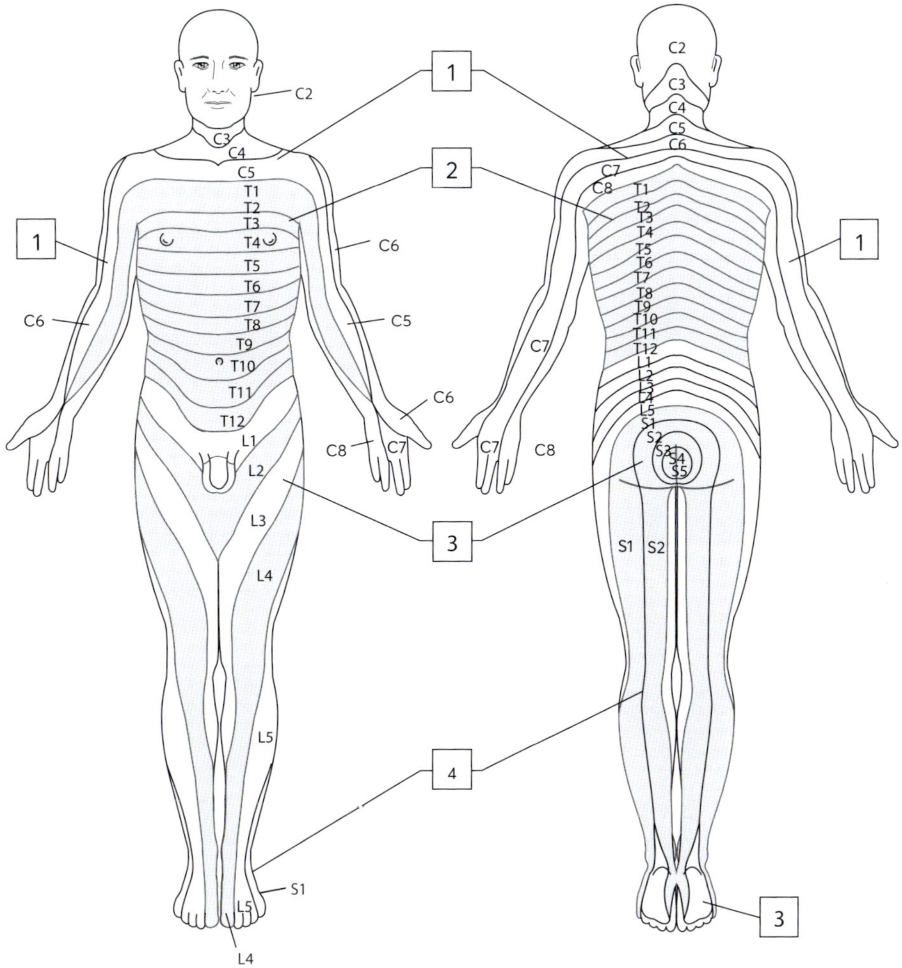

Os principais dermátomos que estão relacionados à superfície do corpo incluem os seguintes:

C5: clavículas
C5-C7: lateral do membro superior
C6: polegar
C7: dedo médio
C8: dedo mínimo
C8-T1: medial do membro superior
T4: papila mamária
T10: umbigo (centro)
T12-L1: região inguinal/virilha
L1-L4: anterior e medial do membro superior
L4: região medial do hálux
L4-S1: pé
S1-S2: posterior do membro inferior
S2-S4: períneo

FIGURA 3 Dermátomos.
Fonte: adaptada de Bolognia JL et al., 1994.

TABELA 3 Classificação de Fitzpatrick dos fototipos da pele

Fototipo	Cor*	Queimadura solar	Bronzeamento
I	Muito branca	Facilmente se queima	Não se bronzeia
II	Branca	Facilmente se queima	Dificilmente bronzeia
III	Morena clara	Queima com exposições moderadas	Bronzeia-se, mas inicialmente se queima
IV	Morena	Dificilmente se queima	Bronzeia facilmente com exposições mínimas
V	Morena escura	Raramente se queima	Muito intenso
VI	Negra	Nunca	Pele muito pigmentada

*A descrição da cor da pele varia entre publicações e é sujeita a variações sazonais.

TABELA 4 Provas clínicas dermatológicas frequentemente empregadas

Prova clínica	Descrição	Finalidade
Curetagem metódica de lesões com escamas (curetagem metódica de Brocq)	Raspagem suave com lâmina de bisturi ou instrumento não cortante	Verificar o padrão da escama, que na psoríase tipicamente esfarela (sinal da vela) Verificar a presença de pontos de sangramento superficial que ocorrem na psoríase (sinal do orvalho sangrante)
Atrito em pápula acastanhada	Atrito leve	Verificar o surgimento de eritema e edema ao redor da lesão, que ocorre na mastocitose cutânea (sinal de Darier)
Digitopressão ou vitropressão	Pressão suave em lesões avermelhadas ou purpúricas	Desaparecimento indica eritema; não desaparecimento indica púrpura
Estesiometria	Emprega aparelho específico, o estesiômetro	Verificar perda de sensibilidade na hanseníase
Prova da histamina	Sobre a pele limpa coloca-se 1 gota de solução de histamina e se faz puntura	Na suspeita de hanseníase, quando se constata a ausência de halo eritematoso secundário (prova incompleta)
Prova da pilocarpina	Aplica-se solução de iodo, espera-se secar e polvilha amido Injeta-se solução de pilocarpina e observando a presença de sudorese, que resultará em pontilhado roxo	Nas áreas comprometidas pela hanseníase não há formação de pontilhado roxo, e se diz que a prova foi incompleta
Prova da tração capilar	Tração leve de mechas de cabelos ou pelos	Estimar intensidade da queda e observar a haste
Desbastamento de lesões hiperqueratóticas	Desbastamento cuidadoso e superficial de calos e verrugas	Diferenciar entre verrugas (pontos de sangramento ocorrem) e calos (não se verifica pontos escuros ou de sangramento)
Raspagem de lesões mucosas brancas	Com espátula	Placas brancas de candidose desprendem-se facilmente

(continua)

TABELA 4 Provas clínicas dermatológicas frequentemente empregadas (*continuação*)

Prova clínica	Descrição	Finalidade
Atrito firme	Com espátula ou objeto não cortante	Verificar presença de dermografismo
Patergia	Puntura	Verificar aparecimento de pústula em 24 horas, característico do pioderma gangrenoso e Doença de Behçet
Pesquisa do sinal de Nikolski	Atrito e pressão lateral na pele íntegra na periferia de lesão bolhosa	Descolamento fácil da pele, ocorre nos pênfigos, síndrome da pele escaldada estafilocócica e impetigo
Sinal de Zileri	Tração simultânea lateral de máculas descamativas evidencia escamas furfuráceas	Pitiríase versicolor

PROPEDÊUTICA DERMATOLÓGICA ARMADA

Os recursos descritos a seguir são empregados rotineiramente.

A dermatoscopia ou microscopia de epiluminescência emprega um instrumento chamado dermatoscópio, que permite examinar a superfície da pele (Figura 4). Os dermatoscópios são constituídos por lentes de magnificação, em geral de dez vezes, e fonte de iluminação, que pode ser polarizada ou não. Há numerosos modelos que permitem a observação direta, adaptada a celular ou câmera fotográfica ou ainda a câmeras de vídeo. Quando as imagens estáticas ou vídeos são capturados ou processados digitalmente dá-se o nome de dermatoscopia digital (Figura 5).

A dermatoscopia considera parâmetros diferentes da inspeção a olho nu; o aprendizado integra a formação do dermatologista. Trata-se de método complementar de diagnóstico particularmente útil nas lesões pigmentadas, mas atualmente empregadas também em inúmeras condições, como nas doenças infecciosas, inflamatórias e outras proliferações (Figuras 6 a 8).

A tricoscopia é a dermatoscopia das áreas pilosas, particularmente couro cabeludo e sobrancelhas. É possível avaliar deformidades da haste, comparar espessura da haste em áreas diversas e avaliar o óstio folicular e áreas da pele adjacentes, pois padrões característicos associam-se a numerosas enfermidades (Figura 8).

O exame com a lâmpada de Wood emite luz na faixa ultravioleta, permitindo pesquisar padrões de fluorescência em dermatoses infeciosas, bem como lesões hipocrômicas ou hipercrômicas (Figuras 9 e 10).

A ultrassonografia da pele é realizada com transdutores de alta frequência, que permitem avaliação de estruturas muito pequenas e superficiais da pele e unhas, podendo ser associada a doppler para estudo do fluxo sanguíneo. As principais indicações são: auxílio no diagnóstico, acompanhamento de evolução ou terapêutica, para detectar presença de substâncias exógenas como preenchedores, por exemplo, e para planejamento cirúrgico.

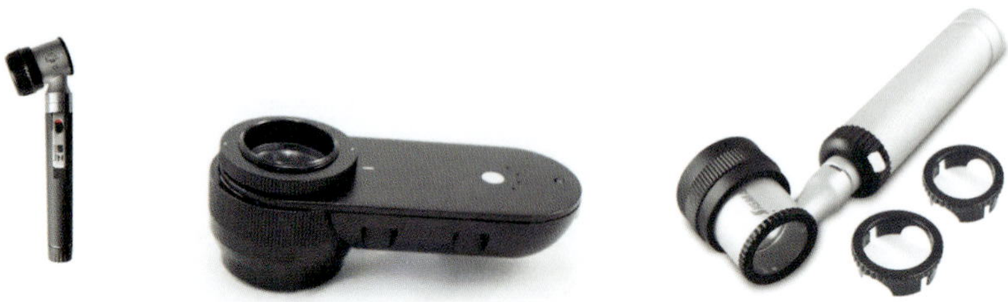

FIGURA 4 Exemplos de dermatoscópio manual.

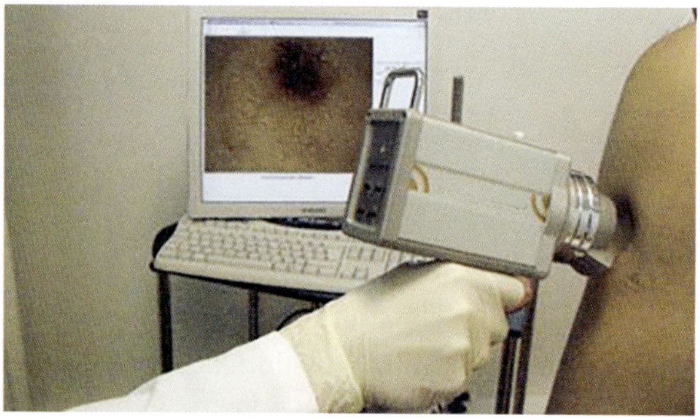

FIGURA 5 Dermatoscopia digital.

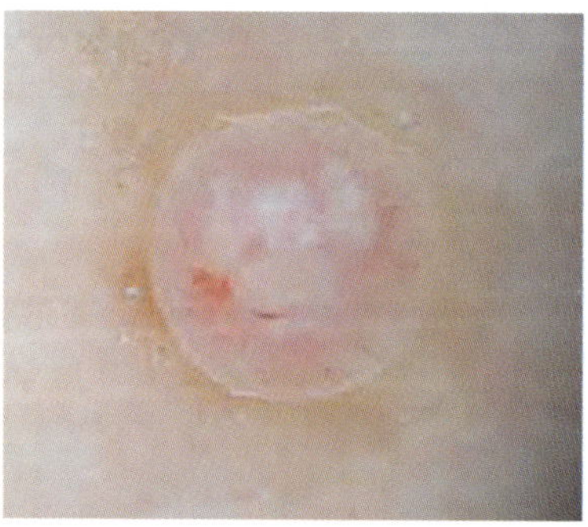

FIGURA 6 Imagem dermatoscópica de molusco contagioso.

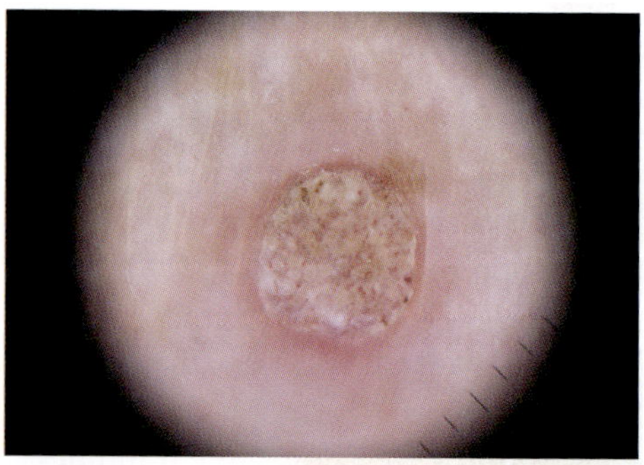

FIGURA 7 Imagem dermatoscópica de verruga plantar.

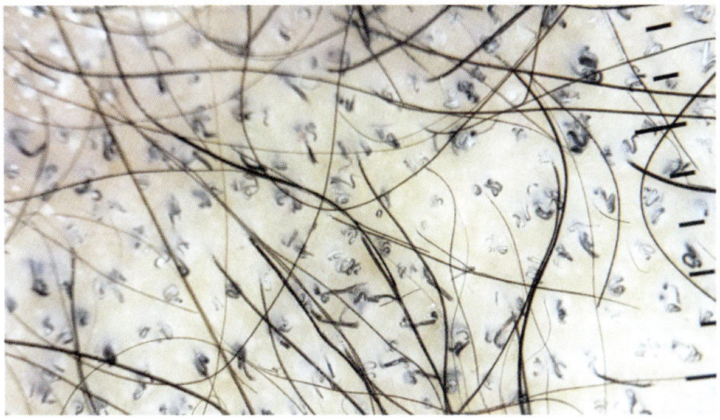

FIGURA 8 Imagem dermatoscópica do couro cabeludo com tinha, evidenciando os característicos pelos em saca-rolha.
Fonte: arquivo da autora.

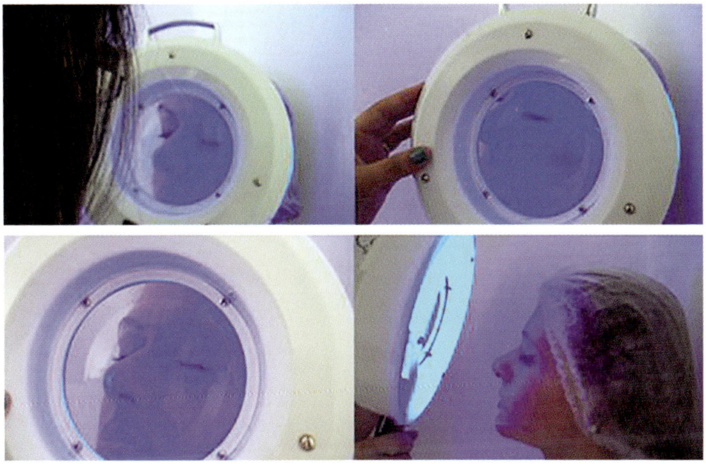

FIGURA 9 Exame com a lâmpada de Wood.

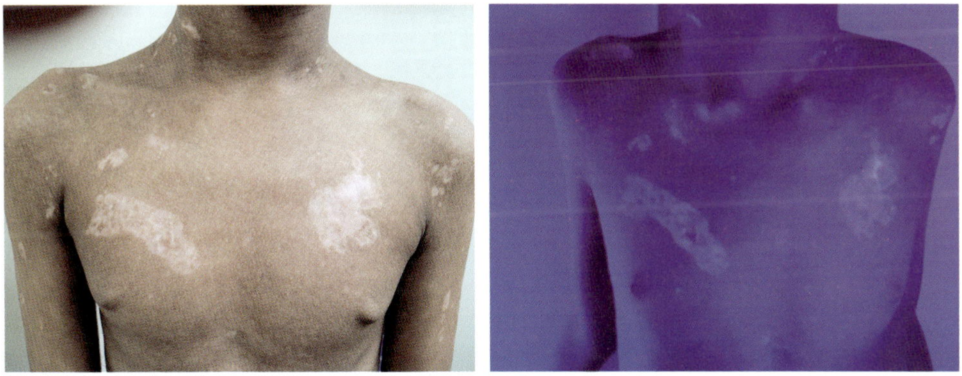

FIGURA 10 Exemplos de lesões hipocrômicas que se evidenciam à luz de Wood.

CONCLUSÃO

A consulta dermatológica é descrita por terminologias específicas, que devem ser conhecidas pelo pediatra e demais profissionais da equipe de saúde, pois é de fundamental importância para a comunicação entre todos os envolvidos no diagnóstico, tratamento e acompanhamento dos problemas dermatológicos de saúde.

SUGESTÕES DE LEITURA

1. Azulay-Abulafia L, Moura LH, Leal FRPC, Azulay DR. Atlas de dermatologia – da semiologia ao diagnóstico. 3 ed. Rio de Janeiro: Guanabara Koogan; 2020.
2. Bolognia JL, Orlow SJ, Glick SA. Lines of Blaschko. J Am Acad Dermatol. 1994;31(2 Pt 1):157-192.
3. Rivitti EA. Dermatologia de Sampaio e Rivitti. 4 ed. São Paulo: Artes Médicas; 2018.
4. Sakhiya JJ, Sakhiya DJ, Gajjar T, Virmani N, Gandhi J, Purohit M, et al. Management of naevoid conditions following the lines of Blaschko in paediatric age group. Indian Dermatol Online J. 2021;12(3):433-438.
5. Sarma N. Pigmentary nevi on face have unique patterns and implications: The concept of Blaschko's lines for pigmentary nevi. Indian J Dermatol. 2012;57(1):30-4.
6. Singh N, Thappa DM. Pigmentary demarcation lines. Pigment Int. 2014;1:13-6.

CONTEÚDO COMPLEMENTAR

Utilize o QR code abaixo para acessar as questões comentadas do capítulo (senha: dermatologiaicr).

Seção 2

Período neonatal e infância

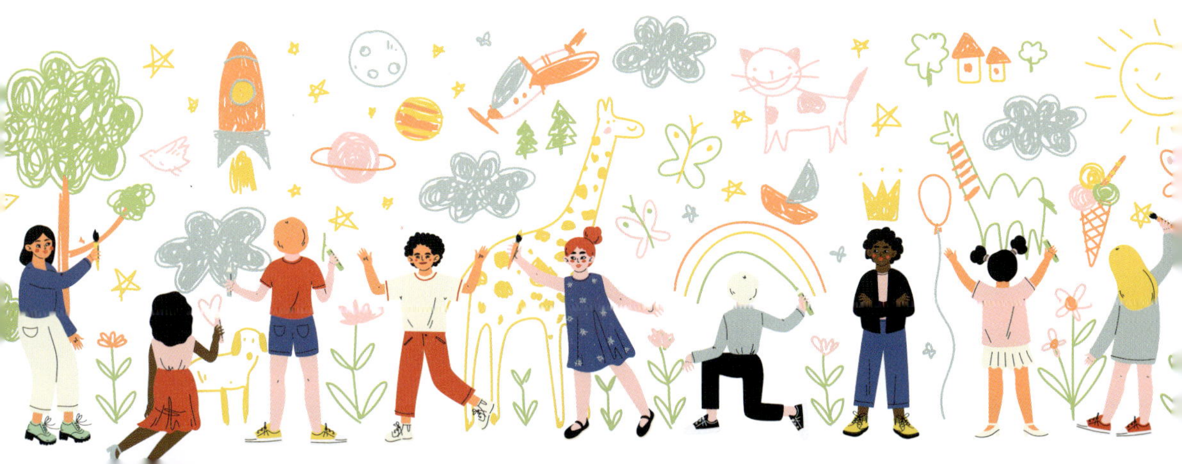

4

Afecções fisiológicas da pele do recém-nascido

Vanessa Rolim Bessa
Luciana de Paula Samorano
Zilda Najjar Prado de Oliveira

PONTOS-CHAVE DESTE CAPÍTULO

- A pele é um órgão com diversas funções que não estão plenamente desenvolvidas ao nascimento. Portanto, no período neonatal, uma série de modificações devem ocorrer para uma melhor adaptação ao ambiente extrauterino.
- É importante reconhecer as principais alterações fisiológicas da pele nos recém-nascidos para diferenciá-las de condições patológicas e orientar os pais de forma adequada.
- A maioria das afecções fisiológicas cutâneas dos recém-nascidos tem resolução espontânea e não necessita de tratamento.

INTRODUÇÃO

O período neonatal compreende o período desde o nascimento até as quatro primeiras semanas de vida. Nesse período, a pele do recém-nascido sofre uma série de mudanças para adaptar-se à vida extrauterina. Essas características podem variar de acordo com a duração da gestação. Recém-nascidos prematuros (nascidos com menos de 37 semanas de gestação) e pós-termo (nascidos com 42 ou mais semanas de gestação) possuem particularidades em relação aos bebês a termo. É fundamental o reconhecimento dessas diferenças devido a implicações terapêuticas e até mesmo diagnósticas nessa fase da vida.

O exame completo da pele e das mucosas no período neonatal pode evidenciar achados fisiológicos e transitórios, mas também sinais e sintomas de condições patológicas. Dessa forma, é fundamental conhecermos as principais alterações cutâneas fisiológicas do recém-nascido.

FISIOLOGIA

Barreira cutânea

A pele do recém-nascido (RN) desempenha importante função na transição da vida intrauterina para a extrauterina e possui uma série de diferenças em relação à pele do adulto, as quais contribuem para essa adaptação (Tabela 1).

Apesar de ser composta por epiderme, derme e tecido celular subcutâneo, com a presença de glândulas sudoríparas e sebáceas, a barreira cutânea dos RN é considerada imatura e as estruturas que a compõem passam por mudanças que contribuem para as características e achados desse período.

Nesse ponto, é fundamental entendermos que a permeabilidade cutânea no RN é maior em relação ao adulto, sendo essa diferença ainda mais significativa nos RN prematuros. Além da imaturidade da barreira cutânea, a relação entre a área de superfície e o volume, a presença de condições oclusivas, altas temperaturas e umidade contribuem para essa alteração da permeabilidade cutânea. Portanto, medicamentos tópicos devem ser usados com muita cautela nessa fase da vida.

Nos prematuros esse cuidado deve ser ainda maior, visto que a barreira cutânea, por ser ainda mais imatura do que a do RN a termo, pode predispor a risco aumentado de infecções e a condições de maior perda de água transepidérmica.

Anexos cutâneos

Apesar de já estarem presentes e funcionantes ao nascimento, as glândulas sudoríparas écrinas são incapazes de manter a termorregulação de modo eficaz nas primeiras semanas de vida. Isso ocorrerá após cerca de duas semanas do nascimento nos RN a termo, e após cerca de quatro semanas nos RN pré-termos. É fundamental evitar o superaquecimento desses bebês, atentando-se sempre para a temperatura ambiente e para o uso de roupas adequadas.

TABELA 1 Particularidades da pele dos recém-nascidos e suas implicações clínicas

Achados clínicos	Recém-nascidos	Implicação clínica
Barreira cutânea	Estrato córneo mais delgado, menor coesão intercelular, derme menos espessa.	Maior permeabilidade cutânea, maior perda de água transepidérmica, maior absorção cutânea de substâncias, maior risco de ferimentos associados a traumatismos na pele.
pH da pele	Neutro.	Favorece a proliferação bacteriana.
Lipídios epidérmicos	Menor quantidade.	Maior permeabilidade cutânea, menor proteção a agentes externos.
Glândulas sebáceas	Funcionantes.	Produção do vérnix caseoso, proteção antibacteriana e função de barreira.
Glândulas écrinas	Redução da atividade nas primeiras duas semanas de vida.	Prejuízo na função termorreguladora.
Melanina	Produção reduzida.	Fotossensibilidade à radiação ultravioleta.
Tecido adiposo marrom	Presente nas regiões interescapular, cervical e abdominal.	Atua na termorregulação.

As glândulas sebáceas encontram-se funcionantes ao nascimento, com aumento da secreção sebácea devido aos hormônios andrógenos maternos, o que contribui para a formação do vérnix caseoso.

QUADRO CLÍNICO

Vérnix caseoso

É substância produzida pelas glândulas sebáceas e está presente na maioria dos RN a termo, ao nascimento. O vérnix pode cobrir toda a superfície cutânea do RN ou estar presente em algumas áreas específicas, como as dobras. É composto por água, proteínas e lipídios e possui função antibacteriana e antifúngica, de lubrificação (importante para a passagem pelo canal de parto), termorregulação e hidratação.

A Organização Mundial da Saúde (OMS) recomenda que o primeiro banho não ocorra antes das seis primeiras horas de vida e que o vérnix não seja removido, devido a suas propriedades benéficas para o RN. Ele costuma desaparecer em cerca de 24 horas, deixando uma descamação residual.

Descamação

Após a eliminação do vérnix, é bastante comum que os neonatos apresentem uma descamação fina, mais comum nas extremidades, presente em 75% dos RN. Esse achado é mais intenso nos RN pós-termo e pouco frequente nos prematuros.

Lesões traumáticas

O aparecimento de lesões traumáticas ao nascimento pode estar relacionado ao próprio mecanismo de parto ou a procedimentos iatrogênicos, tanto no período pré-natal como após o nascimento. Os mais comuns são a bossa serossanguínea e o céfalo-hematoma.

A bossa serossanguínea é a lesão traumática mais comum do recém-nascido e ocorre devido à presença de edema e equimose dos tecidos moles do couro cabeludo, que podem se estender além das linhas de sutura. É lesão transitória, que regride espontaneamente, sem a necessidade de tratamento específico.

O céfalo-hematoma ocorre devido à hemorragia do periósteo e não ultrapassa os limites das suturas cranianas. Não se encontra manifesto ao nascimento, mas surge nas primeiras horas de vida. Resolve-se espontaneamente em cerca de duas semanas a três meses.

Bolhas causadas pela sucção da pele pelo feto ainda em ambiente intrauterino podem ser observadas ao nascimento e são mais comuns nos antebraços, punhos e mãos. Não é necessária nenhuma conduta adicional.

Alterações vasculares

Diversas alterações vasculares podem estar presentes na pele do neonato. É bastante comum o achado de acrocianose, quando as extremidades distais se apresentam com coloração azulada, principalmente durante o choro e quando sentem frio. É importante diferenciar a acrocianose da cianose central, observada na língua, que pode ser sinal de cardiopatia congênita.

A cútis marmorata congênita ou fisiológica manifesta-se principalmente quando o RN sente frio, sob a forma de lesões reticuladas de coloração azulada, que costumam afetar tronco e extremidades (Figura 1). Possui caráter transitório e tende a melhorar com o aquecimento. Um diagnóstico diferencial importante é a cútis marmorata telangiectásica congênita, a qual é uma malformação capilar, caracterizada por lesão persistente até cerca de 2 anos de vida e pode estar associada a outras alterações, como aplasia cútis, atrofia cutânea e ulceração.

Fenômeno presente em 15% dos neonatos é a coloração em arlequim, em que se observa um hemicorpo eritematoso e outro pálido, quando o RN está em decúbito lateral. É mais frequente na primeira semana de vida e tende a resolver espontaneamente em até três semanas. Acredita-se que esse fenômeno ocorra pela imaturidade do centro hipotalâmico no controle do tônus vascular periférico.

Dentre as alterações vasculares do neonato, a mancha salmão é bastante frequente e costuma estar presente em até 70% dos RN de pele clara (Figura 2). Apresenta-se como manchas eritematosas, bem delimitadas, cujas localizações mais frequentes são a região occipital, glabela e pálpebras. Alguns casos podem persistir até a idade adulta, mas frequentemente desaparecem na infância.

Alterações pigmentares

As manchas hiperpigmentadas são mais comuns que as hipopigmentadas, ocorrendo em 4% dos RN. A mancha mongólica é a mais frequente das lesões hiperpigmentadas e é mais comum em indivíduos com fototipos altos, localizando-se principalmente na região sacral e nádegas (Figura 3). Pode aumentar até o segundo ano de vida, porém depois regride espontaneamente ao longo da infância.

As manchas café com leite são observadas em cerca de 20% das crianças e podem estar presentes ao nascimento, porém costumam ficar mais evidentes ao longo do tempo (Figura 4). São manchas hipercrômicas, mais comuns no tronco e extremidades inferiores, únicas ou múltiplas. Na maioria dos casos, as manchas café com leite são achados isolados e não têm nenhum impacto na saúde do paciente.

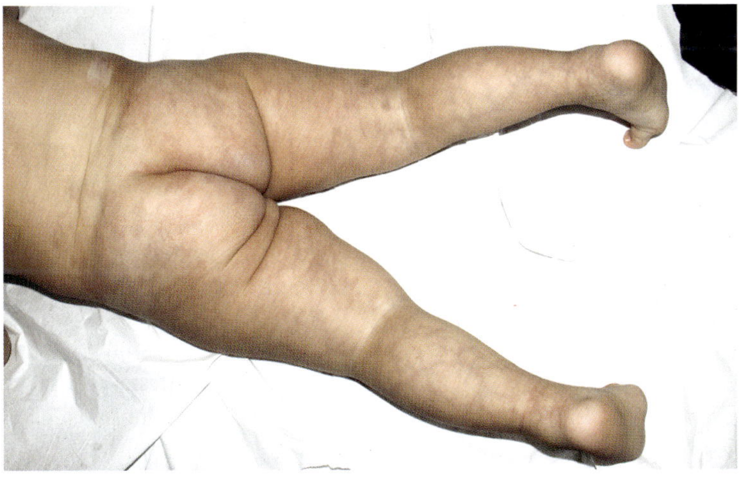

FIGURA 1 Cútis marmorata.

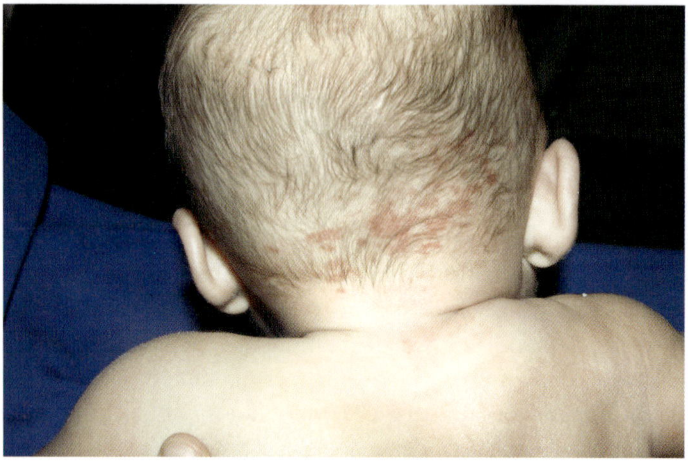

FIGURA 2 Mancha salmão na região occipital do couro cabeludo.

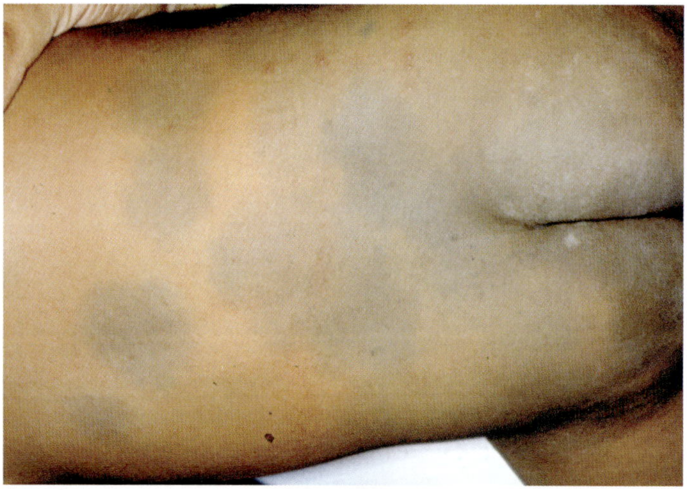

FIGURA 3 Mancha mongólica na região lombossacra.

No entanto, quanto mais numerosas e/ou maiores, maior a necessidade de investigar a possibilidade de associação com outras doenças, como neurofibromatose tipo 1 e síndrome de McCune Albright.

A hipermelanose nevoide linear e espiralada é um tipo de mosaicismo pigmentar. Caracteriza-se pela presença de lesões hipercrômicas distribuídas nas linhas de Blaschko, mais perceptíveis no tronco e extremidades. Costumam ser identificadas nas primeiras semanas de vida e sua coloração torna-se mais intensa até os 2 anos de idade. Manifestações extracutâneas podem estar presentes em cerca de 30% dos casos. Deformidades esqueléticas, convulsões, atraso psicomotor e dimorfismo facial são as alterações mais frequentes. A análise citogenética desses pacientes deve ser realizada sempre que esse recurso estiver disponível. Exame clínico completo e seguimento com pediatra e dermatologista são fundamentais.

Outros exemplos de lesões hiperpigmentadas benignas são: nevo melanocítico congênito, nevo de Ota e nevo de Ito.

Apesar de menos comuns, lesões hipopigmentadas também podem estar presentes ao nascimento. O nevo acrômico é mancha hipopigmentada, única, unilateral, que possui bordas irregulares e bem delimitadas (Figura 5). É importante diferenciá-lo das manchas em folha, que são lesões hipocrômicas, mais frequentes no tronco e extremidades e, quando múltiplas, devem levantar a suspeita de esclerose tuberosa. Essas lesões tornam-se eritematosas com a fricção, diferentemente

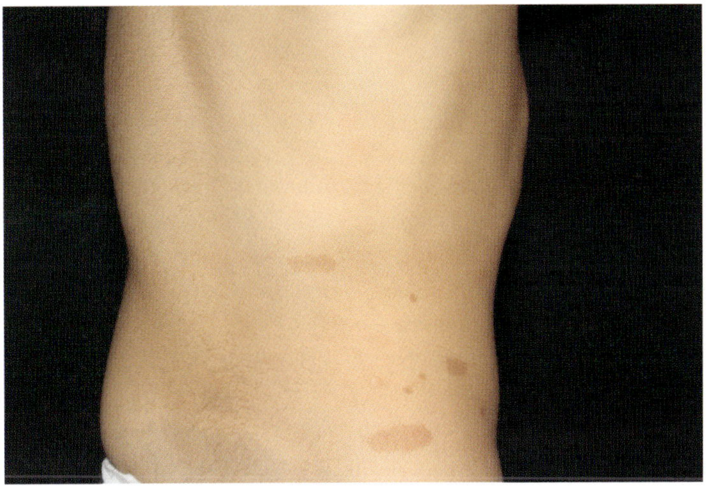

FIGURA 4 Manchas café com leite.

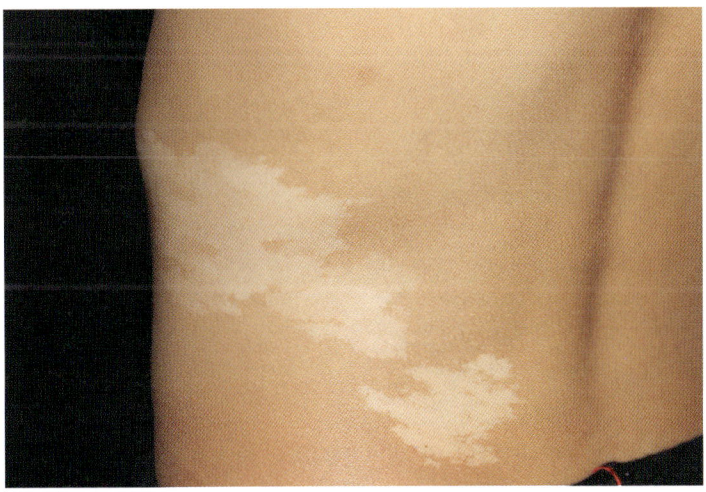

FIGURA 5 Nevo acrômico.

do nevo anêmico, que se manifesta como mancha hipocrômica, mais comum no tronco, mas que não se torna eritematosa com a fricção, devido à vasoconstricção local.

Achado bastante frequente, a icterícia fisiológica inicia-se em torno do segundo dia de vida e é mais comum nos RN prematuros. Ocorre devido ao acúmulo de bilirrubina indireta e não necessita de tratamento, pois apresenta resolução espontânea, não sendo necessária fototerapia nesses casos.

Alterações dos anexos

A pele do recém-nascido é recoberta por lanugem, que são pelos finos e claros, nas duas primeiras semanas de vida; depois são substituídos por pelos velos. Nos RN pré-termo, a presença de lanugem é mais intensa. Outra alteração frequente é a alopecia fisiológica da região occipital, que ocorre nos dois primeiros meses de vida devido ao eflúvio telógeno.

Por influência dos andrógenos maternos, os neonatos apresentam hiperplasia sebácea, também denominada milium sebáceo, frequentemente observada na região nasal, malar e lábio superior. São lesões papulosas, puntiformes, de coloração amarelada, que ocorrem na abertura do folículo pilossebáceo. Em 40% dos casos, a hiperplasia sebácea está acompanhada de milia, cistos de inclusão epidérmicos, que se originam no aparelho pilossebáceo. Nenhuma das duas condições exige tratamento específico e ambas costumam se resolver espontaneamente nas primeiras semanas de vida.

Alterações hormonais

Além da influência sobre as glândulas sebáceas, os hormônios maternos também podem causar um fenômeno descrito como puberdade em miniatura, em que se observa aumento da genitália externa, hipertrofia mamária e hiperpigmentação genital. Pode haver ainda sangramento vaginal pela queda dos níveis hormonais. Essas alterações costumam regredir em algumas semanas.

Nas primeiras semanas de vida, também se pode observar a presença de pústulas, pápulas eritematosas e comedões na face, caracterizando o quadro de acne neonatal. Esta ocorre pelo estímulo das glândulas sebáceas pelos hormônios maternos e geralmente tem resolução espontânea em cerca de três meses.

DIAGNÓSTICO

O reconhecimento das afecções fisiológicas da pele do recém-nascido por parte da equipe que o assiste é fundamental, pois permite a diferenciação entre achados fisiológicos e patológicos, além de possibilitar uma melhor orientação e tranquilidade aos pais (Tabela 2).

CUIDADOS COM A PELE DO RECÉM-NASCIDO

Conhecendo as principais particularidades da barreira cutânea e das funções da pele do RN, algumas orientações são importantes para um melhor desenvolvimento durante esse período de vida (Tabela 3).

TABELA 2 Achados fisiológicos da pele do recém-nascido

Alterações transitórias	Vérnix caseoso	Produzido pelas glândulas sebáceas, possui função antibacteriana, antifúngica, de lubrificação, termorregulação e hidratação.
	Descamação fisiológica	Descamação fina que ocorre nos primeiros dias de vida.
	Lanugem	Pelos finos e claros, comuns nas duas primeiras semanas de vida.
	Alopecia fisiológica do recém-nascido	Rarefação capilar na região occipital do couro cabeludo, atribuída a eflúvio telógeno.
	Icterícia fisiológica	Mais comum nos RN prematuros. Ocorre devido ao acúmulo de bilirrubina indireta. Não necessita de fototerapia.
Alterações traumáticas	Céfalo-hematoma	Aumento do volume da cabeça que não ultrapassa os limites das suturas cranianas e decorre de hemorragia do periósteo.
	Bossa serossanguínea	Edema e equimose dos tecidos moles do couro cabeludo, que se estendem além das linhas de sutura.
	Bolhas de sucção	Bolhas causadas pela sucção da pele pelo feto intraútero.
Alterações vasculares	Cútis marmorata congênita (fisiológica)	Lesões reticuladas desencadeadas pelo frio no tronco e extremidades. Diagnóstico diferencial com cútis marmorata telangiectásica congênita (malformação capilar).
	Coloração em arlequim	Eritema localizado no hemicorpo em contato com a superfície quando o RN se encontra em decúbito lateral. Ocorre por imaturidade do controle do tônus vascular periférico.
	Mancha salmão	Mancha eritematosa que se intensifica durante o choro. Locais comuns: região occipital, glabela e pálpebras.
Alterações pigmentares	Mancha mongólica	Mancha hipercrômica de tonalidade azul-acinzentada, frequente na região sacral e glúteos.
	Mancha café com leite	Manchas hipercrômicas de tonalidade marrom, mais comuns no tronco e extremidades inferiores. Investigar neurofibromatose tipo 1 quando ocorrem mais de cinco lesões.
	Hipermelanose nevoide linear e espiralada	Manchas hipercrômicas localizadas no tronco e extremidades, seguindo trajeto das linhas de Blaschko.
	Nevo acrômico	Mancha hipocrômica bem delimitada com bordas irregulares, unilateral. Na fricção, torna-se eritematoso.
	Mancha em folha	Mancha hipocrômica em formato de folha. Quando múltiplas, suspeitar de esclerose tuberosa.
Alterações pigmentares	Nevo anêmico	Mancha hipocrômica que não se torna eritematosa com a fricção.
Alterações de anexos	Hiperplasia sebácea (milium sebáceo)	Pápulas amareladas localizadas na região centrofacial.
	Mília	Pequenos cistos branco-amarelados localizados na região centrofacial.
Alterações hormonais	Puberdade em miniatura	Aumento da genitália externa, hipertrofia mamária e hiperpigmentação genital. Decorrentes da transferência de hormônios maternos.
	Acne neonatal	Pápulas, pústulas e comedões na face.

RN: recém-nascido.

TABELA 3 Cuidados com a pele do recém-nascido

	Orientação	Observações
Banhos	▪ Duração rápida (até 5 minutos). ▪ Frequência: conforme o clima. ▪ Limpadores: dar preferência a sabonetes com tecnologia *syndet* para essa faixa etária, suaves e sem perfume. Evitar o uso em excesso. ▪ Evitar atrito com esponjas.	Devido à imaturidade da barreira cutânea e maior perda de água transepidérmica, o conjunto dessas medidas evita o dano à barreira cutânea delicada.
Lenços umedecidos	▪ Evitar uso rotineiro.	Risco de dermatite de contato e dano à camada lipídica da barreira cutânea.
Fraldas	▪ Troca de fraldas: frequente. ▪ Tipo de fralda: dar preferência às descartáveis superabsorventes. ▪ Limpeza da região: deve ser feita com água morna e algodão, acrescida de lavagem com sabonete suave/*syndet* quando houver fezes.	A troca frequente de fraldas é o principal fator para evitar o surgimento da dermatite da área das fraldas. Deve-se evitar o contato prolongado da pele do neonato com urina e fezes.
Emolientes	▪ Indicação rotineira controversa. ▪ Se houver indicação, o emoliente deve ser livre de fragrâncias e, se possível, com menor quantidade de potenciais irritantes e alérgenos, como metilisotiazolinona, pelo risco de desenvolvimento de dermatites de contato.	Em pacientes com história familiar de atopia, estudos recentes mostraram benefício do uso diário de emolientes como medida de prevenção para o desenvolvimento de dermatite atópica, desde os primeiros dias de vida.
Medicamentos tópicos	▪ Atenção: risco de toxicidade devido à maior absorção cutânea no recém-nascido. ▪ Desencorajar o uso de cremes e pomadas sem prescrição médica. ▪ Educar os pais sobre o risco potencial relacionado ao uso desses produtos.	**Evitar** os seguintes compostos pelo risco de toxicidade: ▪ água boricada; ▪ ácido salicílico; ▪ corticoides; ▪ ureia; ▪ neomicina; ▪ prilocaína; ▪ álcool benzílico; ▪ sabões e antissépticos iodados;

CONCLUSÃO

A pele do RN apresenta particularidades que implicam diretamente a homeostase do organismo e que devem ser levadas em conta pela equipe que o assiste. Reconhecer as principais afecções fisiológicas, saber diferenciá-las de condições patológicas e saber quando investigar alguma condição sobrejacente são fatores que determinam a boa prática clínica.

SUGESTÕES DE LEITURA

1. Afsar FS. Physiological skin conditions of preterm and term neonates. Clin Exp Dermatol. 2010;35(4):346-350.
2. Albahrani Y, Hunt R. Newborn skin care. Pediatr Ann. 2019;48(1):e11-e15.
3. Fernandes JD, Machado MCR, Oliveira ZN. Children and newborn skin care and prevention. An Bras Dermatol. 2011;86(1):102-110.
4. Horimukai K, Morita K, Narita M, Kondo M, Kitazawa H, Nozaki M, et al. Application of moisturizer to neonates prevents development of atopic dermatitis. J Allergy Clin Immunol. 2014;134(4):824-830.e6.
5. Kromann AB, Ousager LB, Ali IKA, Aydemir N, Bygum A. Pigmentary mosaicismo: a review of original literature and recommendations for future handling. Orphanet J Rare Dis. 2018;13:39.
6. Paige DG, Gennery AR, Cant AJ. The neonate. In: Griffiths C, et al. Rooks Textbook of Dermatology. 9 ed. New Jersey: Wiley-Blackwell; 2016. p. 555-95.
7. Pereira LB, Gontijo B, Silva CMR . Dermatoses neonatais. An Bras Dermatol. 2001;76(5):505-537.
8. Samorano LP, Oliveira ZNP. Dermatoses do neonato. In: Rivitti EA. Dermatologia de Sampaio e Rivitti. 4 ed. São Paulo: Artes Médicas; 2018. p. 1320-30.
9. Visscher MO, Adam R, Brink S, Odio M. Newborn infant skin: physiology, development, and care. Clin Dermatol. 2015;33(3):271-280.

CONTEÚDO COMPLEMENTAR

Utilize o QR code abaixo para acessar as questões comentadas do capítulo (senha: dermatologiaicr).

5

Dermatoses do recém-nascido

Vanessa Rolim Bessa
Luciana de Paula Samorano
Zilda Najjar Prado de Oliveira

PONTOS-CHAVE DESTE CAPÍTULO

- O período neonatal é uma fase importante de adaptação à vida extrauterina e alterações dermatológicas são comumente observadas.
- O reconhecimento das principais dermatoses por médicos pediatras e dermatologistas é fundamental no manejo adequado dos pacientes, evitando procedimentos desnecessários nos casos autolimitados.
- Condições potencialmente fatais também podem ocorrer nesse período e devem ser prontamente reconhecidas e tratadas, a fim de evitar possíveis sequelas.

INTRODUÇÃO

Os recém-nascidos (RN) podem manifestar uma série de condições e doenças inflamatórias.

ERITEMA TÓXICO NEONATAL

Epidemiologia

Presente em 20% dos RN nas primeiras 72 horas de vida, o eritema tóxico neonatal é uma dermatose benigna. É mais frequente em neonatos nascidos a termo e com maior peso, em ambos os sexos, e de todas as etnias.

Patogenia

O eritema tóxico neonatal (ETN) possui etiologia desconhecida. Apesar de inúmeras hipóteses aventadas, nenhuma foi comprovada de modo efetivo. Reação de hipersensibilidade a alérgenos, reação imune à colonização bacteriana do folículo pilossebáceo e reação do tipo enxerto *versus* hospedeiro em decorrência da transferência de linfócitos maternos para o neonato são algumas dessas hipóteses.

Quadro clínico

O ETN é dermatose benigna, autolimitada e aguda, que costuma ocorrer dentro das duas primeiras semanas de vida, com pico nas primeiras 72 horas.

Clinicamente, manifesta-se como pápulas amareladas sobre manchas eritematosas e, mais raramente, vesículas e pústulas. As lesões costumam surgir na face e progredir para o tronco e as extremidades proximais dos membros. O acometimento palmoplantar é incomum.

Os RN acometidos costumam manter bom estado geral e o quadro se resolve de modo espontâneo em cerca de uma semana. Alguns casos podem apresentar exacerbações até a sexta semana de vida.

Diagnóstico

O diagnóstico é clínico, porém pode ser corroborado pelo esfregaço do conteúdo de lesão pustulosa, em que se observa presença de numerosos eosinófilos e poucos neutrófilos. Eosinofilia no sangue periférico também pode estar presente.

Diagnóstico diferencial

O diagnóstico diferencial é feito com melanose pustulosa neonatal, miliária e, principalmente, com infecções, como herpes simples, varicela e impetigo neonatal. Diferentemente do ETN, no herpes neonatal, além das lesões vesicobolhosas, manifestações sistêmicas como microcefalia, microftalmia e coriorretinite podem estar presentes.

A varicela pode ser transmitida ao feto em qualquer fase da gestação. Quando a transmissão ocorre até as 20 primeiras semanas de gestação, há risco de aborto, e o neonato pode apresentar a síndrome da varicela congênita, caracterizada por restrição do crescimento intrauterino, lesões cutâneas cicatriciais, alterações oculares e do sistema nervoso central e hipoplasia de membros. Já a varicela neonatal ocorre quando a transmissão se dá de cinco dias antes a dois dias após o parto e possui quadro clínico variável. As lesões são generalizadas e caracterizam-se por pápulas, vesículas e crostas, presentes simultaneamente. Acometimentos pulmonar, hepático e neurológico podem ocorrer.

Infecção causada pelo *Staphylococcus aureus*, o impetigo neonatal manifesta-se com vesículas de conteúdo seroso ou purulento, que se rompem deixando crostas melicéricas. As lesões podem se iniciar na região periumbilical e se disseminar posteriormente. O quadro pode ser extenso, principalmente em prematuros, porém o estado geral, usualmente, mantém-se bom.

Tratamento

Não há necessidade de tratamento, devido à benignidade e resolução espontânea do quadro.

MELANOSE PUSTULOSA TRANSITÓRIA NEONATAL

Epidemiologia

É uma condição menos comum que o ETN, com prevalência variando de 5 a 10%, mais frequente nos neonatos afrodescendentes e raro nos caucasianos.

Patogenia

Sua etiologia é desconhecida. Até o momento, acredita-se que não tenha relação com agentes infecciosos.

Quadro clínico

O neonato apresenta lesões desde o nascimento, que são descritas como pequenas pústulas e vesículas, localizadas principalmente na face e no tronco, podendo acometer qualquer região do corpo. Com a evolução do quadro, as pústulas se rompem, deixando descamação em colarete e máculas hipercrômicas. Os diferentes tipos de lesões podem estar presentes simultaneamente.

Em alguns casos, as pústulas não são observadas e o RN já nasce com máculas hiperpigmentadas, provavelmente pela fase pustulosa ter ocorrido intraútero.

O RN mantém bom estado geral e as lesões se resolvem espontaneamente, em geral em até quatro semanas. As manchas hipercrômicas podem regredir mais lentamente, em alguns meses.

Diagnóstico

Do mesmo modo que no ETN, o diagnóstico é clínico, porém, em caso de dúvida, o esfregaço das pústulas pode ser realizado, evidenciando infiltrado neutrofílico. As culturas para bactérias e fungos são negativas.

O diagnóstico diferencial é feito com ETN neonatal, impetigo estafilocócico e herpes simples.

Tratamento

Não é necessário tratamento, pois o quadro apresenta remissão espontânea.

PUSTULOSE CEFÁLICA NEONATAL

Epidemiologia

A pustulose cefálica neonatal está presente em até 20% dos neonatos. Anteriormente definida como sinônimo de acne neonatal, atualmente sabe-se que ocorrem por processos fisiopatológicos distintos, sendo consideradas como duas entidades diferentes.

Patogenia

Acredita-se que a pustulose cefálica neonatal é desencadeada por uma reação inflamatória à colonização da pele pelo fungo *Malassezia* sp.

Quadro clínico

As lesões costumam iniciar nas três primeiras semanas de vida e são caracterizadas por pápulas e pústulas sem a presença de comedões, o que diferencia esta entidade da acne neonatal. Localizam-se na face e região cervical e podem ocorrer em surtos.

Diagnóstico

O diagnóstico é clínico e, em casos duvidosos, pode-se solicitar exame micológico direto de raspado de uma lesão pustulosa.

Tratamento

Na maioria dos casos, não é necessário nenhum tratamento específico, pois as lesões se resolvem de forma espontânea, geralmente em no máximo um mês.

MILIÁRIA

Epidemiologia

Miliária é achado comum, podendo ser observada em cerca de 15% dos RN, principalmente em ambientes mais quentes e nos prematuros. Comumente, surge nas duas primeiras semanas de vida. Existem três tipos de miliária: cristalina, rubra e profunda. A miliária cristalina é a mais frequente nos neonatos, enquanto a profunda ocorre mais em crianças maiores e nos adultos.

Patogenia

A miliária é condição causada pela obstrução dos ductos sudoríparos écrinos por queratina, que ocorre comumente nos RN. O nível da obstrução determina o tipo de miliária e o quadro clínico associado.

A miliária cristalina é causada pela obstrução do ducto sudoríparo no nível da camada córnea, enquanto na miliária rubra e na profunda, essa obstrução ocorre em níveis mais profundos da epiderme.

Quadro clínico

A miliária cristalina é caracterizada pela presença de vesículas com conteúdo seroso, superficiais, que se rompem com muita facilidade e podem evoluir com descamação. Não é acompanhada de sinais inflamatórios, mas pode cursar com prurido. Face, couro cabeludo, dobra do pescoço, axilas e tronco anterior são os locais mais acometidos (ver Figura 2, do Capítulo 40 – Afecções das glândulas sudoríparas).

A miliária rubra ocorre mais comumente em crianças, mas também pode acometer RN. É caracterizada por vesículas e lesões papulopustulosas, eritematosas, pruriginosas, que se localizam preferencialmente nas flexuras, na face e no couro cabeludo (Figura 1).

A miliária profunda manifesta-se com pápulas, pústulas e, eventualmente, nódu-

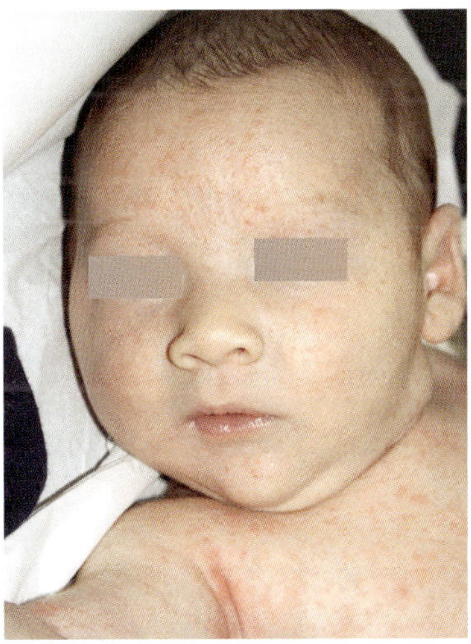

FIGURA 1 Paciente com miliária rubra.

los, os quais podem ser dolorosos. As localizações preferenciais são extremidades e tronco.

Diagnóstico

O diagnóstico é clínico, não sendo necessários exames complementares.

Tratamento

A miliária não requer tratamento específico. Deve-se orientar medidas para aliviar o calor e facilitar a transpiração do RN, como adequar as roupas e a temperatura do ambiente.

APLASIA CÚTIS CONGÊNITA

Epidemiologia

O termo aplasia cútis congênita representa um grupo heterogêneo de alterações do desenvolvimento de estruturas da pele caracterizado pela ausência ou defeitos em sua formação adequada. Pode ser familiar, com herança autossômica dominante ou recessiva, mas a maioria dos casos é esporádica. É uma condição rara, que ocorre em aproximadamente 1 a 3 RN para cada 10 mil nascidos vivos.

Patogenia

A fisiopatologia da doença ainda não é completamente compreendida, embora vários mecanismos possam estar envolvidos, além dos genéticos. Assim sendo, existem hipóteses sobre a possibilidade de ocorrerem traumas durante a gestação, alterações vasculares isquêmicas e defeitos do tubo neural na vida intrauterina. Outro mecanismo proposto é a eventual ocorrência de tensão dos tecidos pelo crescimento de estruturas internas, como nas lesões que se localizam no couro cabeludo, devido ao desenvolvimento do cérebro. Entretanto, nenhuma dessas hipóteses foi comprovada.

Quadro clínico

A aplasia cútis se manifesta ao nascimento e apresenta quadro clínico extremamente variável. As lesões podem ser únicas (70% dos casos) ou múltiplas e podem ocorrer em qualquer região da superfície corporal, mas são mais frequentes no couro cabeludo (Figura 2).

Pode haver ulceração profunda, presença de bolhas, erosão ou apenas cicatriz com área de alopecia no local. A profundidade é variável e existem casos em que há acometimento da dura-máter e até da calota craniana, o que é mais frequente em lesões de dimensões maiores. Ao nascimento, as lesões podem já estar cicatrizadas ou ainda se apresentarem como ulceração ou crostas.

Na maioria dos casos, é um achado isolado e não se relaciona com nenhuma outra condição. Porém, quando localizada no vértex do couro cabeludo, na linha média ou quando há hipertricose nas bordas das lesões (sinal do colarete), existe chance maior de defeitos cerebrovasculares associados, os quais devem ser investigados.

Pode ocorrer em associação a síndromes, como trissomia do cromossomo 13, deleção do cromossomo 4p, síndrome de Adams-Oliver, epidermólise bolhosa congênita e displasias ectodérmicas.

Diagnóstico

O diagnóstico é clínico. Nos casos em que há lesões múltiplas, extensas e/ou localizadas na linha média, deve-se realizar

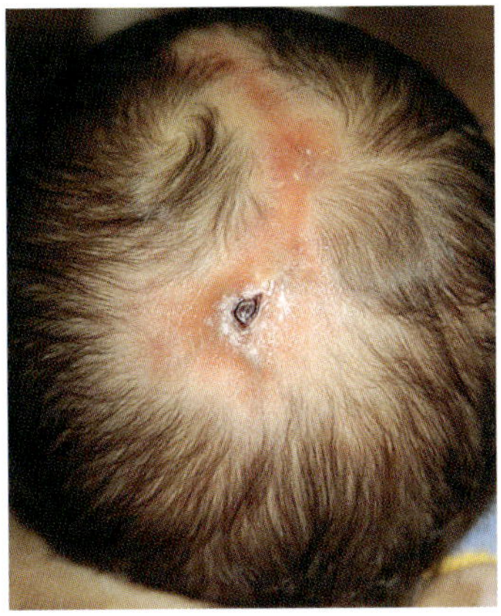

FIGURA 2 Aplasia cútis: lesão úlcero-crostosa, com área cicatricial adjacente no couro cabeludo.

investigação de acometimento extracutâneo, por meio de exames de imagem, e considerar a realização de teste genético.

Tratamento

A maioria dos casos apresenta resolução espontânea em semanas ou meses. Nos casos mais extensos, há risco de complicações, como infecção e hemorragia, o que piora o prognóstico.

O tratamento deve ser individualizado, levando em consideração o número, tamanho e a profundidade das lesões e a presença de complicações e outras malformações associadas. A depender de cada caso, pode-se optar por tratamento conservador com curativos locais ou pela correção do defeito por procedimento cirúrgico.

SÍNDROME DAS BANDAS AMNIÓTICAS

Epidemiologia

A síndrome das bandas amnióticas representa um conjunto de anomalias congênitas causadas por constrição de uma região corporal do feto por bandas amnióticas. É condição rara, com prevalência estimada em cerca de 1:1.200 a 1:15.000 nascidos vivos, que acomete igualmente ambos os sexos.

Patogenia

A fisiopatologia não é bem compreendida, porém se acredita que ocorra ruptura do âmnio na fase inicial da gestação, o que origina as bandas amnióticas. Estas, por sua vez, aderem-se ao embrião, provocando uma série de deformidades.

Quadro clínico

As manifestações clínicas são muito variáveis e compreendem anéis constritivos, deformidades nos membros, na coluna cervical, sistema nervoso central e deformidades centrofaciais. Essas alterações podem evoluir para linfedema, neuropatia, fraturas, amputação e até mesmo anencefalia.

Diagnóstico

O diagnóstico pode ser feito ainda no período neonatal, por meio de ultrassom morfológico, ou ao nascimento, com a constatação de amputações e deformidades em locais não usuais.

Tratamento

Quando detectada ainda no período pré-natal, há a possibilidade de se realizar a lise intraútero das bandas amnióticas. Após o nascimento, o tratamento é individualizado, podendo ser conservador, com a utilização de próteses e fisioterapia, ou cirúrgico, em casos selecionados.

LÚPUS NEONATAL

Epidemiologia e patogenia

O lúpus neonatal ocorre devido à passagem transplacentária para o feto de autoanticorpos maternos, de mães lúpicas com doença ativa, subclínica, apenas com autoanticorpos circulantes ou com síndrome de Sjögren. A complicação principal e potencialmente grave do lúpus neonatal é o bloqueio cardíaco congênito, presente em 2% dos RN de mães lúpicas. Os anticorpos mais relacionados ao lúpus neonatal e que atravessam a barreira placentária são os anti-Ro/SSA, anti-La/SSB e anti-RNP.

Quadro clínico

Tipicamente, o RN sintomático apresenta lesões eritematosas, anulares, com centro atrófico e bordas elevadas, localizadas principalmente no couro cabeludo e na face, especificamente na região periorbital (Figura 3). Essas lesões da face podem ser denominadas com padrão "em máscara". Elas se iniciam nos primeiros dias de vida, são exacerbadas pela exposição à radiação ultravioleta e involuem em algumas semanas a até seis meses.

A manifestação extracutânea clássica do lúpus neonatal é o bloqueio cardíaco

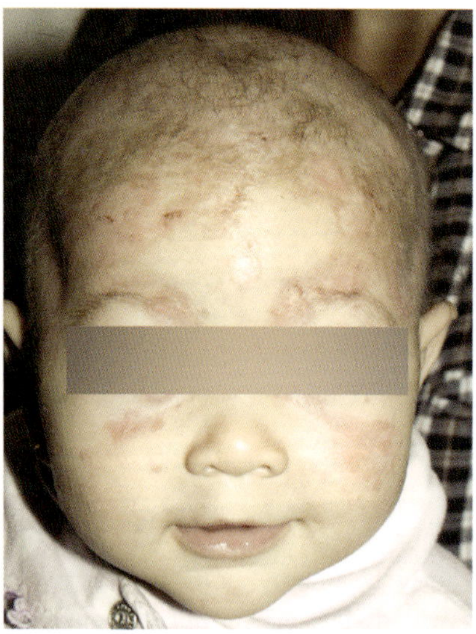

FIGURA 3 Lúpus neonatal: lesões eritematosas atróficas, anulares, acometendo face e couro cabeludo.

congênito, mas também podem ocorrer alterações hepáticas, hematológicas e neurológicas.

Diagnóstico

O diagnóstico é clínico e confirmado pela presença dos autoanticorpos anti-Ro/SSA, anti-La/SSB e anti-RNP no neonato e na mãe. Biópsia cutânea para exame histopatológico somente é necessária em casos duvidosos.

O RN que apresenta suspeita de lúpus neonatal deve realizar, ainda, eletrocardiograma, ecocardiograma, avaliação do hemograma completo e das enzimas hepáticas.

Tratamento

O quadro cutâneo costuma ser transitório e autolimitado e, por esse motivo, a conduta é expectante na maioria dos casos. Ocasionalmente, pode-se prescrever corticoide tópico, sendo indicada a hidrocortisona a 1%. Fotoproteção mecânica deve ser orientada em todos os casos. A avaliação e o seguimento com cardiologista são mandatórios nos casos de bloqueio cardíaco. O seguimento a longo prazo desses pacientes é importante pelo risco futuro de desenvolverem lúpus sistêmico.

NECROSE GORDUROSA SUBCUTÂNEA DO RECÉM-NASCIDO

Epidemiologia

A necrose gordurosa subcutânea do recém-nascido é uma condição rara e autolimitada que acomete igualmente ambos os sexos e é mais prevalente em RN a termo.

Patogenia

Sua etiologia não é completamente compreendida. Acredita-se que hipóxia tecidual local, pressão mecânica e cristalização do tecido subcutâneo exposto a temperaturas baixas possam contribuir para seu surgimento.

Quadro clínico

O quadro clínico é caracterizado pelo surgimento de lesões eritematoedematosas que evoluem para nódulos e placas infiltrados, de início nas primeiras seis semanas de vida. Os locais mais comumente afetados são dorso, glúteos e extremidades proximais.

Em cerca de 50% dos casos, há hipercalcemia associada que pode complicar com nefrocalcinose, disfunção renal e calcificações metastáticas. Os níveis de cálcio devem ser monitorados por meio de dosagem sérica de cálcio total e iônico no momento do diagnóstico e por até dois meses após a resolução das lesões.

Diagnóstico

O diagnóstico definitivo é confirmado pelo exame histopatológico, que evidencia paniculite lobular com infiltrado rico em histiócitos, eosinófilos e células gigantes multinucleadas. A presença de fendas de cristais é característica.

Os principais diagnósticos diferenciais são esclerema neonatal e paniculite pelo frio.

Tratamento

Na maioria dos casos, nenhum tratamento é necessário, pois as lesões se resolvem em algumas semanas. No entanto, nos pacientes com hipercalcemia e casos mais graves, corticoides sistêmicos e bifosfonatos podem ser utilizados.

ESCLEREMA NEONATAL

Epidemiologia

O esclerema neonatal é causa rara e grave de paniculite, mais comum em RN prematuros e geralmente observada em meninos.

Patogenia

A fisiopatologia ainda é incerta. A doença parece ser desencadeada pela prematuridade, asfixia e hipotermia. Há hipótese de que esta doença ocorra devido à grande concentração de gordura saturada no tecido adiposo dos RN, a qual tem maior probabilidade de precipitação em condições de hipotermia.

Quadro clínico

A doença costuma se manifestar na primeira semana de vida com lesões violáceas, infiltração e enrijecimento da pele. Possui distribuição simétrica, no tronco, coxas e nádegas, podendo afetar toda a superfície corporal rica em tecido celular subcutâneo.

São complicações dessa condição a redução da expansibilidade torácica, contraturas articulares, prejudicando a alimentação e os movimentos, podendo haver desfecho fatal.

Diagnóstico

O diagnóstico é clínico e confirmado por meio de exame histopatológico. Os principais achados são necrose do tecido adiposo, com pouca reação inflamatória associada e formação de fendas em forma de agulha nos adipócitos.

Tratamento

O tratamento é de suporte, com manejo das comorbidades associadas. A eficácia do uso de corticosteroides sistêmicos não foi comprovada.

INFECÇÕES CONGÊNITAS

Infecções adquiridas na vida intrauterina podem impactar significativamente na saúde e desenvolvimento do feto. O acompanhamento pré-natal tem uma função fundamental na prevenção dessas infecções. Na Tabela 1 estão descritas as principais infecções congênitas, conhecidas como síndrome TORCH, acrônimo referente a toxoplasmose, rubéola, citomegalovirose, herpes simples e outras como sífilis congênita (ver Capítulo 9 – Manifestações cutâneas de doenças infecciosas congênitas).

CONCLUSÃO

Uma grande variedade de condições dermatológicas pode se manifestar no período neonatal. A grande maioria das dermatoses é benigna e autolimitada. No entanto, existem quadros graves e de alta morbimortalidade que devem ser prontamente reconhecidos. Médicos pediatras e dermatologistas devem estar familiarizados com essas condições para garantir a excelência no cuidado desses pacientes.

TABELA 1 Principais infecções congênitas (TORCH)

	Toxoplasmose	Rubéola	Citomegalovirose	Herpes simples	Sífilis congênita
Agente etiológico	*Toxoplasma gondii*	Vírus do gênero *Rubivirus, da família Togaviridae*	Herpes vírus 5 (HHV5 ou CMV)	Herpes vírus 1 e 2	*Treponema pallidum*
Transmissão	Taxa de transmissão de 40%; maior se a infecção for adquirida no 3º trimestre	Mais grave quando ocorre no 1º trimestre	Taxa de transmissão de 40%	Transplacentária (5%), e pelo canal de parto, após o nascimento	Qualquer fase da gestação
Quadro clínico	Coriorretinite bilateral, microcefalia, hidrocefalia, retardo mental, pneumonia, hepatoesplenomegalia, exantema maculopapular, calcificações intracranianas	Aborto, surdez neurossensorial, catarata, malformações cardíacas, sequelas neurológicas, microcefalia, equimoses, petéquias, exantema	Icterícia, baixo peso ao nascer, hepatoesplenomegalia, surdez, microcefalia, encefalite, retardo mental, coriorretinite, atrofia óptica, petéquias	Microcefalia, hidrocefalia, encefalite, microftalmia, coriorretinite, vesículas e bolhas	Osteocondrite, periostite, pseudoparalisia de Parrot, hepatoesplenomegalia, rinite sifilítica, pênfigo palmoplantar, sifílides, coriorretinite, condilomas (Figura 4)
Diagnóstico	Sorologia para toxoplasmose (IgG, IgA, IgM), PCR para toxoplasmose, neuroimagem, estudo do LCR	PCR ou sorologia para rubéola, IgM positivo	PCR ou sorologia para CMV, IgM positivo	Exame citológico de Tzanck, PCR, estudo do LCR	Testes sorológicos treponêmicos e não treponêmicos, estudo do LCR, radiografia de ossos longos
Prevenção	Avaliar suscetibilidade no pré-natal, evitar alimentos malcozidos e contato com gatos	Vacinação com tríplice viral antes da gestação	Boa higiene pessoal após contato com fraldas, secreções orais e nasais de crianças menores de seis anos	Parto cesárea se houver lesões genitais ativas	Tratamento da infecção materna
Tratamento	Sulfadiazina 100 mg/kg/dia + Pirimetamina 2 mg/kg/dia	Não há	Ganciclovir 6 mg/kg/dose ou Valganciclovir 16 mg/kg/dose nos casos sintomáticos	Aciclovir intravenoso 60 mg/kg/dia	Penicilina cristalina ou procaína 50.000 UI/kg/dose

LCR: líquido cefalorraquidiano.

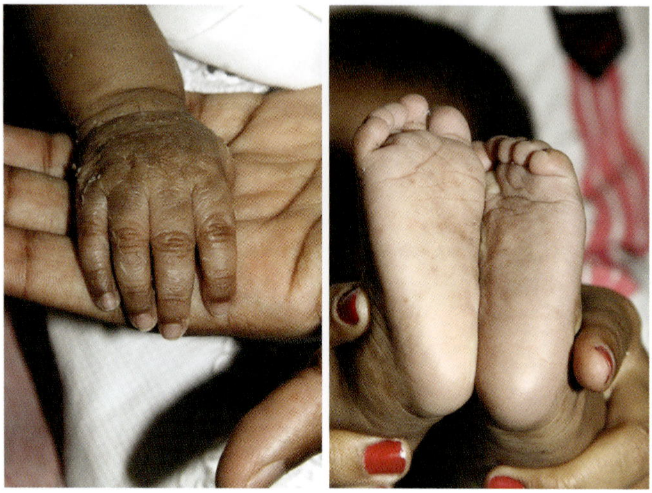

FIGURA 4 Sífilis congênita: lesões palmoplantares.

SUGESTÕES DE LEITURA

1. Ábrahám R, Meszes A, Gyurkovits Z, Bakki, J, Orvos H, Csoma ZR. Cutaneous lesions and disorders in healthy neonates and their relationships with maternal--neonatal factors: a cross-sectional study. World J Pediatr. 2017;13(6):571-6.
2. Afsar FS. Physiological skin conditions of preterm and term neonates. Clin Exp Dermatol. 2010;35:346-50.
3. Araujo T, Schachner L. Erupções vesicopustulosas benignas no neonato. An Bras Dermatol. 2006;81(4):359-66.
4. Hulsmann AR, Oranje AP. Educational paper: neonatal skin lesions. Eur J Pediatr. 2014;173(5):557-66.
5. Humphrey SR, Hu X, Adamson K, Schaus A, Jensen JN, Drolet B. A practical approach to the evaluation and treatment of an infant with aplasia cutis congenita. J Perinatol. 2018;38(2):110-7.
6. Paige DG, Gennery AR, Cant AJ. The neonate. In: Griffiths C, et al. Rooks Textbook of Dermatology. 9 ed. New Jersey: Wiley-Blackwell; 2016. p. 555-95.
7. Pereira LB, Gontijo B, Silva CMR. Dermatoses of the newborn. An Bras Dermatol. 2001;76(5):505-37.
8. Reginatto FP, De Villa D, Cestari TF. Afecções cutâneas neonatais benignas com presença de pústulas. An Bras Dermatol. 2016;91(2):124-34.
9. Samorano LP, Oliveira ZNP. Dermatoses do neonato. In: Rivitti EA. Dermatologia de Sampaio e Rivitti. 4 ed. São Paulo: Artes Médicas; 2018. p. 1320-30.

CONTEÚDO COMPLEMENTAR

Utilize o QR code abaixo para acessar as questões comentadas do capítulo (senha: dermatologiaicr).

6

Dermatite da área das fraldas

Juliana Dumêt Fernandes
Zilda Najjar Prado de Oliveira

PONTOS-CHAVE DESTE CAPÍTULO

- A dermatite da área das fraldas deve ser interpretada como um diagnóstico de localização, que engloba um amplo grupo de dermatoses de etiologia multifatorial.
- A dermatite da área da fralda irritativa primária é a mais prevalente (conhecida como assadura) e a dermatose mais comum na primeira infância.
- Por meio do aumento da temperatura e da umidade local, o uso da fralda leva a consequente maceração da pele, que se torna mais suscetível à irritação ocasionada pelo contato prolongado da urina e das fezes.
- Vários fatores devem ser considerados no desencadeamento da dermatite da área da fralda irritativa primária, como as fraldas, fezes/urina, fricção, hidratação, temperatura, irritantes químicos, substâncias com capacidade sensibilizante e microrganismos.
- O quadro clínico da dermatite da área da fralda irritativa primária apresenta-se com eritema brilhante, confluente, que varia de intensidade com o tempo. Pode manifestar-se como pápulas eritematosas, edematosas, associadas a leve descamação. As lesões atingem, geralmente, as áreas de maior contato com a fralda. As pregas são poupadas.
- Os principais diagnósticos diferenciais da dermatite da área da fralda irritativa primária incluem: candidose, dermatite de contato alérgica, dermatite atópica, dermatite seborreica, psoríase, sífilis congênita, acrodermatite enteropática, histiocitose de células de Langerhans, granuloma glúteo infantil e impetigo bolhoso.
- A prevenção é a melhor conduta, e tem como principal objetivo manter a superfície seca, diminuir o contato da pele com urina e fezes, e preservar a barreira epidérmica de proteção. O tratamento médico deve ser feito de acordo com a gravidade e o tipo de dermatite.

INTRODUÇÃO

A dermatite da área das fraldas é uma das dermatoses mais frequentes na infância, principalmente entre os 6 e 9 meses de idade, embora possa ser observada desde as primeiras semanas de vida do recém-nascido. É um termo que engloba um conjunto de dermatoses inflamatórias que atingem a área do corpo coberta pela fralda (região do períneo, nádegas, abdome inferior e coxas). Essas dermatoses podem ser divididas em três categorias distintas (Tabela 1).

Algumas crianças parecem apresentar maior predisposição para o desenvolvimento dessa dermatite, o que poderá representar um primeiro sinal de susceptibilidade a outros problemas cutâneos crônicos (como a dermatite atópica).

EPIDEMIOLOGIA

A dermatite da área da fralda irritativa primária (DFIP) é a dermatite da área da fralda mais prevalente (popularmente conhecida como assadura) e a dermatose mais comum na primeira infância.

- Prevalência: desconhecida, porém, estima-se que atinja entre 25-65% das crianças.
- Idade: mais frequente nos dois primeiros anos de vida, com pico de incidência entre o 7º e 12º mês de vida (embora possa ocorrer em qualquer idade). Crianças de outras faixas etárias também podem desenvolver a doença em situações especiais que as levem à incontinência urinária e fecal, nesses casos, o quadro clínico, as complicações e a terapêutica são semelhantes.
- Gênero e raça: não há predileção por sexo, raça ou padrão social.

Por meio do aumento da temperatura e da umidade local, o uso da fralda leva à consequente maceração da pele, que se torna mais suscetível à irritação ocasio-

TABELA 1 Classificação e diagnóstico das dermatoses da área das fraldas

Classificação	Diagnóstico
Erupções causadas diretamente pelo uso da fralda	▪ Dermatite da área da fralda irritativa primária (para alguns autores esta seria sinônimo de dermatite da área da fralda) ▪ Dermatite de contato alérgica ao material plástico da fralda (muito rara)
Dermatites exacerbadas devido ao uso da fralda	▪ Psoríase ▪ Eczema atópico ▪ Dermatite seborreica ▪ Miliária ▪ Candidose ▪ Dermatite de contato alérgica
Dermatoses que ocorrem na área da fralda, mas que não se relacionam com o seu uso	▪ Acrodermatite enteropática ▪ Histiocitose de células de Langerhans ▪ Granuloma glúteo infantil ▪ Dermatite estreptocócica perianal ▪ Impetigo bolhoso ▪ Escabiose ▪ Sífilis congênita ▪ Aids

nada pelo contato prolongado da urina e das fezes. Infecção secundária por *Candida albicans* ou por bactérias como *Bacillos faecalis*, *Proteus*, *Pseudomonas*, *Staphylococcus* e *Streptococcus* podem surgir com frequência. O uso de pós, óleos, sabões, pomadas ou cremes irritantes também pioram o quadro clínico. Por outro lado, ultimamente, houve redução da frequência e da gravidade da dermatite da área das fraldas em virtude da introdução no mercado de fraldas descartáveis superabsorventes (com capacidade de absorção de água 50 vezes superior), o que contribuiu significativamente para o avanço nos cuidados de higiene.

PATOGENIA

A patogenia e a etiologia da DFIP são pouco conhecidas. Algumas crianças parecem ser constitucionalmente mais suscetíveis. Além da irritação e da alteração da barreira cutânea provocada pelas fezes, principalmente, mas também pela urina, outros possíveis fatores que possam ter alguma função na patogenia da doença são:

- oclusão;
- maceração;
- presença de bactérias e *Candida*.

O papel preciso das fraldas na patogenia da doença permanece desconhecido. Além disso, a amônia não é mais considerada fator preponderante na etiopatogenia dessa afecção, como se pensava anteriormente e, portanto, a expressão dermatite amoniacal deve ser evitada.

Na década de 1980, foi proposto um modelo para explicar o desenvolvimento e a progressão dessa dermatite. Nesse modelo, demonstrou-se que a DFIP é o resultado de uma cascata de eventos, desencadeada inicialmente por lesões no estrato córneo, induzidas por exposição a vários fatores, tais como hiper-hidratação, fricção, temperatura, irritantes químicos, urina e fezes. Com a barreira cutânea comprometida, vários fatores adicionais do mesmo tipo potencializam essas alterações originando um ciclo vicioso vulnerável às infecções por microrganismos oportunistas, como *Candida albicans*, que é uma complicação frequente. Assim, vários fatores devem ser considerados no desencadeamento da DFIP, como fraldas, fezes/urina, fricção, hidratação, temperatura, irritantes químicos, substâncias com capacidade sensibilizante e microrganismos (Figura 1).

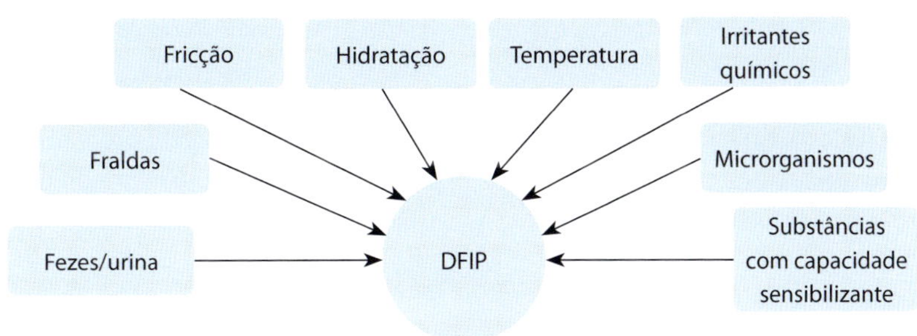

FIGURA 1 Dermatite da área da fralda irritativa primária (DFIP).

Os fatores genéticos envolvidos ainda não estão completamente esclarecidos. Sabe-se que a predisposição das crianças atópicas e com dermatite seborreica é bem maior, e a concomitância com outras dermatoses pode dificultar o diagnóstico diferencial entre elas.

Adicionalmente, outras condições também podem elevar o risco de dermatite das fraldas:

- bebês com diarreia crônica ou incontinência fecal crônica têm um risco aumentado de desenvolver DFIP em razão da irritação local contínua;
- fatores dietéticos: bebês amamentados têm menor incidência de dermatite das fraldas do que bebês alimentados com fórmula láctea, possivelmente porque bebês amamentados têm menor pH das fezes;
- uso recente de antibióticos de amplo espectro aumenta o risco de DFIP, pois podem desencadear diarreia e infecções secundárias por fungos.

Fraldas

Apesar da nomenclatura "dermatite da área da fralda", a fralda por si só muito raramente está envolvida no desencadeamento de dermatites de contato irritativas ou alérgicas em crianças. As fraldas descartáveis mais modernas possuem três camadas: uma interna que funciona como filtro, uma intermediária que possui capacidade de absorção de líquidos e, finalmente, uma externa que é à prova de água. Essa terceira camada é fundamental na impermeabilidade da fralda, porém impede a perspiração, o que eleva a temperatura e a umidade locais. Além disso, essas fraldas, por serem mais oclusivas, podem desencadear casos raros de dermatite de contato alérgica.

Embora se saiba que a DFIP ocorre com maior frequência com o uso de fraldas de pano do que com fraldas descartáveis, uma revisão sistemática de estudos avaliando se as fraldas descartáveis previnem a dermatite das fraldas em crianças concluiu que não havia evidências suficientes de ensaios clínicos randomizados de boa qualidade para apoiar ou refutar o uso e o tipo de fraldas descartáveis para prevenir a dermatite das fraldas em bebês.

Atualmente, existem diversos tipos de fraldas descartáveis no mercado. Na escolha da fralda é necessário levar em consideração a idade e o peso da criança, a capacidade de absorção da fralda e suas funções e diferenciais. Algumas fraldas já possuem indicador de umidade, outras possuem canais de absorção que tornam a distribuição mais uniforme (não concentrando o líquido em um espaço só e diminuindo o aumento de volume e de peso da fralda em uma única região). Existem, também, fraldas ecológicas, com fibras naturais, sem fragrância, sem parabenos e sem produtos alergênicos.

Fezes/urina

Apesar da amônia liberada na degradação bacteriana da ureia urinária não ser a causa primária da dermatite da área das fraldas, ela pode funcionar como fator agravante em uma pele previamente lesionada. A ureia é transformada em amônia por bactérias, o que aumenta o pH cutâneo. É também provável que outros produtos derivados da degradação da urina, ainda não conhecidos, desempenhem uma função importante no desencadeamento da dermatite. Estudos sugerem que a elevação do pH local aumente a atividade das proteases e das lipases fecais, que são fatores etiopatogênicos importantes da dermatite. Além disso, o contato prolongado da pele com a urina pode lesar a barreira cutânea, aumentando a permeabilidade a substâncias irritantes. As fezes das crianças possuem grandes quantidades das enzimas digestivas proteolíticas e lipolíticas e a exposição prolongada à superfície da pele coberta pela fralda causa alterações importantes na barreira epidérmica. Uma das situações que evidenciam isso é a diarreia, em que o contato com as fezes se torna mais frequente e prolongado. Outros autores também sugerem um papel importante dos ácidos biliares na patogenia da dermatite.

Fricção

A fricção entre as áreas de pele e da pele com a fralda durante os movimentos da criança é também fator predisponente na gênese da dermatite. Evidencia-se isso pela predileção dessa dermatite pelas superfícies convexas (genitais, nádegas, parte inferior do abdome e região proximal das coxas) e pelo não acometimento das pregas. Por sua localização peculiar, essa forma de dermatite da área das fraldas é conhecida como dermatite "em W".

Hidratação

O ambiente de hiper-hidratação/umidade é causado não apenas pelas fraldas, mas também pela ureia urinária e por certas situações clínicas, como febre. Apesar de as fraldas modernas conterem material superabsorvente que reduz significativamente a umidade, o ambiente quente e úmido ainda não foi completamente eliminado. A hidratação excessiva leva à maceração cutânea que provoca, posteriormente, alterações da função de barreira da epiderme, criando o ambiente propício para a proliferação de microrganismos.

Temperatura

A fralda dificulta a perspiração da pele subjacente, provocando aumento da temperatura local. Isso leva à vasodilatação e, consequentemente, inflamação local.

Irritantes químicos

Têm um efeito tóxico direto sobre a pele. Entre eles destacam-se alguns óleos, desodorizantes e conservantes. Depois que a dermatite se estabeleceu, vários agentes podem produzir maior irritação do quadro, como óleos, sabonetes, pomadas, talco, banho de ervas, entre outros. Detergentes de lavagem, resíduos químicos, sabões ou até mesmo alguma loção aplicada diretamente na pele podem também ser substâncias potencialmente irritantes.

Alguns medicamentos sistêmicos podem afetar a motilidade e a flora intestinal, assim como o controle autônomo da urina e das fezes, e outros podem mesmo ser irritantes quando eliminados pelo organismo.

Substâncias com capacidade sensibilizante

A DFIP é, muitas vezes, confundida com a dermatite de contato alérgica às fraldas. Entretanto, essa situação é muito rara nos primeiros anos de vida. Os efeitos irritativos listados anteriormente são muito mais importantes do que a dermatite de contato aos componentes das fraldas.

Microrganismos

Sempre que a pele tem sua barreira de defesa lesada, fica sujeita à infecção secundária. Por conta disso, na dermatite da área das fraldas a associação com superinfecção por *Candida albicans* e *Staphylococcus aureus*, microrganismos da flora cutânea e intestinal, bactérias como *Bacillos faecalis, Proteus, Pseudomona* e *Streptococcus* é achado de rotina.

A *Candida albicans* contamina com frequência crianças com dermatite da área das fraldas com mais de três dias de evolução, sendo muito raramente isolada nessa região na ausência de dermatite. Estudos prévios sugerem uma forte associação entre a gravidade da dermatite e o número de colônias presentes. A infecção por *Candida* pode ser encontrada em 8 a 77% dos casos. A maioria dos autores acredita que a *C. albicans* invada apenas secundariamente a pele lesada, entretanto, outros defendem que ela possa desempenhar um papel primário. Embora inúmeras bactérias já tenham sido implicadas no desenvolvimento dessa dermatite, as evidências mais recentes favorecem mais a infecção pela *C. albicans*.

QUADRO CLÍNICO

Dermatite da área das fraldas irritativa primária

O quadro clínico da DFIP apresenta-se com eritema brilhante, confluente, com aspecto "envernizado", que varia de intensidade com o tempo. Pode manifestar-se como pápulas eritematosas, edematosas, associadas a ligeira descamação. As lesões atingem, geralmente, as áreas de maior contato com a fralda, como superfícies convexas de nádegas, coxas, parte inferior do abdome, púbis, grandes lábios e escroto, e por esse motivo é denominada "dermatite em W" (Figura 2). As pregas são poupadas. Nos casos em que há candidose simultânea, ocorre intensificação do eritema com lesões pápulo-pustulosas satélites. Quando o eritema começa a melhorar, a pele fica enrugada, com aspecto apergaminhado. Em crianças com menos de quatro meses, a primeira manifestação pode ser um ligeiro eritema perianal.

A intensidade do acometimento da DFIP varia de leve a grave (Tabela 2). Nos casos mais graves, a erupção pode atingir

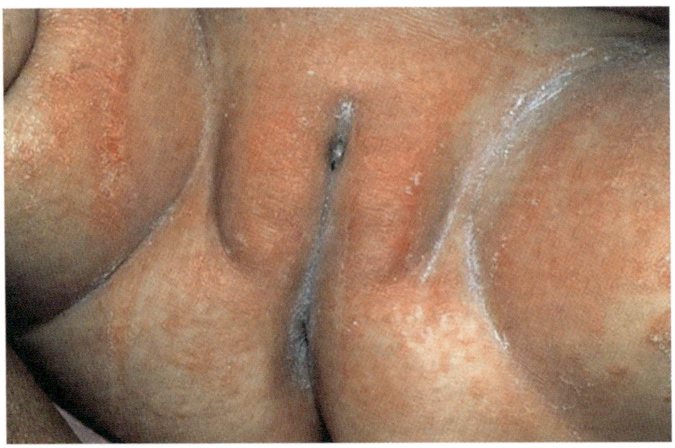

FIGURA 2 Dermatite da área das fraldas irritativa primária. Lesões eritemato-descamativas, edematosas na região da fralda, poupando pregas.

regiões não cobertas pela fralda. Se não for tratada, ou nos casos em que houver infecção associada, pode evoluir para maceração e exsudação, formação de pápulas, vesículas ou bolhas, erosão ou ulceração da pele, infecção do pênis, da vulva ou do trato urinário, podendo ocorrer, em casos extremos, até mesmo, sinéquias ou cicatrização dos órgãos genitais. A modificação do pH cutâneo pode levar ao desenvolvimento de infecções oportunistas de origem bacteriana, fúngica ou viral. Quando associado com diarreia, o quadro comumente é mais intenso e tem evolução mais rápida.

Existem dois subtipos morfológicos menos comuns de DFIP. Um deles, também conhecido como "dermatite das marés", caracteriza-se por um eritema em faixa, limitado apenas às margens da fralda na área do abdome e das coxas. Esse tipo de dermatite resulta da fricção constante que ocorre na borda da fralda, agravada por ciclos consecutivos de umidade e secagem. O outro subtipo, mais conhecido como dermatite de Jacquet, pseudosifílide de Jacquet ou eritema papuloerosivo sifiloide, é forma clínica incomum e grave da dermatite da área da fralda que ocorre pela perpetuação e intensidade do agente agressor, pela associação de fatores agravantes (irritantes tópicos, fungos) e/ou por manejo inadequado. Caracteriza-se inicialmente por uma fase vesicoerosiva-ulcerativa, seguida por formação de pápulas avermelhadas ou violáceas. As lesões ulceradas têm forma ovalada ou arredondada e com fundo raso (Figura 3). Pode envolver, além da área coberta pelas fraldas, a região superior das coxas e até

TABELA 2 Grau de acometimento da dermatite da área da fralda irritativa primária

Grau da dermatite	Manifestação clínica
Leve	Eritema leve assintomático em áreas limitadas ou pápulas eritematosas dispersas podendo ocorrer maceração e irritação mínimas.
Moderada	Eritema mais extenso com maceração ou erosões superficiais. Pode haver dor e desconforto.
Grave	Eritema extenso, brilhante, erosões dolorosas, pápulas e nódulos.

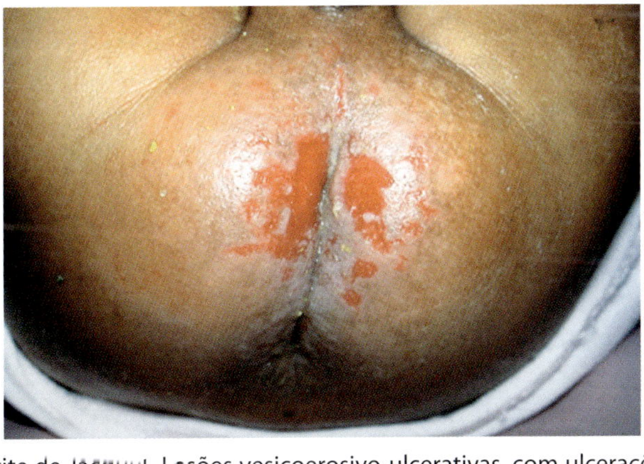

FIGURA 3 Dermatite de Jacquet. Lesões vesicoerosivo-ulcerativas, com ulcerações ovais de fundo raso e de configuração crateriforme, na região das nádegas.

as panturrilhas. No sexo masculino, pode acometer a glande e o meato urinário, o que pode levar à disúria. Embora seja uma dermatose mais comum em crianças após os 6 meses de idade, já foi descrita também em adultos.

Foi descrita também, recentemente, uma forma de dermatite irritativa da fralda que se apresenta com lesões vesicobolhosas associadas a fraldas de pano e que se resolveu logo após a transição para o uso de fraldas descartáveis.

Outras causas de dermatite na área das fraldas

Outras causas de dermatite da área das fraldas e o diagnóstico diferencial com a dermatite da área da fralda irritativa primária estão resumidas na Tabela 3.

Candidose

O ambiente quente e úmido produzido pela fralda propicia a proliferação da *C. albicans*. O fungo pode penetrar na camada córnea, ativar a via alternada do complemento e induzir um processo inflamatório. A candidose na área das fraldas tem se tornado cada vez mais comum nas crianças, provavelmente pelo uso mais frequente de antibióticos orais de largo espectro, com consequente diarreia. O quadro clínico é caracterizado por placas eritematosas que se estendem para a genitália, com descamação periférica e pústulas satélites eritematosas ou pequenas pápulas rosadas encimadas por escamas, coalescentes em algumas áreas (Figura 4). As regiões perineal anterior, perianal e dobras geralmente estão acometidas, o que ajuda a diferenciar a candidose da DFIP. Quando a dermatite cronifica ou se torna recorrente, é importante pesquisar infecção por *Candida* no aparelho digestivo (exame da cavidade oral), vaginite por *Candida* ou mastite materna. O diagnóstico é clínico e laboratorial por meio do exame micológico direto da lesão, demonstrando pseudo-hifas (colhido na periferia do eritema, na pápula ou na pústula periférica).

Dermatite atópica

Na maioria dos casos, a dermatite atópica poupa a área da fralda, apesar de haver maior predisposição dos atópicos a agentes irritantes. Quando acomete a área da fralda, a manifestação clínica é semelhante à da DFIP, mas tende a ser crônica e relativamente refratária ao tratamento. Exsudação e crostas secundárias à infecção por *Staphylococcus aureus* podem ocorrer. Escoriações e liquenificação decorrente de prurido crônico são achados frequentes. É importante salientar que os sinais indiretos de prurido, tais como escoriações, não são manifestados antes dos 2 anos. O diagnóstico é clínico (ver Capítulo 10 – Dermatite atópica).

Dermatite seborreica

É uma dermatose inflamatória crônica que acomete com frequência a área da fralda e se inicia, geralmente, entre 3 e 12 semanas de vida. Raramente ocorre após os 6 meses de vida. Apresenta-se como placas eritematosas com escamas graxentas nas áreas intertriginosas (Figura 5). Embora envolva preferencialmente as pregas, não apresenta lesões satélites, ao contrário da candidose. O diagnóstico é clínico e geralmente há lesões características de dermatite seborreica em outros locais, como couro cabeludo, dobras cervical e axilar. O prognóstico é bom. Ocorre reso-

TABELA 3 Diagnósticos diferenciais das dermatites da área das fraldas

Dermatite	Morfologia	Localização	História
Dermatite irritativa primária	▪ Eritema brilhante, confluente, com aspecto envernizado que evolui para pele enrugada, apergaminhada. Podem ocorrer pápulas eritematosas associadas a edema e leve descamação.	▪ Superfícies convexas das nádegas, coxas, parte inferior do abdome, púbis, grandes lábios, escroto. ▪ Poupa as pregas.	▪ Evolui por surtos. ▪ História de diarreia recente. ▪ Troca de fraldas pouco frequente.
Candidose	▪ Eritema vermelho-vivo, descamação periférica ou pústulas satélites. ▪ Nos genitais, há eritema confluente em todo o escroto ou grandes lábios. ▪ Raramente ocorre reação psoriasiforme cutânea generalizada com pústulas satélites (patogenia desconhecida).	▪ Pregas cutâneas e posteriormente disseminação.	▪ Antibioticoterapia prévia. ▪ Diarreia. ▪ Pesquisar infecção concomitante da cavidade oral.
Dermatite atópica	▪ Semelhante à dermatite irritativa primária. ▪ Podem ocorrer escoriações, liquenificação e crostas.	▪ Manifestações clínicas de eczema atópico extra-área da fralda (bochechas, prega antecubital e poplítea).	▪ História familiar de atopia. ▪ Dermatite crônica. ▪ Prurido intenso. ▪ Evolução crônica.
Dermatite seborreica	▪ Placas descamativas, bem delimitadas, de cor salmão. Escamas graxentas amareladas. Podem ocorrer fissura, exsudação e formação de crosta.	▪ Pregas cutâneas com posterior progressão para as superfícies convexas. Envolvimento do couro cabeludo, face, pregas retroauriculares, axilas, pescoço e umbigo.	▪ Lesões assintomáticas; raramente há prurido. ▪ Aparece após o nascimento (nos primeiros 3 meses). ▪ Geralmente, há boa resposta terapêutica.
Psoríase	▪ Placas bem delimitadas eritemato-descamativas (mais eritematosas do que descamativas), de tamanhos diferentes. ▪ A descamação é menos intensa do que em outras áreas do corpo.	▪ Superfícies convexas das nádegas e pregas inguinais. Quando há envolvimento das pregas inguinais, é frequente o acometimento simultâneo do pescoço e das axilas.	▪ Resistência terapêutica aos corticoides de baixa potência. ▪ História familiar de psoríase. ▪ Nas placas descamativas, observa-se escama branco-prateada. ▪ Pode haver envolvimento ungueal.
Acrodermatite enteropática	▪ Lesão eczematosa vesicobolhosa ou placas descamativas, bem demarcadas. ▪ Se cronificar, pode aparecer liquenificação ou placas psoriasiformes.	▪ Periorificial e acral: pregas da área da fralda, periocular, perinasal, perioral e extremidades distais.	▪ História familiar, autossômica recessiva. ▪ Prematuros com alimentação parenteral prolongada. ▪ Desnutrição. ▪ Fotofobia, diarreia, alopecia, distrofia ungueal, irritabilidade, apatia.

(continua)

TABELA 3 Diagnósticos diferenciais das dermatites da área das fraldas *(continuação)*

Dermatite	Morfologia	Localização	História
Histiocitose de célula de Langerhans	▪ Pápulas eritemato-acastanhadas ou purpúricas, podendo haver lesões hemorrágicas ou ulceradas. ▪ Pápulas amareladas e eritema descamativo do couro cabeludo e tronco. ▪ Petéquias e nódulos purpúricos nas palmas e plantas. ▪ Pode iniciar com um eritema inguinal, semelhante ao da dermatite seborreica.	▪ Pregas, espaços retroauriculares, couro cabeludo e tronco.	▪ Surge nos primeiros anos de vida. ▪ Resistência aos tratamentos comuns. ▪ Manifestações sistêmicas: febre, anemia, diarreia, trombocitopenia, hepatoesplenomegalia, linfadenopatia e tumores esqueléticos.
Granuloma glúteo infantil	▪ Nódulos ovais indolores duros, eritemato-acastanhados a violáceos medindo cerca de 0,5-4 cm. ▪ O edema duro pode assemelhar-se a linfoma ou sarcoma de Kaposi.	▪ Acomete superfícies convexas, poupando flexuras: nádegas, face interna das coxas, parte inferior do abdome. ▪ Áreas extra fralda: axilas e pescoço.	▪ Evolução de semanas a meses. Podem involuir espontaneamente, deixando cicatrizes atróficas.
Dermatite de contato alérgica	▪ Eritema, vesículas, exsudação que evoluem para descamação.	▪ Superfícies convexas (associando-se a uma dermatose irritativa preexistente). ▪ Pode acometer as pregas (principalmente se houver sensibilização a preparações tópicas).	▪ Sem resposta clínica aos tratamentos clássicos.
Sífilis congênita	▪ Lesões elevadas, úmidas, (condiloma plano) associadas a erosões e bolhas.	▪ Região anogenital.	▪ Presente no nascimento ou nos 3 primeiros meses de vida. ▪ Pode haver erupção eritemato-papulo-escamosa semelhante à sífilis secundária.
Impetigo bolhoso	▪ Bolhas flácidas, que surgem em pele aparentemente normal, e se rompem formando erosões vermelhas e úmidas com formação posterior de crostas melicéricas. Pode disseminar rapidamente para outros locais do corpo.	▪ Múltiplas lesões acometendo coxas, nádegas, abdome inferior, entre outros.	▪ Início e disseminação agudos.

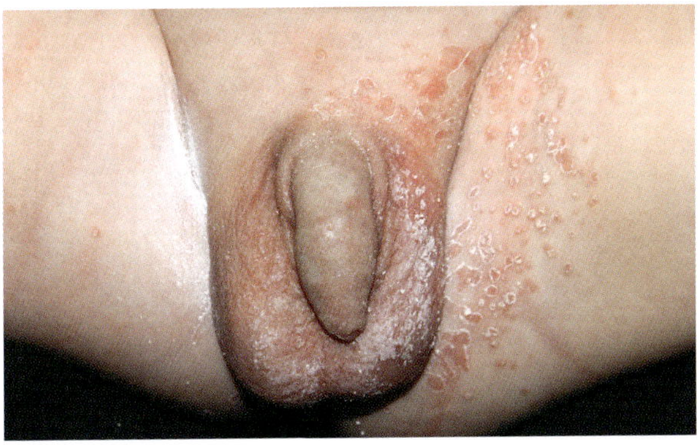

FIGURA 4 Candidose. Lesões eritematosas com descamação periférica e pústulas satélites na área da fralda.

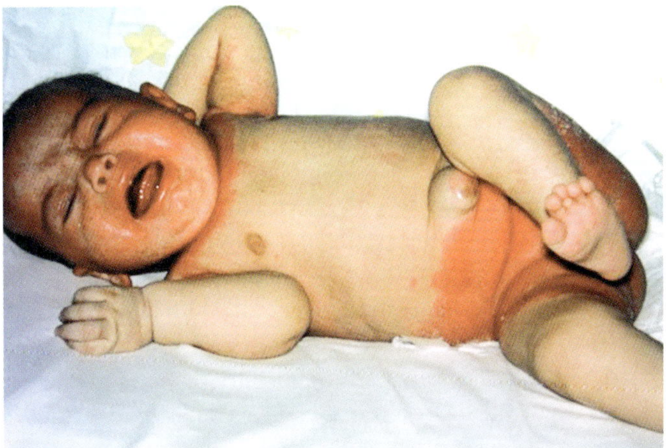

FIGURA 5 Dermatite seborreica. Placas eritematosas com escamas graxentas, principalmente nas áreas intertriginosas.

lução espontânea por volta dos 3 aos 6 meses de idade (ver Capítulo 13 – Eritema e descamação).

Psoríase

A psoríase é uma doença rara em bebês. Entretanto, quando surge no primeiro ano de vida, geralmente se inicia na área da fralda. Isso deve-se, provavelmente, ao fenômeno de Köebner, que é a reprodução da lesão no local de trauma, secundário ao uso da fralda. Apresenta-se com lesões eritematosas, bem delimitadas, com escamas espessas e micáceas (Figura 6). Em grande parte dos casos, não se limita à área das fraldas, envolvendo caracteristicamente as regiões peri e umbilical. O diagnóstico é clínico. Devem-se pesquisar lesões típicas de psoríase em outras localizações habituais da doença, como cotovelos, joelhos, face e couro cabeludo, embora nos bebês o acometimento da área das fraldas pode ser a único local acometido (ver Capítulo 13 – Eritema e descamação).

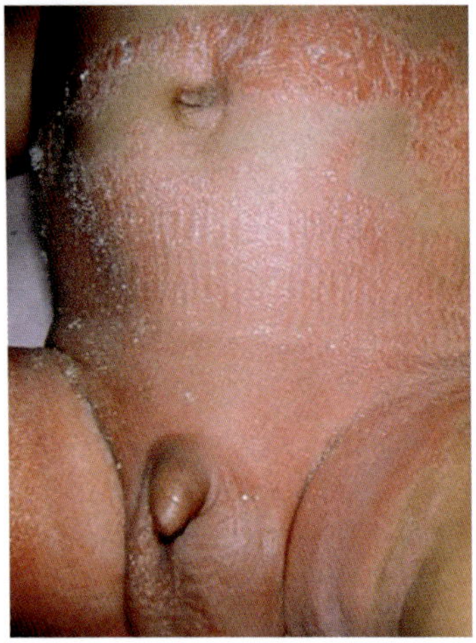

FIGURA 6 Psoríase. Lesões eritemato-escamosas bem delimitadas, que não se restringem à área das fraldas, atingindo as regiões peri e umbilical.

Acrodermatite enteropática

Deve-se suspeitar de acrodermatite enteropática na presença de dermatite persistente e de apresentação atípica na área da fralda. É uma doença rara, de herança autossômica recessiva, provocada por deficiência de zinco sérico. Caracteriza-se, principalmente, por dermatite de localização acral e periorificial, diarreia e alopecia.

O quadro clínico caracteriza-se por erupção eczematosa vesicobolhosa ou em placas descamativas, bem demarcadas, podendo acometer pregas inguinais, região periocular, perinasal, perioral e extremidades distais (Figura 7). Se a evolução for crônica, pode surgir liquenificação ou placas psoriasiformes. O diagnóstico é feito por meio da dosagem sanguínea de zinco que se mostra sempre baixa. A presença de fosfatase alcalina baixa também auxilia no diagnóstico, pois esta é uma metaloenzima dependente de zinco.

Histiocitose de células de Langerhans (anteriormente denominada doença de Letterer-Siwe)

A histiocitose de células de Langerhans é doença rara, e até fatal, que pode acometer a área da fralda. Deve ser considerada na presença de uma dermatite de aspecto inicial semelhante ao da dermatite seborreica de difícil tratamento. Manifesta-se como pápulas eritemato-acastanhadas ou purpúricas, podendo haver lesões hemorrágicas ou ulceradas (Figura 8). Desenvolve-se, geralmente, nos primeiros anos de

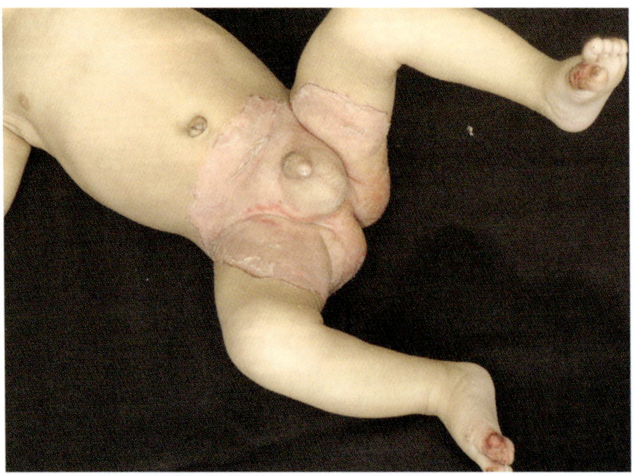

FIGURA 7 Acrodermatite enteropática. Placa eritemato-descamativa, bem demarcada, com erosões na região da fralda, estendendo-se para o tronco e extremidades distais.

vida, mas também pode surgir em crianças com mais de 3 anos. O diagnóstico é clínico e laboratorial por meio do estudo histopatológico e imuno-histoquímico.

Granuloma glúteo infantil

Dermatose rara que pode atingir uma área de dermatite irritativa primária preexistente ou mesmo após sua resolução, podendo representar resposta cutânea localizada a processo inflamatório prolongado. A etiologia ainda é desconhecida, mas sabe-se que pode surgir após utilização tópica de corticosteroides potentes. Admite-se ainda a participação da *Candida albicans* na patogenia da doença. Não há evidências da relação entre a intensidade da dermatite da área da fralda e a incidência dessa dermatose. Clinicamente, apresenta-se como um ou vários nódulos ovais, eritemato-purpúricos nas superfícies convexas da pele, poupando as flexuras (Figura 9). O diagnóstico é clínico e histopatológico. Algumas lesões tendem a involuir espontaneamente.

Dermatite de contato alérgica

É rara em crianças com menos de 2 anos. A verdadeira alergia de contato às fraldas pode surgir isoladamente ou associar-se a outro tipo de dermatite já existente. Suspeita-se desse diagnóstico quando não ocorre resposta ao tratamento adequado. O quadro é caracterizado por eritema e descamação leves e, ocasionalmente, vesículas e pápulas (Figura 10). Embora seja pouco habitual, o quadro de alergia pode se desenvolver após o contato da pele com determinados agentes alérgenos, como parabenos, lanolina, compostos mercuriais e neomicina, ou, ainda, certas substâncias presentes em fraldas descartáveis (por exemplo, borrachas), detergentes ou preparações de aplicação tópica. O diagnóstico é clínico e pode ser confirmado por meio de testes de contato, embora raramente seja indicado (ver Capítulo 11 – Dermatite de contato).

Sífilis congênita

Pode estar presente ao nascimento ou nos três primeiros meses de vida. Na região anogenital pode manifestar-se como máculas, pápulas, bolhas, lesões úmidas semelhantes a verrugas (condiloma plano) e erosões (Figura 11). Pode, também, ocorrer erupção eritemato-papulo-escamosa semelhante às da sífilis secundária. Em muitos casos, ocorrem lesões palmoplantares. Devido à incidência crescen-

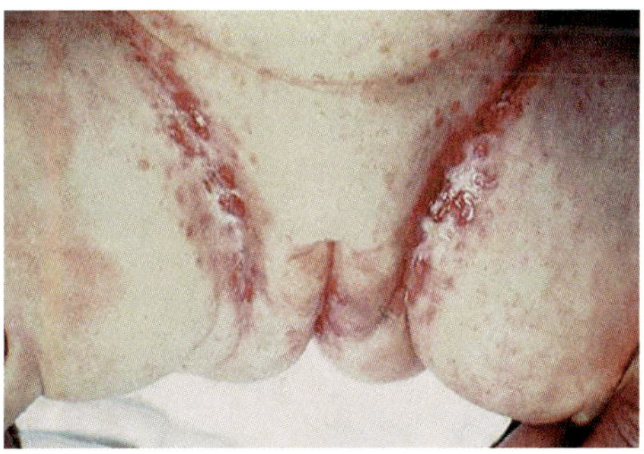

FIGURA 8 Histiocitose de células de Langerhans (Letterer-Siwe). Pápulas eritemato-purpúricas e lesões ulceradas na região inguinal.

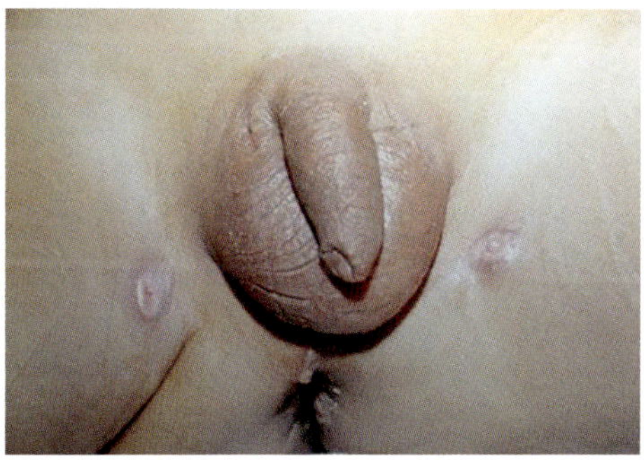

FIGURA 9 Granuloma glúteo infantil. Nódulos ovais, eritemato-purpúricos nas superfícies convexas, poupando as flexuras.

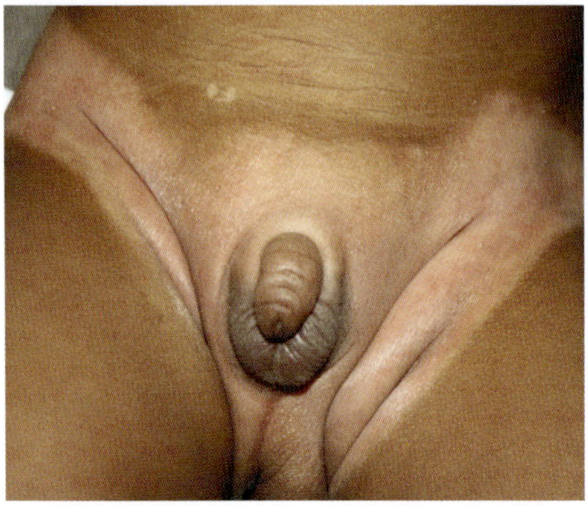

FIGURA 10 Dermatite de contato ao material da fralda. Placa eritemato-descamativa na área da fralda.

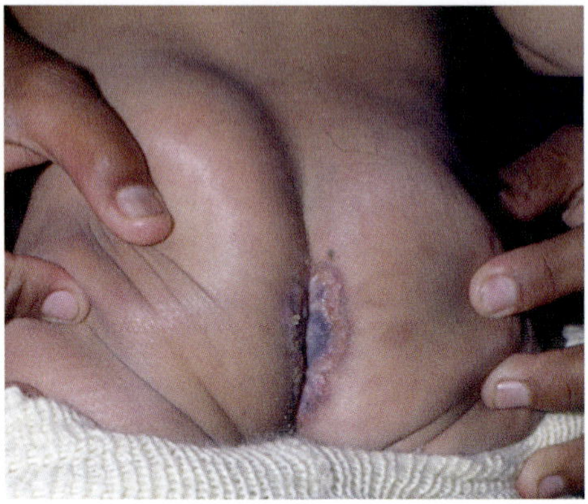

FIGURA 11 Sífilis congênita. Placa eritematosa com vesículas e erosões na região anogenital.

te da sífilis, sua forma congênita deve ser incluída nos diagnósticos diferenciais da dermatite da área da fralda. O diagnóstico é clínico e laboratorial por meio de exames sorológicos (VDRL/TPHA ou FTA-ABS) e, de acordo com o contexto, exames liquóricos e radiológicos (ver Capítulo 9 – Manifestações cutâneas de doenças infecciosas congênitas).

Impetigo bolhoso

Infecção estafilocócica muito comum em recém-nascidos. O ambiente quente e úmido da região da fralda é um importante fator predisponente. É provocada pelo *Staphylococcus aureus* tipo II, que produz uma toxina epidermolítica responsável pela separação das camadas superiores da epiderme. Manifesta-se, inicialmente, por mácula eritematosa e posteriormente evolui para vesico-pápula ou mesmo bolha purulenta, geralmente flácida, que se rompe formando erosões. O diagnóstico é clínico. Em alguns casos, podem ser feitas bacterioscopia e culturas para a identificação do agente causal.

Abuso sexual

Suspeita-se de abuso sexual nos casos de condiloma acuminado ou condiloma plano em crianças de qualquer idade. O diagnóstico deve ser confirmado com cautela em virtude de suas implicações legais.

DIAGNÓSTICO

O diagnóstico da DFIP é clínico. Entretanto, recomenda-se realizar exame micológico direto, para se pesquisar infecção por *Candida*, quando o eritema se intensificar, quando houver pústulas satélites ou ocorrer resolução lenta.

PREVENÇÃO E CUIDADOS

O cuidado mais importante em bebês com DFIP é a prevenção, que tem como objetivos:

- manter a área da fralda seca;
- limitar a mistura e a dispersão da urina e das fezes;
- reduzir o contato delas com a pele;

- evitar irritação e maceração;
- preservar a função de barreira epidérmica;
- manter, sempre que possível, um pH cutâneo ácido;
- remoção da oclusão;
- eliminar ou minimizar todos os fatores implicados na etiopatogenia dessa entidade.

Assim, existem cinco aspectos fundamentais na prevenção da dermatite da área das fraldas:

- frequência da troca de fraldas;
- capacidade de absorção das fraldas;
- controle de infecções;
- fraldas descartáveis *versus* fraldas de pano;
- higiene diária e preparações que devem ser evitadas.

Frequência da troca de fraldas

Recomenda-se trocar a fralda, sempre que possível, após a criança defecar ou urinar. Em recém-nascidos, a troca deve ser realizada de hora em hora, enquanto em outras idades, com 3 a 4 horas de intervalo.

Capacidade de absorção das fraldas e tipos de fraldas

Atualmente, a maioria das fraldas disponíveis no mercado contém um material acrílico em gel superabsorvente, útil para manter a área da fralda seca e em meio ácido. Algumas fraldas mais modernas são compostas de substâncias capazes de reter líquido em até 80 vezes seu peso molecular, como é o caso do poliacrilato de sódio, que se transforma em gel (geleificação). Ainda assim, não se deve estimular os pais a manterem a mesma fralda por períodos prolongados. Apesar dessas características, a fralda descartável promove um efeito oclusivo maior do que as fraldas de pano, não conseguindo idealmente eliminar o contato pele/fezes.

Para escolher a melhor fralda descartável que se adapta à pele do bebê é importante verificar algumas características, como modelo, absorção e outras tecnologias:

- considerar peso e idade da criança para garantir mais conforto, mobilidade e prevenir vazamentos;
- optar por fraldas com revestimento suave e respirável. Para isso, deve-se dar preferência a fraldas dermatologicamente testadas, pois elas passam por testes de seleção de material. Essa informação vem escrita na embalagem;
- as fraldas com maior capacidade de absorção usam gel superabsorvente com revestimento de toque seco, que varia dependendo da marca. Estas são capazes de transformar a urina em gel rapidamente, diminuindo bastante a umidade. Outras fraldas usam apenas algodão; são mais baratas, porém de muito pior qualidade, proporcionando maior incidência de DFIP;
- algumas fraldas possuem um sistema de canais em seu revestimento interno que ajudam a distribuir a urina por toda a extensão da fralda, diminuindo o aumento de volume acumulado e o peso da fralda em uma única região;
- algumas fraldas acompanham um indicador de troca. É uma fita, posicionada na frente ou atrás da fralda, que muda de cor quando fica úmida.

Fraldas descartáveis *versus* fraldas de pano

As fraldas descartáveis superabsorventes são mais capazes de manter seca a pele da área da fralda. Estudos prévios, que compararam fraldas descartáveis superabsorventes com fraldas de pano, demonstraram que as primeiras produzem significativamente menos eritema e provocam menor grau de dermatite. Entretanto, pode ocorrer irritação ao material plástico das bordas que fica em contato com a pele. Apesar disso, ainda assim, alguns autores dão preferência às fraldas de pano pela menor oclusão que estas provocam. Para diminuir o calor local, as fraldas utilizadas devem ser menores e mais anatômicas.

Controle de infecções

A *C. albicans* infecta, com frequência, a dermatite da área da fralda. A candidose deve ser considerada e tratada em dermatites com mais de três dias de evolução.

Higiene diária e preparações que devem ser evitadas

A higiene da região da fralda com água morna e algodão, sem utilizar sabonetes, é suficiente na limpeza diária da urina. No caso das fezes, orienta-se lavar com sabonetes brandos e suaves. Porém, estes não devem ser aplicados mais do que 2x/dia, uma vez que o seu pH alcalino pode prejudicar a camada superficial lipídica da pele, causando irritação. Uma boa opção para a realização da limpeza das fezes são os *syndets* géis ("sabões sem sabão"), pois são suaves e não agridem tanto a pele por ter um pH mais parecido com o pH cutâneo. Porém, também não devem ser utilizados em excesso. O ideal é, sempre que possível, utilizar água corrente para melhor remoção de resíduos.

Os lenços umedecidos, que não devem conter álcool nem fragrâncias, devem ter seu uso restrito aos períodos de locomoção da criança e nas fases livres de dermatite, devido a seus componentes potencialmente alergênicos. Além disso, lenços umedecidos contendo o conservante metilisotiazolinona podem causar potencial sensibilização alérgica e devem ser evitados. Por outro lado, em um estudo randomizado incluindo 280 recém-nascidos saudáveis, lenços umedecidos sem álcool foram comparáveis ao algodão com água em termos de hidratação da pele, pH da superfície, perda transepidérmica de água (TEWL) e densidade de contaminantes microbianos da pele. Já em outro estudo randomizado em que lenços umedecidos foram comparados com água e pano para limpeza de pele em recém-nascidos prematuros e a termo em unidade de terapia intensiva neonatal, observou-se que o eritema cutâneo, pH da pele e TEWL foram menores no grupo dos lenços do que no grupo da água e pano.

O uso de rotina de produtos tópicos para prevenir dermatite da área das fraldas não é necessário para crianças com pele normal. Os aditivos dessas preparações têm o risco potencial de provocar sensibilização de contato, irritação e/ou toxicidade percutânea.

Para evitar o excesso de umidade na área das fraldas, recomenda-se o uso de cremes de barreira ou pastas mais espessas e aderentes, à base de óxido de zinco, dióxido de titânio e amido, ou cremes com dexpantenol que possam minimizar as perdas transepidérmicas de água e diminuir a permeabilidade da pele nessa região. Outros cremes de barreira comumente utilizados também contêm lanolina, parafina ou dimeticona (um óleo de silicone). É importante destacar que os produtos que ficam aderentes não devem ser removidos a cada troca de fralda para não irritarem a pele. O sucralfato também atua como uma barreira física para irritantes e tem atividade antibacteriana. Foi relatado recentemente que a aplicação tópica de sucralfato é útil no manejo da dermatite de fralda irritante grave ou recalcitrante. Adicionalmente, aconselha-se, nos casos mais graves, a colocar vaselina em cima dos cremes de barreira ou das pastas para aumentar os seus efeitos.

Não se sabe se os aditivos encontrados em alguns cremes de barreira (p. ex., vitaminas) melhoram sua qualidade. Além disso, alguns aditivos, conservantes e aromatizantes presentes nos cremes protetores podem ter um efeito muito mais intenso de oclusão, levando, indesejavelmente, à dermatite da área das fraldas.

Cremes que contenham fragrância, conservantes e outros ingredientes com potencial irritante ou alérgico (p. ex., neomicina) devem ser evitados. Outras preparações que devem ser evitadas são as que contêm ácido bórico, cânfora, fenol, benzocaína e salicilatos pelos riscos de toxicidade sistêmica e/ou meta-hemoglobinemia, diarreia e eritrodermia, produtos com corantes de anilina que podem levar ao envenenamento e também à meta-hemoglobinemia, tratamentos caseiros, como clara de ovo e leite, por seu poder alergênico, além de desinfetantes e amaciantes, principalmente os que contenham hexaclorofeno ou pentaclorofenol pelo risco de encefalopatia vacuolar e taquicardia com acidose metabólica, respectivamente. Adicionalmente, uso de pós, como amido de milho ou talco, apresenta risco de aspiração acidental pelo bebê e, portanto, deve ser evitado.

TRATAMENTO

O tratamento médico da DFIP é realizado apenas após ter se desencadeado a dermatite e varia de acordo com a intensidade e o tipo (Tabela 4).

Para a dermatite de grau leve recomendam-se trocas muito frequentes de fraldas, limpeza com agentes brandos e água morna, e cremes de barreira. Uma opção terapêutica adicional é o uso de compressas frias com solução de Burow 1:30, até 3x/dia, que confere efeito calmante, antisséptico e secativo.

Caso o eritema persista, pode-se utilizar corticoide tópico de baixa potência, como creme de hidrocortisona a 1%, 2x/dia por, no máximo, 2 a 3 dias. Corticosteroides fluorados, de potência mais elevada, são contraindicados pelo risco de atrofia, exulcerações e estrias. Vale ressaltar que o efeito oclusivo da fralda aumenta a potência do corticosteroide e o risco de maior absorção percutânea. Além disso, deve-se atentar também para os riscos dos efeitos colaterais sistêmicos dessa medicação, como síndrome de Cushing e hipertensão intracraniana, mesmo com o uso tópico dos de baixa potência, pois, além da oclusão, a superfície corporal dessa área é significativa.

Se o quadro clínico não melhorar, mantendo eritema intenso e pústulas, deve-se suspeitar de infecção por *Candida* e, nesse caso, recomenda-se associar creme com ação antifúngica, como nistatina a 100.000 U/g ou nitrato de miconazol 1% tópico, 2x/dia, por 7 a 10 dias, que se mostram eficazes e seguros.

TABELA 4 Resumo do tratamento da dermatite da área da fralda irritativa primária

Característica da dermatite	Tratamento
Dermatite leve	▪ Trocas muito frequentes de fraldas. ▪ Limpeza com agentes brandos e água morna. ▪ Cremes de barreira.
Dermatite com eritema intenso	▪ Associar corticosteroide tópico de baixa potência (creme de hidrocortisona 1%, por 2-3 dias).
Dermatite com eritema intenso + pústulas	▪ Suspeitar de infecção por *Candida*. ▪ Creme antifúngico, como nistatina ou miconazol 1%, 2x/dia, por 7-10 dias.
Dermatite com eritema intenso + pústulas + evidência de infecção secundária	▪ Associar antibioticoterapia tópica, como creme de ácido fusídico ou pomada de mupirocina a 2%, 2x/dia, por 7 dias.
Dermatites graves e prolongadas	▪ Corticosteroide tópico de baixa potência (creme de hidrocortisona 1%, por 2-3 dias). ▪ Alcatrões em pomada (uso controverso; contraindicado no Brasil).
Piora da dermatite prévia	▪ Pesquisar os diagnósticos diferenciais, como dermatite atópica, dermatite seborreica, psoríase da área das fraldas, dermatite de contato, entre outros.

Acredita-se que o leite materno tenha propriedades anti-inflamatórias e antimicrobianas. Em um estudo incluindo 150 bebês com DFIP leve a moderada, a aplicação tópica do leite materno foi tão eficaz quanto o creme de hidrocortisona 1% para melhorar o quadro após 7 dias de tratamento. Outro estudo comparou a aplicação tópica do leite materno com um creme de barreira contendo óxido de zinco no tratamento da DFIP moderada a grave em bebês na UTI neonatal. O tempo de melhora foi semelhante nos dois grupos, embora o *score* clínico tenha sido menor no grupo do creme de barreira.

Em dermatites graves e prolongadas, além do uso da hidrocortisona, alcatrões em pomada podem ser associados. Em alguns países, como o Brasil, o seu uso está contraindicado pelos riscos de carcinogênese.

Antifúngicos orais eficazes para candidose (como nistatina oral) podem ser necessários em casos específicos, com dermatites de difícil controle, tendo como objetivo principal tratar a colonização intestinal por esse fungo.

Na presença de infecção bacteriana secundária, recomenda-se o uso de antibioticoterapia tópica, como creme de ácido fusídico ou pomada de mupirocina a 2%. Esta, entretanto, não deve ser utilizada em mais de 20% da superfície corporal pelo risco de nefrotoxicidade. Neomicina deve ser evitada pelo risco elevado de dermatite de contato alérgica. Os antibióticos orais podem agravar o quadro por afetar a flora intestinal.

Se, apesar do tratamento correto, ocorrer piora da dermatite prévia, orienta-se pesquisar os diagnósticos diferenciais citados, como dermatite atópica, dermatite seborreica, psoríase da área das fraldas, dermatite de contato, entre outros. O acompanhamento das crianças com dermatite da área das fraldas deve ser feito regularmente, além de ser indispensável atenção especial nos períodos diarreicos ou de uso de antibiótico sistêmico.

CONCLUSÃO

A dermatite da área das fraldas deve ser interpretada como um diagnóstico de localização, que engloba um amplo grupo de dermatoses de etiologia multifatorial.

A DFIP é a dermatite da área da fralda mais frequente na primeira infância. O uso da fralda provoca aumento da temperatura e da umidade locais. A pele se torna mais sensível à irritação, ocasionada pelo contato prolongado da urina e das fezes. As infecções secundárias por *Candida* ou por bactérias são comuns. O uso de pós, óleos, sabões e pomadas irritantes agravam o quadro clínico.

A prevenção é a melhor conduta e tem como principal objetivo manter a superfície seca, diminuir o contato de urina e fezes com a pele e preservar a barreira epidérmica de proteção. O tratamento médico deve ser feito de acordo com a gravidade e o tipo de dermatite. Nos casos de piora da dermatite prévia, é importante pesquisar os diagnósticos diferenciais, como dermatite atópica, dermatite seborreica, psoríase da área das fraldas e dermatite de contato. O acompanhamento das crianças com dermatite da área das fraldas deve ser feito regularmente, e uma atenção especial deve ser dada nos períodos diarreicos ou de uso de antibiótico sistêmico

SUGESTÕES DE LEITURA

1. Blume-Peytavi U, Kanti V. Prevention and treatment of diaper dermatitis. Pediatr Dermatol. 2018;35 Suppl 1:s19-s23.
2. Burdall O, Willgress L, Goad N. Neonatal skin care: Developments in care to maintain neonatal barrier function and prevention of diaper dermatitis. Pediatr Dermatol. 2019;36(1):31-5.
3. Cohen B. Differential Diagnosis of Diaper Dermatitis. Clin Pediatr. 2017;56(5Suppl):16S-22S.
4. Fernandes JD, Machado MC, Oliveira ZN. Children and newborn skin care and prevention. An Bras Dermatol. 2011;86(1):102-10.
5. Fernandes JD, Machado MC, Oliveira ZN. Quadro clínico e tratamento da dermatite da área das fraldas: parte II [Clinical presentation and treatment of diaper dermatites – part II]. An Bras Dermatol. 2009;84(1):47-54.
6. Fölster-Holst R. Differential diagnoses of diaper dermatitis. Pediatr Dermatol. 2018;35 Suppl 1:s10-s18.
7. Gozen D, Caglar S, Bayraktar S, Atici F. Diaper dermatitis care of newborns human breast milk or barrier cream. J Clin Nurs. 2014;23(3-4):515-23.
8. Harfmann K, Chen AY, Witman P. Bullous diaper dermatitis with cloth diaper use. Pediatr Dermatol. 2017;34(6):e309-e312.
9. Lavender T, Furber C, Campbell M, Victor S, Roberts I, Bedwell C, Cork MJ. Effect on skin hydration of using baby wipes to clean the napkin area of newborn babies: assessor-blinded randomised controlled equivalence trial. BMC Pediatr. 2012;12:59.
10. Taudorf EH, Jemec GBE, Hay RJ, Saunte DML. Cutaneous candidiasis – An evidence-based review of topical and systemic treatments to inform clinical practice. J Eur Acad Dermatol Venereol. 2019;33(10):1863-73.

CONTEÚDO COMPLEMENTAR

Utilize o QR code abaixo para acessar as questões comentadas do capítulo (senha: dermatologiaicr).

7

Anomalias do desenvolvimento embrionário e marcadores cutâneos de disrafismo

Maria Cecilia da Matta Rivitti Machado

PONTOS-CHAVE DESTE CAPÍTULO

- Certas lesões cutâneas são indícios de anomalias do desenvolvimento embrionário.
- O reconhecimento dessas manifestações é fundamental, tanto para que intervenções oportunas evitem sequelas graves, como para evitar procedimentos desnecessários.
- As principais são: banda amniótica, fístulas e cistos branquiais, cisto dermoide, tragus acessório, granuloma umbilical, lesões da linha média (anomalias vasculares, hipertricose sacrococcígea, lipomas sacrais, cauda e sinus), aplasia cutânea, sinal do colarete piloso.

INTRODUÇÃO

No período neonatal e infância, lesões cutâneas de natureza diversa podem ser indicativas de anomalias do desenvolvimento embrionário. Algumas relacionam-se a defeitos subjacentes que, se não diagnosticados e tratados oportunamente, implicarão sequelas permanentes (Tabela 1). Nas Tabelas 2 e 3 encontram-se os principais sinais cutâneos que podem indicar disrafismo, isto é, defeitos do fechamento da região dorsal mediana do embrião.

TABELA 1 Manifestações cutâneas de anomalias do desenvolvimento embrionário

Tipo	Características	Conduta
Aplasia cutânea ou aplasia cútis (Figuras 1 e 2) (ver Capítulo 5 – Dermatoses do recém-nascido)		
Apresentação	▪ Úlcera (ferida) aberta ou recoberta por delicada membrana ou bolha. ▪ Podem ser rasas ou profundas, comprometendo estruturas subjacentes, como ossos (p. ex., acrania), parede abdominal etc. ▪ Caso a resolução tenha ocorrido intra-útero, a manifestação será de uma cicatriz, conduzindo a alopecia.	▪ Lesões pequenas cicatrizam rapidamente. ▪ Lesões extensas exigem manejo com curativos. ▪ Defeitos subjacentes necessitam de avaliação e conduta individualizada. ▪ Lesões pequenas e fora da linha média geralmente não se correlacionam com malformações. ▪ Lesões grandes, axiais ou simultâneas a outros sinais de disrafismo merecem investigação.
Tamanho	De milímetros a vários centímetros.	
Número	Únicas ou múltiplas.	
Formato	Arredondado (mais comum) ou estrelado.	
Localização	Couro cabeludo é o local mais comum.	
Sinal do colarete piloso		
Apresentação	▪ Aplasia cutânea circundada por cabelos mais densos e espessos.	▪ Marcador de disrafismo. ▪ Investigação indicada.
Fístula pré-auricular ou sinus pré-auricular ou coloboma auris		
Apresentação	▪ Orifício puntiforme localizado na porção superior da região pré-auricular. São mais comuns no sexo feminino.	▪ Podem se associar a malformações da região. ▪ Maior risco de surdez.
Apêndice pré-auricular e tragus ou aurícula acessória (Figura 3)		
Apresentação	▪ Localizado habitualmente na região auricular anterior, próximo ao tragus; e raramente na região malar, entre o tragus e o ângulo da boca. Podem ser uni ou bilaterais e constituídos apenas por pele ou por pele e cartilagem.	▪ Maior parte dos casos é de ocorrência isolada, mas pode se associar a surdez e malformações renais e em casos sindrômicos.
Cisto branquial ou fístula branquial (Figura 4)		
Apresentação	▪ O cisto se apresenta como tumoração arredondada, cor da pele; quando fistuliza se apresenta como orifício que drena secreção. ▪ Sero-hemorrágica ou mucosa, com eczematização frequente. ▪ Quando infectado, apresenta-se como tumoração inflamatória. ▪ O mais comum é originar-se do segundo arco branquial.	▪ Eczematização: tratamento com limpeza frequente, corticoterapia com hidrocortisona por poucos dias. ▪ Infecção: antibioticoterapia. ▪ Tratamento definitivo: cirúrgico.
Localização	▪ Porção inferior do esternocleidomastóideo.	

(continua)

TABELA 1 Manifestações cutâneas de anomalias do desenvolvimento embrionário (*continuação*)

Tipo	Características	Conduta
Cisto tireoglosso (Figura 5)		
Apresentação	▪ Formações arredondadas, com tamanho variando de milímetros a centímetros. ▪ Mais comum em mulheres.	▪ Investigar a malformação ou ectopia da tireoide. ▪ Tratamento cirúrgico.
Localização	▪ Na porção medial do pescoço, movimentando-se para cima à deglutição.	
Cisto dermoide (Figura 6)		
Apresentação	▪ Formação esférica, cor da pele. ▪ Pode atingir vários centímetros, e por vezes um pelo é visível no interior.	▪ Tratamento cirúrgico.
Localização	▪ Cauda da sobrancelha, linha média do nariz, região cervical anterior, cavidade bucal ou couro cabeludo.	
Granuloma umbilical		
Apresentação	▪ Tumoração avermelhada ou arroxeada, friável, macia, úmida, correspondente a tecido de granulação. ▪ Comum, surge após a queda do coto. ▪ O diagnóstico diferencial em neonatos é feito com o remanescente de ducto onfalomesentérico (ducto onfalomesentérico patente ou um pólipo de ducto onfalomesentérico), úraco patente e vaso umbilical patente.	▪ Se o granuloma não se resolver com nitrato de prata após 2 a 3 tentativas, investigar remanescente umbilical. ▪ Tratamento cirúrgico dependerá da evolução.
Pólipo umbilical		
Apresentação	▪ Tumoração séssil ou pedunculada, de cor vermelho brilhante e superfície úmida. ▪ Raro, corresponde a remanescentes da mucosa gastrointestinal por fechamento incompleto do ducto onfalomesentérico ou, raramente, do úraco.	▪ Deve ser diferenciado do granuloma umbilical, granuloma piogênico, hemangiomas e de nevus. ▪ O tratamento dependerá da conexão com estruturas internas: pode haver obstrução intestinal.
Bridas ou bandas amnióticas (ver Capítulo 5 – Dermatoses do recém-nascido)		
Apresentação clínica	▪ Constrições das extremidades que podem levar a malformações como sindactilia e amputações. ▪ Associam-se a outras malformações como fenda labiopalatina ou malformações esqueléticas. ▪ Admite-se que resultem de ruptura do âmnio, com introdução do feto na cavidade coriônica que estimula a proliferação de bandas mesodérmicas. Quanto mais precoce mais intensas as malformações. ▪ Tem relação com trauma abdominal e amniocentese. Ocorrência rara.	▪ Tratamento depende das alterações encontradas.

TABELA 2 Estigmas cutâneos de disrafismo (fechamento defeituoso ou incompleto da região dorsal mediana do embrião)

Tipo	Comentário
Fossetas (ou sinus) atípicas (Figura 7)	Pequenas depressões, com profundidade maior que 5 mm e com mais de 2,5 cm de distância da borda anal. Os mais rasos são comuns e não se correlacionam a malformações.
Lipomas (Figura 8)	Massas de consistência adiposa.
Mielomeningocele	Tumorações.
Anomalias vasculares (Figura 7)	Hemangiomas da infância ou malformações capilares (ver Capítulo 8 – Anomalias vasculares).
Nevo melanocítico de grandes dimensões (Figura 9)	Localizado na região sacral ou cócci.
Hipertricose sacrococcígea (*fawn tail*) (Figura 7)	Tufos ou placas pilosas.
Cauda e apêndices coccígeos	Tecido adiposo e conjuntivo, músculo estriado, vasos sanguíneos e nervos; ou podem ser um prolongamento anômalo da vértebra coccígea, lipoma, teratoma, ou condrodistrofia.
Aplasia cutânea ou cicatrizes congênitas	Úlceras ou cicatrizes atróficas.

TABELA 3 Características da espinha bífida

Característica	Comentários
Frequência das lesões cutâneas em espinha bífida	▪ 50-80% casos.
Importância	▪ Identificação precoce para tratamento e prevenção de dano irreversível. ▪ Pesquisar: – espinha bífida; – ancoramento medular (fixação da medula espinal a estruturas rígidas impedindo sua ascensão fisiológica, levando a estiramento que culmina com disfunção medular).
Localização	▪ Linha média, particularmente região lombossacral e coccígea.
Investigação	▪ Exames de imagem (ultrassonografia ou ressonância magnética). ▪ Consulta com neurologista, neurocirurgião.
Quadros extracutâneos	▪ Disfunção neurológica, urinária ou intestinal ou alterações ortopédicas. ▪ Usualmente não presentes ao nascimento.

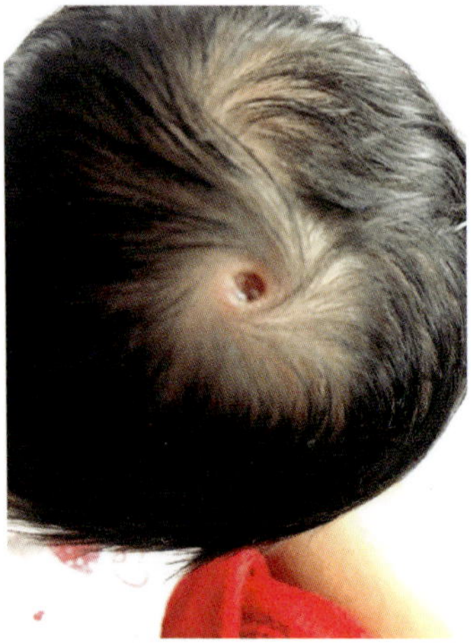

FIGURA 1 Aplasia cutânea do couro cabeludo.

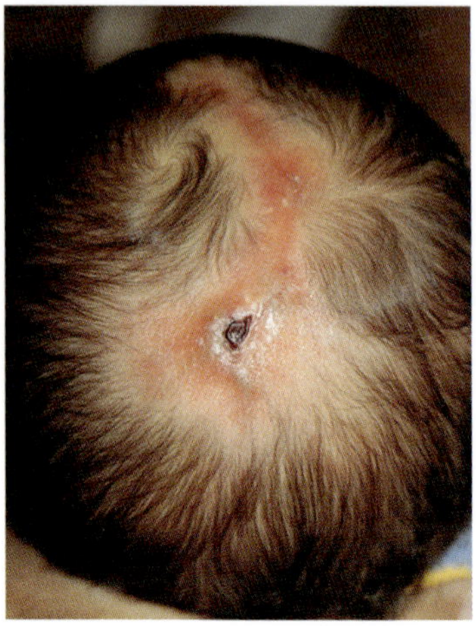

FIGURA 2 Aplasia cutânea do couro cabeludo em processo de cicatrização deixando alopecia cicatricial.

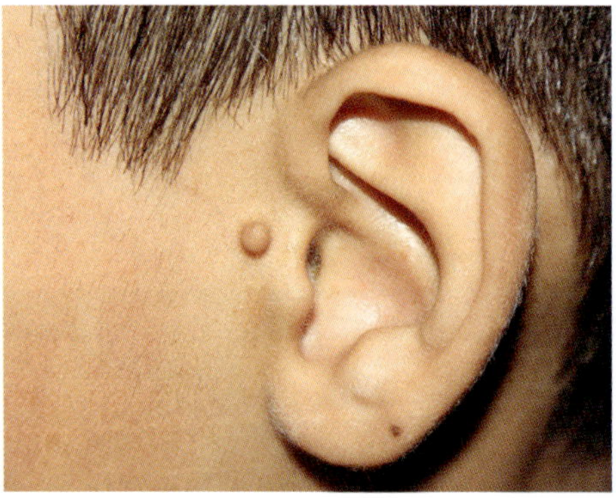

FIGURA 3 Apêndice pré-auricular.

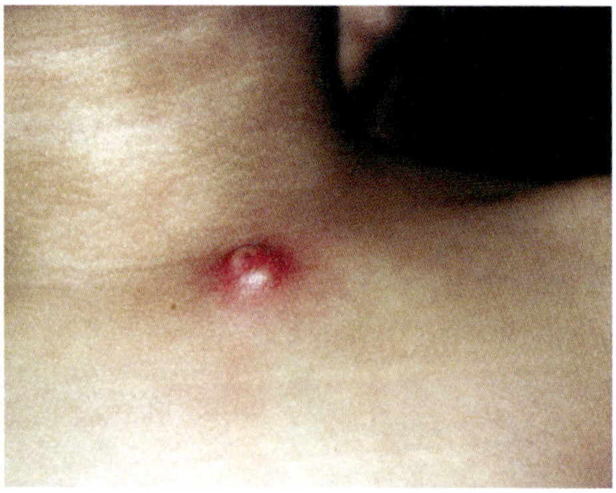

FIGURA 4 Cisto branquial.

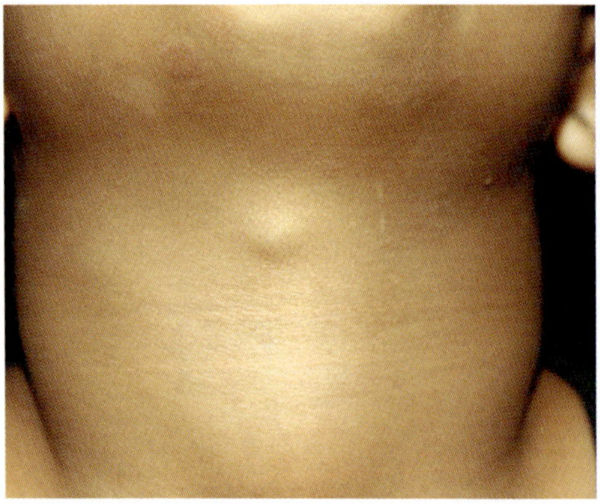

FIGURA 5 Cisto do ducto tireoglosso.

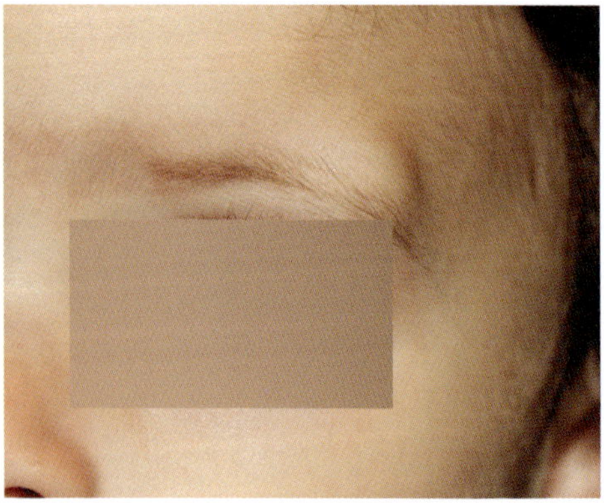

FIGURA 6 Cisto dermoide.

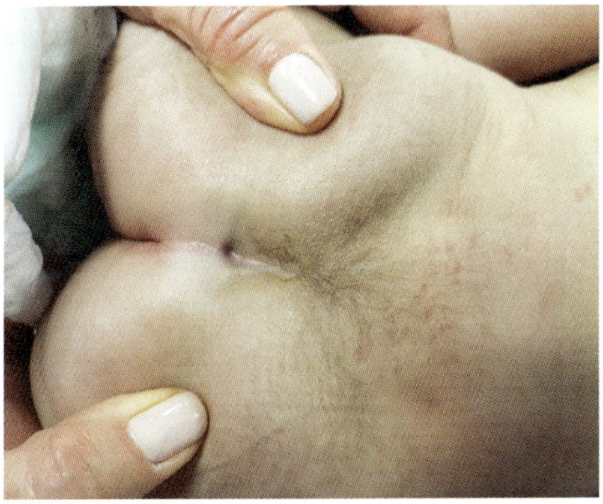

FIGURA 7 Três marcadores de disrafismo se fazem notar: fosseta, pilosidade sacral e mancha vascular telangiectásica.

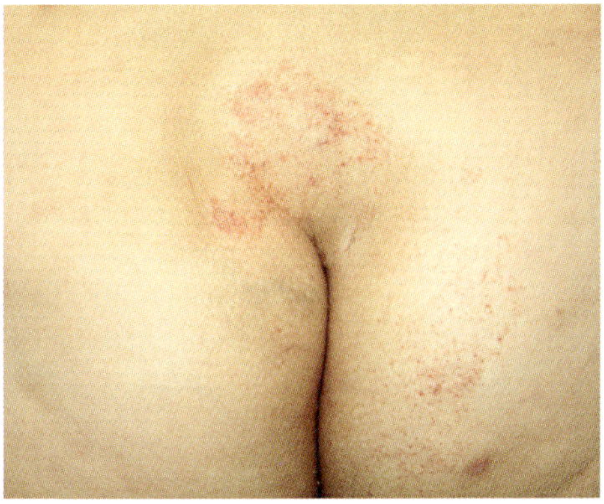

FIGURA 8 Desvio do sulco interglúteo, massa de consistência lipomatosa e mancha vascular telangiectásica. Apresentação de caso de lipomielocele, posteriormente corrigido cirurgicamente.

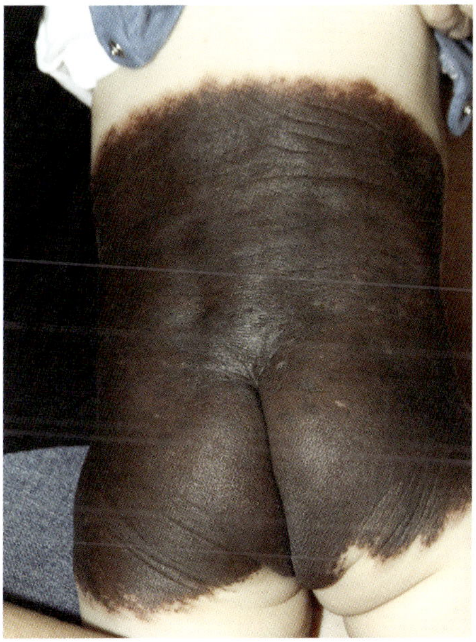

FIGURA 9 Nevo melanocítico congênito gigante. Pode se associar a melanose neurocutânea (presença de células névicas nas meninges) ou a disrafismo, quando de localização axial.

CONCLUSÃO

Recém-nascidos e lactentes com anomalias do desenvolvimento embrionário podem não apresentar sintomas ou anormalidades neurológicas. Anamnese e exame físico completos, além de cuidadosos com a coluna, são fundamentais para identificar as alterações cutâneas, os fatores de risco e os pacientes que justificam uma investigação mais aprofundada.

SUGESTÕES DE LEITURA

1. Choi SJ, Yoon HM, Hwang JS, Suh CH, Jung AY, Cho YA et al. Incidence of occult spinal dysraphism among infants with cutaneous stigmata and proportion managed with neurosurgery: A systematic review and meta-analysis. JAMA Netw Open. 2020;3(7):e207221.
2. Humphrey SR, Hu X, Adamson K, Schaus A, Jensen JN, Drolet B. A practical approach to the evaluation and treatment of an infant with aplasia cutis congenita. J Perinatol. 2018;38(2):110-7.
3. Larralde M. Anomalias de desarollo. In: Larralde M, Abad MA, Luna PC. Dermatologia Pediátrica. 2 ed. Buenos Aires: Ediciones Journal; 2010. p. 20-5.
4. Salomão JFM, Pousa M, Bellas AR. Disrafismos cranianos e espinhais. Revista Brasileira de Neurologia e Psiquiatria. 2014;18(2):97-109.

CONTEÚDO COMPLEMENTAR

Utilize o QR code abaixo para acessar as questões comentadas do capítulo (senha: dermatologiaicr).

8

Anomalias vasculares

Luciana de Paula Samorano
Anita Rotter

PONTOS-CHAVE DESTE CAPÍTULO

- Anomalias vasculares são um grupo heterogêneo de doenças que podem cursar com manifestações somente cutâneas, sistêmicas ou serem associadas a síndromes.
- Hemangioma da infância é o tumor vascular mais frequente da infância, apresenta crescimento nas primeiras semanas de vida. Pode estar associado a acometimentos extracutâneos, como nas síndromes PHACE e LUMBAR.
- Hemangiomas congênitos são tumores vasculares benignos da infância e, geralmente, apresentam seu máximo tamanho ao nascimento.
- Angioma em tufos e hemangioendotelioma kaposiforme têm sido considerados doenças espectrais. Podem ser localmente agressivos e estarem associados à síndrome de Kasabach-Merrit.
- Granuloma piogênico é tumor vascular benigno frequentemente observado na infância e apresenta diversos diagnósticos diferenciais.
- Mancha salmão é malformação capilar comum e geralmente não associada a outras anomalias.
- Mancha vinho do Porto é malformação capilar persistente e, sobretudo quando localizada na face, pode estar associada a complicações cutâneas e extracutâneas.
- Síndrome de Sturge-Weber é caracterizada pela presença da mancha vinho do Porto em associação com malformação vascular das leptomeninges e glaucoma.
- Síndrome de Klippel-Trenaunay é composta pela tríade: mancha vinho do Porto, varicosidades e hipertrofia óssea e/ou de tecidos moles.
- Síndrome de Proteus é caracterizada pelo crescimento aumentado, assimétrico e progressivo dos membros.

INTRODUÇÃO

As anomalias vasculares compreendem um amplo espectro de doenças que podem ser difíceis de diagnosticar e classificar. Os tumores vasculares benignos podem ser confundidos com malformações vasculares, frequentemente diagnosticadas como hemangiomas da infância. A classificação incorreta e o diagnóstico tardio podem levar a tratamentos inadequados, o que resulta em sequelas e significativa morbidade relacionada à doença.

A nomenclatura das anomalias vasculares sofreu modificações ao longo do tempo. Em 1982, Mulliken e Glowacki propuseram uma classificação das anomalias vasculares em hemangiomas e malformações vasculares, baseada na apresentação clínica, histopatologia e comportamento biológico das lesões. Em 1996, a International Society for the Study of Vascular Anomalies (ISSVA), entidade internacional responsável por definir as diretrizes de tratamento das anomalias vasculares, adaptou a classificação inicialmente proposta por Mulliken e Glowacki. As denominações de hemangioma capilar, angioma cavernoso e angioma tuberoso foram abolidas e as anomalias vasculares foram divididas em duas categorias principais: os tumores vasculares, com características proliferativas, incluindo o hemangioma da infância, e as malformações vasculares, presentes ao nascimento e classificadas de acordo com o vaso predominante.

Em 2014, a ISSVA introduziu novos conhecimentos à classificação previamente estabelecida, incluindo um amplo espectro de doenças relacionadas às anomalias vasculares, destacando as associações extracutâneas e os avanços genéticos. Em 2018, essa classificação foi revisada, incorporando novas síndromes e descobertas genéticas (Tabela 1).

TUMORES VASCULARES

Hemangioma infantil

Introdução

O hemangioma infantil (HI) é o tumor de partes moles mais frequente na infância. Apresenta uma fase proliferativa de crescimento rápido observada nas primeiras semanas de vida, seguida de regressão espontânea. Para a maioria dos HI, não há indicação de tratamento sistêmico, porém em 10 a 25%, podem ocorrer complicações como ulceração, risco de desfigurar e sequelas funcionais, além de risco à vida, nesses casos o tratamento deve ser rapidamente iniciado. O conhecimento do comportamento de crescimento do HI, dos riscos de sequelas e das indicações de tratamento permite uma abordagem rápida e segura para obtenção dos melhores resultados nesses pacientes.

Epidemiologia

- Prevalência: 4-5% das crianças, sendo mais comum nos caucasianos, em prematuros e gêmeos, ocorrendo em 20% dos prematuros abaixo de 1.000 gramas de peso ao nascimento.
- Gênero: acomete mais crianças do sexo feminino.
- Idade: presente desde as primeiras semanas de vida.

Patogênese

A patogênese do HI não é completamente esclarecida. Postula-se que o HI seja resultado de um desequilíbrio na angiogênese, porém o gatilho que inicia a formação do tumor é uma questão em de-

TABELA 1 Classificação das anomalias vasculares

Anomalias vasculares				
Tumores vasculares	Malformações vasculares			
	Simples	Combinadas	De grandes vasos	Associadas a outras anomalias
▪ Benignos (p. ex., HI) ▪ Localmente agressivos ou *borderline* (p. ex., HEK) ▪ Malignos (p. ex., angiossarcoma)	▪ Malformação capilar ▪ Malformação linfática ▪ Malformação venosa ▪ Malformação arteriovenosa ▪ Fístula arteriovenosa	▪ CVM, CLM ▪ LVM, CLVM ▪ CAVM ▪ CLAVM ▪ Outras	▪ Pode afetar: linfáticos, veias, artérias ▪ Anomalias de: origem, curso, número, diâmetro, valvas, comunicação, persistência (vasos embrionários)	▪ Síndrome de Klippel-Trenaunay ▪ Síndrome de Parkes Weber ▪ Síndrome de Servelle-Martorell ▪ Síndrome de Sturge-Weber ▪ Síndrome de Maffucci ▪ Síndrome de CLOVES ▪ Síndrome de Proteus ▪ Síndrome de Bannayan-Riley-Ruvalcaba ▪ Síndrome de CLAPO

CAVM: malformação capilar arteriovenosa; CLAVM: malformação capilar linfática arteriovenosa; CLM: malformação capilar linfática; CLVM: malformação capilar linfática venosa; CVM: malformação capilar venosa; HEK: hemangioendotelioma kaposiforme; HI: hemangioma da infância; LVM: malformação linfática venosa.
Fonte: modificada de ISSVA Classification of Vascular Anomalies ©2018 International Society for the Study of Vascular Anomalies. Disponível em: issva.org/classification (acesso 22 jan 2021).

bate. A hipóxia é considerada um dos gatilhos sinalizadores que induz a expressão aumentada de fatores angiogênicos, como o fator de crescimento do endotélio vascular (VEGF), pela via do fator induzido pela hipóxia 1 alfa (HIF-1α). Em resposta à expressão aumentada de VEGF, ocorre a proliferação e diferenciação de células-tronco presentes no feto, em células endoteliais imaturas (CD31), pericitos, células dendríticas, mesenquimais e adipócitos.

Citocinas e fatores de crescimento atuam nas células endoteliais e induzem a formação de uma rede capilar. Estudos demonstram que, na fase proliferativa do HI, há um desequilíbrio dos fatores angiogênicos, com aumento do VEGF, do fator básico de crescimento de fibroblastos (bFGF) e das metaloproteinases 2 e 9 (MMP-2 e MMP-9). Já na fase de regressão, há a diminuição desses marcadores, associada ao aumento de fatores antiangiogênicos, como o inibidor tecidual das metaloproteinases-1 (TIMP-1).

Quadro clínico

Os hemangiomas da infância localizam-se, preferencialmente, na face e no pescoço (80% dos casos) e, a seguir, no tronco e nas extremidades.

Os HI geralmente não estão presentes ao nascimento, embora possa existir uma lesão precursora que se apresenta como uma área pálida ou mácula telangiectásica ou eritematosa. Após 1 a 3 semanas de vida, inicia-se a fase proliferativa de crescimento rápido do HI que ocorre até o 3º mês e, em 80% dos hemangiomas, completa-se até o 5º mês (Figura 1). O HI pode ser classificado de acordo com sua profundidade nos tipos superficial, que se apresenta como máculas e pápulas eritematosas ou telangiectásicas; tipo profundo, caracterizado por nódulos azulados de consistência fibroelástica; e tipo misto, quando há características tanto dos HI superficiais quanto dos profundos. O HI também pode ser classificado de acordo com a apresentação anatômica em: localizado, segmentar e multifocal.

A partir do 1º ano de vida, inicia-se a fase de involução, em que se observa mudança da coloração, com clareamento da lesão e diminuição de seu tamanho. A regressão completa do HI pode ocorrer até a idade de 5 a 10 anos. Porém em 20-50% dos casos, a regressão espontânea do HI pode resultar em sequelas, como cicatriz, tecido fibroadiposo residual, atrofia, hipopigmentação ou telangiectasias.

Localizações de maior risco e associação com anomalias extracutâneas

Hemangiomas da infância, em certas localizações, podem estar associados com outras anomalias ou podem ter risco aumentado de desenvolver complicações. A maioria das complicações ocorre na fase proliferativa e pode-se estratificar esse risco em *muito alto* ou *alto* e, nessas situações, o reconhecimento precoce do risco e a rápida intervenção diagnóstica e terapêutica são necessários para prevenir sequelas permanentes (Tabela 2).

Em casos de HI extensos e segmentares, principalmente na face, couro cabeludo e região cervical, recomenda-se investigação de possível acometimento extracutâneo, como descrito na síndrome PHACE (*posterior fossa malformations, haemangioma, arterial anomalies, coarctation of the aorta/ cardiac defects and eye abnormalities*) (Figura 2). Posteriormente, foram descritas malformações esternais, surgindo o acrônimo PHACES.

Nessa síndrome, as anomalias cerebrovasculares estão presentes em mais de 90% dos pacientes, seguida das anomalias cardíacas (67%) e estruturais do cérebro (52%). As alterações cerebrovasculares podem conferir risco aumentado de acidente vascular cerebral (AVC) e são estratificadas pela angiorressonância magnética. Embora se trate de um evento raro, sua maior incidência é relatada quando há malformações cardíacas associadas, como a coartação da aorta.

Quando o HI é extenso ou segmentar e está localizado na região lombossacral e perineal, pode estar associado a anoma-

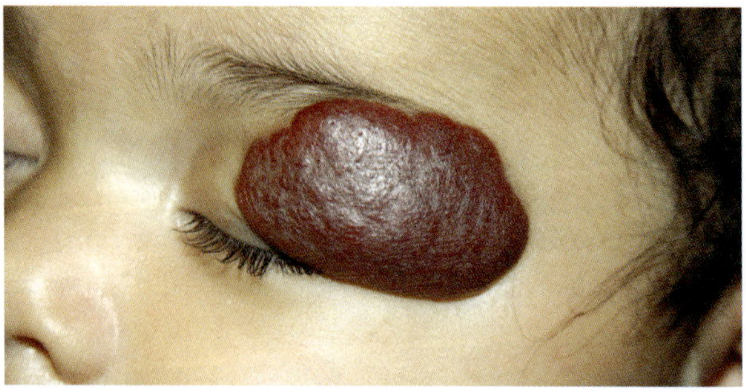

FIGURA 1 Hemangioma infantil na pálpebra superior durante a fase de crescimento proliferativa.

lias urogenitais, anorretais, ósseas e mielopatias, particularmente o disrafismo espinhal. Essas associações são descritas nas síndromes PELVIS (hemangioma perineal, malformações da genitália externa, lipomielomeningocele, anomalias vesicorretais, ânus imperfurado, *skin tags*), SACRAL (disrafismo espinhal, malformações anais, cutâneas, renais, angiomas em localização lombossacral) e LUMBAR. A síndrome LUMBAR foi proposta para englobar, de forma mais acurada, as seguin-

TABELA 2 Categorias de risco do hemangioma infantil

Risco	Localização e características	Complicações associadas
Muito alto risco	Extenso (> 5 cm) ou segmentar em face ou couro cabeludo	Síndrome PHACE: área da barba – acometimento de vias aéreas, possibilidade de desfigurar e ulceração
	Extenso em região lombossacral ou perineal	Síndrome LUMBAR, possibilidade de desfigurar e ulceração
	Multifocal (≥ 5 cm) e com hemangioma hepático	Síndrome compartimental, insuficiência cardíaca e hipotireoidismo
	Periocular	Assimetria, ptose, proptose ou risco de comprometer o eixo visual
Alto risco	Extenso ou segmentar em tronco ou extremidades	Possibilidade de desfigurar e ulceração
	Face ≥ 2 cm (> 1 cm em ≤ 3 meses de idade)	Possibilidade de desfigurar e cicatriz
	Ponta nasal	Possibilidade de desfigurar: nariz de Cyrano; obstrução nasal
	Lábios	Possibilidade de desfigurar e comprometimento da ingestão alimentar
	Orelhas e região pré-auricular	Desfigurar e acometimento de parótida
	Pescoço ou couro cabeludo (> 2 cm)	Uceração, cicatriz
	Mama (meninas)	Possibilidade de desfigurar, assimetria
	Ulcerado em qualquer localização	Dor, cicatriz, sangramento e possibilidade de desfigurar

Síndrome PHACE: *posterior fossa malformations, haemangioma, arterial ano- malies, coarctation of the aorta/cardiac defects and eye abnormalities.*

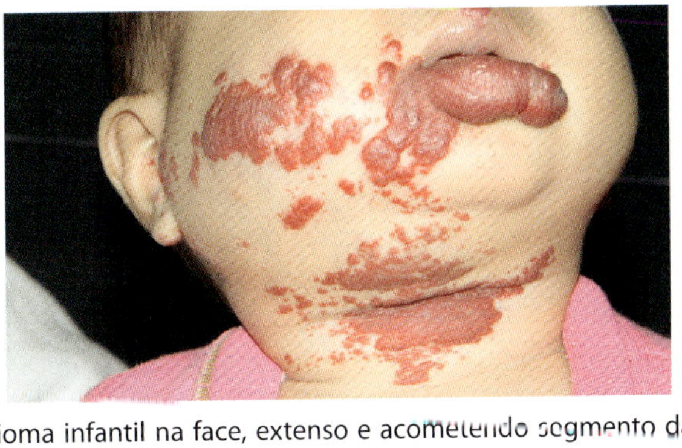

FIGURA 2 Hemangioma infantil na face, extenso e acometendo segmento da barba, nasal, lábio inferior e pescoço em paciente com síndrome PHACE.

tes alterações: hemangioma na região inferior do corpo (*lower body*), anomalias urogenitais e ulcerações, mielopatias, deformidades ósseas (*bone*), malformações anorretais, anomalias arteriais e renais.

Diagnóstico

Na maioria dos casos, o diagnóstico de HI é baseado na história clínica e comportamento evolutivo da lesão, com características proliferativas já nas primeiras semanas de vida, seguido de regressão espontânea.

Quando há dúvida no diagnóstico, o exame histológico pode ser realizado e seu resultado varia de acordo com a fase em que o tumor se encontra. Durante a fase proliferativa dos HI superficiais, observam-se lóbulos de células endoteliais imaturas dispostos em cordões sólidos e massas, com poucos lumens capilares na derme superficial. Na fase involutiva, as células endoteliais achatam-se, há formação de canais progressivamente proeminentes e ectásicos, levando à formação de grandes vasos de paredes delgadas. As ilhas de tecido adiposo e fibroso vão substituindo gradativamente as células tumorais. A imuno-histoquímica é positiva para o antígeno GLUT1 (*glucose transporter-1*). Outras lesões vasculares, incluindo hemangioma congênito, malformações vasculares e hemangioendotelioma kaposiforme, não expressam esse marcador.

Além disso, exames de imagem, como ultrassonografia com doppler, ressonância magnética e angiorressonância magnética, podem auxiliar no diagnóstico do HI.

Diagnósticos diferenciais

Hemangioma congênito, angioma em tufos, hemangioendotelioma kaposiforme, granuloma piogênico, malformação vascular capilar e outros tumores, como dermatofibrosarcoma protuberans e rabdomiosarcoma.

Tratamento

O tratamento sistêmico, quando indicado, deve ser iniciado o mais rápido possível para tratar hemangiomas da infância com risco de complicações, a fim de se prevenir morbidades e sequelas.

Os hemangiomas que apresentam indicação de tratamento sistêmico são as lesões que podem desfigurar e ulcerar; HI com potencial risco de sequelas funcionais ou nos HI que ocasionem risco à vida por obstrução de vias aéreas. Algumas localizações também apresentam indicações precisas de tratamento sistêmico pelo risco de complicações funcionais e estéticas, como HI segmentares ou de grandes dimensões na face, hemangiomas localizados em região periocular, nariz, lábio, pavilhão auricular, região perineal, lombossacral, áreas de dobras (axilas) e mama (em meninas).

O tratamento sistêmico de primeira linha para tratamento dos HI é o propranolol. Acredita-se que a ação do betabloqueador no hemangioma infantil ocorra por vasoconstrição, levando a atenuação da coloração e diminuição do volume da lesão. Os betabloqueadores, também inibem a angiogênese, por meio da diminuição da expressão de VEGF, do bFGF e das MMP-2 e 9, e induzem apoptose das células endoteliais do hemangioma infantil.

Para a introdução do propranolol, recomenda-se avaliação com o cardiologista pediátrico, além da avaliação pulmonar. Costuma-se iniciar a medicação com segurança, de forma ambulatorial, a partir de cinco semanas de vida, corrigidas quando se trata de recém-nascido prematuro, em crianças sem comorbidades e que não apresentam acometimentos extracutâneos, como na síndrome PHACE.

A dose de propranolol recomendada varia de 2-3 mg/kg/dia, usualmente dividida em duas tomadas. Inicia-se o tratamento gradativamente, com 1 mg/kg/dia, aumentando a dose a cada 7 dias. Nos pacientes com síndrome PHACE e risco aumentado de AVC, a medicação é iniciada com doses mais baixas e o aumento da dose é feito de forma mais lenta e gradual.

Os principais efeitos adversos do tratamento com propranolol descritos são: hipotensão, bradicardia, hipoglicemia, broncoespasmo, alterações do sono, extremidades frias e gastrointestinais.

Idealmente, o tratamento deve ser introduzido na fase proliferativa, porém notou-se que mesmo quando utilizado fora dessa fase, a medicação também induziu a regressão mais rápida da lesão.

A duração do tratamento deve compreender a fase de crescimento do hemangioma, sendo mantida, em média, até os 12-18 meses de vida.

O acompanhamento dos pacientes pode ser aprimorado com a comparação de imagens fotográficas obtidas a cada consulta e medidas mais objetivas de dimensões do HI, principalmente em lesões com componente profundo, podem ser obtidas por meio da ultrassonografia com doppler.

Outros betabloqueadores que também são utilizados no tratamento do hemangioma infantil, embora sem aprovação pelo FDA (Food and Drug Administration, EUA), são o atenolol e nadolol, com diversas publicações que demonstram sua eficácia no tratamento do HI.

Tratamento tópico dos HI também pode ser realizado e está indicado em lesões pequenas, superficiais e não complicadas. Podem ser indicados corticoide potente tópico ou o maleato de timolol a 0,5% em gel ou colírio.

Segundo estudos, a taxa de efeitos adversos pelo uso tópico de timolol é muito baixa. A absorção sistêmica da medicação pode ocorrer e, baseado nessa informação, recomenda-se a utilização de 1 a 2 gotas, 2x/dia.

Outros tratamentos também podem ser considerados, como procedimentos cirúrgicos e *lasers*, embora não sejam primeira escolha.

Hemangioma congênito

Hemangiomas congênitos são tumores vasculares benignos da infância que crescem intraútero e, usualmente, apresentam seu máximo tamanho ao nascimento. Eles podem ser classificados em três categorias, de acordo com a evolução da lesão: hemangioma congênito rapidamente involutivo (RICH, do inglês *rapidly involuting congenital hemangioma)*, hemangioma congênito não involutivo (NICH, do inglês *non involuting congenital hemangioma)* e hemangioma congênito parcialmente involutivo (PICH, do inglês *partially involuting congenital hemangioma).*

Epidemiologia

- Prevalência: raros; alguns estudos sugerem prevalência de 0,3% nos recém-nascidos.
- Gênero: acomete igualmente ambos os sexos.
- Idade: tumor presente desde o nascimento.

Patogenia

A etiologia deste tumor é desconhecida.

Parece ocorrer angiogênese aberrante, promovida por fatores pró-angiogênicos locais e sistêmicos, como VEGF e angiopoietina-2.

Quadro clínico

Geralmente, manifesta-se como placa ou tumoração exofítica, única, de coloração vinhosa e/ou violácea, de superfície telangiectásica, e com áreas pálidas e esbranquiçadas na periferia e no centro da lesão (Figura 3). Pode haver calor local à palpação e presença de vasos maiores de drenagem na periferia do tumor. Localiza-se, mais frequentemente, na região cefálica, cervical e nos membros, próximo a uma articulação; ocasionalmente, pode haver hemangioma congênito hepático. O tamanho da lesão é variável.

Os RICH costumam regredir completamente em até 14 meses de vida, frequentemente permanecendo pele com atrofia ou pele redundante na região previamente acometida. Os pacientes com RICH podem apresentar insuficiência cardíaca, trombocitopenia, fibrinogênio baixo e elevação dos produtos da degradação da fibrina, porém, essas alterações são transitórias, diferente do observado na síndrome de Kasabach-Merritt. Pode ainda haver ulceração e sangramento da lesão. Os PICH apresentam involução parcial, a qual ocorre geralmente nos primeiros 12 meses de vida, embora possa ser mais prolongada. Os NICH não regridem e apresentam crescimento em proporção ao crescimento da criança, embora tenham sido relatados poucos casos de crescimento pós-natal.

Diagnóstico

Hemangiomas congênitos podem ser identificados durante a gestação, por meio do exame de ultrassonografia obstétrica, geralmente a partir do segundo trimestre.

Ao nascimento, as características clínicas do tumor, na maioria dos casos, propiciam o diagnóstico, sendo o subtipo definido conforme a evolução da lesão.

Quando necessários para confirmação diagnóstica e exclusão de diagnósticos diferenciais, exames de imagem, como ultrassonografia de partes moles, ressonância e angiorressonância magnéticas e exame histológico podem ser realizados. Biópsia do tumor para exame histológico

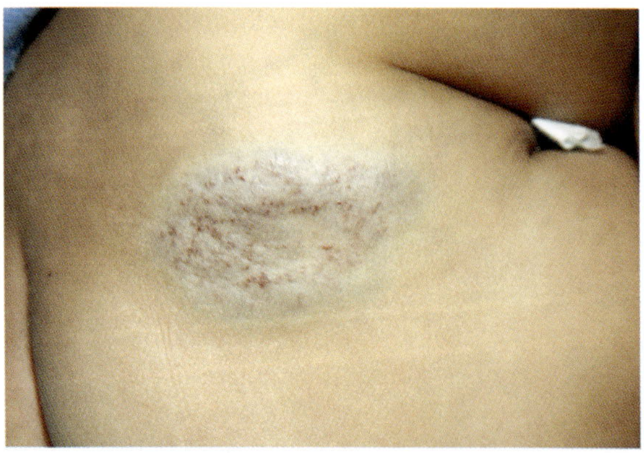

FIGURA 3 Hemangioma congênito, apresentando-se como tumoração de coloração violácea, de superfície telangiectásica e com áreas pálidas e esbranquiçadas na periferia e no centro da lesão, localizada na região do glúteo à direita.

evidencia, na derme e tecido celular subcutâneo, tumor com lóbulos de tamanhos variados, contendo capilares pequenos e vasos proeminentes, circundados por fibrose. Pode-se observar presença de hemossiderina, trombose, formações císticas, calcificações focais e hematopoiese extramedular. Diferentemente do observado nos hemangiomas da infância, os hemangiomas congênitos são GLUT-1 (*glucose transporter-1*) negativos na técnica de marcação imuno-histoquímica.

Diagnósticos diferenciais

Hemangioma da infância, angioma em tufos, hemangioendotelioma kaposiforme, miofibromatose infantil, rabdomiossarcoma, angiosarcoma.

Tratamento

A maioria dos hemangiomas congênitos não necessita de tratamento, porém, este pode ser indicado a depender, sobretudo, das seguintes características do tumor: tamanho, localização e se há complicação associada, como ulceração, sangramento, insuficiência cardíaca, dor, anemia e/ou trombocitopenia.

A conduta para os RICH pode, geralmente, ser expectante. Caso haja lesão residual desfigurante após sua regressão, cirurgia reconstrutiva pode ser indicada.

A maioria dos PICH e NICH não necessita de tratamento. Se a lesão for desfigurante ou associada à dor, recomenda-se exérese cirúrgica.

Hemangioendotelioma kaposiforme

Trata-se de tumor vascular incomum, localmente infiltrativo e potencialmente agressivo, embora de histologia benigna.

Epidemiologia

- Prevalência: raro, com incidência estimada em 0,07 casos por 100 mil indivíduos por ano.
- Gênero: acomete igualmente ambos os sexos.
- Idade: geralmente, acomete crianças antes dos dois anos de idade e frequentemente está presente desde o nascimento.

Patogenia

Ainda é pouco estabelecida. O desenvolvimento da lesão e da angiogênese envolvem estímulo por fatores de crescimento vascular e endoteliais.

Quadro clínico

Geralmente, o tumor é unifocal e acomete a pele, sobretudo no tronco ou extremidades, ou o retroperitônio. A maioria dos pacientes apresenta tumoração de coloração vinhosa e/ou violácea, associada a telangiectasias, mas lesões sob a forma de pápulas e nódulos também podem ser observadas. As lesões são localmente agressivas, mas o tumor não sofre metástases.

Em 30% dos casos, sobretudo em lesões grandes e localizadas na região intra-abdominal e intratorácica, pode ocorrer síndrome de Kassabach-Merrit, a qual se trata de coagulopatia que representa a complicação mais grave associada a esse tumor. Observa-se trombocitopenia acentuada e elevação de D-dímero. Clinicamente, a lesão pode aumentar de volume abruptamente e se tornar mais endurecida e purpúrica.

Diagnóstico

Devem-se observar os aspectos clínicos, associados à evolução da lesão.

Recomenda-se a realização de exames de imagem, como ultrassonagrafia e ressonância e angiorressonância magnéticas, e biópsia para exame histológico.

Exame histológico evidencia células fusiformes alinhadas em camadas ou nódulos, formando canais semelhantes a vasos, envolvendo amplamente o tecido celular subcutâneo. Imuno-histoquímica demonstra positividade para CD31, CD34 e D2-40 (marcador de vasos linfáticos).

Diagnósticos diferenciais

Hemangioma da infância, hemangioma congênito, linfangiomatose kaposiforme, sarcoma de Kaposi, outras malformações vasculares.

Tratamento

Exérese cirúrgica do tumor é o tratamento de escolha, embora possa ser de difícil execução, sobretudo se estruturas vitais são afetadas pelo tumor.

Nesses casos em que a remoção da lesão não pode ser realizada, as opções terapêuticas mais recomendadas são corticosteroides sistêmicos associados ao uso de anticoagulantes. Podem ainda ser indicados, para os casos refratários, vincristina, ciclofosfamida, interferon-alfa, drogas inibidoras da via mTOR (p. ex., sirolimo, everolimo), propranolol e embolização tumoral seletiva. Essas medicações podem auxiliar na regressão parcial ou completa da lesão. Nos casos de regressão parcial, cirurgia pode ser indicada e realizada posteriormente.

Angioma em tufos

Trata-se de tumor vascular benigno, também conhecido como hemangioma capilar progressivo ou angioblastoma de Nakagawa.

Epidemiologia

- Prevalência: raro.
- Gênero: acomete igualmente ambos os sexos.
- Idade: geralmente, não estão presentes desde o nascimento, mas costumam se desenvolver antes dos 5 anos de vida e, em mais de 50% dos casos, dentro do 1º ano de vida.

Patogenia

Não está bem estabelecida, porém, aumento de fatores de crescimento vascular e endoteliais estão envolvidos na angiogênese, permitindo o desenvolvimento tumoral.

Trauma parece também estar envolvido como fator desencadeante para o aparecimento da lesão.

Mais recentemente, acredita-se que o angioma em tufos (AT) e o hemangioendotelioma kaposiforme possam ser doenças espectrais, em que o AT seria forma mais leve e mais superficial.

Quadro clínico

Manifesta-se, inicialmente, como mácula ou pápula, a qual progride para placa ou nódulo subcutâneo, de coloração eritêmato-azulada. Geralmente, a lesão apresenta formato anular, com borda ampla e palpável, e a região central deprimida. O tamanho da lesão, usualmente, varia de 2-10 cm e ela costuma ser assintomática, embora possa ser dolorosa.

Pode-se observar hipertricose e hiperidrose na periferia do tumor.

As localizações mais frequentes são: região cervical, ombros, tronco superior e região proximal dos membros. Pode acometer a face e as mucosas.

Pode-se observar três padrões clínicos: angioma em tufos não complicado (mais frequente), angioma em tufos sem trombocitopenia, mas associado à coagulopatia crônica, angioma em tufos associado à síndrome de Kasabach-Merrit.

Diagnóstico

Deve-se observar as características clínicas do tumor e sua evolução natural. Além dessas características, recomenda-se a realização de exames de imagem, como ultrassonografia de partes moles e ressonância e angiorressonância magnéticas, e de biópsia para exame histológico.

Exame histológico demonstra grupos circunscritos ou tufos de capilares distribuídos na derme e tecido celular subcutâneo em padrão de bola de canhão.

Diagnósticos diferenciais

Hemangioma da infância, hemangioma congênito, granuloma piogênico, malformações vasculares, hemangioendotelioma kaposiforme e sarcoma de Kaposi.

Tratamento

A principal forma de tratamento consiste na exérese cirúrgica do tumor. Outras modalidades terapêuticas também já foram descritas, como uso de costicosteroides tópicos ou sistêmicos, vincristina, aspirina, ticlopidina, propranolol, timolol tópico, crioterapia e *laser*.

Regressão espontânea do tumor pode ocorrer, sobretudo em lesões congênitas ou de desenvolvimento dentro do primeiro ano de vida. Dessa forma, conduta expectante pode ser adotada em casos de AT não complicados, assintomáticos e não inestéticos.

Granuloma piogênico

Granuloma piogênico, também conhecido como hemangioma capilar lobular, é tumor vascular benigno, comumente observado na pele e nas membranas mucosas.

Epidemiologia

- Prevalência: relativamente comum, representando 0,5% de todos os nódulos cutâneos na infância.
- Gênero: acomete igualmente ambos os sexos.
- Idade: tende a ocorrer mais comumente em crianças, adolescentes e adultos jovens. Raramente, é observado antes dos 6 meses de vida.

Patogenia

Não é bem estabelecida. Tem sido associado com gestação, trauma e uso de imunossupressores. Há relatos, ainda, de associação com o uso de retinoides sistêmicos, antirretrovirais, contraceptivos orais, rituximabe, vemurafenibe e outras drogas antineoplásicas.

Quadro clínico

Caracteriza-se por pápula ou nódulo eritêmato-vinhoso, com tendência ao sangramento e de crescimento rápido (em poucas semanas) (Figura 4). As localizações mais comuns são a pele, na região cefálica, cervical, no tronco superior e sobre os dedos das mãos e dos pés, e mucosas, sobretudo na gengiva. Pode também ser observado no tecido celular subcutâneo, trato gastrointestinal, via aérea superior, sistema nervoso central, na bexiga e intravenoso.

Diagnóstico

O diagnóstico do granuloma piogênico é, essencialmente, clínico. Exames de imagem, como ultrassonografia de partes moles, e biópsia para exame histológico podem auxiliar para corroborar a hipótese diagnóstica clínica e a excluir diagnósticos diferenciais.

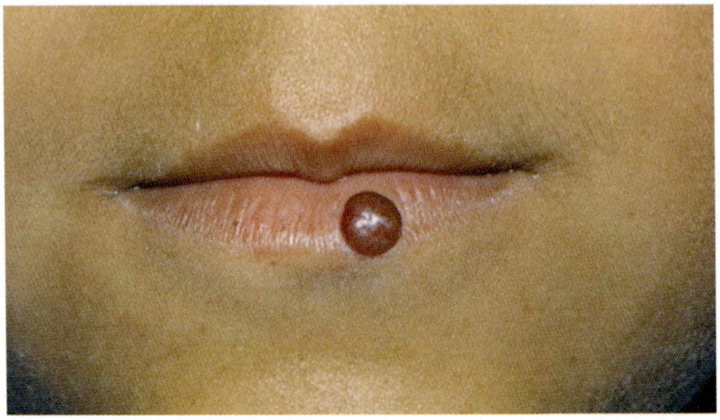

FIGURA 4 Granuloma piogênico, caracterizado por pápula vinhosa no lábio inferior.

Exame histológico, nas lesões incipientes, demonstra numerosos capilares e vênulas com células endoteliais volumosas, dispostas radialmente em direção à superfície da pele, em meio a estroma edematoso, com infiltrado inflamatório misto. A lesão mais madura exibe estroma fibromixoide, separando o tumor em lóbulos. A reepitelização da superfície e colarete epitelial anexial hiperplásico podem ser observados e há infiltrado inflamatório menos exuberante.

Diagnósticos diferenciais

Hemangioma da infância, angioma rubi, lago venoso, granuloma glúteo infantil, angiomatose bacilar, angioma em tubos, carcinoma metastático, sarcoma de Kaposi, melanoma amelanótico e nevo de Spitz.

Tratamento

Se a lesão está claramente associada a fatores traumáticos, esses devem ser removidos. Casos associados ao uso de medicações tendem a regredir após a suspensão da droga.

Exérese cirúrgica do tumor é o tratamento de primeira escolha na maioria dos casos, embora outras opções terapêuticas possam ser utilizadas: medicações tópicas, como imiquimode a 5% e timolol 0,5%, corticoide intralesional e *laser*.

MALFORMAÇÕES VASCULARES

Mancha salmão

Mancha salmão (nevo flâmeo da nuca) é malformação capilar congênita benigna.

Epidemiologia

- Prevalência: ocorre em 50% dos recém-nascidos, sendo mais comum nos caucasianos.
- Gênero: acomete igualmente ambos os sexos.
- Idade: observadas desde o nascimento.

Patogenia

Acredita-se que a mancha salmão é formada por capilares dérmicos dilatados, os quais representam a persistência da circulação fetal na pele.

Quadro clínico

Caracteriza-se pela presença de máculas irregulares, confluentes ou não, de coloração rósea, salmão ou avermelhada. As lesões afetam, usualmente, a linha média e podem ser observadas na nuca, pálpebras, glabela e, menos comumente, na região nasolabial, parietal, occipital e na pele sobre a coluna torácica e lombossacra. As manchas tornam-se mais evidentes quando o bebê chora, apresenta febre e quando há modificação da temperatura do ambiente.

Geralmente, as lesões são transitórias, com desaparecimento nos primeiros anos de vida. Quando localizadas na região da nuca e na região lombossacra, tendem a persistir em cerca de 50% dos pacientes acometidos.

Raramente, a mancha salmão pode estar associada a outras doenças, sobretudo quando a lesão é proeminente e persistente, como a síndrome de Beckwith-Wiedemann, síndrome macrocefalia-malformação capilar e síndrome Nova. Quando a mancha salmão está localizada na região lombossacra, alguns autores sugerem que disrafismo espinhal oculto deve ser investigado, especialmente se outros estigmas cutâneos forem também observados no local.

Diagnóstico

O diagnóstico da mancha salmão é feito com base nas características clínicas da lesão e pelo acompanhamento de sua evolução natural.

Diagnósticos diferenciais

Mancha vinho do Porto, nevo róseo (mancha vinho rosé) e hemangioma da infância.

Tratamento

Geralmente, tratamento não é necessário. É fundamental orientar os pais sobre a benignidade dessa malformação vascular e a tendência à involução espontânea das lesões, sobretudo as localizadas na face. Quando, eventualmente, a mancha salmão não regride por completo, pode ser considerada a utilização de *laser* para tratamento.

Mancha vinho do Porto

Mancha vinho do Porto ou nevo flâmeo é malformação capilar caracterizada por mancha vinhosa na pele, observada desde o nascimento e que persiste ao longo de toda a vida.

Epidemiologia

- Prevalência: afeta 0,3-0,5 % dos recém-nascidos.
- Gênero: acomete igualmente ambos os sexos.
- Idade: é considerada lesão congênita, embora casos raros de mancha vinho do Porto adquirida têm sido descritos em adolescentes e adultos, após trauma no local.

Patogenia

A maioria dos casos é esporádica, embora casos familiares tenham sido descritos.

As principais hipóteses para o desenvolvimento da mancha vinho do Porto são defeitos na inervação dos vasos dérmicos e mutações genéticas, levando à desregulação da angiogênese.

Quadro clínico

Apresenta-se, usualmente, como mancha vinhosa, de tamanho variado, com bordas bem delimitadas desde o nascimento, com persistência ao longo de toda a vida (Figura 5). Não é dolorosa e não apresenta sangramento espontâneo. As lesões podem ser únicas ou múltiplas, unilaterais ou bilaterais.

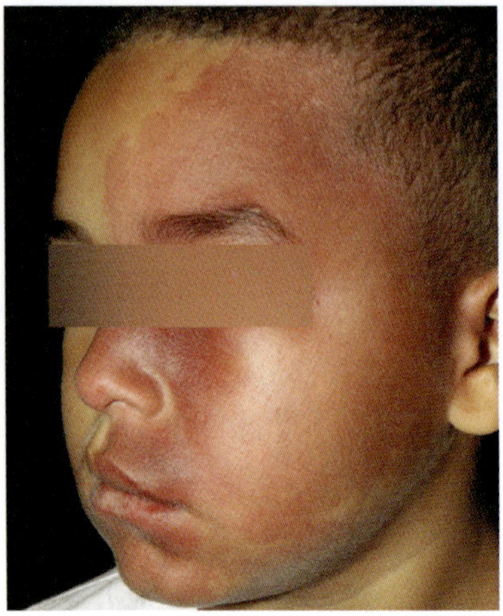

FIGURA 5 Mancha vinho do Porto, apresentando-se como mancha vinhosa, com bordas bem delimitadas e algumas áreas hipertróficas na hemiface esquerda, em paciente com síndrome de Sturge-Weber.

Em 70 a 90% dos casos, afeta a pele da região cefálica e cervical, embora possa afetar o tronco, os membros e, raramente, as mucosas.

Quanto à evolução, a lesão aumenta em tamanho de forma proporcional ao crescimento da criança. Hipertrofia pode ser observada mais comumente na mancha vinho do Porto facial, por vezes associada à formação de nódulos. Raramente, pode ser observada hiperplasia de tecidos adjacentes, como tecido adiposo, muscular e ósseo, sobretudo na mancha vinho do Porto facial.

Outras complicações podem ocorrer associadas à mancha vinho do Porto. Glaucoma pode ser observado em lesões perioculares, sobretudo se a região da pálpebra é acometida. Granuloma piogênico pode se desenvolver sobre lesão de mancha vinho do Porto em adultos de forma espontânea, após trauma, pelo uso de pílulas anticoncepcionais ou durante a gestação.

Essa malformação vascular costuma ocorrer de forma isolada, embora, em indivíduos com outras alterações ao nascimento, síndromes genéticas devem ser investigadas, como: síndrome de Sturge-Weber, síndrome de CLOVES; síndrome de Proteus, entre outras.

Diagnóstico

O diagnóstico da mancha vinho do Porto é clínico. Exames de imagem podem ser solicitados quando há possível associação com outras alterações cutâneas, ósseas, vasculares ou viscerais.

Biópsia para exame histológico da lesão, em geral, não é necessária, embora possa ser realizada caso haja dúvida diagnóstica.

Diagnósticos diferenciais

Mancha salmão, hemangioma da infância, malformação arteriovenosa, angioma em tufos, hamartoma écrino angiomatoso e cutis marmorata telangiectásica congênita.

Tratamento

A conduta pode ser expectante, visto que se trata de lesão vascular benigna. Entretanto, sobretudo se a lesão está localizada na face e pela possibilidade de ser desfigurante, tratamento pode ser indicado, sendo de escolha o uso de equipamentos de *laser*. Os melhores resultados são obtidos quando o tratamento é iniciado de forma precoce, uma vez que o progressivo espessamento que pode ocorrer ao longo dos anos torna a resposta terapêutica aos *lasers* recalcitrante.

MALFORMAÇÕES VASCULARES ASSOCIADAS A OUTRAS ANOMALIAS

Síndrome de Sturge-Weber

A síndrome de Sturge-Weber é uma síndrome neurocutânea congênita, caracterizada por malformações capilares (mancha vinho do Porto) em associação com malformação vascular das leptomeninges e glaucoma.

Epidemiologia

- Prevalência: rara, com incidência aproximada de 1 caso para cada 20-50 mil nascidos vivos.
- Gênero: acomete igualmente ambos os sexos.
- Idade: trata-se de uma síndrome congênita, presente desde o nascimento.

Patogenia

A maioria dos casos é causada por mutação somática no gene *GNAQ*. Postula-se que a sua patogênese esteja relacionada com o desenvolvimento embriológico da proeminência frontonasal e da vesícula óptica pela migração das células da crista neural, que estão diretamente relacionadas à formação da fronte, córtex cerebral e estrutura ocular. Assim, acredita-se que a mancha vinho do Porto associada à síndrome de Sturge-Weber apresenta uma distribuição que acompanha o desenvolvimento dos metâmeros da face e não siga as áreas de inervação do trigêmeo.

Quadro clínico

Crianças com manchas vinho do Porto extensas e segmentares, principalmente quando localizadas em hemiface, na região frontonasal, compreendendo a região frontal e malar, região superior ou mediana da face, apresentam maior chance de apresentarem a síndrome de Sturge-Weber (Figura 5). Nesses casos, a investigação de potenciais acometimentos extracutâneos é mandatória.

Aproximadamente 10% das crianças com mancha vinho do Porto apresentam acometimento ocular ou neurológico.

Os principais sintomas extracutâneos incluem epilepsia, hemiplegia, retardo mental e glaucoma.

Os sintomas neurológicos incluem convulsões, atraso no desenvolvimento neurológico, cefaleia e episódios semelhantes a isquemia cerebral. A convulsão aparece no primeiro ano de vida em 75% dos doentes. A presença de convulsões de difícil controle em menores de 1 ano de idade está associada ao risco aumentado de déficit cognitivo.

Os achados neurológicos descritos na ressonância magnética incluem: angiomatose (malformação capilar-venosa) das leptomeninges, atrofia e calcificação do hemisfério cerebral acometido, ausência de vasos corticais superficiais ou dilatação de vasos de drenagem profundos e malformações vasculares no plexo coroide.

As características oftalmológicas são alargamento de vasos da conjuntiva, episclera, retina ou coroide, associado com glaucoma, descolamento de retina e hemorragia coroide.

O quadro oftalmológico mais frequente é o glaucoma, já presente ao nascimento em cerca de 65% dos pacientes, embora possa aparecer também na idade adulta. Está associado com malformação vascular ipsilateral da vasculatura coroidal do olho, que pode ser detectada no exame de fundo de olho.

Diagnóstico

A síndrome de Sturge-Weber é diagnosticada pela presença da mancha vinho do Porto na face, associada às malformações capilares ou capilares-venosas (angiomatoses) em leptomeninge. Embora glaucoma seja frequentemente observado, essa alteração não é necessária para o diagnóstico da síndrome.

Diante da suspeita de acometimentos extracutâneos, recomenda-se avaliação com neurologista e oftalmologista e, muitas vezes, é indicada a realização da ressonância magnética. Recentemente, autores sugerem a realização do eletroencefalograma para a triagem de crianças assintomáticas.

Diagnóstico diferencial

Mancha vinho do Porto isolada, sem acometimento extracutâneo. Outros diagnósticos diferenciais são a mancha salmão e o hemangioma da infância.

Tratamento

O acompanhamento é realizado com equipe multidisciplinar e visa à rápida detecção de possíveis complicações relacionadas à presença da mancha vinho do Porto, além do acompanhamento neurológico e oftalmológico.

Em relação à lesão cutânea, pela possibilidade de desfigurar, pode ser indicado o tratamento com *laser*, que é realizado em várias sessões.

A avaliação do neurologista pediátrico permite a rápida identificação de alterações neurológicas, possibilitando controle precoce dos sintomas e prevenção de sequelas tardias.

O glaucoma apresenta, com frequência, baixa resposta ao tratamento medicamentoso, sendo indicada a abordagem cirúrgica na maioria dos casos.

Síndrome de Klippel-Trenaunay

A tríade clássica da síndrome de Klippel-Trenaunay (KT) é composta pela presença de mancha vinho do Porto, varicosidades e hipertrofia óssea e/ou de tecidos moles, com acometimento unilateral e presente desde a infância.

Epidemiologia

- Prevalência: rara.
- Gênero: acomete igualmente ambos os sexos.
- Idade: presentes ao nascimento, porém mais evidentes durante a infância.

Patogenia

A síndrome de Klippel-Trenaunay está incluída no grupo de doenças raras causadas por mutações somáticas no gene *PIK-3CA*, que levam ao crescimento aumentado e assimétrico dos membros.

Quadro clínico

A malformação capilar cutânea é caracterizada por placa eritêmato-vinhosa bem delimitada, com configuração geométrica, localizada no membro hipertrofiado e é a malformação vascular mais comum dessa entidade. A assimetria de membros é secundária ao aumento de tecido mole, mas pode estar associada a hipertrofia óssea e malformações linfáticas. As varicosidades têm aparecimento mais tardio e geralmente acometem a face lateral dos membros e são menos frequentes que as malformações capilares. A presença dessas varicosidades pode estar relacionada a graves complicações, como trombose venosa profunda. Os casos em que há comprometimento linfático apresentam mais complicações, como linfedema, estase venosa, ulceração e sangramento, além de coagulopatia, que aumenta a chance de trombose e embolia pulmonar. Nesses pacientes, há risco aumentado de infecções de tecidos moles.

Já nos casos de KT que apresentam a mancha vinho do Porto de distribuição segmentar, sem ou com mínimo crescimento ósseo e sem acometimento venoso, os riscos de complicações são baixos.

Diagnóstico

O diagnóstico da síndrome de Klippel-Trenaunay é clínico, baseado na presença de pelo menos 2 das 3 características a seguir: malformação capilar cutânea localizada, anormalidades venosas e hipertrofia de membro. Podem ser realizados exames de imagem para auxiliar o diagnóstico. Radiografias ósseas e escanometria são úteis para medida da assimetria de comprimento dos membros. Ultrassonografia com doppler e angiografias podem ser indicadas. Angiorressonância magnética avalia as malformações vasculares e linfáticas e o grau de acometimento de tecido subcutâneo, muscular e ósseo.

Quando há presença de malformação arteriovenosa, considera-se como parte de outra entidade a síndrome de Parkes-Weber.

Os exames laboratoriais para avaliação de coagulação devem ser solicitados periodicamente, com a dosagem de D-dímero e fibrinogênio.

Diagnósticos diferenciais

Síndrome CLOVES (crescimento lipomatoso congênito, malformação vascular, nevo epidérmico e anomalias de coluna vertebral), síndrome CLAPO (malformação capilar de lábio inferior, malformação linfática em cabeça e pescoço, assimetria parcial ou generalizada com crescimento aumentado) e MCAP (megaencefalia e malformação capilar), síndromes de Sturge-Weber, Parkes-Weber, Proteus, Maffucci e Bannayan-Riley-Ruvalcaba.

Tratamento

O acompanhamento desses doentes requer avaliação multidisciplinar com pediatra, dermatologista, cirurgião vascular, hematologista e ortopedista.

Os tratamentos são reservados para melhora da função dos membros acometidos e controle dos sintomas, melhorando a qualidade de vida do paciente.

O tratamento da mancha vinho do Porto pode ser realizado com a aplicação de múltiplas sessões de *laser* corante pulsado (*pulsed dye laser*). Procedimentos cirúrgicos para correção de varicosidades e embolizações podem ser realizados. Para o controle do linfedema, são recomendadas medidas de compressão.

Devido à coagulopatia associada e risco de trombose, o tratamento com anticoagulante pode ser indicado. Em casos de celulites de repetição, podem ser utilizados antibióticos profiláticos.

Síndrome de Proteus

A síndrome de Proteus é caracterizada pelo crescimento aumentado, assimétrico e progressivo dos membros, acometendo tecido ósseo, cutâneo, adiposo e sistema nervoso central.

Epidermiologia

- Prevalência: estimada de 1:1.000.000 a 1:10.000.000 de pessoas.
- Gênero: acomete igualmente ambos os sexos.
- Idade: presentes ao nascimento, porém mais evidentes durante a infância e adolescência.

Patogenia

Trata-se de uma doença congênita em que há mutação do gene *AKT1*, com mosaicismo somático.

Quadro clínico

As principais características clínicas são: crescimento aumentado assimétrico e progressivo de um membro, com distorção da estrutura óssea, com início após o nascimento, mais evidente do 6º ao 10º mês de vida. A presença de nevo conjuntivo cerebriforme, como observado na região plantar e palmar, é bastante característica da síndrome e apresenta progressão na infância e adolescência (Figura 6). Já o nevo epidérmico verrucoso linear está presente nos primeiros meses de vida, pode acometer qualquer região e segue as linhas de Blaschko. As alterações de tecido subcutâneo, com lipomas ou lipoatrofia, são mais comuns na infância. Além disso, podem estar presentes malformações vasculares, incluindo malformações capilares cutâneas, como a mancha vinho do Porto, varicosidades venosas e malformações linfáticas. Estas geralmente estão presentes nos primeiros meses de vida. Pode também haver esplenomegalia, hepatomegalia e aumento de timo e trato gastrointestinal.

A hemimegalencefalia pode ser manifestação pré-natal e tumores como meningeomas podem estar associados, além

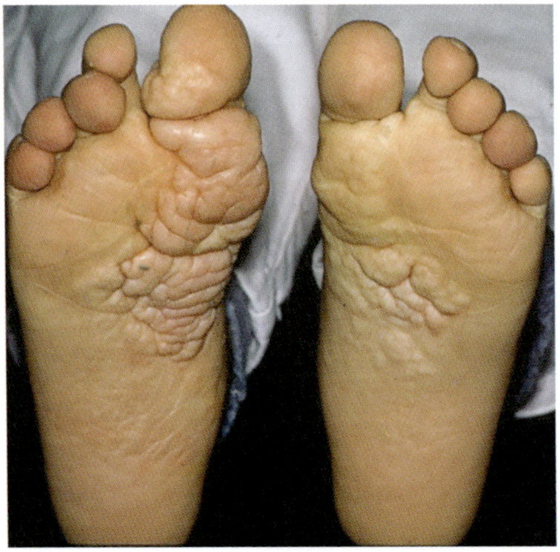

FIGURA 6 Nevo conjuntivo cerebriforme na região plantar, em paciente com síndrome de Proteus.

de cistoadenomas de ovário, câncer de mama, adenoma de parótida e mesotelioma. Também pode ocorrer doença pulmonar bolhosa. Alguns pacientes com síndrome de Proteus associada a deficiência mental, convulsões e malformações cerebrais podem apresentar um fenótipo facial caracterizado por fácies alongada, fissuras palpebrais oblíquas ou ptose, ponte nasal deprimida, narinas largas e boca aberta em repouso.

As complicações mais urgentes da síndrome de Proteus são trombose venosa profunda e tromboembolismo pulmonar.

Diagnóstico

É baseado em critérios clínicos que incluem distribuição em mosaico das lesões, ocorrência esporádica e curso progressivo, associado a outras características clínicas específicas que vão compor critérios maiores e menores.

Dessa forma, para o diagnóstico, deve-se realizar avaliação multidisciplinar com dermatologista, ortopedista, cirurgião vascular, neurologista, pneumologista e, quando indicado, exames de imagem.

Diagnósticos diferenciais

Síndrome CLOVES, hemi-hiperplasia lipomatosa múltipla e na síndrome de Klippel-Trenaunay.

Tratamento

É importante ressaltar que o acompanhamento desses pacientes deve ser com equipe multidisciplinar. A avaliação ortopédica detalhada, abrangendo coluna e membros, estratifica o grau de acometimento ósseo. As alterações ósseas podem resultar em limitação funcional, requerendo correções ortopédicas. A avaliação pulmonar, com teste de função pulmonar e tomografia computadorizada, deve ser indicada para os pacientes com sintomas sugestivos de doença pulmonar. A avaliação neurológica é indicada para as crianças com atraso de desenvolvimento. Além disso, são recomendados avaliação com geneticista e acompanhamento visando a reabilitação.

A abordagem dermatológica cirúrgica varia de acordo com as lesões presentes. Para o tratamento de deformidades, podem ser indicados procedimentos cirúrgicos e retirada de tumores.

CONCLUSÃO

As anomalias vasculares constituem um grupo extenso de doenças que podem se apresentar com manifestações cutâneas exclusivas, manifestações sistêmicas ou sindrômicas. Muitas dessas alterações estão presentes ao nascimento ou evidenciam-se durante a infância. Conhecer os aspectos clínicos de cada uma permite indicar exames complementares de modo apropriado, pesquisar comprometimento extra-cutâneo, instituir tratamento precoce para melhores resultados e prevenção de sequelas. Por fim, muitas anomalias vasculares não necessitam de tratamento, e a orientação da família sobre a evolução natural do quadro é importante para evitar iatrogenia.

TABELA 3 Anomalias vasculares: principais características

Anomalia vascular	Classificação	Idade de início	Características clínicas
Hemangioma da infância	Tumor vascular	▪ Pode haver lesão precursora ao nascimento. ▪ Crescimento nas primeiras semanas de vida.	▪ Classificados em superficial, profundo e misto. ▪ Superficial: pápulas e máculas eritematosas. Profundo: nódulo fibro-elástico azulado. ▪ Pode ser localizado ou segmentar, único ou múltiplo. ▪ Fase proliferativa, seguida de involução.
Hemangioma congênito	Tumor vascular	▪ Presente desde o nascimento.	▪ Placa ou tumoração exofítica, única, de coloração vinhosa. Pode ou não regredir.
Hemangioendotelioma kaposiforme	Tumor vascular	▪ Crianças antes dos 2 anos de idade.	▪ Tumoração vinhosa e/ou violácea, com telangiectasias, pápulas e nódulos. Localmente agressivo. Pode ocorrer síndrome de Kassabach-Merrit.
Angioma em tufos	Tumor vascular	▪ Crianças até os 5 anos de idade.	▪ Mácula, pápula com progressão para nódulo eritemato-azulada. Pode ocorrer síndrome de Kassabach-Merrit.
Granuloma piogênico	Tumor vascular	▪ Crianças, adolescentes e adultos jovens.	▪ Pápula, nódulo eritemato-vinhoso com crescimento rápido, sangramento associado.
Mancha salmão	Malformação capilar	▪ Presente desde o nascimento.	▪ Máculas de coloração rósea, salmão ou avermelhada, confluentes ou não. Tendência à regressão.
Mancha vinho do Porto	Malformação capilar	▪ Presente desde o nascimento.	▪ Máculas vinhosas bem delimitadas, podem ser únicas, múltiplas, unilaterais ou bilaterais.
Síndrome de Sturge-Weber	Malformação capilar	▪ Presente desde o nascimento	▪ Mancha vinho do Porto em associação com malformação vascular das leptomeninges e glaucoma
Síndrome de Klippel-Trenaunay	Malformação capilar, venosa e/ou linfática	▪ Presente desde o nascimento, mais evidente na infância.	▪ Mancha vinho do Porto, varicosidades e hipertrofia óssea e/ou de tecidos moles, com acometimento unilateral.
Síndrome de Proteus	Malformação capilar, venosa e/ou linfática	▪ Presente desde o nascimento, mais evidente na infância e adolescência.	▪ Crescimento aumentado, assimétrico e progressivo de membro, nevo conjuntivo cerebriforme, mancha vinho do Porto, alterações do tecido adiposo.

SUGESTÕES DE LEITURA

1. Boos MD, Bozarth XL, Sidbury R, Cooper AB, Perez F, Chon C, et al. Forehead location and large segmental pattern of facial port-wine stains predict risk of Sturge-Weber syndrome. J Am Acad Dermatol. 2020;83(4):1110-7.
2. Croteau SE, Gupta D. The clinical spectrum of kaposiform hemangioendothelioma and tufted angioma. Semin Cutan Med Surg. 2016;35(3):147-52.
3. Frieden IJ, Rogers M, Garzon MC. Conditions masquerading as infantile haemangioma: Part 1. Australas J Dermatol. 2009;50(2):77-97;quiz 98.
4. Garzon MC, Epstein LG, Heyer GL, Frommelt PC, Orbach DB, Baylis AL, et al. PHACE Syndrome: Consensus-Derived Diagnosis and Care Recommendations. J Pediatr. 2016;178:24-33.e2.
5. Krowchuk DP, Frieden IJ, Mancini AJ, Darrow DH, Blei F, Greene AK et al. Clinical Practice Guideline for the Management of Infantile Hemangiomas. Pediatrics. 2019;143(1):e20183475.
6. Liang MG,Frieden IJ. Infantile and congenital hemangiomas. Semin Pediatr Surg. 2014;23(4):162-7.
7. Monteagudo B, Labandeira J, Acevedo A, Cabanillas M, León-Muiños E, Fernández-Prieto R et al. Salmon patch: a descriptive study. Actas Dermosifiliogr. 2011;102(1):24-7.
8. Naganathan S, Tadi P. Klippel Trenaunay Weber Syndrome. 2020 Jul 8. In: StatPearls [Internet]. Treasure Island (FL): StatPearls Publishing; 2020.
9. Plachouri KM, Georgiou S. Therapeutic approaches to pyogenic granuloma: an updated review. Int J Dermatol. 2019;58(6):642-8.
10. Rotter A, Samorano LP, Rivitti-Machado MC, Oliveira ZNP, Gontijo B. PHACE syndrome: clinical manifestations, diagnostic criteria, and management. An Bras Dermatol. 2018;93(3):405-11.
11. Shajil C, Das JM. Nevus Flammeus. In: StatPearls [Internet]. Treasure Island (FL): StatPearls Publishing; 2020.
12. Valdebran M, Wine Lee L. Hemangioma-related syndromes. Curr Opin Pediatr. 2020;32(4):498-505.

CONTEÚDO COMPLEMENTAR

Utilize o QR code abaixo para acessar as questões comentadas do capítulo (senha: dermatologiaicr).

9

Manifestações cutâneas de doenças infecciosas congênitas

Tatiana Mina Yendo
Maria Cecilia da Matta Rivitti Machado

PONTOS-CHAVE DESTE CAPÍTULO

- As infecções congênitas são uma das principais causas de mortalidade perinatal do mundo. Dentre elas, podemos citar a toxoplasmose congênita, rubéola congênita, citomegalovirose congênita, infecção congênita pelo herpes vírus simples, e outras como a sífilis congênita e infecções congênitas causadas pelos vírus da hepatite B e C, HIV e parvovírus B19, também conhecidas como síndrome TORCH.
- As manifestações clínicas podem estar presentes ao nascimento, surgir precocemente ou de modo tardio.
- As manifestações dermatológicas podem auxiliar no diagnóstico precoce das infecções congênitas.
- O reconhecimento precoce das infecções congênitas, incluindo o *screening* pré-natal, são fundamentais para reduzir a morbimortalidade por essas doenças.

INTRODUÇÃO

As infecções congênitas são adquiridas durante a gestação por via transplacentária e são causas importantes de morbimortalidade infantil, principalmente nos locais onde há baixo desenvolvimento socioeconômico. A síndrome TORCH compreende classicamente as seguintes infecções congênitas: toxoplasmose (T), rubéola (R), citomegalovirose (C) e infecção congênita pelo herpes vírus simplex (H). A síndrome TORCH, também abrange outras (O) infecções como *Treponema pallidum*, varicela-zóster, HIV, hepatite B, hepatite C, vírus Zika e parvovírus B19. Ao nascimento, o recém-nascido pode apresentar diversas características clínicas e laboratoriais que permitem o diagnóstico das infecções congênitas. Os achados dermatológicos são de extrema importância, pois auxiliam no diagnóstico precoce dessas afecções, confirmados com exames sorológicos e microbiológicos (Figura 1; Tabela 1).

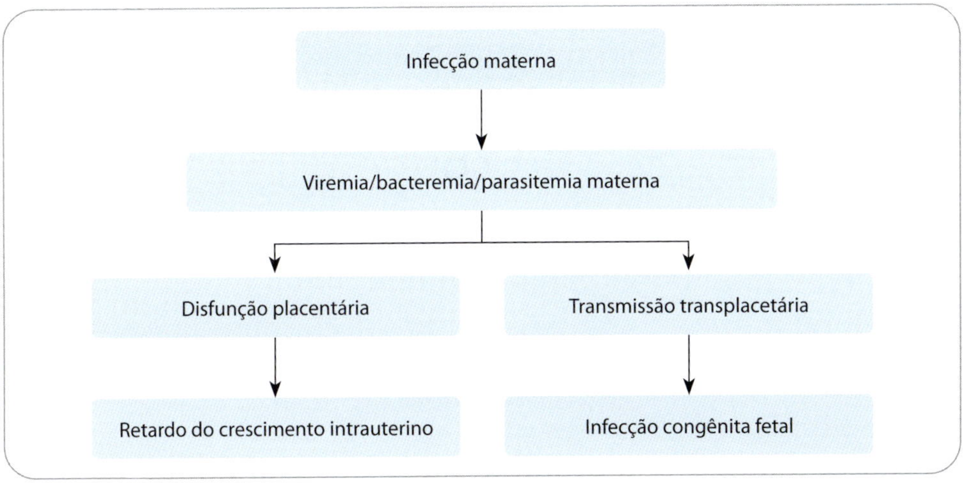

FIGURA 1 Mecanismo patogênico das infecções congênitas.

TABELA 1 Principais manifestações cutâneas das infecções congênitas

Doença	Quadro cutâneo
Toxoplasmose	▪ Icterícia ▪ Púrpura, petéquias, equimoses ▪ *Blueberry muffin baby*
Rubéola	▪ Púrpura, petéquias, equimoses ▪ *Blueberry muffin baby* ▪ Eritema reticulado na face e nas extremidades ▪ Descamação na face (semelhante à dermatite seborreica) ▪ Hiperpigmentação da face, umbigo e áreas traumatizadas da pele ▪ Fenômenos vasomotores: cianose, livedo, rubor (*flushing*) ▪ Exantema maculopapular ▪ Alteração do padrão de dermatóglifos
Citomegalovírus	▪ Icterícia ▪ Púrpura, petéquias, equimoses ▪ *Blueberry muffin baby*
Herpes simples	▪ Icterícia ▪ Púrpura, petéquias, equimoses ▪ *Blueberry muffin baby* ▪ Vesículas, pústulas sobre base eritematosa ▪ Cicatrizes
Sífilis congênita precoce: ▪ 1ª a 2ª semana de vida ▪ lesões podem persistir até o 3º mês de vida	▪ Lesões nas mucosas ▪ Exantema maculopapular disseminado, com placas eritemato-acastanhadas distribuídas simetricamente, que compromete palmas e plantas ▪ Sifílides papulosas: pápulas infiltradas eritemato-acastanhadas, que em áreas periorificiais resultam em fissuras e nas áreas com maceração geram lesões condilomatosas

(continua)

TABELA 1 Principais manifestações cutâneas das infecções congênitas (*continuação*)

Doença	Quadro cutâneo
Sífilis congênita precoce: ▪ 1ª a 2ª semana de vida ▪ lesões podem persistir até o 3º mês de vida	▪ Edema ▪ Icterícia ▪ Púrpura ▪ Pênfigo sifilítico: lesões vesicobolhosas palmoplantares que contêm grande quantidade de treponemas ▪ Descamação acral ▪ Lesões em alvo eritema multiforme símile ▪ Queratodermia nas palmas e plantas com eritema, descamação e fissuras
Sífilis congênita tardia	▪ Fissuras periorais (rágades) ▪ Nariz em sela, fronte olímpica ▪ Perfuração do palato duro ▪ Arco palatino elevado ▪ Prognatismo ▪ Dentes incisivos medianos superiores com deformidades (dentes de Hutchinson) ▪ Molares em amora
Parvovírus B19	▪ Edema subcutâneo ▪ Púrpura
Hepatite B	▪ Icterícia
Hepatite C	▪ Sem manifestações cutâneas específicas
Zika	▪ Sem manifestações cutâneas específicas
Covid-19	▪ Sem manifestações cutâneas específicas

TOXOPLASMOSE CONGÊNITA

Epidemiologia

A prevalência da toxoplasmose na população pode chegar a 50%, dependendo das condições de higiene e hábitos alimentares. A infecção de gestantes ocorre em 2 a 3 a cada 1.000 gestações, sendo que em 33 a 40% destes casos ocorrerá a transmissão do parasita ao feto por via transplacentária. O terceiro trimestre da gestação é o período com maior risco de transmissão, sendo de até 70% na 36ª semana de gestação; no entanto, a infecção mais tardia apresenta menor gravidade em relação aos trimestres anteriores. Cerca de 25% dos fetos expostos ao parasita na vida intrauterina desenvolvem a toxoplasmose congênita, mas apenas 16% têm manifestações clínicas. Dentre essas, 3 a 5% são formas graves.

No Brasil, a soroprevalência de mulheres em idade fértil para *Toxoplasma gondii* é de 77% e a prevalência de toxoplasmose congênita é de 0,1 em 1.000 nascidos vivos. A triagem sorológica materna para essa infecção é obrigatória na avaliação pré-natal como medida de política pública para redução do número de casos de toxoplasmose congênita. Tanto a toxoplasmose gestacional como a congênita são doenças de notificação compulsória.

Patogenia

O *Toxoplasma gondii* é um protozoário intracelular obrigatório que tem como hospedeiro principal os felinos, e como hospedeiros ocasionais outros mamíferos e aves. Adquire-se a infecção pela ingestão ou inalação de oocistos presentes em solo contaminado por fezes de gatos, ou pela ingestão de cistos de *T. gondii* presentes na carne crua ou malcozida. A transmissão também pode ocorrer por transfusão de sangue e derivados, transplante de órgãos, por via transplacentária ou inoculação direta. No ser humano, os parasitas são fagocitados por leucócitos e se instalam em diversos tecidos (músculo esquelético, miocárdio, linfonodos, sistema nervoso central, retina), onde realizam reprodução assexuada.

A gestante deve apresentar parasitemia para que o *T. gondii* consiga atravessar a barreira hemato-placentária e infectar o feto. Isso ocorre em casos de toxoplasmose aguda ou reativação, comum em pacientes imunossuprimidos ou em raros casos de reinfecção. Em geral, as gestantes com toxoplasmose aguda apresentam sintomas não específicos ou são assintomáticas, o que dificulta o diagnóstico precoce da toxoplasmose congênita.

Quadro clínico

Apenas 10 a 30% das crianças com toxoplasmose congênita apresentam anormalidades durante o período neonatal, como restrição de crescimento intrauterino, prematuridade, anormalidades liquóricas, cicatrizes de retinocoroidite e sintomas não específicos, como as manifestações dermatológicas. As manifestações cutâneas ocorrem em 25% dos casos e as mais comuns são: icterícia, devido a hiperbilirrubinemia direta; púrpura, como petéquias e equimoses; síndrome do *blue berry muffin baby*. Esta última se caracteriza pela presença de pápulas e máculas eritemato-violáceas e purpúricas disseminadas, em forma de domo, em quantidade variada, ao nascimento ou nas primeiras 24 horas de vida, com duração de 3 a 6 semanas, quando as lesões desaparecem espontaneamente. Essas estruturas realizam a hematopoese dérmica. Durante a embriogênese, a hematopoese extramedular é um fenômeno fisiológico que ocorre em vários órgãos, como na derme. Esse processo ocorre até cerca da 34ª a 38ª semanas de gestação, quando leucócitos fagocitam os eritroblastos responsáveis pela produção de células sanguíneas. A manutenção da hematopoese extramedular pós-natal indica que a hematopoese medular é incapaz de suprir as necessidades do organismo. Esse fenômeno ocorre nas infecções congênitas e nas discrasias sanguíneas. Diagnósticos diferenciais de lesões da síndrome do *blueberry muffin baby* são neoplasias cutâneas ou malformações vasculares. O paciente pode apresentar também um exantema maculopapular, urticária ou eritema polimorfo quando a infecção materna ocorre próximo ao nascimento (Tabela 2).

A maior parte dos pacientes com toxoplasmose congênita apresentará sintomas tardiamente, principalmente oftalmológicos e neurológicos.

Diagnóstico

O diagnóstico de toxoplasmose gestacional é realizado quando há títulos elevados de IgM e IgG, com baixa avidez de IgG. Em casos positivos, é indicada a amniocentese quatro semanas após a infecção materna (com limite para 21 semanas de gestação), para identificação do parasita por reação em cadeia da polimerase

TABELA 2 Manifestações clínicas extracutâneas da toxoplasmose congênita

Sistema acometido	Manifestações clínicas
Oftalmológico	Coriorretinite (20% ao nascimento e 90% na vida adulta se não tratado), iridociclite, microftalmia, perda visual
Neurológico	Convulsões, déficit cognitivo, microcefalia, hidrocefalia, encefalomielite, calcificação intracraniana, dilatação dos ventrículos cerebrais, disfunção motora e cerebelar, surdez neurossensorial
Cardíaco	Miocardite
Respiratório	Pneumonite intersticial
Reticuloendotelial	Hepatoesplenomegalia, linfadenopatia, anemia, trombocitopenia

em tempo real (RT-PCR) (sensibilidade de 70%).

A presença de manifestações clínicas características associada à detecção de títulos altos ou em elevação de anticorpo anti-*Toxoplasma gondii* (IgG, IgM e IgA) no sangue ou no líquido cefalorraquidiano fecham o diagnóstico de toxoplasmose congênita. É importante frisar que o recém-nascido apresenta IgG materno ao nascimento devido à sua transferência passiva na gestação, mas não IgM ou IgA. Na ausência da toxoplasmose congênita, os títulos de IgG decaem ao longo do primeiro ano de vida. Já a detecção de IgM ou IgA nos menores de seis meses de idade confirma toxoplasmose congênita. Técnicas de biologia molecular, como a reação em cadeia da polimerase (PCR), também podem ser utilizadas para diagnóstico desta doença. Outra forma de se realizar o diagnóstico é por meio da identificação do parasita nos cortes histológicos e por meio de imuno-histoquímica. A pesquisa direta do parasita é cara, demorada e disponível apenas nos centros de pesquisa.

Todos os casos suspeitos devem ser submetidos a exames clínico, neurológico, oftalmológico com fundoscopia, de imagem do sistema nervoso central e laboratoriais (hemograma e função hepática).

Diagnósticos diferenciais devem ser feitos com as outras doenças que causam síndrome TORCH e tuberculose.

Tratamento

Todas as crianças diagnosticadas com toxoplasmose congênita, sintomáticas ou assintomáticas, devem ser tratadas com sulfadiazina, pirimetamina e ácido folínico por 12 meses. Em casos mais graves, podem ser associados corticosteroides sistêmicos e clindamicina. Os exames diagnósticos devem ser repetidos um mês após a descontinuação das medicações. Os pacientes com toxoplasmose congênita e filhos de mães que tiveram toxoplasmose aguda na gestação devem ter acompanhamento multidisciplinar, pois apresentam alto risco de desenvolvimento de manifestações tardias e sequelas da doença. As crianças que receberam o tratamento para toxoplasmose congênita devem apresentar sorologia negativa após dois meses da suspensão da terapia.

As gestantes devem ser orientadas a não ingerirem carnes cruas ou malcozidas. Todas devem realizar sorologia de toxoplasmose durante o pré-natal, na primeira consulta. Em caso de infecção materna, se antes da 18ª semana de gestação, inicia-se o tratamento com espiramicina até a confirmação da infecção congênita. Caso ela seja confirmada por biologia molecular ou ultrassonografia, adiciona-se pirimetamina, sulfadiazina e ácido folínico ao tratamento.

RUBÉOLA CONGÊNITA

Epidemiologia

Os casos de rubéola congênita diminuíram a partir da instituição da vacinação contra sarampo, caxumba e rubéola. É recomendado que todas as mulheres em idade fértil sejam vacinadas, a fim de reduzir o número de casos da doença em gestantes. A contaminação materna ocorre quando há inalação de aerossóis contendo partículas virais expelidas por indivíduos infectados.

Neonatos com rubéola congênita podem ser carreadores crônicos do vírus e transmiti-lo para outras pessoas, logo deve-se evitar o seu contato com gestantes até o primeiro ano de vida, ou somente após negativação de duas culturas virais com intervalo de um mês entre as coletas.

Patogenia

A rubéola é causada por um vírus de fita simples de RNA e é transmitida por via transplacentária em casos de infecção primária materna com viremia, principalmente durante os 1º e 2º trimestres gestacionais. Cerca de 90% dos fetos expostos ao vírus no 1º trimestre desenvolvem infecção e, em geral, apresentam manifestações clínicas mais graves, sendo o aborto muito frequente. O risco de desenvolver rubéola congênita no 2º trimestre é reduzido para 10 a 20%, porém se eleva para 60% no termo. O momento da exposição fetal ao vírus define não apenas o risco do desenvolvimento de alterações congênitas, mas também o tipo de alteração, a depender da fase da organogênese em que o feto se encontra, pois esse vírus causa tanto necrose e inflamação tecidual como altera a divisão celular.

Quadro clínico

A rubéola pode levar a perda fetal, prematuridade e aumento da mortalidade neonatal (20%). A maioria dos pacientes com rubéola congênita desenvolvem mais de uma anormalidade congênita, porém apenas 30% apresentam sintomas durante o período neonatal. As alterações dermatológicas encontradas são diversas: petéquias e equimoses na face e no tronco superior, síndrome do *blueberry muffin baby*, eritema reticulado nas regiões acrais e face, eritema e descamação na face, dermatite seborreica-símile, vasculite de pequenos vasos, hiperpigmentação da face, umbigo e áreas traumatizadas da pele, manifestações associadas à instabilidade vasomotora (cianose e livedo reticular de extremidades, *flushing* associado a alterações de temperatura). Mais raramente, o recém-nascido pode apresentar um exantema maculopapular disseminado, associado a infecção pela rubéola recente, que persiste por algumas semanas. Pode ocorrer ainda alteração do padrão de dermatóglifos (Tabela 3).

Diagnóstico

Sorologia positiva para IgM antirrubéola é positivo ao nascimento até os 3

TABELA 3 Manifestações clínicas extracutâneas da síndrome da rubéola congênita

Sistema acometido	Quadro clínico
Auditivo	Alteração auditiva sensorial (anormalidade mais comum, com surdez presente em 6% dos pacientes até os 2 anos de idade, e prevalência de 86% na vida adulta).
Oftalmológico	Catarata, microftalmia, pigmentação retiniana, glaucoma, coriorretinite, opacidade corneana.
Cardiovascular	Cardiopatias congênitas acianóticas, ducto arterioso patente, coarctação da aorta, tetralogia de Fallot, defeito do septo ventricular, estenose da artéria pulmonar, miocardite, hipertensão arterial.
Neurológico	Alterações auditivas centrais, microcefalia, hidrocefalia, panencefalite progressiva, meningoencefalite aguda, retardo no desenvolvimento neuropsicomotor, convulsões.
Endócrinas	Pancreática (*diabetes mellitus*, insuficiência pancreática crônica), tireoidiana (hipertireoidismo, tireoidite), deficiência de hormônio de crescimento.
Reticuloendotelial	Hepatoesplenomegalia, linfadenopatia (com aumento do número de plasmócitos), hipoplasia tímica, hiperplasia de medula óssea, com redução de megacariócitos, anemia, trombocitopenia, hipogamaglobulinemia.

meses de idade em casos de rubéola congênita. O título de IgG se eleva ou se mantém estável dos 7 aos 11 meses de idade. O título de anticorpos não se correlaciona com a gravidade do quadro. O vírus pode ser isolado por PCR ou cultura da urina, do sangue, do líquido cefalorraquidiano ou do *swab* da nasofaringe de pacientes com rubéola congênita do nascimento aos 6 meses de idade.

Os diagnósticos diferenciais devem ser feitos com as outras infecções congênitas da síndrome TORCH.

Tratamento

Não existe tratamento específico para a rubéola congênita. A criança deve ser acompanhada por uma equipe multiprofissional, para redução de sequelas e melhora da sua qualidade de vida.

A vacinação é recomendada a partir do primeiro ano de vida. Caso as mulheres em idade fértil não tenham evidências de imunidade contra rubéola, é recomendada a sua vacinação com uma dose de sarampo-rubéola-caxumba ou tríplice viral. A vacinação é contraindicada em gestantes.

CITOMEGALOVIROSE CONGÊNITA

Epidemiologia

A infecção pelo citomegalovírus (CMV) é muito comum. Cerca de 10% de pacientes do sexo feminino e 30% do sexo masculino apresentam evidência sorológica de contato prévio com o CMV aos 10 anos de idade, e esta prevalência aumenta com a idade. 20 a 50% das mulheres em idade fértil não se expuseram ao vírus previamente, apresentando risco para citomegalovirose primária durante a gestação e, portanto, de transmissão transplacentária do vírus ao feto. Das gestantes infectadas, 40% têm filhos com CMV congênita. Esta é a infecção congênita viral mais comum em humanos, com incidência de 0,3 a 2,2% dentre os nascidos vivos. Entretanto, menos de 5% dos neonatos infectados apresentam manifestações clínicas. Quanto mais precoce é a viremia materna na gestação, mais grave é o quadro apresentado pela criança.

Patogenia

O CMV é um vírus de DNA dupla fita que faz parte da família *Herpesviridae* (herpes vírus 5). Como característica desta família, o CMV também causa infecção primária, apresenta períodos de latência intercalados com reativações possíveis. A transmissão transplacentária do vírus ao feto pode ocorrer tanto na primoinfecção materna como na reativação da infecção viral. Anticorpos anti-CMV não impedem uma reinfecção por este vírus.

Quadro clínico

Mais de 90% dos casos de infecção congênita pelo CMV são assintomáticos ou apresentam manifestações clínicas leves no período neonatal. Dentre as manifestações dermatológicas da citomegalovirose congênita, podemos citar petéquias (ocorrem em 80% dos casos, reflexo da trombocitopenia apresentada pelos pacientes, que se desenvolvem após o nascimento e podem persistir por até um ano), icterícia por hiperbilirrubinemia direta e a síndrome do *blueberry muffin baby* ao nascimento (Tabela 4).

Diagnóstico

A sorologia permite a detecção de anticorpos IgM anti-CMV precocemente nos neonatos com citomegalovirose congênita. Falso-positivos podem ocorrer em casos de infecção pelo herpes vírus 3 (varicela). O teste de fixação de complemento tem maior sensibilidade e especificidade, utilizado com teste confirmatório. Pode-se ainda realizar a cultura viral de amostras de urina, sangue periférico, saliva etc.

Os achados histológicos mostram inclusões eosinofílicas intranucleares nas células infectadas.

Os diagnósticos diferenciais devem ser feitos com as infecções congênitas da síndrome TORCH.

Tratamento

Não há tratamento específico contra a citomegalovirose neonatal. Todos os pacientes com esse diagnóstico devem ser

TABELA 4 Manifestações clínicas extracutâneas da citomegalovirose congênita

Sistema acometido	Manifestações clínicas
Gastrointestinal	Atresia biliar, atresia de esôfago, estenose colônica, estenose ileal, malformação pilórica, hepatite, cirrose hepática.
Neurológico	Microcefalia, surdez, encefalite, hidrocefalia, atraso no desenvolvimento neuropsicomotor, alterações motoras, calcificações cerebrais (associadas a acometimento neurológico severo).
Oftalmológico	Coriorretinite, estrabismo, atrofia do nervo óptico, catarata.
Respiratório	Pneumonite.
Renal	Glomerulonefrite.
Reticuloendotelial	Hepatoesplenomegalia (alteração mais comum), trombocitopenia, coagulação intravascular disseminada.

acompanhados por uma equipe multidisciplinar para a identificação precoce de manifestações tardias da doença.

INFECÇÃO CONGÊNITA PELO VÍRUS HERPES SIMPLES

Epidemiologia

A infecção congênita pelo herpes vírus simples (HSV) é muito rara, apesar de a taxa de incidência de infecção ativa por este vírus na gestação ser de 2,5%. Primoinfecções maternas têm maior risco de transmissão vertical do que infecções herpéticas recorrentes. A infecção neonatal pelo herpes simples, adquirida no momento do parto pelo contato com lesões herpéticas genitais maternas (presentes a partir da 32ª semana de gestação), ocorre em até 10% dos nascidos vivos. Nesse caso, o risco de infecção do neonato é de 40% quando há infecção genital materna e parto vaginal com rotura de membranas por mais de quatro horas.

A infecção congênita por herpes simples apresenta grande mortalidade e morbidade, com graves sequelas neurológicas.

Patogenia

O herpes simples congênito é causado pelos HSV tipo 1 e 2, da família *Herpesviridae*. Eles são vírus de DNA dupla fita, que causam primoinfecção, permanecem em latência e ocasionam recorrências. A maioria dos casos de infecção congênita é causada pelo HSV2, classicamente definido como o responsável por infecções genitais. Entretanto, o número de casos de infecções genitais causadas pelo HSV1, bem como das infecções extragenitais causadas pelo HSV2, tem se elevado.

A infecção congênita pelo HSV 1 e 2 ocorre por via transplacentária associada a viremia materna ou ainda por infecção corioamniótica associada a infecção do colo do útero materno.

Quadro clínico

As apresentações dermatológicas são comuns nos casos de herpes simples congênito. Icterícia, vesículas e vesicopústulas agrupadas sobre base eritematosa, lesões cicatriciais, síndrome do *blueberry muffin baby*, púrpura (petéquias e equimoses) associada a trombocitopenia estão entre os achados cutâneos mais comuns. Lesões herpéticas que surgem até 48 horas após o nascimento são consideradas como de transmissão transplacentária.

No herpes neonatal, as lesões mucocutâneas herpéticas podem ser localizadas ou disseminadas, acompanhadas ou não de comprometimento visceral, como encefalite, com início do quadro com até uma semana de vida (Tabela 5).

Diagnósticos diferenciais: infecções congênitas da síndrome TORCH, impetigo bolhoso, candidíase cutânea congênita, incontinência pigmentar, eritema tóxico neonatal, melanose pustulosa neonatal transitória, infecção pelo *Haemophilus influenzae* tipo B.

Diagnóstico

O teste de Tzank pode ser realizado a partir do raspado do fundo das lesões vesiculares, sendo observadas células gigantes multinucleadas com inclusões virais presentes no esfregaço da lesão por herpes simples (Figura 2). As culturas virais também podem ser realizadas para auxiliar no diagnóstico.

TABELA 5 Manifestações clínicas extracutâneas da infecção congênita por herpes simples

Sistema acometido	Manifestação clínica
Neurológico	Microcefalia, hidrocefalia, opistótono, convulsões, déficit cognitivo, déficit auditivo
Oftalmológico	Microftalmia, coriorretinite
Respiratório	Pneumonite
Cardiovascular	Ducto arterioso patente, miocardite
Musculoesquelético	Retardo de crescimento intrauterino, anormalidades nos membros
Reticuloendotelial	Hepatoesplenomegalia, trombocitopenia, coagulação intravascular disseminada

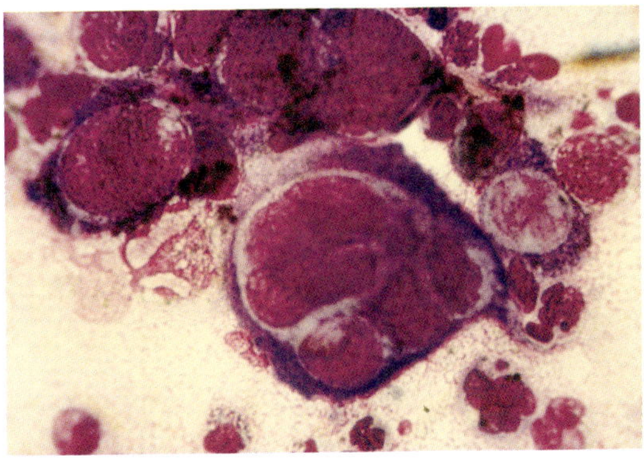

FIGURA 2 Teste de Tzank – Células gigantes multinucleadas.

Tratamento

O tratamento deve ser realizado com aciclovir na dose de 30 mg/kg/dia por via intravenosa, por 10 dias. Há necessidade de seguimento a longo prazo por uma equipe multidisciplinar no caso do herpes congênito, pois os pacientes podem apresentar sintomas tardios, principalmente neurológicos.

SÍFILIS CONGÊNITA

Epidemiologia

A sífilis ou lues é uma doença sexualmente transmissível com alarmante aumento do número de casos no mundo. Um estudo de 2016 estimou a incidência de sífilis congênita em 3,51 por mil nascidos vivos e a taxa de transmissão vertical em 34,3%. A menor escolaridade materna, o início tardio do pré-natal, menor número de consultas e menor realização de exames foram alguns dos fatores associados ao risco de sífilis congênita. A lues é uma doença tratável e, portanto, a sífilis congênita pode ser prevenida. A infecção congênita pelo *Treponema pallidum* pode ser reduzida com o pré-natal adequado, rastreamento no primeiro trimestre gestacional e no pré-parto, tratamento precoce caso a sífilis materna seja diagnosticada, além de cuidados maternos para evitar infecção e reinfecção pela bactéria. O risco de desfechos desfavoráveis (aborto, natimorto, morte perinatal, prematuridade, baixo peso fetal e sífilis congênita) em uma gestante com sífilis não tratada é de 53 a 82%. É uma doença de notificação compulsória, incluída no Sistema de Informação de Agravos de Notificação (SINAN) em 1986.

Os principais fatores de risco para aumento da transmissão materno-fetal da sífilis são: altos títulos de anticorpos no teste não treponêmico, apresentação da doença materna como sífilis primária e secundária durante a gestação, ausência de terapêutica adequada e o curto tempo entre o tratamento completo da sífilis e o parto.

Patogenia

A sífilis é uma infecção causada por uma bactéria espiroqueta denominada *Treponema pallidum*, sendo a principal forma de transmissão a sexual. Uma vez infectada, a gestante não tratada ou inadequadamente tratada pode transmitir a bactéria para o concepto por via transplacentária. Essa transmissão pode ocorrer em qualquer período gestacional e fase da sífilis materna. Gestantes com sífilis primária e secundária apresentam taxa de infecção por via transplacentária de 70 a 100%, e com as demais fases da doença, de 30%. A transmissão pode ocorrer ainda por meio do contato da criança com lesões contendo treponemas no canal de parto ou mesmo na amamentação.

Quadro clínico

A sífilis congênita é classificada como sífilis congênita precoce (manifestações clínicas até os dois anos de idade) e sífilis congênita tardia (quadro clínico inicia após os dois anos de idade). Cerca de dois terços dos casos de sífilis congênita são assintomáticos ou apresentam sinais e sintomas não específicos ao nascimento (Tabela 6). As lesões dermatológicas características da sífilis congênita precoce surgem na 1ª a 2ª semanas de vida e são lesões nas mucosas, exantema maculopapular disseminado, com placas eritemato-acastanhadas distribuídas simetricamente (Figuras 3 e 4), com acometimento de palmas e plantas (Figura 5), sifílides papulosas (pápulas infiltradas eritemato-acastanhadas que, em áreas periorificiais, podem gerar fissuras, e, nas áreas com maceração, geram lesões condilomatosas), edema, icterícia, púrpura, pênfigo sifilítico (lesões vesicobolhosas palmoplantares que contêm grande quantidade de treponemas), descamação acral, lesões em alvo e eritema multiforme símile. As lesões podem persistir até o 3º mês de vida. Lesões cutâneas atípicas também podem estar presentes e dificultar o diagnóstico. Queratodermia nas palmas e plantas com eritema, descamação e fissuras é um exemplo. Os achados dermatológicos característicos da sífilis congênita tardia são as fissuras periorais (rágades), nariz em sela, fronte olímpica, perfuração do palato duro e arco palatino elevado, prognatismo, dentes incisivos medianos superiores com deformidades (dentes de Hutchinson), molares em amora.

Diagnóstico

Todas as gestantes devem realizar sorologia para sífilis na primeira consulta do pré-natal e por volta da 28ª semana de gestação. Caso o pré-natal não tenha sido realizado de forma adequada, todas as parturientes devem realizar triagem sorológica para sífilis.

TABELA 6 Manifestações clínicas extracutâneas da sífilis congênita

Sistema acometido	Manifestação clínica da sífilis congênita precoce	Manifestação clínica da sífilis congênita tardia
Respiratório	Congestão e secreção nasal serossanguinolenta, pneumonia	
Reticuloendotelial	Linfonodomegalia generalizada, hepatomegalia, esplenomegalia, anemia hemolítica Coombs negativo, leucopenia ou leucocitose, trombocitopenia	
Osteomuscular	Osteocondrite, periostite, osteíte, pseudoparalisia de Parrot, osteíte, dactilite e lesões simétricas nos ossos longos	Tíbia em lâmina de sabre, articulações de Clutton, fronte olímpica, nariz em sela
Renal	Síndrome nefrótica, hidropsia	
Neurológico	Convulsões, meningite	Meningite, infarto, hidrocefalia, surdez neurológica, déficit cognitivo
Oftalmológico		Coriorretinite, glaucoma, ceratite intersticial

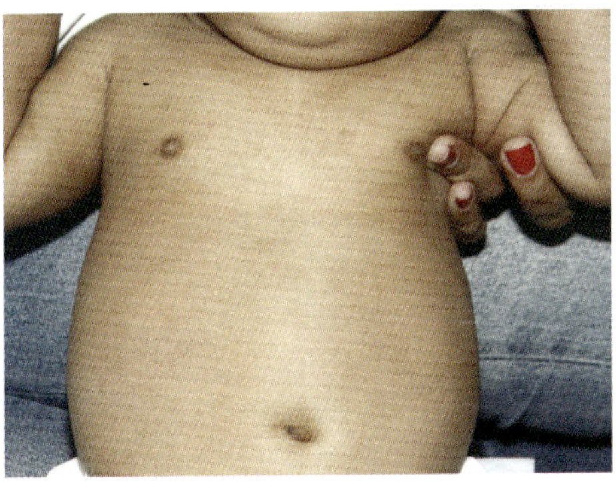

FIGURA 3 Sífilis congênita – lesões eritemato-acastanhadas no tronco.

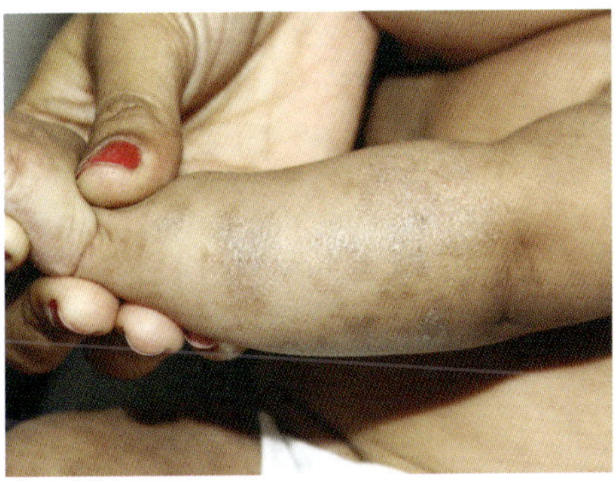

FIGURA 4 Sífilis congênita – lesões eritemato-acastanhadas no membro superior.

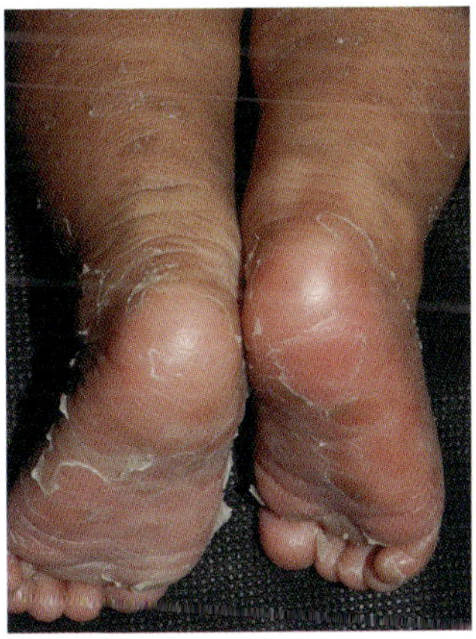

FIGURA 5 Sífilis congênita – lesões acrais.

O diagnóstico da sífilis congênita deve ser feito a partir da avaliação clínica, epidemiológica, laboratorial e imaginológica da criança. A sorologia é o principal método utilizado para o diagnóstico de sífilis. Há dois tipos de sorologia contra sífilis: o teste treponêmico e o teste não treponêmico, que são complementares e importantes no diagnóstico da sífilis congênita.

Após o nascimento, o neonato deve realizar os testes não treponêmicos VDRL (*Venereal Diseases Research Laboratory*) ou RPR (*Rapid Plasma Reagin*), que apresentam alta sensibilidade (VDRL de 78 a 100% e RPR de 86 a 100%). Esses testes permitem a titulação dos anticorpos, possibilitando o acompanhamento sistemático da terapêutica, com redução dos títulos com o tratamento adequado. A sífilis congênita deve ser suspeitada quando os títulos apresentados pela criança ao nascimento forem maiores do que os apresentados pela mãe, ou ainda quando não há negativação do VDRL aos seis meses de idade. Deve-se atentar ao efeito prozona, quando o resultado é falso-negativo devido à concentração elevada de anticorpos presentes na amostra. Dessa forma, a amostra deve ser devidamente diluída para se realizar a análise. Ademais, caso a infecção tenha sido muito próxima ou durante o parto, as sorologias iniciais podem ser negativas. Dessa forma, a sorologia deve ser repetida aos três meses de idade em caso de epidemiologia positiva.

Quando os testes não treponêmicos são positivos, deve-se realizar um teste treponêmico para confirmação da infecção: FTA-Abs (*Fluorescent treponema antibody-absorption*) (especificidade de 94 a 100%), ELISA (*Enzyme-linked immunosorbent assay*) (especificidade de 97 a 100%), TPHA (*Treponema pallidum hemaglutination*) (especificidade de 85 a 100%). Os testes treponêmicos indicam contato prévio com a bactéria, pois uma vez positivos, assim permanecem pelo resto da vida, independentemente de o indíviduo ter sido tratado ou não. É importante se atentar ao fato de que a criança não infectada, mas filha de mãe com sorologia positiva para sífilis, pode apresentar IgG por alguns meses, por transferência passiva de anticorpos maternos, que tende a declinar com o tempo. A sífilis congênita é confirmada quando há indicação de estabilidade ou elevação dos títulos de anticorpos antitreponêmicos ou ainda quando a sorologia é reagente após os 18 meses de vida.

O diagnóstico de sífilis congênita também pode ser feito por meio da análise da placenta e do cordão umbilical por meio da microscopia de campo escuro, em que se identificam as espiroquetas móveis (sensibilidade de 74 a 86% e especificidade até 97%), porém esse método não é amplamente disponível. O campo escuro também pode ser utilizado para avaliar lesões cutaneomucosas ricas em treponemas. A imunofluorescência direta é outra técnica utilizada para pesquisa do agente etiológico, com sensibilidade de 73 a 100% e especificidade de 89 a 100%. Técnicas de biologia molecular também podem ser utilizadas para esta finalidade, mas estão menos disponíveis.

Os recém-nascidos filhos de mães com sífilis não tratadas ou inadequadamente tratadas devem realizar de forma mandatória os seguintes exames: hemograma, radiografia de ossos longos e análise do líquido cefalorraquidiano para exclusão de neurossífilis.

Tratamento

O tratamento da gestante deve ser realizado com penicilina benzatina intramuscular ao diagnóstico, sendo que a dose deve ser adequada à fase da infecção que ela apresenta. Em caso de hipersensibilidade a penicilina, a paciente deve ser dessensibilizada. O tratamento da gestante com outras drogas é considerado inadequado. O parceiro também deve ser tratado, para que a gestante seja considerada adequadamente tratada. Caso o tratamento da gestante seja instituído em menos de 30 dias antes do parto, ele é considerado inadequado.

Em casos de suspeitas clínicas, sorológicas, radiológicas e/ou hematológicas, o recém-nascido deve ser isolado e receber 50.000 UI/kg/dose de penicilina G cristalina por via endovenosa a cada 12 horas nos primeiros 7 dias de vida, e após, a cada 8 horas, por 10 dias. Como opção, exceto para neurossífilis, pode ser administrada a penicilina G procaína 50.000 UI/kg, dose única diária, por via intramuscular, por 10 dias. Pacientes assintomáticos, sem alterações nos exames, porém com epidemiologia positiva, devem receber 50.000 UI/kg de penicilina G benzatina por via intramuscular, dose única. Em caso de suspeita de sífilis congênita em locais em que não seja possível realizar exames complementares para confirmar a infecção, o recém-nascido deve ser tratado empiricamente e ter acompanhamento adequado. Em casos de impossibilidade de seguimento clínico pediátrico, toda criança deve ser tratada com o primeiro esquema descrito.

Após o 28º dia de vida, caso haja confirmação de sífilis congênita ativa, a criança deve ser tratada com penicilina G cristalina 50.000 UI/kg/dose, a cada 4 horas, ou penicilina G procaína, a cada 12 horas.

O seguimento deve ser realizado mensalmente até o 6º mês de vida e então, a cada dois meses, até completar um ano de idade. O VDRL deve ser repetido com 1, 3, 6, 12 e 18 meses de idade ou até que dois exames tenham resultados negativos. A ausência de negativação ou elevação dos títulos dos exames não treponêmicos obriga o médico a reinvestigar o paciente. O exame treponêmico deve ser realizado apenas após o 18º mês de vida para se confirmar o quadro de sífilis congênita.

INFECÇÃO POR PARVOVÍRUS B19

Epidemiologia

Trinta e cinco a 55% das mulheres em idade fértil são susceptíveis à infecção pelo parvovírus B19. A prevalência de infecção durante a gestação é de 1 a 2%, sendo que o risco de transmissão vertical é de 35% em 1 a 3 semanas após a infecção materna.

Patogenia

O parvovírus B19 é um vírus de DNA simples fita da família *Parvoviridae* que tem alta afinidade por células eritropoiéticas, endoteliais e miocárdicas. A sua transmissão ocorre por meio da inalação de gotículas contaminadas, pelo contato com sangue e derivados e via transplacentária. Em geral, a infecção primária em adultos é geralmente assintomática, o que dificulta o diagnóstico precoce. A infecção fetal pode se resolver espontaneamente ou resultar em consequências graves, como aborto, prematuridade, miocardite e hidropsia fetal. Acredita-se que quadros mais severos ocorrem quando a infecção do feto se dá no final do primeiro trimestre de gestação.

Quadro clínico

As apresentações dermatológicas mais comuns são o edema de subcutâneo e a púrpura (Tabela 7).

Diagnóstico

Não há protocolos de rastreamento de parvovirose materna em gestantes. Anormalidades na ultrassonografia da 1ª a 33ª semanas de gestação, sintomas maternos, exposição da gestante ao vírus permitem a suspeita de parvovirose congênita. A infecção materna é confirmada pela detecção de IgM antiparvovírus B19 ou por PCR. A infecção fetal pode ser confirmada por PCR do líquido amniótico.

Tratamento

Não há tratamento específico contra a parvovirose. Em casos de aplasia de células vermelhas, a transfusão pré-natal em casos de hidropsia fetal e pós-natal e o uso de gamaglobulina intravenosa são opções terapêuticas.

INFECÇÃO CONGÊNITA PELO VÍRUS DA HEPATITE B

Epidemiologia

O vírus da hepatite B (HBV) é transmitido ao feto durante a gestação em apenas 2 a 4%, sendo que, na maioria dos casos, a transmissão ocorre durante o trabalho de parto. Acredita-se que a infecção intraútero ocorra por via transplacentária ou pela ingestão crônica de líquido amniótico contaminado pelo feto. A infecção perinatal ocorre em um terço dos casos de infecção pelo HBV em todo o mundo. Cerca de 90% dos casos de infecção perinatal ou no primeiro ano de vida, desenvolvem hepatite B crônica.

Patogenia

O HBV é um vírus de dupla fita de DNA circular, com tropismo por hepatócitos.

Quadro clínico

Em geral, a infecção congênita pelo HBV é assintomática ao nascimento e no período neonatal. Dependendo da resposta imunológica ao vírus, esta criança poderá adquirir *status* de: imunotolerante,

TABELA 7 Manifestações clínicas extracutâneas da infecção congênita por parvovírus B19

Sistema acometido	Manifestações clínicas
Oftalmológico	Microftalmia, anormalidades retinianas e corneanas
Gastrointestinal	Hepatoesplenomegalia
Cardiovascular	Miocardite, insuficiência cardíaca
Reticuloendotelial	Anemia grave, trombocitopenia, aplasia de células vermelhas
Neurológico	Meningoencefalite

imunologicamente ativa, carreador inativo ou com infecção ativa, que podem apresentar leves alterações no nível de transaminases hepáticas, a hepatite aguda, com icterícia, anorexia e vômitos.

Diagnóstico

Todas as gestantes devem realizar sorologia contra hepatite B durante o pré-natal e antes do parto. A positividade para AgHBs indica presença do vírus e, portanto, risco aumentado de infecção congênita e perinatal.

Tratamento

Recém-nascidos filhos de mães AgHBs positivo devem receber imunoglobulina anti-HBV (HBIG) e a vacina contra hepatite B nas primeiras 12 horas de vida. As demais doses da vacina contra HBV devem ser realizadas até os seis meses de vida. A sorologia dessas crianças deve ser realizada aos 9 e 18 meses de vida.

INFECÇÃO CONGÊNITA PELO VÍRUS DA HEPATITE C

Epidemiologia

O risco de transmissão vertical do vírus da hepatite C (HCV) é de 4 a 8%. Esse risco é maior em casos de coinfecção pelo HIV, podendo atingir 10,8%.

Patogenia

O HCV é um vírus de simples fita de RNA com alta afinidade por hepatócitos. A transmissão intraútero ocorre apenas se a gestante apresenta viremia, porém as formas de transmissão e o momento em que isso ocorre ainda não foram bem estabelecidos.

Quadro clínico

Crianças infectadas pelo HCV são geralmente assintomáticas até os cinco anos de idade. Porém, 80% dos casos desenvolvem hepatite crônica ao longo da vida.

Diagnóstico

É recomendado o *screening* durante a gestação, principalmente em mulheres com alto risco (infecção pelo HIV, história de uso de drogas injetáveis). O diagnóstico de infecção congênita ou perinatal pelo HCV deve ser realizada por meio de testes de biologia molecular entre o 1º e o 2º meses de vida. A sorologia em crianças deve ser realizada após os 18 meses de vida, quando os níveis de anticorpos maternos são reduzidos.

Tratamento

O uso de interferon, ribavirina ou gamaglobulina intravenosa, utilizadas em crianças a partir dos três anos de idade, não são indicados em idades menores nem em gestantes para prevenir a transmissão vertical.

INFECÇÃO CONGÊNITA PELO ZIKA VÍRUS

A síndrome congênita pelo zika vírus (ZIKV) ocorre quando há transmissão desse agente etiológico por via transplacentária da mãe para o feto e é determinada pela presença de calcificação intracraniana, volume cerebral reduzido e ventriculomegalia. A gestante adquire a infecção por picada de um vetor contaminado (mosquito *Aedes* sp.) ou por contato sexual.

O ZIKV é um vírus de RNA da família *Flaviviridae*, foi inicialmente isolado de macacos rhesus na floresta Zika, em Uganda, em 1947, sendo que a primeira contaminação humana foi reportada em 1952. Em 2015 ocorreu uma epidemia de infecção por esse vírus no Brasil, sendo que, em 2017, ocorreram 2.767 casos de infecção congênita pelo ZIKV reportados pela Organização de Saúde Pan-Americana.

A infecção congênita por ZIKV é conhecida por causar graves alterações neurológicas e craniofaciais devido a seu neurotropismo. Pode causar calcificações intracranianas, ventriculomegalia, microcefalia, atraso no desenvolvimento neuropsicomotor, desproporção craniofacial, alterações auditivas e visuais, suturas cranianas sobrepostas, osso occipital proeminente, excesso de pele na nuca, epilepsia, alterações motoras. Também se associa a insuficiência placentária, restrição de crescimento fetal, alterações oftalmológicas e perda fetal. Foi observado que manifestações cutâneas nas gestantes, como o exantema maculopapular, em vigência de infecção pelo ZIKV aumentam o risco de desfechos desfavoráveis ao concepto, com risco de desenvolvimento de alterações congênitas maior. Não há relatos de alterações dermatológicas específicas na infecção congênita pelo ZIKV.

COVID-19

Covid-19 é o quadro clínico causado pela infecção pelo vírus da *severe acute respiratory syndrome coronavirus 2* (SARS-CoV-2). Trata-se de um RNA vírus transmitido por via aérea, e que penetra nas células hospedeiras mediante ligação da sua proteína *spike* com o receptor da enzima conversora de angiotensina 2 presente em diversos tecidos.

Uma grande variedade de quadros dermatológicos tem sido relacionados à doença, e a transmissão materno-fetal do SARS-CoV-2 já foi documentada, apesar de rara; entretanto, quadros dermatológicos no neonato resultantes da transmissão vertical ainda não foram relatados.

CONCLUSÃO

As infecções congênitas são causa importante de morbimortalidade infantil, com graves sequelas. Essas doenças podem ser evitadas desde que um adequado pré-natal e acompanhamento da gestante e da criança sejam realizados. É de suma importância a instituição de políticas públicas que permitam a investigação, o diagnóstico precoce e a notificação desses agravos, além do acompanhamento das gestantes por uma equipe qualificada, com exames e tratamentos acessíveis, a fim de reduzir o número de desfechos desfavoráveis, realizar medidas profiláticas e bloquear rapidamente as fontes de transmissão.

SUGESTÕES DE LEITURA

1. Coyne CB, Lazear HM. Zika virus – reigniting the TORCH. Nat Rev Microbiol. 2016;14:707-715.
2. Domingues RMAM, Leal MC. Incidência de sífilis congênita e fatores associados à transmissão vertical da sífilis: dados do estudo Nascer do Brasil. Cad Saúde Pública. 2016;32(6):1-12.
3. Fine JD, Arndt KA. The TORCH syndrome: a clinical review. JAAD. 1985;12(4):697-706.
4. Keuning MW, Kamp GA, Schonenberg-Meinema D, Dorigo-Zetsma JW, van Zuiden JM, Pajkrt D. Congenital syphilis, the great imitator – case report and review. Lancet. 2020;20:e173-e179.
5. Mehta V, Balachandran C, Lonikar V. Blueberry muffin baby: a pictoral differential diagnosis. Dermatol Online J. 2008;14(2):8.
6. Neu N, Duchon J, Zachariah P. TORCH infections. Clin Perinatol. 2015;42:77-103.
7. Rivitti EA. Dermatologia de Sampaio e Rivitti. São Paulo: Artes Médicas; 2018.
8. Van DenWorm L, Khumalo NP. Skin manifestations are common and associated with higher prevalence of congenital abnormalities in Zika virus infection. IJD. 2017;56(12):1470-3.
9. Brasil. Secretaria de Vigilância em Saúde, Programa Nacional de DST e AIDS Diretrizes para o controle da sífilis congênita. Brasília: Ministério da Saúde; 2006.
10. Brasil. Secretaria de Vigilância em Saúde, Programa Nacional de Vigilância das Doenças Transmissíveis. Protocolo de notificação e investigação: Toxoplasmose gestacional e congênita. Brasília: Ministério da Saúde; 2018.
11. Schwartz DA, Dhaliwal A. Coronavirus diseases in pregnant women, the placenta, fetus, and neonate. Adv Exp Med Biol. 2021;1318:223-241.

CONTEÚDO COMPLEMENTAR

Utilize o QR code abaixo para acessar as questões comentadas do capítulo (senha: dermatologiaicr).

Seção 3

Doenças inflamatórias da pele e dos anexos

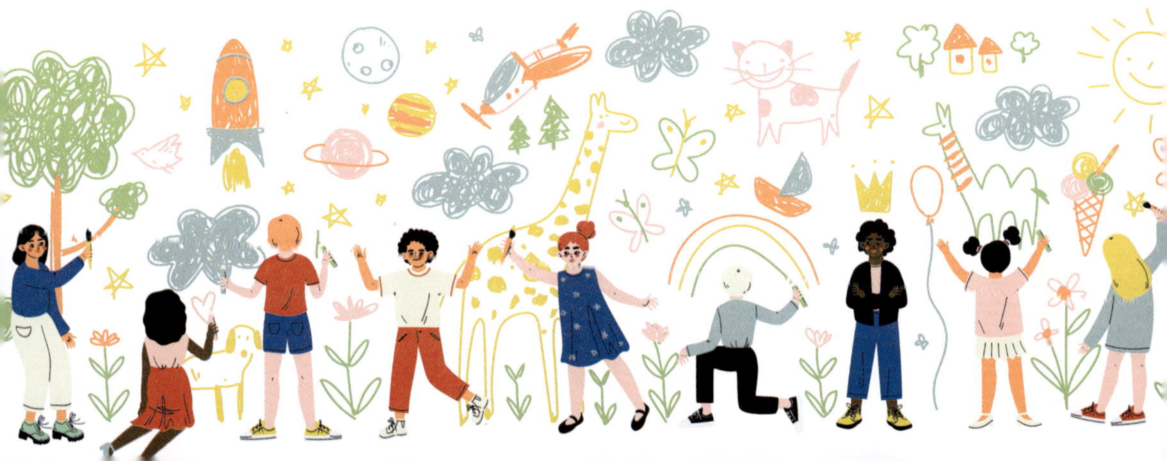

10

Dermatite atópica

Maria Cecilia da Matta Rivitti Machado

PONTOS-CHAVE DESTE CAPÍTULO

- A dermatite atópica caracteriza-se por prurido e lesões recorrentes de eczema, levando à inflamação e liquenificação da pele, com piora do prurido, formando o ciclo de prurido-escoriação.
- A etiologia da dermatite atópica está na disfunção da barreira cutânea, com diminuição da produção da filagrina, resposta imunológica inata e adaptativa disfuncional, e à alteração no microbioma.
- O diagnóstico da dermatite atópica é eminentemente clínico, baseado nas manifestações clínicas e no seu aparecimento precoce, geralmente nos dois primeiros anos de vida.
- O seu principal tratamento é a hidratação da pele e o uso de emolientes, sendo também utilizados os corticoides tópicos e os inibidores da calcineurina. Os anti-histamínicos orais podem ser utilizados quando o prurido for intenso.

INTRODUÇÃO

A dermatite atópica (DA) é uma doença inflamatória crônica e recorrente da pele, caracterizada clinicamente por prurido, pele seca e lesões eczematosas com distribuição típica; tem significativo impacto na vida do portador. Acomete indivíduos geneticamente predispostos e é agravada por condições ambientais e alterações no microbioma (Tabela 1).

PATOGENIA

A patogenia da DA é complexa e multifatorial. O quadro clínico da dermatite atópica resulta de defeitos na barreira cutânea, resposta imunológica inata e

TABELA 1 Epidemiologia da dermatite atópica

Características	Comentários
Gênero	Sem diferenças
Etnias	Todas, mas com características e gravidade distintas
Idade	Todas as idades, com predomínio em lactentes e pré-escolares
Prevalência	1,7-32,8% na infância, 1,2-9,7% em adultos
Fatores de risco	História familiar de atopia Tabagismo, especialmente materno Mutação do gene da filagrina Residir em cidades grandes, locais industrializados
Gatilhos	
Infecções	*Staphylococcus aureus*, vírus do herpes simples e *Malassezia* sp.
Ambiente	Clima frio, seco, água calcárea, banhos quentes, imersão prolongada em água
Cosméticos	Hidratantes de composição inapropriada Substâncias irritantes: álcalis (sabonetes), álcool
Alérgenos	Aeroalérgenos, alimentos, alérgenos tópicos (fragrâncias e conservantes)
Fatores psicossociais	Estresse psicológico
Associações	
Atopia	Rinite Asma Conjuntivite Alergia alimentar
Obesidade	-
Depressão e ansiedade	-
Doenças genéticas com imunodesregulação ou imunodeficiência	Síndrome de Netherton, síndrome de Blau, síndrome AIIDE, síndrome Yao*, CARD-11, doença granulomatosa crônica, imunodeficiência comum variável, imunodeficiência combinada grave, displasias ectodérmicas, síndrome de hiper-IgE com infecções recorrentes, síndromes diversas com imunodeficiência ou imunodesregulação
Doenças imunomediadas	Alopecia areata, vitiligo, doença celíaca
Impacto (*burden*)	
Social	Comprometimento da qualidade de vida do portador e de familiares/cuidadores
Sono	Má qualidade do sono: não repousante, acordar frequentemente, não conseguir dormir
Trabalho/escola	Absenteísmo e presenteísmo
Econômico	-
Rendimento	Disfunção cognitiva

* Síndrome Yao: febre periódica, dermatite, artrites, edema de extremidades, sintomas gastrointestinais e sintomas de síndrome sicca. Associa-se a variantes específicas de NOD2.
AIIDE: autoinflamação, desregulação imune, eosinofilia ou dermatite atópica, enterite, colite e eosinofilia. CARD-11: Caspase Recruitment Domain-Containing Protein 1. IPEX: imunodesregulação, poliendocrinopatia e enteropatia ligada ao X.

adaptativa disfuncional, e alteração do microbioma (Figura 1).

Disfunção da barreira cutânea

A pele constitui uma interface do organismo com o ambiente. Na função barreira da epiderme é especialmente relevante o funcionamento das camadas granulosa e córnea, as mais externas da epiderme. Simultaneamente modulam a perda de água para o meio externo e impedem a ação de agentes agressores, sejam eles físicos (p. ex., frio, baixa umidade), químicos (p. ex., substâncias alcalinas ou ácidas) ou biológicos (patógenos). Também são relevantes na função barreira:

- composição lipídica intercelular (colesterol, ceramidas, ácidos graxos). Lípides têm papel antimicrobiano, na lubrificação e na prevenção da desidratação;
- proteínas e aminoácidos relevantes para a manutenção do equilíbrio hídrico (filagrina, e aminoácidos do *natural moist fator* = NMF); mutações na filagrina são o fator de risco independente mais importante na dermatite

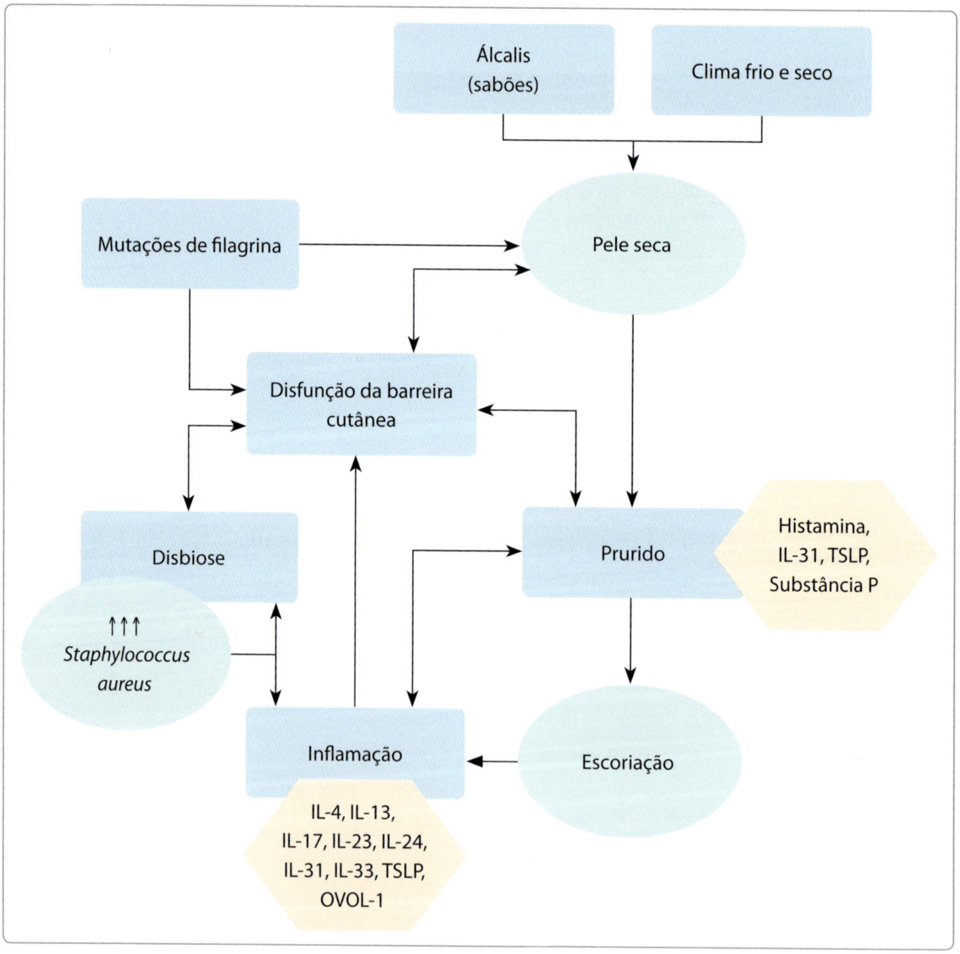

FIGURA 1 Patogenia da dermatite atópica.

atópica, sendo encontradas em cerca de 50% dos portadores;
- proteases, peptídeos antimicrobianos e mediadores da comunicação intercelular, como as claudinas e peptídeos antimicrobianos.

Assim, a pele do portador de dermatite atópica é xerótica (seca) e apresenta alterações mesmo em áreas não evidentemente comprometidas. A xerose favorece a penetração de agressores, amplifica e favorece a disfunção imunológica e o prurido. Condições climáticas que favorecem o ressecamento (clima frio e seco), banhos prolongados e quentes, escoriação induzida pelo prurido e substâncias irritantes prejudicam a barreira cutânea, desencadeando e mantendo a inflamação cutânea. Dentre as substâncias irritantes, destacam-se os limpadores com sabonetes agressivos, bem como emolientes com composição inadequada para a pele atópica.

Prurido

A DA é uma doença intensamente pruriginosa. O prurido é mediado pela liberação de mediadores como a histamina, a IL-31, o TSLP, a bradicinina e a substância P. Ocorre também hiperinervação e hipersensitização ao prurido. As escoriações resultantes contribuem para a disfunção da barreira cutânea pelo dano mecânico e ativação de proteases, bem como alteração do microbioma, favorecendo instalação de microrganismos patogênicos.

Disbiose

Disbiose é o termo que designa alterações do microbioma. Na DA verifica-se menor diversidade do microbioma, com proliferação de cepas de *Staphylococcus aureus* altamente patogênicas, toxigênicas e resistentes a antimicrobianos, que estimulam as vias inflamatórias e do prurido, contribuindo para o agravamento e perpetuação do quadro.

Inflamação

A resposta imunológica na DA sofre polarização Th2, Th1, Th17 ou Th22 de acordo com a idade, fase da doença e etnia. A polarização Th1 é importante na manutenção de lesões crônicas. A ativação de linfócitos CD4 helper Th2, leva à produção de IL-4 e IL-13, relevantes na manutenção da doença, e promove o desenvolvimento de linfócitos B e plasmócitos, induzindo sensitização mediada por IgE, que favorece as condições associadas: asma, rinite, conjuntivite e alergias alimentares. A resposta imune determinada pelas vias Th22 e Th17 contribuem para as lesões crônicas da doença, particularmente na infância, em asiáticos e de portadores de dermatite atópica intrínseca.

QUADRO CLÍNICO

O quadro clínico caracteriza-se fundamentalmente pelo prurido e por lesões recorrentes de eczema (Quadro 1). Para outros eczemas, consultar Capítulos 11– Dermatite de Contato e 12 – Disidrose.

As lesões típicas constituem os critérios maiores para o diagnóstico da DA (devem estar presentes três delas). Entretanto, numerosos outros sinais e sintomas representam manifestações sutis ou menos comuns da doença, bem como condições frequentemente associadas, sendo designados critérios menores (Tabela 2)

QUADRO 1 Características clínicas do eczema ou dermatite eczematosa ou dermatite atópica

Fase aguda (Figuras 2 e 3)
▪ Eritema avermelhado (peles claras) ou violáceo (peles escuras) ▪ Vesiculação ▪ Exsudação ▪ Crostículas hemáticas ou amareladas
Fase crônica (Figuras 4-7)
▪ Descamação ▪ Liquenificação ▪ Hipercromia residual (mais observada em peles mais escuras)
Fase subaguda
▪ Lesões já liquenificadas sofrem reagudização e tornam-se vesicocrostosas novamente

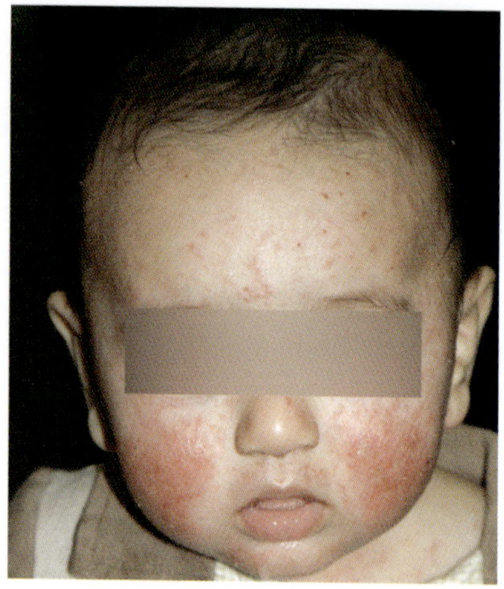

FIGURA 2 Dermatite atópica do lactente. Porção central da face caracteristicamente poupada; eritema, crostículas resultantes de microvesículas rotas, eritema, descamação na fronte e malares.

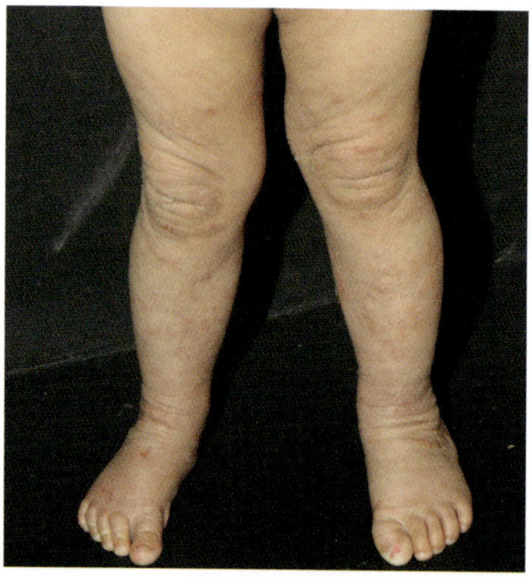

FIGURA 3 Dermatite atópica do lactente. Lesões eczematosas (isto é, que se apresentam com eritema, vesiculação, sinais de escoriações como crostas hemáticas, crostas melicéricas, descamação e infiltração) localizadas nas porções extensoras dos membros.

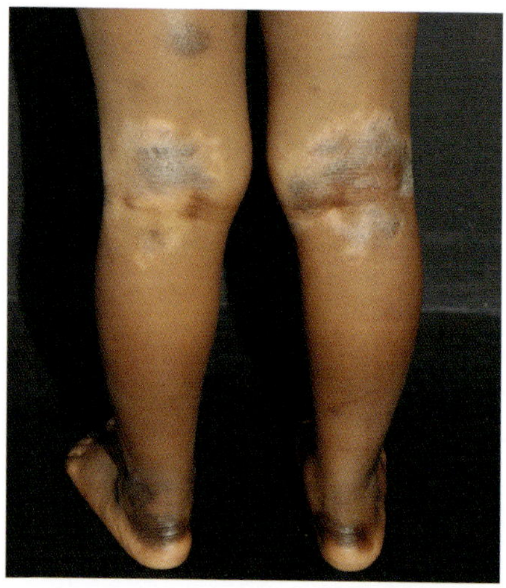

FIGURA 4 Dermatite atópica pré-puberal. Placas liquenificadas na região poplítea. Liquenificação refere-se ao espessamento da pele com acentuação dos sulcos, aqui associadas às alterações da pigmentação, características de processo inflamatório da pele escura. O eritema é arroxeado e circundado por áreas hipocrômicas com acentuação folicular. Na região do tornozelo, nota-se também pigmentação melânica.

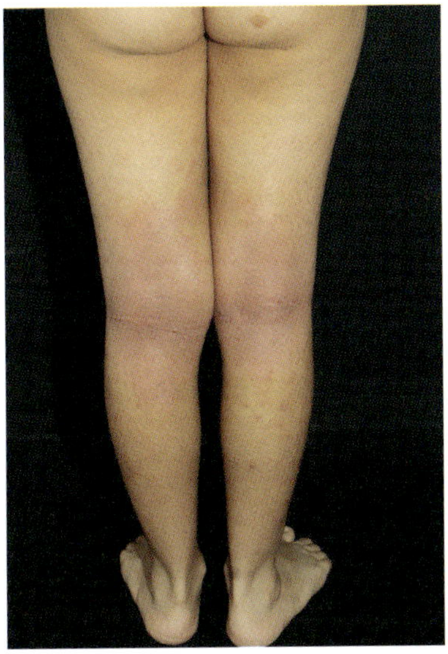

FIGURA 5 Eczema flexural com liquenificação em paciente de pele clara.

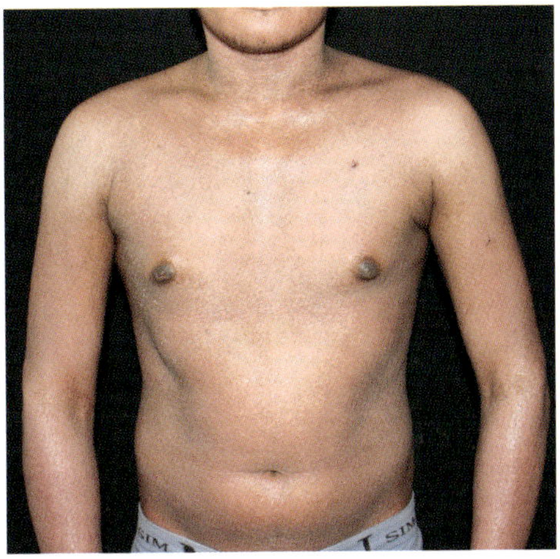

FIGURA 6 Dermatite atópica eritrodérmica em paciente de pele clara. Eritrodermia (ver capítulo 14 – Eritrodermia) é estado com eritema e descamação comprometendo 90% ou mais da superfície corpórea. Eczema de mamilos proeminente.

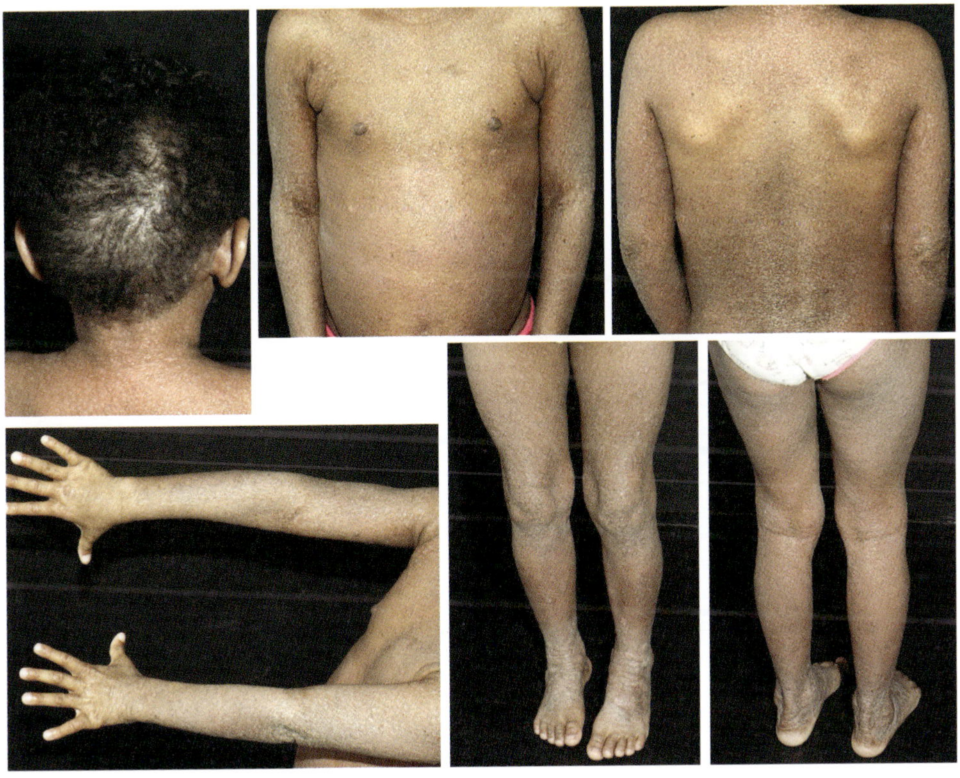

FIGURA 7 Dermatite atópica eritrodérmica em paciente de pele escura. Notar a extrema liquenificação no dorso dos pés, além do eritema e descamação generalizados.

TABELA 2 Quadro clínico da dermatite atópica e os critérios clínicos para o diagnóstico*

Critérios maiores de diagnóstico (3 ou mais devem estar presentes)		
1. Prurido	Intensidade variando de leve a muito intensa Piora com calor, estresse, sudorese e à noite	
2. Distribuição típica do eczema	Fase infantil (até 2 anos de idade)	Região malar Faces extensoras dos membros (punho, dorso dos pés)
	Fase pré-puberal	Dobra cubital e poplítea
	Fase adulta	Axilas, pescoço e nuca Dobras cubital e poplítea
3. Caráter recidivante		
4. História pessoal ou familiar de atopia	Asma, rinite, dermatite atópica	
Critérios menores de diagnóstico (3 ou mais devem estar presentes)		
Pele	Xerose = pele seca	
	Queratose pilar = hiperqueratose dos folículos pilosos (Figura 8)	
	Hiperlinearidade palmar e plantar (Figura 9)	
	Queilite = lábios ressecados e eritematosos	
	Eczema de mamilos	
	Dermatite recorrente crônica palmar e plantar ou de polpas digitais	
	Pitiríase alba = manchas hipocrômicas, de limites pouco nítidos, com acentuação dos folículos pilosos (Figura 10)	
	Palidez da face	
	Dermografismo branco	
	Prurido à sudorese	
	Intolerância à lã e solventes lipídicos	
	Tendência a infecções cutâneas: molusco contagioso, verruga viral, erupção herpética variceliforme, infecções bacterianas e fúngicas	
	Comprometimento da face anterior do pescoço	
Olhos	Dupla prega palpebral inferior = sinal de Dennie-Morgan	
	Escurecimento periocular = olheiras	
	Conjuntivite	
	Rarefação da cauda da sobrancelha = sinal de Hertogue	
	Catarata subcapsular anterior	
	Ceratocone	
Laboratorial	Hiper-reatividade aos testes cutâneos (testes de puntura se apresentam indiscriminadamente positivos)	
	IgE sérica elevada	
Geral	Intolerância a alimentos	
	Agravamento de lesões e prurido com estresse psicológico e condições climáticas	
	Início precoce	

* Três critérios maiores e três menores são necessários para o diagnóstico da dermatite atópica.

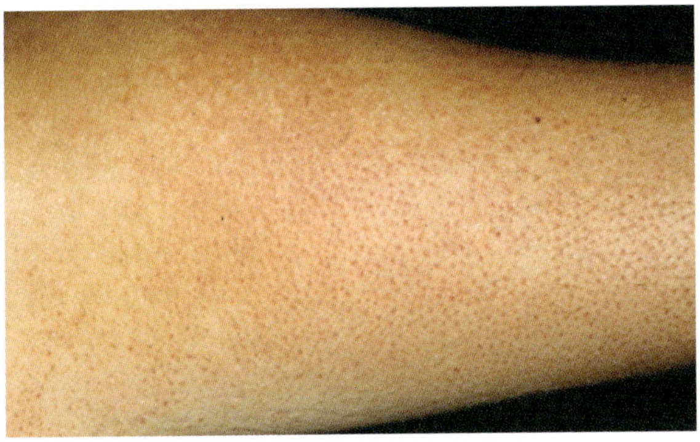

FIGURA 8 Queratose pilar. Frequentemente observada na face dorsal dos braços, coxas e tórax.

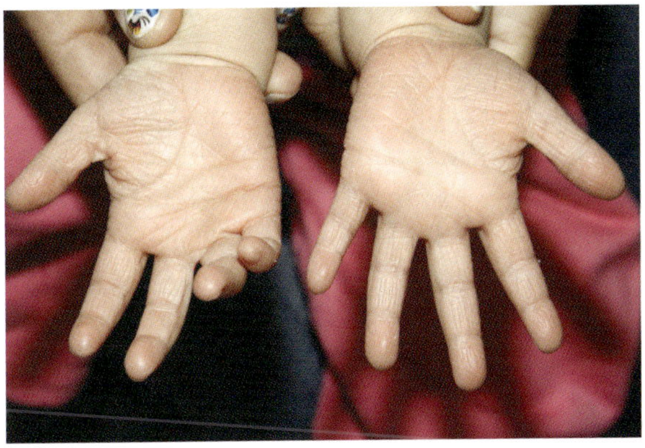

FIGURA 9 Hiperlinearidade palmar.

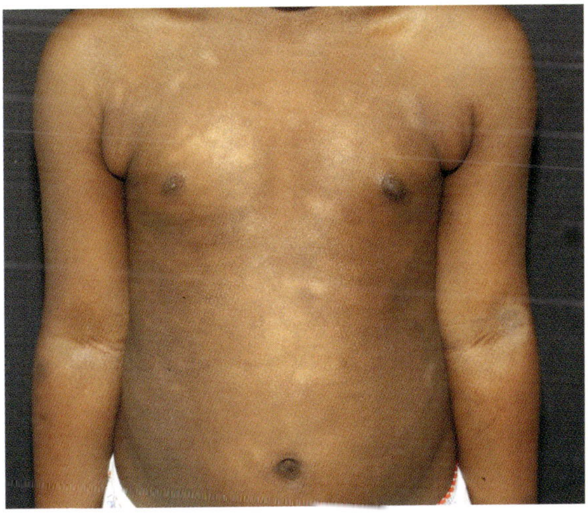

FIGURA 10 Pitiríase alba.

Evolução da dermatite atópica: marcha atópica

Embora a DA manifeste-se nos primeiros meses de vida e siga curso crônico, geralmente se inicia nos primeiros anos na maior parte dos casos. As manifestações podem ter início em qualquer idade, inclusive em idosos.

Fatores relacionados à gravidade e persistência de lesões são: história familiar, início precoce, gravidade da doença. Viver em ambiente urbano em países em desenvolvimento ou industrializados também se relaciona com maior incidência e persistência do quadro, bem como ascendência asiática ou africana.

Marcha atópica é termo que designa a associação e frequentemente a sucessão de quadros observados na dermatite atópica, alergia alimentar, asma, rinite e conjuntivite (Figura 11) A dermatite atópica e a alergia à proteína do leite de vaca tendem a se manifestar nos primeiros meses de vida, associação encontrada em um terço dos portadores de DA. Entretanto, a alergia alimentar não é a causa da DA, são doenças que coexistem. Os outros quadros tendem a ocorrer em crianças na idade escolar. Esse fato leva à confusão conceitual, creditando o quadro cutâneo a alergia a alimentos, sendo que a maior parte dos casos de DA ocorre sem nenhuma manifestação alérgica associada, fazendo com que restrições dietéticas não sejam aplicáveis na maioria das vezes. Outro erro conceitual que persiste é creditar o desenvolvimento de manifestações mais tardias ao tratamento da DA. Está demonstrado que o tratamento adequado e seu controle contribuem para a prevenção de manifestações alérgicas posteriores.

Complicações da dermatite atópica

Na Tabela 3 estão as características das complicações da dermatite atópica.

EXAMES LABORATORIAIS

O diagnóstico da dermatite atópica é eminentemente clínico. As alterações laboratoriais são inespecíficas. Eosinofilia relativa ou absoluta, e níveis IgE normais ou extremamente elevados são comuns.

Provas de sensibilização a alérgenos aéreos ou alimentares (IgE específica) são

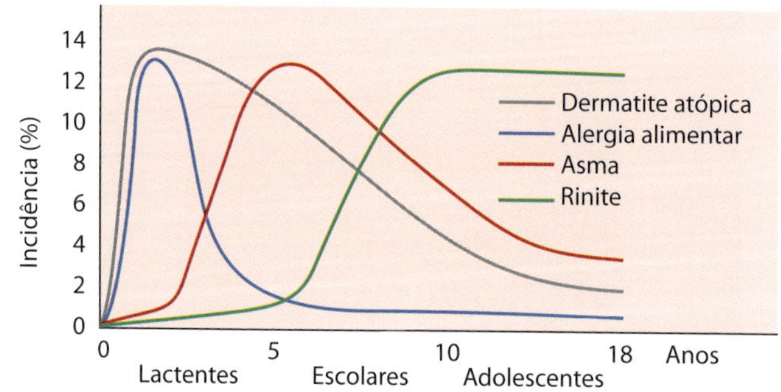

FIGURA 11 Marcha atópica.

Fonte: adaptada de Czarnowicki T, Krueger JG, Guttman-Yassky E. Novel concepts of prevention and treatment of atopic dermatitis through barrier and immune manipulations with implications for the atopic march. J Allergy Clin Immunol. 2017;139(6):1723-1734.

TABELA 3 Características das complicações da dermatite atópica

Complicação	Quadro clínico
Infecção estafilocócica	▪ Manifesta-se como acentuação do prurido e do eritema localizados em uma área ou disseminados. ▪ Exsudação amarelada e crostas melicéricas recobrem as lesões (Figura 12). Pode não haver hipertermia.
Infecção herpética	▪ Vesículas umbilicadas, inicialmente hialinas, eventualmente evoluem para pústulas ou, mais comumente, rompem deixando crostas hemáticas. Há febre e as lesões são muito pruriginosas e dolorosas (Figura 13).
Infecção por dermatófitos	▪ Placas eritematosas, circinadas, com vesículas ou eritema mais acentuado nas bordas.
Dermatite de contato	▪ Acentuação do eczema, reagudização ou não melhora das lesões. ▪ Agravamento do prurido.
Dermatite periorificial por corticoides	▪ Pápulas, pústulas, eritema e descamação ao redor da boca, narina, olhos, podendo se estender para toda a face, acompanhados por sensação de ardor e queimação. Causada pelo uso de corticoides potentes na face (ver adiante e também o Capítulo 58 – Terapêutica tópica). As sensações se agravam com a retirada abrupta do corticoide.
Distúrbios do sono	▪ Prurido acentua-se à noite, impedindo sono. Há dificuldade para dormir, dificuldade de atingir fase profunda do sono, despertares frequentes. ▪ Outras manifestações atópicas como rinite e asma agravam o quadro.
Erro alimentar, distúrbios alimentares e desnutrição	▪ Anemia, hipoproteinemia, hipovitaminoses.
Cushing exógeno	▪ Face em lua cheia, obesidade central, giba, perda de massa muscular, hipertricose, estrias distensas, hipertensão, hiperglicemia, alteração do crescimento, glaucoma, catarata.
Atrofia da pele	▪ Pele fina, brilhante, hipocromia, hipercromia, hipertricose localizada, estrias largas

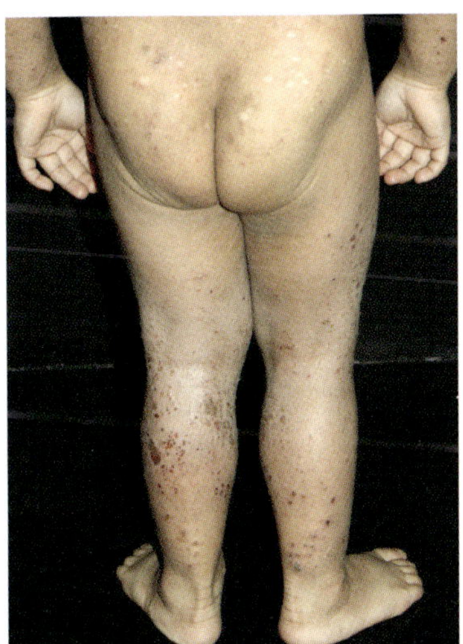

FIGURA 12 Dermatite atópica exacerbada com sinais de infecção estafilocócica, evidenciada pela presença de exulcerações recobertas por crostas melicéricas.

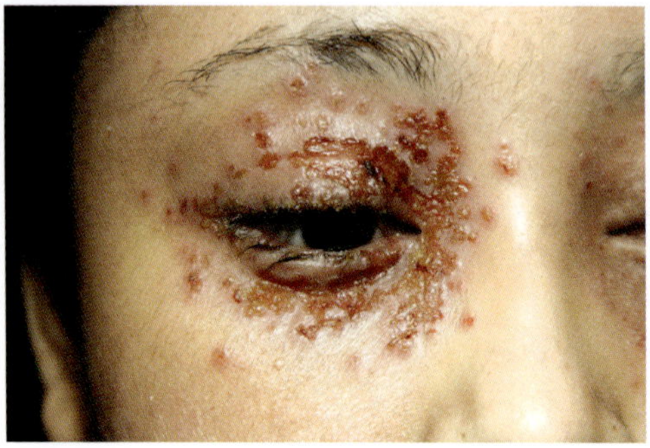

FIGURA 13 Eczema herpético, também chamado de erupção variceliforme de Kaposi. Infecção das lesões de dermatite atópica pelo vírus do herpes simples. Notar vesicopústulas umbilicadas na pálpebra superior. Coinfecção com estafilococos é relatada.

frequentemente positivas, mas apresentam baixo valor preditivo positivo para a dermatite atópica (isto é, não são relevantes para encontrar alérgenos que devam ser afastados como parte do tratamento da dermatite atópica).

Dermatite de contato, isto é, sensibilização cutânea a substâncias contactantes, é comum nos portadores de DA (até 60% dos casos), contribuindo para a exacerbação da doença. Testes epicutâneos de contato *(patch test)* podem ser indicados, mas esbarram em dificuldades como idade baixa dos portadores e comprometimento extenso da pele. Os principais contactantes são fragrâncias, conservantes de medicamentos ou de cosméticos e os próprios corticoides tópicos, além do níquel e cromo. Tem sido encontrado com alta frequência no nosso país a dermatite de contato por tiazolinonas, conservante de cosméticos, liberador de formaldeído.

TRATAMENTO DA DERMATITE ATÓPICA

O tratamento da dermatite atópica compreende medidas de controle, tratamento das crises, tratamento de manutenção e tratamento proativo. As etapas e medicações encontram-se na Figura 14 e na Tabela 4.

Os cuidados com o banho (rápido e morno), com uso de limpadores suaves (*syndets*, preferencialmente), seguido da aplicação de hidratante (preferencialmente restaurador ou mimetizador da barreira cutânea) são cruciais.

ATENÇÃO

No tratamento da dermatite atópica:

- antibióticos tópicos e anti-histamínicos tópicos não são indicados;
- corticoides sistêmicos devem ser evitados;
- bandagens: após o banho aplicar camada generosa de hidratante e ocluir com bandagem úmida ou filme plástico. Melhora o prurido;
- bandagens úmidas (*wet wrap*) com corticoides devem ser feitas em regime de estrita observação e apenas em áreas muito liquenificadas, por médicos experientes, preferencialmente durante a internação. Não fazer nas dobras e genitais. Podem ser feitas em casa, se houver cuidadores bem preparados; com retorno a cada 1 ou 2 semanas, pois atrofia e estrias instalam-se rapidamente nessas condições.

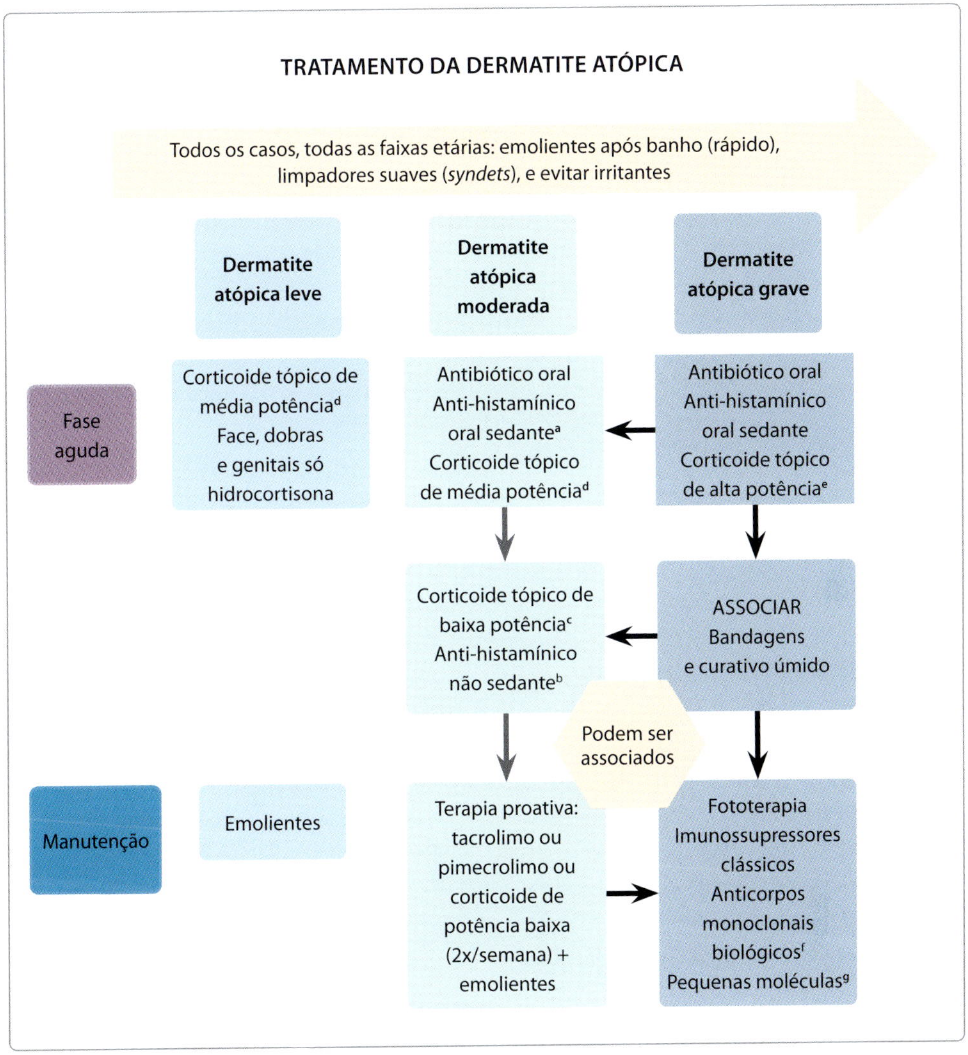

FIGURA 14 Tratamento da dermatite atópica.

[a] Anti-histamínicos orais sedantes: dexclorfeniramina, clorfeniramina, hidroxizina acima de 2 anos; levocetirizina acima de 6 anos.
[b] Anti-histamínicos orais não sedantes: desloratadina acima de 2 anos; loratadina acima de 6 anos.
[c] Corticoide de baixa potência: hidrocortisona.
[d] Corticoide de média potência: desonida, aceponato de metilprednisolona, mometasona, fluticasona, valerato de betametasona.
[e] Corticoide de alta potência: dipropionato de betametasona.
[f] Anticorpos monoclonais biológicos: dupilumabe, lebrequizumabe, secuquinumabe.
[g] Pequenas moléculas: upadacitinibe, baricitinibe.
Corticoide de muito alta potência: clobetasol, halobetasol. Usualmente não indicados na dermatite atópica nem em crianças.
Antibióticos orais indicados na dermatite atópica por 1 a 2 semanas: cefalexina, cefadroxila, cotrimoxazol.
Imunossupressores clássicos: metotrexato, ciclosporina, azatioprina, micofenolato de mofetila.

TABELA 4 Tratamento da dermatite atópica

Medidas de controle: indicadas em todos os casos	
Hidratação da pele	Uso diário de hidratantes após o banho, em todo o corpo.
Evitar irritantes como sabonetes e limpadores agressivos, roupas abafadas ou de lã	Usar limpadores suaves no banho ou substitutos do sabonete (*syndets*). Roupas frescas, permeáveis ao suor: preferência a tecido de algodão. Evitar lã e poliéster.
Tratamento de crises	
Evitar corticoterapia sistêmica	Reavaliar em algumas semanas.
Identificar fatores de exacerbação	Orientação dirigida aos fatores identificados.
Reforçar a importância do uso de hidratantes e limpadores suaves para afastar, minorar ou abolir crises, e para diminuir a necessidade de medicamentos	Na pele infectada ou muito irritada suspensão temporária do hidratante pode ser necessária por poucos dias.
Verificar sinais de infecção bacteriana (secreção amarelada ou purulenta) ou colonização (eritema vivo)	Antibioticoterapia visando o *S. aureus:* cefalosporina de primeira geração ou cotrimoxazol.
Verificar sinais de infecção herpética (vesículas hialinas ou pústulas umbilicadas; crostas hemorrágicas)	Aciclovir oral ou IV se em uso de imunossupressores.
Menores de 1 ano de idade: face, dobras, genitais e áreas ocluídas como fraldas	Hidrocortisona 1% em creme.
Faces extensoras, áreas extensas	Corticoides tópicos de potência baixa (desonida) ou intermediária em cremes: dexametasona, mometasona, valerato de betametasona, fluticasona, aceponato de metilprednisolona.
Áreas espessas ou liquenificadas	Corticoide de média ou alta potência (dipropionato de betametasona, mometasona, fluticasona) por período limitado; continuar com potência intermediária.
Tratamento do prurido	
Medicamentos	Anti-histamínicos conforme a idade.
Banhos calmantes rápidos	Pode acrescentar aveia.
Bandagens úmidas com hidratante	Passar hidratante e ocluir com pano úmido ou filme plástico por 15-30 min. Manter criança sob vigilância estrita.
Terapia proativa	
Iniciar assim que a crise estiver controlada	Indicada na DA leve a moderada ou áreas resistentes de quadros graves em associação ao tratamento sistêmico.
Corticoide tópico de baixa ou média potência ou imunomodulador (preferível) 2x/semana nas áreas previamente comprometidas	Hidratação mandatória. Indicada em todas as intensidades de DA.
Terapia sistêmica de manutenção	
Indicada em quadros moderados a graves, refratários a medidas tópicas	Associar às medidas de hidratação e tratamento proativo de áreas mais resistentes.
Fototerapia com UVBnB (ultravioleta B de banda estreita)	Ação anti-inflamatória. Exige deslocamento a centro especializado.

(continua)

TABELA 4 Tratamento da dermatite atópica (*continuação*)

<table>
<tr><th colspan="2">Medidas de controle: indicadas em todos os casos</th></tr>
<tr><td colspan="2">Imunossupressores clássicos</td></tr>
<tr><td>Metotrexato</td><td>Crianças: 10-15 mg/semana
Adultos: 15-25 mg/semana
Melhora em 8-12 semanas
Controle de alterações hematológicas e hepatotoxicidade
Contracepção mandatória
Uso prolongado é viável e seguro
↑ Risco de infecções</td></tr>
<tr><td>Ciclosporina</td><td>2-5 mg/kg/dia
Melhora após 8 semanas
Manutenção por até 2 anos
Monitorar nefrotoxicidade (medir pressão arterial, ureia e creatinina); e vigiar infecções
↑ Risco de infecções</td></tr>
<tr><td>Azatioprina</td><td>Dose inicial: 50 mg; em 2 semanas aumentar para até 2-3 mg/kg/dia
Risco de aplasia medular. Se possível dosar tiopurina metiltransferase. Não usar na gravidez
Melhora em 8-12 semanas
↑ Risco de infecções</td></tr>
<tr><td>Micofenolato mofetila</td><td>Crianças
▪ Dose inicial: 20-50 mg/kg/dia
▪ Dose de manutenção: 30-50 mg/kg/dia
Adultos
▪ Dose inicial: 50 mg/kg/dia
▪ Dose de manutenção: 2-3 g/dia
Efeitos colaterais hematológicos e gastrointestinais
↑ Risco de infecções</td></tr>
<tr><td>Corticoide sistêmico</td><td>0,5 mg/kg/dia em crises por até duas semanas</td></tr>
<tr><td colspan="2">Imunomoduladores biológicos</td></tr>
<tr><td>Dupilumabe</td><td>Injetável: via subcutânea, aplicação de duas doses em locais distintos
Crianças a partir de 6-12 anos
▪ 15-30 kg: 2x/300 mg em dose única de ataque; depois uma dose de 300 g a cada 4 semanas
▪ 30-60 kg: 2x/300 mg em dose única de ataque; depois uma dose de 300 mg a cada 2 semanas
Acima de 12 anos
▪ 60 kg ou menos: 2x/200 mg em dose única de ataque; depois uma dose de 200 mg a cada 2 semanas
▪ 60 kg ou mais: 2x/300 mg em dose única de ataque; depois uma dose de 300 mg a cada 2 semanas
Melhora do prurido em 2 semanas
Melhora progressiva ao longo de 1-2 anos
Bom perfil de segurança
Efeito colateral mais frequente: conjuntivite</td></tr>
<tr><td colspan="2">Pequenas moléculas imunomoduladoras</td></tr>
<tr><td>Inibidores da via JAK: baricitinibe, upadacitinibe, abrocitinibe</td><td>Disponíveis no Brasil; em vias de aprovação para uso em dermatite atópica.</td></tr>
</table>

Todos os consensos internacionais e nacionais recomendam que alimentos não devem ser afastados da dieta, a não ser após testes de provocação oral. Nenhuma medida dietética substitui as medidas de tratamento da DA, uma vez que a causa não é alergia a alimento, e sim disfunção imunológica propiciada e mantida por alterações na função barreira da pele, isto é, perturbações da função das camadas córnea e lamelar da epiderme.

Infecção ou colonização pelo *S. aureus* é uma das causas mais frequentes de crises de agravamento, caracterizada por aumento do prurido, agravamento e disseminação do eritema, e posteriormente crostas amareladas. Usualmente não se verifica febre. Também é importante na manutenção de quadros graves. O tratamento deve ser feito com antibióticos por via sistêmica: cefalosporina, cefadroxila ou a associação sulfametoxazol/trimetoprima por período de 7 a 14 dias.

A infecção das lesões de DA pelo vírus do herpes simples, também chamada de erupção variceliforme de Kaposi, caracteriza-se por febre, dor nas lesões, vesículas umbilicadas que evoluem para pústulas que se tornam necróticas ou recobertas por crostas hemáticas. Quadros brandos podem ser tratados em casa. Se o paciente for imunodeprimido, internação e tratamento endovenoso é indicado. A medicação mais usada é o aciclovir.

A educação do paciente ou dos pais e cuidadores é crucial para o controle da doença, evitando formas graves e crises frequentes. É preciso reconhecer e evitar os fatores agravantes; aderir às medidas de hidratação e cuidados com o banho; reconhecer o início de uma crise, de infecções e procurar tratamento precoce. Tratamentos sem respaldo e modismos devem ser evitados, pois apresentam efeitos colaterais. Ao médico compete inquirir sobre a prática de dietas de exclusão, suplementos e medicamentos que possam ser deletérios à saúde do paciente.

CONCLUSÃO

A DA é uma doença cutânea inflamatória crônica originada na disfunção da barreira cutânea, que compromete a qualidade de vida do portador e de sua família. Tem tratamento eficaz e o controle precoce evita o desenvolvimento de formas graves. Para controle da doença, há necessidade de associação de medidas diversas e participação ativa do paciente e cuidadores.

SUGESTÕES DE LEITURA

1. Addor FAS, Aoki V. Skin barrier in atopic dermatitis. An Bras Dermatol. 2010;85(2):184-94.
2. Agache I, Akdis C, Akdis M, Brockow K, Chivato T, Del Giacco S, et al. EAACI Biologicals Guidelines – dupilumab for children and adults with moderate-to-severe atopic dermatitis. Allergy. 2021;76(4):988-1009.
3. Aoki V, Lorenzini D, Orfali RL, Zaniboni MC, Oliveira ZNP, Rivitti-Machado MC, et al. Consensus on the therapeutic management of atopic dermatitis - Brazilian Society of Dermatology. An Bras Dermatol. 2019;94(2 Suppl 1):67-75.
4. Nakahara T, Kido-Nakahara M, Tsuji G, Furue M. Basic and recent advances in the pathophysiology of atopic dermatitis. J Dermatol. 2021;48(2):130-9.
5. Ständer S. Atopic Dermatitis. N Engl J Med. 2021;384(12):1136-43.
6. Umehara Y, Kiatsurayanon C, Trujillo-Paez JV, Chieosilapatham P, Peng G, Yue H, et al. Intractable itch in atopic dermatitis: causes and treatments. Biomedicines. 2021; 9(3):229.

CONTEÚDO COMPLEMENTAR

Utilize o QR code abaixo para acessar as questões comentadas do capítulo (senha: dermatologiaicr).

11

Dermatite de contato

Vitor Manoel Silva dos Reis

PONTOS-CHAVE DESTE CAPÍTULO

- A forma mais frequente é a dermatite de contato irritativa das mãos, desencadeada por ação lesiva direta em resposta ao contato com água, sabões, álcool etc. O quadro clínico é de eritema leve, descamação e liquenificação, com prurido leve. O diagnóstico se faz pela história e o teste de contato costuma ser negativo.
- A dermatite de contato alérgica resulta de sensibilização imunológica, apresentando-se com quadro de eczema vesiculoso. Lesões generalizadas podem ocorrer por ingestão ou absorção percutânea e disseminação hematogênica do contactante. Mais encontrada em adultos e idosos. O teste de contato geralmente é positivo para os desencadeantes.
- Os desencadeantes mais frequentes no nosso meio são: o formaldeído e conservantes liberadores de formaldeído (metilisotiazolinona/metilcloroisotiazolinona), presentes em esmaltes, cosméticos para os cabelos, hidratantes; a parafenilenodiamina, presente em tinturas para o cabelo e tatuagens temporárias; fragrâncias, presentes tanto em perfumes como em todo tipo de cosméticos; níquel, presente em bijuterias e botões de calças; neomicina, presente em medicamentos tópicos; e cloreto de cobalto, presente em artefatos de metal.
- A dermatite de contato fototóxica resulta da interação de substâncias com a radiação ultravioleta da luz solar. O desencadeante mais comum no Brasil é o sumo de limão, resultando em lesões de formato bizarro (fitofotodermatose).
- A dermatite de contato com fotossensibilização resulta da interação da substância com a luz ultravioleta e a sensibilização imunológica. Manifesta-se nas áreas expostas à luz solar (desencadeada por medicamentos), é incomum na infância.

INTRODUÇÃO

A dermatite de contato (DC) é uma reação cutânea ao contato com substâncias do meio externo. A reação inflamatória pode surgir por mecanismo irritativo, denominada dermatite de contato irritativa (DCI), ou por sensibilização de linfócitos, ou seja, por mecanismo alérgico mediado por células, a dermatite de contato alérgica (DCA). Pode haver necessidade da luz ultravioleta para que determinadas substâncias provoquem a dermatite de contato; envolvendo também neste caso o mecanismo alérgico, levando à dermatite de contato fotoalérgica (DCFA); quando envolve mecanismo tóxico temos a dermatite de contato fototóxica (DCFT).

EPIDEMIOLOGIA

A DC pode ocorrer em qualquer idade e sexo, estando muitas vezes relacionada com o trabalho, ocupação, lazer ou hábitos. As variações epidemiológicas de cada tipo de dermatite de contato ocorrem pela facilidade de exposição aos contactantes e, no caso das fotoinduzidas, também por exposição à luz, geralmente do sol. De acordo com as substâncias envolvidas na precipitação do quadro clínico da dermatite, podemos suspeitar, em se tratando de dermatite de contato, se ocorreu por mecanismo irritativo ou alérgico. No âmbito ocupacional as DCI são muito frequentes e às vezes concomitantes à DCA.

PATOGENIA

- Dermatite de contato irritativa (DCI): substâncias químicas irritantes ou agentes físicos agressivos podem suscitar respostas inflamatórias na pele sem utilizar plenamente o sistema imunológico, mas provocando a inflamação.
- Dermatite de contato alérgica (DCA): no caso da DCA, a inflamação específica ao antígeno é mediada pelas células T, e cada subtipo (Th1/Tc1, Th2/Tc2 e Th17/Tc17) ativa as células residentes da pele que secretam citocinas, contribuindo na inflamação. As células T reguladoras da pele possuem uma forte capacidade de inibir a proliferação das células T específicas ao antígeno e atuam no término da reação da DCA e no controle das respostas imunes sistêmicas (Figura 1).
- Dermatite de contato fotoalérgica (DCFA): nesses casos é necessária a luz ultravioleta, geralmente ultravioleta A (UVA), para que a substância química

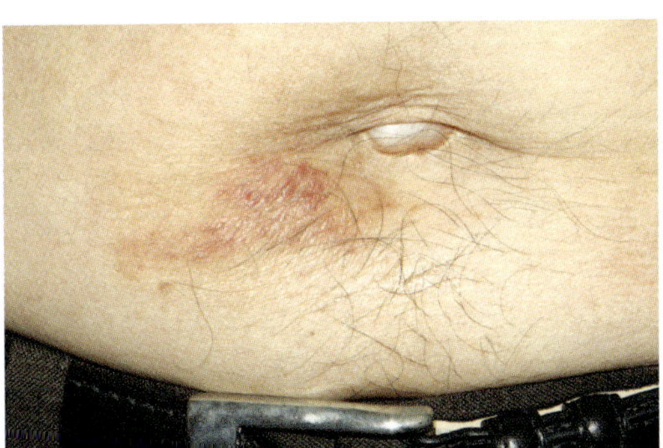

FIGURA 1 Dermatite de contato por metal (sulfato de níquel).

que penetra na pele se ative e possa induzir o mecanismo de indução e posteriormente de elicitação para dar origem à DCFA.

- Dermatite de contato fototóxica (DCFT): mecanismo não totalmente conhecido, considera-se como não envolvendo mecanismo imunológico, mas necessitando da luz solar para que ocorra a manifestação cutânea.

QUADRO CLÍNICO

Todos os tipos de dermatite de contato apresentam geralmente como quadro clínico áreas de eritema e descamação, com eventual vesiculação e secreção, caracterizando um quadro de eczema. Há algumas dermatites de contato que se apresentam como quadros urticariformes, sendo o principal exemplo a alergia a látex, cujas proteínas em contato com a pele ou mucosas de pacientes sensibilizados provocam o surgimento de lesões urticariformes e, eventualmente, quadros anafiláticos, por vasodilatação mediada por IgE.

As áreas mais comumente afetadas são as mãos, antebraços, pés, face, mas pode haver acometimento de qualquer área da pele.

Dermatite de contato por irritação

A DCI pode ser causada por agente irritante fraco que é usado com frequência, como sabões e produtos de limpeza, seu desencadeante mais frequente, ou por agente altamente cáustico, como ácidos fortes.

Em ambos os casos ocorre uma agressão à pele, sendo a apresentação mais comum então um quadro eczematoso no local de contato, com eritema leve e descamação e liquenificação. As lesões geralmente localizam-se nas mãos e em crianças na área das fraldas, caracterizando a dermatite das fraldas (ver Capítulo 6 – Dermatite da área das fraldas).

Dermatite de contato alérgica

No caso da DCA, a substância com potencial alergênico penetra na pele em que ocorre a inflamação cutânea. Por meio do relato de uso de substâncias conhecidas como potenciais alérgenos no local da reação podemos suspeitar do agente causal e comprovar com o teste de contato.

Lesões na face em geral são causadas pelo uso de cosméticos, cujos conservantes têm grande capacidade de sensibilizar. No lóbulo da orelha em geral suspeitamos de níquel, nas pálpebras suspeitamos da resina utilizada nos esmaltes de unhas e do níquel. Nas mãos a suspeita recai sobre qualquer produto que o paciente mais use devido aos seus hábitos ou ocupação; por exemplo, em trabalhadores da construção civil, suspeitamos do cimento que contém bicromato de potássio. Se houver positividade para o bicromato de potássio (cromo), estabelecemos relevância e ainda acrescentamos a orientação de evitar produtos de couro, que, como outros produtos específicos, contém cromo.

Excepcionalmente a dermatite de fraldas pode ser por alergia aos elásticos das fraldas (resina para-terciário-butilfenol-formaldeído e mercaptobenzotiazol) (ver Capítulo 6 – Dermatite da área das fraldas).

Dermatite de contato fototóxica ou fotoalérgica

Tanto com fotoalergia ou fototoxicidade o quadro clínico ocorre no local onde houve o contato com a substância que é ativada pela luz ultravioleta. No caso de fototoxicidade, o melhor exemplo é a fitofotodermatose, que se apresenta com eritema e eventualmente vesículas ou bolhas, evoluindo para áreas de hiperpigmentação no local do contato. O principal desencadeante é o sumo de frutas cítricas, especialmente o limão, que por ser líquido escorre formando figuras às vezes bizarras.

Substâncias como a prometazina, coaltar ou salicilanilidas podem sensibilizar e provocar quadros clínicos nos locais de contato, que com a exposição à luz provocam eczemas nessas áreas.

DIAGNÓSTICO

O diagnóstico de dermatite de contato baseia-se no dado clínico da história, no aspecto clínico em todos os tipos descritos de DC, mas no caso da DCA utilizamos o teste de contato para tentar esclarecer a substância causadora (Tabela 1).

Teste de contato

O teste de contato (*patch test*) é utilizado quando existe uma forte suspeita de sensibilização a algum alérgeno descrito (Tabela 2).

TABELA 1 Tipos de dermatite de contato segundo o mecanismo patogênico e a metodologia de investigação

Tipo de dermatite de contato	Mecanismo patogênico	Investigação
Irritativa	Contato direto com a pele	História Teste de contato negativo
Alérgica	Contato direto com a pele e sensibilização de linfócitos	História Teste de contato pode ser positivo
Fototóxica	Contato da substância com a pele e exposição à radiação solar resulta em compostos que agridem a pele	História Teste de contato negativo
Fotoalérgica	Contato da substância com a pele e exposição à radiação solar conduz à sensibilização de linfócitos	História Fototeste de contato (Figura 2)

TABELA 2 Teste de contato com substâncias alergênicas padronizadas e locais onde costumam ser encontradas

Alérgeno (contactante)	Onde pode ser encontrado
Metais	
Níquel (sulfato de níquel)	Objetos niquelados como bijuterias, particularmente brincos e botões de calças
Cromo (bicromato de potássio)	Cimento, couros e tintas verdes
Cobalto (cloreto de cobalto)	Metais e vitamina B12
Aditivos da borracha	
Tiuram	Elementos de borracha, como luvas e calçados; neoprene
Mercaptobenzotiazol	Elementos de borracha e fungicidas
Difenilguanidina	Elementos de borracha, fungicidas e repelentes agrícolas
Parafenilenodiamina	Elementos de borracha preta e tinturas de cabelos e tatuagens temporárias

(continua)

TABELA 2 Teste de contato com substâncias alergênicas padronizadas e locais onde costumam ser encontradas (*continuação*)

Alérgeno (contactante)	Onde pode ser encontrado
Medicamentos	
Neomicina	Pomadas que contêm esse antibiótico ou outros aminoglicosídeos
Prometazina	Anti-histamínico em creme, pode dar reação cruzada com clorpromazina
Benzocaína	Anestésico tópico em gotas, cremes ou supositórios
Nitrofurazona	Antimicrobiano de cor amarela, caiu em desuso pela alergenicidade
Quinolina	Antifúngico muito utilizado em sabões e tópicos dermatológicos (= viofórmio)
Fragrâncias	
Perfume mix	Testa alergia a várias substâncias de perfumes
Bálsamo do Peru (*Miroxylon*)	Similar ao perfume, reação cruzada com colofônio e própolis
Conservantes	
Formaldeído	Roupas novas, papéis e cosméticos, inclusive esmalte de unhas
Quaternium	Medicamentos tópicos, papéis, tintas, cimentos dentais e produtos de limpeza
Isotiazolinonas	Cosméticos, produtos de limpeza, lenços umedecidos, tintas, cremes de cabelo
Parabenos	Medicamentos tópicos e cosméticos
Timerosal	Usado em baixas concentrações em colírios e vacinas. Reação cruzada com piroxicam
Ácido sórbico	Antifungos e leveduras de cosméticos e medicamentos tópicos
Butil-hidroxitolueno	Antioxidante em cosméticos e medicamentos
Bronopol	Antimicrobiano em cosméticos e medicamentos
Cloracetamida	Conservante em medicamentos, cosméticos e óleos de refrigeração
Clorexidina	Antimicrobiano muito utilizado em medicamentos e cosméticos
Germal	Conservante em medicamentos e produtos de higiene
Emolientes	
Amercholl	Emulsificante e emoliente em cosméticos
Propilenoglicol	Emulsificante com atividade antibacteriana e antifúngica presente em cremes, loções cosméticas ou veículo de medicamentos
Trietanolamina	Emulsificante, em cremes, pomadas, xampus e condicionadores
Resinas	
Butilfenol para-terciário	Resina em colas e outros adesivos, desodorantes e inseticidas
Colofônia	Resina de origem vegetal presente em colas e adesivos (indústria em geral) e incensos
Resina epóxi	Fitas colantes, produtos plastificados, tintas e armações de óculos
Outros	
Antraquinona	Corante em produtos têxteis, laxantes e repelentes de pássaros
Hidroquinona	Antioxidante ou redutor de vários materiais, particularmente artefatos de borracha e clareador de pele
Lanolina	Originada do velo do carneiro, empregada em cosméticos e acabamentos de couro
Terebintina	Óleo do pinheiro, em resinas, polidores, inseticidas e solventes

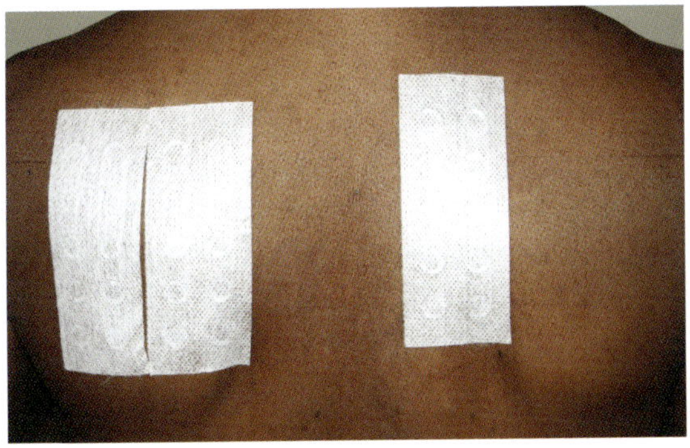

FIGURA 2 *Patch test.*

Utilizam-se séries de substâncias padronizadas, como a série padrão e a série de cosméticos. São colocadas na pele, preferencialmente no dorso do paciente e após 48 horas são retiradas. Nesse dia faz-se a leitura inicial, que é repetida depois de 48 horas.

Esse teste não deve ser efetuado em pacientes com quadros muito ativos, ou em uso de corticoide sistêmico nos 30 dias precedentes, ou em uso de corticoides tópicos ou que tenham tomado sol na área a ser feito o teste.

Deve ser realizado por profissional que tenha condições de estabelecer relevância entre o resultado do teste e o quadro apresentado.

A leitura se faz classificando o resultado positivo em 1, 2 ou 3 cruzes respectivamente com eritema, vesículas ou confluência das vesículas.

DIAGNÓSTICO DIFERENCIAL

O diagnóstico diferencial deve ser feito com dermatoses eczematosas como a dermatite atópica, dermatite seborreica, psoríase e erupções medicamentosas. No caso de dermatites de contato há que diferenciar a dermatite irritativa da alérgica e, em caso de suspeita da segunda, indica-se o teste de contato. Dermatite de contato por fotossensibilidade e fototoxicidade em geral apresentam-se como fotodermatoses, com lesões nas áreas expostas ao sol, que podem ser causadas por alérgenos como fenóis de cadeia longa das aroeiras ou alérgenos dos protetores solares.

TERAPÊUTICA

O tratamento se faz com corticoides sistêmicos e tópicos, anti-histamínicos e, se houver infecção secundária, antibióticos sistêmicos. Em todos os casos o reconhecimento da substância causadora é crucial, pois somente seu afastamento resultará na melhora do quadro, qualquer que seja o tipo de DC. É necessário orientar o paciente a evitar os contactantes e não abusar dos corticoides; mudança de hábitos para evitar a piora ou o agravamento da dermatose geralmente é necessária.

CONCLUSÃO

A dermatite de contato apresenta-se como quadros de eczema localizado ou generalizado, resultado do contato de substâncias do meio externo com a pele. O diagnóstico de dermatite de contato baseia-se na história clínica e no aspecto clínico das lesões.

Não é possível clinicamente diferenciar a dermatite de contato irritativa da alérgica. As fontes mais comuns de alérgenos são os produtos de higiene, materiais de esportes, calçados, brinquedos e cosméticos.

O teste de contato nas dermatites de contato alérgicas confirma a sensibilização ao contactante suspeito, assim como orienta as substâncias a serem evitadas, e implica em mudança de hábitos.

Em todos os casos o reconhecimento da substância causadora é crucial, pois somente seu afastamento resultará na melhora do quadro.

SUGESTÕES DE LEITURA

1. Belliboni N, et al. Estudo multicêntrico para elaboração de uma bateria-padrão brasileira de teste de contato. An Bras Dermatol. 2000;75(2):147-156.
2. Brar KK. A review of contact dermatitis. Annals Allergy Asthma Immunol. 2021;126:32-39.
3. dos Reis VMS. Dermatosis due to plants (phytodermatosis). An Bras Dermatol. 2010;85(4):479-89.
4. Duarte I, Lazzarini R, Kobata CM. Contact dermatitis in adolescents. Am J Contact Dermat. 2003 Dec;14(4):200-2. PMID: 14738721.
5. Hafner MFS, Rodrigues AC, Lazzarini R. Allergic contact dermatitis to cosmetics: retrospective analysis of a population subjected to patch tests between 2004 and 2017. An Bras Dermatol. 2020;95(6):696-701.
6. Kostner L, Anzengruber F, Guillod C, Recher M, Schmid-Grendelmeier P, Navarini AA. Allergic contact dermatitis. Immunol Allergy Clin North Am. 2017 Feb;37(1):141-52.
7. Nassau S, Fonacier L. Allergic contact dermatitis. Med Clin Dermatol. 2020;104(1):67-76
8. Silvestre MC, Sato MN, Reis VMS. Imunidade inata e mecanismos efetores e reguladores envolvidos na dermatite de contato. An Bras Dermatol. 2018;93(2).

CONTEÚDO COMPLEMENTAR

Utilize o QR code abaixo para acessar as questões comentadas do capítulo (senha: dermatologiaicr).

12

Disidrose

Vitor Manoel Silva dos Reis

PONTOS-CHAVE DESTE CAPÍTULO

- A disidrose é uma dermatose inflamatória crônica reativa, caracterizada por vesículas e bolhas localizadas nas mãos e nos pés, geralmente pruriginosas ou ocasionalmente assintomáticas.
- Pode ocorrer de forma idiopática; desencadeada por tinha nos pés; por contato ou ingestão de metais, particularmente o níquel; como manifestação de atopia.
- Deve ser diferenciada de quadros vesiculosos e pustulosos: tinha, escabiose, dermatite de contato, psoríase e dermatoses vesicobolhosas autoimunes ou genéticas.
- O tratamento consiste em identificar e afastar os desencadeantes, quando possível, e controlar a inflamação com corticoides tópicos e eventualmente sistêmicos.

INTRODUÇÃO

A disidrose é uma dermatose inflamatória crônica caracterizada pela presença de vesículas localizadas principalmente nas mãos e pés, que se apresenta histologicamente como vesículas espongióticas. Quadro recidivante, de início rápido com número variável de vesículas que apenas se tornam eritematosas quando infectadas secundariamente, podendo aí se tornar pustulosas. O termo pomfolix é utilizado para surtos agudos de vesículas e bolhas nas mãos ou pés de etiologia desconhecida, muitas vezes associados a estresses psicológicos. O termo disidrose, que significa distúrbio de sudorese apesar de não traduzir a patogenia do quadro, persiste na literatura dermatológica e é empregado principalmente nos casos mais crônicos.

EPIDEMIOLOGIA

Pode afetar qualquer idade dos 4 aos 76 anos de idade, com predomínio nas mulheres, talvez por estarem mais expostas a fatores agravantes como o níquel, assim, têm mais possibilidade de sensibilização a esse e a outros metais, cuja ingestão se relaciona com surtos de disidrose. Considerada dermatite de mãos de natureza provavelmente endógena, a disidrose é uma das apresentações menos comuns de dermatite de mãos de natureza ocupacional, em que predominam as dermatites de contato irritativa e alérgica (ver Capítulo 11 - Dermatite de contato).

QUADRO CLÍNICO

A presença de vesículas não inflamatórias que podem ter o tamanho de uma cabeça de alfinete ou maiores nas superfícies palmares ou plantares, agrupadas ou não, que podem ser pruriginosas, são sugestivas de disidrose. Esses casos crônicos têm a aparência de "sagu" com vesículas e pápulas brilhantes aglomeradas em placas nas palmas e laterais dos dedos. Já os casos agudos podem apresentar vesículas e bolhas de tamanhos diferentes entre si e com conteúdo que varia de incolor a purulento ou mesmo hemorrágico, sem outras alterações em geral, e podem sofrer infecção secundária (Figura 1).

PATOGENIA

A disidrose é uma reação de hipersensibilidade relacionada a algum dos seguintes fatores:

- presença de fungos dermatófitos nos pés, caracterizando a disidrose como reação de hipersensibilidade à distância (mícide);
- reação medicamentosa (antibióticos, imunoglobulina endovenosa, piroxicam e outros);
- manifestação de atopia, muitas vezes sem apresentar todos os outros sinais de atopia.

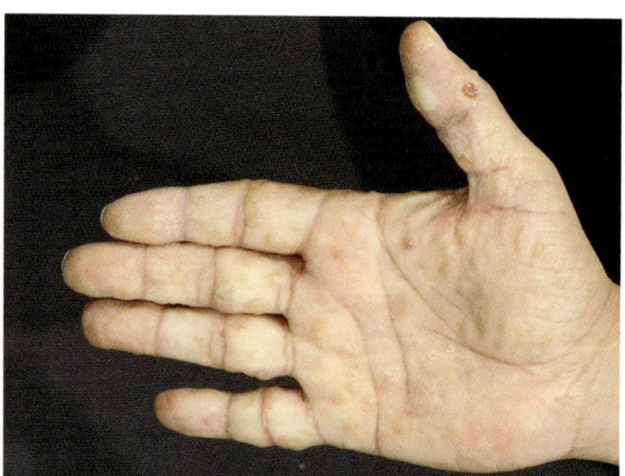

FIGURA 1 Vesículas características da disidrose.

- ingestão excessiva de níquel por meio de alimentos em pacientes sensibilizados ao metal.

Os surtos são relacionados a alterações emocionais, uso de cigarros e exposição ao sol ou calor excessivos.

DIAGNÓSTICO DIFERENCIAL

Os diagnósticos diferenciais da disidrose estão relacionados a seguir:

- tinha da mão: geralmente unilateral; devemos observar o acometimento das unhas. O exame micológico direto positivo confirma o diagnóstico de dermatofitoses (tinha);
- dermatite de contato alérgica: geralmente ocupacional; os alérgenos mais comuns são o níquel, cromo, tiazolinonas, perfumes e aceleradores da borracha (ver Capítulo 11 – Dermatite de contato);
- dermatite de contato irritativa: considerada a dermatite de mãos mais prevalente, geralmente ocupacional e crônica, é bilateral e afeta o dorso e a lateral dos dedos das mãos (ver Capítulo 11 – Dermatite de contato);
- psoríase pustulosa palmoplantar: diferencia-se pela presença de pústulas logo no início do quadro;
- acroqueratose paraneoplásica de Bazex: apesar de ser rara, pode se apresentar com lesões periungueais vesiculosas e é sempre associada a um quadro de câncer, em geral das vias aéreas superiores;
- escabiose: particularmente em crianças menores de dois anos, pode apresentar vesículas e pústulas nas mãos, devendo-se examinar a mãe ou a cuidadora da criança, já que a escabiose contamina facilmente os contactantes do portador da doença;
- outras doenças como penfigoide, herpes simples, pênfigos ou epidermólise bolhosa podem ocorrer nas mãos e nos pés com vesículas e bolhas.

TRATAMENTO

- O tratamento da disidrose varia com o quadro clínico, e será sempre guiado pelas condições que apuramos na história como possíveis causadoras da disidrose. Afastamento da possível causa ou fator agravante é primordial.
- Corticosteroides tópicos em geral de alta potência que funcionarão melhor sob oclusão, apesar do risco de infecção bacteriana.
- Inibidores da calcineurina como pimecrolimo e tacrolimo são outras alternativas de tratamentos tópicos.
- Quando a intensidade da disidrose exigir tratamento sistêmico, pode-se usar corticoides como a prednisona na dose de 0,5 mg/kg/dia.
- Alternativamente pode se usar azatioprina, metotrexato, ciclosporina e outros imunomoduladores. Há casos em que a fototerapia com ultravioleta A associada a psoralênicos ou mesmo ultravioleta B é indicada com bons resultados.

CONCLUSÃO

A disidrose é uma dermatose cujo nome não traduz o que realmente acontece histologicamente, mas é mantido por tradição e também por ser dermatose de etiologia desconhecida ou multifatorial. O afastamento do agente causal ou agravante é essencial no tratamento.

SUGESTÕES DE LEITURA

1. Agner T, Aalto-Korte K, Andersen KE, et al. Classification of hand eczema. J Eur Acad Dermatol Venereol. 2015;29:2417-22.
2. Guillet MH, Wierzbicka E, Guillet S, Dagregorio G, Guillet G. A 3-year causative study of pompholix in 120 patients. Arch Dermatol. 2007;143:1504-8.
3. Lofgren SM, Warshaw EM. Dyshidrosis: epidemiology, clinical characteristics and therapy. Dermatitis. 2006;17(4):165-81.
4. Sarmiento PMC, Azanza JJC. Dyshidrotic eczema: a commom cause of palmar dermatites. 2020;12(10):e10839.
5. Wolina U. Pompholix: a review of clinical features, differential diagnosis, and management. Am J Clin Dermatol. 2010;11:305-14

CONTEÚDO COMPLEMENTAR

Utilize o QR code abaixo para acessar as questões comentadas do capítulo (senha: dermatologiaicr).

Eritema e descamação: dermatite seborreica e psoríase

Marcelo Arnone
Ricardo Romiti
Luciana Maragno

PONTOS-CHAVE DESTE CAPÍTULO

- A dermatite seborreica e a psoríase são as principais dermatoses eritêmato-escamosas na faixa etária pediátrica.
- A dermatite seborreica da infância compromete as áreas de pele rica em glândulas sebáceas como couro cabeludo, face e áreas de dobras.
- Fatores ambientais como calor, umidade e baixa exposição à luz solar estão relacionados com o desencadeamento e/ou agravamento da dermatite seborreica.
- São considerados fatores ambientais relacionados à psoríase: estresse, infecções, trauma e medicamentos..

INTRODUÇÃO

As dermatoses eritemato-escamosas agrupam as doenças dermatológicas que se caracterizam clinicamente por lesões com o predomínio de eritema e descamação. O eritema decorre da vasodilatação, sendo frequentemente observado nas dermatoses inflamatórias e infecciosas, nas quais ocorrem mecanismos fisiopatológicos que levam à vasodilatação cutânea. A descamação é um elemento semiológico importante nas dermatoses eritemato escamosas, permitindo aos pediatras e dermatologistas o diagnóstico clínico baseado na morfologia das lesões e topografia das áreas de pele comprometidas. Na população pediátrica, a psoríase e a dermatite seborreica merecem destaque dentro desse grupo, e serão abordadas neste capítulo.

PSORÍASE

Epidemiologia

A psoríase é uma doença inflamatória crônica e recorrente com grande impacto sobre a qualidade de vida. Estima-se que 25-45% dos casos de psoríase possam iniciar seu curso antes dos 16 anos e, destes, em cerca de 2% dos casos antes dos 2 anos de idade.

Patogenia

A patogênese da psoríase é complexa e envolve associação de predisposição genética, distúrbios dos sistemas imune inato e adaptativo, e fatores ambientais. Dentre os fatores ambientais destacamos: infecção estreptocócica, estresse, trauma/irritação da pele, além de medicações como valproato de sódio, anti-inflamatórios não hormonais e corticosteroide sistêmico.

Quadro clínico

A forma de psoríase em placas ou psoríase vulgar é a mais comum na infância e adolescência. As lesões caracterizam-se por pápulas e placas eritematosas, bem delimitadas, de tamanhos variados e com descamação branco-prateada, dispostas, frequentemente, de maneira simétrica. Na infância, a psoríase pode apresentar características peculiares, cursando com placas eritematosas muitas vezes menos descamativas ou espessas do que aquelas observadas em adultos (Figura 1). Já nas crianças de faixa etária mais avançada, as lesões de psoríase tendem a apresentar características comuns àquelas observadas em adultos, com predomínio de escamas grosseiras, eritema e infiltração (Figura 2).

As lesões acometem, frequentemente, o couro cabeludo, seguido da superfície extensora das extremidades e do tronco. O acometimento da face, das mãos e dos pés, da genitália e das áreas flexurais, inclusive axilas, também é comum em crianças (Figura 3). Uma variante clínica particular em crianças é o acometimento da área das fraldas, que ocorre geralmente em crianças até os 2 anos de idade. Diferentemente da dermatite da área das fraldas (dermatite de contato), as lesões apresentam eritema mais claro e mais brilhante, bordas bem delimitadas, com envolvimento das dobras inguinais.

O acometimento do couro cabeludo com escamas brancas, aderentes, espessas, ao redor dos folículos pilosos e com leve eritema (pseudotinea amiantácea) pode levar à que-

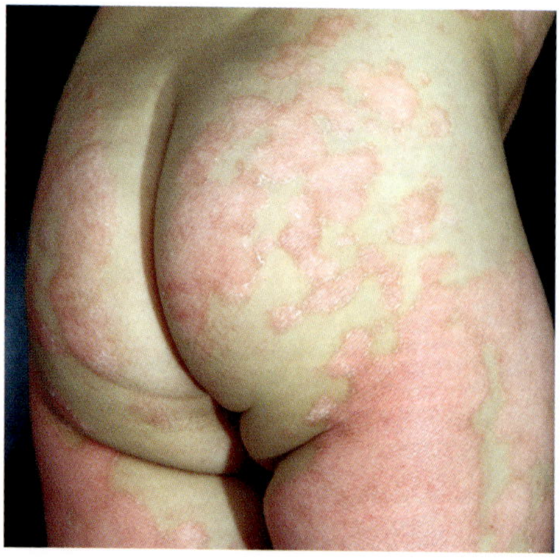

FIGURA 1 Psoríase em placas na infância.

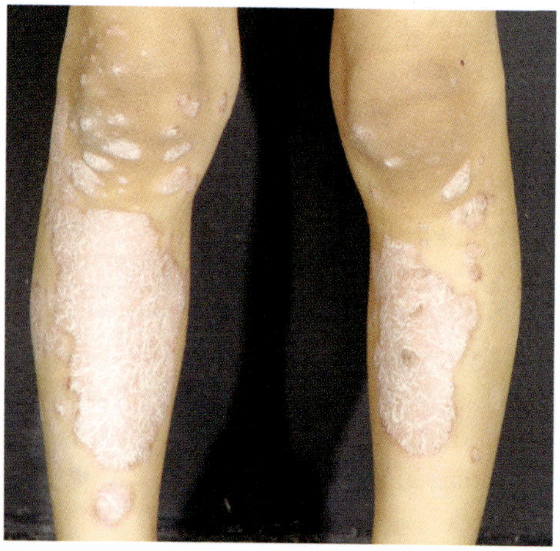

FIGURA 2 Psoríase em placas em adolescente.

da temporária dos cabelos. Pode manifestar-se como lesão única em placa ou como lesões mal delimitadas e descamativas, clinicamente indistinguíveis da dermatite seborreica, também designada "seborríase". O acometimento palmoplantar também pode ocorrer, muitas vezes causando importante comprometimento do bem-estar físico e da qualidade de vida (Figura 4).

O prurido e a manipulação das lesões são ocorrências frequentes. Também podem ser evidenciadas lesões em áreas de trauma, como expressão do fenômeno de Köebner, correspondendo ao surgimento de novas lesões de psoríase em áreas de pele sã após um trauma local.

A psoríase gotada, ou em gotas, é uma variante clínica da psoríase que acomete pacientes pediátricos, mais frequentemente adolescentes. Aparece de forma abrupta, geralmente precedida por infecção estreptocócica, comumente de vias aéreas superiores. Evidenciam-se lesões papulosas, de até 1 cm de diâmetro, dispostas simetricamente em toda a superfície corpórea, predominando no tronco, na raiz dos membros, na face e no couro cabeludo. Geralmente, a psoríase gotada resolve-se espontaneamente em 3-4 meses; porém, ocasionalmente, as lesões podem persistir e, até mesmo, evoluir com características de psoríase em placas.

Outras apresentações clínicas menos frequentes nas crianças, quando comparadas aos adultos, são eritrodermia esfoliativa, psoríase pustulosa e artrite psoriásica. Na psoríase eritrodérmica, ocorre eritema intenso, universal e com descamação variável, enquanto na variante pustulosa generalizada (von Zumbusch), notam-se numerosas pústulas estéreis sobre base eritemato-edematosa e comprometimento do estado geral.

A artrite psoriásica pode se manifestar com padrão articular periférico assimétrico ou simétrico (articulações interfalangeanas distais, pequenas articulações das mãos e dos pés, grandes articulações) e doença axial (espondiloartrite, sacroileíte). A artrite pode preceder o quadro cutâneo ou aparecer concomitantemente, mas na maioria dos casos surge depois do início da psoríase na pele, em média dez anos depois. Como em adultos, a associação da psoríase com uma série de comorbidades, em especial a síndrome metabólica, é manifestação frequente.

Alterações ungueais são observadas em até 40% das crianças com psoríase, podendo preceder o aparecimento das le-

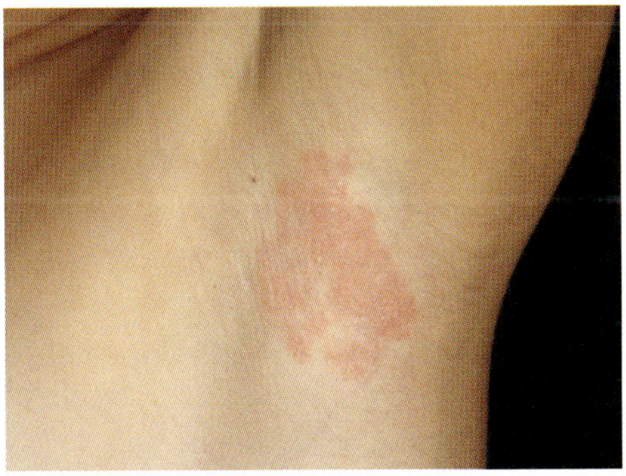

FIGURA 3 Psoríase invertida axilar.

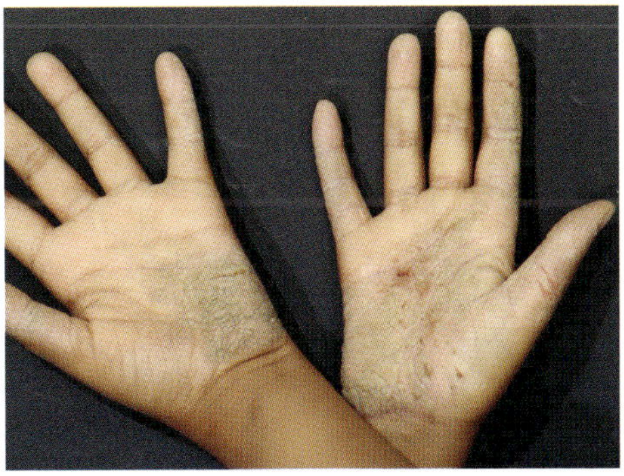

FIGURA 4 Psoríase palmoplantar da infância.

sões cutâneas e ser, durante anos, a única manifestação da afecção. O aspecto mais frequente é de depressões cupuliformes, também designados *pittings* ungueais ou unhas em dedal. Onicólise, hiperqueratose subungueal, "manchas de óleo" e distrofia ungueal são outras alterações evidenciadas. O envolvimento ungueal aumenta com a idade, com o tempo e extensão da doença e com o acometimento articular.

Diagnóstico

O diagnóstico da psoríase é eminentemente clínico. O exame histopatológico geralmente não é necessário, ficando reservado para os casos em que o quadro clínico não é característico.

Os diagnósticos diferenciais clínicos da psoríase infantil variam de acordo com a forma clínica e estão apresentados no Quadro 1.

QUADRO 1 Diagnósticos diferenciais da psoríase

Psoríase em placas (corpo)	▪ Eczema numular ▪ *Tinea Corporis* ▪ Dermatite seborreica
Psoríase no couro cabeludo	▪ *Tinea Capitis* ▪ Dermatite atópica ▪ Dermatite seborreica
Psoríase nas flexuras	▪ Candidíase ▪ Eritrasma ▪ *Tinea Corporis* ▪ Dermatite de contato
Psoríase gotada	▪ Líquen plano ▪ Pitiríase rósea ▪ Pitiríase liquenoide crônica ▪ Sífilis secundária
Psoríase ungueal	▪ Onicomicose ▪ Líquen plano ▪ Onicodistrofia

Tratamento

O tratamento da psoríase tem por objetivo o controle da doença e a melhora da qualidade de vida do doente. Para se determinar o melhor esquema terapêutico, devem-se considerar sexo, idade, quadro clínico, gravidade da doença, sinais e sintomas associados, comorbidades, medicações concomitantes e tratamentos prévios. Inicialmente, deve-se esclarecer os doentes e os pais sobre as características da patologia e o seu curso, bem como orientá-los sobre a importância da exposição solar.

Na maioria dos doentes pediátricos, a psoríase pode ser tratada com medicações tópicas. A terapia sistêmica é reservada para casos graves, que não conseguiram controle com tratamento tópico e/ou fototerapia, e nos casos com acometimento articular.

Tratamento tópico

A. Corticosteroides tópicos: é a terapêutica tópica mais utilizada nos casos de psoríase infantil. A eficácia da resposta aos corticosteroides tópicos varia conforme a forma clínica, sendo alta na psoríase invertida, moderada na psoríase do corpo e discreta na psoríase palmoplantar e na psoríase ungueal. Seu uso prolongado deve ser evitado pelo potencial de causar atrofia cutânea, podendo levar ao aparecimento de estrias ou víbices na área tratada.

B. Imunomoduladores tópicos: o tacrolimus em pomada e o pimecrolimus em creme podem ser indicados para formas localizadas na face e nas dobras por provocarem menos efeitos colaterais do que os corticosteroides.

Fototerapia e tratamento sistêmico

- Fototerapia (UVB banda larga e banda estreita): opção terapêutica para crianças maiores de 10 anos de idade e adolescentes, devido aos potenciais efeitos colaterais agudos e crônicos. Pode ser utilizada de modo isolado ou combinado a outras modalidades terapêuticas, tópicas ou sistêmicas. Ver também Capítulo 63 – Fototerapia.
- Antibióticos: embora não haja evidências de que antibioticoterapia altere a evolução natural da psoríase gotada desencadeada por estreptococcemia, as crianças com tal forma da doença e infecção estreptocóccica podem ser tratadas com amoxicilina, cefalexinas de primeira geração ou sulfametoxazol-trimetropim.
- Metotrexato: empregado em casos extensos e resistentes, especialmente em psoríase artropática, eritrodérmica e pustulosa generalizada. A dose utilizada para doentes pediátricos é de 0,3-0,5 mg/kg, até dose total semanal de 15-20 mg, administrado juntamente de ácido fólico (1 mg/dia), para aumentar a tolerabilidade e reduzir efeitos adversos relacionados à medicação. Durante seu uso, estão contraindicadas vacinas com agentes vivos atenuados. Devem ser feitos controles hematológicos, renais e provas de função hepática periódicos.
- Acitretina: empregada na dose 0,3-1,0 mg/kg/dia. Os efeitos colaterais incluem: queilite, epistaxe, conjuntivite, paroníquia, alopecia, prurido, dislipidemia, alterações ósseas e teratogenicidade. Entre as anormalidades ósseas consequentes à acitretina, na faixa etária pediátrica, destaca-se o risco do fechamento prematuro das epífises ósseas. Para que o risco seja diminuído, orienta-se usar a menor dose eficaz, durante o menor tempo possível. Deve ser salientado que a acitretina persiste no organismo por até 30 meses após sua suspensão, sendo, portanto, contraindicada para mulheres em idade fértil.
- Ciclosporina: embora tenha sido muito estudada em doentes com dermatite atópica, não há estudos de segurança e eficácia suficientes para psoríase em crianças. Sendo assim, deve ser indicada em casos muito graves e sem resposta a outros métodos terapêuticos. A dose inicial deve estar entre 3-5 mg/kg/dia e, após remissão do quadro clínico, deve ser reduzida à menor dose necessária para o controle da doença e, assim que possível, suspender seu uso. Apresenta múltiplas interações medicamentosas, porém é um dos poucos tratamentos para psoríase que podem ser utilizados em gestantes.
- Imunobiológicos: drogas que agem bloqueando citocinas que desempenham papel importante na imunopatogênese da psoríase, dentre elas o TNF-alfa, IL12, IL23 e IL17. No Brasil estão aprovados para o tratamento da psoríase na faixa etária pediátrica o etanercepte, o ustequinumabe e o secuquinumabe.

DERMATITE SEBORREICA

Epidemiologia

A dermatite seborreica é a mais prevalente das dermatoses eritêmato-escamosas tanto nos adultos como na infância, e se apresenta clinicamente com lesões eritemato-escamosas localizadas nas áreas ricas em glândulas sebáceas, como couro cabeludo, face e áreas de dobras cutâneas. Na faixa etária pediátrica observamos dois picos de incidência: primeiros 3 meses de vida e adolescência.

Patogenia

A patogênese da dermatite seborreica é complexa e multifatorial. Dentre os mecanismos fisiopatológicos destacamos alteração da microbiota da pele, aumento dos ácidos graxos não saturados na pele, aumento da atividade das glândulas sebáceas pelo estímulo androgênico, alteração no processo de descamação dos queratinócitos, além de alterações da resposta imune aos fungos do gênero *Malassezia*.

Dentre os fatores ambientais relacionados ao desencadeamento e/ou agravamento da doença na faixa etária pediátrica, destacamos calor, umidade e baixa exposição ao sol.

Quadro clínico

A dermatite seborreica da infância geralmente se manifesta a partir da 2ª semana de vida. As crianças mantêm bom estado geral, sem manifestações sistêmicas, mesmo nas formas mais graves. A remissão ocorre em semanas ou meses, dificilmente se estendendo além dos 6 meses de vida. São observadas duas formas clínicas principais da dermatite seborreica da infância: crosta láctea e dermatite de fraldas.

Na crosta láctea ocorre o acometimento preferencial do couro cabeludo com o desenvolvimento de escamo-crostas aderentes amareladas, que se iniciam na região do vértice, podendo comprometer toda a superfície do couro cabeludo e se estender para a face, com predileção para a região das sobrancelhas e centro-facial. Os pacientes podem ainda apresentar no couro cabeludo a manifestação chamada de pseudotinea amiantácea, na qual os cabelos ficam agrupados em tufos que apresentam na sua base escamo-crostas amareladas fortemente aderidas ao couro cabeludo, quadro também observado na dermatite atópica, *tinea capitis* e psoríase.

No corpo as lesões predominam nas áreas de dobras, sendo frequente o comprometimento das áreas de fraldas (Figura 5). Nessas áreas geralmente a descamação é menos intensa, sendo observado eritema moderado a intenso associado à maceração. O diagnóstico diferencial com dermatite atópica e psoríase pode ser difícil nesses casos.

Nos casos em que ocorrem quadros graves de dermatite seborreica associados à sintomatologia sistêmica, o pediatra e o dermatologista devem estar atentos quanto à possibilidade de doença de Leiner, doença rara que acomete preferencialmente crianças menores de 1 mês de vida e se manifesta por quadro grave de dermatite seborreica, infecções bacterianas recorrentes, diarreia de difícil controle e perda de peso, podendo ter evolução fatal.

Diagnóstico

O diagnóstico da dermatite seborreica é eminentemente clínico. A investigação laboratorial complementar geralmente não é necessária, ficando reservada para casos raros associados à sintomatologia

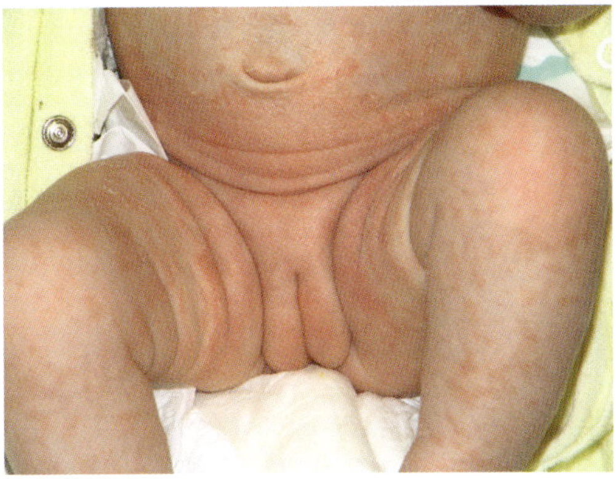

FIGURA 5 Dermatite seborreica da área das fraldas.

sistêmica. Para auxiliar no diagnóstico diferencial podem ser realizados exame micológico direto e biópsia para exame anatomopatológico.

Os diagnósticos diferenciais clínicos da dermatite seborreica infantil variam de acordo com a forma clínica. Nas formas clínicas qu e cursam com pseudotinea amiantácea, os principais diagnósticos diferenciais são: *tinea capitis*, psoríase e dermatite atópica. Na apresentação de dermatite da área de fraldas devem ser considerados como diagnósticos diferenciais: dermatite de fralda/contato, psoríase e dermatite atópica. No comprometimento das áreas de fraldas, a dermatite seborreica favorece a colonização e consequente infecção secundária por Candida.

Tratamento

Como a dermatite seborreica infantil apresenta evolução benigna, o tratamento deve ser instituído com cautela, evitando-se medidas mais agressivas, que possam provocar maiores efeitos colaterais. A grande maioria dos casos é controlada com medicação tópica e medidas não medicamentosas como exposição controlada ao sol e uso de roupas que diminuam a umidade na pele.

Dentre as opções de tratamento tópico disponíveis, os corticosteroides tópicos são os mais efetivos, porém deve ser evitado o uso prolongado e classe de maior potência, pelo risco de maior absorção cutânea da pele da criança em relação à pele adulta e pelo risco de atrofia cutânea. A formulação preferida é a hidrocortisona 1% em creme.

Nas formas que comprometem o couro cabeludo é fundamental a remoção mecânica das escamo-crostas, que pode ser facilitada pelo uso de vaselina, óleo mineral ou óleo de amêndoas doce. Podem ainda ser usadas loções e cremes à base de cetoconazol.

Como opção ao uso do corticosteroide tópico, podem ser utilizados os inibidores da calcineurina. Em nosso meio estão disponíveis o pimecrolimo e o tacrolimo. O início de ação é mais lento quando comparado ao corticosteroide tópico e existe o risco de irritação local.

CONCLUSÃO

A dermatite seborreica é uma dermatose muito frequente na faixa etária pediátrica. Geralmente tem evolução benigna, mas pode evoluir para quadro crônico, se arrastando por alguns meses. As medidas terapêuticas não medicamentosas associadas ao tratamento tópico são eficazes para o controle da doença na maioria dos casos.

A psoríase é uma doença inflamatória, de caráter universal, que se caracteriza pela presença de lesões eritêmato-escamosas na pele, podendo ser acompanhada de comprometimento articular. A maioria das crianças com psoríase apresenta forma leve da doença, geralmente com resposta aos tratamentos tópicos. Embora a resolução do quadro possa ser seguida de remissão prolongada, um curso crônico recorrente é a evolução mais comum. A terapêutica da psoríase tem por objetivo o controle da doença e melhora da qualidade de vida.

SUGESTÕES DE LEITURA

1. Sociedade Brasileira de Dermatologia. Consenso Brasileiro de Psoríase 2020. Disponível em: https://issuu.com/sbd.br/docs/sbdconsensopsoriase2020v4 (acesso ago 2021).
2. Gottlieb A, Korman NJ, Gordon KB, Feldman SR, Lebwohl M, Koo JY, et al. Guidelines of care for the management of psoriasis and psoriatic arthritis: Section 2. Psoriatic arthritis: overview and guidelines of care for treatment with an emphasis on the biologics. J Am Acad Dermatol. 2008;58(5):851-64.
3. Gupta AK, Bluhm R. Seborrheic dermatitis. J Eur Acad Dermatol Venereol. 2004;18(1):13-26.
4. Relvas M, Torres T. Pediatric Psoriasis. Am J Clin Dermatol. 2017;18(6):797-811.
5. Romiti R, Maragno L, Arnone M, Takahashi MD. Psoriasis in childhood and adolescence. An Bras Dermatol. 2009;84(1):9-20.
6. Tucker D, Masood S. Seborrheic Dermatitis. In: StatPearls [Internet]. Treasure Island (FL): StatPearls Publishing; 2021.

CONTEÚDO COMPLEMENTAR

Utilize o QR code abaixo para acessar as questões comentadas do capítulo (senha: dermatologiaicr).

14

Eritrodermia

Marcelo Arnone
Ricardo Romiti

PONTOS-CHAVE DESTE CAPÍTULO

- A eritrodermia caracteriza-se por eritema generalizado e persistente.
- Pode ter diversas causas como: infecções, dermatoses inflamatórias, genodermatoses e reações medicamentosas.
- Pode ser grave quando cursar com: febre, taquicardia, atraso de crescimento e sintomas neurológicos.
- Seu manejo adequado é dependente do esforço conjunto entre o dermatologista e o pediatra.

INTRODUÇÃO

Eritrodermia ou eritrodermia esfoliativa é uma síndrome caracterizada por eritema generalizado e persistente, acometendo mais de 90% da superfície corpórea, acompanhado de descamação, furfurácea ou foliácea, e prurido variável, com curso subagudo ou crônico, de múltiplas causas. No neonato e na criança a eritrodermia pode ser causada por diversas condições, dentre elas infecções, dermatoses inflamatórias, genodermatoses e reações medicamentosas. Os pediatras e dermatologistas desempenham papel fundamental no manejo da eritrodermia, identificando o quadro precocemente, distinguindo condições benignas de doenças mais graves com comprometimento sistêmico e estabelecendo as medidas terapêuticas mais adequadas.

EPIDEMIOLOGIA

A eritrodermia é rara na faixa etária pediátrica. Estudos retrospectivos conduzidos nas unidades de dermatologia pediátrica de hospitais pediátricos na Ásia identificaram taxas de incidência em torno de 0,1%.

PATOGENIA

A patogênese da eritrodermia é bastante complexa. Acredita-se que essa condição se desenvolva secundariamente a uma interação de citocinas e moléculas de adesão, interleucinas (IL) 1, 2 e 8, moléculas de adesão-1 (ICAM-1) e o fator de necrose tumoral (TNF). Essas interações resultariam em um aumento acentuado da taxa de *turnover* epidérmico, acelerando as taxas de divisão celular e levando a um aumento do número absoluto das células cutâneas germinativas.

Assim como nos adultos, a causa da eritrodermia nas crianças muitas vezes é difícil de ser estabelecida pela baixa especificidade dos sinais clínicos e dos achados histológicos, sendo um desafio para os pediatras e dermatologistas. As principais etiologias são: eczemas, dermatoses eritemato-escamosas, infecções, farmacodermias, imunodeficiências, ictioses e genodermatoses (Tabela 1).

QUADRO CLÍNICO

O quadro clínico pode ser súbito ou insidioso; geralmente o eritema se generaliza em 12 a 48 horas e a descamação aparece após dois a seis dias, inicialmente nas flexuras. As escamas são geralmente brancas ou amarelas e finas, embora escamas argênticas espessas possam aparecer, particu-

TABELA 1 Causas de eritrodermia em neonatos e crianças

Causas	Manifestação clínica
Dermatoses inflamatórias	▪ Dermatite seborreica (Figura 1) ▪ Dermatite atópica ▪ Psoríase (Figura 2) ▪ Pitiríase rubra pilar
Infecções	▪ Síndrome da pele escaldada estafilocócica ▪ Escarlatina ▪ Candidose neonatal ▪ Síndrome do choque tóxico
Farmacodermias	▪ Anti-inflamatórios não hormonais ▪ Antibióticos: ceftriaxone, vancomicina, sulfonamidas, penicilina ▪ Anticonvulsivantes ▪ Homeopatia e medicina alternativa
Imunodeficiências	▪ Síndrome de Omenn (imunodeficiência combinada grave) ▪ Doença enxerto *versus* hospedeiro
Ictioses	▪ Eritrodermia ictiosiforme não bolhosa (Figura 3) ▪ Eritrodermia ictiosiforme bolhosa ▪ Síndrome de Netherton ▪ Síndrome de Conradi-Hunermann ▪ Síndrome de Sjogren Larsson ▪ Ictiose lamelar ▪ Tricotiodistrofia
Doenças metabólicas/nutricionais	▪ Deficiência de ácidos graxos essenciais ▪ Distúrbios do metabolismo da biotina ▪ Kwashiorkor ▪ Acrodermatite enteropática ▪ Fibrose cística ▪ Doença de Leiner

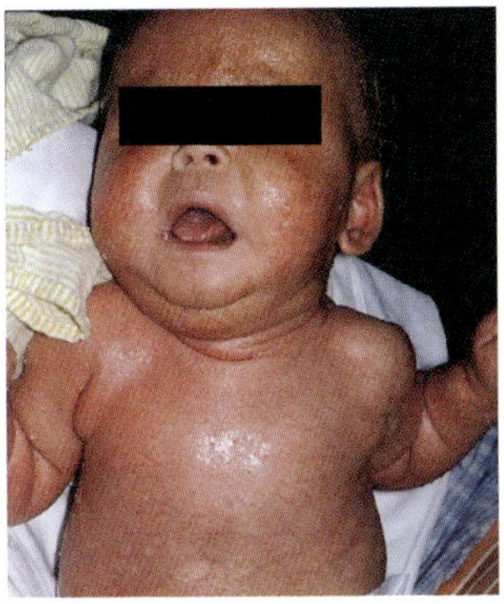

FIGURA 1 Dermatite seborreica.

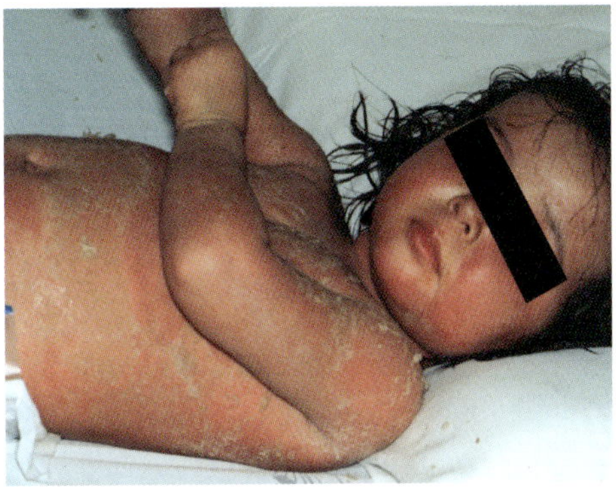

FIGURA 2 Psoríase.

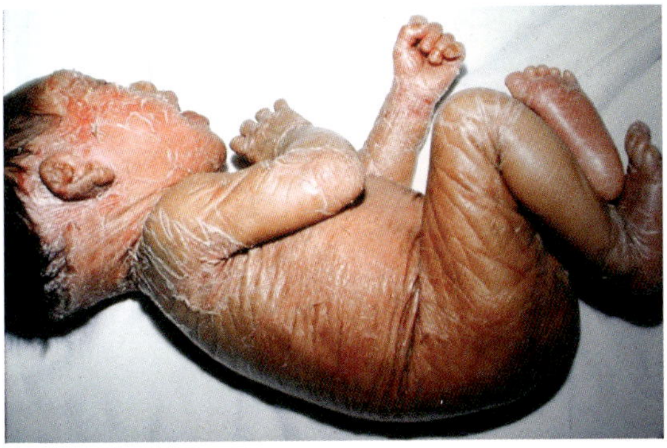

FIGURA 3 Eritrodermia ictiosiforme não bolhosa.

larmente em estágios agudos e em regiões palmoplantares. Com o progresso da descamação, a pele torna-se ressecada, recoberta por escamas lamelares finas; contudo, principalmente em vigência de colonização bacteriana, podem surgir escamas aderentes ou escamocrostas que exalam odor característico. O prurido é um sintoma frequente e as manifestações sistêmicas podem ou não estar presentes, podendo ocorrer febre, linfonodomegalia e queda do estado geral. O comprometimento das unhas pode ocorrer, sendo as manifestações mais frequentes a paroníquia e as linhas de Beau.

DIAGNÓSTICO

Uma vez instalado, o quadro dermatológico pode variar pouco entre as várias condições clínicas que podem se manifestar como eritrodermia esfoliativa; no entanto, algumas pistas diagnósticas podem surgir na história clínica, sintomatologia geral e avaliação dermatológica detalhada.

Nas eritrodermias neonatais ou precocemente no período neonatal, deve-se suspeitar das genodermatoses. Nesses casos é importante investigar consanguinidade, dificuldade em ganhar peso, comprometimento dos anexos cutâneos e manifestações extracutâneas (ver Capítulo 27 – Genodermatoses com descamação).

No grupo das eritrodermias de etiologia infecciosa, merece destaque a síndrome da Pele Escaldada Estafilocócica, cujas manifestações clínicas são decorrentes da ação da toxina esfoliante produzida por algumas cepas de *Staphylococcus aureus*, cursando com febre, queda do estado geral e com eritrodermia de instalação rápida acompanhada de erosões, bolhas e áreas de descolamento da pele. Nesses casos está indicado a biopsia de pele para exame anatomopatológico que permite a confirmação diagnóstica (ver Capítulo 47 – Infecções bacterianas).

No grupo das dermatoses inflamatórias, a dermatite seborreica é a mais comum. Geralmente os quadros são localizados e se iniciam antes dos dois meses de vida, podendo eventualmente ocorrer a evolução para quadros generalizados. Nesses casos, chama a atenção a manutenção do bom geral e pode contribuir para o diagnóstico a coloração amarelada das escamas e o comprometimento frequente da área das fraldas (ver Capítulo 13 – Eritema e descamação).

A psoríase é o principal diagnóstico diferencial da dermatite seborreica, porém é muito mais rara nessa faixa etária, com menos de 2% dos casos iniciando-se antes de um ano de vida. Nos casos de psoríase que se iniciam na infância é mais frequente se observar história familiar presente. Clinicamente a distinção entre dermatite seborreica e psoríase pode ser muito difícil, mas por se tratar de condição benigna, geralmente não se indica a realização de biópsia (ver Capítulo 13 – Eritema e descamação).

A dermatite atópica é uma dermatose inflamatória que afeta até 30% das crianças, caracteriza-se por apresentar prurido intenso e curso crônico com períodos de agudização. Geralmente o início do quadro se dá após o segundo mês de vida, sendo frequente o comprometimento da face e couro cabeludo e mais raro envolvimento da região das fraldas. A evolução para eritrodermia pode fazer parte da própria evolução da doença ou ocorrer em decorrência de tratamentos inadequados. Devem ser investigados antecedentes pessoais e familiares de atopia (ver Capítulo 10 – Dermatite atópica).

Nos casos de eritrodermia esfoliativa como manifestação de farmacodermias, o quadro geralmente se inicia com exantema, ocorrendo posteriormente confluência das lesões e generalização. Assim como nas farmacodermias que ocorrem no adulto, a gravidade do quadro pode variar, devendo chamar a atenção do pediatra e do dermatologista sinais clínicos de gravidade, como taquicardia, febre, queda do estado geral, comprometimento de mucosas, áreas de descolamento de pele, além de alterações laboratoriais como eosinofilia, linfócitos atípicos e aumento de enzimas hepáticas. Uma história medicamentosa detalhada deve ser feita tentando estabelecer relação temporal entre o uso da droga suspeita e início dos sintomas. Dentre as possíveis drogas causais, destacamos os anti-inflamatórios, antibióticos, drogas antituberculose e anticonvulsivantes (ver Capítulo 16 – Farmacodermias).

A eritrodermia pode ser uma condição clínica que justifica a internação hospitalar pelo potencial risco de vida, especialmente no período neonatal. Queda do estado geral, atraso de crescimento, infecção grave e sintomas neurológicos são indicativos de urgência, necessitando de rápida intervenção diagnóstica e terapêutica.

Nos casos em que a história clínica e o exame dermatológico são consistentes com psoríase, dermatite seborreica e dermatite atópica, geralmente não são necessários biópsia e exames laboratoriais.

Nos casos de maior refratariedade, suspeita de farmacodermia, ou quando estão presentes manifestações sistêmicas, estão indicados a realização de biopsia em 2 ou 3 pontos para exame anatomopatológico e a coleta de exames laboratoriais.

TRATAMENTO

Nos casos graves, está indicada a internação hospitalar para instalação de medidas de suporte que visam corrigir distúrbios metabólicos, monitorização de sinais vitais, reposição hídrica e nutricional. Nos casos de suspeita de infecção de pele e/ou corrente sanguínea, antibioticoterapia endovenosa deve ser instituída.

O tratamento tópico deve ser realizado com uso de emolientes e corticosteroides tópicos. Em raros casos está indicado o uso de corticoterapia sistêmica. Tratamento específico da doença que levou ao estado eritrodérmico conduzirá ao controle do quadro. Por exemplo, nos casos de psoríase eritrodérmica pode ser necessário o uso terapia sistêmica, utilizando-se drogas como o metotrexato e a acitretina.

CONCLUSÃO

A eritrodermia na infância pode ter diferentes etiologias. O diagnóstico diferencial entre as possíveis causas pode ser um desafio que exige o esforço conjunto do pediatra e do dermatologista.

Alguns comemorativos devem chamar a atenção para uma condição clínica mais grave, como febre, taquicardia, atraso de crescimento e sintomas neurológicos.

SUGESTÕES DE LEITURA

1. Kotrulja L, Murat-Susić S, Husar K. Differential diagnosis of neonatal and infantile erythroderma. Acta Dermatovenerol Croat. 2007;15(3):178-90.
2. Ott H. Guidance for assessment of erythroderma in neonates and infants for the pediatric immunologist. Pediatr Allergy Immunol. 2019;30(3):259-68.
3. Rayala BZ, Morrell DS. Common skin conditions in children: Noninfectious rashes. FP Essent. 2017;453:18-25.
4. Sarkar R, Garg VK. Erythroderma in children. Indian J Dermatol Venereol Leprol. 2010;76(4):341-7.
5. Sehgal VN, Srivastava G. Erythroderma/generalized exfoliative dermatitis in pediatric practice: an overview. Int J Dermatol. 2006;45(7):831-9.

CONTEÚDO COMPLEMENTAR

Utilize o QR code abaixo para acessar as questões comentadas do capítulo (senha: dermatologiaicr).

15

Dermatoses vesiculosas e bolhosas

Denise Miyamoto
Valéria Aoki

PONTOS-CHAVE DESTE CAPÍTULO

- As doenças vesicobolhosas autoimunes ocorrem por perda da adesão entre os queratinócitos epidérmicos (grupo dos pênfigos) ou da junção dermoepidérmica (grupo dos penfigoides), consequentes à formação de autoanticorpos contra antígenos próprios.
- As lesões afetam a pele e/ou mucosas e podem cicatrizar sem sequelas ou produzir danos permanentes nos olhos.
- Diagnóstico e tratamento precoces são fundamentais para o controle adequado da doença e prevenção de sequelas permanentes.

INTRODUÇÃO

As doenças vesicobolhosas ocorrem por perda da adesão intercelular e podem ter origem genética, inflamatória, infecciosa ou autoimune. As dermatoses bolhosas de origem genética serão abordadas no Capítulo 28 – Genodermatoses com bolhas. Nas dermatoses bolhosas autoimunes (DBAI) há síntese de anticorpos contra as glicoproteínas de adesão entre os queratinócitos epidérmicos (grupo dos pênfigos) ou da junção dermoepidérmica (grupo dos penfigoides). Com isso, formam-se vesículas e bolhas que originam erosões e crostas. As lesões podem afetar a pele e/ou mucosas, de acordo com o antígeno-alvo, produzindo desde quadros clínicos leves e que involuem com cicatrização completa, até formas graves com sequelas permanentes. A classificação das dermatoses bolhosas autoimunes se faz de acordo com o nível de clivagem: dermatoses bolhosas autoimunes intraepidérmicas (pênfigos) e DBAI subepidérmicas (penfigoides).

EPIDEMIOLOGIA

As DBAI são doenças raras, cuja incidência e prevalência variam conforme a faixa etária e etnia. Estima-se que a incidência anual dos pênfigos seja de 0,76-16,1 casos/

milhão. No grupo dos pênfigos, o pênfigo vulgar (PV) é a doença mais comum na infância e geralmente se inicia aos oito anos de vida, seguido do pênfigo foliáceo (PF).

O pênfigo foliáceo endêmico (ou fogo selvagem) é frequente no Brasil devido à ocorrência de fatores ambientais favoráveis ao desenvolvimento da doença, como a presença de moradias de barro com telhado de sapé junto a riachos, facilitando a presença de vetores hematófagos, além de uma população geneticamente predisposta (HLA-DRB1). Estudos mostram que repetidas picadas podem suscitar em indivíduos geneticamente predispostos uma resposta imune. Existem evidências de que o antígeno salivar LJM11 de flebotomíneos (*Lutzomiya* ou mosquito-palha) apresenta homologia com a desmogleína (Dsg) 1, uma das principais glicoproteínas de adesão entre os queratinócitos humanos, levando à reação cruzada imune. Assim, indivíduos expostos a picadas de insetos hematófagos iniciam produção de autoanticorpos, inicialmente não patogênicos, e que, através da expansão dos epítopos, passam a produzir autoanticorpos patogênicos contra a Dsg 1, desencadeando o fogo selvagem, especialmente em crianças e adultos jovens.

As DBAI subepidérmicas compreendem o grupo dos penfigoides, epidermólise bolhosa adquirida e lúpus eritematoso sistêmico bolhoso (LESB), e as dermatoses por IgA. A dermatose bolhosa por IgA linear é o representante mais comum na infância, com predomínio em lactentes entre 4 e 5 anos de vida. Penfigoide bolhoso (PB) é a segunda DBAI subepidérmica mais frequente, principalmente em meninas, embora a incidência de PB seja maior na sétima década de vida. Já a epidermólise bolhosa adquirida (EBA) e o lúpus eritematoso sistêmico bolhoso também se manifestam em crianças e adolescentes, porém de forma incomum, por isso sua incidência na infância permanece desconhecida. A dermatite herpetiforme ocorre principalmente em adultos, porém há relatos do desenvolvimento da intolerância ao glúten em crianças entre 2 e 7 anos de idade, com incidência anual estimada em 0,56/100 mil.

PATOGENIA

A adesão entre os queratinócitos epidérmicos é mediada por desmogleínas (Dsg), desmocolinas e desmoplaquinas, que formam um complexo intercelular denominado desmossoma (Tabela 1). A ligação de autoanticorpos a estas glicoproteínas leva à perda da adesão intercelular. O desprendimento dos queratinócitos torna as células arredondadas e com citoplasma eosinofílico – células acantolíticas – com formação de vesículas e bolhas na epiderme. Como a superfície das bolhas é constituída por algumas camadas de queratinócitos, as lesões rompem-se facilmente, originando erosões dolorosas.

Quando o antígeno-alvo é a Dsg 1, que é a molécula de adesão intercelular predominantemente expressa em toda a epiderme, as lesões são exclusivamente cutâneas e caracterizam o PF. Já o reconhecimento da Dsg 3, cuja expressão é proporcionalmente maior nos queratinócitos das mucosas, leva à formação de lesões mucosas do PV. Nos pacientes que apresentam autoanticorpos contra a Dsg 1 e a Dsg 3, há perda da adesão tanto na pele quanto nas mucosas, caracterizando o pênfigo vulgar mucocutâneo.

Nas DBAI subepidérmicas, há formação de autoanticorpos contra as moléculas de adesão que compõem o hemidesmossoma, e compromete a integridade da junção dermoepidérmica. Conforme o tipo de imunoglobulina produzida e o autoantígeno por ela reconhecido, a DBAI subepidérmica manifesta-se com fenótipos diferentes (Tabela 1).

Mais raramente, as DBAI podem afetar neonatos em virtude da transmissão vertical de autoanticorpos maternos de pacientes com pênfigo vulgar, penfigoide bolhoso e epidermólise bolhosa. Nesses casos, a doença apresenta evolução favorável, com tendência a resolução completa após cerca de três meses de vida mesmo sem tratamento, pela diminuição progressiva dos autoanticorpos maternos na circulação do neonato.

QUADRO CLÍNICO

Pênfigo foliáceo

Tanto a forma clássica quanto a forma endêmica do PF caracterizam-se pela produção de autoanticorpos anti-Dsg 1, promovendo perda da adesão intercelular dos queratinócitos das camadas superiores da epiderme. As lesões do PF endêmico são indistinguíveis da forma clássica da doença, com formação de bolhas flácidas, erosões, crostas e placas anulares policíclicas distribuídas predominantemente no couro cabeludo, face, região cervical e tronco superior. Por sua distribuição preferencial por áreas seborreicas, o PF apresenta como diagnósticos diferenciais a dermatite seborreica e a *tinea capitis*, além do impetigo e da síndrome da pele escaldada, que ocorrem devido à produção de estafilotoxinas capazes de clivar a Dsg 1. As formas clínicas podem ser classificadas em localizadas ou generalizadas (invasivo-bolhosa ou eritrodérmica). A fragilidade cutânea pode ser demonstrada por meio do sinal de Nikolsky: a pressão e tração tangencial da pele sã perilesional leva à formação de nova erosão.

O diagnóstico baseia-se na presença de clivagem epidérmica alta com células acantolíticas no exame anatomopatológico e é confirmado por imunofluorescência (IF) com a demonstração de depósitos de IgG entre os queratinócitos epidérmicos na pele do paciente (IF direta) ou circulante (IF indireta). A detecção por ELISA revela autoanticorpos IgG que se dirigem contra a desmogleína 1. A resposta à corticoterapia tópica e/ou sistêmica é variável, podendo ocorrer disseminação das lesões com necessidade de tratamento imunossupressor adjuvante e tendência à cronicidade assim como ocorre no PF na fase adulta.

TABELA 1 Autoantígenos reconhecidos nas dermatoses bolhosas autoimunes

Doença	Antígeno-alvo	Localização
Pênfigo foliáceo	Desmogleína 1	Desmossoma
Pênfigo vulgar mucoso	Desmogleína 3	Desmossoma
Pênfigo vulgar mucocutâneo	Desmogleína 1 e 3	Desmossoma
Penfigoide bolhoso	Antígeno do penfigoide bolhoso (BP) 230 e/ou BP180	Hemidesmossoma
Doença bolhosa por IgA linear	Antígeno de 97 kDa e 120 kDa do BP180	Hemidesmossoma
Epidermólise bolhosa adquirida	Colágeno VII	Sublâmina densa
Lúpus eritematoso bolhoso	Colágeno VII	Sublâmina densa
Dermatite herpetiforme	Transglutaminase 3	Junção dermoepidérmica

Pênfigo vulgar

O pênfigo vulgar (PV) na infância assemelha-se à forma adulta da doença. Pode cursar com lesões exclusivamente mucosas – PV mucoso – devido à presença de anticorpos anti-Dsg 3, com bolhas flácidas que rapidamente se rompem formando erosões principalmente na região oral. Quando há síntese concomitante de IgG anti-Dsg 1, ocorre também a formação de bolhas flácidas, erosões e crostas na pele do couro cabeludo, face e tronco. As lesões de PV apresentam como diagnósticos diferenciais a infecção por herpes simples, aftas orais, líquen plano e eritema polimorfo. O comprometimento mucoso no PV aumenta a morbidade da doença, uma vez que as lesões orais dolorosas podem dificultar a manutenção de uma dieta adequada, podendo ocorrer desnutrição e desidratação. Assim, diagnóstico e tratamento precoces são fundamentais para o controle da doença.

O exame histopatológico mostra uma clivagem suprabasal com células acantolíticas e a presença de fluorescência com anti-IgG entre os queratinócitos epidérmicos à imunofluorescência direta e/ou indireta confirma o diagnóstico de PV. Corticoterapia sistêmica (prednisona 1,0-1,5 mg/kg/dia) é a terapia de escolha, sendo necessária a associação de imunossupressores como micofenolato de mofetila 35-45 mg/kg/dia ou azatioprina 1,0-3,0 mg/kg/dia em cerca de 36% dos pacientes, ou de rituximabe 375mg/m^2/dose em 4 doses semanais nos casos refratários.

Doença bolhosa por IgA linear

A doença bolhosa por IgA linear (DAL) da infância caracteriza-se pela formação de vesículas e bolhas tensas que se agrupam em um arranjo semelhante a um "colar de pérolas", com predomínio pela região abdominal e pélvica, particularmente na área anogenital. Comprometimento mucoso ocorre em até 80% das crianças, e as lesões podem cicatrizar com sinéquia ocular, esofágica e de vias aéreas. Por isso recomenda-se a avaliação multidisciplinar (oftalmologista, otorrinolaringologista, gastroenterologista, ginecologista, urologista) para rastreamento de potenciais lesões mucosas mesmo em pacientes assintomáticos, a fim de evitar sequelas permanentes e perda de funcionalidade. Vancomicina, amoxicilina-clavulanato, minociclina e vibramicina já foram descritos como potenciais desencadeantes da doença, bem como a sua associação com doença inflamatória intestinal.

Além da semelhança das lesões de DAL com outras doenças do grupo penfigoide, como penfigoide bolhoso, epidermólise bolhosa adquirida e lúpus eritematoso sistêmico bolhoso, o impetigo bolhoso é outro diagnóstico diferencial. A confirmação diagnóstica baseia-se na correlação do quadro clínico, exame anatomopatológico com clivagem subepidérmica rica em neutrófilos e imunofluorescência direta e/ou indireta com deposição linear de IgA na zona da membrana basal (ZMB). Corticoterapia sistêmica com prednisona na dose de 0,5-1,0 mg/kg/dia é o tratamento de escolha na doença. A associação com dapsona 0,5-2,0 mg/kg/dia também reduz a quimiotaxia de neutrófilos e auxilia no controle da DAL. Em pacientes com deficiência de glicose-6-fosfato desidrogenase, colchicina 1,2 mg/dia pode ser uma opção terapêutica. Casos refratários com comprometimento mucoso grave podem necessitar de imunossupressor como micofenolato de mofetila 35-45 mg/kg/dia (dose máxima 3 g/dia) ou azatioprina 1,0-3,0 mg/kg/dia, ou rituximabe 375mg/m^2/dose em 4 doses semanais.

Penfigoide bolhoso

O penfigoide bolhoso (PB) manifesta-se com placas eritematosas e edematosas (urticariformes) com bolhas tensas pruriginosas. Na faixa etária pediátrica, o PB apresenta três formas principais:

- acral em lactentes até 1 ano, com envolvimento da cabeça, mão e pés;
- disseminado em crianças de 1 a 13 anos;
- vulvar localizada.

Os principais diagnósticos diferenciais são o eczema, urticária, epidermólise bolhosa adquirida e DAL.

Os achados histopatológicos mais frequentes incluem a presença de clivagem dermoepidérmica rica em eosinófilos ou de espongiose eosinofílica, e a presença de depósitos lineares de IgG e C3 na ZMB no exame de imunofluorescência direta confirma o diagnóstico da doença. Formas leves de PB podem ser tratadas com corticosteroide tópico, enquanto lesões disseminadas requerem uso de corticoterapia sistêmica com prednisona na dose de 0,5-1,0 mg/kg/dia. A doença costuma ter boa resposta ao tratamento, com remissão completa na maioria dos casos após seis a nove meses de tratamento.

Epidermólise bolhosa adquirida

A variante mecanobolhosa da epidermólise bolhosa adquirida (EBA) é menos frequente na infância e caracteriza-se por fragilidade cutânea com formação de bolhas, erosões, cicatrizes e mília principalmente em áreas de trauma. Por esse motivo, apresenta como principais diagnósticos diferenciais a epidermólise bolhosa distrófica congênita e porfiria cutânea tarda. Já a forma inflamatória da EBA ocorre em crianças de até cinco anos, e pode ser clinicamente indistinguível do penfigoide bolhoso e doença bolhosa por IgA linear, sendo necessários exames complementares para confirmação diagnóstica.

Os achados histopatológicos mais característicos na EBA são a presença de clivagem subepidérmica rica em neutrófilos, formação de cistos de queratina (mília) e fibrose (cicatriz). A confirmação diagnóstica requer a realização de imunofluorescência direta, por meio da qual se pode observar a presença de depósitos lineares de C3, IgG, IgM e/ou IgA na ZMB. A imunofluorescência indireta com *salt-split skin* possibilita demonstrar que os imunocomplexos depositam-se no lado dérmico da clivagem, onde se localiza o colágeno VII.

O prognóstico da doença na infância é geralmente melhor do que na fase adulta, com remissão completa na maioria dos pacientes tratados com corticoterapia sistêmica e dapsona. Comprometimento mucoso é incomum, porém sua ocorrência aumenta a morbidade da doença pelo risco de sinéquia e cicatrizes permanentes levando à perda da funcionalidade ocular, orofaríngea, laríngea, esofágica, urogenital e anal. Nesses casos, tratamento adjuvante com micofenolato de mofetila 35-45 mg/kg/dia, imunoglobulina endovenosa 2 g/kg e rituximabe 375 mg/m^2/dose, em 4 doses semanais, são recomendados.

Lúpus eritematoso sistêmico bolhoso

Trata-se de uma manifestação cutânea incomum do lúpus eritematoso sistêmico, com formação de bolhas tensas sobre base eritematosa com predileção pela mucosa oral e por áreas fotoexpostas da face, tronco e região proximal dos membros superiores. O exame anatomopatológico da pele lesionada mostra uma clivagem dermoepidérmica com neutrófilos, e a imunofluorescência direta revela depósitos de IgG, C3, IgM e/ou IgA na ZMB. A presença de critérios diagnósticos de lúpus eritematoso sistêmico e de fluorescência no lado dérmico da clivagem por imunofluorescência indireta com a técnica de *salt-split skin* possibilitam a confirmação diagnóstica de lúpus eritematoso sistêmico bolhoso (LESB). O tratamento fundamenta-se na fotoproteção, corticoterapia sistêmica com prednisona na dose de 0,5-1,0 mg/kg/dia e hidroxicloroquina 4-6 mg/kg/dia por sua ação imunomoduladora e fotoprotetora. Em casos refratários ou com comprometimento de outros órgãos pode ser necessário o uso de imunossupressores como micofenolato de mofetila 35-45 mg/kg/dia, azatioprina 1-3 mg/kg/dia, e do imunobiológico rituximabe 375 mg/m^2/dose em 4 doses semanais.

Dermatite herpetiforme

A intolerância ao glúten apresenta-se na pele com pápulas e vesículas por vezes agrupadas ou placas eritemato-edematosas intensamente pruriginosas, que se assemelham ao eczema, urticária e escabiose. As lesões distribuem-se principalmente na linha de implantação dos cabelos, cotovelos, joelhos e região sacral. A associação com outras autoimunidades como tireoidite e diabete melito, comum em adultos, é raramente observada em crianças.

A análise histopatológica da lesão cutânea mostra espongiose com vesiculação intraepidérmica e numerosos neutrófilos permeando os queratinócitos ou no topo das papilas dérmicas. O exame padrão-ouro para o diagnóstico é a imunofluorescência direta com a presença de depósitos granulosos de IgA no topo das papilas dérmicas. Recomenda-se também a investigação de doença celíaca devido à alta taxa de atrofia (89%) da mucosa do intestino delgado nas crianças recém-diagnosticadas com dermatite herpetiforme (DH). O tratamento requer dieta isenta de glúten, não somente para resolução das lesões cutâneas como também para prevenir o desenvolvimento de linfoma intestinal. Como a melhora da pele ocorre mais lentamente do que a dos sintomas intestinais, dapsona 2 mg/kg/dia pode ser associada ao tratamento para controle do prurido.

DIAGNÓSTICO

O diagnóstico baseia-se na correlação entre o quadro clínico, o nível da clivagem na pele e/ou mucosa pelo exame anatomopatológico e a detecção de autoanticorpos *in situ* por imunofluorescência direta, ou circulantes por meio da imunofluorescência indireta (Tabela 2). A sensibilidade e especificidade da imunofluorescência indireta podem ser aumentadas através da técnica de *salt-split skin*: o fragmento de prepúcio humano é incubado com NaCl 1M para indução de uma clivagem na lâmina lúcida da ZMB. Com isso, o BP180 e BP230 permanecem no lado epidérmico da clivagem, enquanto o colágeno VII é encontrado no lado

TABELA 2 Principais achados clínicos, histopatológicos e de imunofluorescência direta e indireta nas dermatoses bolhosas autoimunes

Doença		Quadro clínico	Histopatológico	Imunofluorescência Direta	Imunofluorescência Indireta
Pênfigo foliáceo	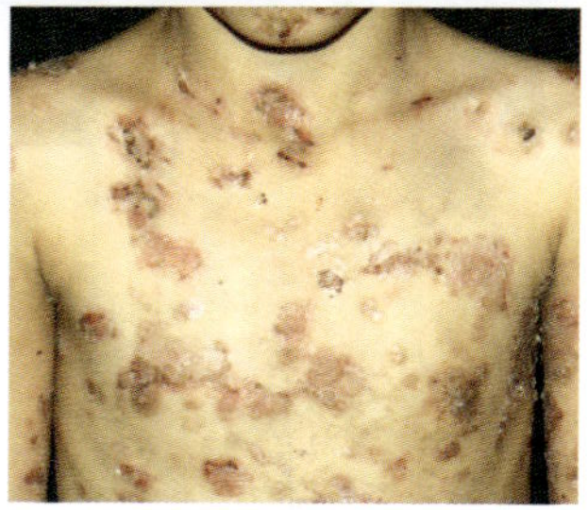	Bolhas flácidas, erosões e crostas predominantes no couro cabeludo, face e tronco superior. Sem lesões mucosas	Clivagem subcórnea ou granulosa alta com células acantolíticas	Deposição de IgG e/ou C3 entre os queratinócitos epidérmicos	Positiva entre os queratinócitos epidérmicos com anti-IgG
Pênfigo vulgar	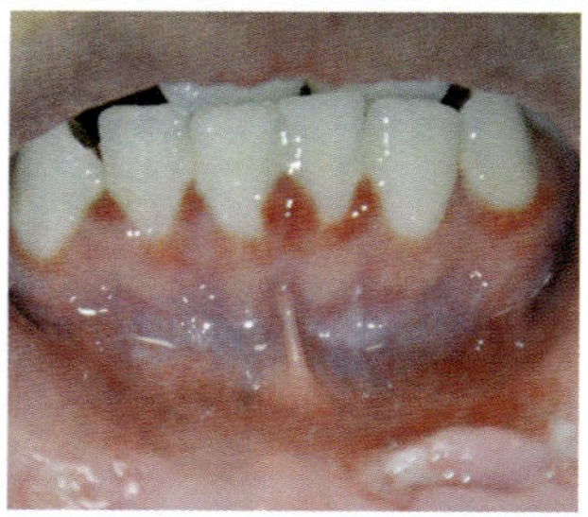	Bolhas flácidas, erosões e crostas no couro cabeludo, face e tronco. Bolhas e erosões nas mucosas oral, nasal, esofágica, genital	Clivagem suprabasal com células acantolíticas	Deposição de IgG e/ou C3 entre os queratinócitos epidérmicos	Positiva entre os queratinócitos epidérmicos com anti-IgG
Penfigoide bolhoso	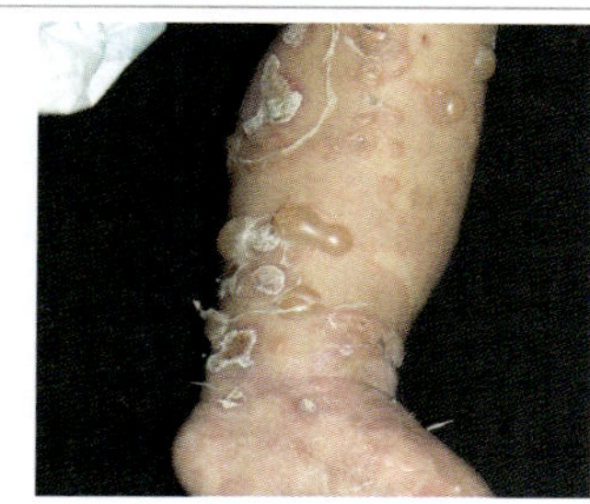	Placas eritemato-edematosas encimadas por bolhas tensas de conteúdo hialino ou hemorrágico acral (até 1 ano de idade) ou difusa (de 1 a 13 anos)	Espongiose eosinofílica ou clivagem subepidérmica com eosinófilos	Deposição de IgG e/ou C3 na zona da membrana basal	Positiva na zona da membrana basal com anti-IgG

(continua)

TABELA 2 Principais achados clínicos, histopatológicos e de imunofluorescência direta e indireta nas dermatoses bolhosas autoimunes (*continuação*)

Doença		Quadro clínico	Histopatológico	Imunofluorescência Direta	Imunofluorescência Indireta
Epidermólise bolhosa adquirida	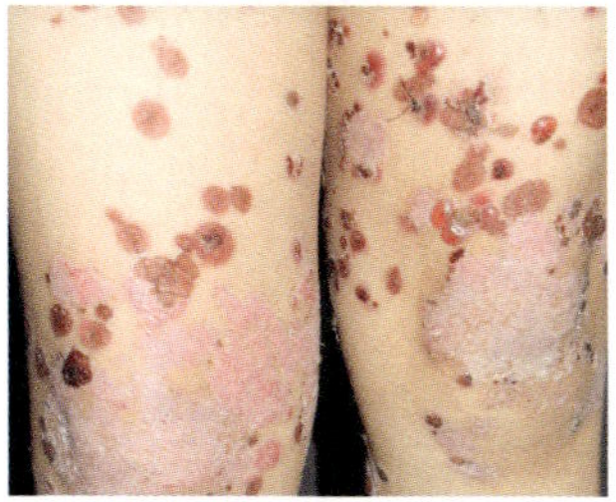	Bolhas hemorrágicas que evoluem com cicatrizes atróficas e formação de mília em áreas de trauma (mãos, pés, cotovelos, joelhos) ou pápulas e placas eritemato-edematosas com bolhas	Clivagem subepidérmica pauci-inflamatória ou com neutrófilos, eosinófilos e linfócitos	Deposição de IgG e/ou C3, e mais raramente IgA e IgM, na zona da membrana basal	Positiva na zona da membrana basal com anti-IgG
Doença bolhosa por IgA linear	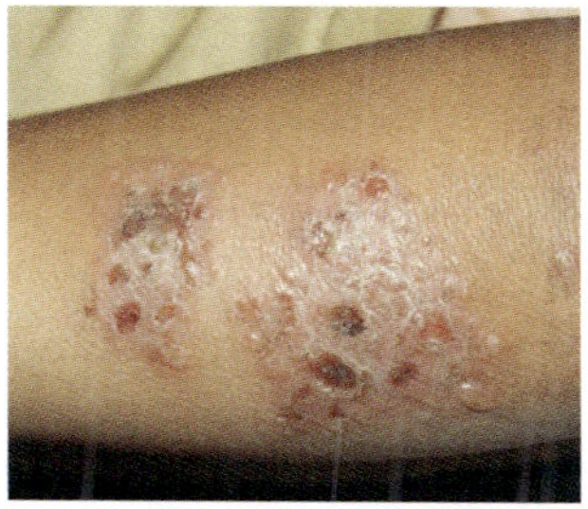	Vesículas e bolhas anulares, com distribuição em roseta na região flexora dos membros e região púbica	Clivagem subepidérmica com neutrófilos	Deposição de IgA na zona da membrana basal	Positiva na zona da membrana basal com anti-IgA

(*continua*)

TABELA 2 Principais achados clínicos, histopatológicos e de imunofluorescência direta e indireta nas dermatoses bolhosas autoimunes (*continuação*)

Doença		Quadro clínico	Histopatológico	Imunofluorescência Direta	Imunofluorescência Indireta
Lúpus eritematoso sistêmico bolhoso	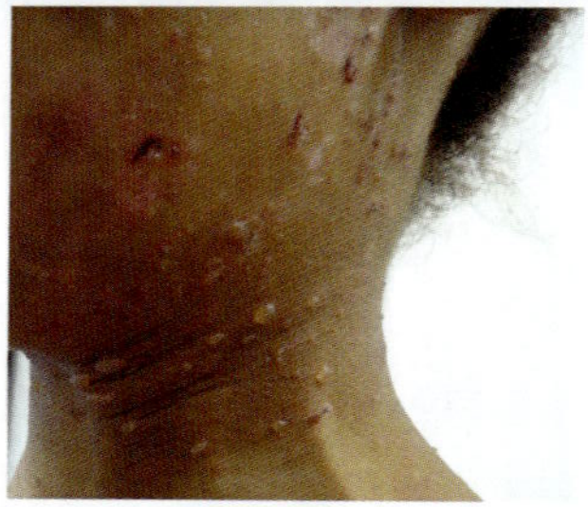	Bolhas tensas de conteúdo seroso em áreas fotoexpostas da face, tronco e região proximal dos membros superiores	Clivagem subepidérmica com neutrófilos	Deposição de IgG e/ou C3, e mais raramente IgA e IgM, na zona da membrana basal	Positiva na zona da membrana basal com anti-IgG
Dermatite herpetiforme	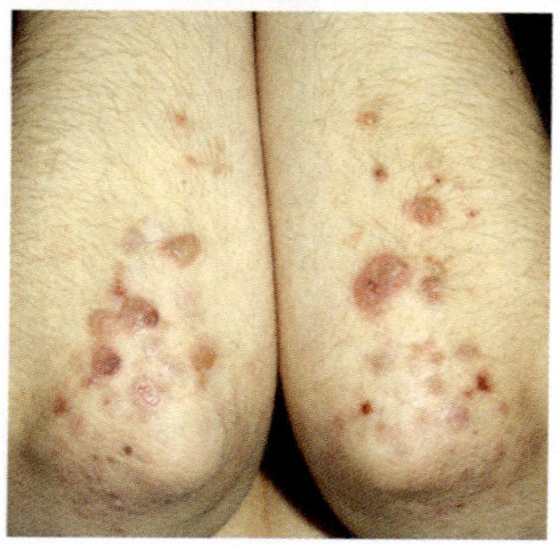	Vesículas agrupadas sobre base eritemato-edematosa, pústulas e erosões na orla do couro cabeludo, região cervical posterior, cotovelos, joelhos e sacro	Espongiose e vesículas com infiltrado neutrofílico	Deposição de IgA no topo das papilas dérmicas	Negativa

dérmico da clivagem, possibilitando o diagnóstico diferencial entre PB e EBA/LESB.

TRATAMENTO

O tratamento das DBAI tem por objetivo impedir o surgimento de novas bolhas e possibilitar a cicatrização das lesões preexistentes, a fim de reduzir a morbidade e a mortalidade. Não existe um consenso sobre o tratamento das DBAI na infância. A terapêutica varia conforme a extensão e gravidade do comprometimento mucocutâneo. Lesões localizadas podem ser tratadas com corticoterapia tópica, enquanto lesões disseminadas ou nas mucosas requerem corticoterapia sistêmica de prednisona na dose de 0,5-1,5 mg/kg/dia. Em virtude dos potenciais efeitos adversos da corticoterapia prolongada como diabete melito, dislipidemia, hipertensão, imunomoduladores e/ou imunossupressores podem ser associados ao tratamento por seu efeito adjuvante e poupador de corticosteroide. Antes da introdução de imunossupressores, recomenda-se o rastreamento de infecções crônicas como hepatite B, hepatite C e HIV.

O principal imunomodulador utilizado para o tratamento das DBAI na infância é a dapsona, droga da família das sulfonas. A dapsona promove diminuição da quimiotaxia de neutrófilos, sendo utilizada no penfigoide bolhoso, epidermólise bolhosa adquirida, lúpus eritematoso sistêmico bolhoso e doença bolhosa por IgA linear. Recomenda-se avaliação dos níveis de glicose-6-fosfato-desidrogenase pré-tratamento, pelo risco de hemólise grave nos portadores de deficiência dessa enzima. Exames laboratoriais frequentes como hemograma completo, bilirrubinas total e frações, desidrogenase láctica (DHL), reticulócitos e meta-hemoglobina são recomendados para avaliação de potenciais efeitos adversos hematológicos da dapsona.

O micofenolato de mofetila é um imunossupressor que inibe a síntese *de novo* de linfócitos, podendo reduzir as células B e a produção de anticorpos na dose de 35-45 mg/kg/dia (dose máxima de 3 g/dia). Pelos potenciais efeitos adversos gastrointestinais (hepatotoxicidade, dor abdominal, diarreia) e hematológicos (linfopenia), recomenda-se a coleta de exames laboratoriais de controle.

A azatioprina na dose de 1,0-3,0 mg/kg/dia também é utilizada no tratamento das DBAI. A droga promove inibição da síntese das purinas e da mitose, induzindo redução dos linfócitos B e T. Antes do início do tratamento com azatioprina é necessário avaliar também o hemograma completo, enzimas hepáticas e função renal, além das sorologias para infecções crônicas.

O rituximabe é um anticorpo monoclonal que reconhece o antígeno CD20 expresso nos linfócitos B, com subsequente depleção das células B autorreativas e da síntese de anticorpos. Por apresentar um mecanismo de ação mais específico para a inibição da produção de autoanticorpos, o rituximabe tem sido utilizado em casos refratários de DBAI e sua indicação para o tratamento do pênfigo vulgar foi aprovada em bula em 2020. Não existe consenso quanto à dose a ser utilizada no tratamento de crianças com DBAI. Tanto a dose fixa de 500 mg ou 1.000 mg no D1 e D15, quanto a dose de 375 mg/m^2 semanal por 2 a 4 semanas já foram utilizadas.

EVOLUÇÃO E PROGNÓSTICO

Um estudo retrospectivo incluindo 38 crianças de até 16 anos de idade com diagnóstico de DBAI mostrou que 34/38

(89%) atingiram remissão completa após cerca de 2 anos de tratamento. As DBAI na infância podem apresentar um índice de resposta terapêutica e de remissão completa superiores aos adultos, especialmente para DAL e PB. Já crianças com pênfigo, EBA e DH parecem evoluir de forma semelhante aos adultos, com necessidade de tratamento sistêmico mais duradouro, menor remissão completa sem tratamento e recidivas mais frequentes, sendo recomendável seguimento prolongado.

CONCLUSÃO

As dermatoses bolhosas autoimunes são doenças que requerem avaliação especializada e multidisciplinar, não apenas em virtude de sua raridade, como também pela morbidade associada a suas manifestações e ao tratamento. Uma avaliação dermatológica minuciosa é crucial para suspeição e confirmação diagnóstica precoces, assim como instituição do tratamento para adequado controle das lesões.

SUGESTÕES DE LEITURA

1. Bilgic-Temel A, Ozgen Z, Harman M, Kapicioglu Y, Uzun S. Rituximab therapy in pediatric pemphigus patients: A retrospective analysis of five Turkish patients and review of the literature. Pediatr Dermatol. 2019;36(5):646-50.
2. Chavez-Alvarez S, Herz-Ruelas M, Villarreal-Martinez A, Ocampo-Candiani J, Garza-Garza R, Gomez-Flores M. Azathioprine: its uses in dermatology. An Bras Dermatol. 2020;95(6):731-6.
3. Didona D, Maglie R, Eming R, Hertl M. Pemphigus: current and future therapeutic strategies. Front Immunol. 2019;10:1418.
4. Enk AH, Knop J. Mycophenolate is effective in the treatment of pemphigus vulgaris. Arch Dermatol. 1999;135(1):54-6.
5. Lara-Corrales I, Pope E. Autoimmune blistering diseases in children. Semin Cutan Med Surg. 2010;29 (2):85-91.
6. Marathe K, Lu J, Morel KD. Bullous diseases: Kids are not just little people. Clin Dermatol. 2015;33(6):644-56.
7. Mutasim DF. Management of autoimmune bullous diseases: pharmacology and therapeutics. J Am Acad Dermatol. 2004;51(6):859-77.
8. Sansaricq F, Stein SL, Petronic-Rosic V. Autoimmune bullous diseases in childhood. Clin Dermatol. 2012;30(1):114-27.
9. Schultz B, Hook K. Bullous Diseases in Children: A Review of Clinical Features and Treatment Options. Paediatr Drugs. 2019;21(5):345-56.
10. Vinay K, Kanwar AJ, Sawatkar GU, Dogra S, Ishii N, Hashimoto T. Successful use of rituximab in the treatment of childhood and juvenile pemphigus. J Am Acad Dermatol. 2014;71(4):669-75.

CONTEÚDO COMPLEMENTAR

Utilize o QR code abaixo para acessar as questões comentadas do capítulo (senha: dermatologiaicr).

16

Farmacodermias

João de Magalhães Avancini Ferreira Alves
Claudia Giuli Santi

PONTOS-CHAVE DESTE CAPÍTULO

- As farmacodermias são reações medicamentosas cutâneas, mas também podem acometer órgãos internos e apresentar formas graves, inclusive com possibilidade de evolução fatal. O diagnóstico e a retirada precoce da(s) droga(s) suspeita(s) são medidas terapêuticas fundamentais para a boa evolução do quadro.
- A manifestação cutânea mais comum é o exantema maculopapular e o diagnóstico diferencial com exantemas virais é desafiador; nele, devem ser levados em consideração dados da anamnese, exame físico e laboratorial.
- A síndrome DRESS e o espectro da síndrome de Stevens-Johnson e da necrólise epidérmica tóxica são as farmacodermias graves, cuja mortalidade pode variar entre 10 e 50%.
- As classes de drogas mais implicadas nas farmacodermias graves são os anticonvulsivantes aromáticos, a lamotrigina, as sulfas e o alopurinol.

INTRODUÇÃO

As farmacodermias compreendem eventos adversos a medicamentos com manifestações cutâneas, mucosas e também sistêmicas. Tais eventos são imprevisíveis, potencialmente graves e ocorrem diante do uso de medicações sistêmicas em suas doses habituais. Potencialmente, qualquer droga pode induzir uma farmacodermia; entretanto, é possível classificar em alta, média ou baixa a probabilidade de determinada droga ser o agente etiológico da farmacodermia baseando-se na classificação clínica e em estudos epidemiológicos prévios. São dados importantes o tempo de uso do medicamento até o início dos sintomas, alterações nas doses, histórico pessoal e familiar de reações alérgicas prévias, e resposta clínica à retirada da droga e a sua reexposição. A probabilidade de a droga ainda estar circulante e o histórico de uso prévio da droga de maneira pontual ou frequente, independentemente do desenvolvimento prévio de uma reação, devem ser também investigados, além de ser necessário verificar a introdução de nova droga que possa alterar o metabolismo de outra droga que já esteja previamente em uso. Testes *in vitro* para auxiliar no diagnóstico de causalidade entre determinada droga e a farmacodermia ainda estão pouco disponíveis, apresentam baixa sensibilidade e especificidade e sua aplicabilidade clínica ainda é discutível. A resposta definitiva da relação causal viria da reexposição à droga suspeita, mas tal medida deve ser evitada por conta do potencial risco inerente ao procedimento.

As farmacodermias assumem diversas formas clínicas, que vão desde quadros com uma ou poucas lesões, como na erupção fixa medicamentosa, quadros frequentes e de pouca morbidade, como os exantemas, até quadros extensos com altas taxas de mortalidade, como a necrólise epidérmica tóxica. Além das manifestações cutâneas, o acometimento sistêmico pode ocorrer nas farmacodermias, principalmente na síndrome DRESS (*Drug Rash with Eosinophilia and Systemic Symptoms* - reação a drogas com eosinofilia e sintomas sistêmicos). O diagnóstico precoce e preciso da farmacodermia é importante para a definição da conduta e do prognóstico.

EPIDEMIOLOGIA

A real incidência das farmacodermias é desconhecida e as estimativas são baseadas em estudos com pacientes hospitalizados: elas ocorrem em aproximadamente 8% dos indivíduos hospitalizados, representam 2% dos motivos de consultas em serviços de dermatologia e 5% das internações em enfermarias dermatológicas. Estima-se que 2,5% das crianças em uso de medicações sistêmicas e até 12% das crianças em uso de antimicrobianos irão desenvolver farmacodermias. Dentre os eventos adversos relacionados a fármacos, o acometimento cutâneo é o mais frequente, correspondendo a 21-36% dos casos.

Os principais fatores de risco para seu desenvolvimento incluem ser do sexo feminino, ter imunossupressão e ter predisposição genética. Crianças cujos pais apresentam alergias comprovadas a drogas têm um risco relativo superior a 15% para o desenvolvimento de uma reação alérgica às mesmas drogas. Diferenças fisiológicas no metabolismo entre adultos e crianças podem justificar alterações epidemiológicas entre essas populações.

PATOGENIA

A patogenia das farmacodermias é considerada multifatorial e ainda objeto de muitos estudos. Em geral, podemos dividi-la em 2 grupos:

- tipo A: lesões previsíveis – baseando-se nas características farmacológicas da droga;
- tipo B: idiossincrásica – lesões imprevisíveis.

As reações tipo A são consideradas resultados de mecanismos não imunológicos, pois decorrem de uma ação farmacológica direta da droga e, dessa maneira, elas não podem ser claramente separadas dos mecanismos de ação desejados da droga. Podem ocorrer por toxicidade de superdosagem, doses cumulativas, interações entre drogas e/ou alterações no metabolismo. São geralmente menos graves, podendo ser resolvidas, em muitos casos, com a redução das doses.

As reações tipo B são imprevisíveis e não relacionadas aos efeitos farmacológicos conhecidos, mas mediadas por mecanismos imunológicos associados à predisposição genética. As drogas podem agir como haptenos e ligar-se de maneira covalente a proteínas ou peptídeos endógenos, tornando-se antígenos e induzindo resposta celular ou humoral específica. Outro mecanismo proposto seria o "conceito p-i" (*pharmacological interaction with immune receptors*), em que as drogas interagem diretamente com receptores imunes de células T ou moléculas MHC (complexo principal de histocompatibilidade), ativando a resposta imune sem a necessidade da apresentação de antígenos.

Neste capítulo serão abordadas as farmacodermias de maior relevância na população pediátrica em termos de prevalência e gravidade: exantema desencadeado por fármacos, erupção fixa medicamentosa, síndrome DRESS, síndrome de Stevens-Johnson e necrólise epidérmica tóxica.

Exantema desencadeado por fármacos

Dentre as farmacodermias, o exantema é a mais frequente, correspondendo a aproximadamente 80% dos casos de eventos adversos a drogas com manifestações cutâneas nos adultos e 35% nas crianças. As principais drogas envolvidas nos exantemas de origem medicamentosa são os antibióticos beta-lactâmicos, anticonvulsivantes aromáticos, anti-inflamatórios não hormonais, derivados da sulfa e alopurinol.

O mecanismo patogênico é provavelmente imunológico, do tipo IV de Gell e Coombs (hipersensibilidade mediada por células), subtipo IVc, com a ativação de células T efetoras e liberação de perforina e granzima B.

O exantema maculopapular é definido como eritema generalizado, agudo, de duração curta. Pode ser do tipo morbiliforme ou rubeoliforme, em que há áreas de eritema alternadas com áreas de pele sã, ou escarlatiniforme, quando é difuso e uniforme. Clinicamente caracteriza-se por máculas e pápulas confluentes em placas, por vezes com aspecto urticado, em geral acompanhadas de prurido e descamação durante sua evolução. Em geral, as lesões iniciam-se no tronco e membros superiores, com progressão confluente em direção às extremidades – palmas e plantas são acometidas com frequência (Figuras 1 e 2).

O tempo de latência entre a introdução da droga causadora e o início das lesões é curto, geralmente entre quatro e quatorze dias, dado relevante para auxiliar na diferenciação com farmacodermias graves, que costumam apresentar um tempo de latência prolongado. Raramente o exantema pode iniciar-se poucos dias após a suspensão da droga desencadeante. Em alguns casos é acompanhado de febre baixa e o envolvimento mucoso é raro. Sua resolução ocorre sem complicações ou sequelas em torno de uma a duas semanas após as condutas adequadas.

Diagnóstico

O diagnóstico é baseado em dados de anamnese e exame físico e na maioria dos casos não há necessidade de exames adicionais. Entretanto, farmacodermias graves podem, no início, apresentar manifestações cutâneas de exantema macu-

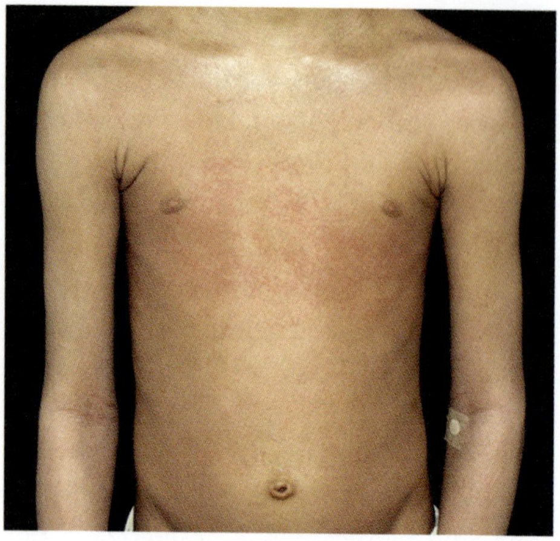

FIGURA 1 Exantema morbiliforme no tronco com predomínio do componente macular alternando com áreas de pele sã.

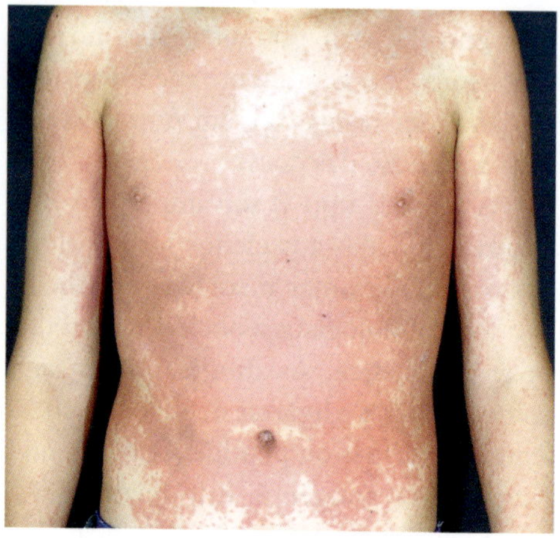

FIGURA 2 Exantema maculopapular intenso no tronco e membros superiores com presença de lesões urticadas na região proximal dos membros superiores e tórax.

lopapular e devem ser interpretadas conforme a presença de sinais de gravidade (Quadro 1).

O exame histopatológico não é com frequência realizado nos exantemas desencadeados por fármacos, mas pode ser indicado quando há dúvida diagnóstica e possibilidade de farmacodermia grave.

QUADRO 1 Sinais de gravidade nas farmacodermias

Febre ≥ 38,5 °C
Edema da face
Envolvimento mucoso
Presença de vesículas e bolhas
Lesões em alvo atípico
Eritrodermia
Alterações laboratoriais como elevação de enzimas hepáticas e marcada eosinofilia

Tratamento (Quadro 2)

Por tratar-se de manifestação cutânea de menor potencial de gravidade, devem ser levados em consideração dados como tempo previsto de tratamento com a droga desencadeante e possibilidade de substituição do esquema terapêutico. Para tratamentos de curto prazo, devem ser considerados a possibilidade de manter a droga até o término previsto de seu uso e o manejo clínico dos sintomas.

Diagnóstico diferencial

Diferenciar o exantema de origem medicamentosa dos exantemas virais é desafiador porque a frequência de erupções exantemáticas a drogas pode aumentar durante infecções virais[1], classicamente evidenciada na infecção pelo vírus Epstein-Barr associado ao uso de penicilina. Estudos demonstraram que, em crianças

QUADRO 2 Terapêutica do exantema desencadeado por fármacos

Suspensão do medicamento desencadeante
Tratamento sintomático com anti-histamínicos e corticosteroides tópicos
Corticosteroides sistêmicos geralmente não são necessários; em casos extensos pode ser utilizada a prednisona na dose de 0,5-1 mg/kg/dia, por um curto período

que foram diagnosticadas com reações de hipersensibilidade a antibióticos beta-lactâmicos, quando realizadas provas de reexposição às drogas ou testes intradérmicos, foram confirmados menos de 10% dos casos como hipersensibilidade verdadeira. Durante os episódios de infecção viral, frequentemente são prescritos antimicrobianos e antitérmicos (Quadro 3).

Erupção fixa medicamentosa

A erupção fixa medicamentosa (EFM) é caracterizada por lesões recorrentes nos mesmos sítios, com persistência de mácula hipercrômica após a resolução. Estima-se que correspondam a 14-22% das farmacodermias em crianças. As medicações mais frequentes são os anti-inflamatórios não hormonais, laxantes, paracetamol e derivados da sulfa.

A patogênese envolve a participação de células T CD8+ na camada basal, expressão de molécula de adesão intracelular 1 (ICAM-1) nos queratinócitos intralesionais e persistência de células T residentes nas lesões após a resolução.

As lesões agudas manifestam-se geralmente de uma a duas semanas após a introdução do medicamento responsável pela erupção e o tempo de latência é reduzido quando há reexposição, podendo haver a reativação das lesões prévias em menos de 24 horas. As manifestações iniciais são caracterizadas por uma ou poucas máculas ovaladas eritematosas, frequentemente evoluindo para lesões eritemato-edematosas e formação de bolhas centrais; o acometimento da mucosa oral e da região genital é frequente; prurido e sensação de queimação nas lesões são relatados (Figuras 3 e 4).

Após a suspensão do medicamento envolvido, as lesões tendem a desaparecer em poucos dias, com a persistência de hipercromia, que pode levar meses ou

QUADRO 3 Diagnóstico diferencial das farmacodermias e quadros virais

Ver história medicamentosa e reações alérgicas prévias.
Latência < 72 horas: maior relação com infecções virais. Deve-se considerar também a possibilidade de exantema de origem medicamentosa em casos de sensibilização prévia.
Localização e lesões elementares ▪ Virais: progressão tende a ser cefalocaudal, poupando palmas e plantas, com eritema vivo, associado à linfadenopatia e frequentemente com outras manifestações clínicas sugestivas de quadro infeccioso associadas. Pode haver também a presença de vesículas e lesões urticadas. ▪ Farmacodermias: lesões pustulosas e eritemato-acinzentadas/purpúricas (indicando necrose de queratinócitos).
Manifestações clínicas ▪ Virais: pródromo com febre alta, conjuntivite, rinorreia, tosse, pneumonia, otite, cefaleia, odinofagia, mialgia e artralgia. ▪ Farmacodermias: tendem a ser mais pruriginosas.
Exames ▪ Virais: pode haver linfocitose ou linfopenia, presença de linfócitos atípicos e trombocitopenia. ▪ Farmacodermias: pode haver eosinofilia.
Histopatologia ▪ Virais: presença de hemorragia cutânea e ausência de eosinofilia tecidual. ▪ Farmacodermias: dermatite de interface vacuolar focal com células disqueratósicas na junção dermo-epidérmica, edema da derme e infiltrado superficial perivascular e intersticial de linfócitos, neutrófilos e eosinófilos.

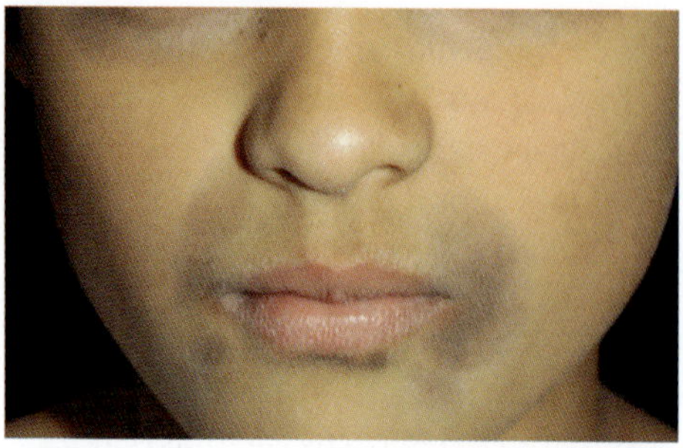

FIGURA 3 Máculas acinzentadas ovaladas na face, próximas às regiões dos olhos e boca em fase de resolução da erupção fixa medicamentosa.

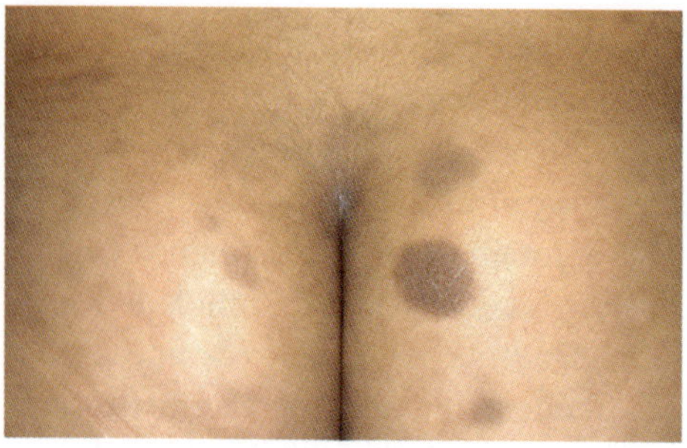

FIGURA 4 Mácula eritemato-acinzentada ovalada na região glútea durante episódio de reagudização da erupção fixa medicamentosa.

anos até seu desaparecimento. Quando há reexposição às drogas desencadeantes, as áreas pigmentadas das lesões prévias voltam a apresentar eritema e edema, podem surgir novas lesões e eventualmente evolução para um quadro generalizado, às vezes confundido com a necrólise epidérmica tóxica.

Diagnóstico

O diagnóstico é baseado tanto nos dados clínicos como na história medicamentosa, e a biópsia de pele pode auxiliar nos casos duvidosos. O exame histopatológico demonstra dermatite de interface com a presença de linfócitos na junção dermoepidérmica e eosinófilos, queratinócitos necróticos e derrame pigmentar nas fases iniciais; nas fases tardias, há presença de melanófagos na derme e discreto infiltrado inflamatório perivascular.

Diagnósticos diferenciais

São diagnósticos diferenciais as picadas de inseto, eritema polimorfo, urticária, líquen plano pigmentoso; por vezes, a hipercromia residual pode ser confundida com hematomas. As lesões genitais devem ser diferenciadas das doenças sexualmente transmissíveis.

Tratamento (Quadro 4)

QUADRO 4 Tratamento da erupção fixa medicamentosa
Suspender a droga causadora e evitar sua reintrodução
Em casos frustros, não há necessidade de tratamento local das lesões
Podem ser utilizados corticosteroides tópicos e sistêmicos nos casos em que há formação de bolhas e múltiplas lesões

Síndrome DRESS

A síndrome DRESS (*Drug Rash with Eosinophilia and Systemic Symptoms* – reação a drogas com eosinofilia e sintomas sistêmicos) é uma farmacodermia grave, potencialmente fatal, caracterizada pela presença de lesões cutâneas extensas, edema facial, alterações hematológicas e envolvimento de órgãos internos. Estima-se que ocorra em 1 a cada 1-10 mil exposições a anticonvulsivantes aromáticos e sulfonamidas, e a mortalidade é de 5 a 10% dos casos. As principais drogas responsáveis pela síndrome são os anticonvulsivantes aromáticos (fenitoína, carbamazepina e fenobarbital), embora possa ser causada também por lamotrigina e ácido valproico. O fato de ocorrer reação cruzada entre esses agentes pode explicar a piora do quadro clínico mesmo após a substituição do medicamento desencadeante. Também são drogas envolvidas na síndrome DRESS o alopurinol, derivados da sulfa (principalmente dapsona e sulfassalazina) e antibióticos como vancomicina e minociclina.

A fisiopatogenia é multifatorial, classificada como reação tipo IVb com recrutamento de eosinófilos, e nela estão envolvidos fatores como exposição ao fármaco, predisposição genética, alterações nas vias metabólicas de detoxificação, formação de linfócitos T sensibilizados à droga, hipogamaglobulinemia transitória e reativação de vírus latentes, principalmente o herpes vírus tipo 6 e outros vírus da família herpes.

As manifestações clínicas são extensas e pode haver sobreposição com manifestações dermatológicas de outras farmacodermias. Após a introdução da droga causadora, o tempo de latência para o início dos sintomas é prolongado, variando entre duas semanas e dois meses. O quadro geralmente inicia-se com febre acima de 38,5°C e linfonodomegalia na região cervical; as manifestações cutâneas são variadas, havendo um predomínio das formas apresentadas com exantema maculopapular extenso, acometendo mais de 50% da superfície corpórea, acompanhado de edema da face mais proeminente na região periorbitária. Pode haver evolução para eritrodermia esfoliativa, além da presença de pústulas e lesões com padrão de alvo atípico, nas quais são visualizados apenas dois halos concêntricos (Figuras 5, 6, 7).

A presença de eosinofilia é característica e podem ser evidenciados linfócitos atípicos que, associados a febre e linfonodomegalia, tornam difícil a diferenciação das formas iniciais com quadros infecciosos; portanto, no atendimento de quadros clínicos sugestivos de infecção viral associados a lesões cutâneas, é importante sempre questionar sobre o uso de medicações sistêmicas. O fígado é o órgão interno mais frequentemente acometido – cerca de 80% dos casos –, com elevação de enzimas hepáticas e canaliculares. A insuficiência hepática é a principal causa de mortalidade. Pode haver também acometimento renal, pulmonar, cardíaco e do sistema nervoso central. Sequelas a longo prazo como tireoidites e diabetes são descritas e é recomendável o seguimento periódico dos pacientes após resolução do

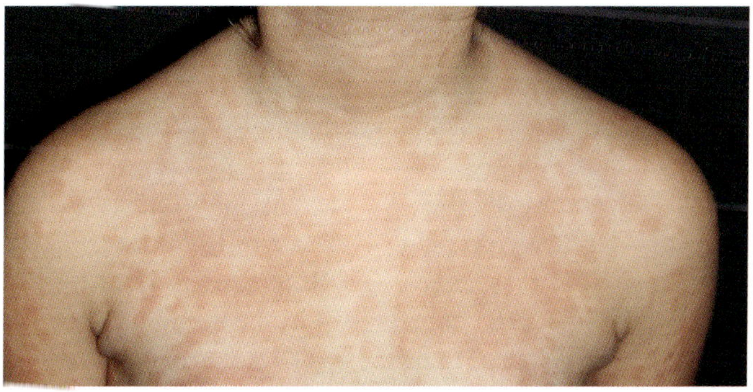

FIGURA 5 Exantema maculopapular extenso com presença de lesões individualizadas de centro purpúrico em paciente com síndrome DRESS.

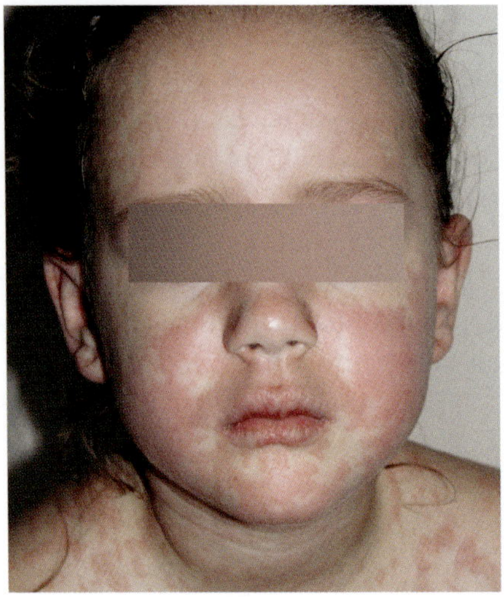

FIGURA 6 Edema da face e presença de lesões urticadas confluentes na fronte, região malar e mento de paciente com síndrome DRESS.

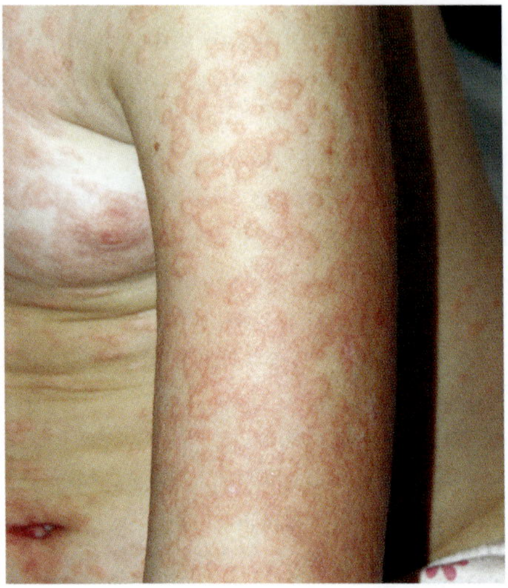

FIGURA 7 Pápulas e placas isoladas e confluentes, com centro eritemato-purpúrico e halo eritematoso no braço de paciente com síndrome DRESS apresentando manifestação com lesões em alvo atípico.

quadro agudo para monitorar o desenvolvimento de tais complicações. Ao longo da evolução pode haver uma flutuação clínica, com piora das lesões cutâneas e parâmetros laboratoriais apesar das condutas adequadas. Acredita-se que as exacerbações na evolução do quadro ocorram por conta das reativações virais descritas na síndrome DRESS.

Diagnóstico

O diagnóstico leva em consideração as manifestações cutâneas, sistêmicas, dados da evolução e histopatologia. Alguns critérios diagnósticos foram propostos e sugerimos o uso do escore desenvolvido pelo grupo europeu de registro das reações adversas a drogas graves (RegiSCAR) apresentado na Tabela 1, porém a aplicação na população pediátrica não foi avaliada no desenvolvimento destes critérios. O exame histopatológico da pele não apresenta um padrão específico, porém a presença de dermatite de interface com infiltrado inflamatório de linfócitos e eosinófilos, dermatite espongiótica e eventualmente a presença de linfócitos atípicos, simulando um padrão visto nos linfomas cutâneos, podem estar presentes.

Diagnóstico diferencial

Dentre os diagnósticos diferenciais devemos considerar outras farmacodermias, como o exantema, a pustulose exantemática generalizada aguda, a síndrome de Stevens-Johnson, as dermatites eczematosas e os linfomas cutâneos. A síndrome DRESS muitas vezes é confundida com a síndrome mononucleose símile.

A resolução do quadro clínico é lenta e pode haver uma flutuação dos sintomas ao longo da evolução.

TABELA 1 Critérios diagnósticos da síndrome DRESS propostos pelo RegiSCAR

Escore	-1	0	1	2	Min.	Máx.
Febre ≥ 38,5ºC	Não/U	Sim			-1	0
Linfonodos aumentados		Não/U	Sim		0	1
Eosinofilia Eosinófilos Eosinófilos, SE leucócitos < 4.0 x 10^9L^{-1}		Não/U	 0.7-1.499 x 10^9 L^{-1} 10-19,9%	 ≥1.5 x 10^9 L^{-1} ≥ 20%	0	2
Linfócitos atípicos		Não/U	Sim		0	1
Envolvimento cutâneo Erupção cutânea extensa (% superfície corporal) Erupção cutânea sugestiva de DRESS Anatomopatológico sugestivo de DRESS	 Não Não	 Não/U U Sim/U	 > 50% Sim		-2	2
Envolvimento de órgãos* Fígado Rim Músculo/coração Pâncreas Outros órgãos		 Não/U Não/U Não/U Não/U Não/U	 Sim Sim Sim Sim Sim		0	2
Resolução ≥ 15 dias	Não/U	Sim			-1	0
Evolução de outras causas potenciais** Fator antinúcleo (FAN) Hemocultura Sorologias HAV / HBV/HCV Clamídia/micoplasma			Sim		0	1
Escore total					-4	9

*Após excluídas outras causas. Escore final < 2, não é um caso de DRESS; escore final 2-3, possível caso; escore final 4-5, provável caso; escore final > 5, caso definido.
HAV: vírus da hepatite A; HBV: vírus da hepatite B; HCV: vírus da hepatite C; U: desconhecido.
** Se nenhum positivo e ≥ 3 dos acima negativos

Tratamento (Quadro 5)

QUADRO 5 Condutas na síndrome DRESS

Rápido reconhecimento e suspensão da droga desencadeante. É importante lembrar que, nos casos em que seja necessária a substituição do medicamento, não devem ser utilizadas drogas da mesma classe farmacológica
Corticosteroides sistêmicos são recomendados, sendo utilizada a prednisona na dose de 1 mg/kg/dia; e sua retirada deve ser lenta para evitar recorrências, levando de 6-8 semanas para suspensão completa
Há relatos do uso tanto de ganciclovir nos casos em que há comprovada reativação viral e quadro clínico persistente como de metilprednisolona endovenosa e ciclosporina

Síndrome de Stevens-Johnson e Necrólise Epidérmica Tóxica

Em 1922, Stevens e Johnson descreveram os casos de duas crianças com febre, estomatite erosiva, acometimento ocular grave e lesões cutâneas disseminadas, descritas como máculas eritematosas, algumas com centro necrótico; essa dermatose ficou conhecida como síndrome de Stevens-Johnson (SSJ). Em 1956, Lyell descreveu a necrólise epidérmica tóxica (NET), também descrita como síndrome de Lyell, caracterizada pelo descolamento da pele em grandes retalhos, conferindo ao doente aspecto de grande queimado. Atualmente as entidades são conceituadas como espectro da mesma doença, sendo a NET a forma mais grave, e a diferenciação baseia-se na área de descolamento da pele (Figuras 8-14).

QUADRO 6 Diagnóstico diferencial de síndrome de Stevens-Johnson (SSJ) e necrólise epidérmica tóxica (NET)

SSJ apresenta descolamento da pele de até 10% (Figuras 8, 9, 10)
NET corresponde aos casos com descolamento superior a 30% (Figuras 11,12,13,14)
As formas de transição/*overlap* são aquelas em que há descolamento entre 10 e 30%

A ocorrência da SSJ/NET é estimada em 7,5 casos por 100 mil crianças hospitalizadas, e uma incidência de 5,3 casos de SSJ e 0,4 de NET para 1 milhão de crianças por ano na população geral. Os estudos de mortalidade são baseados na população adulta, mas estima-se que os dados possam ser extrapolados para a população pediátrica, com mortalidade estimada para SSJ de 5 a 10%, enquanto na NET varia entre 30 e 50% dos casos. As drogas são os principais desencadeantes (72 a 90% dos casos), porém há descrição na população pediátrica de casos relacionados a infecções ou idiopáticos. Os medicamentos mais frequentemente implicados são os anticonvulsivantes aromáticos (fenitoína, carbamazepina e fenobarbital), lamotrigina, anti-inflamatórios não hormonais, alopurinol e derivados da sulfa. Os quadros desencadeados por *Mycoplasma pneumoniae* eram considerados uma forma de SSJ desencadeada pela infecção; entretanto, estudos recentes propuseram a denominação *rash* e mucosite induzidos por *Mycoplasma* (MIRM) e descrevem características ligeiramente distintas da SSJ, como o acometimento mucoso mais extenso e poucas lesões cutâneas, com boa resposta à associação de antibióticos e corticosteroides.

A SSJ/NET é considerada reação citotóxica mediada por células, tipo IVc, com presença de linfócitos T CD8+ citotóxicos específicos a drogas, que induzem uma apoptose maciça de queratinócitos por meio da produção de granulisina, perforina, granzima B, Fas ligante solúvel e interleucina 15.

O quadro clínico inicia-se com:

- pródromo pouco específico, semelhante a um quadro de infecção de vias aéreas superiores, com queixas de odinofagia, fraqueza, fotofobia e febre;
- tempo de latência entre a introdução da droga desencadeante e o início das lesões varia entre 5 e 28 dias;
- lesões mucosas podem preceder ou ser simultâneas ao acometimento cutâneo. A mucosa bucal e os lábios são frequentemente acometidos e devem ser avaliados também outros possíveis sítios de acometimento, como mucosa ocular e genital (Figura 9).

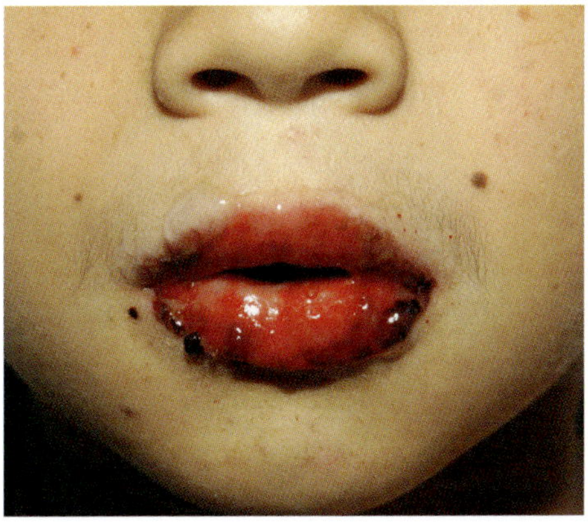

FIGURA 8 Enantema com presença de vesícula de conteúdo hemorrágico e extensa exulceração nos lábios de paciente com síndrome de Stevens-Johnson.

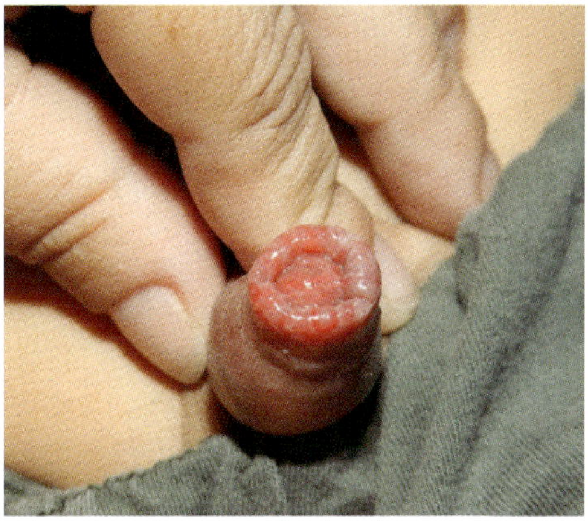

FIGURA 9 Eritema e edema na glande e prepúcio associado a erosões extensas em paciente com síndrome de Stevens-Johnson.

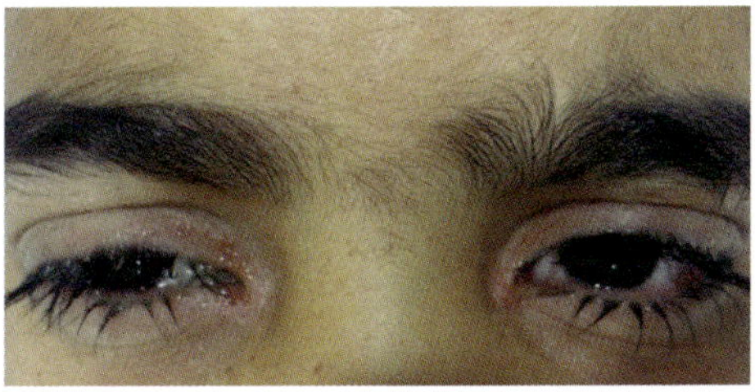

FIGURA 10 Acometimento ocular em paciente com síndrome de Stevens-Johnson.

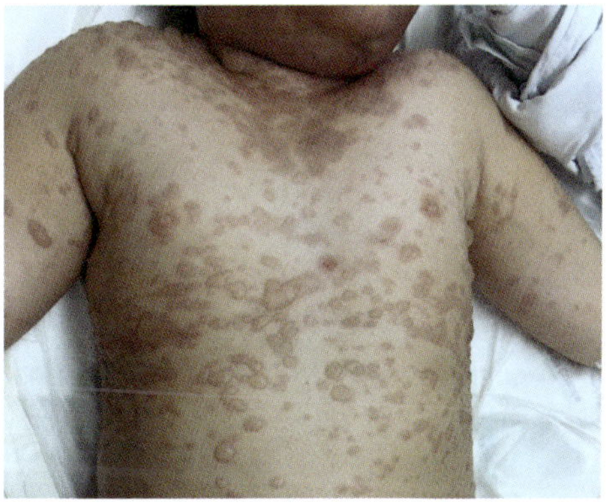

FIGURA 11 Vesículas, bolhas e erosões em paciente com necrólise epidérmica tóxica. Na porção superior do tórax são notadas lesões com aspecto de alvo atípico.

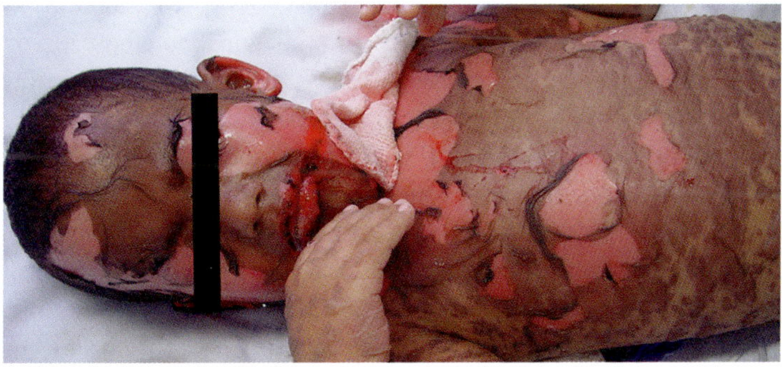

FIGURA 12 Extensas áreas de descolamento epidérmico na face e tronco, associadas a vesículas e bolhas no abdome em paciente com necrólise epidérmica tóxica.

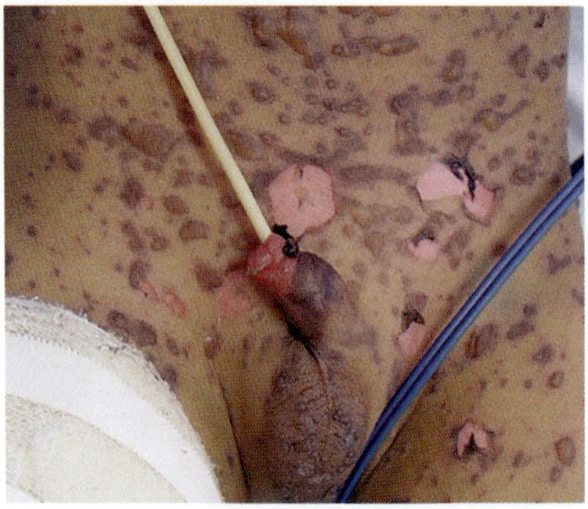

FIGURA 13 Vesículas, bolhas e áreas de descolamento epidérmico no abdome, coxas e região genital de paciente com necrólise epidérmica tóxica.

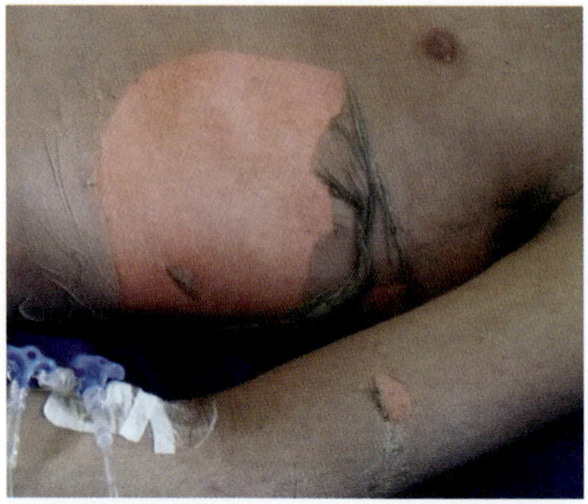

FIGURA 14 Extensa área de descolamento epidérmico no tronco e membros superiores de paciente com necrólise epidérmica tóxica. A área de coloração eritemato-acinzentada no tórax denota que já houve necrólise da epiderme, porém ainda sem o destacamento.

- inicialmente pode haver enantema, seguido de vesículas, bolhas e erosões muito dolorosas recobertas por crostas hemáticas, prejudicando a ingesta alimentar (Figura 8);
- a conjuntiva pode apresentar eritema, vesiculação e erosões com lacrimejamento e desconforto visual. O acompanhamento multidisciplinar é essencial, sendo muito importante a avaliação por dermatologistas, oftalmologistas, otorrinolaringologistas, urologistas e ginecologistas (Figura 10);
- as lesões cutâneas geralmente iniciam-se como máculas eritematosas e eritemato-purpúricas na face e porção superior do tronco, que se tornam confluentes e há progressão simétrica para os membros, com sensação de queimação e dor nas lesões (Figura 12);
- são frequentes as lesões em alvo atípico, em que há presença de dois halos concêntricos de bordas externas mal definidas, com centro purpúrico e por vezes vesiculoso circundado por mácula eritematosa (Figura 11);
- o sinal de Nikolsky está presente e as lesões podem confluir e evoluir para extensas áreas de descolamento epidérmico. Apesar da maior extensão do acometimento cutâneo, a NET tende a apresentar um menor acometimento mucoso em comparação à SSJ (Figura 13 e 14).

Diagnóstico

O diagnóstico é baseado em dados clínicos e pode ser corroborado por meio de biópsia da pele. A histopatologia demonstra uma extensa necrose de queratinócitos e eventualmente bolha subepidérmica, com um escasso infiltrado inflamatório linfohistiocítico perivascular e eosinófilos na derme superficial. Podem estar presentes alterações laboratoriais como anemia, linfopenia e elevação de enzimas hepáticas.

Diagnósticos diferenciais

Dentre os diagnósticos diferenciais, na fase inicial devem ser considerados os exantemas virais e a doença de Kawasaki, além das outras farmacodermias previamente discutidas; nas formas avançadas, devem ser consideradas como diferenciais as queimaduras térmicas, MIRM, eritema polimorfo, lúpus eritematoso sistêmico com manifestação bolhosa, impetigo bolhoso, doenças vesicobolhosas como pênfigo vulgar, pênfigo foliáceo, epidermólise bolhosa congênita ou adquirida, dermatose bolhosa por IgA linear, e principalmente a síndrome da pele escaldada estafilocócica (SSSS). Na população pediátrica, especialmente neonatos, a SSSS é mais comum do que SSJ/NET. O acometimento mucoso não ocorre na SSSS e as bolhas apresentam clivagem intraepidérmica alta (subcórnea) em comparação à clivagem dermoepidérmica da SSJ/NET. A presença de um foco infeccioso prévio favorece a SSSS, entretanto a diferenciação entre as duas entidades pode ser desafiadora.

Tratamento

O tratamento consiste essencialmente no rápido reconhecimento e na retirada precoce das drogas suspeitas. O algoritmo de causalidade de drogas para necrólise epidérmica (ALDEN ou *assessment of drug causality in Stevens-Johnson Syndrome*) pode ser aplicado e leva em consideração fatores como tempo de latência, presença da droga circulante no início dos sintomas, histórico de exposições prévias, reexposições e tipo da droga. De forma ideal, o acompanhamento dos casos extensos deve ser feito em leitos de terapia intensiva ou unidades de queimados, com manutenção do equilíbrio hidroeletrolítico e suporte calórico. O controle da dor e a vigilância infecciosa são importantes e devem ser tomados cuidados para evitar descolamentos epidérmicos na mobilização dos doentes. A principal causa de mortalidade está relacionada ao choque séptico, mas o uso empírico de antibióticos é controverso e merece atenção especial às medicações possivelmente implicadas como gatilhos, pois antibióticos também podem ser desencadeantes de SSJ/NET.

Não há consenso em relação a terapêuticas específicas, entretanto o uso de corticoterapia sistêmica nas fases iniciais pode ser considerado, assim como o da ciclosporina e da imunoglobulina endovenosa. São descritas complicações a longo prazo apresentadas nos órgãos envolvidos, como discromias na pele, alterações tipo síndrome de Sjogren símile, cegueira, estenose vaginal, dispareunia e estenose uretral.

CONCLUSÃO

As farmacodermias são reações medicamentosas potencialmente graves e o reconhecimento das apresentações clínicas, sinais de gravidade e padrões da evolução são essenciais para um melhor desfecho. A investigação extensa do uso de medicamentos sistêmicos deve ser realizada e as principais classes das drogas envolvidas são os anticonvulsivantes aromáticos, alopurinol, anti-inflamatórios não hormonais e antibióticos.

SUGESTÕES DE LEITURA

1. Avancini J, Maragno L, Santi CG, Criado PR. Drug reaction with eosinophilia and systemic symptoms/drug-induced hypersensitivity syndrome: clinical features of 27 patients. Clin Exp Dermatol. 2015;40(8):851-9.
2. Canavan TN, Mathes EF, Frieden I, Shinkai K. Mycoplasma pneumoniae-induced rash and mucositis as a syndrome distinct from Stevens-Johnson syndrome and erythema multiforme: a systematic review. J Am Acad Dermatol. 2015;72(2):239-45.
3. Nguyen E, Gabel CK, Yu J. Pediatric drug eruptions. Clin Dermatol. 2020;38(6):629-640.
4. Ramien M, Goldman JL. Pediatric SJS-TEN: Where are we now? F1000Res. 2020;9:F1000 Faculty Rev-982.
5. Tsabouri S, Atanaskovic M. Skin eruptions in children: drug hypersensitivity *vs* viral exanthema. Pediatr Allergy Immunol. 2021.

CONTEÚDO COMPLEMENTAR

Utilize o QR code abaixo para acessar as questões comentadas do capítulo (senha: **dermatologiaicr**).

17

Erupções paravirais

Tatiana Mina Yendo
Claudia Giuli Santi

PONTOS-CHAVE DESTE CAPÍTULO

- As erupções paravirais correspondem a um grupo de dermatoses benignas, autolimitadas e frequentemente assintomáticas, associadas a infecções virais diversas, provavelmente por reação de hipersensibilidade tardia.
- As principais erupções paravirais descritas são: pitiríase rósea, síndrome de Gianotti-Crosti, exantema periflexural assimétrico da infância, síndrome pápulo-purpúrica em luvas e meias, pseudoangiomatose eruptiva, hipomelanose eruptiva e perniose.

INTRODUÇÃO

O conceito de erupções paravirais foi formulado por Lipsker e Saurat em 2005. Nas clássicas erupções virais, as lesões cutâneas resultam da interação direta entre o vírus e a pele, com alterações histológicas características de efeitos citopáticos virais. Entretanto, nas erupções paravirais, as lesões cutâneas resultam da ativação do sistema imunológico frente a infecção viral. As paraviroses são dermatoses definidas pela sua morfologia clínica, e não pela sua etiologia, uma vez que diversos vírus e outros agentes podem ser fatores desencadeadores da erupção. A pitiríase rósea (PR) é o protótipo de erupção paraviral, no qual a reativação dos herpes vírus 6 e 7 foi demonstrada como fator desencadeante. A pseudoangiomatose eruptiva e o exantema periflexural assimétrico da infância são exemplos de paraviroses em que a participação viral é fortemente suspeita, porém ainda não foi demonstrada (Tabelas 1 e 2).

PITIRÍASE RÓSEA

Epidemiologia

A pitiríase rósea (PR) é a paravirose mais frequente, com distribuição univer-

TABELA 1 Principais erupções paravirais e agentes associados

Síndrome clínica	Principal vírus associado	Outros vírus associados
Pitiríase rósea	Herpes vírus tipo 7	Herpes vírus tipo 6
Síndrome de Gianotti-Crosti	Hepatite B	Diversos vírus
Exantema periflexural assimétrico da infância	Desconhecido	Parvovírus B19, herpes vírus 7
Síndrome pápulo-purpúrica em luvas e meias	Parvovírus B19	Diversos vírus
Pseudoangiomatose eruptiva	Desconhecido	Parvovírus B19, enterovírus e EBV
Hipomelanose eruptiva	Desconhecido	Desconhecido

TABELA 2 Diagnóstico diferencial das paraviroses

Síndrome clínica	Quadro clínico	Topografia	Epidemiologia	Observação	Duração
Pitiríase rósea	Placas eritematosas com descamação Tamanho 0,5-2 cm de diâmetro Distribuição em árvore de Natal Placa mãe	Tronco Poupa face, palmas e plantas	Adolescentes e adultos jovens Sazonal	Afastar sífilis	Autolimitado: 4-6 semanas
Síndrome de Gianotti-Crosti	Pápulas eritematosas achatadas não pruriginosas	Faces extensoras dos membros, glúteos e face	1-6 anos	Relação com infecções e vacinas	Autolimitado: geralmente 4 semanas; pode durar meses
Exantema periflexural assimétrico da infância	Pápulas e placas eritematosas descamativas	Início unilateral no tórax e depois disseminação contralateral	Menores de 4 anos meninas	Prurido em metade dos casos	Autolimitado: 4-6 semanas
Síndrome pápulo-purpúrica em luvas e meias	Pápulas eritemato-purpúricas pruriginosas/ dolorosas Pápulas, máculas, vesículas	Mãos e pés Mucosa bucal	Adultos; ocasionalmente crianças	Adultos: sintomas constitucionais Crianças: sem sintomas gerais	Autolimitado: duração 1-2 semanas
Pseudoangiomatose eruptiva	Pápulas monomorfas, eritema vivo, avermelhado, envoltas por halo pálido	Face e membros	Crianças	Sintomas constitucionais	Autolimitado: 3 semanas
Hipomelanose eruptiva	Máculas hipocrômicas eruptivas Descamação furfurácea	Face e membros	Crianças	Após pródromo	Autolimitado: involui em 2-8 semanas

sal e prevalência de 1,3%, entretanto esse número provavelmente é subestimado. A faixa etária de maior acometimento é entre os 10 e 35 anos, sendo rara em crianças menores de oito anos. Verifica-se ocorrência sazonal nos meses de verão e outono e é mais frequente no sexo feminino.

Patogenia

Acredita-se que a PR corresponda a uma reação de hipersensibilidade tardia associada ou a primoinfecção ou a reativação endógena dos herpes vírus 6 e 7, pois foi demonstrada a presença desses vírus por testes sorológicos ou de biologia molecular.

Quadro clínico

Os sinais prodrômicos da PR ocorrem em 30 a 50% dos pacientes, que podem apresentar coriza, odinofagia, cefaleia, artralgia, anorexia, fadiga, irritabilidade, insônia e linfadenopatia, cerca de quatro dias a duas semanas antes do aparecimento da erupção cutânea. A lesão inicial é caracterizada por uma placa elíptica, de coloração salmão, com descamação periférica em colarete e clareamento central, geralmente localizada no tronco. Essa placa é denominada medalhão e ocorre em 40 a 76% dos casos (Figura 1). Após quatro dias a três semanas do aparecimento do medalhão, surgem múltiplas placas eritemato-escamosas, ao longo das linhas de clivagem da pele do tronco, pescoço e membros proximais, simetricamente distribuídas conferindo aspecto em árvore de Natal (Figura 2). O envolvimento orofaríngeo é mais comum nas crianças e caracteriza-se por enantema, vesículas, pápulas, petéquias e língua em morango. Em geral, não há sintomas sistêmicos e a regressão espontânea da doença ocorre em quatro a oito semanas, com taxa de recorrência entre 1,8 a 3,7% dos casos. Há risco de perda fetal em gestantes no primeiro trimestre.

Os principais diagnósticos diferenciais da PR são: psoríase gutata, eczema numular, *tinea corporis*, pitiríase versicolor, exantema viral inespecífico, erupção a drogas pitiríase-rósea símile, lúpus eritematoso subagudo, sífilis secundária (em adolescentes).

Diagnóstico

O diagnóstico da PR baseia-se no quadro clínico.

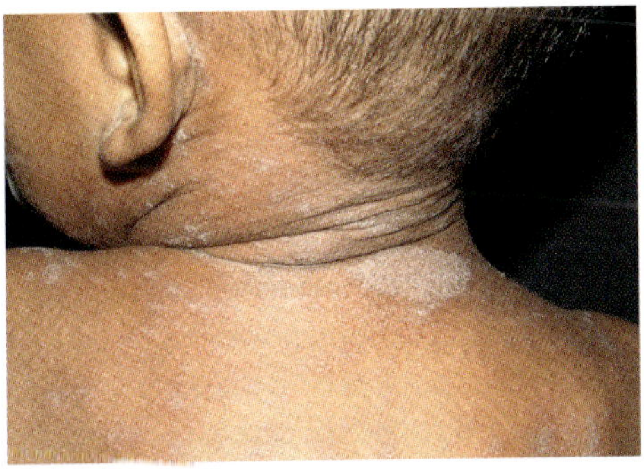

FIGURA 1 Pitiríase rósea: lesão em medalhão na região cervical posterior.

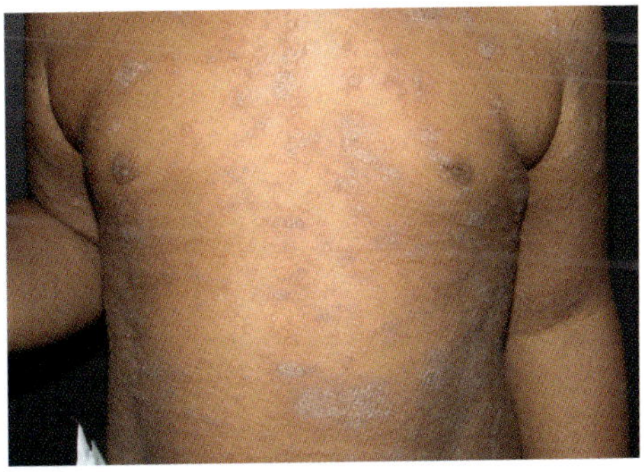

FIGURA 2 Pitiríase rósea: placas eritemato-escamosas elípticas no tronco.

Tratamento

A PR é autolimitada e não necessita de tratamento. Em caso de prurido, podem ser prescritos emolientes, corticosteroides tópicos e anti-histamínicos orais. Helioterapia ou fototerapia com UVB *narrow band* em dose suberitematosa pode auxiliar na melhora das lesões. O uso de drogas antivirais como o aciclovir ainda é controverso.

SÍNDROME DE GIANOTTI-CROSTI

Epidemiologia

A síndrome de Gianotti-Crosti, também denominada de acrodermatite papulosa da infância, tem distribuição universal e é mais comum na faixa etária entre um e seis anos de idade, acometendo ambos os sexos, e sem predileção por etnias. Não é possível estabelecer a incidência, uma vez que essa condição é subdiagnosticada. Essa dermatose ocorre com maior frequência nos meses de primavera e verão e, embora seja de ocorrência esporádica, surtos relacionados a hepatite B e infecção pelo vírus Epstein-Barr foram descritos. Pacientes atópicos ou com história familiar de atopia, que apresentam aumento do nível sérico de IgE são mais acometidos pela síndrome.

Patogenia

A síndrome de Gianotti-Crosti é classicamente associada a infecções virais, principalmente pelos vírus Epstein-Barr (EBV) e vírus da hepatite B (HBV). Com o advento da vacinação universal para hepatite B, o vírus Epstein-Barr passou a ser o agente etiológico mais comumente relacionado à síndrome. Porém vários outros fatores desencadeantes foram descritos como:

- outras infecções virais: Coxsackie A16, B4 e B15, citomegalovírus (CMV), enterovírus, adenovírus, vírus da hepatite A e C, herpes vírus tipo 1 e 6, HIV, vírus da influenza, vírus da caxumba, vírus da rubéola, vírus da parainfluenza, parvovírus B19, poxvírus, vírus sincicial respiratório, echovírus e rotavírus;
- vacinações: difteria-tétano-pertussis, hepatite A, hepatite B, influenza, BCG, encefalite japonesa, sarampo-caxumba-rubéola e poliomielite. O risco é de apresentar a síndrome de Gianotti-Crosti quando a vacinação ocorre na vigência de infecção viral;
- infecções bacterianas: *Streptococcus* beta-hemolítico, *Mycoplasma pneumoniae, Mycobacterium avium-intracelulare, Bartonella henselae* e *Borrelia burgdorferi.*

Quadro clínico

Os sinais prodrômicos como febre baixa, mal-estar, sintomas respiratórios altos e diarreia ocorrem em 30% dos casos. Cerca de uma semana após o pródromo, surgem abruptamente múltiplas pápulas ou vésico-pápulas eritematosas, achatadas, firmes, monomórficas, de 1-5 mm de diâmetro, ou que podem confluir em placas. A distribuição é simétrica, nas faces extensoras dos membros, nos glúteos e na face (Figuras 3 e 4), e geralmente poupa palmas, plantas, fossas poplíteas e cubitais, couro cabeludo e mucosas. O fenômeno de Köebner (ou fenômeno isomórfico) pode estar presente. O quadro cutâneo é geralmente assintomático, mas pode haver prurido leve, febre baixa, linfonodomegalia axilar, cervical e

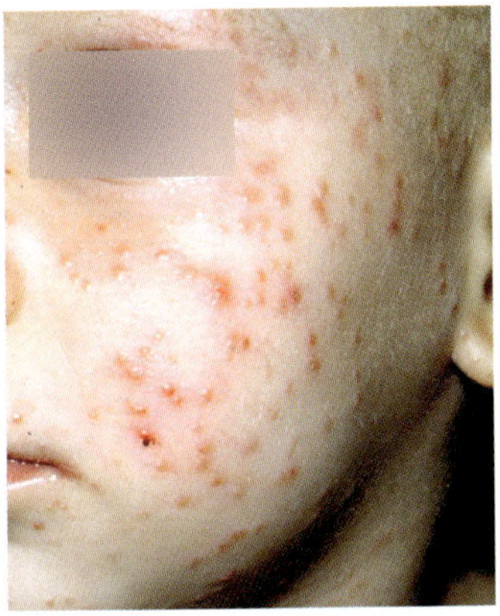

FIGURA 3 Síndrome de Gianotti-Crosti: vésico-pápulas eritematosas na face.

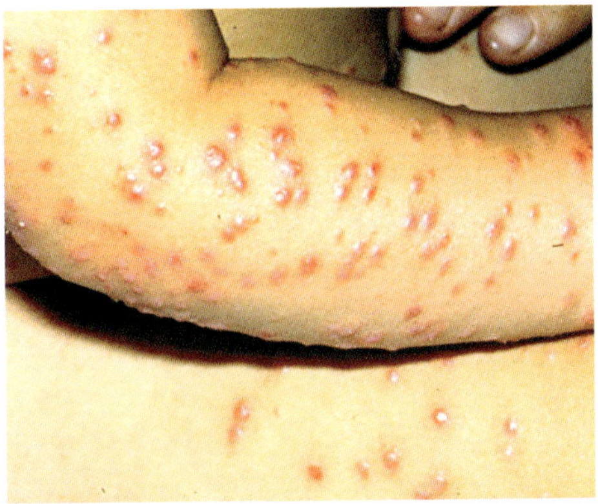

FIGURA 4 Síndrome de Gianotti-Crosti: múltiplas pápulas eritematosas monomórficas na face extensora dos membros superior e inferior.

inguinal (25-35% dos casos) e hepatomegalia, principalmente quando há infecção viral por CMV, HBV ou EBV associada. A síndrome é autolimitada e em geral dura de duas a quatro semanas, podendo ter evolução de até doze meses.

Diagnóstico

O diagnóstico é essencialmente clínico. Os achados histopatológicos da paravirose não são específicos. Exames laboratoriais não são necessários para a confirmação diagnóstica, porém recomenda-se a investigação de doenças virais em casos de sintomas sistêmicos. O hemograma pode indicar leucocitose ou leucopenia, além de células mononucleares atípicas, e as transaminases hepáticas podem estar alteradas em caso de acometimento hepático viral.

Tratamento

Como todas as paraviroses, a síndrome de Gianotti-Crosti tem evolução benigna e autolimitada, sem necessidade de tratamento. Medicações como anti-histamínicos, emolientes e corticoides tópicos podem ser usados como sintomáticos. Podem ocorrer hipo ou hiperpigmentação pós-inflamatória, sem cicatrizes, que levam alguns meses para desaparecerem.

Quando há uma infecção viral associada, medidas para o seu controle devem ser tomadas.

EXANTEMA PERIFLEXURAL ASSIMÉTRICO DA INFÂNCIA

Epidemiologia

O exantema periflexural assimétrico da infância (EPA), também conhecido como exantema látero-torácico unilateral, apresenta distribuição universal, é mais comum na infância, especialmente abaixo dos quatro anos de idade e é duas vezes mais frequente no sexo feminino. A doença é mais prevalente durante a primavera e o verão.

Patogenia

A etiologia dessa dermatose não é bem conhecida, porém vários relatos descrevem associação com infecções virais (parvovírus B19, herpes vírus 6 e 7, vírus da parainfluenza tipo 2 e 3, EBV e adenovírus), picadas de inseto, infecções bacterianas e dermatite de contato. Não há descrição de transmissão inter-humanos.

Quadro clínico

A fase prodrômica do EPA apresenta sintomas respiratórios e/ou gastrointestinais. O quadro cutâneo se caracteriza por eritema maculopapular escarlatiniforme unilateral, que se inicia nas regiões flexurais, mais comumente nas axilas (Figura 5). Após duas a três semanas, a lesão progride centrifugamente para o tronco e pode atingir a região contralateral, geralmente poupando a região palmoplantar, a face e as mucosas. Pode ser observado aspecto serpiginoso da lesão, com descamação furfurácea durante a involução. Cerca de 50% dos casos apresentam prurido e linfadenomegalia.

A EPA evolui de forma autolimitada, com regressão completa em quatro a seis semanas, sem sequelas ou recorrências.

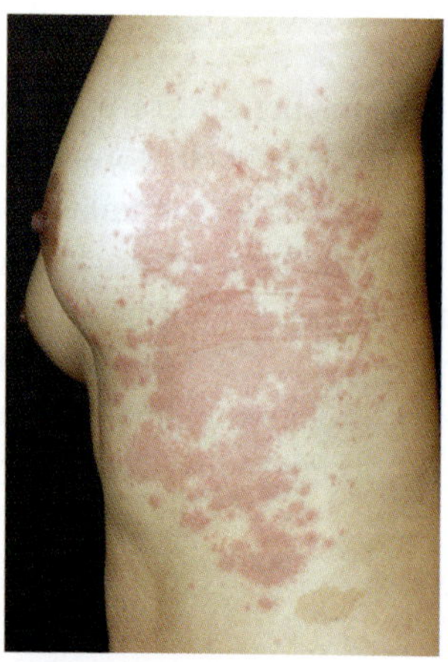

FIGURA 5 Exantema periflexural assimétrico da infância: eritema maculopapular no tronco, de distribuição unilateral.

Diagnóstico

O diagnóstico é clínico. O exame anatomopatológico pode auxiliar em casos de dúvida diagnóstica, e caracteriza-se pela presença de infiltrado linfocítico periécrino, intersticial e perivascular na derme.

Tratamento

Não há necessidade por ser uma condição autolimitada, com remissão espontânea em algumas semanas. Em caso de prurido, emolientes e anti-histamínicos orais podem ser administrados.

SÍNDROME PÁPULO-PURPÚRICA EM LUVAS E MEIAS

Epidemiologia

A síndrome pápulo-purpúrica em luvas e meias tem distribuição universal, acomete igualmente ambos os sexos, sendo mais comum em adultos, com alguns relatos em crianças. Ocorre com maior frequência na primavera e no verão.

Patogenia

É descrita a associação com infecção pelo parvovírus B19, CMV, vírus Coxsackie B6, EBV, vírus da hepatite B, herpes vírus 6, HIV, vírus do sarampo e da rubéola, além de coinfecção por parvovírus B19 e herpes vírus 6 ou 7. A associação com o parvovírus B19 teve menor incidência nas crianças.

Quadro clínico

Há o surgimento abrupto de edema e pápulas eritematosas que confluem em placas bem delimitadas, de distribuição simétrica, nas mãos e nos pés, estendendo-se até os punhos e calcanhares (em luvas e meias) (Figura 6), com prurido ou dor. As lesões podem evoluir com componente purpúrico e se estender para a face, tronco e extremidades proximais. Lesões orais, variando de enantema, petéquias, vesículas e lesões aftoides nos palatos duro e mole, faringe, língua e mucosa labial podem ocorrer nesta síndrome. Sintomas constitucionais (febre, mialgia, artralgia, anorexia, linfonodomegalia), respiratórios e gastrointestinais e alterações hematológicas podem acompanhar o quadro cutâneo. Há regressão espontânea em uma a duas semanas. Na infância, esta paravirose pode se apresentar de forma atípica, denominada síndrome pápulo-purpúrica em luvas e meias juvenil. Caracteriza-se por ausência de sintomas constitucionais e raras lesões orais.

Diagnóstico

O diagnóstico é clínico.

Tratamento

Apresenta remissão espontânea. Logo, não há necessidade de instituir tratamento. Não há relatos de recorrência.

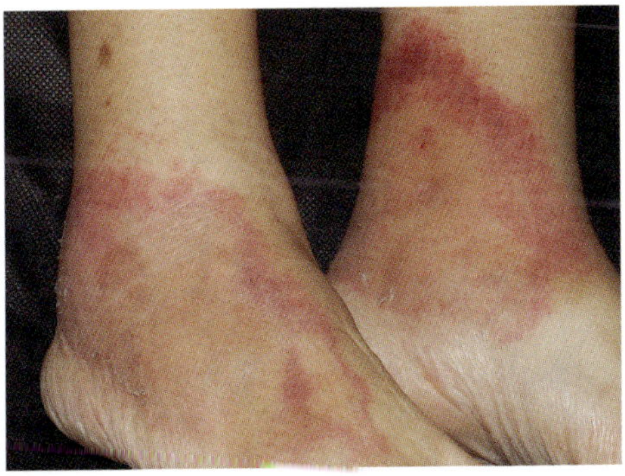

FIGURA 6 Síndrome pápulo-purpúrica em luvas e meias: placas eritematoedematosas e purpúricas simétricas nos tornozelos.

PSEUDOANGIOMATOSE ERUPTIVA

Epidemiologia

Erupção paraviral rara, autolimitada, benigna, de distribuição universal, acomete todas as idades, sendo mais comum na infância, sem diferença entre os sexos.

Patogenia

Alguns casos de pseudoangiomatose eruptiva foram associados a infecções por CMV, EBV e echovírus. Também foi associada a picadas de insetos, imunossupressão (transplante renal e neoplasias hematológicas) e hospitalizações por asma ou neoplasias. A etiologia ainda é desconhecida.

Quadro clínico

As lesões dermatológicas aparecem de forma abrupta como múltiplas pápulas monomórficas, arredondadas, de 2-6 mm de diâmetro, de aspecto angiomatoso, vermelho brilhantes, envoltas por um halo pálido, que perdem sua coloração à compressão digital e se localizam preferencialmente na face e nos membros. As lesões cutâneas são assintomáticas e autolimitadas, com melhora espontânea em até três semanas. Pode ocorrer uma fase prodrômica com febre baixa, mal-estar, cefaleia, vômitos, diarreia e sintomas respiratórios.

Diagnóstico

O diagnóstico é clínico e pode ser auxiliado pelo exame histopatológico, que se caracteriza por capilares dérmicos dilatados, com edema endotelial e infiltrado perivascular linfocitário, sem proliferação vascular.

Tratamento

Apresenta remissão espontânea, sem sequelas. Logo, não há necessidade de tratamento. Há raros relatos de recorrência.

HIPOMELANOSE ERUPTIVA

Epidemiologia

A hipomelanose eruptiva é uma dermatose de descrição recente, mais comum na infância, em menores de seis anos, com apenas 20 casos relatados na literatura.

Patogenia

A possibilidade de a hipomelanose eruptiva ser uma paravirose está relacionada às suas características clínicas e resolução espontânea.

Quadro clínico

O quadro clínico caracteriza-se por um pródromo (sintomas respiratórios altos) de uma a duas semanas, seguido pelo aparecimento súbito e em surtos de máculas hipopigmentadas, podendo apresentar descamação furfurácea, redondas ou ovaladas, de 3-8 mm, monomórficas, de distribuição simétrica nas regiões extensoras dos membros. O quadro cutâneo é assintomático e pode ser acompanhado de faringite e linfadenopatia. A hipomelanose eruptiva apresenta remissão espontânea em 2-8 semanas.

Diagnóstico

O diagnóstico é clínico.

Tratamento

Não há necessidade de tratamento, uma vez que esta condição é autolimitada.

PERNIOSE (CHILBLAIN)

Lipsker sugere que lesões acrais do tipo perniose, eritema pérneo, possam ser consideradas erupções paravirais em indivíduos com resistência natural a infecção pelo vírus SARS-CoV-2.

Durante os episódios de Covid-19 variados quadros cutâneos são descritos: quadros vesiculosos semelhantes à varicela, urticariformes, purpúricos, semelhantes a eritema polimorfo, semelhantes a perniose, livedoides, e semelhantes às manifestações descritas neste capítulo.

CONCLUSÃO

As erupções paravirais estão associadas a doenças virais comuns na população infantil e são autolimitadas, não contagiosas e com baixo risco de complicações. Há também relatos de paraviroses pós-vacinais. O seu conhecimento por médicos e orientação aos pais são importantes para evitar alarmismo e/ou condutas que podem ser iatrogênicas.

SUGESTÕES DE LEITURA

1. Angelo C, Provini A, Ferranti G, Palermi G, Paradisi M. Eruptive pseudoangiomatosis. Pediatr Dermatol. 2002;19(3):243-5.
2. Brandt O, Abeck D, Gianotti R, Burgdorf W. Gianotti-Crosti syndrome. J Am Acad Dermatol. 2006;54(1):136-45.
3. Chaabani M, Giyanwani PR, Souissi A. Asymmetric periflexural exanthem in childhood. 2020. In: StatPearls [Internet]. Treasure Island (FL): StatPearls Publishing; 2021.
4. Chuh A, Zawar V, Sciallis GF, Kempf W, Lee A. Pityriasis rosea, Gianotti-Crosti syndrome, zsymmetric periflexural exanthem, papular-purpuric gloves and socks syndrome, eruptive pseudoangiomatosis, and eruptive hypomelanosis: do their epidemiological data substantiate infectious etiologies? Infect Dis Rep. 2016;8(1):6418.
5. Contreras-Ruiz J, Peternel S, Jiménez Gutiérrez C, Culav-Koscak I, Reveiz L, Silbermann-Reynoso ML. Interventions for pityriasis rosea. Cochrane Database Syst Rev. 2019;2019(10):CD005068.
6. Drago F, Ciccarese G, Broccolo F, Cozzani E, Parodi A. Pityriasis rosea in children: clinical features and laboratory investigations. Dermatl. 2015;231(1):9-14.
7. Fölster-Holst R, Zawar V, Chuh A. Paravirale exantheme [Paraviral exanthems]. Hautarzt. 2017;68(3):211-6.
8. Fretzayas A, Douros K, Moustaki M, Nicolaidou P. Papular-purpuric gloves and socks syndrome in children and adolescents. Pediatr Infect Dis J. 2009;28(3):250-2.
9. Harangi F, Várszegi D, Szücs G. Asymmetric periflexural exanthem of childhood and viral examinations. Pediatr Dermatol. 1995;12(2):112-5.
10. Leung AKC, Sergi CM, Lam JM, Leong KF. Gianotti--Crosti syndrome (papular acrodermatitis of childhood) in the era of a viral recrudescence and vaccine opposition. World J Pediatr. 2019;15(6):521-7.
11. Lipsker D. Paraviral eruptions in the era of COVID-19: Do some skin manifestations point to a natural resistance to SARS-CoV-2? Clin Dermatol. 2020;38(6):757-61.
12. Lipsker D, Saurat JH. A new concept: paraviral eruptions. Dermatol. 2005;211:309-11.
13. Neri I, Patrizi A, Guerrini V, Ricci G, Cevenini R. Eruptive pseudoangiomatosis. Br J Dermatol. 2000;143(2):435-8.
14. Rivitti EA. Dermatologia de Sampaio e Rivitti. São Paulo: Artes Médicas; 2018.
15. Schadt C. Pityriasis rosea. JAMA Dermatol. 2018;154(12):1496.
16. Vargas-Díez E, Buezo GF, Aragües M, Daudén E, De Ory F. Papular-purpuric gloves-and-socks syndrome. Int J Dermatol. 1996;35(9):626-32.
17. Yang JH, Kim JW, Park HS, Jang SJ, Choi JC. Eruptive pseudoangiomatosis. J Dermatol. 2006;33(12):873-6.
18. Zawar V, Bharatia P, Chuh A. Eruptive hypomelanosis – a novel exanthem associated with viral symptoms in children. JAMA. 2014;150(11):1197-200.
19. Rongioletti F, Ferreli C, Sena P, Caputo V, Atzori L. Clinicopathologic correlations of COVID-19-related cutaneous manifestations with special emphasis on histopathologic patterns. Clin Dermatol. 2021;39(1):149-62.

CONTEÚDO COMPLEMENTAR

Utilize o QR code abaixo para acessar as questões comentadas do capítulo (senha: dermatologiaicr).

18

Dermatoses papulosas e pruriginosas

Celina Wakisaka Maruta
Raquel Leão Orfali

PONTOS-CHAVE DESTE CAPÍTULO

- Urticária é afecção dermatológica frequente, sendo classificada em aguda e crônica, com duração inferior ou superior a seis semanas, respectivamente.
- As urticárias agudas nas crianças podem ser desencadeadas por infecções virais, alimentos, medicamentos e outras causas.
- As urticárias crônicas podem ser espontâneas ou induzidas.
- O prurigo estrófulo é dermatose resultante de hipersensibilidade a picada de insetos, sendo mais frequente nas crianças acima de dois anos de idade.
- O prurigo estrófulo apresenta resposta imune complexa com coexistência de reações de hipersensibilidade do tipo I e tipo IV.

URTICÁRIA

Introdução

As urticárias podem ser classificadas como agudas, com duração inferior a seis semanas, ou crônicas, com duração superior a seis semanas. Urticária e angioedema podem ocorrer de forma adquirida nas crianças, adolescentes e adultos. As urticárias podem ser classificadas em: agudas espontâneas, crônicas espontâneas e crônicas induzidas (físicas: urticária ao frio, urticária de pressão tardia, urticária ao calor, urticária solar, dermografismo, urticária vibratória, urticária aquagênica, urticária colinérgica e urticária de contato). Cerca de dois terços das urticárias espontâneas são agudas e um terço, crônicas. Cerca de 80% das urticárias são espontâneas e 20% são crônicas induzidas.

Epidemiologia

Estudos indicam que a prevalência de urticária crônica na infância é ao redor de 1%.

Um estudo realizado na Coreia do Sul com 4.076 pacientes mostrou prevalência de vida de urticária na idade de 4-13 anos de 22,5%; a prevalência de urticária aguda foi de 13,9% e de urticária crônica foi de 1,8%.

Em relação a anafilaxia por alimentos, um estudo realizado na Grã-Bretanha mostrou 14.675 admissões hospitalares no período de 1998-2012. Observou-se, no período de 1992-2012, 124 óbitos por anafilaxia por alimentos (0,011%/100 mil habitantes/ano), com pico na faixa etária de 10-29 anos. Fatores desencadeantes foram estabelecidos em 95/124 (77%) desses óbitos, sendo 69/95 (73%) por amendoim e nozes. Nos óbitos abaixo da faixa etária de 16 anos, 16% ocorreram por amendoim, 13% por nozes, 15% por nozes não identificadas, 21% por leite, 10% por peixes e crustáceos, 3% por outros alimentos e 26% não tiveram causa estabelecida. Anafilaxia e óbitos por picadas de insetos e medicamentos foram mais raros nas crianças e mais frequentes nos adultos. Nos EUA um estudo com óbitos relacionados a anafilaxia no período de 1999-2009 mostrou baixa frequência nas crianças e adolescentes abaixo de 17 anos.

Patogenia e etiologia

Urticária aguda nas crianças é mais frequentemente desencadeada por infecções virais, podendo também ocorrer por medicamentos, alimentos e outras causas. A Tabela 1 mostra as principais causas relacionadas às urticárias espontâneas agudas e crônicas.

Quadro clínico

Urticária aguda

As lesões características são as urticas, representadas por elevações eritemato-

TABELA 1 Etiologia das urticárias agudas espontâneas, crônicas espontâneas e crônicas induzidas

Causas	Urticária aguda espontânea	Urticária crônica espontânea e urticária crônica induzida
Autorreatividade		Autoanticorpos IgG anti-FcεRI ou IgG anti-IgE
Infecções	Adenovírus, enterovírus, hepatite B, mononucleose infecciosa, influenza	Estreptococos, estafilococos, *H. pylori*, *Y. enterocolitica*; *Blastocystis hominis*, *Giardia lamblia*, *Dientamoeba fragilis*, *Ascaris lumbricoides*, *Strongyloides stercoralis*
Medicamentos	Anti-inflamatórios não hormonais, antibióticos (betalactâmicos, vancomicina), contrastes radiológicos	Anti-inflamatórios não hormonais
Alimentos	Leite de vaca, ovos, nozes, amendoim, peixes, frutos do mar, frutas, aditivos alimentares	–
Himenópteros	Vespas, abelhas, formigas	–
Física	–	Dermografismo, frio, sol, de pressão tardia, vibratória, calor, água, colinérgica, contato

-edematosas, que são individualmente fugazes, com duração de 1 a 24 horas (Figura 1). O número, forma e tamanho de lesões podem ser variáveis, com poucas ou centenas de lesões, apresentações anulares, arciformes ou policíclicas, com esmaecimento central e expansão periférica. Podem ocorrer em qualquer localização. As lesões são pruriginosas, porém, pelo seu caráter efêmero, não se observam escoriações. Após o desaparecimento as urticas não evoluem com manchas residuais.

Podem ser acompanhadas de angioedema, edema mais profundo, que ocorre particularmente nas pálpebras, lábios, genitais, mais raramente mucosa oral, língua, faringe e laringe, com comprometimento respiratório, manifestações gastrointestinais e sistêmicas. Acometimentos de língua, úvula, faringe e laringe são raros. São manifestações associadas indicativas de anafilaxia: rouquidão, dificuldade de deglutição, estridor laríngeo, dispneia, broncoespasmo, redução de pico expiratório, hipóxia, hipotensão arterial, hipotonia, síncope, incontinência, cólica, dor abdominal e vômitos.

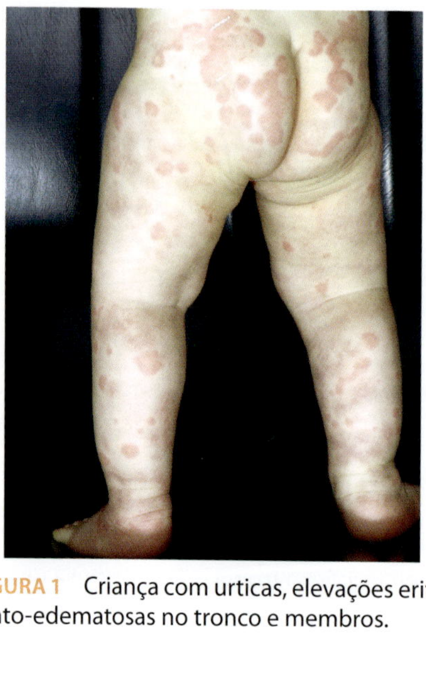

FIGURA 1 Criança com urticas, elevações eritemato-edematosas no tronco e membros.

A urticária aguda habitualmente apresenta evolução de 1 a 2 semanas. Reações mediadas por IgE por alimentos ou medicamentos apresentam manifestações clínicas até 1 a 2 horas após a exposição ao alérgeno e desaparecem em horas. Salienta-se a importância da história clínica para elucidação de possível etiologia.

Urticária crônica espontânea

As manifestações clínicas da urticária crônica espontânea são semelhantes às manifestações da urticária aguda espontânea, com duração superior a 6 semanas. Na maioria dos casos as urticas ocorrem isoladamente (78%), associação de urticas e angioedema ocorre em cerca de 15% e angioedema isoladamente em cerca de 6%.

A urticária crônica espontânea não apresenta, em muitos casos, etiologia definida, podendo ocorrer episódios de exacerbação relacionados a infecções e medicamentos. Observa-se que, a despeito de tratamento das infecções e parasitoses, há muitas vezes persistência do quadro urticariforme. Estudos sobre aeroalérgenos, alérgenos alimentares, pseudoalérgenos e alimentos ricos em histamina não os indicam como relacionados a causas de urticária crônica. Há associação de casos de urticária crônica espontânea com doenças hematológicas como leucemias, linfomas, doença celíaca, tireoidite de Hashimoto e autorreatividade, com presença de autoanticorpos IgG anti-FcεRI ou IgG anti-IgE.

As urticárias crônicas induzidas englobam as urticárias físicas: dermografismo, urticária ao frio, urticária solar, urticária de pressão tardia, urticária vibratória, urticária ao calor, urticária aquagênica, urticária colinérgica e urticária de contato. As urticárias crônicas induzidas mais comuns na infância são dermografismo, urticária colinérgica e urticária ao frio.

O dermografismo ou urticária factícia apresenta lesões eritemato-edematosas lineares, intensamente pruriginosas, que ocorrem poucos minutos após pressão linear da pele. O dermografismo pode ocorrer isoladamente ou associado à urticária crônica espontânea.

A urticária colinérgica ocorre nas situações de aumento de temperatura corpórea relacionado a banho quente, sudorese por ambientes quentes e exercícios físicos. Ocorre minutos após a essas situações, com aparecimento de urticas milimétricas, pruriginosas, que persistem por poucos minutos até uma hora. A persistência de lesões por período maior de uma hora é pouco frequente.

A urticária ao frio ocorre após contato com ar frio, objetos gelados, alimentos e bebidas frios, com aparecimento de urticas e/ou angioedema nas áreas expostas ao frio. Pode haver risco de anafilaxia por exposição maior ao frio, como natação em água gelada. A urticária ao frio pode estar associada a urticária colinérgica.

A urticária solar ocorre com aparecimento de urticas nas áreas expostas ao sol, poucos minutos após exposição solar. As lesões são eritemato-edematosas, fugazes e pruriginosas. O espectro de luz desencadeante é UVA, luz visível ou, raramente, UVB.

A urticária de contato por látex apresenta lesões eritemato-edematosas, pruriginosas e efêmeras nas áreas de contato com látex (luvas, balões de látex e outros produtos de látex). Pode apresentar manifestações respiratórias e sistêmicas associadas como broncoespasmo, edema de glote, hipotensão arterial, com sinais de anafilaxia.

São formas raras na infância urticária de pressão tardia, urticária ao calor, urticária aquagênica e urticária vibratória. Urticária de pressão tardia ocorre com lesões eritemato-edematosas, fugazes nas áreas expostas a pressão por tempo prolongado com regiões plantares e nádegas, ocorrendo 4 a 8 horas após exposição prolongada à pressão. As lesões de urticária de pressão tardia podem ser mais persistentes, por períodos de várias horas, às vezes superiores a 24 horas.

A urticária ao calor ocorre localmente como lesões eritemato-edematosas, pruriginosas e fugazes, localmente nas áreas expostas ao calor, minutos após exposição a fonte de calor, persistindo por 1 a 3 horas.

A urticária aquagênica é desencadeada por água em qualquer temperatura e a urticária vibratória é desencadeada por vibração. O tempo médio de evolução da urticária crônica varia conforme diferentes estudos, com remissão em três anos de 30-50% e remissão em cinco anos de 38-72%.

Urticária vibratória é muito rara, relacionada a objetos que causam vibração, podendo ocorrer urticas ou angioedema nas áreas expostas à vibração.

Diagnóstico

A história e exame clínicos são essenciais para o diagnóstico de urticária e identificação de possíveis agentes causais, que podem direcionar investigação laboratorial.

Na maioria dos casos, tanto nas urticárias agudas quanto nas urticárias crônicas investigações laboratoriais extensas apresentam valor limitado.

Na urticária aguda, se houver evidência de urticária mediada por IgE, pode-se solicitar dosagem de IgE. Na urticária crônica espontânea pode-se, eventualmente, solicitar hemograma, VHS e/ou PCR e avaliação tireoideana (função e autoanticorpos). A investigação de autorreatividade na urticária crônica espontânea, por meio do teste de soro autólogo, não é indicada rotineiramente, e pesquisas de autoanticorpos anti-FcεRI ou IgG anti-IgE ainda não apresentam padronização.

As urticárias crônicas induzidas podem ter seu diagnóstico confirmado por meio de testes físicos. Os testes para diagnóstico de urticárias crônicas induzidas devem ser realizados nas áreas sem lesões ativas. Indica-se suspensão de anti-histamínicos e corticosteroides sistêmicos, respectivamente 3 e 7 dias antes da realização dos testes. Os testes podem apresentar resultados negativos em cerca de um terço dos casos. Testes físicos que possam apresentar risco de anafilaxia devem ser realizados em ambientes médicos com suporte (Tabela 2).

Diagnóstico diferencial

São diagnósticos diferenciais de urticária aguda: estrófulo, escabiose, eritema polimorfo e dermatite eczematosa aguda de contato.

As urticárias crônicas devem ser diferenciadas de urticária vasculite, mastoci-

TABELA 2 Testes utilizados nas urticárias crônicas induzidas

Tipo de urticária crônica induzida	Local do teste	Teste; tempo para leitura
Dermografismo	Superfície volar do antebraço ou dorso superior	Fricção linear com caneta ou dermografômetro (36 g/mm²); 10 minutos
Urticária colinérgica		Exercício por 15-30 minutos ou imersão do antebraço ou corpo em água a 42 °C por 15 minutos; durante o teste e após 10 minutos do término
Urticária ao frio	Superfície volar do antebraço	Cubo de gelo com plástico ou filme plástico ou *Temp Test* por 5 minutos; 10 minutos
Urticária solar	Área não exposta ao sol (nádegas)	UVA (6 J/cm²), UVB (60 mJ/cm²) ou luz visível; 10 minutos
Urticária de contato	Dorso ou antebraço	*Patch test* (teste de contato de leitura tardia) aguardar 15 minutos, leitura em 15 minutos (e outras leituras em 48-72 horas), e se for negativo fazer *prick test* (teste de puntura) com leitura em 15 minutos
Urticária de pressão tardia	Dorso, coxa ou superfície volar do antebraço	Peso de 7 kg (mochila) no braço ou ombro por 15 minutos; dermografômetro 100 g/mm² por 70 segundos nas áreas referidas; leitura 0,5-12 horas, média 6 horas
Urticária ao calor	Superfície volar do antebraço	Fonte de calor (*Temp Test* a 38-42°C); 10 minutos
Urticária aquagênica	Tronco	Compressa com água 35-37°C por 20-30 minutos
Urticária vibratória	Superfície volar do antebraço	Vórtex 1.000 rpm por 5 minutos; 10 minutos

tose, síndrome de Schnitzler, síndromes periódicas associadas às criopirinas e síndrome autoinflamatória familiar ao frio.

Tratamento

O tratamento de urticária aguda transitória e sem complicações é realizado com anti-histamínicos de segunda geração, não sedantes. Suspensão de possíveis causas, como medicamentos ou alimentos, que desencadearam o quadro é medida fundamental. Nos casos mais graves, com angioedema importante, comprometimentos respiratório e sistêmico e nas anafilaxias, indicam-se epinefrina, corticosteroide endovenoso, anti-histamínico e medidas de suporte. Com a melhora do quadro agudo deve-se manter uso de anti-histamínico não sedante por 1-2 semanas após o início do quadro. Eventualmente associa-se corticosteroide oral (prednisona ou prednisolona), se persistirem manifestações urticariformes intensas.

O tratamento indicado como primeira opção para urticária crônica é o uso de anti-histamínicos não sedantes. Quando não há controle com anti-histamínico não sedante pode-se indicar troca por outro tipo de anti-histamínico de segunda geração.

O uso de anti-histamínicos de primeira geração, sedantes, pode desencadear efeitos anticolinérgicos, alterações cognitivas e alterações de sono. Anti-histamínico de primeira geração pode, eventualmente, ser indicado, isoladamente ou associado a anti-histamínico não sedante, quando não houver controle com uso isolado de anti-histamínico não sedante (Tabela 3).

TABELA 3 Anti-histamínicos utilizados nas urticárias agudas e crônicas

Anti-histamínicos	Substância ativa	Apresentação	Dose infantil/dia
Primeira geração	Hidroxizina	Xarope 2 mg/mL 1 cp = 25 mg	1-2 mg/kg/dia
	Dexclorfeniramina	Solução oral 0,4 mg/mL Solução oral 2,8 mg/mL 1 cp = 2 mg 1 drágea repetabs = 6 mg	2-6 anos: máximo de 3 mg/dia em 3 doses 6-12 anos: máximo de 6 mg/dia em 3 doses adultos: máximo de 12 mg/dia em 3 doses
Segunda geração	Loratadina	Xarope = 1 mg/mL 1 cp = 10 mg	2-12 anos e < 30 kg: 5 mg/dia > 30kg e > 12 anos: 10 mg/dia
	Fexofenadina	Xarope 6 mg/mL	6 meses-2 anos: 15 mg 2x/dia 2-11 anos ou > 10,5 kg: 30 mg 2x/dia
	Desloratadina	Xarope = 0,5 mg/mL 1 cp = 5 mg	6-11 meses: 1 mg/dia 1-5 anos: 1,25 mg/dia 6-11 anos: 2,5 mg/dia
	Ebastina	Xarope = 1 mg/mL 1 cp = 10 mg	2 -5 anos: 2,5 mg/dia 6-11 anos: 5 mg/dia
	Cetirizina	Xarope = 1 mg/mL 1 cp = 10 mg	2-5 anos: 2,5 mg 2x/dia 6-12 anos: 5 mg 2x/dia
	Levocetirizina	Solução oral = mg/mL 1 cp = 5 mg	6-11 anos: 2,5 mg/dia > 11 anos e adultos: 5 mg/dia

Omalizumabe associado a anti-histamínico não sedante pode ser indicado para urticária crônica espontânea em pacientes acima de 12 anos que não obtiveram resposta favorável ao uso isolado de anti-histamínicos não sedantes. Outros tratamentos para urticária crônica espontânea, como montelucaste, ciclosporina e metotrexato não demonstram evidências de resposta. Corticosteroides sistêmicos podem ser indicados por curtos períodos de 3-10 dias nas exacerbações muito intensas de urticária crônica espontânea. Deve-se salientar os efeitos deletérios da corticoterapia sistêmica, evitando-se seu uso crônico.

Orienta-se evitar o uso de anti-inflamatórios não hormonais e ácido acetilsalicílico, que podem piorar quadros de urticária crônica.

Pela cronicidade das lesões a urticária crônica pode ter impacto importante na qualidade de vida.

PRURIGO ESTRÓFULO

Introdução

O prurigo estrófulo, também conhecido como urticária papulosa ou líquen urticado, é dermatose caracterizada por lesões papulosas, vesiculosas, resultantes de hipersensibilidade a picada de insetos, com prurido intenso. Geralmente acomete crianças a partir de dois anos de idade e em áreas mais expostas do corpo. Às vezes, uma única picada pode levar ao aparecimento de muitas outras lesões eritematosas e pruriginosas por todo o corpo, sendo mais comum na primavera e/ou verão quando os insetos estão mais ativos. Os insetos mais comumente associados ao quadro clínico são: pulgas, percevejos e mosquitos, dentre outros.

Epidemiologia

Embora a sua prevalência exata seja desconhecida, estima-se que em crianças com idades entre 1-6 anos seja de 20%. Em geral, não é observado no período neonatal, sendo o pico aos dois anos de idade e a tolerância geralmente se desenvolve até os 10 anos de idade. Raramente é observado em adolescentes e adultos, sem predileção por etnia ou gênero. Estudos recentes mostram uma associação entre prurigo estrófulo e atopia, reforçando a necessidade de se indagar sobre comorbidades atópicas nos pacientes, principalmente a dermatite atópica.

Patogenia

Com relação à patogênese do prurigo estrófulo, estudos sugerem que as manifestações clínicas desta entidade envolvem uma resposta imune complexa com uma coexistência de reações de hipersensibilidade do tipo I (com formação de anticorpos do tipo IgE contra antígenos constituintes da saliva dos insetos) e do tipo IV (reação tardia mediada por resposta celular T antígeno-específica).

Vários autores descrevem a progressão da picada de inseto, isto é, a história natural da doença, em 5 estágios:

- grau I: quando um indivíduo é picado por um inseto, sem exposição prévia, não desenvolve reação;
- grau II: após a exposição inicial, se o indivíduo sofrer novas picadas, ocorrem reações cutâneas tardias, com sur-

gimento de lesões cutâneas papulosas e/ou vesiculosas (18-24 horas após a picada) e persistentes (cerca de 10-14 dias);

- grau III: caso mantida a exposição, poderão surgir tanto reações imediatas quanto tardias. Cerca de 15-30 minutos após a picada surgem lesões maculares que tendem a desaparecer até 4-5 horas (resposta imediata), sendo seguidas por pápulas no local de picada (resposta tardia);
- grau IV: após exposições repetidas aos insetos, a resposta tardia tende a diminuir, mantendo-se apenas uma reação imediata que também acaba por desaparecer;
- grau V: quando o indivíduo adquire tolerância e não ocorre reação expressiva após a picada do inseto (Tabela 4).

Quadro clínico

As lesões clínicas características incluem: pápulas imediatas (com 2-10 mm de diâmetro), com halo eritematoso, que ocorrem 20-30 minutos após a picada (reação imediata) e muito prurido, seguido de surgimento de pápulas (24-36 horas após a picada) e que esmaecem ao longo dos dias (reação retardada). Pode haver aparecimento tardio de vesículas ou bolhas com persistência de dias a semanas (Figura 2).

TABELA 4 História natural dos estágios evolutivos das picadas de insetos

Grau da picada de inseto	Tipo de reação
I	Sem reação
II	Reação tardia
III	Reação imediata seguida por reação tardia
IV	Apenas reação imediata
V	Tolerância

Fonte: adaptado de Crisp HC, Johnson KS. Mosquito allergy. Ann Allergy Asthma Immunol. 2013;110:65-69.

Diagnóstico

A base para o diagnóstico do prurigo estrófulo é a anamnese completa e exame clínico bem realizado. Realização de testes *in vitro* ou *in vivo* com IgE específica é controverso e sem validação de seu real benefício.

Diagnóstico diferencial a ser considerado: escabiose, dermatite atópica, varicela, dermatite de contato, urticária pigmentosa, urticária, farmacodermia, foliculite, e mais raramente: dermatite herpetiforme, papulose linfomatoide, dermatose bolhosa por IgA linear e pitiríase liquenoide.

Tratamento

O principal ponto a ser considerado seria evitar contato com a picada do inseto.

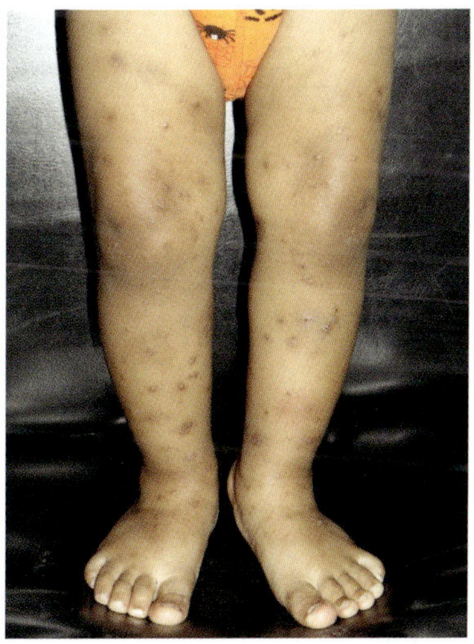

FIGURA 2 Pápulas eritematosas, escoriadas e lesões residuais acastanhadas nos membros inferiores.

Várias medidas podem ser sugeridas, inclusive uso de repelentes (p. ex., o N,N--diethyl-m-toluamide – DEET, que pode ser usado em crianças com mais de dois meses de idade, em concentrações entre 10-30%.). O tratamento é basicamente sintomático, com medidas como: anti-histamínicos orais não sedantes para redução do prurido, uso de corticoides tópicos de potência moderada, antibióticos tópicos e/ou sistêmicos (caso concomitância com infecções secundárias). Anti-histamínicos tópicos não são indicados. Casos graves devem ser acompanhados devido ao risco de anafilaxia. Com relação ao uso de imunoterapia com extrato de mosquito em pacientes sensíveis à picada, há muita controvérsia, pois a maioria dos estudos não teve grupo controle ou não era randomizado.

CONCLUSÃO

Urticárias agudas e crônicas são afecções dermatológicas importantes nas crianças e adolescentes. São classificadas conforme seu tempo de evolução (agudas < 6 semanas e crônicas > 6 semanas). São doenças que devem ser tratadas tanto pelo potencial de gravidade como pelo impacto que podem causar na qualidade de vida dos pacientes.

O prurigo estrófulo é uma dermatose que surge frequentemente na infância, com grande impacto na qualidade de vida dos doentes e familiares. O diagnóstico baseia-se na anamnese completa e exame clínico, com lesões cutâneas distintas. O tratamento é sobretudo sintomático, com anti-histamínicos orais e corticoides tópicos como opções principais. A principal orientação a ser dada seria evitar a exposição aos insetos.

SUGESTÕES DE LEITURA

1. Cantarutti A, Dona D, Visentin F, Borgia E, Scamarcia A, Cantarutti L, et al. Epidemiology of frequently occurring skin diseases in italian children from 2006 to 2012: A Retrospective, Population-Based Study. Pediatric Dermatology. 2015;32(5):668-78.
2. Celiksoy MH, Ozmen AH, Topal E. Prevalence of atopic diseases in children with papular urticaria. Allergol Immunopathol (Madr). 2021;49(1):62-7.
3. Crisp HC, Johnson KS. Mosquito allergy. Ann Allergy Asthma Immunol. 2013;110(2):65-9.
4. Lee S, Ha E, Jee H, Lee K, Lee S, Kim M, et al. Prevalence and risk factors of urticaria with a focus on chronic urticaria in children. Allergy Asthma Immunol Res. 2017;9(3):212-9.
5. Lozano AM, Lopez JF, Zakzuk J, Garcia E. Papular urticaria: A review of causal agents in Colombia. Biomedica. 2016;36(4):632-45.
6. Ma L, Danoff T, Borish L. Case fatality and population mortality associated with anaphylaxis in the United States. J Allergy Clin Immunol. 2014;133(4):1075-83.
7. Moreira A, Rosmaninho I, da Silva JPM. Papular urticaria - a literature review. Rev Port Imunoalergologia. 2014;22(4):279-287.
8. Sabogal P, Lozano A, Mercado D, Cantillo JF, Moncada L, Quinones ML, et al. Cellular and Humoral Responses to Cte f 2, a Cat Flea Allergen, in Children with Papular Urticaria. Int Arch Allergy Immunol. 2019;179(2):89-101.
9. Turner P, Gowland M, Sharma V, Ierodiakonou D, Harper N, Garcez T, et al. Increase in anaphylaxis-related hospitalizations but no increase in fatalities: An analysis of United Kingdom national anaphylaxis data, 1992-2012. J Allergy Clin Immunol. 2015;135(4):956.

CONTEÚDO COMPLEMENTAR

Utilize o QR code abaixo para acessar as questões comentadas do capítulo (senha: dermatologiaicr).

Seção 4

Alterações da pigmentação

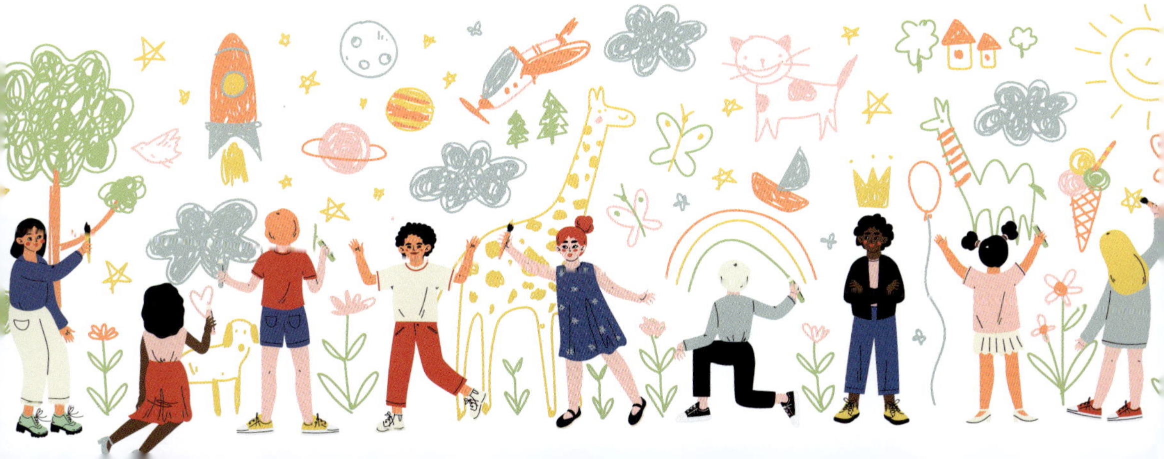

19

Hipocromias e acromias

Marcella Palhano Medeiros
Juliana Olivieri Gordilho
Denise Miyamoto

PONTOS-CHAVE DESTE CAPÍTULO

- Hipocromias e acromias ocorrem por, respectivamente, redução e ausência da produção de melanina na pele em doenças congênitas ou adquiridas.
- Algumas doenças são estigmatizantes e possuem impacto na qualidade de vida sendo importante o diagnóstico e tratamento precoces.
- Por serem um grupo com diversas etiologias, seu tratamento varia conforme a doença desencadeante: corticosteroides, imunomoduladores, antifúngicos, fototerapia, agentes despigmentantes e abordagens cirúrgicas em casos selecionados.

INTRODUÇÃO

O processo de pigmentação da pele envolve a produção de melanina pelos melanócitos e sua transferência para os queratinócitos na epiderme. Hipocromia refere-se à redução da melanina na pele, enquanto acromia decorre da sua ausência. A hipocromia pode ser causada pela redução: no número de melanócitos; na síntese de melanina pelos melanócitos que estão em quantidade normal; ou na transferência de melanina para os queratinócitos. Já a acromia é resultado da ausência de melanócitos.

As desordens hipopigmentares da pele estão principalmente relacionadas a dermatoses adquiridas, sejam inflamatórias ou infecciosas, mas por vezes ocorrem em dermatoses congênitas. Assim como as hipercromias, as hipocromias podem causar significante impacto negativo na qualidade de vida dos pacientes. Em virtude dos múltiplos diagnósticos diferenciais (Tabela 1), faz-se fundamental uma avaliação cuidadosa da pele por dermatologista, a fim de auxiliar na identificação da causa e orientação do tratamento adequado.

TABELA 1 Hipocromias mais frequentes: causas, diagnósticos e tratamentos

Doença	Causa	Apresentação clínica	Diagnóstico	Tratamento
Vitiligo (Figura 1)	Incerta Autoimune	Máculas coalescentes hipo ou acrômicas periorificiais, na face, genitália, extremidades e generalizadas	Clínico	Corticoide de alta potência Inibidores da calcineurina Análogos da vitamina D Fototerapia Corticoide sistêmico
Pitiríase alba (Figura 2)	Atopia	Máculas ovaladas hipocrômicas na face	Clínico	Emolientes Fotoprotetores Inibidores da calcineurina Corticoide de baixa potência
Pitiríase versicolor (Figura 4)	*Malassezia* spp.	Máculas hipocrômicas, hipercrômicas ou eritematosas com discreta descamação no tronco superior	Micológico direto	Antifúngico imidazólico Itraconazol: 5 mg/kg/dia por 5-7 dias (dose máxima 400 mg/dia) Fluconazol: 3-5 mg/kg/dia por 2-4 semanas (dose máxima 400 mg/dia) Cetoconazol 3-5 mg/kg/dia por 10 dias (dose máxima 200-400 mg/dia)
Hipocromia pós-inflamatória (Figura 3)	Residual após várias dermatoses	Máculas hipocrômicas	Clínico	Tratar dermatose de base
Líquen escleroso e atrófico (Figura 5)	Incerta	Placas bem delimitadas, branco leitosas associadas a atrofia, eritema e esclerose anogenitais	Clínico e anatomopatológico	Emolientes Corticoide de alta potência
Hipomelanose gutata idiopática	Exposição solar, trauma, genética	Máculas acrômicas ovaladas em áreas fotoexpostas	Clínico	Não há necessidade
Micose fungoide hipocromiante (Figura 7)	Expansão clonal de linfócitos T cutâneos	Máculas hipocrômicas irregulares e mal delimitadas no tronco e região glútea	Clínico Anatomopatológico Imuno-histoquímica	Corticoide de média potência Fototerapia
Nevo acrômico (Figura 8)	Congênito	Mácula hipo/acrômica com forma e tamanho variados	Clínico	Não há necessidade
Hipomelanose macular progressiva (Figura 6)	Inibição da pigmentação pelo *Cutibacterium acnes*	Máculas hipocrômicas mal delimitadas nas porções inferiores do tórax	Clínico	Hidratação Peróxido de benzoíla 5% Clindamicina 1% Derivados da tetraciclina
Hanseníase (Figura 9)	*Mycobacterium leprae*	Máculas hipocrômicas com alteração de sensibilidade ou alopecia	Clínico, Anatomopatológico Baciloscopia	Rifampicina Clofazimina Dapsona

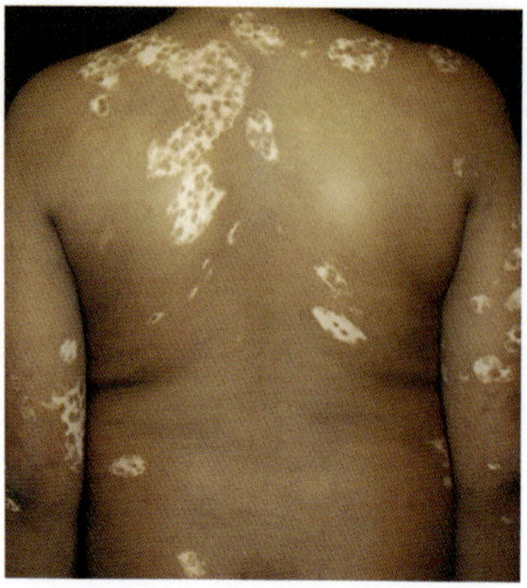

FIGURA 1 Vitiligo: máculas acrômicas bem delimitadas com ilhotas de repigmentação no dorso e face extensora dos membros superiores.

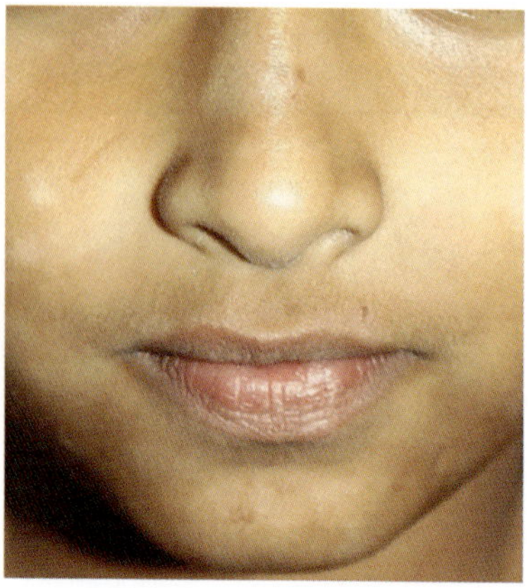

FIGURA 2 Pitiríase alba: máculas hipocrômicas mal delimitadas no terço médio e inferior da face.

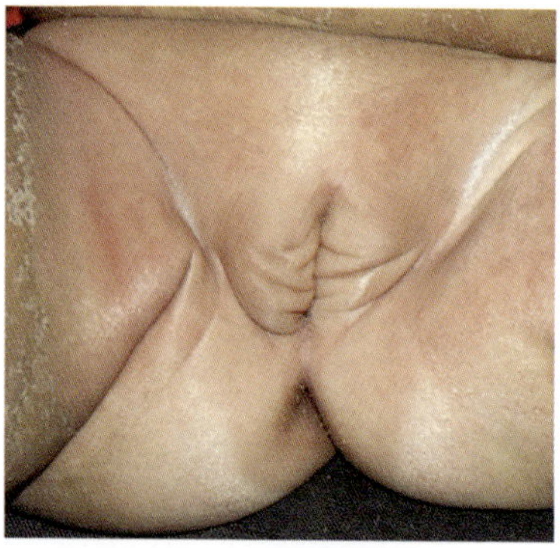

FIGURA 3 Hipocromia pós-inflamatória: lesão hipocrômica difusa na área da fralda, após dermatite de contato irritativa.

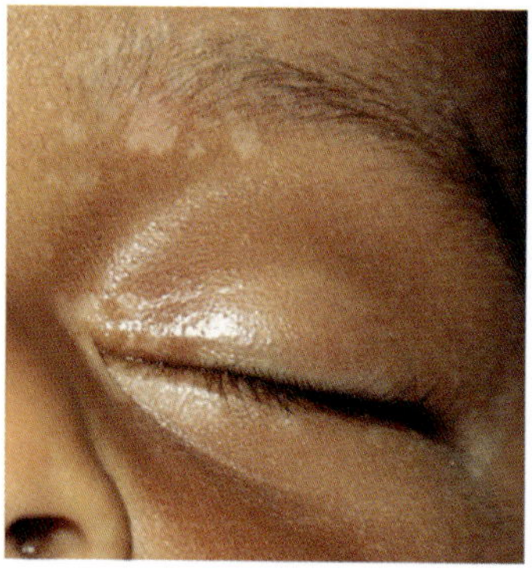

FIGURA 4 Pitiríase versicolor: máculas hipocrômicas no supercílio esquerdo.

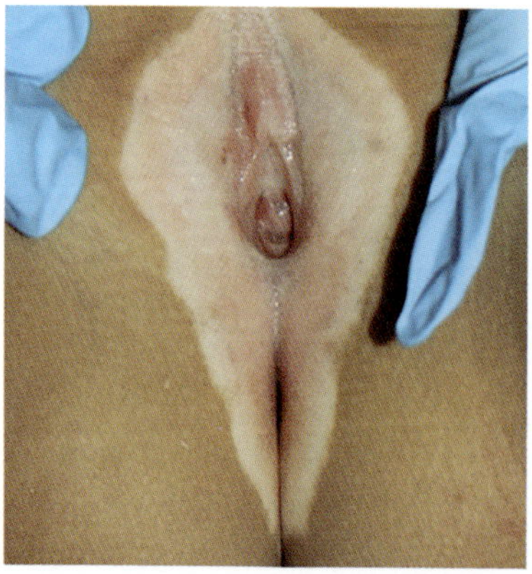

FIGURA 5 Líquen escleroso e atrófico: placa acrômica com atrofias e erosão na região clitoriana e pequenos lábios.

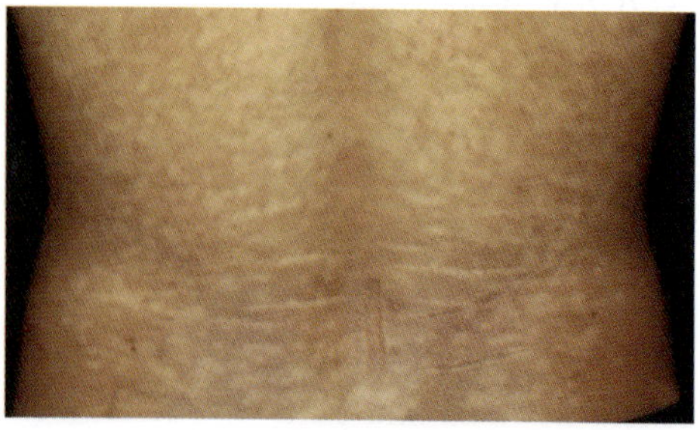

FIGURA 6 Hipomelanose macular progressiva: máculas hipocrômicas ovaladas, mal delimitadas e confluentes no dorso.

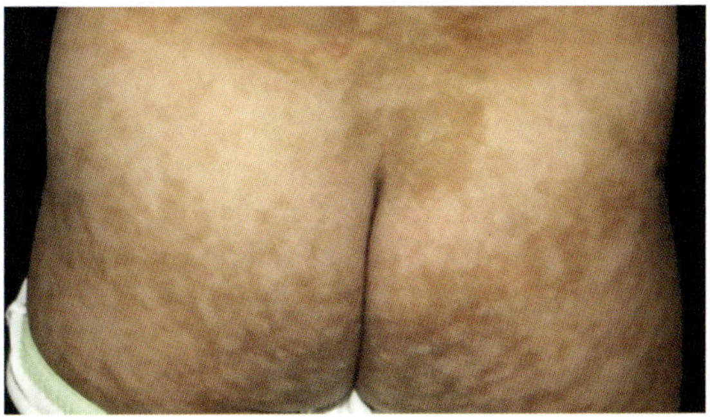

FIGURA 7 Micose fungoide hipocromiante: máculas hipocrômicas irregulares e confluentes, levemente descamativas, na região sacral e glútea.

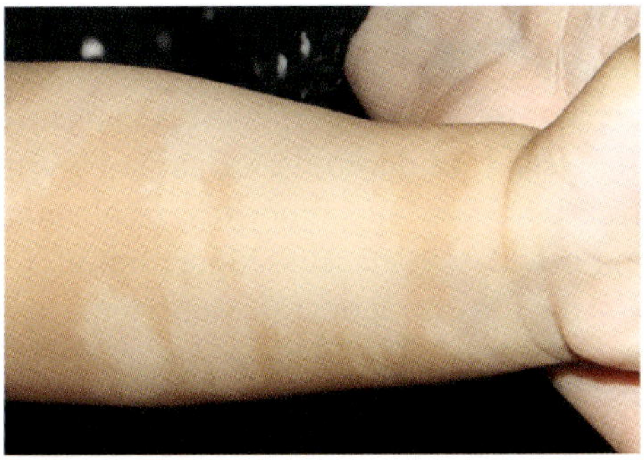

FIGURA 8 Nevo acrômico: mácula hipocrômica de contornos irregulares no antebraço esquerdo.

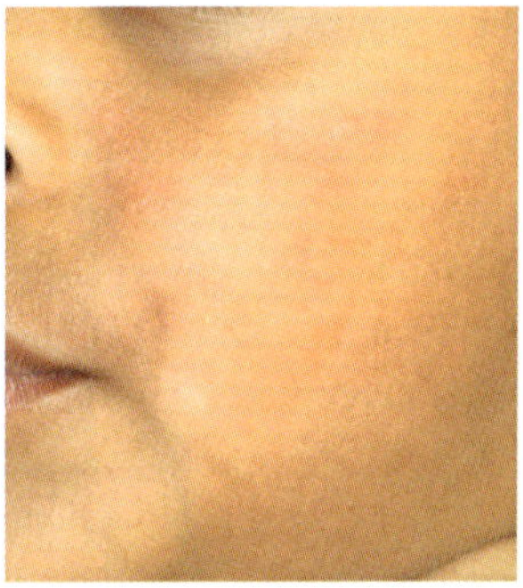

FIGURA 9 Hanseníase: máculas hipocrômicas mal delimitadas na região malar esquerda.

A seguir, detalharemos os distúrbios com hipopigmentação da pele mais frequentemente observados na prática clínica.

PRINCIPAIS CAUSAS DE HIPOCROMIA E ACROMIA NA INFÂNCIA E NA ADOLESCÊNCIA

Pitiríase alba

Hipocromia benigna associada à dermatite atópica, típica da infância e adolescência, predominando entre os 3 e 16 anos. É resultante de um bloqueio na transferência de melanina para os queratinócitos. Caracteriza-se por múltiplas máculas ou manchas hipopigmentadas, ovaladas, ligeiramente escamosas, mal delimitadas na face, pescoço e antebraços, podendo haver leve prurido em alguns casos. As lesões costumam involuir espontaneamente dentro de um ano. O tratamento consiste em emolientes e filtros solares. Em alguns casos, podem ser úteis cremes e pomadas de inibidores da calcineurina ou corticosteroides de baixa potência (Figura 2).

Vitiligo

Doença adquirida, de etiologia ainda não completamente esclarecida, causada pela destruição autoimune dos melanócitos pelos linfócitos T. Ocorre em qualquer fototipo, afetando negativamente a qualidade de vida. Presente em 0,5-2% da população, e com história familiar positiva em 25-30% dos pacientes.

Caracteriza-se por máculas ou manchas acrômicas circunscritas na pele e mucosas, ocasionalmente com uma borda inflamatória. As lesões podem ser desencadeadas por estresse ou trauma local e os pelos das regiões envolvidas podem ser despigmentados ou não.

Existem dois subtipos principais: segmentar e não segmentar:

- vitiligo segmentar: geralmente inicia na infância; padrão segmentar, unilateral, respeitando a linha média; costuma permanecer estável após 1-2 anos;
- vitiligo não segmentar: localizado ou generalizado quando afeta mais de 10% da superfície corpórea.

De 10-15% dos pacientes com vitiligo generalizado apresentam alguma doença autoimune associada (doença tireoidiana, anemia perniciosa, doença de Addison, doenças do tecido conjuntivo, diabete melito). Sua evolução é imprevisível.

Existem várias modalidades de tratamento visando repigmentar as regiões envolvidas. Fotoproteção é recomendada para todos os pacientes com vitiligo. Corticosteroides potentes (dipropionato de betametasona 0,1%), inibidores da calcineurina tópicos (tacrolimus ou pimecrolimus) e análogo da vitamina D tópico (calcipotriol) são o tratamento de escolha no vitiligo localizado. Entretanto, o uso prolongado de corticosteroides tópicos pode provocar efeitos adversos (descritos a seguir), e a segurança dos análogos da vitamina D tópicos ainda não foi estudada em crianças. Naqueles com vitiligo segmentar estável por pelo menos dois anos, enxerto de pele ou transplante de suspensão de melanócito autólogo podem ser opção. Nos casos generalizados ou em progressão, pode-se associar fototerapia e/ou corticosteroides sistêmicos (prednisona 1 mg/kg/dia) por tempo limitado e com reavaliações frequentes, a fim de prevenir efeitos adversos.

Hipocromia pós-inflamatória

Distúrbio cutâneo muito comum decorrente de várias dermatoses inflamatórias como pitiríase versicolor, dermatite atópica, dermatite seborreica, psoríase e parapsoríase. A dermatose inflamatória afeta a produção de melanina ou seu transporte aos queratinócitos, resultando em máculas ou manchas hipocrômicas. O tratamento da dermatose subjacente resulta em melhora da hipocromia pró-inflamatória (Figura 3).

Pitiríase versicolor

Infecção cutânea fúngica superficial causada pelo *Malassezia* spp. que reduz a síntese de melanina. Caracteriza-se por máculas ovais hipo ou hipercrômicas ou eritematosas simetricamente distribuídas no tronco superior e ombros. Ao estirar a pele, finas escamas surgem sobrejacentes às lesões, caracterizando o sinal de Zileri. O diagnóstico é clínico e, em casos de dúvida, pode ser confirmado pelo exame micológico direto com hidróxido de potássio das escamas associadas. O tratamento é tópico com antifúngicos (cetoconazol 1-2%, ciclopirox olamina 1%, clotrimazol 1%, miconazol 2%) associados a agentes que reduzem a oleosidade da pele e possuem ação queratolítica, tais como adapaleno 0,1%, peróxido de benzoíla 10%, pitirionato de zinco 1% e sulfeto de selênio 2,5%. Quando generalizado ou refratário aos tópicos, antifúngico oral é uma opção: itraconazol: 5 mg/kg/dia por 5 a 7 dias (dose máxima 400 mg/dia); fluconazol: 3-5 mg/kg/dia, por 2-4 semanas (dose máxima de 400 mg/dia); e cetoconazol 3-5 mg/kg/dia, por 10 dias (dose máxima de 200-400 mg/dia) (Figura 4).

Líquen escleroso e atrófico

Doença mucocutânea crônica, de etiologia desconhecida, podendo ser desencadeada ou agravada por trauma local. Na infância, tem um pico de incidência entre 8-13 anos. Caracteriza-se por placas bem delimitadas, branco leitosas associadas a atrofia, eritema e esclerose. Devido à atrofia, são comuns fissuras e sangramentos nas lesões. Em 90% dos casos, o acometimento é anogenital e apresenta como diagnóstico diferencial o vitiligo; a presença de sintomas como prurido, queimação, dispareunia, disúria, dor ao defecar e dor abdominal por constipação pode ocorrer no líquen escleroso e atrófico. Nas regiões extragenitais, costuma ser assintomático, podendo apresentar espículas córneas foliculares no centro das lesões. Neste último caso, é comum o acometimento de mucosa oral, pescoço, tronco e parte interna das coxas. Quando não tratado, pode progredir e evoluir com cicatrizes, fimose, estenose uretral, encapsulamento de clitóris e até carcinoma espinocelular.

Por ser uma doença crônica, com possíveis sequelas e apresentar alterações secundárias na pele, o exame anatomopatológico é necessário para confirmação diagnóstica e revela atrofia da epiderme com hiperqueratose folicular. Na derme papilar, há uma faixa de edema e hialinização do colágeno, com perdas de fibras elásticas e infiltrado inflamatório perivascular em faixa.

O tratamento consiste em corticosteroides de alta potência como propionato de clobetasol 0,05% uma vez ao dia até controle da afecção associado a emolientes. Nos meninos, a circuncisão pode ser curativa. Tratamento cirúrgico é necessário quando associado a fimose, estenose ou malignização. Também faz parte do tratamento orientar os pais para evitar roupas apertadas e protetor de sela de bicicleta quando o acometimento é anogenital (Figura 5).

Hipomelanose gutata idiopática

A hipomelanose gutata idiopática (HGI) é uma leucodermia adquirida benigna, comum e de etiologia não esclarecida, podendo estar associada a exposição solar, idade, traumas e fatores genéticos. Caracteriza-se por múltiplas máculas acrômicas ou hipocrômicas, de aproximadamente 2-6 mm, discretas, ovaladas ou arredondadas, tipicamente assintomáticas, mais comumente localizadas em áreas fotoexpostas.

Em geral, acomete indivíduos com idade superior a 40 anos, havendo aumento de prevalência com avanço da idade. Entretanto, em um estudo com 47 pacientes com HGI, a presença de lesões iniciais em menores de 20 anos foi descrita em 29,8% dos indivíduos, incluindo uma criança de 3 anos. Além disso, uma prevalência maior de HGI em crianças egípcias portadoras de beta-talassemia major foi relatada.

Apesar do curso benigno, a busca por tratamento pode ocorrer por questões estéticas. Não há um tratamento universalmente aceito e opções terapêuticas incluem corticosteroides e retinoides tópicos, crioterapia, *laser* e microagulhamento com infusão percutânea e 5-fluoracil (Figura 6).

Micose fungoide hipocromiante

A micose fungoide (MF) representa o tipo mais comum de linfoma cutâneo primário de células T. Em sua forma clássica, é caracterizada por uma progressão lenta, com quadro inicial de máculas, que evoluem para placas e, posteriormente, nódulos ou tumores, sendo mais comum em homens adultos entre 55-60 anos.

A MF hipocromiante (MFH) é uma variante rara da doença, diferenciando-se da forma clássica em aspectos epidemiológicos, clínicos e prognósticos. Embora dados sobre incidência e prevalência da MFH sejam limitados, sabe-se que tal variante acomete pacientes mais jovens, principalmente entre as segunda e quarta décadas de vida, sendo o subtipo mais comum na população pediátrica. A MFH não tem predileção por sexo e costuma acometer fototipos mais altos. Clinicamente é caracterizada por máculas hipocrômicas ou acrômicas, por vezes de aspecto vitiligoide, envolvendo o tronco e região proximal das extremidades, sem sintomas sistêmicos. O curso clínico da MFH é indolente e a progressão da doença é rara. Os diagnósticos diferenciais incluem vitiligo, pitiríase alba, hipopigmentação pós-inflamatória e hanseníase.

O tratamento da MFH é guiado pelo estadiamento da MF e, em geral, envolve opções terapêuticas direcionadas para a pele, como corticosteroides e retinoides tópicos, além de fototerapia. A repigmentação de lesões da MFH durante o tratamento pode ser um marcador de resposta terapêutica (Figura 7).

Nevo acrômico (nevo despigmentoso)

O nevo acrômico ou nevo despigmentoso (ND), é uma lesão congênita hipopigmentada não progressiva, sendo estável em seu tamanho relativo e distribuição ao longo da vida. Sua origem parece estar associada a falhas funcionais dos melanócitos e anormalidade morfológicas dos melanossomas.

A prevalência do ND varia entre 0,4-3%, afetando igualmente ambos os sexos. Em indivíduos de pele clara, lesões hipopigmentadas podem não ser facilmente visíveis devido ao contraste limitado com a pele não bronzeada. Em um estudo com 60 pacientes com ND, 30% apresentaram a lesão ao nascimento e 31,7% após 3 anos de idade, sugerindo que idade de início não deve ser um critério diagnóstico definitivo para o ND.

O ND pode ser classificado em duas formas clínicas principais:

- tipo isolado: mais comum, apresenta-se como uma mancha arredondada ou ovalada, solitária e circunscrita por borda serrilhada;
- tipo segmentar: geralmente lesões maiores e que seguem as linhas de Blaschko.

Critérios diagnósticos clínicos foram propostos por Coupe em 1967 e incluem: leucoderma presente ao nascimento ou início na vida precoce; nenhuma alteração na distribuição da leucodermia ao longo da vida; nenhuma alteração na textura ou mudança na sensação na área afetada; e ausência de borda hiperpigmentada ao redor da área acrômica.

Diagnósticos diferenciais incluem manchas em folha da esclerose tuberosa (ver Capítulo 31 - Genodermatoses com manchas), nevo anêmico, hanseníase e vitiligo. O exame com a lâmpada de Wood revela uma lesão *off-white*, em contraste com coloração branco nacarado no vitiligo. Já a vitropressão realizada na borda da lesão e da pele normal evidenciando coloração mais clara no centro da lesão, descarta a possibilidade de nevo anêmico.

A procura por tratamento do ND geralmente associa-se a questões estéticas. Diferentes modalidades terapêuticas com resultado variável são descritas e incluem PUVA, *laser excimer* e técnicas de enxerto (Figura 8).

Hipomelanose macular progressiva ou idiopática

A hipomelanose macular progressiva (HMP), também chamada hipomelanose macular idiopática, é uma dermatose de distribuição universal, que compromete adolescentes e adultos jovens, mais comum no sexo feminino, particularmente de fototipos mais altos e que vivem em regiões tropicais. Caracteriza-se por máculas hipocrômicas arredondadas, de bordas mal definidas, assintomáticas, distribuídas no tronco, principalmente na região da cintura.

Quanto à etiologia, discute-se a participação de *Cutibacterium acnes*, presente nos ductos pilosos nas lesões e ausente na pele não afetada, que produziria substâncias que interfeririam na síntese de melanina.

O diagnóstico diferencial se faz principalmente com a pitiríase versicolor, com a pitiríase alba.

O tratamento é longo, com recidivas frequentes; inclui e fotoproteção e também fototerapia ou exposição solar controlada. Tópicos como peróxido de benzoíla 5% e/ou clindamicina 1% ou derivados da tetraciclina por via oral são empregados por 8-16 semanas.

Hanseníase

Doença infecciosa crônica, endêmica no Brasil, causada pelo *Mycobacterium leprae*, bacilo com alta infectividade, porém com baixa patogenicidade, que se replica lentamente a uma temperatura média de 27ºC a 33ºC em macrófagos, células de Schwann e células endoteliais, não sendo possível cultivá-lo em meios artificiais. A transmissão comumente é pela via respiratória, a partir de contatos multibacilíferos, que eliminam o bacilo ao falar e tossir. O período de incubação é variável de 2 a 5 anos para os casos paucibacilares e de 5-10 anos para os multibacilares.

A susceptibilidade à infecção é dada por vários fatores, como contato com paciente multibacilífero, imunossupressão e predisposição genética.

A hanseníase é uma doença espectral e sua manifestação clínica depende da resposta imune do hospedeiro com envolvimento cutâneo, neurológico e do sistema reticuloendotelial mais expressivo, podendo também comprometer o sistema respiratório, adrenais, osso, articulações, olhos e gônadas. Por ser uma micobactéria intracelular, a resposta imune celular (Th1) desencadeia a ativação macrofágica, sendo essencial para destruição bacilar; enquanto a resposta humoral (Th2) não confere proteção.

Existem duas classificações utilizadas usualmente para diagnóstico e tratamento da hanseníase. A classificação da Organização Mundial da Saúde (OMS) e a de Ridley-Jopling. Esta última engloba aspectos clínicos, histopatológicos e o índice bacilífero, sendo descrita logo a seguir:

- hanseníase indeterminada: indivíduos no início da doença que não desenvolveram imunidade celular e podem evoluir para as formas do espectro tuberculoide ou virchowiano ou para cura. Caracteriza-se por poucas máculas hipocrômicas, assimétricas, com redução da sensibilidade térmica, sem alteração nos pelos e localizada mais comumente na face ou extremidades. Na histopatologia observa-se infiltrado inflamatório pouco específico, constituído por linfócitos e, às vezes, histiócitos, em torno dos vasos superficiais e profundos, podendo acometer os filetes nervosos e musculatura piloeretora, com raros bacilos. Baciloscopia costuma ser negativa;
- hanseníase tuberculoide: indivíduos com resposta imune Th1 exacerbada apresentam poucas manchas ou placas hipopigmentadas, localizadas, bem delimitadas e com bordas discretas, algumas vezes, elevadas; podendo estar associada a alopecia, anidrose ou perda da sensibilidade. Comumente, há espessamento de nervos periféricos. Existe uma predileção pelas regiões posterolaterais das extremidades, dorso, glúteos e face. Na histopatologia, observam-se granulomas em torno dos vasos, anexos cutâneos e filetes nervosos, constituídos por células epitelioides bem diferenciadas, células gigantes tipo Langhans e linfócitos, esses dispostos ao redor dos granulomas. Baciloscopia costuma ser negativa;
- hanseníase *boderline*: indivíduos instáveis imunologicamente com características de ambos os espectros; ocasionalmente são observadas máculas hipocrômicas mal definidas. O acometimento de troncos nervosos periféricos é múltiplo e grave. O anatomopatológico compartilha achados da forma tuberculoide e virchowiana. Baciloscopia costuma ser positiva, com maior intensidade à medida que se aproxima do polo virchowiano;
- hanseníase virchowiana: espectro com resposta imunológica Th2, caracterizado por acometimento de diversos órgãos. Na pele, a primeira manifestação pode ser com múltiplas máculas hipocrômicas pequenas, discretas e mal definidas que evoluem com pápulas, nódulos e placas infiltradas eritematosas com comprometimento simétrico. Há uma predileção pela face, extremidades e glúteos. Com a evolução da doença, também ocorre infiltração de nervos periféricos. Na histopatologia, evidencia-se infiltrado composto por macrófagos vacuolizados repletos de numerosos bacilos chamados Células de Virchow. Esse processo inflamatório é difuso ocupando toda a derme e, por vezes, o subcutâneo. Os filetes nervosos adquirem o aspecto de casca de cebola. Baciloscopia é fortemente positiva.

Já a classificação da OMS considera a baciloscopia e aspectos clínicos. Ela subdivide os pacientes em:

- hanseníase paucibacilar: consiste em 1 a 5 lesões ou baciloscopia negativa;
- hanseníase multibacilar: consiste em mais de 5 lesões ou baciloscopia positiva.

Por ser uma doença com longo período de incubação, geralmente em crianças e adolescentes a manifestação clínica mais frequente é da forma indeterminada ou até tuberculoide. Existe uma forma denominada hanseníase tuberculoide da infância caracterizada por: nódulo ou pequenas placas, mais comumente na face, sendo comum a cura espontânea.

Quando não tratada, a hanseníase pode deixar sequelas permanentes na pele, membros e nervos consequentes ao dano tecidual causado pela resposta inflamatória gerada pelo sistema imune secundariamente a presença da micobactéria.

A hanseníase sempre deve ser considerada como diagnóstico diferencial quando houver máculas hipocrômicas ou placas eritematosas com alteração de sensibilidade associadas ou não a espessamento de nervo periférico ou fraqueza muscular.

Para o diagnóstico, é possível realizar o exame histopatológico das lesões de pele; baciloscopia mediante coleta de material de esfregaço dérmico em pelo menos quatro áreas infiltradas; prova da histamina, que consiste na aplicação de uma gota da solução milesimal de histamina na pele normal seguida de escarificação com agulha estéril, provocando o surgimento da tríplice reação de Lewis. Já na pele com hanseníase, não ocorrerá a fase secundária que depende da integridade dos filetes nervosos, sendo bastante útil no diagnóstico da hanseníase indeterminada (Figura 9).

Tratamento:

- crianças < 10 anos ou < 40 kg: rifampicina 10 mg/kg/dia, 1 vez ao mês; clofazimina 6 mg/kg, 1 vez por mês e 1 mg/kg diariamente; dapsona 2 mg/kg/dia, por 6 meses se paucibacilar ou 12 meses se multibacilar;
- crianças > 10 anos ou > 40kg: rifampicina 450 mg, 1 vez ao mês; clofazimina 150 mg, 1 vez por mês e 50 mg diariamente; dapsona 50 mg/dia, por 6 meses se paucibacilar ou 12 meses se multibacilar.

DIAGNÓSTICO

O diagnóstico baseia-se na avaliação clínica do paciente, com anamnese e exame dermatológico indicando se a hipo/acromia é decorrente de dermatose autoimune, infecciosa ou pós-inflamatória. Para confirmação diagnóstica podem ser necessários exames complementares como micológico direto, se suspeita de infecção fúngica; biópsia cutânea para estudo anatomopatológico quando a hipo/acromia associa-se a alterações secundárias da pele como atrofia cutânea ou alteração de sensibilidade; e até exames mais específicos de acordo com a etiologia conforme descritos anteriormente.

TRATAMENTO

Nas desordens pigmentares cutâneas o tratamento varia conforme a doença desencadeante da hipo/acromia, pois seu controle é fundamental para evitar a progressão. Os principais agentes utilizados no tratamento das hipo/acromias objetivam controlar o processo inflamatório ou o agente desencadeador e estimular a produção de melanina. Os melanócitos respondem lentamente aos diferentes tratamentos, podendo levar meses para a repigmentação ter resultados aceitáveis. A seguir, descrevemos os principais tratamentos utilizados e seu mecanismo de ação.

Corticosteroides

Corticosteroides tópicos são muito utilizados na prática dermatológica, sendo a terapêutica de eleição nas doenças inflamatórias e autoimunes. Após a aplicação tópica do medicamento, os glicocorticoides penetram no núcleo das células e promovem a transcrição de alguns genes e inibem a de outros, resultando em suas propriedades anti-inflamatórias, imunossupressoras, antiproliferativas e vasoconstritoras.

São divididos de acordo com sua potência e apresentamos na Tabela 2 os mais utilizados na prática clínica.

Corticosteroides potentes estão indicados para uso em áreas restritas e por um curto período, enquanto os de baixa potência são opções para áreas de dobras, genitália e face. Assim que se obtém melhora da dermatose, devemos substituir por outros tópicos menos potentes. A exceção é no líquen escleroso e atrófico genital que, por seu potencial cicatricial, recomenda-se uso de corticosteroides de alta potência mesmo na mucosa. Porém, deve-se atentar para o acompanhamento de perto da criança e orientar camada fina apenas na região envolvida.

Os efeitos colaterais dependem da espessura da pele, da potência do corticosteroide e da quantidade absorvida. Fatores que influenciam na absorção do corticosteroide: sua potência; veículo utilizado (capacidade de absorção em ordem decrescente: pomada, gel, creme e loção); frequência de aplicação; e integridade da barreira cutânea.

Dentre os efeitos colaterais, destacam-se: atrofia cutânea, telangiectasias, púrpuras, equimoses, estrias, hipertricose, infecções oportunistas, erupção acneiforme, dermatite perioral e dermatite de contato alérgica.

Em crianças, devemos ficar atentos ao uso por tempo prolongado e de formas excessivamente potentes para evitar sua absorção sistêmica, já que estão mais sujeitos a absorvê-los devido à espessura menor da pele e à sua maior relação entre superfície corpórea e peso. Além disso, o uso na área da fralda promove a oclusão aumentando a absorção do corticosteroide no local.

Inibidores de calcineurina

A calcineurina é uma proteína citoplasmática presente em diversas células, incluindo linfócitos, e, após sua ativação, promove a síntese de citocinas como IL-2, IL-3, IL-4 e TNF-α. Os inibidores de cal-

TABELA 2 Corticosteroides tópicos mais utilizados, sua potência e faixa etária permitida

Corticosteroide	Potência	Liberação
Propionato de clobetasol 0,05% creme ou pomada	Superpotente	A partir de 1 ano
Dipropionato de betametasona 0,05% creme	Potente	A partir dos 2 anos
Valerato de betametasona 0,1% creme	Potente	A partir de 1 ano
Furoato de mometasona 0,1% creme	Potência média	A partir dos 2 anos
Desonida creme	Leve	A partir dos 3 meses
Acetato de hidrocortisona 1% creme	Leve	A partir dos 3 meses

cineurina tópicos atuam com ação anti-inflamatória, inibindo os linfócitos T. O pimecrolimus 1% creme (1-2 vezes ao dia) é indicado a partir dos 3 meses de idade, enquanto o tacrolimus 0,03% pomada (1-2 vezes ao dia) a partir dos 2 anos. Como não induzem atrofia cutânea, são úteis para aplicação nas pálpebras, região perioral, axilas e genitais.

Fototerapia

A fototerapia com radiação ultravioleta é uma terapêutica muito útil na dermatologia ao estimular a melanogênese diretamente e controlar a inflamação da doença de base. Das dermatoses com hipo/acromia, tanto o vitiligo quanto a micose fungoide podem ser tratados em clínicas dermatológicas de fototerapia. As modalidades terapêuticas de fototerapia englobam:

- UVB-NB (UVB *narrowband*): com comprimento de 311 a 313 nm, isomeriza o ácido urocânico da forma trans para cis, promovendo dano ao DNA que induz apoptose de células do sistema imune, promovendo imunossupressão ao alterar o padrão de citocinas inflamatórias polarizando a resposta imune de Th1 para Th2. O dano ao DNA também causa apoptose direta dos queratinócitos e dos linfócitos T. Em geral, indicam-se 3 sessões por semana até controle da doença, depois, sessões semanais e posteriormente mensais. É uma modalidade segura principalmente para crianças a partir dos 8 anos, desde que sob supervisão direta dos responsáveis durante a sessão de fototerapia;
- *excimer laser*: fototerapia local com excimer laser com pico em 308 nm duas vezes por semana promove apoptose de linfócitos T. Tratamento mais seletivo que possibilita irradiar apenas a área com lesão, sendo indicado para dermatoses localizadas;
- PUVA: consiste na administração de psoralênico oral como o 8-metoxipsoraleno (8-MOP) associado a UVA (320-400 nm). Quando a pele é exposta à UVA, os psoralênicos ligam-se ao DNA das células da pele criando dímeros de pirimidina que impedem a replicação celular dos linfócitos e queratinócitos, além de reduzir as citocinas Th1. A longo prazo, a ligação ao DNA pode induzir mutações e predispor ao surgimento de carcinomas espinocelulares. A PUVA não é recomendada para menores de 12 anos. As indicações da PUVA são similares àquelas para UVB-NB, entretanto pela maior penetração na pele são mais recomendadas quando há placas mais espessas ou associação com esclerose. O 8-MOP deve ser administrado na dose de 0,6 mg/kg, 90-120 minutos antes da exposição à UVA; deve-se evitar alimentos uma hora antes e após a ingestão do medicamento, e realizar fotoproteção ocular e cutânea nas 24 horas subsequentes. São realizadas de 2-3 sessões por semana, e com intervalo mínimo de 48 horas entre elas. Recomenda-se não exceder 200 sessões de PUVA na vida.

CONTRAINDICAÇÕES DA FOTOTERAPIA

- Pacientes com doenças induzidas pela radiação UV como lúpus eritematoso, xeroderma pigmentoso, síndrome do nevo basocelular, histórico pessoal de neoplasia de pele, história de ingestão de arsênico.
- Para PUVA, em virtude do uso do psoralênico, acrescentam-se nas contraindicações amamentação, gravidez, hepatopatia, exposição anterior ao metotrexato ou ciclosporina e imunossuprimidos cronicamente.
- Efeitos colaterais: prurido, ardência, eritema, queimadura, bolhas, ressecamento, fotoenvelhecimento, reativação de herpes simples. Para PUVA acrescentam-se: náusea, vômitos, melanoníquia e oncólise.

Calcipotriol

Análogo sintético da vitamina D3 age em seus receptores regulando a transcrição de vários genes. Reduz a expressão de citocinas IL-8 e ativação linfocitária com efeitos imunossupressores. Seu uso pode ser em creme, pomada ou loções capilares e recomenda-se que não ultrapasse 100 g/semana para evitar aumento do cálcio sérico. Em crianças maiores de 2 anos, o uso da formulação em creme não deve exceder 50 g/semana por m^2 de superfície corpórea. Não deve ser aplicado na face pelo risco de irritação. Dentre as doenças hipo/acromiantes, pode ser utilizado no vitiligo e líquen escleroso e atrófico extragenital até duas vezes ao dia, com cuidado em áreas fotoexpostas pelo risco de fotossensibilização. Pode ser associado à fototerapia, sempre sobre supervisão do médico dermatologista. Efeitos colaterais associados: hipercalcemia, irritação local e fotossensibilidade.

Antifúngicos

Antifúngicos tópicos são considerados o tratamento de escolha para a pitiríase versicolor e incluem: cetoconazol 1-2%, ciclopirox olamina 1%, clotrimazol 1%, miconazol 2%. A combinação com agentes que reduzem a oleosidade da pele e possuem ação queratolítica também pode auxiliar no tratamento, tais como adapaleno 0,1%, peróxido de benzoíla 10%, pitirionato de zinco 1%, sulfeto de selênio 2,5%. Imidazólicos orais (fluconazol, itraconazol, cetoconazol) são recomendados para o tratamento de lesões disseminadas causadas por *Malassezia furfur*, ou refratárias a terapias tópicas.

CONCLUSÃO

As hipo/acromias apresentam múltiplos diagnósticos diferenciais e requerem uma avaliação dermatológica minuciosa e, por vezes, exames complementares para confirmação diagnóstica e indicação do tratamento adequado. Algumas podem deixar sequelas, sendo necessário diagnóstico e tratamento precoces.

SUGESTÕES DE LEITURA

1. Plensdorf S, Livieratos M, Dada N. Pigmentation disorders: diagnosis and management. Am Fam Physician. 2017;96(12):797-804.
2. Givler DN, Basit H, Givler A. Pityriasis Alba. Disponível em: https://www.ncbi.nlm.nih.gov/books/NBK431061/ (acesso 29 jan 2021).
3. Antifungal agents for common paediatric infections. Can J Infect Dis Med Microbiol. 2008;19(1):15-8.
4. Saleem MD, Oussedik E, Schoch JJ, Berger AC, Picardo M. Acquired disorders with depigmentation: A systematic approach to vitiliginoid conditions. J Am Acad Dermatol. 2019;80(5):1215-31.
5. Promm M, Rösch WH, Kirtschig GL. Lichen sclerosus in children. Urologe A. 2020;59(3):271-7.
6. Lotti T, Prignano F, Buggiani G. New and experimental treatments of vitiligo and other hypomelanoses. Dermatol Clin. 2007;25(3):393-400.
7. Coondoo A, Chattopadhyay C. Use and abuse of topical corticosteroids in children. Indian J Paediatr Dermatol. 2014;15:1-4.
8. Carvalho VO, Solé D, Antunes AA, Bau AE, Kurshnir FC, MzlloziMC, et al. Guia prático de atualização em dermatite atópica – Parte II: abordagem terapêutica. Posicionamento conjunto da Associação Brasileira de Alergia e Imunologia e da Sociedade Brasileira de Pediatria. Arq Asma Alerg Imunol. 2017;1(2):157-82.
9. Reitamo S, Rissanen J, Remitz A, Granlund H, Erkko P, Elg P, et al. Tacrolimus ointment does not affect collagen synthesis: results of a single-center randomized trial. J Invest Dermatol. 1998;111:396-8.
10. Lotti T, Prignano F, Buggiani G. New and experimental treatments of vitiligo and other hypomelanoses. Dermatol Clin. 2007;25(3):393-400.

CONTEÚDO COMPLEMENTAR

Utilize o QR code abaixo para acessar as questões comentadas do capítulo (senha: dermatologiaicr).

20

Hipercromias

Juliana Olivieri Gordilho
Marcella Palhano Medeiros
Denise Miyamoto

PONTOS-CHAVE DESTE CAPÍTULO

- Hipercromias ocorrem por aumento da produção e/ou deposição de pigmentos na pele em doenças congênitas ou adquiridas.
- Os principais pigmentos endógenos são a melanina e a hemossiderina e, entre os exógenos, o betacaroteno.
- Depósitos de pigmentos na epiderme conferem cor castanho-enegrecida à pele, enquanto acúmulos dérmicos determinam coloração azul-acinzentada.
- Os mais frequentes são mancha mongólica, nevo de Ota, nevo de Ito, mancha *café au lait*, efélides, melasma, hipercromia pós-inflamatória, acantose nigricans, pitiríase versicolor.
- O tratamento varia conforme a doença desencadeante e pode incluir despigmentantes tópicos, ácidos, antifúngicos, laser e fotoproteção.

INTRODUÇÃO

Hipercromia refere-se ao aumento da pigmentação da pele, que pode ser decorrente da maior produção e depósito de melanina e/ou hemossiderina. A cor natural da pele é geneticamente determinada e varia conforme o tamanho dos melanossomos produzidos pelos melanócitos e sua subsequente transferência para os queratinócitos da epiderme. Além disso, a hemoglobina, hemossiderina e outros pigmentos exógenos, como o betacaroteno, podem afetar a coloração cutânea.

A cor observada na pele também varia conforme a localização desses pigmentos, devido à refração da luz. Depósitos superficiais de melanina na epiderme conferem coloração castanho-escura a enegrecida, enquanto acúmulos mais profundos na derme são visualizados com cor castanho-acinzentada a azulada.

A hiperpigmentação cutânea pode ser resultante de uma resposta fisiológica à exposição à radiação ultravioleta, cuja intensidade varia conforme a cor da pele e dos cabelos, tendo sido classificada por Fitzpatrick em seis tipos diferentes. O tipo I corresponde aos indivíduos de pele clara e cabelos ruivos, que sempre se queimam após a exposição solar e não se bronzeiam, enquanto o outro extremo da classificação corresponde ao fototipo VI, que designa as pessoas de pele e cabelos negros e que não se queimam.

Já a hipercromia associada a doenças é mais frequentemente relacionada a dermatoses adquiridas da pele, sejam inflamatórias ou infecciosas, mas por vezes ocorre em dermatoses congênitas. A discromia resultante pode causar significante impacto negativo na qualidade de vida dos pacientes, com potencial prejuízo social e econômico na busca de tratamentos para reverter a hipercromia.[3] Em virtude dos múltiplos diagnósticos diferenciais (Tabela 1), faz-se fundamental uma avaliação cuidadosa da pele por dermatologista, a fim de auxiliar na identificação da causa da hipercromia e orientação do tratamento adequado. A seguir, detalharemos as hipercromias mais frequentemente observadas na prática clínica.

PRINCIPAIS CAUSAS DE HIPERCROMIA NA INFÂNCIA E ADOLESCÊNCIA

Mancha mongólica

Pigmentação acinzentada congênita, que geralmente afeta a região sacral, glútea e dorso, com tendência ao clareamento progressivo (Figura 1). Ocorre por acúmulo de melanócitos na derme, durante a embriogênese, resultante da interrupção de sua migração a partir da crista neural para a pele. Não requer tratamento específico. Vale ressaltar que quando acomete outras regiões como face e membros, pode estar associada a síndromes genéticas como Hurley e Hunter (mucopolissacaridoses), sendo necessária investigação sistêmica.

Nevo de Ota

Mácula azul-acinzentada, geralmente congênita, localizada na região dos ramos oftálmico e maxilar do nervo trigêmeo (Figura 2). Pode acometer também a esclera e, quando localizada na região cervical e escapular, é denominada nevo de Ito. Ocorre por aumento de melanócitos na derme profunda e afeta principalmente indivíduos com ascendência asiática. O diagnóstico é clínico, podendo ser confirmado por biópsia para exame anatomopatológico nos casos em que há incerteza quanto à etiologia da mancha ou suspeita de malignização. Devido à maior profundidade da melanina depositada na pele e do aumento de melanócitos locais, agentes despigmentantes não são eficazes no tratamento, sendo os lasers utilizados como opção terapêutica.

Mancha *café au lait*

Trata-se de uma mácula de limites precisos, homogênea, de coloração acastanhada semelhante ao "café com leite". Pode estar presente ao nascimento ou aparecer durante a infância (Figura 3). Quando as manchas são grandes e numerosas e associam-se a outros sinais como neurofibromas, efélides axilares, alterações neurológicas e nódulos de Lisch, faz-se o diagnóstico de neurofibromatose. Essa

TABELA 1 Hipercromias mais frequentes: etiopatogenia, diagnóstico e tratamento

Doença	Causa	Apresentação clínica	Diagnóstico	Tratamento
Mancha mongólica	Acúmulo dérmico de melanócitos	Máculas acinzentadas na região sacral e glútea	Clínico-patológico	Observação clínica; investigar mucopolissacaridose se houver outros sinais associados
Nevo de Ota	Aumento de melanócitos na derme profunda	Mácula azul-acinzentada periorbitária	Clínico-patológico	*Laser*
Mancha *café au lait*	Aumento de melanócitos e melanina dérmica	Máculas acastanhadas bem delimitadas	Clínico	Investigar neurofibromatose se outros sinais associados
Efélides	Acúmulo de melanina dérmica	Máculas acastanhadas diminutas em área fotoexposta	Clínico	Despigmentantes e fotoproteção
Melasma	Deposição de melanina na epiderme e/ou derme	Máculas acastanhadas a acinzentadas simétricas na face	Clínico	Despigmentantes e fotoproteção
Hipercromia pós-inflamatória	Deposição de melanina na epiderme e/ou derme	Máculas acastanhadas a acinzentadas em áreas previamente inflamadas	Clínico	Tratar dermatose desencadeante, despigmentantes e fotoproteção
Acantose *nigricans*	Hipertrofia epidérmica e deposição de melanina dérmica	Placas acastanhadas aveludadas em regiões flexurais	Clínico-patológico	Tratar doença de base (obesidade, neoplasia), despigmentantes, queratolíticos
Pitiríase versicolor	Deposição de melanina dérmica	Máculas acastanhadas com discreta descamação	Micológico direto	Antifúngico imidazólico oral: ▪ Itraconazol: 3-5 mg/kg/dia, 1x/dia, por 5-7 dias (dose máxima de 400 mg/dia) ▪ Fluconazol: 3-5 mg/kg/dia, por 2-4 semanas (dose máxima de 400 mg/dia) ▪ Cetoconazol: 3-5 mg/kg/dia, 1x/dia, por 10 dias (dose máxima de 200-400 mg/dia). Uso em maiores de 2 anos de idade

Fonte: Vashi NA et al., 2017; Lipsker D et al., 2019; Maymone MBC et al., 2017; Nieuweboer-Krobotova L, 2013; Speeckaert R et al., 2014; Camargo-Sánchez KA et al., 2019; Kaufman BP et al., 2018.

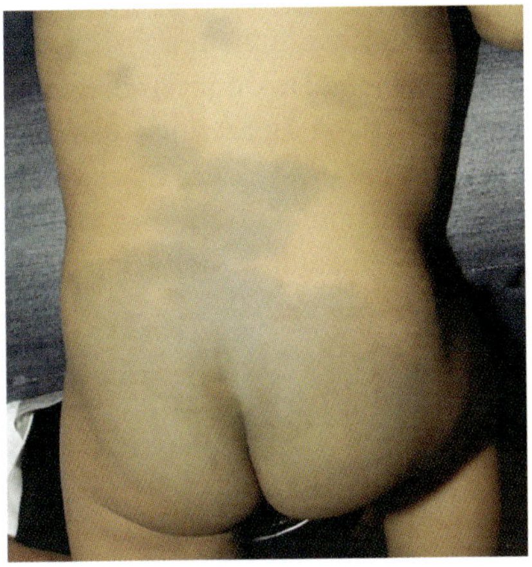

FIGURA 1 Mancha mongólica: mácula azul--acinzentada bem delimitada na região lombar e glútea.

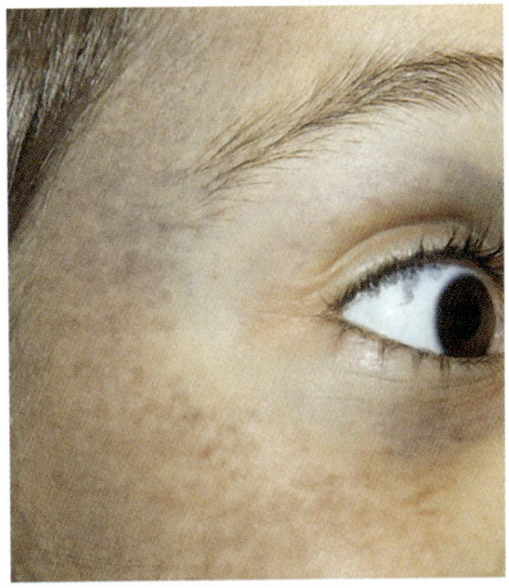

FIGURA 2 Nevo de Ota: máculas azuladas na região temporal, periorbitária e esclera.

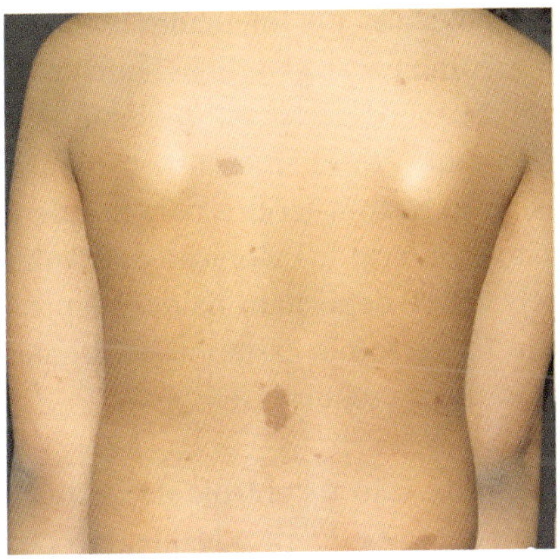

FIGURA 3 Manchas *café au lait*: máculas acastanhadas regulares e bem delimitadas no dorso.

genodermatose é resultante da mutação do gene *NF1*, que afeta tanto a sobrevivência dos melanócitos quanto a síntese de melanina, por promover alteração no tamanho e distribuição dos melanossomos. Consequentemente, as manchas *café au lait* apresentam maior número de melanócitos e de melanina. Não há tratamento específico para essas manchas, sendo recomendado acompanhamento multidisciplinar com dermatologista, pediatra, oftalmologista, neurologista, ortopedista e cardiologista a fim de identificar e tratar manifestações sistêmicas da neurofibromatose.

Efélides

São máculas acastanhadas diminutas, bem delimitadas, distribuídas em áreas fotoexpostas (Figura 4) principalmente em indivíduos de pele clara e cabelos ruivos (fototipo I de Fitzpatrick). Formam-se por acúmulo de melanina na epiderme, após exposição à radiação ultravioleta, sendo por isso mais frequentes no verão. O diagnóstico é clínico e as lesões podem clarear espontaneamente com fotoproteção ou com o uso de cremes despigmentantes.

Melasma

Hipercromia facial que mais comumente acomete mulheres em idade fértil, especialmente durante a gestação ou em uso de anticoncepcionais, devido ao estímulo à melanogênese induzido pelos estrógenos e progestágenos. Caracteriza-se por aumento simétrico da deposição de melanina na fronte, região malar bilateral, supralabial e mentoniana (Figura 5), que se acentua com a exposição à radiação ultravioleta. A cor da pigmentação varia conforme a localização do depósito de melanina, que pode ser epidérmico (acastanhado), dérmico (acinzentado) ou misto (castanho-acinzentado).

O diagnóstico é clínico, por vezes complementado com exame anatomopatológico, quando há outros diferenciais como líquen plano, ocronose, reação fototóxica a drogas e lúpus eritematoso. Despigmentantes tópicos que inibem a tirosinase e a subsequente síntese de melanina como a hidroquinona, ou capazes de acelerar a renovação celular epidérmica e a eliminação da melanina, como a tretinoína e alfa-hidróxiácidos, além de protetor solar, são as bases do tratamento.

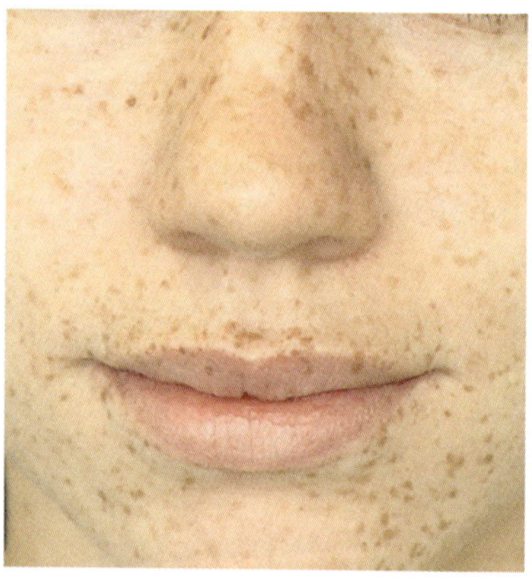

FIGURA 4 Efélides: diminutas manchas lenticulares acastanhadas na face.

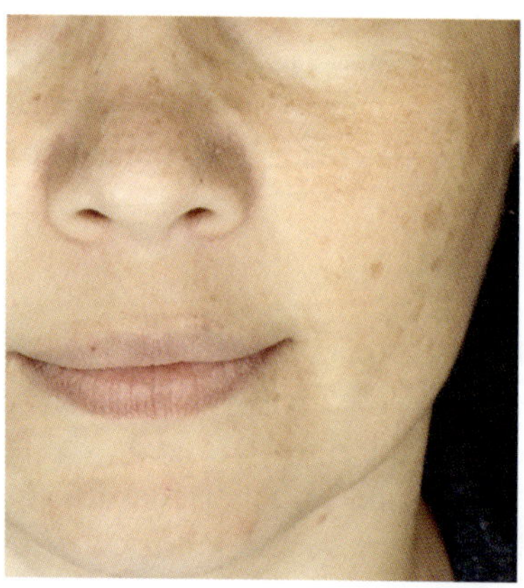

FIGURA 5 Melasma: manchas acastanhadas na região nasal e malar.

Hipercromia pós-inflamatória

É a principal causa de hiperpigmentação da pele, e costuma ter caráter transitório e distribuição em uma região da pele previamente inflamada (Figura 6). Ocorre principalmente em indivíduos com fototipos IV a VI, devido à ativação secundária de melanócitos por mediadores inflamatórios como prostaglandinas, leucotrienos e tromboxanos. Esses estimulam a tirosinase a aumentar a síntese de melanossomas, que são transferidos para os queratinócitos conferindo coloração acastanhada à pele, ou se depositam na derme produzindo hipercromia castanho-acinzentada. O tratamento requer:

1. identificação e controle da dermatose inflamatória desencadeante, tais como

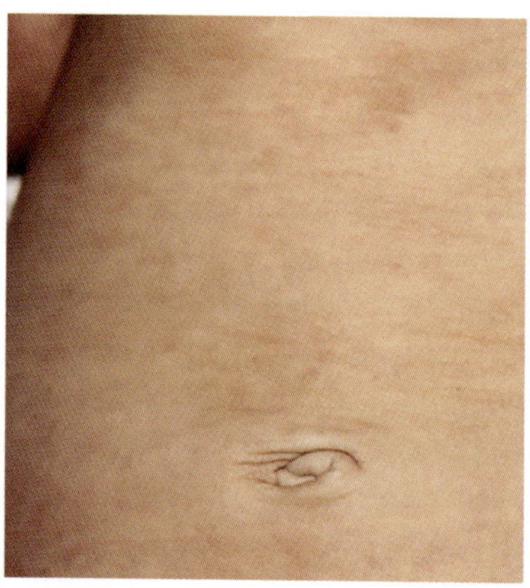

FIGURA 6 Hipercromia pós-inflamatória: máculas acastanhadas mal delimitadas no abdome.

eczema, líquen plano, queimadura e acne, entre outra;
2. uso de despigmentantes tópicos, que podem acelerar a eliminação do pigmento;
3. fotoproteção, a fim de evitar a acentuação da hipercromia pós-inflamatória.

Acantose *nigricans*

Caracteriza-se pela formação de placas aveludadas acastanhadas bilaterais e simétricas com distribuição preferencial pela região cervical e áreas flexurais como axilas, região antecubital e inguinal (Figura 7). É mais comumente observada em indivíduos obesos, em que a hiperinsulinemia estimula a hipertrofia epidérmica (acantose), porém quando ocorre de forma abrupta e em outras localizações como região oral, face e extremidades, pode ser uma manifestação paraneoplásica. O diagnóstico é clínico, podendo ser confirmado por exame anatomopatológico, que demonstra o aumento das camadas da epiderme e das projeções da papila dérmica (papilomatose) associadas à hiperpigmentação. O tratamento deve ser direcionado para a doença desencadeante (obesidade, neoplasia) e pode ser complementado com agentes despigmentantes e queratolíticos, como os retinoides tópicos e lactato de amônio respectivamente.

Pitiríase versicolor

A pitiríase versicolor é uma micose superficial recorrente causada pelo fungo lipofílico *Malassezia furfur*, que participa da microbiota da pele em áreas seborreicas. Ocorre em qualquer idade, principalmente na adolescência e em adultos jovens, e afeta principalmente o dorso superior e tórax. Apresenta como fatores predisponentes a oleosidade excessiva decorrente de alterações hormonais, climáticas, uso de cremes, higienização inadequada da pele, bem como imunossupressão ou desnutrição. Manifesta-se como uma mancha bem delimitada, com descamação delicada (furfurácea) que se acentua com a tração da lesão – sinal de Zileri (Figura 8). Denomina-se versicolor, pois além da coloração acastanhada, também pode se apresentar

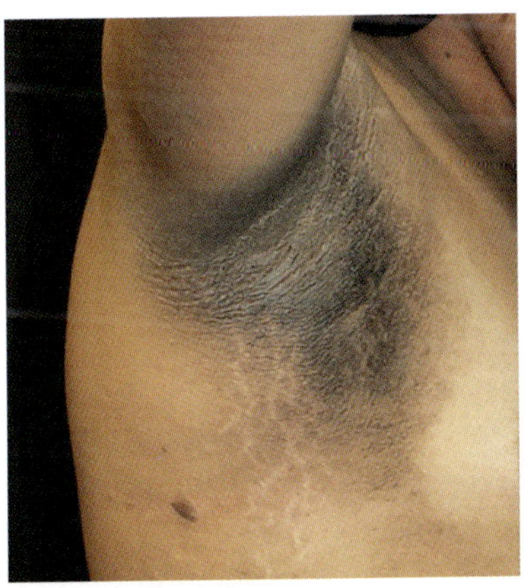

FIGURA 7 Acantose *nigricans*: placas castanho-enegrecidas papilomatosas aveludadas na região axilar.

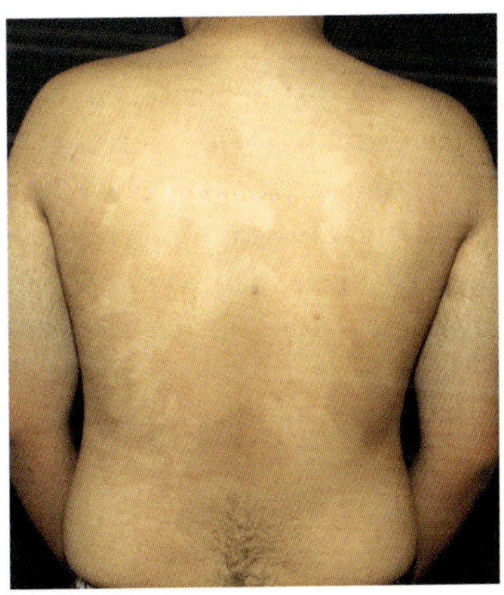

FIGURA 8 Pitiríase versicolor: máculas acastanhadas confluentes no dorso.

com hipocromia ou eritema. O diagnóstico é clínico e pode ser complementado pelo exame micológico direto, por meio do qual as escamas provenientes da lesão são clarificadas com KOH 20% e visualizadas em microscópio óptico, demonstrando a presença de blastoconídeos e hifas. O tratamento baseia-se na higienização local com sabonetes seborreguladores e antifúngicos tópicos e/ou sistêmicos.

DIAGNÓSTICO

O diagnóstico baseia-se na avaliação clínica do paciente, uma vez que as informações obtidas durante o exame dermatológico e anamnese podem indicar se a hipercromia é decorrente de dermatose congênita, pós-inflamatória ou infecciosa. Para confirmação diagnóstica podem ser necessários exames complementares como micológico direto, se suspeita de infecção fúngica, e biópsia cutânea para estudo anatomopatológico.

TRATAMENTO

O tratamento varia conforme a doença desencadeante da hipercromia, pois seu controle é fundamental para evitar a progressão da hiperpigmentação. Recomenda-se o uso de fotoprotetor inorgânico (físico) para crianças de 6 meses até 2 anos, e de filtros orgânicos (químicos) a partir de 2 anos de idade, para evitar acentuação da pigmentação em decorrência da exposição solar. Os principais agentes utilizados no tratamento das hipercromias e seus mecanismos de ação estão descritos a seguir. Sua indicação está sumarizada na Tabela 1.

Ácidos (alfa-hidroxiácidos, ácido retinoico, ácido azelaico, ácido kójico)

Aceleram a renovação celular e promovem descamação da pele, contribuindo para a eliminação do pigmento depositado na epiderme. Também são capazes de inibir a tirosinase, reduzindo a síntese de melanina. Podem provocar irritação e fotossensibilidade, sendo recomendado cuidado para evitar hiperpigmentação pós-inflamatória. Quando aplicados em maiores concentrações, na forma de *peelings*, são capazes de remover a camada córnea (ácido salicílico, solução de Jessner, ácido glicólico, ácido tricloroacético, ácido retinoico) ou a derme papilar e reticular (ver Capítulo 62 – Procedimentos estéticos em adolescentes e suas complicações).

Despigmentantes (hidroquinona)

A hidroquinona promove inibição competitiva da tirosinase, reduzindo a síntese de melanina e diminuindo os melanossomas. Costuma ser combinada com tretinoína 0,05% e fluocinolona acetonida. Seu uso prolongado pode acarretar ocronose exógena além de hipopigmentação. Alternativas tópicas capazes de produzir despigmentação incluem a niacinamida, ácido ascórbico, resveratrol, ácido azelaico, ácido kójico e 4-n-butilresorcinol (ver Capítulo 58 – Terapêutica tópica).

Laser

Feixes de luz com comprimentos de onda entre 250 e 1200 nm são absorvidos pela melanina, possibilitando sua destruição. Quanto menor o comprimento de onda, maior a absorção pelos melanossomas, porém menor a penetração na pele. Assim, *lasers* com menores comprimentos (cobre 570 nm, LED 511 nm, luz intensa pulsada) atuam preferencialmente na melanina depositada na epiderme, enquanto o maior comprimento de onda do QSwitched Nd:Yag (1064 nm) possibilita o tratamento de depósitos dérmicos de melanina. É fundamental o cuidado na aplicação do *laser* pelo risco de hipercromia pós-inflamatória, especialmente em pacientes com fototipos III-V (ver Capítulo 61 – *Lasers* e terapias baseadas em energia).

Fotoprotetor

Os protetores inorgânicos contêm dióxido de titânio ou óxido de zinco, que atuam na camada córnea da epiderme e formam uma barreira física refletora da radiação ultravioleta A e B. Já os protetores orgânicos são capazes de absorver a radiação ultravioleta A (avobenzona, dioxibenzona, meradimato, oxibenzona, sulisobenzona, Merosyl SX®), ultravioleta B (cinoxato, ensulizole, homosalato, octisalato, octinoxato, octocrileno, PABA, padimato O, trolamina salicilato) ou ambas (Tinosorb® M, Tinosorb® S) e convertê-la em energia térmica. Devem ser aplicados 20 minutos antes da exposição solar e reaplicados a cada 2 horas ou após transpiração excessiva ou banho de mar/piscina, na quantidade de 2 mg/cm^2. Contribuem para a reflexão e dispersão da radiação ultravioleta, diminuindo sua absorção, com consequente menor estímulo aos melanócitos e redução da síntese e deposição de pigmento melânico na pele (ver Capítulo 56 – Fotoproteção).

Antifúngicos

Antifúngicos tópicos são considerados o tratamento de escolha para a pitiríase versicolor e incluem: cetoconazol 1-2%, ciclopirox olamina 1%, clotrimazol 1%, miconazol 2%. A combinação com agentes que reduzem a oleosidade da pele e possuem ação queratolítica também pode auxiliar no tratamento, tais como adapaleno 0,1%, peróxido de benzoíla 10%, piritionato de zinco 1%, sulfeto de selênio 2,5%. Imidazólicos orais (fluconazol, itraconazol, cetoconazol) são recomendados para o tratamento de lesões disseminadas causadas por *Malassezia furfur*, ou refratárias a terapias tópicas.

CONCLUSÃO

As diversas hipercromias apresentam múltiplos diagnósticos diferenciais e requerem uma avaliação dermatológica minuciosa e, por vezes, exames complementares para confirmação diagnóstica e indicação do tratamento adequado.

SUGESTÕES DE LEITURA

1. Canadian Paediatric Society. Antifungal agents for common paediatric infections. Can J Infect Dis Med Microbiol. 2008;19(1):15-8.
2. Camargo-Sánchez KA, Toledo-Bahena M, Mena--Cedillos C, et al. Pityriasis versicolor in children and adolescents: an update. Curr Fung Infect Reports. 2019;13(4):157-68.
3. Chaowattanapanit S, Silpa-Archa N, Kohli I, Lim HW, Hamzavi I. Postinflammatory hyperpigmentation. A comprehensive overview: Treatment options and prevention. J Am Acad Dermatol. 2017;77(4):607-21.
4. Criado PR, Melo JN, Oliveira ZN. Topical photoprotection in childhood and adolescence. J Pediatr (Rio J). 2012;88(3):203-10.
5. Kaufman BP, Aman T, Alexis AF. Postinflammatory hyperpigmentation: epidemiology, clinical presentation, pathogenesis and treatment. Am J Clin Dermatol. 2018;19(4):489-503.
6. Lipsker D, Lenormand C. Hyperpigmentation. Ann Dermatol Venereol. 2019;146(10):666-82.
7. Maymone MBC, Neamah HH, Wirya SA, Patzelt NM, Secemsky EA, Zancanaro PQ, et al. The impact of skin hyperpigmentation and hyperchromia on quality of life: A cross-sectional study. J Am Acad Dermatol. 2017;77(4):775-8.
8. Nieuweboer-Krobotova L. Hyperpigmentation: types, diagnostics and targeted treatment options. J Eur Acad Dermatol Venereol. 2013;27(Suppl 1):2-4.
9. Speeckaert R, Van Gele M, Speeckaert MM, Lambert J, van Geel N. The biology of hyperpigmentation syndromes. Pigment Cell Melanoma Res. 2014;27(4):512-24.
10. Vashi NA, Wirya SA, Inyang M, Kundu RV. Facial hyperpigmentation in skin of color: special considerations and treatment. Am J Clin Dermatol. 2017;18(2):215-30.

CONTEÚDO COMPLEMENTAR

Utilize o QR code abaixo para acessar as questões comentadas do capítulo (senha: **dermatologiaicr**).

Seção 5

Manifestações dermatológicas nas condições sistêmicas

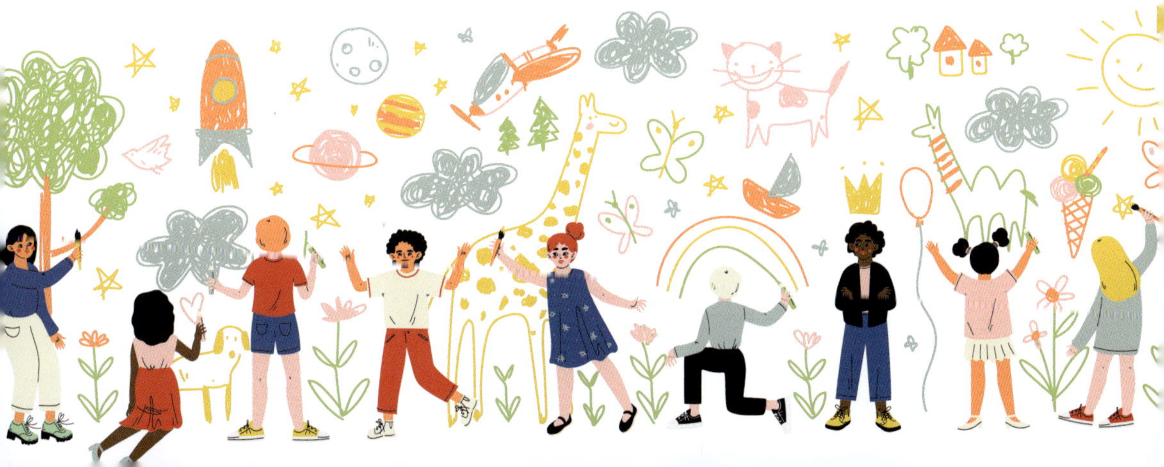

21

Sinais cutâneos de imunodeficiências

Maria Cecilia da Matta Rivitti Machado

PONTOS-CHAVE DESTE CAPÍTULO

- Imunodeficiências primárias apresentam-se de modo clinicamente heterogêneo; a associação ou sequência de quadros permite a suspeita diagnóstica: infecções recorrentes por agentes atípicos e de evolução atípica, déficit de desenvolvimento, diarreia crônica, tumores, quadros autoimunes, ulcerações, granulomas não infecciosos e história familiar de imunodeficiência primária.
- Os principais quadros cutâneos infecciosos vinculados a imunodeficiências primárias são: candidíase mucocutânea, verrugas virais, molusco contagioso, infecções herpéticas ou por varicela-zóster atípicas, graves ou recorrentes; infecções bacterianas (foliculites, abscessos, celulite ou paroníquia recorrentes ou profundos ou resistentes; micobacterioses, infecções pelo BCG).
- Os principais quadros cutâneos não infecciosos relacionados às imunodeficiências primárias são: dermatite atópica e eczemas; eritrodermia nos primeiros anos de vida; psoríase ou dermatite seborreica; vitiligo; alopecia areata; telangiectasias; lúpus; dermatomiosite; cabelos prateados; fotossensibilidade; hipotricoses ou alopecias.

INTRODUÇÃO

Imunodeficiências são um grupo heterogêneo de distúrbios resultantes de falha ou ausência de elementos do sistema imune que resultam em maior susceptibilidade a infecções e aumento da morbidade e mortalidade. As imunodeficiências podem ser classificadas em primárias (IDP), resultantes de genes que codificam proteínas funcionais de células imunes, ou secundárias (Quadro 1).

QUADRO 1 Tipos de imunodeficiências

Primárias
Defeitos de linfócitos T
Defeitos de linfócitos B
Defeitos combinados de linfócitos B e T
Deficiência de complemento
Deficiência de fagócitos
Deficiência de imunoglobulina A
Secundárias
Nutricionais
Endócrino-metabólicas
Medicamentosas
Infecciosas (HIV e outros vírus)

QUADRO CLÍNICO DAS IMUNODEFICIÊNCIAS PRIMÁRIAS (QUADRO 2)

Quadro cutâneo das imunodeficiências primárias

A pele frequentemente é comprometida nas imunodeficiências. Na Tabela 1 estão resumidos os quadros cutâneos infecciosos relacionados a elas; na Tabela 2, as dermatoses que podem constituir manifestações de imunodeficiências. Os quadros relacionados a doenças autoinflamatórias são encontrados no Capítulo 22 – Sinais cutâneos de doenças autoinflamatórias.

Na Tabela 3 estão relacionadas algumas imunodeficiências em que o quadro dermatológico é proeminente e pode ser relevante para o diagnóstico.

Candidíase e candidíase mucocutânea crônica

Dois fenótipos principais de infecções por *Candida* se relacionam a imunodeficiências:

- Candidíase mucocutânea crônica: caracterizada por candidíase persistente das mucosas, pele e unhas, com expressão de gravidade variável. Nos casos mais brandos, placas orais, e pouco comprometimento ungueal. Em casos mais intensos, placas descamativas nas dobras e periorificiais ou couro cabeludo, levando a alopecia cicatricial, comprometimento gastrointestinal que pode levar a estreitamento esofágico. Infecções sistêmicas por *Candida* são incomuns, mas pode haver por outros microrganismos. Infecções dermatofíticas e bacterianas são comuns. Diferentes mutações relacionam-se ao quadro; algumas são causadoras de imunodeficiências, como APECED, CMC associada a CARD9, imunodeficiência combinada grave, síndrome de Di George, síndrome hiper-IgE. Muta-

QUADRO 2 Quadros clínicos sugestivos de imunodeficiências primárias

- Três ou mais episódios de infecções graves bacterianas ou fúngicas nos últimos 12 meses
- Curso prolongado das infecções
- Resposta inadequada ao tratamento antimicrobiano adequado
- Sequelas ou complicações associadas às infecções
- Identificação de microrganismos oportunistas
- Abscessos profundos recorrentes em crianças (fígado, pulmão etc.)
- Dificuldade em ganho de peso
- Diarreia crônica
- Candidíase bucal persistente
- Infecções virais de repetição ou atípicas (particularmente em adultos)
- Tumores
- Manifestações autoimunes
- Hepatoesplenomegalia, linfadenopatia
- Granulomas
- Ulcerações, pioderma gangrenoso
- História familiar de imunodeficiência

TABELA 1 Infecções cutâneas relacionadas a imunodeficiências sistêmicas

Agente	Quadro clínico	Principais imunodeficiências
Infecções fúngicas (ver Capítulo 48 – Micoses superficiais)		
Candida albicans Figuras 1 e 2	Candidíase bucal, paroníquia, candidíase granulomatosa, mucocutânea (pele, mucosa e unhas)	▪ Candidíase mucocutânea crônica (CMC) ▪ Defeitos que envolvem células T, particularmente linfócitos TH-17 e TH-22, como a síndrome de Di George, síndrome de Omenn, imunodeficiência combinada grave ▪ Imunodeficiências adquiridas, seja por uso de imunossupressores ou pelo vírus HIV ▪ Diabetes
Outros fungos	Dermatofitose disseminada, aspergilose, mucormicose, histoplasmose, criptococose etc.	▪ CMC, diabetes, imunossupressores
Infecções bacterianas (ver Capítulo 47 – Infecções bacterianas e Capítulo 38 – Foliculites e pseudofoliculites)		
Staphylococcus aureus	Furunculose, celulite, impetigo, foliculite persistente	▪ Doença granulomatosa crônica, na síndrome hiper-IgE, deficiência de IRAK4, na síndrome de Wiskott-Aldrich e na agamaglobulinemia ligada ao X e em defeitos de adesão leucocitária, deficiência de G6PD
Estreptococos	Celulite estreptocócica e infecções profundas	
Outras	Ectima gangrenoso por pseudomonas Celulite por *Helicobacter, Campylobacter* ou *Haemophilus influenzae*	
Infecções por micobactérias		
BCG	Reações no local, adenopatia, quadros a distância	▪ Crianças saudáveis, IRIS (síndrome de reconstituição imune), imunodeficiências
Micobacterioses atípicas		
M. tuberculosis	Infecções disseminadas, resistentes à terapia	▪ HIV, SCID
Infecções virais (ver Capítulo 49 – Dermatoviroses na infância)		
Molusco contagioso (Figura 3)	Quadros atípicos: disseminados, resistentes, molusco gigante	▪ HIV
Verruga viral (HPV) (Figura 4)	Lesões disseminadas, persistentes, recidivantes	▪ Síndrome de Wiskott-Aldrich e síndrome hiper-IgE, SCID, epidermodisplasia verruciforme
Varicela-zóster	Varicela necrótica Zoster disseminado, zoster necrótico Herpes simples disseminado, necrotizante	▪ HIV, imunodeficiência comum variável

CMC: candidíase mucocutânea crônica; IRIS: síndrome de reconstituição imune; SCID: imunodeficiência combinada grave.

ções não causadoras de imunodeficiências podem levar a CMC, como a síndrome KID (*keratitis, ichthyosis, deafness*), a acrodermatite enteropática, a síndrome EEC (displasia ectodérmica-ectrodactilia-fenda lábio-palatina).

- Candidíase recalcitrante: nas imunodeficiências que envolvem células T, particularmente linfócitos TH-17 e TH-22, como a síndrome de Di George, síndrome de Omenn, imunodeficiência combinada grave. Também é comum nas imunodeficiências adquiridas, seja por uso de imunossupressores ou pelo HIV.

Complicações da vacina BCG (Bacilo Calmette-Guérin)

A vacinação com BCG pode causar reações locais, regionais ou sistêmicas.

Eritema, vesícula, úlcera menor que 1 cm e linfonodos alargados menores que 3 cm são normais. Abscesso, ulceração com mais de 1 cm de diâmetro ou disseminação podem ocorrer em crianças normais ou portadoras de imunodeficiências primárias. O tratamento se faz habitualmente com isoniazida; resolução espontânea é descrita.

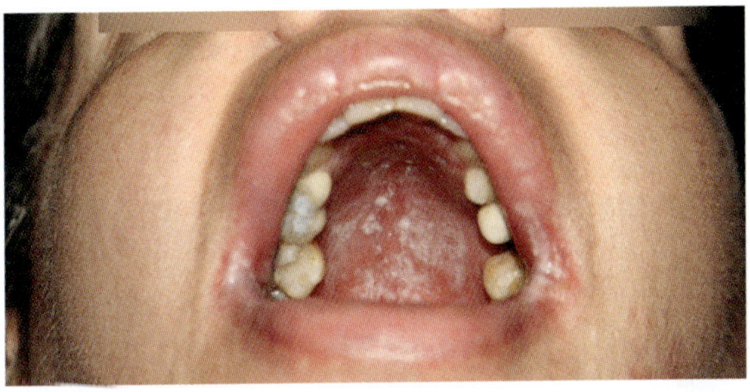

FIGURA 1 Candidíase angular e do palato em portador de candidíase mucocutânea crônica.

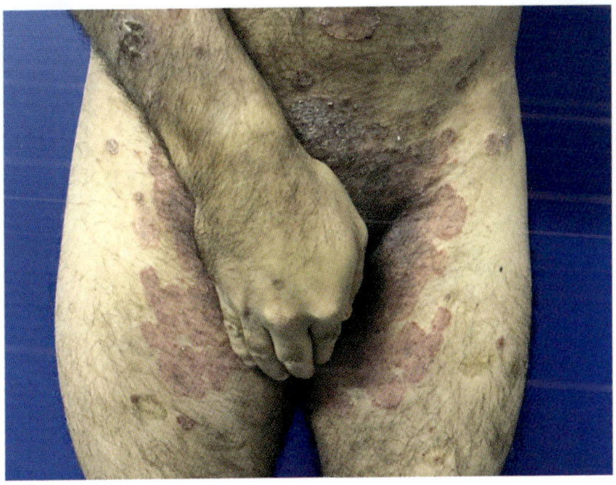

FIGURA 2 Candidíase mucocutânea em portador de mutação STAT1. Lesões circinadas semelhantes à dermatofitose. Repetidos exames micológicos diretos identificaram pseudofilamentos e blastosporos de levedura, consistente com *Candida* sp. Culturas das lesões: *Candida* sp.

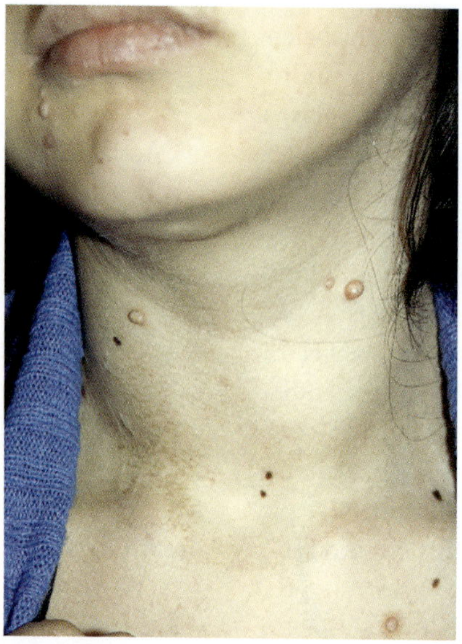

FIGURA 3 Molusco contagioso. Lesões disseminadas ou resistentes ao tratamento ou coalescentes ou de tamanho grande em adolescentes/adultos jovens podem ser sinal de imunodeficiências.

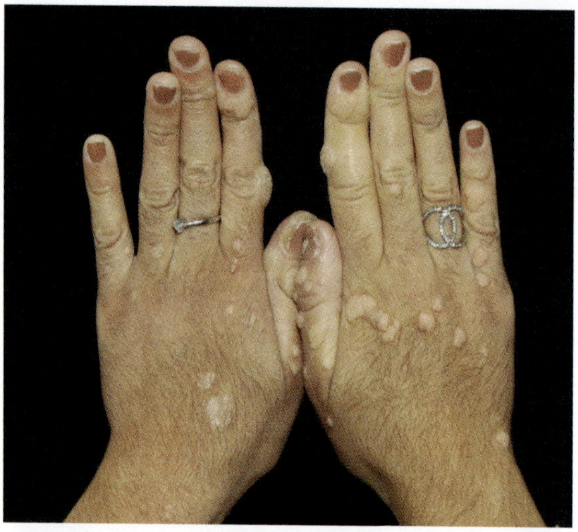

FIGURA 4 Verrugas virais disseminadas em portadora de mutação de GATA2.

TABELA 2 Dermatoses relacionadas a imunodeficiências

Dermatose	Imunodeficiência
Dermatite eczematosa ou dermatite atópica grave e resistente (ver Capítulo 10 – Dermatite atópica)	Síndrome hiper-IgE, síndrome de Wiskott-Aldrich, síndrome de Conmél-Netherton, doença granulomatosa crônica (DGC), imunodeficiência comum variável
Eritrodermias ou dermatite seborreica generalizada (ver Capítulo 14 – Eritrodermia e Capítulo 13 – Eritema e descamação)	Síndrome de Omenn, deficiência de complemento, ataxia-telangiectasia, DGC
Psoríase (ver Capítulo 14 – Eritrodermia e Capítulo 13 – Eritema e descamação)	
Alopecia, cabelos partidos (ver Capítulo 37 – Alopecias e Seção 6 – Genodermatoses)	Displasia ectodérmica com imunodeficiência, síndrome APECED, síndrome de Conmél-Netherton
Cabelos prateados, albinismo parcial, hipercromia nas áreas expostas à luz (ver Seção 6 – Genodermatoses)	Síndrome de Chédiak-Higashi
Telangiectasias	Síndrome de ataxia-telangiectasia
Lúpus eritematoso (ver Capítulo 23 – Doenças cutâneas autoimunes na infância)	Deficiência de complemento, DGC, deficiência de IgA e outras
Vasculite de pequenos vasos (ver Capítulo 24 – Vasculites cutâneas na infância)	Deficiência de complemento, deficiência de IgA, imunodeficiência comum variável
Ulcerações e pioderma gangrenoso	Defeito de adesão leucocitária, síndrome hiper-IgE, deficiência de IgA, síndrome de Wiskott-Aldrich, síndrome de Chèdiak-Higashi e outras
Vitiligo (ver Capítulo 19 – Hipocromias e acromias)	Candidíase mucocutânea crônica, imunodeficiência comum variável (IDC), deficiência de IgA
Granulomas não infecciosos	Ataxia-telangiectasia, CMC, IDC, particularmente na doença granulomatosa crônica (DGC) e no TAP (*transporter associated with processing*) Síndrome de Blau e outras doenças autoinflamatórias
Angioedema	Angioedema hereditário
Doença enxerto *versus* hospedeiro	Síndrome de Di George, SCID

APECED: poliendocrinopatia autoimune – candidíase – distrofia ectodérmica (*autoimmune polyendocrine syndrome* tipo 1); CMC: candidíase mucocutânea crônica; DGC: doença granulomatosa crônica; IDC: imunodeficiência comum variável; SCID: imunodeficiência combinada grave; TAP: *transporter associated with processing*.

TABELA 3 Algumas imunodeficiências que cursam com quadro cutâneo

Doença	Características clínicas	Características laboratoriais
Doenças por deficiência de anticorpos		
Agamaglobulinemia (doença de Bruton)	▪ Infecções bacterianas precoces por pneumococos, estafilococos, *Haemophilus* ▪ Diarreia crônica, artrite ▪ Diminuição de amígdalas e de linfonodos cervicais ▪ Quadro similar à dermatomiosite por *Echovirus*	▪ Hipogamaglobulinemia IgG, A, M ▪ Ausência de linfócitos B periféricos
Imunodeficiência comum variável	▪ Adolescentes; infecções sinopulmonares e suscetibilidade à Giardia ▪ Suscetibilidade a doenças autoimunes: anemia perniciosa, trombocitopenia, síndrome sicca, artrite ▪ Alopecia areata, lúpus em 10% dos pacientes ▪ Granulomas cutâneos não infecciosos, psoríase, acne, alopecias, vitiligo, aftas	▪ Mutações de *ICOS, TNFRSF13B, TNFRS13C, CD19, MSHS*
Imunodeficiências combinadas celulares e de anticorpos		
APECED (*autoimmune polyendocrine syndrome* tipo 1)	▪ Candidíase recorrente aos 5 anos ▪ Endocrinopatias aos 13 anos: hipoparatireoidismo e hipoadrenocorticismo, insuficiência gonadal, alopecia areata, anemia perniciosa, tireoidite, vitiligo, diabetes ▪ Diarreia crônica e má absorção	▪ Autoanticorpos frequentes ▪ Anticorpos anti-interferon tipo 1 ▪ Mutação gene *AIRE* ▪ Finlandeses, judeus iranianos, oriundos da Sardenha
Síndrome Wiskott--Aldrich	▪ Hemorragias: gastrointestinais (diarreia com sangue) ▪ Dermatite recorrente ▪ Infecções piogênicas ▪ Púrpura, vasculite, hepatite	▪ Mutação gene *WASP* ▪ Recessiva ligada ao X ▪ Trombocitopenia ▪ Autoimunidade
Imunodeficiência combinada grave e síndrome de Omenn	▪ Deficiência de desenvolvimento aos 3-6 meses de idade ▪ Candidíase mucocutânea persistente, por vezes sistêmica ▪ Diarreia crônica ▪ Má absorção ▪ Infecções sem adenopatia ▪ Eritrodermia seborreica, que se inicia pela face, palmas e plantas com histologia tipo doença enxerto *versus* hospedeiro ▪ Pneumonia por *Pneumocistis jiroveci* ▪ Doença enxerto *versus* hospedeiro ▪ Síndrome de Omenn: eritrodermia, esplenomegalia e linfadenopatia	▪ Geneticamente heterogênea: eosinofilia ▪ Elevação IgE ▪ A testagem neonatal permite o diagnóstico antes de infecções graves e o tratamento (transplante de células-tronco hematopoiéticas)

(continua)

TABELA 3 Algumas imunodeficiências que cursam com quadro cutâneo (*continuação*)

Doença	Características clínicas	Características laboratoriais
Imunodeficiências combinadas celulares e de anticorpos		
Displasia ectodérmica com imunodeficiência	▪ Displasia ectodérmica hipoidrótica: face típica, hipotricose, hipo/anidrose, anomalias dentárias (ver Capítulo 32 – Displasias ectodérmicas e genodermatoses com comprometimento dos anexos) ▪ Imunodeficiência grave: infecções bacterianas, virais, micobacterioses atípicas	▪ Recessiva ligada ao X ▪ Mutações do gene NEMO (*nuclear fator kappa beta essencial modulator*)
Ataxia- -telangiectasia	▪ Telangiectasias conjuntivais na infância (3-6 anos), depois pele da região malar, pálpebras, tórax, fossas poplíteas e cubitais, dorso das mãos e dos pés. Podem ser muito pequenas, lembrando petéquias ▪ Xerose cutânea, dermatite seborreica, blefarite seborreica ▪ Canície, vitiligo, alopecia areata ▪ Atrofia e esclerose das áreas fotoexpostas, poiquilodermia ▪ Manchas café com leite com distribuição dermatomal, efélides da face ▪ Impetigo, verrugas vulgares ▪ Eczema, queratose pilar ▪ Granulomas não infecciosos ▪ Ataxia e deterioração neurológica (1 ano de idade), antes das telangiectasias ▪ Infecções sinopulmonares ▪ Neoplasias linfoides	▪ Mutação de ATM, herança AR ▪ Alterações humorais e celulares ▪ Deficiência de IgG, A, E ▪ Elevação de alfafetoproteína ▪ Antígeno carcinoembriônico positivo ▪ Quebras cromossômicas ▪ Sensibilidade a radiação
Distúrbios da fagocitose		
Doença granulomatosa crônica	▪ Início no primeiro ano de vida ▪ Piodermites, foliculites e dermatites ▪ Abscessos perianais, narinas, ouvido ▪ Drenagem de abscesso linfonodal ▪ Infecções por *Aspergillus, Candida, Klebsiella,* micobactérias, inclusive BCG, *Nocardia, Serratia* ▪ Pneumonias ▪ Osteomielite ▪ Granulomas pulmonares e hepáticos ▪ Ulcerações bucais ▪ Mulheres portadoras não desenvolvem infecções, mas apresentam lúpus eritematoso, Raynaud, queilite granulomatosa, fotossensibilidade, fenômeno de Raynaud	▪ Herança autossômica recessiva ou ligada ao X ▪ IFD de lesões tipo lúpus negativa ▪ Histologia de granulomas cutâneos: células gigantes tipo corpo estranho, neutrófilos e necrose ▪ Diagnóstico baseado em ensaios de produção de superóxido ▪ Infecções devem ser tratadas agressivamente com cobertura para microrganismos Gram positivos e Gram negativos, com manutenção oral prolongada subsequente ▪ Profilaxia com itraconazol e sulfametoxazol-trimetoprima é benéfica

(*continua*)

TABELA 3 Algumas imunodeficiências que cursam com quadro cutâneo (*continuação*)

Doença	Características clínicas	Características laboratoriais
Distúrbios da fagocitose		
Defeito de adesão leucocitária	▪ Gengivite, periodontite ▪ Queda tardia do coto umbilical ▪ Pioderma gangrenoso após ferimentos ▪ Infecções bacterianas e fúngicas	▪ Geneticamente heterogênea
Síndromes hiper-IgE e síndrome de Job	▪ Dermatite pustulosa, depois dermatite atópica ▪ Abscessos cutâneos frios, impetigo, furunculose, paroníquia, celulite ▪ Pneumonias recorrentes (três ou mais) ▪ Penumatocele ▪ Candidíase mucocutânea ▪ Face típica com nariz alargado ▪ Falha da troca dentária ▪ Hiperextensibilidade ▪ Fraturas patológicas ▪ Escoliose ▪ A forma AR tem mais infecções virais graves: molusco contagioso, verruga viral, herpes simples, varicela-zóster, autoimunidade e vasculite cerebral	▪ Grupo de síndromes geneticamente heterogêneas: mutações de *STAT3, DOK8, ZNF341, IL6ST, IL6R, ERBB2IP, TGFBR1 TGFBR2, PGM3, SPINK5, TIK2* ▪ IgE > 2.000 IU/mL ou maior que 10 vezes a dosagem apropriada para a idade ▪ Eosinofilia ▪ Dermatite espongiose eosinofílica, principalmente do folículo
Síndromes de cabelos prateados: síndrome de Chèdiak-Higashi e síndrome de Griscelli (ver Capítulo 30 – Albinismo)	▪ Cabelos prateados ▪ Pele mais clara, mas desenvolve hipercromia em áreas expostas à luz, particularmente nariz e orelhas ▪ Fotofobia, nistagmo ▪ Infecções piogênicas recorrentes ▪ Diátese hemorrágica (hematomas, petéquias) ▪ Fase acelerada com pancitopenia e hepatoesplenomegalia ▪ Alterações neurológicas	▪ Mutação de diversos genes: *LYST, MYO5A, RAB27A, Slac2-a* ▪ Microscopia óptica e com luz polarizada dos cabelos mostra anormalidades na distribuição dos grânulos de melanina na haste ▪ Transplante de células tronco-hematopoiéticas corrige anormalidades hematopoiéticas, mas não altera pigmentação nem quadro neurológico
Doenças por deficiência de complemento		
Angioedema hereditário	▪ Crises de angioedema: edema da face, mãos, pés, extremidades, genitais, orofaringe ▪ Não há urticária ou prurido ▪ Dor abdominal (angioedema do trato gastrointestinal)	▪ Herança AD ▪ Tipo 1: deficiência quantitativa de inibidor de C1 (C1-INH) ▪ Tipo II: disfunção de C1INH ▪ Tipo III: sem alterações de C1 INH
Deficiência ou disfunção de C1q, C1r, C1s, C4, C2, C3	▪ Autoimunidade: lúpus eritematoso sistêmico ▪ Infecções por microrganismos encapsulados	▪ Alteração da via clássica do complemento
Deficiência de C5a, C9	▪ Infecções recorrentes por Neisseria	
Deficiência de C3, C5	▪ Eritrodermia esfoliativa ▪ Diarreia ▪ Infecções ▪ Déficit de desenvolvimento precoce	

CONCLUSÃO

Imunodeficiências, sejam primárias ou secundárias, frequentemente se apresentam com manifestações cutâneas; reconhecê-las contribui para o diagnóstico precoce e o tratamento apropriado.

SUGESTÕES DE LEITURA

1. Castagnoli R, Lougaris V, Giardino G, Volpi S, Leonardi L, La Torre F, et al. Inborn errors of immunity with atopic phenotypes: A practical guide for allergists. World Allergy Organ J. 2021;14:100513.
2. Brodski N, Frazer-Abel A, Grumach AS, Kirschfink M, Litzman J, Perez E, et al. European Society for Immunodeficiencies (ESID) and European Reference Network on Rare Primary Immunodeficiency, Autoinflammatory and Autoimmune Diseases (ERN RITA) Complement Guideline: Deficiencies, Diagnosis, and Management. J Clin Immunol. 2020;40:576-91.
3. Costa-Carvalho BT, Grumach AS, Franco JL, Espinosa-Rosales FJ, Leiva LE, King A, et al. Attending to warning signs of primary immunodeficiency diseases across the range of clinical practice. J Clin Immunol. 2014;34:10-22.
4. Pichard DC, Freeman AF, Cowen EW. Primary immunodeficiency update: Part I. Syndromes associated with eczematous dermatitis. J Am Acad Dermatol. 2015;73(3):355-64.
5. Pichard DC, Freeman AF, Cowen EW. Primary immunodeficiency update: Part II. Syndromes associated with mucocutaneous candidiasis and noninfectious cutaneous manifestations. J Am Acad Dermatol. 2015;73(3):367-81.

CONTEÚDO COMPLEMENTAR

Utilize o QR code abaixo para acessar as questões comentadas do capítulo (senha: dermatologiaicr).

22

Sinais cutâneos de doenças autoinflamatórias

Laís Lopes Almeida Gomes
Chan I Thien
Maria Cecilia da Matta Rivitti Machado

PONTOS-CHAVE DESTE CAPÍTULO

- Manifestações dermatológicas ocorrem em doenças autoinflamatórias, e o seu reconhecimento permite diagnóstico precoce e tratamento para evitar sequelas.
- As manifestações cutâneas são: urticária pruriginosa com infiltrado neutrofílico à histologia, eritema nodoso, lesões celulitiformes, pustuloses idênticas à psoríase pustulosa, edema das extremidades, distrofia ungueal, pustulose das extremidades (acrodermatite contínua de Hallopeau), exantema com histologia de granulomas sarcoides, lesões ictiosiformes, eritema e edema violáceo periorbital ou acral, bulose semelhante a epidermólise bolhosa.
- As lesões podem ser acompanhadas por episódios de febre, leucocitose com neutrofilia, elevação das provas de atividade inflamatória inespecífica como PCR, VHS e proteína amiloide.
- Pode haver comprometimento de outros órgãos ou sistemas, sendo os mais frequentes: osteoarticular, neurológico e gastrointestinal.

INTRODUÇÃO

As doenças autoinflamatórias (DAI) representam um grupo de doenças raras, crônicas e debilitantes causadas por defeitos nas vias de sinalização do sistema imune inato. São caracterizadas por episódios recorrentes de inflamação sistêmica com produção aumentada de citocinas e ausência de autoanticorpos detectáveis ou células T autorreativas. Podem apresentar origem monogênica ou ser de origem complexa, associadas a fatores poligênicos ou multifatoriais.

Nos últimos anos, um número crescente de doenças autoinflamatórias de origem monogênica, poligênica e multifatorial tem sido descrito. Dentre as doenças monogênicas, destacam-se a febre mediterrânea familiar (FMF), a deficiência de mevalonato quinase (MKD), a síndrome de Majeed, a síndrome PAPA (artrite piogênica, pioderma gangrenoso e acne), a síndrome periódica associada a receptor de TNF (TRAPS), a síndrome periódica associada à criopirina (CAPS), a síndrome de Blau familiar e a deficiência do antagonista do receptor de interleucina-1 (DIRA).

A febre é o sintoma mais comum, e as manifestações cutâneas são prevalentes e importantes para o seu reconhecimento, correto diagnóstico e tratamento precoce dessas doenças. Embora as manifestações dermatológicas sejam frequentes, elas predominam nas doenças de origem monogênica, e dados sobre sua clínica e histopatologia ainda são escassos.

PATOGENIA

As lesões das DAI são mediadas pela hipersecreção de citocinas das vias da interleucina-1 (IL-1) e interferons (IFN) por células da imunidade inata, os macrófagos e monócitos e, em determinados quadros, mastócitos. Dependendo da via ou citocinas alteradas, as lesões cutâneas se apresentam como placas ou úlceras com infiltrado neutrofílico subjacente; granulomas; como urticas; angioedema; lipoatrofia; quadro bolhoso ou eritemato-descamativo.

O principal mecanismo que leva à manifestação das DAI é mediado pelo inflamassoma, complexos de proteínas intracelulares que agem como receptores do sistema imune inato, com importante papel como sensor de patógenos intracelulares ou de padrões moleculares de perigo, resultando na ativação e recrutamento da caspase, levando a apoptose. São proteínas complexas que degradam proteínas intracelulares ubiquitinadas e estão relacionadas à resposta celular ao estresse.

Após serem estimulados, elementos do inflamassoma se reúnem e ativam caspase-1, que cliva a IL-1b e pró-IL-18 em IL-1b e IL-18. Os inflamassomas NRLP3 e pirina são responsáveis pela síndrome periódica associada à criopirina (CAPS) e pela febre familiar do Mediterrâneo (FMF), respectivamente, além de outras inflamassomopatias. Outros inflamassomas que merecem destaque são NLRP1 e NLRP4.

Outros mecanismos patogênicos envolvidos nas DAI incluem a ativação do fator de transcrição NF-kB e do interferon (IFN) tipo 1. O primeiro está envolvido em processos relacionados a inflamação, diferenciação celular, metabolismo, sobrevivência celular e respostas da imunidade adquirida. Já a transcrição dos genes de IFN tipo 1 resulta em proteínas com atividades antivirais, além de estimular a produção de proteínas que regulam a síntese e a degradação de ácidos nucleicos como: TREX1, SAMHDI e RNAse H2.

QUADRO CLÍNICO

A apresentação clínica das DAI são variadas, heterogêneas e não são específicas, uma vez que a maior parte dos sinais e sintomas são compartilhados por diversas doenças. Manifestações comuns são: febre recorrente, dor musculoesquelética, serosite abdominal e torácica, cefaleia, inflamação ocular e lesões de pele e mucosa.

O envolvimento dermatológico é comum nas DAI. Manifestações cutâneas podem ser os sintomas dominantes em alguns pacientes, constituindo a manifestação inicial da doença em parte dos casos (Tabela 1).

Exantema maculopapular e urticária (Figura 1) são as manifestações cutâneas mais prevalentes; outras manifestações típicas são pustuloses idênticas à psoríase pustulosa (Figura 2), pioderma gangrenoso (Figura 3), eritema nodoso (Figura 4), síndrome de Sweet (Figuras 5 e 6). Contudo, a´ identificação das lesões cutâneas como manifestações das DAI é difícil, devido ao amplo espectro de suas formas de apresentação, bem como à gravidade e extensão variáveis dentre os pacientes com a mesma doença.

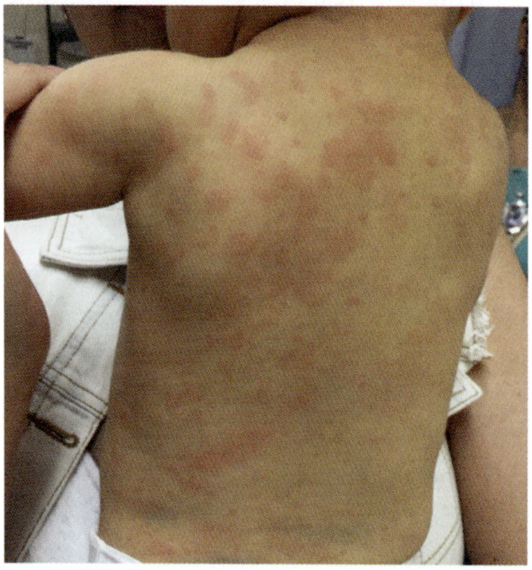

FIGURA 1 Síndrome NOMID/CINCA (*Neonatal-onset multisystem disease*/crônico-infantil-neurológico-cutâneo-articular). Exantema urticariforme nao pruriginoso.

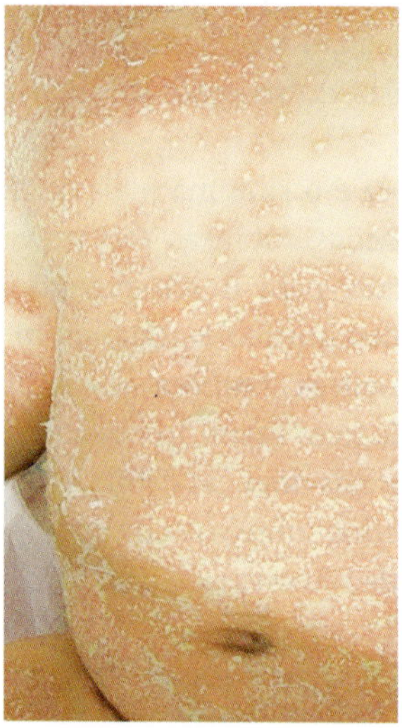

FIGURA 2 Deficiência do antagonista do receptor de interleucina-1 (DIRA). Erupção pustulosa (psoríase pustulosa).

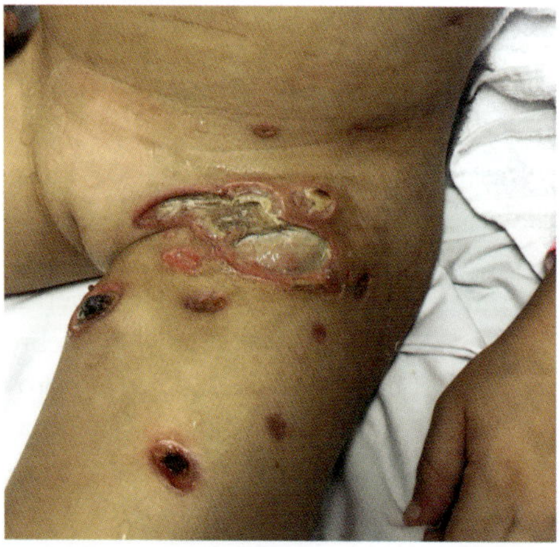

FIGURA 3 Pioderma gangrenoso em criança. Notar as típicas bordas subminadas da lesão.

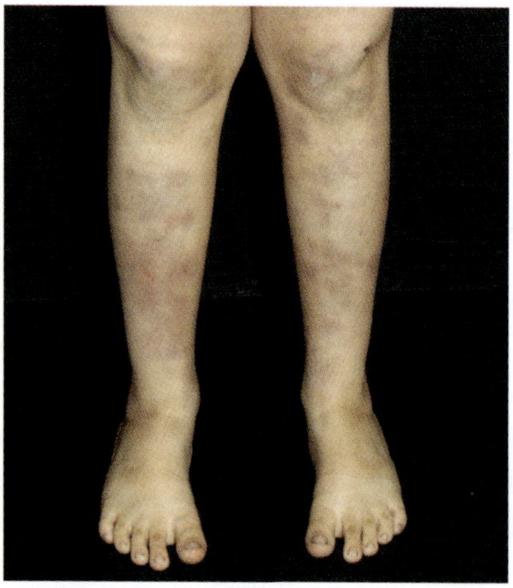

FIGURA 4 Eritema nodoso.

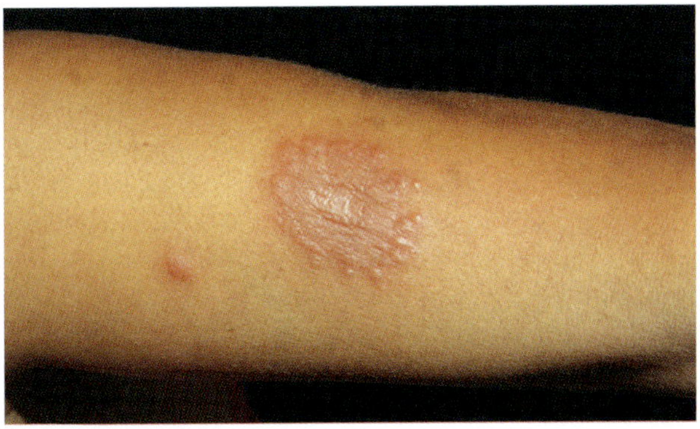

FIGURA 5 Síndrome de Sweet.

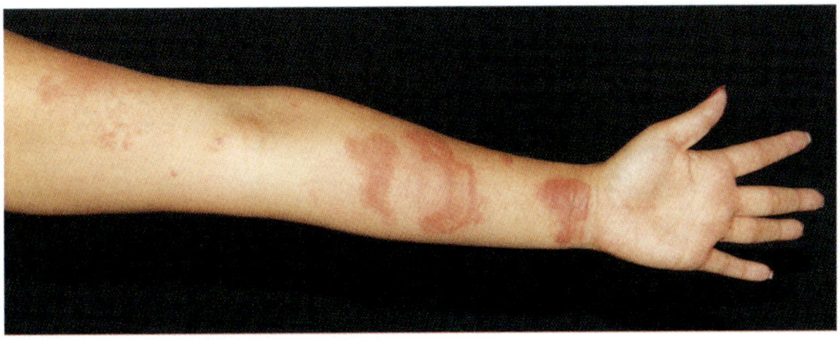

FIGURA 6 Síndrome de Sweet.

CONCLUSÃO

Lesões cutâneas inflamatórias estão comumente presentes nas doenças autoinflamatórias, representadas por diversos quadros, sendo o exantema maculopapular ou as lesões urticariformes as manifestações mais frequentes; o infiltrado neutrofílico é peculiar às doenças autoinflamatórias. O reconhecimento dessas manifestações contribui para o diagnóstico acurado precoce e a prevenção de complicações graves das DAI.

A evidência de acometimento sistêmico nos pacientes que apresentam essas lesões direciona a suspeita para um diagnóstico de origem autoinflamatória. Testes genéticos apresentam as mutações patológicas em genes confirmando o diagnóstico de DAI, principalmente as de origem monogênica. É importante ressaltar, contudo, que os dados sobre clínica e histopatologia sobre o acometimento dermatológico das DAI ainda são escassos.

TABELA 1 Síndromes autoinflamatórias monogênicas

Via de sinalização e doença	Gene	Epidemiologia	Quadro clínico	Pele	Laboratorial	Tratamento
IL-1						
Síndromes periódicas associadas à criopirina (CAPS). Apresentação espectral: ▪ FCAS – leve ▪ MWS – moderado NOMID/CINCA – intenso	*NLRP3*	Distribuição mundial	Febre; cansaço; mialgia; artralgia/artrite; linfadenopatia; esplenomegalia; amiloidose sistêmica com dano renal; surdez; uveíte; deformidades osteoarticulares	Exantema urticariforme ou maculopapular, pouco pruriginoso (na NOMID/CINCA presente desde os primeiros dias de vida; nas outras formas, aparece em idades variadas)	Histologia das lesões urticariformes da pele: Infiltrado inflamatório neutrofílico perivascular na derme Sangue: ▪ leucocitose com neutrofilia ▪ elevação de VHS, PCR, proteína amiloide A sérica	Bloqueio IL-1: ▪ canaquinumabe (disponível no Brasil) ▪ anaquinra e rilonacept (não disponíveis no país)
Febre familiar do Mediterrâneo (FFM)	*MEFV*	Descendentes de povos mediterrâneos	Episódios recorrentes e autolimitados de: febre, mialgia Serosites: pericardite, peritonite, pleurite e sinovite	▪ Lesões semelhantes à erisipela (exclusivas da FFM) ▪ Exantema purpúrico ▪ Exantema urticariforme ▪ Eritema palmar e plantar difuso ▪ Fenômeno similar ao Raynaud ▪ Eritema nodoso ▪ Poliarterite nodosa ▪ Púrpura de Henoch-Schönlein	Histologia da pele: ▪ lesões urticariformes com infiltrado neutrofílico dérmico ▪ eritema nodoso: infiltrado inflamatório misto nodular e septal no panículo adiposo Sangue: ▪ leucocitose com neutrofilia ▪ elevação de VHS, PCR e proteína amiloide A sérica	▪ Colchicina ▪ Bloqueio IL-1 (canaquinumabe)

(continua)

TABELA 1 Síndromes autoinflamatórias monogênicas (*continuação*)

Via de sinalização e doença	Gene	Epidemiologia	Quadro clínico	Pele	Laboratorial	Tratamento
IL-1						
Deficiência do antagonista do receptor da IL-1 (DIRA)	*IL1RN*	Muito rara	Osteomielite multifocal (asséptica); osteólise; osteopenia; periostite; febre ausente	▪ Erupção idêntica à psoríase pustulosa ▪ Eritema e descamação generalizados ▪ Distrofia ungueal	Histologia da pele: ▪ Hiperplasia epiderme com microabscessos neutrofílicos subcórneo e na epiderme ▪ Infiltrado rico em neutrófilos na derme Sangue: ▪ Leucocitose, anemia, elevação de VHS e PCR. Ossos: ▪ Lesões osteolíticas ▪ Osteoporose ▪ Osteíte ▪ Artrite ▪ Entesite	Bloqueio IL-1 (canaquinumabe)
Deficiência do antagonista do receptor da IL-36 (DITRA)	*IL36RN*	Rara	Febre; queda do estado geral	Psoríase pustulosa (placas eritematosas rubras coroadas por pústulas que eventualmente se rompem e descamam) Psoríase pustulosa palmar e plantar (acrodermatite contínua de Hallopeau)	Histologia da pele: hiperplasia epidérmica, acantose irregular e papilomatose. Pústulas subcórneas espongiforme, ortoqueratose compacta, paraqueratose e infiltrado neutrofílico (semelhante ao da psoríase pustulosa)	Bloqueio: ▪ IL-1 (canaquinumabe) ▪ TNF (etanercepte, adalimumabe, infliximabe etc.) ▪ Il-17 (secuquinumabe, ixequizumabe) ▪ Il-12/23 (ustequinumabe) ▪ IL-23 (guselcumabe, risanquizumabe)

(continua)

TABELA 1 Síndromes autoinflamatórias monogênicas (*continuação*)

Via de sinalização e doença	Gene	Epidemiologia	Quadro clínico	Pele	Laboratorial	Tratamento
IL-1						
Síndrome de Majeed	*LPIN2*	Rara	Osteomielite crônica recorrente multifocal, estéril; anemia diseritropoética congênita; crises febris Outros: edema de grandes articulações; retardo de crescimento; contraturas deformantes em flexão	Lesões semelhantes às da síndrome de Sweet: placas eritematosas pseudovesiculadas e lesões em alvo	Sangue: elevação de VHS, PCR, anemia, leucocitose variável Histologia da pele: edema de papilas dérmicas, denso infiltrado dérmico neutrofílico	AINES Corticosteroides Bloqueio: ▪ IL-1 (canaquinumabe) ▪ TNF (etanercepte, adalimumabe, infliximabe etc.)
IL-1beta e IL-18						
Síndrome PAPA (síndrome artrite piogênica, pioderma gangrenoso e acne) Síndrome PASH (PAPA+ hidradenite supurativa) Síndrome PAPASH (artrite piogênica ou psoriásica, pioderma gangrenoso, acne e hidradenite supurativa)	*PSTPIP1*	Muito rara	Crises recorrentes de artrite erosiva e deformante nos cotovelos, tornozelos e joelhos (infância) Acometimento articular costuma regredir com a idade	Pioderma gangrenoso (pós-trauma ou espontâneo) Acne severa (adolescência)	Sangue: elevação de VHS, PCR Histologia da pele: infiltrado neutrofílico na derme central que se torna misto nas áreas periféricas	Corticosteroides Bloqueio: ▪ IL-1 (canaquinumabe) ▪ TNF (etanercepte, adalimumabe, infliximabe etc.)

(*continua*)

TABELA 1 Síndromes autoinflamatórias monogênicas (*continuação*)

Via de sinalização e doença	Gene	Epidemiologia	Quadro clínico	Pele	Laboratorial	Tratamento
Interferon						
Vasculopatia associada a STING de início na infância (SAVI)	*TMEM173*	Muito rara	Febre; atraso no desenvolvimento; pneumonite intersticial	Exantema telangiectásico, pustuloso ou bolhoso malar, nariz e extremidades que se agravam com o frio e eventualmente úlcera. Nódulos e placas violáceas Distrofia ungueal Gangrena distal Perfuração de septo	Histologia da pele: vasculite de pequenos vasos com depósito de IgM, C3 e fibrina	Bloqueio JAK (Janus quinase): ▪ Tofacitinibe ▪ Baricitinibe
Dermatose neutrofílica crônica atípica com lipodistrofia e febre (CANDLE)/síndromes autoinflamatórias associadas ao proteassomo (PRAAS)	*PSMB3*, *PSMB4*, *PSMB8*, *PSMB9*, *POMP*	Mundial muito rara	Retardo no crescimento; hepatoesplenomegalia; comprometimento musculoesquelético; inflamação sistêmica; lesões agravadas por infecção e pelo frio Não ulceram como SAVI	Placas eritemato-violáceas, dedos semelhantes à perniose na primeira infância Edema em dedos Depois, placas anulares violáceas Eritema violáceo periocular e peribucal Mais tarde, lipodistrofia inicialmente na face e extremidades, depois no tronco	Histologia da pele Infiltrado misto com células mieloides atípicas, com neutrófilos, linfócitos e eosinófilos	Bloqueio JAK

(continua)

TABELA 1 Síndromes autoinflamatórias monogênicas (*continuação*)

Via de sinalização e doença	Gene	Epidemiologia	Quadro clínico	Pele	Laboratorial	Tratamento
NF-κB						
Síndrome de Blau	*NOD2*	Muito rara	Artrite; uveíte; deformidades articulares	Exantema micropapular monomorfo inicialmente no dorso, depois na face e em membros Torna-se acastanhado e descamativo Eritema nodoso Lesões celulitiformes Lesões urticariformes	Histologia da pele: granulomas não caseosos do tipo sarcoide na derme subpapilar associado a infiltrado linfocítico e eosinofílico. Biópsias de lesões purpúricas apresentam vasculite. Biópsias de úlceras de perna apresentam infiltrado granulomatoso e infiltrado mononuclear no tecido gorduroso	Corticosteroides Bloqueio: ▪ TNF (adalimumabe e infliximabe)
Psoríase mediada por CARD--14 (CAMPS)	*CARD14*	Rara	Sem características de inflamação sistêmica	Psoríase em placas ou pustulosa Alguns casos podem mostrar-se semelhantes à pitiríase rubra pilar	Histologia da pele: semelhante à psoríase ou à pitiríase rubra pilar	Bloqueio: ▪ IL-1 (anaquinra) ▪ TNF (infliximabe) ▪ Il-17 (secuquinumabe) ▪ IL-12/23 (ustekinumabe)
IL-18						
Inflamassomopatia NLRC4	*NLRC4*	Mundial muito rara	Febre; enterocolite; síndrome de ativação macrofágica; disfunção hepatobiliar; hemofagocitose; coagulação intravascular disseminada; síndrome de angústia respiratória	Lesões urticariformes semelhantes à CAPS Exantema	Histologia de lesões da pele: infiltrado linfo-histiocitário	Corticosteroides Bloqueio: ▪ IL-1 ▪ IL-18 ▪ Interferon-gama

(continua)

TABELA 1 Síndromes autoinflamatórias monogênicas (*continuação*)

Via de sinalização e doença	Gene	Epidemiologia	Quadro clínico	Pele	Laboratorial	Tratamento
IL-18						
Doença associada a NLRP-1 (NAIAD)	*NLRP1*	Rara	Crises febris por 3-4 dias acompanhadas de poliartrite e infecções crônicas recorrentes	Hiperqueratose folicular eritematosa difusa	Sangue: aumento de PCR, FAN, deficiência de vitamina A e aumento de linfócitos B Histologia da pele: hiperqueratose ortoqueratótica associada a acantose, papilomatose e hipergranulosa Inúmeras células disqueratósicas sem envolvimento da camada basal	Vitamina A Acitretina
PLCG2						
PLAID e APLAID	*PLCG2*	Poucos casos descritos	PLAID: ▪ Infecções ▪ Autoimunidade ▪ Atopia APLAID: ▪ Infecções nos seios da face e pulmões ▪ Inflamação ocular ▪ Colite	PLAID: ▪ Lesões urticariformes e placas induzidas pelo frio ▪ Lesões granulomatosas acrais ulcerativas APLAID: ▪ Lesões semelhantes à epidermólise bolhosa ▪ Placas eritematosas e vesicopustulosas recorrentes	PLAID: ▪ Lesões urticariformes apresentam número aumentado de mastócitos perivasculares e no interstício ▪ Lesões granulomatosas apresentam granulomas do tipo sarcoide formados por células CD68+ APLAID: denso infiltrado inflamatório dérmico intersticial e perivascular composto por linfócitos, histiócitos, eosinófilos e debris nucleares	Anti-histamínicos Bloqueio TNF Bloqueio IL-1

(*continua*)

TABELA 1 Síndromes autoinflamatórias monogênicas (*continuação*)

Via de sinalização e doença	Gene	Epidemiologia	Quadro clínico	Pele	Laboratorial	Tratamento
TNF						
Síndrome periódica associada ao receptor de (TRAPS)	*TNFRSF1A*	Mais frequente das doenças autoinflamatórias autossômicas dominantes	Episódios febris recorrentes; mialgia; artralgias; lesões oculares (conjuntivite; edema periorbital e uveíte); dor abdominal	Placas eritemato-dolorosas, migratórias, centrífugas e bem demarcadas que se sobrepõem à mialgia migratória	Histologia da pele: ▪ Infiltrado linfomonocítico perivascular e intersticial (CD3+, CD4+, CD8+, CD68+) ▪ Imunofluorescência direta com depósitos de IgM e C3 na junção dermoepidérmica e depósitos intersticiais difusos de IgA, IgG e C3 Sangue: PCR, VHS e ferritina estão aumentados durante as crises	Corticosteroides AINES Bloqueio TNF (infliximabe e adalimumabe)
Ácido mevalônico						
Deficiência de mevalonato quinase (MKD)	*MVK*	Rara	Episódios febris; dor abdominal; diarreia; náuseas; artrite/artralgia; cefaleia, atraso no desenvolvimento; ataxia; hipotonia; atrofia cerebelar; fácies dismórfica; miopatia; catarata	Exantema maculopapular morbiliforme Em alguns casos: lesões urticariformes e eritema nodoso	Histologia da pele: edema endotelial e infiltrado inflamatório perivascular. Imunofluorescência direta com depósitos perivasculares e lineares de IgD e C3 na basal Sangue: ▪ Leucocitose, neutrofilia ▪ Aumento de VHS e PCR ▪ Aumento da imunoglobulina policlonal D (IgD) e A (IgA) Urina: aumento da excreção urinária de ácido mevalônico durante as crises	AINES Corticosteroides Bloqueio: ▪ TNF ▪ IL-1

(*continua*)

TABELA 1 Síndromes autoinflamatórias monogênicas (*continuação*)

Via de sinalização e doença	Gene	Epidemiologia	Quadro clínico	Pele	Laboratorial	Tratamento
ADA2						
Deficiência de adenosina deaminase 2 (DADA2)	*CECR1*	Rara	Crises febris; neuropatia periférica; lesões vasculares secundárias a isquemias ou hemorragias; principalmente cerebrais; artralgia; hepatoesplenomegalia Clínica semelhante à poliarterite nodosa	Livedo reticular ou racemoso Nódulos subcutâneos Síndrome de Raynaud Úlceras e necrose digitais Eritema nodoso Aftas bucais	Histologia da pele: ▪ Infiltrado neutrofílico intersticial dérmico ▪ Livedo e nódulos podem apresentar vasculite necrotizante não granulomatosa de vasos de médio calibre Sangue: aumento de PCR, VHS, citopenias, imunoglobulinopenias	Corticosteroides Bloqueio TNF (Etanercepte) Transplante de células-tronco
Fosfatase tartarato-resistente						
Espondiloencondrodisplasia com desregulação imune (SPENCDI)	*ACP5*	Rara	Displasia óssea; retardo do crescimento; manifestações neurológicas (atrofia cerebral, calcificações intracranianas, crises convulsivas); associação com lúpus eritematoso, vitiligo, síndrome de Sjögren, anemia hemolítica e trombocitopenia	Lesões de eczema grave Fenômenos de Raynaud Acrocianose Lesões purpúricas Livedo reticular	Histologia da pele: ▪ Vasculite leucocitoclástica e infiltrado neutrofílico perivascular ▪ Ausência de deposição de complemento ou imunoglobulina na imunofluorescência direta Sangue: FAN + anti-DNA + hipocomplementemia	Corticosteroides Cloroquina Ciclofosfamida Azatioprina Micofenolato de Mofetila Rituximab

(*continua*)

TABELA 1 Síndromes autoinflamatórias monogênicas (*continuação*)

Via de sinalização e doença	Gene	Epidemiologia	Quadro clínico	Pele	Laboratorial	Tratamento
ENT3						
Síndrome H	*SLC29A3*	Muito rara	Anomalias cardíacas; baixa estatura; surdez neurossensorial de início na infância	Placas hiperpigmentadas escleróticas progressivas nos membros inferiores, associadas a hipertricose com ou sem descamação ictiosiforme. Iniciam-se na parte interna da coxa e se expandem para abdome e joelhos	Histopatologia da pele: aumento do número de melanócitos, acantose na camada basal. Na derme, esclerose e infiltrado intersticial macrofágico (também na hipoderme). Sangue: Aumento de VHS Deficiência do hormônio do crescimento	Corticosteroides Colchicina Radioterapia Bloqueio: IFNa IL-1 (anaquinra, canaquinumabe) TNF alfa (adalimumabe)

ACP5: codifica a enzima fosfatase ácida resistente a tartarato tipo NT3: *nucleoside transporter 3*; ADA2: gene que codifica a proteína *Adenosinea deaminase* 2; APLAID: *autoinflammation and PLCG2-associated antibody deficiency and immune dysregulation*; CARD14: *Caspase recruitment domain family member 14*; FCAS: *familial cold autoinflammatory syndrome*; IL1RN: *Interleukin 1 Receptor antagonist*; IL36RN: *Interleukin 36 receptor antagonist*; JAK: família de tirosina-quinases intracelulares; LPIN2: gene que codifica a proteína Lipin 2; AINES: anti-inflamatórios não esteroidais; MEFV: *Mediterranean fever gene;* MVK: gene que codifica a mevalonato quinase; MWS: *Muckle-Wells syndrome*; NF-κB: fator de transcrição nuclear *factor-kappa* B; NLRC4: *NLR Family CARD Domain Containing 4 gene*; NLRP1: *NLR Family Pyrin Domain Containing 1*; NLRP3: *NOD-, LRR- and pyrin domain-containing protein 3;* NOD2: *Nucleotide Binding Oligomerization Domain Containing* 2 gene; NOMID: *neonatal-onset multisystem disease* (também conhecida pelo acrônimo: CINCA: crônico-infantil-neurológico-cutâneo-articular); PCR: proteína C reativa; PLAID: *PLCG2-associated antibody deficiency and immune dysregulation*; PLCG2: *Phospholipase C-gamma 2*; PSMB3: *Proteasome 20S Subunit Beta 3*; PSMB4: *Proteasome 20S Subunit Beta 4*; PSMB8: *Proteasome 20S Subunit Beta 8*; PSMB9: *Proteasome 20S Subunit Beta 9*; POMP: proteína de maturação do proteassoma; PSTPIP1: Gene que codifica a proteína *Proline-Serine-Threonine Phosphatase Interacting Protein 1*; SLC29A3: *Solute Carrier Family 29 Member 3*; STING: *Stimulator of Interferon Response CGAMP Interactor* 1; TMEM173: proteína transmembrânica 173; TNF: fator de necrose tumoral; TNFRSF1A: gene que codifica o receptor de TNF; VHS: velocidade de hemossedimentação.

SUGESTÕES DE LEITURA

1. Bonnekoh H, Butze M, Kallinich T, Kambe N, Kokolakis G, Krause K. Spectrum of genetic autoinflammatory diseases presenting with cutaneous symptoms. Acta Derm Venereol. 2020;100(7):adv00091.
2. Figueras-Nart I, Mascaró JM Jr, Solanich X, Hernández-Rodríguez J. Dermatologic and dermatopathologic features of monogenic autoinflammatory diseases. Front Immunol. 2019;10:2448.
3. Hernández-Ostiz S, Prieto-Torres L, Xirotagaros G, Noguera-Morel L, Hernández-Martín Á, Torrelo A. Autoinflammatory diseases in pediatric dermatology-Part 1: Urticaria-like syndromes, pustular syndromes, and mucocutaneous ulceration syndromes. Actas Dermosifiliogr. 2017;108(7):609-619.
4. Kanazawa N. Designation of autoinflammatory skin manifestations with specific genetic backgrounds. Front Immunol. 2020;11:475.
5. Krainer J, Siebenhandl S, Weinhäusel A. Systemic autoinflammatory diseases. J Autoimmun. 2020;109:102421.
6. Marzano AV, Damiani G, Genovese G, Gattorno M. A dermatologic perspective on autoinflammatory diseases. Clin Exp Rheumatol. 2018;36 Suppl 110(1):32-38.
7. Meier-Schiesser B, French LE. Autoinflammatory syndromes. J Dtsch Dermatol Ges. 2021;19(3):400-26.
8. Moreira A, Torres B, Peruzzo J, Mota A, Eyerich K, Ring J. Skin symptoms as diagnostic clue for autoinflammatory diseases. An Bras Dermatol. 2017;92(1):72-80.
9. Shwin KW, Lee CR, Goldbach-Mansky R. Dermatologic manifestations of monogenic autoinflammatory diseases. Dermatol Clin. 2017;35(1):21-38.
10. Signa S, Rusmini M, Campione E, Gueli I, Grossi A, Omenetti A, et al. Severe erytrodermic psoriasis and arthritis as clinical presentation of a CARD14-mediated psoriasis (CAMPS). Pediatr Rheumatol. 2015;13:P57

CONTEÚDO COMPLEMENTAR

Utilize o QR code abaixo para acessar as questões comentadas do capítulo (senha: dermatologiaicr).

23

Doenças cutâneas autoimunes na infância

Luis Antônio de Paula Machado
Maria Cecilia da Matta Rivitti Machado

PONTOS-CHAVE DESTE CAPÍTULO

- O comprometimento cutâneo é frequente no lúpus eritematoso sistêmico. As manifestações específicas mais comuns são o eritema malar e o lúpus eritematoso crônico discoide. As manifestações inespecíficas (ocorrem também em outras doenças autoimunes) mais comuns são a alopecia não cicatricial (*lupus hair*), o eflúvio telógeno e o fenômeno de Raynaud. A fotossensibilidade está implicada em diversas lesões cutâneas, e a proteção à exposição à luz é fundamental para o melhor controle da doença.
- A dermatomiosite cursa com fraqueza muscular proximal e lesões cutâneas características, agravadas pela exposição à luz. Estas são eritema violáceo nas pálpebras superiores (sinal do heliotropo), placas atróficas nas superfícies extensoras das falanges (sinal de Gottron), eritema do dorso superior (sinal do xale), eritema e descamação das palmas (sinal da mão do mecânico).
- A esclerodermia é caracterizada por atrofia da epiderme, além de espessamento e perda da flexibilidade da pele. Pode ser limitada à pele, sendo chamada de morfeia, ou ter comprometimento de outros órgãos (articulações, pulmões, rins), sendo chamada de esclerose sistêmica. A morfeia pode se apresentar em placas arredondadas ou lineares, ou mesmo ser generalizada. Comprometimento das extremidades é comum na forma sistêmica, inicialmente com Raynaud, que pode preceder o quadro de edema e colagenização posterior, que resulta em limitação do movimento.

INTRODUÇÃO

Mecanismos autoimunes são responsáveis por numerosas dermatoses; o lúpus eritematoso sistêmico, a dermatomiosite e a esclerodermia serão abordados neste capítulo. Outras doenças cutâneas imunomediadas estão descritas em outros capítulos: dermatoses bolhosas autoimunes (Capítulo 15), vasculites (Capítulo 24), dermatite de contato (Capítulo 11), vitiligo (Capítulo 19), alopecia areata (Capítulo 37), dermatite atópica (Capítulo 10), psoríase (Capítulo 13), hidradenite supurativa (Capítulo 35), imunodeficiências (Capítulo 21) e doenças autoinflamatórias (Capítulo 22).

LÚPUS ERITEMATOSO SISTÊMICO

O lúpus eritematoso sistêmico (LES) é uma doença autoimune e inflamatória crônica multissistêmica, de apresentação clínica heterogênea, evolução imprevisível, cuja patogenia inclui fatores genéticos, ambientais, imunológicos, hormonais.

O LES pode apresentar comprometimento cutâneo específico ou inespecífico, isto é, quadros que ocorrem também em outras doenças, como dermatomiosite, artrite reumatoide, síndrome de Sjögren etc. (Tabela 1 e Quadro 1).

O LES pode acometer exclusivamente a pele, evoluindo cronicamente, sem comprometimento sistêmico, sendo denominado lúpus eritematoso cutâneo crônico (LECC); há diversas formas clínicas de LECC (Tabela 1), sendo o lúpus eritematoso discoide (LED) a mais comum no adulto.

O diagnóstico de LES baseia-se na combinação de manifestações clínicas e alterações laboratoriais; como muitas destas podem ocorrer em outras doenças, foram estabelecidos critérios específicos para o seu diagnóstico.

Os critérios SLICC (*Systemic Lupus International Collaborating Clinics*), de 2017, apresentam sensibilidade de 94% e especificidade de 92% para o LES (Quadro 2). Manifestações mucocutâneas compreendem quatro dos critérios diagnósticos SLICC: eritema malar, fotossensibilidade, lúpus discoide, lesões bucais ou nasais. As manifestações mucocutâneas ocorrem em cerca de 20% dos casos pediátricos de LES, em comparação com cerca de 80% dos casos em adultos (Quadro 2).

Os critérios EULAR (*European League Against Rheumatism*) e ACR (*American College of Rheumatology*) de 2019 para o diagnóstico do LES apresentam sensibilidade de 96,1% e especificidade de 93,4% (Figura 1 e Tabela 2).

Diagnóstico laboratorial e anatomopatológico

Exames laboratoriais são empregados no diagnóstico e acompanhamento dos casos de LES. Os principais autoanticorpos e suas implicações encontram-se relacionados na Tabela 2.

A propedêutica laboratorial das lesões cutâneas é indicada para corroborar os achados clínicos ou para o diagnóstico diferencial, e inclui o exame histopatológico e a imunofluorescência direta.

O exame histopatológico das lesões cutâneas do lúpus eritematoso é típico. Mostra atrofia da epiderme, apoptose de queratinócitos, vacuolização da camada basal, infiltrado inflamatório linfomononuclear perivascular e perianexial. A membrana basal é espessada, achado evidenciado na coloração de PAS. Mucina

TABELA 1 Manifestações cutâneas específicas do lúpus eritematoso

Tipo de lúpus	Características	Observações	Laboratório/ anatomopatológico
Lúpus eritematoso cutâneo agudo			
Localizado: eritema malar (*rash* malar) (Figura 1)	Eritema e leve infiltração na região malar bilateral e dorso do nariz; mento e fronte, eventualmente	▪ Não deixa cicatriz ao desaparecer ▪ Relacionado à exposição à luz ▪ Pode preceder quadro sistêmico (em anos)	▪ Pele: achados histológicos discretos, e em casos iniciais, a imunofluorescência direta de lesões pode ser negativa ou apresentar positividade apenas para IgM ▪ Geral: a depender de comprometimento de órgãos-alvo
Generalizado	▪ Manchas e placas intensamente eritematosas, por vezes em alvo, podendo cursar com necrose da epiderme (crostas acastanhadas) ▪ Acentuação nas áreas expostas à luz ▪ Sensação de ardor ou queimação nas lesões	▪ Manifestação do lúpus eritematoso sistêmico em atividade ▪ Geralmente há febre, perda de peso, artrite; ulcerações bucais típicas são vistas nesses casos ▪ Usualmente adolescentes ou mulheres por volta de 30 anos ▪ Ao regredir pode haver atrofia discreta e discromia	▪ Pele: imunofluorescência direta da pele: positiva para IgG, IgM, IgA, C3 (banda lúpica) ▪ Geral: citopenias ▪ Diminuição do complemento ▪ Anti-La, anti-Sm, anti-RNP, e anti-dsDNA positivos ▪ FAN positivo
Lúpus eritematoso cutâneo subagudo (LESA)			
LESA anular (Figura 2)	▪ Placas eritematosas descamativas anulares nas áreas expostas à luz	▪ Geralmente regride sem atrofia, mas podendo deixar discromia (manchas) ▪ Diagnóstico diferencial: tinhas	▪ Pele ▪ Histologia: achados podem ser discretos ▪ Imunofluorescência geralmente positiva ▪ FAN positivo ▪ Anti-Ro, anti-La e anti-U1RNP positivos ▪ A maior parte do Lesa na infância e adolescência é idiopática e apresenta comprometimento sistêmico
LESA pápulo-escamoso	▪ Placas eritematosas descamativas ou hipocrômicas nas áreas expostas à luz	▪ Regride deixando pele normal ou discretamente atrófica e intensamente hipocrômica, que por vezes deve ser diferenciada do vitiligo ▪ Diagnóstico diferencial: eczema, psoríase, vitiligo	
LESA NET-símile	▪ Pápulas eritematosas isoladas ou confluentes com destacamento da epiderme, por vezes em alvo	▪ Diagnóstico diferencial: erupções medicamentosas	

(continua)

TABELA 1 Manifestações cutâneas específicas do lúpus eritematoso (*continuação*)

Tipo de lúpus	Características	Observações	Laboratório/ anatomopatológico
Lúpus eritematoso cutâneo subagudo (LESA)			
LESA neonatal (Figura 3)	▪ Placas eritematosas ou violáceas, descamativas, figuradas, localizadas na face, couro cabeludo e áreas expostas à luz	▪ Comprometimento extracutâneo pode ocorrer, por vezes sendo detectado no período antenatal (bloqueios de condução) ▪ Cardíaco: bloqueio de condução atrioventricular ▪ Hepático: elevação de transaminases (3º ao 6º mês) ▪ Hematológico: citopenias	▪ Causado pela passagem de autoanticorpos maternos para o feto ▪ Anti-Ro, anti-La e anti-U1RNP positivos ▪ Mãe pode não apresentar quadro clínico ▪ Tende a resolver espontaneamente em alguns meses
Lúpus eritematoso cutâneo crônico (LCC)			
Lúpus eritematoso discoide (LED) (Figuras 4 e 5)	▪ Placas eritemato-violáceas; em fototipos altos com hipercromia. Ao involuir, deixam atrofia da epiderme e derme, com destruição de anexos (alopecia), acromia central que pode ser rodeada por hipercromia ▪ Localização característica: couro cabeludo, face, pavilhões auriculares, porções superiores do tronco ▪ Há formas mucosas e formas liquenoides, com erosões	▪ Pode ser localizado ou disseminado ▪ Em cerca de 25-30% dos casos há comprometimento sistêmico leve ▪ Formas localizadas podem evoluir por longos períodos sem comprometimento sistêmico ▪ Formas disseminadas apresentam maior probabilidade de comprometimento sistêmico ▪ Lesões lineares são descritas ▪ Lesões no couro cabeludo conduzem à alopecia cicatricial (com destruição de folículos e, portanto, irreversível) ▪ Lesões na face conduzem a cicatrizes desfigurantes típicas	▪ Pele: no LED os achados histológicos são os mais típicos e exuberantes ▪ A imunofluorescência direta é positiva ▪ O FAN geralmente é positivo ▪ Quadros exclusivamente cutâneos tendem a não apresentar outros autoanticorpos ou alterações laboratoriais significativas ▪ A presença dessas alterações indica comprometimento sistêmico ▪ Acompanhamento clínico e laboratorial a longo prazo é recomendável
Lúpus eritematoso profundo	▪ Placas e nódulos eritematosos que levam à atrofia do subcutâneo, com aspecto de afundamento ▪ Localização mais frequente na criança: face; e nos adultos: tronco, nádegas e raiz dos membros	▪ 30% dos casos formas sistêmicas leves ▪ Lesões lineares são descritas	Pele: a histologia mostra, além do comprometimento da epiderme e derme já descrito, paniculite

(continua)

TABELA 1 Manifestações cutâneas específicas do lúpus eritematoso (*continuação*)

Tipo de lúpus	Características	Observações	Laboratório/ anatomopatológico
Lúpus eritematoso cutâneo crônico (LCC)			
Lúpus túmido	▪ Placas e nódulos eritemato-violáceos edematosos, sem comprometimento da epiderme	▪ Comprometimento sistêmico incomum, se houver é leve ▪ Não descrito na infância	
Lúpus pérnio	▪ Placas eritematosas violáceas dolorosas nas extremidades expostas ao frio	▪ Em adultos: diferenciar de perniose idiopática ▪ Em crianças: formas familiares monogênicas que apresentam associação frequente com LES	

QUADRO 1 Comprometimento cutâneo inespecífico no lúpus eritematoso sistêmico

- Alopecia difusa do lúpus (*lupus hair*)
- Eflúvio telógeno
- Lesões semelhantes à alopecia areata
- Esclerodactilia
- Calcinose
- Nódulos reumatoides
- Mucinose em placas
- Cútis laxa/anetodermia
- Vasculite urticariforme
- Púrpura palpável
- Fenômeno de Raynaud
- Eritromelalgia
- Atrofia branca
- Livedo reticular
- Telangiectasias periungueais

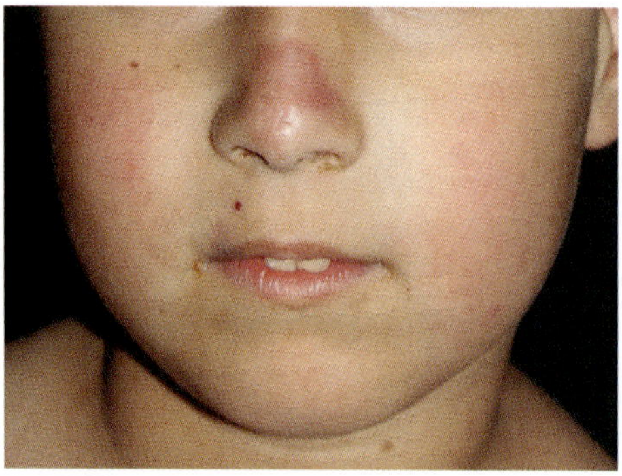

FIGURA 1 Eritema malar (em asa de borboleta).

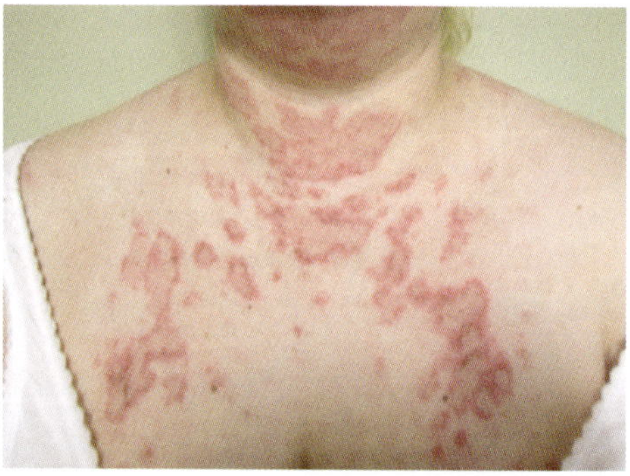

FIGURA 2 Erupção policíclica do lúpus eritematoso subagudo.

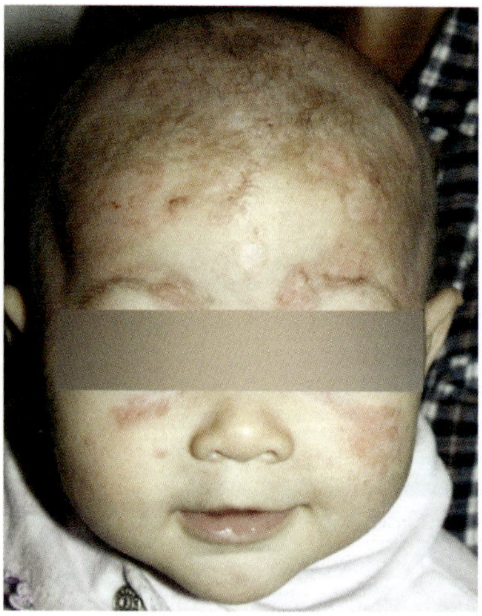

FIGURA 3 Lúpus neonatal.

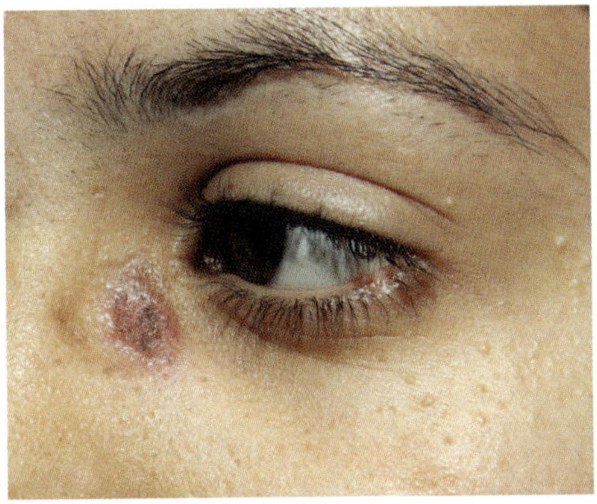

FIGURA 4 Lúpus discoide: fase inicial, com placas com eritema, evoluindo com atrofia na porção central.

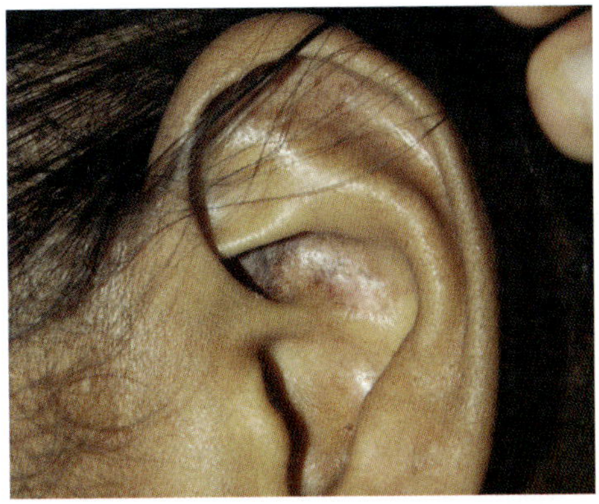

FIGURA 5 Lupus discoide. Fase tardia, com placa com atrofia e acromia e placa com hipercromia e descamação.

QUADRO 2 Critérios diagnósticos do lúpus eritematoso sistêmico conforme o SLICC (*Systemic Lupus International Collaborating Clinics*)

Manifestação clínica
Lúpus cutâneo agudo, incluindo: eritema malar (não discoide), lúpus bolhoso, necrólise epidérmica tóxica – variante lúpus, eritema maculopapular, eritema fotossensível do lúpus ou lúpus cutâneo subagudo (psoriasiforme/anular).
Lúpus cutâneo crônico: lúpus discoide, lúpus hipertrófico/verrucoso, *lúpus profundus* (paniculite), lúpus túmido, lúpus mucoso, sobreposição líquen plano/lúpus discoide.
Úlcera na mucosa: palato, cavidade oral, língua, ou úlcera nasal (na ausência de outras causas).
Alopecia não cicatricial.
Artrite/artralgia: ▪ sinovite (edema/derrame articular) ≥ 2 articulações; ▪ artralgia (dor) em 2 ou mais articulações com rigidez matinal por 30 minutos ou mais.
Serosite: ▪ pleurite (dor ≥ 1 dia/derrame pleural/atrito pleural); ▪ pericardite (dor ≥ 1 dia/derrame/atrito/alteração no ECG).
Nefrite: proteinúria de 24 horas > 500 mg ou relação proteínas/creatinina > 0,5; cilindros eritrocitários.
Neurológica: convulsão, psicose, mononeurite múltipla, mielite, neuropatia periférica/craniana, estado confusional agudo (na ausência de outras causas).
Anemia hemolítica.
Leucopenia (< 4.000/mm^3, em pelo menos uma ocasião) ou linfopenia (< 1.000/mm^3, em pelo menos uma ocasião).
Plaquetopenia (< 100.000/mm^3, em pelo menos uma ocasião).
Alteração imunológica
FAN Hep2 positivo.
Anti-dsDNA positivo.
Anti-Sm positivo.

(continua)

QUADRO 2 Critérios diagnósticos do lúpus eritematoso sistêmico conforme o SLICC (*Systemic Lupus International Collaborating Clinics*) (*continuação*)

Alteração imunológica
Anticorpo antifosfolipídeo positivo: ▪ anticoagulante lúpico positivo; ▪ anticardiolipina positiva (título moderado/alto – IgA/IgM/IgG); ▪ anti-beta-2 glicoproteína-1 positivo; ▪ VDRL falso-positivo.
Complemento baixo: C3 baixo, C4 baixo, e CH50 baixo.
Coombs direto positivo (na ausência de anemia hemolítica).
Critérios de inclusão
▪ Quatro critérios ou mais (incluindo um clínico e um imunológico) ou ▪ nefrite lúpica comprovada por biópsia renal com presença de FAN positivo ou anti-DNA nativo positivo.

Fonte: adaptado de Petri et al., 2012.

TABELA 2 Exames laboratoriais e correlações no lúpus eritematoso sistêmico

Exame	Significado
FAN (fator antinúcleo)	Embora seja incluído como critério diagnóstico, sua positividade isolada não indica lúpus. Pode ser positivo em outras doenças autoimunes como dermatomiosite, artrite reumatoide, tireoidite autoimune, ou em doenças infecciosas como hanseníase e sífilis.
Anti-dsDNA	Positivo em 40% dos LES. Associação com atividade renal.
Anti-Sm	Positivo em 30% dos LES.
Anti-P	Positivo em 15% dos LES. Correlação com psicose lúpica.
Anti-Ro/SSA e anti-La/SSB	Correlação com fotossensibilidade, LE neonatal e síndrome de Sjögren.
Antifosfolipídio	Correlação com SAF (síndrome do anticorpo antifosfolipídio): ▪ tromboses recorrentes, arteriais ou venosas; ▪ perdas fetais de repetição; ▪ presença de anticorpos antifosfolipídio (aPL): anticardiolipina (aCL), anti-beta-2 glicoproteína1 (B2GP1) e o lúpus anticoagulante (LAC). Reações não treponêmicas (VDRL – *Venereal Disease Research Laboratory* e RPR – *Rapid Plasm Reagin*) podem ser positivas.

Critério de entrada obrigatório
Fator antinuclear (FAN) com título ≥ 1:80 nas células HEp-2 ou teste equivalente positivo.

↓

Se ausente, não classifique como LES.
Se presente, aplique os critérios adicionais.

↓

Critérios adicionais
Dentro de cada domínio, apenas o critério de maior escore é contado para a pontuação total.
A ocorrência de um critério em apenas uma ocasião é suficiente.
Os critérios não precisam ocorrer simultaneamente.
Não considerar um critério se houver uma explicação mais provável que o LES.

Domínios e critérios clínicos	Escore	Domínios e critérios imunológicos	Escore
Constitucional		**Anticorpos antifosfolípides**	
Febre	2	Anticardiolipina ou anti-BGP1 ou anticoagulante lúpico	2
Hematológico		**Complemento**	
Leucopenia	3	C3 ou C4 baixo	3
Trombocitopenia	4	C3 e C4 baixos	4
Hemólise autoimune	4		
Neuropsiquiátrico		**Anticorpos específicos para LES**	
Delirium	2	Anti-dsDNA ou anti-Sm	6
Psicose	3		
Crise epiléptica	5		
Mucocutâneo			
Alopecia não cicatricial	2		
Úlceras orais	2		
Lúpus cutâneo subagudo ou discoide	4		
Lúpus cutâneo agudo	6		
Serosite			
Derrame pleural ou pericárdico	5		
Pericardite aguda	6		
Musculoesquelético			
Envolvimento articular	6		
Renal			
Proteinúria > 0,5 g/24 h	4		
Nefrite lúpica classe II ou V	8		
Nefrite lúpica classe III ou IV	10		

Pontuação total

↓

Classifique como lúpus eritematoso sistêmico se pontuação ≥ 10

FIGURA 6 Critérios de classificação do lúpus eritematoso sistêmico (LES) segundo o Eular/ACR (*European League Against Rheumatism /American College of Rheumatology*) de 2019.
Fonte: adaptada de Aringer et. al., 2019.

pode ser observada na derme. Em casos avançados de LED observa-se hiperqueratose da camada córnea mais acentuada nas áreas anteriormente correspondentes a óstios foliculares; atrofia acentuada da epiderme, desaparecimento de melanócitos, de anexos e colagenização da derme superficial e média. A membrana basal é bastante espessada.

A imunofluorescência de lesões da pele é relevante para o diagnóstico de LES. É característico o encontro da banda lúpica: presença de anticorpos anti-IgG, IgM, IgA e C3 na zona da membrana basal das lesões, que pode também estar presente em áreas sãs e não expostas (por exemplo, sulco interglúteo).

Tratamento das lesões cutâneas específicas do lúpus eritematoso

Medidas gerais

- Fotoproteção é uma medida imprescindível, já que a luz induz inflamação não só cutânea, mas também sistêmica. Evitar a exposição à luz do sol; usar diariamente protetor solar de fator 50 ou maior, reaplicando ao longo do dia; ficar à sombra ou em ambientes de iluminação indireta. Usar chapéus ou similares, óculos escuros e roupas de mangas e calças compridas. Ver Capítulo 56 – Fotoproteção.
- Cessar tabagismo.

Terapia medicamentosa

As recomendações do tratamento do LES baseiam-se em consensos e recomendações de *experts*. Não há medicamentos aprovados para o tratamento do lúpus cutâneo.

São indicados:

- hidroxicloroquina 5 mg/kg/dia;
- corticoterapia local: indicada em lesões limitadas por período limitado. Cautela nas lesões da face e dobras. Indicada em lesões pouco espessas e incipientes;
- inibidores da calcineurina (tacrolimo 0,1% ou pimecrolimo 2%) podem ser empregados a longo prazo após controle da inflamação para manutenção, especialmente na face e dobras;
- infiltração intralesional com triancinolona: particularmente indicada nas lesões discoides ou de LE profundo resistentes à terapia tópica e/ou sistêmica com cloroquina. Várias sessões mensais podem ser necessárias;
- corticoterapia sistêmica: geralmente se emprega prednisona 0,5 mg/kg/dia (dose máxima de 5 a 20 mg/dia, chegando nos casos graves a doses mais elevadas) por semanas, até o controle das lesões seguido por retirada progressiva ao longo de semanas;
- outros agentes empregados são o metotrexato, o micofenolato de mofetila, o belimumabe e a talidomida.

Lesões discoides necessitam de tratamento precoce e de alta eficiência, a fim de limitar o desenvolvimento de deformidades. São empregados fotoproteção, corticoterapia tópica ou intralesional e imunomoduladores tópicos (tacrolimo e pimecrolimo), a depender da intensidade e topografia da lesão, associados a hidroxicloroquina. Em casos graves ou extensos é indicado tratamento sistêmico com corticosteroides isolados ou associados a imunossupressores.

As lesões cutâneas do lúpus agudo são tratadas no contexto dos outros comprometimentos orgânicos, mas na ausência deles não devem ser menosprezadas. Fotoproteção estrita é fundamental.

As manifestações cutâneas do lúpus neonatal são manejadas geralmente com fotoproteção estrita, hidrocortisona ou pimecrolimo (este a partir dos 3 meses de idade). Se houver indícios de formação de cicatriz, fica indicada a corticoterapia sistêmica.

DERMATOMIOSITE

A dermatomiosite (DM) é uma doença pouco comum, autoimune e inflamatória, caracterizada por miosite e/ou quadro cutâneo característico associados a vasculopatia. Ocorre em pessoas geneticamente predispostas sob influência ambiental que pode incluir poluição, tabaco, radiação ultravioleta, medicamentos, tumores ou estímulos infecciosos.

A doença acomete as crianças na primeira década de vida e adultos na quarta à sexta décadas. No adulto, investigação para cânceres é mandatória, independentemente de sintomas. Na criança é desnecessária. O sexo feminino é mais acometido tanto na infância como nos adultos, embora em proporções diferentes.

Na dermatomiosite juvenil (DMJ) as manifestações podem ser limitadas à pele ou à miosite. Recentemente foram identificados quatro grupos de apresentação clínica da DMJ:

A. DMJ com artralgia e inflamação intensa;
B. DMJ com manifestações de vasculite;
C. DMJ hipermiopática;
D. DMJ amiopática.

O início da DM costuma ser insidioso, e significativa porcentagem dos acometidos se apresenta com sinais de dificuldade de desenvolvimento, menor peso, altura e massa muscular. O comprometimento muscular pode ser clinicamente inaparente, sem alteração de enzimas, apenas documentável por meio de exames de imagem. Em um terço dos casos a apresentação é aguda. Metade dos casos tem evolução crônica, 20% remitem após tratamento e 30% apresentam doença policíclica (Tabelas 3, 4 e 5, 6).

O diagnóstico diferencial da dermatomiosite se faz com o lúpus eritematoso, miopatias não inflamatórias, distrofia muscular, neuropatias, miastenia *gravis*.

Tratamento

Requer equipe multidisciplinar experiente, incluindo reumatologista, dermatologista, fisioterapia, fonoaudiologia, endocrinologista. Terapia imunossupressora incluindo corticosteroides e outros agentes é fundamental, reduzindo mortalidade e incapacidades.

Tratamento das lesões da pele

É semelhante ao descrito para o lúpus eritematoso: fotoproteção estrita, hidroxicloroquina, corticoterapia sistêmica isolada ou associada a imunossupressores, como metotrexato ou ciclosporina. Outros imunossupressores, como micofenolato de mofetila e ciclofosfamida, podem ser empregados em casos resistentes. Agentes imunobiológicos e inibidores da Janus quinase começam a ser estudados.

TABELA 3 Manifestações cutâneas da dermatomiosite juvenil

Sinal ou característica	Descrição
Fotossensibilidade	Eritema violáceo com edema de intensidade variável nas áreas expostas à luz, que evolui para poiquilodermia. Compromete: região malar, mento, dorso dos braços, região pré-esternal, nuca, região tibial anterior, dorso dos pés. Nos fototipos mais altos (peles de coloração mais escura), a hipercromia tende a ser acentuada.
Poiquilodermia	Atrofia da epiderme associada a alteração da pigmentação e telangiectasias. Mais acentuada nas áreas expostas à luz.
Sinal do heliotropo (uma flor arroxeada)	Coloração violácea da pálpebra superior.
Sinal de Gottron (Figura 7)	Pápulas eritematosas arroxeadas na superfície extensora das falanges das mãos. Em casos graves também nos pés, cotovelos, joelhos, maléolos.
Sinal do xale	Eritema arroxeado e poiquilodermia na nuca, no dorso superior e cervical lateral.
Sinal do coldre	Eritema arroxeado e poiquilodermia na face lateral externa das coxas.
Sinal do V do decote	Eritema arroxeado e poiquilodermia na região esternal.
Sinal da mão do mecânico	Eritema, hiperqueratose, fissuras palmares.
Telangiectasias periungueais (sinal da manicure)	A tortuosidade, dilatação, tromboses e hemorragias evidenciam o comprometimento vascular generalizado e a desvascularização. As alterações capilares são as telangiectasias periungueais, as alterações cuticulares com hipertrofia da cutícula e os pequenos infartos hemorrágicos na área hipertrófica.
Telangiectasias das bordas palpebrais	Último sinal a desaparecer no controle da doença.
Lipodistrofia	Perda progressiva generalizada ou focal do subcutâneo e de gordura visceral. Facilita o desenvolvimento da síndrome metabólica.
Calcinose da pele, fáscia, músculos (um terço dos casos)	Depósito de hidroxiapatita e carbonatoapatita. Clinicamente: dor, placas ou nódulos, que sofrem inflamação e eventualmente ulceram e eliminam material esbranquiçado calcário. Mais comuns em locais de traumas. Limitação ao movimento.

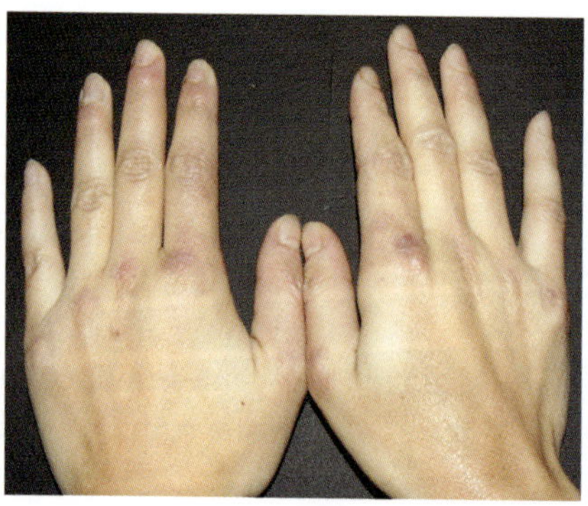

FIGURA 7 Dermatomiosite. Sinal de Gottron e telangiectasias periungueais.

TABELA 4 Comprometimento muscular da dermatomiosite juvenil

Localização	Sintomatologia
Quadro muscular (96% casos)	Inicial: fraqueza simétrica proximal com comprometimento da musculatura cervical, escapular, abdominal e pélvica. Dificuldade de manter elevada a cabeça, levar as mãos à cabeça (pentear-se), subir degraus. Sinal de Gowers (para levantar o tronco fletido apoia as mãos nas pernas). Progressão: comprometimento da musculatura distal dos membros, músculos respiratórios, da faringe, hipofaringe e língua. A expressão clínica é de disfonia, dificuldade de deglutição, insuficiência respiratória e refluxo gastresofágico.
Quadro osteoarticular	Artralgias Artrite não erosiva Tenossinovite Desmineralização
Quadro respiratório (dois terços dos casos)	Miosite que leva a restrição torácica. Pneumonite intersticial secundária à vasculite menos frequente que no adulto.
Gastrointestinal	Comprometimento da musculatura levando a refluxo gastroesofágico. Vasculite abdominal levando a perfuração.

TABELA 5 Critérios para o diagnóstico da dermatomiosite juvenil

Pele	Heliotropo e/ou sinal de Gottron.
Músculos	Fraqueza muscular simétrica, progressiva da cintura escapular, pélvica, flexores anteriores do pescoço com ou sem disfagia e envolvimento da musculatura respiratória.
Enzimas	
Eletromiografia	Miopatia
Biópsia de músculo para estudo histológico	Miopatia inflamatória

TABELA 6 Exames complementares na dermatomiosite

Exame	Achado e observações
Ressonância magnética	Detecta inflamação muscular, atividade da doença, atrofia, substituição gordurosa e edema muscular, marcador de inflamação. Atualmente representa importante alternativa à biópsia de músculo e à eletroneuromiografia.
Eletromiografia	Diferencia musculatura normal de miosite ou neuropatia. Pode ser normal em 20% dos casos.
Biópsia de músculo	Deve ser realizada em músculo comprometido, documentado por meio de imagem ou eletromiografia. Mostra necrose de fibras, regeneração, variação no diâmetro, infiltrado inflamatório linfomononuclear, com plasmócitos e histiócitos, bem como alterações vasculares trombóticas que resultam em infartos musculares.

(continua)

TABELA 6 Exames complementares na dermatomiosite (*continuação*)

Exame	Achado e observações
Capilaroscopia	Áreas de desvascularização focal e difusa com capilares dilatados e aneurismáticos.
Autoanticorpos	FAN positivo. Anti-DNA, anti-Ro, anti-La, anti-Sm, anti-RNP negativos.
Anticorpos musculares específicos	Anti-p155/140; anti-MJ; anti-Jo1; anti-Mi2, MAA. Permitem correlações com evolução. Positivos em 10% dos casos. Pouco disponíveis no Brasil.
Enzimas	Elevação de CK, aldolase, AST/TGO, ALT/TGP, DHL.
Provas de atividade inflamatória	Elevação de VHS.
Escalas de avaliação	Permitem avaliação do *status* da doença e resposta terapêutica. São empregadas escala para força muscular, capacidade funcional, bem-estar global, atividade etc.

ALT/TGP: alaninatransferase/transaminase pirúvica; AST/TGO: aspartato aminotransferase/transaminase oxalacética; CK: creatinoquinase; DHL: desidrogenase lática; FAN: fator antinuclear; VHS: velocidade de hemossedimentação.

ESCLERODERMIA

Esclerodermia é uma palavra de origem grega que significa pele dura (*scleros* = duro; *dermis* = pele). A esclerodermia juvenil engloba um espectro amplo de doenças autoimunes, cujas características principais são o espessamento cutâneo e idade de início anterior aos 16 anos.

São descritas duas formas principais: a esclerodermia localizada juvenil ou morfeia, restrita à pele, e a esclerodermia sistêmica juvenil, na qual há comprometimento sistêmico.

Esclerodermia localizada

A esclerodermia localizada (EL) é uma doença complexa, caracterizada por uma combinação de inflamação e fibrose da pele; na população pediátrica também afeta tecidos extracutâneos contíguos, alcançando os músculos e eventualmente o sistema nervoso, no caso das lesões da face.

A EL é a forma mais comum de esclerodermia pediátrica, uma entidade cujos achados histopatológicos cutâneos são similares aos da esclerose sistêmica, embora os fenótipos clínicos sejam marcadamente diferentes. A idade média de início da EL pediátrica é de 6,4 a 8,7 anos, com prevalência maior em caucasianos e nas mulheres.

A EL pode se apresentar clinicamente em diferentes subtipos, dependendo da profundidade e distribuição das lesões, e recebe o nome consagrado de morfeia (Tabela 7).

Em 20 a 70% dos casos de EL verifica-se envolvimento extracutâneo, principalmente do sistema musculoesquelético circunjacente: artralgias, artrite, contraturas e deformidades, que frequentemente necessitam de correções cirúrgicas. O envolvimento muscular inclui mialgias, miosite e atrofia muscular. Como afeta as crianças e os jovens durante a idade de crescimento, pode provocar assimetrias corporais, déficit de crescimento e incapacidades funcionais na juventude e na vida adulta.

O comprometimento do sistema nervoso central é a manifestação extracutânea mais rara (5%), mas preocupante. Em

TABELA 7 Esclerodermia localizada ou morfeia: apresentações clínicas

Apresentação	Descrição
Morfeia circunscrita (Figura 8)	Placa indurada, superfície lisa e cor marfínica, na fase de atividade inflamatória é envolvida por um halo violáceo (anel lilás) de bordas irregulares. A lesão inicial é violácea ou acastanhada; evolutivamente, na porção central surgem atrofia e esclerose, redução de folículos pilosos e discromia variável. Pode haver prurido. Pode ser superficial ou profunda (subcutâneo ou até fáscia).
Morfeia linear ou morfeia segmentar (Figura 9)	Lesão linear que compromete o tronco ou membros. A esclerose costuma aderir a planos profundos, com limitações de movimento e deformidades. Variante "em golpe de sabre": compromete couro cabeludo, fronte e face. Pode conduzir a deformidades das pálpebras, pirâmide nasal, lábios, gengivas. Variante hemiatrofia facial progressiva ou síndrome de Parry-Romberg: resulta em grave dismorfismo.
Morfeia generalizada	Múltiplas lesões em placa.
Morfeia gutata	Pequenas placas, numerosas, como gotas.
Morfeia mista	Combinação de dois ou mais subtipos.
Morfeia panesclerótica	Compromete crianças e adolescentes, é agressiva e mutilante, acometendo a derme profunda, a hipoderme, a fáscia, o músculo e o tecido ósseo. Pode haver comprometimento sistêmico, particularmente esôfago e pulmão, e associação com malformações como flebectasias, pés cavos e espinha bífida.

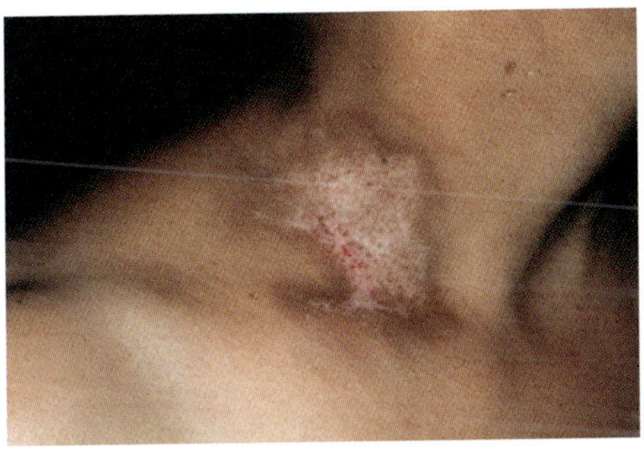

FIGURA 8 Morfeia: placa com hipocromia e hipercromia moteada, intensamente atrófica, circundada por anel lilás que indica atividade inflamatória e progressão da lesão.

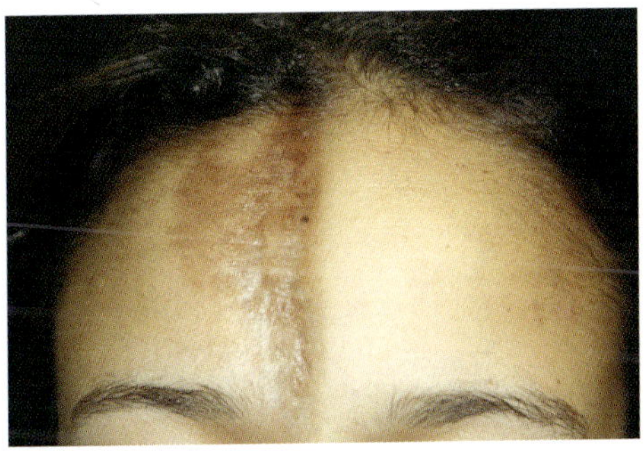

FIGURA 9 Esclerodermia linear da fronte e couro cabeludo (apresentação em golpe de sabre).

pacientes com esclerodermia linear da cabeça, ocorre em 44 a 50% dos casos, provocando comumente convulsões, seguido de cefaleia, hemiparesia, paralisia de nervo facial, neurite óptica, déficit intelectual, doenças psiquiátricas e acidentes isquêmicos. Os achados radiológicos e de análise do líquido cefalorraquidiano demonstram que a doença afeta o sistema nervoso central com mecanismo autoimune.

Patogenia

A patogenia da esclerodermia localizada é complexa e envolve fatores genéticos, embriológicos e imunológicos. Existe uma forte associação com alelos específicos classe I do HLA, com papel de células CD8 ou células NK na resposta imune da EL.

Vários estudos têm confirmado que a EL segue o padrão de distribuição das linhas de Blaschko, diferente do dermátomo, que é o padrão embrionário dos vasos e nervos (ver Capítulo 3 – Semiologia dermatológica). A distribuição ao longo das linhas de Blaschko sugere mosaicismo genômico originado em mutação somática ocorrida durante a embriogênese.

Achados de autoimunidade completam esse complexo mecanismo da EL; autoanticorpos e citoquinas circulantes elevadas estão presentes, contudo não significam evolução para esclerose sistêmica, mas podem predizer a gravidade da doença. Os autoanticorpos presentes na esclerodermia e seu significado estão descritos no Tabela 8.

Diagnóstico diferencial da esclerodermia localizada

- Líquen escleroso e atrófico: dermatose inflamatória que se apresenta com placas hipocrômicas brilhantes, com atrofia da epiderme e esclerose da derme (menos pronunciada que na esclerodermia). Compromete preferencialmente mulheres antes da puberdade ou na menopausa. Os locais mais comuns são o tronco e a genitália, onde pode levar a disfunção urinária e sexual. Pode comprometer a glande. Nas lesões vulvares, prurido e disúria são comuns. A pele atrófica pode levar a sangramento fácil.

TABELA 8 Exames complementares na esclerodermia

Exames	Comentários
Histopatologia	Epiderme atrófica, retificada. Colagenização da derme, que se inicia na junção dermo-hipodérmica, progride comprometendo os coxins adiposos perianexiais e eventualmente com desaparecimento dos anexos
Ultrassonografia da pele com Doppler	Permite avaliar a profundidade da lesão e a atividade da doença
Ressonância magnética	Indicada para avaliar o comprometimento de estruturas profundas, particularmente nas lesões da cabeça e face, em que pode haver comprometimento do sistema nervoso central
Autoanticorpos	
▪ FAN	Positivo em 30-70% dos casos quando testado pela imunofluorescência indireta Não está relacionado ao subtipo da doença ou idade de início Correlação com a atrofia muscular, contraturas e encurtamento de extremidades
▪ Anticentrômero e antitopoisomerase	Positivos em 3-18% casos
▪ Fator reumatoide	Positivos em 16-29% casos
▪ Anti-ssDNA, anti-histona, anti-RNApolimerase III	Podem ser positivos
IgA, IgG E IgM	Podem ser elevados
Enzimas	Creatinoquinase e aldolase elevadas

- Fasciíte eosinofílica: placas endurecidas nas extremidades, à custa da fáscia, acompanhadas por eosinofilia, elevação de VHS e hipergamaglobulinemia.
- Síndrome da pele rígida (*stiff skin syndrome*): placas de consistência endurecida, acompanhadas por hipertricose ou discromia leve, localizadas nas porções proximais dos membros ou tronco. As lesões são congênitas e a epiderme conservada. Exames de imagem evidenciam espessamento da fáscia.
- Atrofodermias: placas de atrofia da derme, acompanhadas ou não de eritema, de aspecto finamente pregueado. Podem ser idiopáticas ou secundárias a processos inflamatórios.
- Escleredema de Buschke: mucinose cutânea caracterizada por induração não depressível da pele na região cervical, dorsal superior e deltoidea.

Tratamento da esclerodermia localizada

- Corticosteroides tópicos e intralesionais: são usados nas placas solitárias e formas iniciais. Usa-se de média e alta potência, com ou sem oclusão. Nas infiltrações deve-se tomar cuidado para não piorar a atrofia ou o risco de necrose
- Calcipotriol: é um análogo da vitamina D e pode ser útil nas formas moderadas progressivas que não respondem aos corticoides tópicos.
- Fisioterapia: recomendam-se hidroterapia e movimentos passivos e ativos para evitar contraturas e anquiloses.
- Tratamento sistêmico. É reservado para casos extensos e graves, principalmente as formas profundas causadoras de contraturas e na hemiatrofia facial. A corticoterapia utilizada é a prednisona (via oral) ou a metilprednisolona em pulsos endovenosos. O metotrexato (0,3 a 0,6 mg/kg) é uma ótima opção para morfeia extensa, em monoterapia ou associado a prednisona. A ciclosporina 3 mg/kg pode ser utilizada nos casos refratários, por períodos curtos, devido à nefrotoxicidade.
- Fototerapia: as radiações ultravioleta B de banda larga ou de banda estreita atuam na epiderme suprimindo a expressão das moléculas de adesão intercelular. A radiação ultravioleta A somente ou associada a psoralenos apresenta 75% de taxa de melhora, mas deve ser usada em baixas doses (20 J/cm^2). A fototerapia também pode ser combinada com tratamentos sistêmicos.
- Terapia imunobiológica: o tocilizumabe, um anticorpo monoclonal anti IL-6, tem mostrado em relatos de casos, de forma *off-label*, uma excelente eficácia em bloquear a progressão da doença, na dose de 8 mg/kg a cada 4 semanas.

Esclerodermia sistêmica juvenil

A esclerodermia sistêmica juvenil é uma doença multissistêmica do tecido conectivo caracterizada por inflamação, anormalidades vasculares e fibrose que comprometem a pele e órgãos internos.

É uma doença rara, que compromete principalmente adultos; 10% dos casos são crianças com início aos 8 anos.

Os principais comprometimentos e os exames complementares estão resumidos nas Tabelas 9 e 10.

Fenômeno de Raynaud em associação ao padrão SD de capilaroscopia é altamente correlacionado com o desenvolvimento de ESJ.

TABELA 9 Manifestações clínicas da esclerodermia sistêmica juvenil

Órgão/sistema	Quadro
Vascular	▪ O fenômeno de Raynaud costuma ser a manifestação inicial da doença, apresentando-se nas mãos, pés e eventualmente nas orelhas, ponta do nariz e lábios. Pode ser intenso e crônico, resultando em úlceras digitais e reabsorção de falanges.
Pele	▪ A induração da pele é o sintoma mais comum; o quadro tem início com edema, notadamente nas extremidades, que vai sendo substituído por induração, desaparecimento do pregueamento da pele, perda de pelos e anidrose. A face se torna inexpressiva pela perda de elasticidade e dificuldade de mímica; o nariz afilado, microstomia, dificuldade de fechar os olhos, telangiectasias.
Osteoarticular	▪ Poliartralgia e poliartrite simétrica (pés, mãos, tornozelos, punhos, cotovelos e joelhos). ▪ Com a evolução da esclerose, há contraturas articulares.
Trato gastrointestinal	▪ Comprometido em metade dos casos, com disfagia, obstipação e eventualmente má absorção.
Pulmão	▪ Geralmente é assintomático, mas pode cursar com tosse seca e dispneia. A fibrose basilar é mais comum em adultos (em vidro fosco).
Coração	▪ Derrame pericárdico, cardiomiopatia. Incomum na infância.
Rim	▪ Comprometimento renal é incomum. Pode ser insidioso (hipertensão) ou abrupto (crise renal esclerodérmica com hipertensão maligna), coagulação disseminada, anemia hemolítica e insuficiência renal aguda.
Neurológico	▪ Neuropatia periférica, síndrome do túnel do carpo. Pouco comum.
Olhos	▪ Uveíte anterior.

TABELA 10 Exames complementares para esclerodermia sistêmica juvenil

Exame	Observação
FAN	▪ Positivo em 75% dos casos juvenis (adultos = 90%), nucleolar pontilhado ou homogêneo.
Anticorpos	▪ Anti-Scl-70 em 34% dos casos. ▪ ACA 7%.
Capilaroscopia	▪ Padrão SD (ectasias, tortuosidade, micro-hemorragias, desorganização e áreas de deleção) se manifesta meses antes da expressão da esclerose.

Tratamento

Inclui medidas de suporte geral (alimentação, fisioterapia, terapia ocupacional, fotoproteção, evitar exposição ao frio, evitar trauma que propicia calcinose).

Corticoides são usados na fase edematosa: nas outras fases, metotrexato, ciclosporina, azatioprina ou micofenolato de mofetila.

Para o tratamento do fenômeno de Raynaud, bloqueadores do canal de cálcio (nifedipina). Prostaciclina, bosentan. Os inibidores da ECA modificaram a evolução para insuficiência renal. Ciclofosfamida e rituximabe têm sido empregados no manejo da fibrose pulmonar.

CONCLUSÃO

As doenças cutâneas autoimunes na infância são raras, mas apresentam envolvimento multissistêmico, e possuem variadas formas de apresentação, levando a dificuldades no diagnóstico e a especificidades no seu tratamento.

SUGESTÕES DE LEITURA

1. Aringer M, Costenbader K, Daikh D, Brinks R, Mosca M, Ramsey-Goldman R, et al. 2019 European League Against Rheumatism/American College of Rheumatology classification criteria for systemic lupus erythematosus. Ann Rheum Dis. 2019;78(9):1151-9.
2. Arkin LM, Nguyen C, Klein-Gitelman M. Cutaneous manifestations of pediatric lupus. Curr Opin Rheumatol. 2019;31(5):411-20
3. Borba Neto EF, Lanna CCD, Albuquerque EMN, Bonfá E, Sato EI, Kklumb EM, et al. Lupus eritematoso. Disponível em: https://sbrreader.manoleeducacao.com.br/epub_2ed/9786555763379.epub_FILES/OEBPS/Text/chapter031.xhtml (acesso 18 set 2021).
4. Foeldvari I, Culpo R, Sperotto F, Anton J, Avcin T, Baildam E, et al. Consensus-based recommendations for the management of juvenile systemic sclerosis. Rheumatology. 2021;60(4):1651-8.
5. Kaushik A, Mahajan R, De D, Handa S. Paediatric morphoea: a holistic review. Part 1: epidemiology, aetiopathogenesis and clinical classification. Clin Exp Dermatol. 2020;45(6):673-8.
6. Kaushik A, Mahajan R, De D, Handa S. Paediatric morphoea: a holistic review. Part 2: diagnosis, measures of disease activity, management and natural history. Clin Exp Dermatol. 2020;45(6):679-84.
7. Pachman LM, Nolan BE, DeRanieri D, Khojah AM. Juvenile dermatomyositis: New clues to diagnosis and therapy. Curr Treatm Opt Rheumatol. 2021;7(1):39-62.
8. Petri M, Orbai AM, Alarcón GS, Gordon C, Merrill JT, Fortin PR, et al. Derivation and validation of the Systemic Lupus International Collaborating Clinics classification criteria for systemic lupus erythematosus. Arthritis Rheum. 2012;64(8):2677-86.
9. Sallum AME, Moraes AJP, Omori CH, Silva CA. Miopatias inflamatórias. In: Silva CAA, Campos LMA, Sallum, AME. Doenças reumáticas na criança e no adolescente. 3 ed. Barueri, SP: Manole; 2018. p. 213-27.
10. Trindade VC, Carneiro-Sampaio M, Bonfa E, Silva CA. An update on the management of childhood-onset systemic lupus erythematosus. Paediatr Drugs. 2021;23(4):331-47.

CONTEÚDO COMPLEMENTAR

Utilize o QR code abaixo para acessar as questões comentadas do capítulo (senha: dermatologiaicr).

24

Vasculites cutâneas na infância

Tatiana Mina Yendo

PONTOS-CHAVE DESTE CAPÍTULO

- As vasculites cutâneas correspondem a processos inflamatórios associados à reação de hipersensibilidade tipo III de vasos localizados na pele. Podem acometer vasos da derme, considerados de pequeno calibre, ou da hipoderme, de médio calibre. Podem ser primárias ou secundárias a doenças sistêmicas.
- As vasculites cutâneas são raras na faixa etária pediátrica, sendo as doenças mais comuns na infância a vasculite por IgA, seguida pela doença de Kawasaki.
- Os exames histopatológico e de imunofluorescência direta são importantes para o diagnóstico das vasculites cutâneas e devem ser realizados no momento oportuno para uma boa correlação clinicopatológica.
- Elas podem ou não ser acompanhadas de acometimento sistêmico, com possibilidade de evolução para quadros graves. Logo, devem ser investigadas e tratadas quando necessário.

INTRODUÇÃO

A pele é irrigada por vasos sanguíneos que adentram a hipoderme e se ramificam até a derme. A epiderme recebe nutrientes e realiza a troca de gases passivamente por meio do processo de difusão. Os vasos sanguíneos cutâneos podem ser acometidos por processos patológicos distintos, que geram um processo inflamatório por ativação da imunidade celular e resultam em destruição dessas estruturas. O processo patológico que acomete os vasos da derme é classificado como vasculite de vasos de pequeno calibre (arteríolas, capilares e vênulas) e os da hipoderme, como vasculite de médio calibre. Podem ser primários ou associados a causa secundária.

São condições raras em crianças, benignas e autolimitadas na maioria dos casos, porém podem estar associadas a doenças de morbidade relevante ou ter repercussões sistêmicas e, por isso, devem ser devidamente investigadas. Deve-se questionar sobre o uso de medicações (penicilina, paracetamol e anti-inflamatórios não hormonais), vacinação recente, comorbidades e antecedentes familiares. A maioria dos casos, geralmente associados a medicações ou infecções, tem remissão espontânea em até seis meses. Há vasculites com caráter recidivante, como na vasculite por IgA ou púrpura de Henoch-Schönlein e em vasculites associadas a doenças do tecido conectivo (lúpus eritematoso sistêmico, artrite reumatoide, síndrome de Sjögren). Raros casos podem ter evolução crônica, geralmente associados à malignidade ou à crioglobulinemia. A presença de sintomas constitucionais, como febre, artralgia, mialgia, perda de peso, anorexia, pode indicar acometimento sistêmico pela vasculite, bem como anormalidades nos exames laboratoriais.

VASCULITE POR IGA OU PÚRPURA DE HENOCH--SCHÖNLEIN

Epidemiologia

As vasculites cutâneas na faixa etária pediátrica são raras e, portanto, há poucos dados sobre incidência e prevalência. A vasculite por IgA, também conhecida como púrpura de Henoch-Schönlein, é a vasculite cutânea mais comum em crianças, correspondendo a mais de 50% dos casos de vasculites na faixa etária pediátrica. Tem incidência anual estimada em 3 a 26,7 casos a cada 100 mil crianças, sendo mais comum no sexo masculino do que no feminino (2:1). O primeiro episódio de púrpura de vasculite por IgA ocorre geralmente em menores de 10 anos de idade (90% dos casos), sendo mais comum entre 4 e 7 anos. Há aumento do número de casos durante o outono e o inverno.

Patogenia

A púrpura de Henoch-Schönlein é caracterizada pela deposição de imunocomplexos compostos por IgA nos vasos de pequeno calibre da derme, resultando em inflamação de arteríolas, capilares e vênulas e do tecido perivascular. Caracteriza-se como uma reação de hipersensibilidade tipo III de Gell e Coombs. Há necrose dos vasos por ação de polimorfonucleares, sistema complemento ativado e citocinas pró-inflamatórias, com deposição de fibrina nas suas paredes. Dessa forma, os vasos de pequeno calibre perdem sua função, resultando em extravasamento de hemácias para o interstício, edema e necrose tecidual.

Associam-se à púrpura de Henoch-Schönlein as infecções bacterianas (*Streptococcus* do grupo beta-hemolítico – 20 a 50% dos casos –, *Bartonella henselae, Staphylococcus aureus, Helicobacter pylori, Haemophilus parainfluenzae, Salmonella* sp., micobactérias), virais (vírus do Coxsackie, parvovírus B19, HIV, Epstein-Barr, hepatite A, B e C), por protozoários (giardíase), as picadas de insetos, o uso de medicações e a vacinação, que antecedem o quadro de vasculite de pequenos vasos.

Acredita-se que alguns HLA podem aumentar a susceptibilidade do indivíduo a apresentar púrpura de Henoch-Schönlein ou vasculite por IgA como: HLA-DRB1, HLA-B35 e HLA-A11.

Quadro clínico

A lesão característica da vasculite de pequenos vasos é a púrpura palpável (Figura 1), geralmente assintomática, que surge 5-7 dias após o evento desencadeador, geralmente em surtos. Essas lesões se formam principalmente nos membros distais e nos glúteos, porém em um terço dos casos podem acometer também os membros proximais, a face e o tronco. O fenômeno de Köebner e a fragilidade capilar são observados nesta doença. Petéquias, vesículas, lesões urticariformes, úlceras, necrose e bolhas hemorrágicas também podem ser identificadas na vasculite por IgA com menor frequência. As lesões mais graves e com maior tempo de evolução, como úlceras e necrose, estão associadas ao acometimento renal e gastrointestinal. Um terço dos casos apresenta recorrências das lesões cutâneas, porém os casos subsequentes são menos severos e mais curtos do que o episódio anterior.

É uma condição benigna e autolimitada na maioria dos casos, com melhora em até um mês de forma espontânea, deixando máculas hipercrômicas residuais devido ao depósito de hemossiderina na derme. Porém, há casos de acometimento sistêmico por essa doença. Os sintomas gastrointestinais mais comuns são hemorragia digestiva alta, dor abdominal, gastrite, enterite, intussuscepção, ocorrendo em 56% dos pacientes com esta doença. Oligúria, hipertensão arterial sistêmica, edema periférico, hematúria, glomerulonefrite, síndrome nefrítica, síndrome nefrótica, insuficiência renal (2-20% dos casos evoluem para a forma crônica), são resultados de acometimento renal pela doença, que se inicia em até dois meses do início dos sintomas. Fatores de risco para maior gravidade da disfunção renal são: maior idade de início do quadro, manifestações clínicas abdominais, púrpura persistente e baixa atividade do fator XIII. O acometimento articular com artralgia e edema periarticular, artrite simétrica de grandes articulações (quadril, joelhos e tornozelos) são comuns nesta doença, ocorrendo em 66% dos casos, sendo a primeira manifestação da doença em 15% dos pacientes. Pode também ocorrer edema escrotal, orquite, ascite, serosite, pancreatite, vasculite de sistema nervoso central, hemorragia intracraniana, ataxia, mononeuropatia, hemorragia pulmonar etc.

Diagnósticos diferenciais: púrpura trombocitopênica idiopática, púrpura trombocitopênica trombótica, edema agudo hemorrágico do lactente, coagulação intravascular disseminada, sepse, escorbuto, urticária, artrite idiopática juvenil, lúpus eritematoso sistêmico, púrpura pigmentosa crônica.

Diagnóstico

O exame histopatológico tem grande importância no diagnóstico da vasculite por IgA. Idealmente, a biópsia cutânea das vasculites de pequeno calibre deve ser realizada em uma lesão recente, que tenha surgido entre 24-48 horas, para que os achados característicos sejam identificados. Essas lesões apresentam os achados típicos de uma vasculite de pequenos vasos: um infiltrado neutrofílico perivascular, com leucocitoclasia, extravasamento de hemácias e necrose fibrinoide na parede dos vasos. Com a evolução do processo inflamatório, os neutrófilos são substituídos por linfócitos e histiócitos, dificultando o diagnóstico.

O exame de imunofluorescência direta de lesões de púrpura de Henoch-Schönlein é característico, pois apresenta deposição granulosa de IgA ao redor dos vasos dérmicos (Figura 2). Porém, a sua ausência não exclui o diagnóstico de vasculite por IgA. Podem também ocorrer deposições de IgM e C3 na parede dos vasos. A biópsia encaminhada para a realização desse exame também deve ser realizada em uma lesão recente, que surgiu entre 8 a 24 horas, pois, com o tempo, há degradação dos imunocomplexos pelos leucócitos, resultando em um exame falso-negativo.

Para avaliação de acometimento sistêmico, é recomendada a realização de hemograma completo (pode ocorrer leucocitose e plaquetose), coagulograma, marcadores inflamatórios PCR e VHS, avaliação metabólica completa, urina tipo I, proteinúria e creatininúria, ureia e creatinina. Cerca de 12% dos casos de vasculite por IgA apresentam ANCA positivo. Em caso de dor abdominal, deve-se solicitar amilase e lipase e, se houver suspeita de intussuscepção, ultrassonografia abdominal e enema baritado. Para excluir torção testicular em casos de edema escrotal, deve-se solicitar ultrassonografia testicular. Em casos selecionados, a biópsia renal e exames de imagem renais podem ser necessários.

Os critérios diagnósticos de vasculite por IgA foram desenvolvidos pelo EULAR/PRINO/PRES em 2010, têm sensibilidade de 100% e especificidade de 87%. Para o seu diagnóstico, é necessária a presença do critério maior e de pelo menos um dos critérios menores (Tabela 1).

Quando há dor abdominal intensa, artralgia, hemorragia digestiva ou edema escrotal é indicado o uso de corticosteroides sistêmicos, porém ainda não há um consenso em relação à sua dose e tempo de tratamento. Como medicações poupadoras de corticosteroides, podem ser usadas a dapsona, a colchicina e a hidroxicloroquina. É importante frisar que o uso de corticosteroides sistêmicos não preveniu o desenvolvimento de doença renal nem mudou o curso clínico da doença. Em casos de nefrite severa, podem ser utilizados inibidores da enzima conversora de angiotensina, imunossupressores (azatioprina

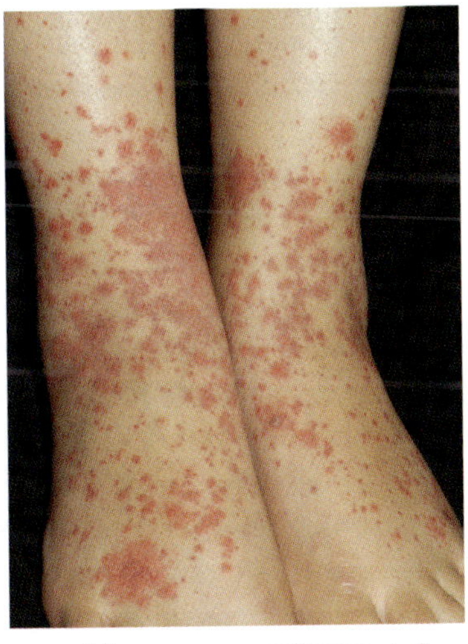

FIGURA 1 Púrpura na vasculite por IgA.

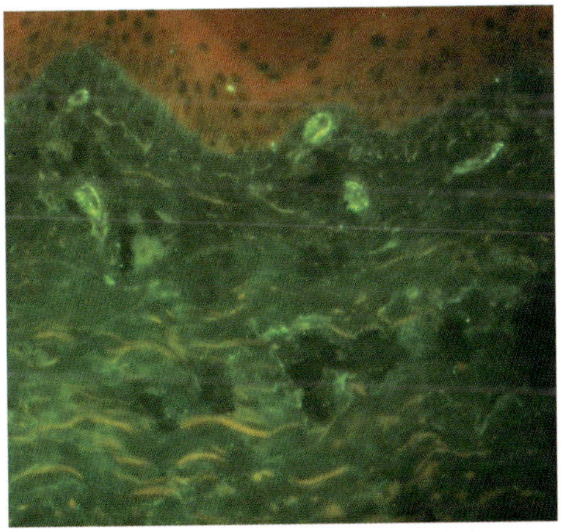

FIGURA 2 Exame de imunofluorescência direta: deposição granulosa de IgA ao redor dos vasos dérmicos.

TABELA 1 Critérios diagnósticos de vasculite por IgA pela Liga Europeia Contra o Reumatismo (EULAR/PRINTO/PRES)

Critérios diagnósticos	Definição
Maior	Púrpura palpável ou petéquias localizadas predominantemente nas extremidades inferiores.
Menores	Dor abdominal aguda de início súbito, difusa, em cólica, hemorragia digestiva ou intussuscepção.
	Presença de vasculite leucocitoclástica com deposição de IgA à análise histopatológica e de imunofluorescência direta.
	Glomerulonefrite proliferativa com deposição de IgA.
	Proteinúria com > 0,3g/24 horas, relação proteinúria/creatinina > 30 mmoL/mg, hematúria > 5 eritrócitos/campo ou ≥ 2 cilindros hemáticos.
	Edema articular de início súbito, artrite ou artralgia com limitação a movimentação.

associado a corticosteroides, micofenolato de mofetila, ciclosporina, ciclofosfamida ou plasmaférese). Há relatos de uso de imunoglobulina intravenosa e rituximabe.

DOENÇA DE KAWASAKI

Epidemiologia

A doença de Kawasaki é a segunda causa mais comum de vasculite na população infantil. Ocorre com maior frequência entre os 6 meses e os 5 anos de idade. É mais comum nos países asiáticos. Acomete mais pessoas do sexo masculino do que do feminino (1,5:1). Em países temperados, ocorre com maior frequência no inverno e na primavera. Há descrição de recorrência da doença de Kawasaki em 2 a 4% dos casos, mais comuns no sexo masculino, com menos de 3 anos de idade, com proteína C reativa sérica elevada e complicações cardíacas.

Patogenia

A sua etiologia é desconhecida. Acredita-se que esteja associada a infecções virais (adenovírus, varicela-zóster, Epstein-Barr) ou bacterianas (*Mycoplasma pneumoniae*). Ademais, há diversos polimorfismos gênicos que foram associados à maior susceptibilidade a esta doença.

Quadro clínico

O diagnóstico de doença de Kawasaki é feito a partir da presença do critério maior e de quatro critérios menores (Tabela 2).

Outros achados cutâneos não incluídos nos critérios diagnósticos são a queilite e a icterícia. O exantema apresentado geralmente se inicia pelo tronco e pode confluir na região perineal, evoluindo com descamação na área da fralda no sexto dia de doença. Essas lesões podem ser pruriginosas e raramente se formam lesões vesicobolhosas. A doença de Kawasaki pode também ter outras manifestações sistêmicas, como irritabilidade, paralisia do nervo facial, meningite asséptica, uveíte anterior, otite média, sintomas respiratórios, artrite, uretrite, pancreatite e hepatite. As complicações de maior morbimortalidade estão associadas ao sistema cardiovas-

TABELA 2 Critérios diagnósticos da doença de Kawasaki

Critérios	Manifestações clínicas
Maior	Febre por 5 dias ou mais (início abrupto e não responsivo ao uso de antitérmicos).
Menores	Conjuntivite bilateral (80-90%).
	Alterações da mucosa oral, com edema de faringe e lábios, fissuras labiais, língua em morango (80-90%).
	Alterações das extremidades distais, incluindo eritema e edema agudos das mãos e dos pés e descamação (80%).
	Erupção cutânea polimorfa: macular, escarlatiniforme, morbiliforme, eritema multiforme símile, urticariforme ou eritrodermia (> 90%) (Figura 3).
	Adenomegalia cervical, com linfonodos ≥ 1,5 cm de diâmetro (50%).

cular. Em torno de 15 a 25% dos pacientes com doença de Kawasaki apresentam vasculite das artérias coronárias, que levam à ectasia dos vasos e à formação de aneurismas. Podem evoluir com derrame pericárdico, arritmias, regurgitação valvular, insuficiência cardíaca congestiva e infarto agudo do miocárdio. Esses pacientes podem apresentar tardiamente estenose coronariana e isquemia miocárdica. A taxa de mortalidade é estimada em 0,01 a 0,2%, geralmente associada ao infarto agudo do miocárdio por arritmia, ruptura aguda coronariana ou insuficiência cardíaca congestiva. Alterações de grandes artérias, como axilares, ilíacas comuns, renais, subclávias e femorais, também podem ocorrer. Essas complicações são mais comuns em crianças com menos de 6 meses ou com mais de 5 anos de idade, provavelmente devido ao atraso no diagnóstico e tratamento.

Casos que não preenchem todos os critérios são denominados doença de Kawasaki incompleta, mais comum em crianças mais jovens ou mais velhas, que têm maior risco de lesões coronarianas.

Diagnósticos diferenciais: sarampo, parvovirose, adenovirose, síndrome inflamatória multissistêmica associada à Covid-19, Kawasaki-símile associado à Covid-19, leptospirose, citomegalovirose, síndrome de Stevens-Johnson, síndrome do choque tóxico, doença do soro, poliarterite nodosa, artrite idiopática juvenil.

Diagnóstico

O conjunto de alterações clínicas e laboratoriais permite o diagnóstico desta doença. A realização de exame de imagem cardíaco é recomendada, como ecocardiograma, angiografia coronária ou angiorressonância coronária, a fim de detectar precocemente o acometimento cardíaco pela doença. Além disso, deve-se realizar eletrocardiograma para complementar a avaliação do coração. Deve-se solicitar hemograma completo, provas de atividade inflamatória, enzimas e função hepática, função renal, urina tipo I. Deve-se realizar avaliação oftalmológica e neurológica.

Tratamento

Deve-se realizar a administração de imunoglobulina intravenosa (2 g/kg, em 8 a 12 horas) e ácido acetilsalicílico via oral (80 a 100 mg/kg/dia, divididos em 4 doses, se houver febre; e 3 a 5 mg/kg/dia, em dose única diária, se afebril), que reduzem as complicações cardíacas em até cinco vezes

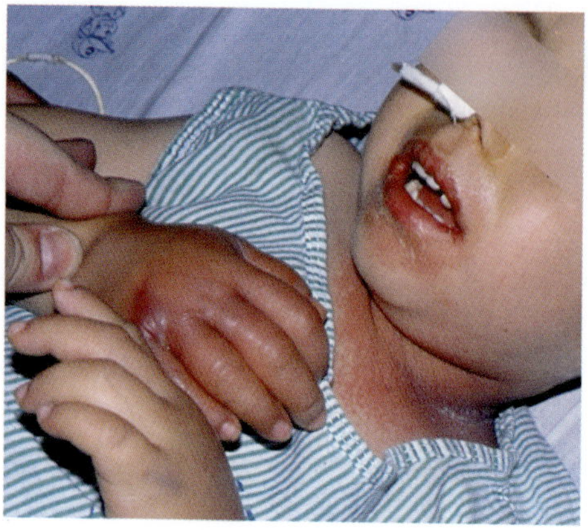

FIGURA 3 Doença de Kawasaki.

se administrados nos primeiros dez dias de sintomas. Apesar do menor benefício, esse esquema terapêutico também deve ser realizado quando os diagnósticos são mais tardios. Cerca de 10 a 20% dos pacientes não são responsivos a esse tratamento, mantendo quadro febril por mais de 36 horas após o início da administração das medicações. Nesses casos, uma segunda dose de imunoglobulina intravenosa deve ser aplicada, e considera-se a introdução de corticoterapia sistêmica como tratamento adjuvante. Há relatos de uso de imunobiológicos inibidores de TNF-alfa em casos de resistência ao tratamento padrão.

Em casos de acometimento cardíaco, os pacientes devem ser seguidos por 1 a 2 anos após as imagens coronárias se apresentarem sem alterações.

VASCULITE URTICARIFORME

Epidemiologia

A vasculite urticariforme (urticária vasculite) é rara na faixa etária pediátrica, não existindo dados sobre a prevalência desta doença na infância.

Patogenia

Acredita-se que a vasculite urticariforme corresponde a reação de hipersensibilidade tipo III, com deposição de imunocomplexos nas vênulas pós-capilares da derme, levando a ativação do sistema complemento, quimiotaxia de neutrófilos e ativação de mastócitos, que geram a inflamação tecidual e vasculite leucocitoclástica. A ativação de mastócitos promove o recrutamento de eosinófilos, que, por meio da liberação de citocinas, aumentam a permeabilidade vascular e o processo inflamatório local.

Pode ser classificada como vasculite urticariforme hipocomplementêmica (VUH) (20% dos casos) ou normocomplementêmica, ou conforme haja ou não consumo de complemento associado. A maior parte dos casos de vasculite urticariforme normocomplementêmica não tem etiologia conhecida. Em geral, são quadros leves, autolimitados, com lesões predominantemente cutâneas. Já as VUH estão mais associadas a doenças sistêmicas, como às síndromes autoinflamatórias (síndrome de Schnitzler, síndrome de Muckle-Wells, síndrome de Cogan, AHA – *arthritis, hives, angioedema*), às colagenoses (lúpus eritematoso sistêmico, síndrome de Sjogren, esclerodermia, artrite reumatoide), às infecções (hepatite B, hepatite C, infecção pelo vírus do Epstein-Barr), às neoplasias malignas e ao uso de medicações (anti-inflamatórios não hormonais, penicilinas, sulfonamidas, tiazídicos, inibidores da enzima conversora de angiotensina). Apresentam quadro crônico e são condições potencialmente fatais.

Quadro clínico

A vasculite urticariforme caracteriza-se por placas eritemato-edematosas (Figura 4), dolorosas, com ardência, que persistem por mais de 24 horas e após involuem, deixando lesões residuais hipercrômicas devido ao extravasamento de hemácias. Localizam-se preferencialmente nos membros inferiores, distribuídas de forma simétrica, porém podem acometer outras topografias. As recorrências são comuns. Ocasionalmente podem ocorrer lesões purpúricas e necróticas associadas. Menos de 50% dos casos apresentam angioedema associado.

Sintomas sistêmicos em geral são mais severos e mais comuns do que nas outras formas de vasculite de pequenos vasos. Esta doença pode ser acompanhada por febre, edema, acometimento renal (hematúria e proteinúria), sintomas gastrointestinais (dor abdominal, diarreia, náusea, vômitos e hepatoesplenomegalia), artralgia, artrite, fenômeno de Raynaud, comprometimento oftalmológico (conjuntivite, uveíte, episclerite), doença pulmonar obstrutiva crônica. Esse quadro é mais comum na VUH.

Diagnósticos diferenciais: urticária, edema agudo hemorrágico da infância, eritema *marginatum*, eritema anular centrífugo, eritema multiforme, síndrome de Sweet, vasculite por IgA, lúpus eritematoso, doença do soro.

Diagnóstico

A dosagem de complemento (C1q, C3, C4 e CH50) é importante para classificar a urticária vasculite apresentada pelo paciente. Os seus níveis estão reduzidos na VUH. As provas de atividade inflamatória podem indicar a atividade da doença. Ademais, deve-se fazer uma triagem para lúpus eritematoso sistêmico, com pesquisa de FAN, anti-dsDNA, anti-Sm. Outras comorbidades devem ser investigadas de acordo com os sintomas associados.

O exame histopatológico auxilia no diagnóstico da vasculite urticariforme, pois apresenta achados típicos de vasculite leucocitoclástica, diferenciando-a da urti-

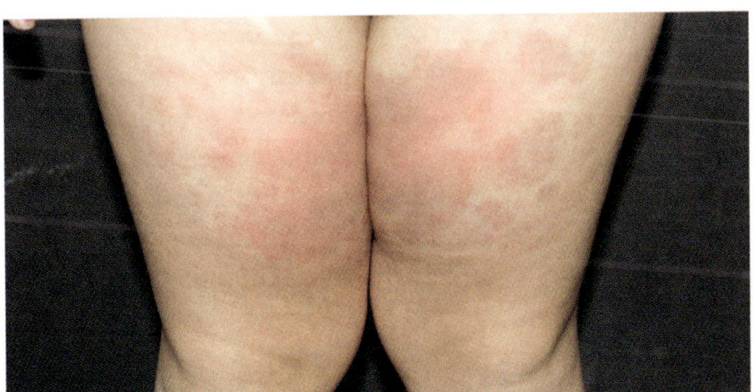

FIGURA 4 Vasculite urticariforme.

cária. À imunofluorescência direta, observa-se deposição de IgG, C3 e C1q em padrão granuloso na parede dos vasos.

Dependendo da sintomatologia, podem ser indicados os seguintes exames: radiografia de tórax, ecocardiograma, prova de função pulmonar, ultrassonografia abdominal e biópsia renal.

Tratamento

Ainda há poucos trabalhos sobre o tratamento de vasculite urticariforme na população pediátrica. A maioria dos casos apresenta quadro crônico, porém benigno. Quadros localizados podem ser tratados com sintomáticos apenas, como anti-histamínicos sistêmicos. Em casos mais extensos, pode-se utilizar dapsona, colchicina ou hidroxicloroquina. Quando há sintomas sistêmicos associados, tratamentos mais agressivos são indicados, com o uso de imunossupressores. Corticosteroides sistêmicos, metotrexato, azatioprina, ciclosporina, ciclofosfamida e micofenolato mofetila são exemplos de medicações utilizadas. Em casos associados a lúpus eritematoso sistêmico, os imunobiológicos (rituximabe) podem ser considerados além da imunoglobulina intravenosa. Deve-se tratar também a doença desencadeadora, quando presente.

EDEMA AGUDO HEMORRÁGICO DA INFÂNCIA

Epidemiologia

O edema agudo hemorrágico da infância (doença de Finkelstein, doença de Seidlmayer, púrpura pós-infecciosa em cocar, eritema multiforme infantil, vasculite urticariforme da infância) é uma doença rara, benigna e autolimitada que acomete crianças dos 4 meses aos 3 anos de idade. É mais comum no sexo masculino, sem diferença entre as etnias. Tem duração de 1 a 3 semanas, sem complicações a longo prazo. Há alguns casos de recorrência descritos.

Patogenia

Essa condição de etiologia desconhecida é associada em 75% dos casos às infecções bacterianas e virais de trato respiratório superior (*Streptococcus* do grupo A, *Mycoplasma pneumoniae*, adenovírus, herpes simples vírus, citomegalovírus, tuberculose etc.); em 75% dos casos, ao uso de medicações (paracetamol, antibióticos e anti-inflamatórios não esteroidais) e vacinação. Esses fatores desencadeiam uma resposta inflamatória mediada por imunocomplexos, que resulta em vasculite de pequenos vasos, caracterizada por leucocitoclasia e deposição de fibrina na parede dos casos.

Quadro clínico

O edema agudo hemorrágico da infância é caracterizado pela tríade febre baixa (com bom estado geral), edema (principalmente na face) e lesões eritemato-purpúricas em cocar ou em medalhão, com bordas recortadas e bem definidas, clareamento central, distribuídas simetricamente na face, orelhas, pálpebras, membros e região perianal. O quadro cutâneo é caracterizado por lesões em alvo, de 1 a 5 cm de diâmetro, eritemato-purpúricas, envoltas em edema indurado, que podem ser dolorosas. Edema escrotal, artralgia, artrite, glomerulonefrite, hematúria, proteinúria, dor abdominal, diarreia, hemorragia digestiva e intussuscepção são exemplos de sintomas sistêmicos que raramente acompanham o edema agudo hemorrágico da infância.

Diagnósticos diferenciais: púrpura *fulminans*, vasculite por IgA, urticária, eritema polimorfo, eritema nodoso, maus-tratos infantis, síndrome de Gianotti-Crosti, síndrome de Sweet, lúpus neonatal.

Diagnóstico

O diagnóstico é clínico. Os achados laboratoriais são inespecíficos, como elevação de provas inflamatórias, leucocitose, trombocitose e, ocasionalmente, elevação dos níveis de imunoglobulinas. Um caso de consumo de complemento associado a acometimento renal foi relatado.

A análise histopatológica da biópsia cutânea pode corroborar o diagnóstico clínico. Verifica-se a presença de vasculite leucocitoclástica. À imunofluorescência direta, observa-se deposição vascular de IgM (80%), IgA (25%), IgE (30%), IgG (20%) e C1q.

Tratamento

Em geral, não é necessário tratamento específico, sendo a terapêutica direcionada para o alívio dos sintomas. Em casos de acometimento sistêmico, pode-se considerar o uso de corticosteroides sistêmicos. A resolução do quadro ocorre espontaneamente em poucas semanas.

POLIARTERITE NODOSA CUTÂNEA

Epidemiologia

Definir incidência e prevalência de poliarterite nodosa (PAN) cutânea em crianças (PAN juvenil) não é possível devido à raridade de casos. Pode acometer crianças de todas as idades e não há predileção por sexo.

Patogenia

A PAN é uma vasculite necrotizante sistêmica que acomete artérias de pequeno e médio calibres de múltiplos órgãos, causando trombose e aneurismas. A PAN cutânea (poliarterite nodosa cutânea) limita-se ao acometimento da pele. É uma condição rara e com menor morbidade em relação à PAN com acometimento de outros órgãos. Acredita-se que o processo inflamatório esteja associado à deposição de imunocomplexos nos vasos de pequeno e médio calibres da pele. Esse fenômeno pode ser precedido por: faringite por *Streptococcus* do grupo A, vacinação (hepatite B, difteria-tétano-pertussis), picadas de vespa, medicações (penicilina, tetraciclina) e infecções virais (por HIV, hepatite B, Epstein-Barr, parvovírus B19, HTLV-1). Há raros casos de associação com doença inflamatória intestinal e síndrome do anticorpo antifosfolípide.

Quadro clínico

A PAN cutânea é caracterizada pela presença de nódulos subcutâneos, eritemato-violáceos, dolorosos, com 1 a 5 cm de diâmetro, nos membros inferiores (Figura 5). Podem se localizar também no tronco e nos membros superiores. Essas lesões podem coalescer, ulcerar e evoluir para cicatrizes estelares atróficas (atrofia branca). Outros achados cutâneos característicos desta doença são o livedo reticular e racemoso, fenômeno de Raynaud, púrpura, lesões ulceradas e necróticas nas extremidades, que podem evoluir para gangrena. Geralmente as úlceras estão acompanhadas de neuropatia periférica. Pode ser acompanhada de sintomas sistêmicos, como febre alta (maior que 39 °C), mal-estar, artralgia e artrite de grandes articulações e perda de peso. A arterite cutânea é uma condição benigna, porém crônica, com períodos de remissão intercalados com de recidiva. Há poucos casos de complicações graves, mais comuns em menores de 10 anos, como necrose de extremidades, que podem necessitar de amputação.

Na PAN sistêmica, pode ocorrer acometimento: renal, com hipertensão arterial, insuficiência renal; do trato gastrointestinal, com dor abdominal; neurológico, com neuropatia periférica. Podem ser observados microaneurismas e vasculopatia em angiografia. Nesses casos, 20 a 50% apresentam quadro cutâneo associado.

Diagnósticos diferenciais: PAN sistêmica, eritema nodoso, poliangeíte microscópica, granulomatose eosinofílica com poliangeíte, granulomatose com poliangeíte, sarcoidose e colagenoses (lúpus eritematoso sistêmico).

Diagnóstico

O diagnóstico é feito a partir da correlação clinicopatológica. Deve-se realizar uma biópsia profunda, incluindo na amostra o tecido celular subcutâneo. A análise histopatológica revela vasculite necrotizante caracterizada por necrose fibrinoide da parede das artérias de pequeno e médio calibres, infiltrado neutrofílico com leucocitoclasia, extravasamento de hemácias e paniculite com infiltrado celular misto, contendo células mononucleares, neutrófilos e eosinófilos perivasculares. O exame de imunofluorescência direta pode demonstrar a presença de depósitos de IgM e C3 na parede dos vasos.

Deve-se avaliar a presença de PAN com acometimento sistêmico e doenças associadas (Tabela 3).

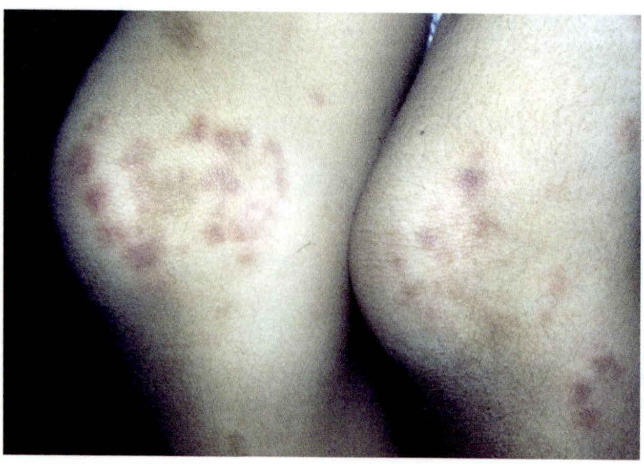

FIGURA 5 Poliarterite nodosa cutânea.

TABELA 3 Avaliação laboratorial em casos de suspeita de poliarterite nodosa cutânea

Exames	Achados
Hemograma completo e coagulograma	Leucocitose com plaquetose
Provas de atividade inflamatória (PCR e VHS)	Elevados
Investigação de infecção estreptocócica (ASLO, anti-DNase B ou *Strep test*)	Positivos em casos de associação com infecção estreptocócica
Avaliação renal (urina tipo I, ureia, creatinina)	Alterados na PAN sistêmica com acometimento renal
Avaliação metabólica	Em geral sem alterações, a não ser que haja associação com outras doenças
Autoanticorpos (FAN, ANCA, anticardiolipina, anticoagulante lúpico, anti-beta-2 glicoproteína 1)	Em geral negativos, a não ser que haja associação com outras doenças

ANCA: anticorpos anticitoplasma de neutrófilos; FAN: fator antinúcleo; PAN: poliarterite nodosa.

Tratamento

O tratamento imunossupressor é indicado na maioria dos casos. Prednisona 1 mg/kg/dia deve ser iniciada durante a crise. Podem ser utilizados agentes poupadores de corticosteroides como colchicina, dapsona, ciclofosfamida, metotrexato, micofenolato de mofetila, imunoglobulina intravenosa e agentes anti-TNF alfa. Em casos juvenis, em que a infecção estreptocócica é associada, sugere-se realizar profilaxia com penicilina por longo período. Se necrose extensa ou gangrena estiverem presentes, indica-se o uso de tratamento com vasodilatadores (bloqueador do canal para cálcio, nitroglicerina tópica em pasta, pentoxifilina), anticoagulantes e antiplaquetários. Em alguns casos, pode ser necessário o debridamento cirúrgico e até mesmo a amputação de estruturas.

VASCULITES ANCA POSITIVO

As vasculites ANCA (anticorpos anticitoplasma de neutrófilos) positivo, como granulomatose com poliangeíte, granulomatose eosinofílica com poliangeíte, poliangeíte microscópica e vasculite ANCA positivo associadas a droga, são raras na faixa etária pediátrica. Podem afetar um único órgão ou ter manifestações em múltiplos sistemas. Acometem vasos de pequeno e médio calibres, gerando inflamação local, podendo evoluir para necrose das estruturas afetadas. A pele é um órgão frequentemente acometido. Os achados clínicos cutâneos, juntamente com exame histopatológico da pele e avaliação laboratorial, são importantes para realizar o diagnóstico dessas doenças. O ANCA é o anticorpo anticitoplasma de neutrófilos, que pode ser avaliado pelo exame de imunofluorescência indireta, existindo dois principais padrões de apresentação: c-ANCA (presença em todo o citoplasma) e p-ANCA (perinuclear). Exames laboratoriais e de imagem devem ser solicitados a fim de excluir o acometimento de outros sistemas. Na avaliação histológica, encontra-se vasculite de pequenos vasos com infiltrado neutrofílico, sem a deposição de imunocomplexos (por isso denominado pauci-imune) (Tabela 4).

TABELA 4 Características das vasculites ANCA positivo

	Granulomatose com poliangeíte (granulomatose de Wegener)	Granulomatose eosinofílica com poliangeíte (Churg-Strauss)	Poliangeíte microscópica
Quadro dermatológico	Livedo reticular e racemoso, púrpura palpável, nódulos subcutâneos, lesões urticariformes, vesículas, bolhas, úlceras cutaneomucosas, lesões necróticas, lesões pioderma gangrenoso símile, hiperplasia gengival, gengiva em morango, úlceras e gangrena nos dedos e no pênis	Púrpura palpável, nódulos subcutâneos dolorosos, lesões urticariformes, lesões em alvo, livedo reticular e racemoso, vesículas e pústulas assépticas, lesões necróticas nos membros e no couro cabeludo	Púrpura palpável, livedo reticular e racemoso, nódulos, isquemia digital, lesões ulceronecróticas, principalmente nos membros
Sintomas sistêmicos	Acometimento das vias aéreas superiores (sinusite, otorreia com secreção purulenta ou sanguinolenta, úlcera de palato e da mucosa nasal, nariz em sela, perfuração do septo nasal), renal (proteinúria, hematúria, hipertensão arterial sistêmica e glomerulonefrite), gastrointestinal (úlceras e perfuração intestinal), pulmonar (hemorragia alveolar e nódulos parenquimatosos), urogenital (prostatite, epididimite, estenose uretral, orquite), neurológico (neuropatia), oftalmológico (episclerite, úlcera de córnea, vasculite retiniana)	Acometimento do sistema respiratório (asma, sinusite, polipose nasal, rinite, epistaxe), nervoso (mononeurite, neuropatia periférica), renal (glomerulonefrite em crescente), gastrointestinal (gastroenterite eosinofílica) e cardíaco	Acometimento renal (glomerulonefrite rapidamente progressiva), pulmonar (hemorragia alveolar devido a capilarite pulmonar), articular (artralgia), oftalmológico, neurológico (neuropatia periférica)
ANCA	c-ANCA positivo (PR3) – níveis associados à gravidade da doença	p-ANCA positivo (MPO)	p-ANCA positivo (MPO) > c-ANCA (PR3)
Alterações laboratoriais relevantes		Eosinofilia e aumento de níveis de IgE	
Histopatológico das lesões cutâneas	Vasculite leucocitoclástica com necrose fibrinoide e infiltração neutrofílica nos casos de pequeno calibre da derme, inflamação granulomatosa ao redor dos vasos e infiltração linfocítica perivascular não específica	Vasculite leucocitoclástica com necrose fibrinoide, além de inflamação granulomatosa. Presença de eosinófilos	Vasculite leucocitoclástica com necrose fibrinoide da parede dos vasos

c-ANCA: anticorpos anticitoplasma de neutrófilo com padrão citoplasmático periférico, com acentuação da região central; p-ANCA: anticorpos anticitoplasma de neutrófilo com padrão perinuclear.

CONCLUSÃO

As vasculites cutâneas são doenças raras na faixa etária pediátrica, muitas vezes com curso benigno e autolimitado, porém alguns casos podem apresentar desfechos dramáticos. Dessa forma, é importante que esses pacientes passem por uma avaliação criteriosa, para que o diagnóstico seja feito de forma precoce e que o tratamento seja instituído prontamente, quando necessário. Assim, podem-se evitar sequelas e mesmo um desfecho fatal.

SUGESTÕES DE LEITURA

1. Alhammadi AH, Adel A, Hendaus MA. Acute hemorrhagic edema of infancy: a worrisome presentation, but benign course. Clin Cosmet Investig Dermatol. 2013;6:197-9.
2. Hetland LE, Susrud KS, Lindahl KH, Bygum A. Henoch-Schönlein purpura: a literature review. Acta Derm Venerol. 2017;97:1160-6.
3. Imbernón-Moya A, Vargas-Laguna E, Burgos F, Fernández-Cogolludo E, Aguilar-Martínez A, Gallego-Valdés MA. Urticaria vasculitis in a child: a case report and literature review. Clin Case Rep. 2017;5(8):1255-7.
4. Lakdawala N, Fedeles F. Vasculitis: kids are not just little people. Clin Dermatol. 2017;35:530-40.
5. Morita TCAB, Criado PR, Criado RFJ, Trés GFS, Sotto MN. Update on vasculitis: overview and relevant dermatological aspects for the clinical and histopathological diagnosis – Part II. An Bras Dermatol. 2020;95:493-507.
6. Ozen S, Marks SD, Brogan P, Groot N, de Graef N, Avcin T, et al. European consensus-based recommendations for diagnosis and treatment of immunoglobulin A vasculitis – the SHARE initiative. Reumathol. 2019;58:1604-16.
7. Rivitti EA. Dermatologia de Sampaio e Rivitti. São Paulo: Artes Médicas; 2018.
8. Son MB, Sundel RP. Kawasaki disease. Text Pediatr Rheumatol. 2016:467-83.
9. Ting TV. Diagnosis and management of cutaneous vasculitis in children. Pediatr Clin N Am. 2014;61:321-46.

CONTEÚDO COMPLEMENTAR

Utilize o QR code abaixo para acessar as questões comentadas do capítulo (senha: **dermatologiaicr**).

25

Manifestações dermatológicas das doenças endócrino-metabólicas

Tatiana Villas Boas Gabbi

PONTOS-CHAVE DESTE CAPÍTULO

- Sinais cutâneos de hipotireoidismo congênito e adquirido incluem: xerose, espessamento e empastamento da pele e cabelos quebradiços. O hipertireoidismo com bócio geralmente apresenta alterações cutâneas que incluem *flushing* facial, hiperidrose, pele quente e úmida.
- O aumento do cortisol sérico pode causar pletora facial, estrias largas e arroxeadas, acantose nigricante e espessamento da pele. A hiperpigmentação da pele é vista na insuficiência adrenal.
- O enrugamento da face, especialmente ao redor dos olhos e boca, pode ser visto no hipopituitarismo.
- Hipoparatireoidismo pode resultar em pele seca, alopecia e unhas quebradiças.
- O hiperparatireoidismo primário pode causar desidratação com pregueamento da pele, aumento do tempo de enchimento capilar e membranas mucosas ressecadas.
- O excesso de andrógenos pode levar ao ganho de peso, pelos faciais e púbicos, acne, odor corporal e aumento da musculatura.
- A ginecomastia está associada ao hiperestrogenismo.
- Nas síndromes neoplásicas endócrinas múltiplas (NEM), as mutações específicas podem levar ao surgimento de angiofibromas, líquen amiloidótico e ganglioneuromas.

INTRODUÇÃO

A pele funciona como uma vitrine para que os clínicos possam conhecer, diagnosticar e monitorar algumas doenças endócrinas. As manifestações cutâneas das endocrinopatias impactam significativamente na qualidade de vida dos pacientes, independentemente da faixa etária.

Neste capítulo vamos discutir algumas das doenças cutâneas mais comuns vistas nas alterações do eixo hipotálamo-hipófise, glândula tireoide, pâncreas, adrenal e eixo dos andrógenos, assim como as síndromes endócrinas hereditárias (Tabela 1).

ALTERAÇÃO DO EIXO HIPOTÁLAMO-HIPÓFISE

Acromegalia

O excesso de hormônio do crescimento (GH) leva a uma cascata insidiosa de manifestações clínicas que envolve os tecidos moles e ossos. Esse processo é definido como gigantismo ou acromegalia, baseado em sua ocorrência antes ou após a fusão das placas epifisárias, respectivamente. O gigantismo é mais raro, mas já foi descrito aos 2 meses de vida; já a acromegalia é mais frequentemente diagnos-

TABELA 1 Alterações endócrinas e suas apresentações clínicas dermatológicas

Alteração endocrinológica	Alterações cutâneas
Acromegalia	Macroglossia, macroqueilia, hiperplasia gengival, cútis vértice girata, hiperpigmentação, acantose nigricante, hiperidrose, hipertricose, alterações ungueais.
Hipertireoidismo	Pele quente e úmida, *flushing*, eritema palmar, hiperidrose, afinamento difuso dos cabelos, onicólise, mixedema pré-tibial, prurido generalizado, urticária.
Hipotireoidismo	Pele seca e fria, carotenemia, mixedema, macroglossia, perda do terço lateral das sobrancelhas, cabelo quebradiço e seco.
Diabetes	Necrobiose lipoídica, dermopatia diabética, bolhas (bulose diabética), escleredema, acantose nigricante, carotenemia, lipodistrofia, hemocromatose, xantoma eruptivo, infecções cutâneas (bacterianas, candidoses e dermatofitoses).
Síndrome de Cushing	Face de lua cheia, giba dorsocervical e supraclavicular, equimoses, dificuldade de cicatrização, atrofia da pele, estrias largas, hiperpigmentação, acantose nigricante, acne esteroidal.
Doença de Addison	Hiperpigmentação difusa, hiperpigmentação dos cabelos e mucosas, perda dos pelos púbicos e das axilas, melanoníquia estriada em várias unhas.
Excesso de andrógenos (síndrome dos ovários policísticos)	Hirsutismo, acne vulgar, alopecia androgenética, acantose nigricante.
Síndromes endócrinas hereditárias	NEM1: angiofibromas, lipomas, manchas café com leite e colagenomas NEM2A: líquen amiloidótico.
Doenças dermatológicas com disfunção endócrina	Manifestações variadas.

ticada em adultos, mas pode ser vista em adolescentes com excesso de GH. A maioria dos casos de gigantismo ocorre devido a um adenoma hipofisário com excesso de produção de GH.

Fisiopatologia

A hipersecreção de GH e de IGF-1 é a responsável pelas alterações morfológicas vistas nas células da pele e anexos cutâneos. O aumento do estímulo nos receptores de GH causa a proliferação de fibroblastos na derme, enquanto o IGF-1 aumenta a produção dos queratinócitos. Nos sebócitos, o GH leva à diferenciação celular e o IGF-1 aumenta a síntese de DNA. A pele na acromegalia está espessada primariamente devido à infiltração de glicosaminoglicanas (ácido hialurônico, condroitina 4 e 6-sulfato e dermatan sulfato) na derme papilar e reticular, bem como nas glândulas sudoríparas.

Quadro clínico cutâneo

Edema e espessamento da pele da face, mãos e pés, associados a protuberância no queixo, nariz e na região supraorbitária, além de prognatismo, macroglossia, macroqueilia e hiperplasia gengival. Há pronunciamento dos sulcos nasolabiais e aumento das rugas da região frontal, levando a uma expressão melancólica. Também é frequente observarmos cútis vértice girata, devido ao aumento do colágeno dérmico, e fibromas pequenos devido ao aumento de tecido fibroso.

Nas mãos e pés, a acromegalia leva a um aumento desproporcional das pontas dos dedos, levando a um baqueteamento digital. Além disso, podemos ter hiperpigmentação difusa em aproximadamente 40% dos pacientes. Menos comumente, os pacientes com acromegalia podem cursar com acantose nigricante (Figura 1).

O acometimento dos anexos cutâneos pode também levar a outras alterações clínicas, como pele oleosa, hiperidrose, devido ao aumento de secreção sebácea pelos sebócitos e da secreção das glândulas sudoríparas, respectivamente. Pode haver hipertricose, devido ao acometimento dos folículos, bem como alargamento e achatamento das unhas.

Tratamento

O padrão-ouro é a ressecção cirúrgica do adenoma associado ao tratamento clínico com análogo da somastatina para doença residual. Também surgem como adjuvantes: agonistas da dopamina, como a bromocriptina (suprime a secreção de GH).

O tratamento contínuo por 18 a 24 meses leva à remissão da maior parte dos sintomas dermatológicos em metade dos pacientes. No entanto, a hiperidrose, quando presente, tende a persistir na maioria dos casos. A cútis vértice girata também pode exigir procedimentos cirúrgicos para melhorar o aspecto estético.

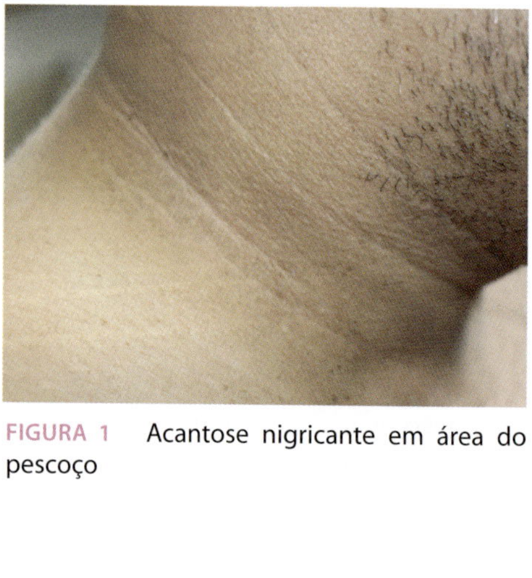

FIGURA 1 Acantose nigricante em área do pescoço

ALTERAÇÕES DA TIREOIDE

Hipertireoidismo

Geralmente visto na doença de Graves, mas também pode ser causado por tireoidite, bócio tóxico multinodular, adenoma tóxico e uso exógeno do hormônio da tireoide. A doença de Graves é bastante frequente nos adultos, mas também pode surgir na faixa etária pediátrica. Quando isso acontece, o pico de incidência costuma ser entre 10-15 anos de idade e é mais comum no sexo feminino.

Fisiopatologia

Os hormônios tireoidianos aumentam os receptores alfa e beta adrenérgicos em múltiplos tecidos em todo o corpo. Isso se manifesta com taquicardia, aumento da temperatura do corpo, aumento do débito cardíaco, hiperidrose, extremidades quentes e úmidas.

Manifestações dermatológicas

Flushing da face, eritema das palmas e hiperidrose das palmas e plantas são vistos frequentemente no hipertireoidismo.

A epiderme fica mais fina, mas não atrófica como vemos na síndrome de Cushing. Os cabelos ficam difusamente mais finos e com uma textura felpuda, apesar de o grau de perda capilar não ter correlação com a gravidade da doença. As unhas ficam amolecidas e brilhantes. É comum observarmos a onicólise, ou seja, o descolamento da placa ungueal de sua relação com o leito. A porção proximal da placa permanece com a sua coloração rosada, sendo que a parte distal adquire uma coloração opaca, esbranquiçada. Também é possível observarmos a unha de Plummer, com a placa ungueal voltada para cima, e em geral vista primeiramente no quarto quirodáctilo.

O mixedema pré-tibial ocorre em 4% dos indivíduos com doença de Graves e acompanha, em geral, a alteração ocular vista nesses casos, apesar de que também pode ser visto na doença de Hashimoto. Trata-se de uma lesão pápulo-nodular rósea ou marrom-arroxeada, bem demarcada, que apresenta induração e espessamento não depressível. A pele ao redor pode estar com certa atrofia e transparência. Juntamente com esse quadro, podemos ter a tríade de baqueteamento digital, edema acral e proliferação diafisária do periósteo dos ossos longos acrais. Esse quadro é raro e mais comum em adultos.

Finalmente, podemos ter manifestações mais raras e inespecíficas como prurido generalizado, dermatite eczematosa, urticária crônica e dermografismo.

Tratamento

Quando o tratamento da doença de base não é suficiente para resolver as alterações cutâneas, pode ser necessário instituir uma terapêutica específica. Por exemplo: o mixedema pré-tibial pode ser tratado com infiltração intralesional de corticosteroides; na hiperidrose podemos usar cloreto de alumínio, iontoforese ou medicamentos anticolinérgicos. Toxina botulínica, lipoaspiração e simpatectomia também podem ser considerados em casos refratários.

Hipotireoidismo

Na população geral a causa mais comum de hipotireoidismo é a deficiência de iodo e a doença de Hashimoto; já na população pediátrica, o hipotireoidismo pode ser congênito ou adquirido.

O hipotireoidismo congênito corre em 1:2.000 a 1:4.000 nascidos vivos e é mais frequentemente ligado a agenesia da tireoide. Esse quadro surge duas vezes mais frequentemente no sexo feminino. Na infância, a tireoidite de Hashimoto tem uma prevalência estimada de 1-2%, sendo mais comum no sexo feminino. Os sinais e sintomas são inespecíficos e necessitam de exames complementares, como TSH e T4 livre, além dos autoanticorpos antitireoide (presentes em 95% dos pacientes) para confirmar o diagnóstico de Hashimoto.

Fisiopatologia

No hipotireoidismo, uma redução na sensibilidade dos receptores alfa e beta adrenérgicos para a sinalização das catecolaminas leva a uma baixa taxa de metabolismo basal e a uma resposta reduzida ao estímulo do sistema nervoso simpático.

Manifestações dermatológicas

O hipotireoidismo congênito, em geral, cursa com impacto no desenvolvimento intelectual, devido à deficiência de hormônio tireoidiano durante o desenvolvimento fetal. Esses indivíduos podem desenvolver sinais de mixedema, hipertelorismo orbital, abdome protruso com hérnia umbilical, edema acral, giba e crescimento lento das unhas (Figura 2).

Já no hipotireoidismo adquirido, a pele é fria, seca e manchada, podendo se tornar fina, rugosa e descamativa. Além disso, a pele das palmas e plantas pode estar alaranjada, devido ao acúmulo de caroteno no estrato córneo. A carotenemia é consequência de menor conversão hepática do betacaroteno em vitamina A. Como

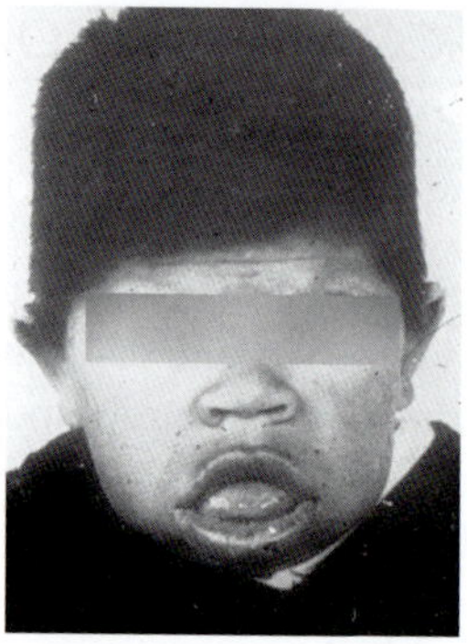

FIGURA 2 Hipotireoidismo congênito: fáscies típica, macroglossia, nariz alargado e lábios grossos.

já descrito, também é possível aumento da deposição de mucopolissacárides com o surgimento do mixedema. Ele pode ser pré-tibial, e mais generalizado, com acometimento da face: o nariz se torna alargado, os lábios ficam grossos e a língua aumentada (macroglossia). Esse mesmo quadro pode acometer mãos e pés. Os cabelos tornam-se secos, grossos e quebradiços. Pode ocorrer eflúvio em 50% dos pacientes e, por outro lado, há hipertricose dos ombros e dorso, especialmente na população pediátrica. As unhas se tornam secas, quebradiças e estriadas. Pode haver associação com outras doenças autoimunes, como dermatite herpetiforme, alopecia areata, vitiligo e urticária autoimune.

Tratamento

O tratamento é feito com a suplementação de L-tiroxina, que reverte as alterações dermatológicas.

ALTERAÇÕES DO PÂNCREAS

Diabetes

O diabetes dos pacientes pediátricos é geralmente do tipo 1 (insulino-dependente). No entanto, a incidência do tipo 2 (não insulino-dependente) vem aumentando entre os pacientes obesos dessa faixa etária. O diabetes tipo 1 ocorre devido a predisposição genética, doenças virais, fatores imunológicos ou destruição pancreática e resulta na incapacidade das células endócrinas do pâncreas de secretar a insulina. Já o diabetes tipo 2 é resultado da resistência à ação da insulina e da secreção excessiva ou inapropriada do glucagon.

Epidemiologia

As manifestações cutâneas do diabetes melito geralmente ocorrem após o desenvolvimento da doença, mas, não raro, podem ser o seu primeiro sinal ou preceder o diagnóstico por anos. Pelo menos 30% dos diabéticos apresentam algum envolvimento cutâneo durante o desenvolvimento da doença.

Fisiopatologia

A pele é um tecido que depende de insulina e de nutrientes circulantes para suas atividades biossintéticas e metabólicas. Apesar de não facilitar a entrada de glicose nas células epidérmicas, a insulina regula a sua disponibilização celular. Pacientes com diabetes tipo 2 desenvolvem, mais frequentemente, infecções cutâneas, enquanto pacientes com diabetes tipo 1 apresentam mais lesões cutâneas autoimunes.

Manifestações dermatológicas

De todo jeito, à exceção dos sinais de obesidade do diabetes tipo 2, o restante das manifestações cutâneas é semelhante e pode ser classificado em quatro grupos principais, a saber:

1. lesões cutâneas associadas ao diabetes, como alterações escleroderma-símile das mãos, necrobiose lipoídica e dermopatia diabética;
2. infecções cutâneas;
3. manifestações cutâneas das complicações do diabetes;
4. reações ao tratamento do diabetes.

Uma das manifestações mais comuns e precoces do diabetes em crianças são a pele seca e as alterações ictiosiformes da pele. Isso ocorre devido à redução da hidratação do estrato córneo e da secreção da glândula sebácea. Há um eritema facial associado que é causado por dilatação venular das bochechas e alteração da microcirculação devido à hiperglicemia.

Também em 28% dos pacientes pediátricos há limitação da movimentação das articulações com espessamento ceroso da pele. Essa condição é caracterizada por contraturas flexurais da articulação interfalangiana proximal, que leva a dificuldade em colocar as mãos na posição de prece. O dorso das mãos e os dedos são tipicamente afetados. Esse espessamento ocorre na pele devido ao aumento do colágeno, que está altamente glicosilado.

Necrobiose lipoídica

É incomum em pacientes pediátricos e bastante irresponsiva ao tratamento. As lesões situam-se, em 90% dos casos, nos dois terços anterior e lateral dos membros inferiores. Podem ocorrer uma ou várias lesões, e elas podem ser unilaterais ou bilaterais. Inicialmente, apresentam-se como pápulas eritematosas, violáceas ou da cor da pele que, depois, tornam-se placas com bordas bem delimitadas, irregulares e elevadas. Passam a apresentar cor amarelo-acastanhada, com o centro atrófico e deprimido, telangiectasias, com aspecto de porcelana e textura semelhante à da cera. Podem ulcerar e tornar-se dolorosas, especialmente se houver infecção secundária associada (Figura 3).

A fisiopatologia permanece desconhecida, o tratamento pode ser feito com corticosteroides intralesionais, especialmente quando as lesões estão em atividade, em expansão ou quando se tornam ulceradas.

Dermopatia diabética

A dermopatia diabética é considerada a manifestação cutânea mais comum do diabetes melito, mas foi raramente vista na faixa etária pediátrica. A lesão inicia-se como placas róseas localizadas na face extensora e tibial das pernas. Elas são múltiplas, bilaterais, assimétricas, bem delimitadas, irregulares, redondas ou ovais, desenvolvendo-se como lesões maculares hiperpigmentadas, atróficas e deprimidas.

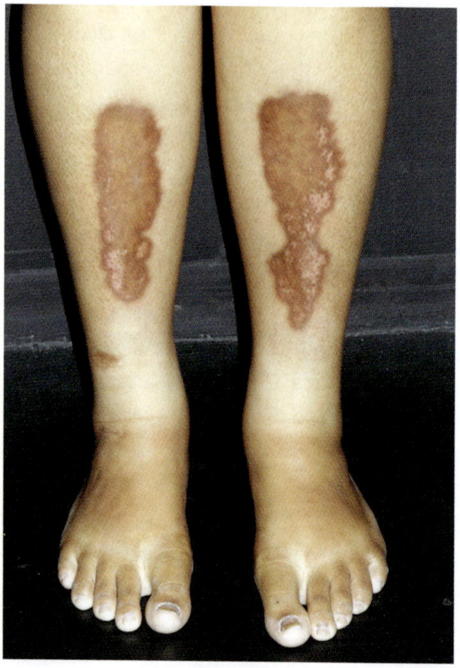

FIGURA 3 Necrobiose lipoídica.

Bulose diabética

Clinicamente, essa manifestação aparece de maneira espontânea como lesões bolhosas indolores e de conteúdo seroso estéril, sem componente eritematoso ou inflamatório. Varia entre 0,5-5 cm de diâmetro e ocorre com mais frequência, bilateralmente, no dorso e nas laterais dos pés e das pernas, algumas vezes associada a lesões similares nas mãos e/ou nos antebraços. Nunca foi descrita em crianças.

Infecções cutâneas

Como a hiperglicemia pode prejudicar a imunidade, pacientes com diabetes mal controlada podem desenvolver múltiplas infecções cutâneas, tais como: impetigo, foliculite, furunculose, celulite e erisipela. O eritrasma também é comum em pacientes obesos, assim como a candidose. Crianças com diabetes tipo 1 mal controlada estão predispostas a mucormicose, uma úlcera gangrenosa do trato respiratório superior extremamente grave.

Acantose nigricante

A obesidade está fortemente associada à diabetes tipo 2. Esses pacientes em geral apresentam acantose nigricante e múltiplos acrocórdons. A acantose nigricante caracteriza-se por espessamento aveludado da pele e hiperpigmentação simétrica de flexuras cutâneas, como região cervical, axilar e inguinal, podendo acometer a mucosa oral, a região umbilical, a aréola mamária, a região submamária e as mãos.

As manifestações cutâneas de microangiopatia e de neuropatia são raramente vistas em crianças. No entanto, a neuropatia, quando presente nessa faixa etária, pode envolver o sistema nervoso autônomo, levando a anidrose com ou sem hiperidrose compensatória.

ALTERAÇÕES DA GLÂNDULA ADRENAL

Síndrome de Cushing

A síndrome de Cushing é causada por excesso de cortisol.

A incidência da síndrome de Cushing é aproximadamente de 10 pessoas por milhão por ano, sendo mais comum a ocorrência em mulheres, entre os adolescentes e adultos. No entanto, quando analisamos indivíduos pré-púberes, essa incidência é maior em meninos, que são afetados duas vezes mais do que as meninas da mesma faixa etária.

O excesso de cortisol endógeno pode ser devido a:

- secreção elevada de ACTH por microadenoma hipofisário (doença de Cushing);
- secreção elevada de ACTH por outras fontes que não a hipófise (p. ex., câncer de pulmão – células pequenas);
- excesso de produção de corticosteroide pela suprarrenal no adenoma suprarrenal ou na hiperplasia suprarrenal;
- administração exógena.

A maioria das crianças com síndrome de Cushing evolui com retardo de crescimento, que geralmente leva à suspeita diagnóstica.

Fisiopatologia

Os mecanismos envolvidos são parcialmente compreendidos, mas o excesso de corticosteroides reduz a proliferação de fibroblastos e de queratinócitos. Isso tem um impacto na formação do colágeno e de outros componentes da matriz extracelular e leva, por fim, à atrofia da pele, que se torna mais frágil. Os efeitos catabólicos dos glicocorticoides se estendem ao tecido conjuntivo subcutâneo.

Manifestações dermatológicas

Crianças com síndrome de Cushing invariavelmente se apresentam com retardo do crescimento e obesidade centrípeta. A curva de crescimento dessas crianças tipicamente demonstra redução do crescimento linear, com aumento do peso concomitante, o que difere do padrão visto para crianças com obesidade exógena (Figura 4).

Além disso, a deposição de tecido adiposo ocorre em localizações características, como: bochechas (fácies de lua cheia), giba, pescoço grosso e curto e atrás dos olhos (exoftalmo). A perda de tecido subcutâneo leva a equimoses e a dificuldade de cicatrização de feridas.

A síndrome de Cushing cursa ainda com outras alterações características, como a pele em papel de cigarro dos cotovelos e dorso das mãos, resultante da atrofia dérmica. A fragilidade da pele também é vista nas estrias arroxeadas e largas que diferem das estrias vistas durante o estirão de crescimento ou mesmo na obesidade e gravidez. Além disso, também podem apresentar acantose nigricante, devido a alterações metabólicas e hiperpigmentação, nas formas que estão associadas ao ACTH (Figura 4).

O excesso de corticosteroides, seja endógeno ou exógeno, também está associado a acne esteroidal: são lesões papulosas e eritematosas, monomórficas ou pequenas pústulas, distribuídas no tronco superior, ombros, pescoço e face.

Esses indivíduos apresentam risco maior de desenvolver infecções por dermatófitos e pitiríase versicolor

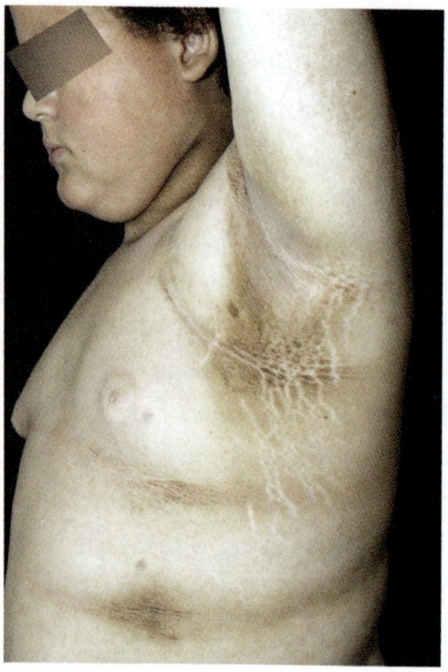

FIGURA 4 Síndrome de Cushing com acantose nigricante em axilas.

Tratamento

A maioria das manifestações dermatológicas da síndrome de Cushing se resolve com o tratamento, exceto as estrias. Alguns tratamentos específicos descritos incluem *peelings* de ácido retinoico, retinoides tópicos em cremes, procedimentos como microdermoabrasão, luz intensa pulsada e *lasers*.

Doença de Addison/insuficiência adrenal primária

A doença de Addison é geralmente mediada por mecanismos autoimunes, e entre as crianças representa 15% dos casos de insuficiência adrenal primária. Ela pode existir como uma condição isolada ou como um componente das síndromes autoimunes poliglandulares 1 e 2.

Fisiopatologia

A redução da produção de cortisol pelas adrenais resulta em perda do *feedback* negativo do eixo hipotálamo-hipófise. Com isso, temos o aumento da produção do hormônio liberador da corticotropia e da proopiomelanocortina (POMC), um precursor do ACTH e do hormônio estimulante dos melanócitos (MSH). Níveis elevados de MSH, por sua vez, levam a maior síntese de melanina pelos melanócitos epidérmicos.

Manifestações dermatológicas

Hiperpigmentação bronze generalizada, como resultado da produção aumentada de melanina, pode ser vista em praticamente todos os pacientes adultos e em 67% dos pacientes pediátricos. É mais frequentemente visto nas áreas fotoexpostas e mais sujeitas a trauma. Outras áreas frequentemente afetadas são: axila, aréolas, períneo, linhas palmares. Em algumas crianças a hiperpigmentação pode ser bem difusa, e comparar a cor da pele com a dos familiares pode ajudar no diagnóstico.

Alguns pacientes podem cursar com hiperpigmentação de cicatrizes, escurecimento dos cabelos e melanoníquia estriada. Também pode haver o surgimento de manchas nas superfícies mucosas da boca e da gengiva, além de pigmentação da língua e da parte interna dos lábios. Pode haver escurecimento de nevos preexistentes. O vitiligo pode aparecer em 10-20% dos pacientes com adrenalite autoimune. Nesses casos, o paciente pode apresentar hiper e hipopigmentação associadas.

Além disso, pode ocorrer perda dos pelos púbicos e axilares, nas mulheres (pois são dependentes da produção de andrógenos pela adrenal).

Tratamento

O tratamento da doença de Addison requer a suplementação com glicocorticoides e mineralocorticoides que a glândula adrenal não é capaz de produzir.

ALTERAÇÕES DE HORMÔNIOS SEXUAIS

Síndrome dos ovários policísticos (SOP)

A alteração mais comum associada ao excesso de andrógenos é a SOP; outras causas comuns incluem a hiperplasia adrenal congênita e os tumores ovarianos e adrenais.

A SOP é caracterizada pela evidência de hiperandrogenismo e anovulação crônica na ausência de patologia da adrenal ou da hipófise. Entre as adolescentes, a queixa mais comum é a irregularidade menstrual. No entanto, sinais de excesso de andrógenos, tais como acne grave ou hirsutismo, podem também levar a adolescente ao médico.

Também compõem o diagnóstico da síndrome: presença de morfologia de ovário policístico, aumento do índice LH/FSH (consequente ao aumento dos estrógenos circulantes e aumento dos androgênios secretados pelo ovário) e resistência à insulina.

Fisiopatologia

Não é completamente compreendida, mas há elevações do LH e da insulina, levando a um aumento dos andrógenos, característico dessa síndrome. A resistência periférica à insulina determina um incremento na secreção de insulina pelo pâncreas, que, por sua vez, atua diretamente nos ovários, aumentando a resposta androgênica. A insulina pode suprimir a concentração de proteína carreadora dos hormônios sexuais (SHBG), o que leva a um aumento dos níveis de estrôgenios e androgênios livres. Além disso, a elevação dos níveis de insulina determina uma diminuição das taxas da proteína de ligação do IGF-1, que, como consequência, ocasiona um IGF mais alto. Este, além de atuar sobre os ovários, auxilia também a pele, favorecendo um espessamento de áreas específicas, como axilas, virilha e pescoço (principalmente áreas flexurais), por hiperproliferação epidérmica, resultando no quadro de acantose nigricante.

Manifestações dermatológicas

É a causa mais comum do hirsutismo, que é definido como o excesso do crescimento dos pelos em uma distribuição masculina, incluindo a área da barba, dorso, peito e abdome inferior. Outra manifestação adicional é a acne vulgar, e isso deve ser pesquisado em pacientes com acne resistente ao tratamento, que se apresentem de forma moderada ou grave (Figura 5).

A virilização pode ser outra consequência do excesso de andrógenos e se caracteriza pela voz mais grossa, hipertrofia muscular, redução do tamanho das mamas, aumento do clitóris e alopecia androgenética.

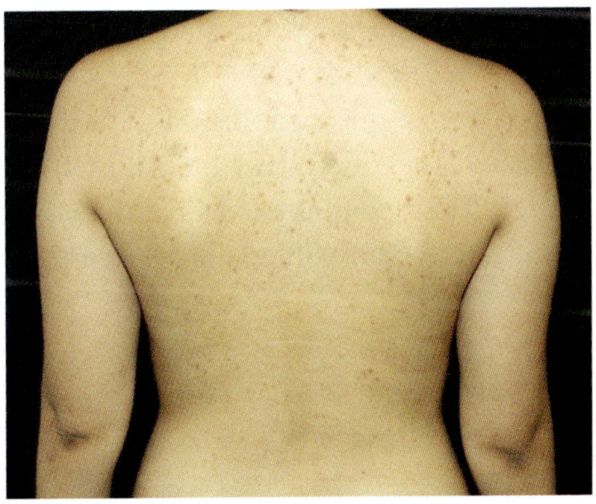

FIGURA 5 Síndrome dos ovários policísticos: presença de acne em região dorsal.

Outros achados são a acantose nigricante – já descrita acima – e a dermatite seborreica.

Tratamento

O tratamento da SOP inclui perda de peso, modificações da dieta e do estilo de vida. Em geral o manejo farmacológico inclui o uso de contraceptivos orais e metformina, devido à resistência insulínica. Para o tratamento do hirsutismo e da acne, recomenda-se espironolactona e *laser* para epilação. O tratamento da alopecia androgenética pode ser feito com minoxidil e espironolactona.

SÍNDROMES ENDÓCRINAS HEREDITÁRIAS

Síndromes NEM (neoplasia endócrina múltipla)

Trata-se de um espectro de alterações autossômicas dominantes que incluem neoplasias malignas e benignas de múltiplos tecidos endócrinos. O envolvimento endócrino variado leva a uma grande gama de apresentações clínicas, com alterações da pele que contribuem na identificação dessas alterações.

NEM 1 tem uma prevalência estimada de 1 a 10 a cada 100 mil indivíduos e se caracteriza por tumores da paratireoide, pâncreas endócrino e hipófise anterior. A prevalência combinada da NEM2A e da NEM2B é de aproximadamente 1 a cada 35 mil indivíduos, com NEM2A representando mais de 90% dos casos. As características comuns de ambas as síndromes incluem carcinoma medular de tireoide e feocromocitoma.

Fisiopatologia

A ausência de um gene que codifique a proteína inibidora de tumor chamada MENIN é responsável pela constelação de sintomas clínicos vistos na NEM1. Já na NEM2A e NEM2B ocorre uma mutação no proto-oncogene RET, aumentando a sua ação.

Manifestações dermatológicas

Os angiofibromas são as manifestações cutâneas mais comuns na NEM1, sendo visto em cerca de 88% dos pacientes, de acordo com um estudo. São pápulas cor da pele, vermelhas ou rosadas que apresentam uma superfície lisa e brilhante. Outros achados incluem lipomas, manchas café com leite e colagenomas. Apesar de só ocorrer em 3% dos pacientes com NEM1, o glucagonoma está associado com uma manifestação dermatológica característica, o eritema necrolítico migratório. Surge como um eritema da região perineal ou da virilha que pode se espalhar para as extremidades e a região perioral. As áreas de eritema geralmente progridem para vesículas e bolhas, seguidas da formação de crostas.

A manifestação dermatológica mais significativa do NEM2A é o líquen amiloidótico. Essa condição tem uma predileção pelas faces extensoras do tronco superior e das extremidades, com prurido geralmente sendo a apresentação inicial. As lesões surgem como pápulas acastanhadas hiperqueratósicas que evoluem formando placas maiores.

DOENÇAS DERMATOLÓGICAS COM DISFUNÇÃO ENDÓCRINA

Resistência à insulina e/ou diabetes

- Pacientes pediátricos de psoríase apresentam risco aumentado para resistência a insulina e doença metabólica, quando comparados a crianças que não possuem psoríase. Recomenda-se monitorização para síndrome metabólica e mudança do estilo de vida.
- Síndromes congênitas e adquiridas de lipodistrofia são caracterizadas por perda da gordura subcutânea de forma generalizada ou parcial: em geral estão associadas à resistência insulínica.
- Pode haver associação entre o granuloma anular e o diabetes insulino-dependente, uma vez que há casos na literatura de melhora dessas lesões após o início do tratamento do diabetes.

Hipotireoidismo

A incontinência pigmentar pode se apresentar com hipotireoidismo congênito. Pacientes com síndrome de Marfan também podem evoluir para hipotireoidismo.

Hipogonadismo

As síndromes de tricotiodistrofia IBIDS (ictiose, cabelo quebradiço, inteligência reduzida, redução da fertilidade e baixa estatura) e PIBIDS (o mesmo quadro associado a fotossensibilidade) possuem anormalidades da haste capilar. A infertilidade é causada pelo hipogonadismo.

Hipopituitarismo

A síndrome PHACE (malformações da fossa posterior, hemangioma cervicofacial, anomalias arteriais, defeitos cardíacos, alterações oculares e defeitos ventrais ou da linha média) pode estar associada ao hipopituitarismo, devido ao esvaziamento parcial da sela túrcica.

CONCLUSÃO

A desregulação hormonal geralmente resulta em manifestações dermatológicas. Como essas lesões cutâneas podem auxiliar o diagnóstico da doença endocrinológica, saber reconhecê-las é fundamental para o pediatra clínico.

SUGESTÕES DE LEITURA

1. Jabbour SA. Cutaneous manifestations of endocrine disorders. Am J Clin Derm. 2003:315-31.
2. Lause M, Kamboj A, Faith EF. Dermatologic manifestations of endocrine disorders. Translational Pediatrics. 2017:300-12.
3. Moore JM, Haemer MA. Childhood obesity. Lifestyle Medicine. CRC Press. 2019:909-19.
4. Özkur E, Seyhan ÖH, Altunay IK. Atypical presentation of necrobiosis lipoidica in a pediatric patient. Pediatric Dermatology. 2019:e31-e33.
5. Quatrano NA, Loechner KJ. Dermatologic manifestations of endocrine disorders. Curr Opin Pediatr. 2012:487-93.
6. Quatresooz P, Thirion L, Piérard-Franchimont C, Szepetiuk G, Valdes H, Beckers H, et al. Cutaneous signs of endocrinopathies. Rev Med Liege. 2006:104-8.

CONTEÚDO COMPLEMENTAR

Utilize o QR code abaixo para acessar as questões comentadas do capítulo (senha: dermatologiaicr).

26

Psicodermatoses na infância

Carla Yumi Maibashi
Marcello Menta Simonsen Nico

PONTOS-CHAVE DESTE CAPÍTULO

- A onicofagia é um distúrbio relacionado ao espectro obsessivo-compulsivo que pode permanecer até a idade adulta.
- A tricotilomania é importante causa de alopecia na infância.
- A dermatite artefacta é lesão autoinduzida com o objetivo de satisfazer uma necessidade emocional ou psíquica, nunca se devendo confrontar o doente.
- As escoriações neuróticas são comuns na faixa pediátrica.

INTRODUÇÃO

Sabe-se que a pele e a psique são diretamente relacionadas, de modo que uma alteração psiquiátrica comumente pode levar o doente a manipular ou escoriar a pele, produzindo lesões. Por outro lado, uma dermatose incapacitante ou estigmatizante pode desencadear problemas psíquicos. O ramo da psicodermatologia está em desenvolvimento, mas ainda há muito a ser estudado.

As psicodermatoses podem afetar todas as faixas etárias, sendo alguns quadros mais comuns na infância.

CLASSIFICAÇÃO

Podem-se classificar as doenças psicodermatológicas em quatro grupos principais:

- distúrbio psiquiátrico primário: quadros em que a doença é exclusivamente psiquiátrica e o paciente autoinflige as lesões, por exemplo: tricotilomania, delírio de parasitose, dermatite artefacta;
- distúrbio cutaneossensorial: quadros em que o paciente relata sensações desconfortáveis na pele, como formi-

gamento, dor ou prurido, sem alteração dermatológica ou neurológica que as justifique, por exemplo: prurido anal ou genital, líquen simples crônico, glossodínia, vulvodínia;

- distúrbio psicofisiológico: dermatoses verdadeiras influenciadas pelo estado emocional, como psoríase, dermatite seborreica, dermatite atópica e acne;
- distúrbio psiquiátrico secundário: quadros em que a desfiguração estética e a diminuição da qualidade de vida secundários a uma dermatose, como vitiligo, alopecia areata ou hidradenite supurativa, causam doenças psiquiátricas, como depressão ou ansiedade.

Os mecanismos psíquicos envolvidos são basicamente os mesmos das grandes síndromes psiquiátricas: ansiedade, depressão, delírio, transtorno obsessivo-compulsivo e distúrbio da personalidade.

Onicofagia e onicocompulsão

O ato de roer ou comer unhas é distúrbio psiquiátrico primário, podendo ser manifestação ansiosa ou, em casos mais graves, de comportamento obsessivo-compulsivo. É particularmente comum na faixa pediátrica, sendo transitório na maioria dos casos ou se tornando crônico nos casos graves. É raramente observada em crianças abaixo de 3 anos de idade.

As dez unhas das mãos são usualmente envolvidas, sendo as unhas dos pés mais raramente afetadas. São comuns, além do encurtamento das unhas, hemorragias em estilhaço e cutículas ausentes ou irregulares. Pode-se observar também melanoníquia longitudinal e paroníquia aguda ou crônica. Verrugas periungueais ocorrem com maior frequência em roedores de unha (Figura 1). Compulsões mais graves podem levar a onicodistrofias mais complexas, exigindo diagnose diferencial com dermatoses como o líquen plano ungueal e a psoríase (Figura 2).

O tratamento da onicofagia é complexo, sendo utilizadas estratégias não farmacológicas e farmacológicas. Entre as não farmacológicas inclui-se a simples orientação, a manipulação de outros objetos durante situações de ansiedade ou o uso de esmalte de sabor amargo. Os casos mais graves podem ser medicados, utilizando-se medicação antidepressiva conforme indicação. Encaminhamento ao psicólo-

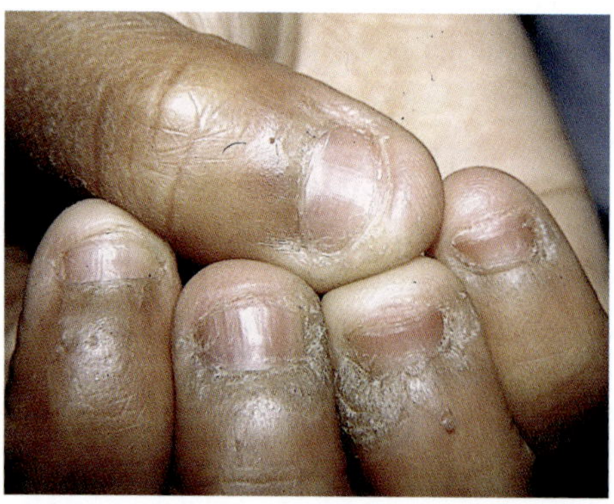

FIGURA 1 Onicofagia e verrugas periungueais.

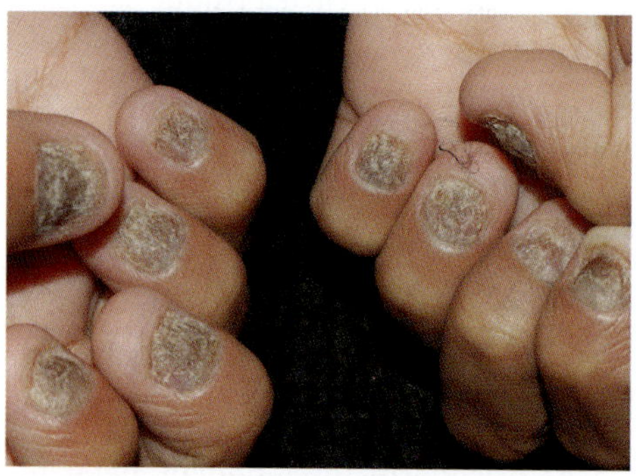

FIGURA 2 Onicocompulsão em criança – onicodistrofia grave por manipulação continuada.

go ou psiquiatra é indicado nos casos mais graves ou na presença de outras alterações psicocomportamentais concomitantes.

Ver também Capítulo 39 – Dermatoses das unhas.

Tricotilomania

É distúrbio psiquiátrico primário em que o paciente tem um impulso continuado de arrancar os próprios cabelos. É classificada no espectro do comportamento obsessivo-compulsivo. Estudos demostram associação de 15-20% com onicofagia.

O doente apresenta aumento da sensação de tensão imediatamente antes de puxar o cabelo e subsequente prazer ou gratificação após arrancá-lo. A tricofagia pode ocorrer em 10% dos casos.

O pico de incidência da tricotilomania é na adolescência, com idade média de aparecimento de 9-13 anos, havendo, no entanto, relatos de crianças com um ano de idade. Acredita-se que haja discreto predomínio nas meninas.

A causa da tricotilomania é complexa, mas acredita-se que alguns gatilhos emocionais possam desencadear o comportamento, como problemas familiares, separação dos pais e *bullying*. Apesar de esses fatores estressantes serem possíveis gatilhos, muitos indivíduos arrancam os cabelos em momentos de aparente relaxamento, inclusive durante o sono.

Ao exame dermatológico, apresenta-se como áreas de alopecia não cicatricial assimétricas, geométricas ou com formas bizarras, principalmente na região parietal e no vértex (áreas de fácil acesso pela mão), observando-se cabelos de diversos comprimentos (Figura 3). Podem estar associadas escoriações e discretas áreas de hemorragia. A observação de sinais de onicofagia pode corroborar a diagnose.

Na diagnose diferencial deve-se considerar alopecia areata (que pode coexistir com tricotilomania), tinha do couro cabeludo (confirmada por meio do exame micológico direto) e alopecia de tração (comum em afrodescendentes que utilizam penteados nos quais se esticam ou se alisam os fios). A presença de *pittings* ungueais ou a traquioníquia favorecem a diagnose de alopecia areata.

Modernamente, a utilização da dermatoscopia permite obter elementos para a diagnose de tricotilomania, sendo valorizados cabelos fraturados, cabelos enovelados, em "vassoura" ou "escova" ou em aspecto de "V" ou "bailarina".

O exame histopatológico é também de utilidade, observando-se elementos decorrentes de traumatismo no folículo piloso: hemorragia perifolicular, pigmento aberrante e tricomalácia.

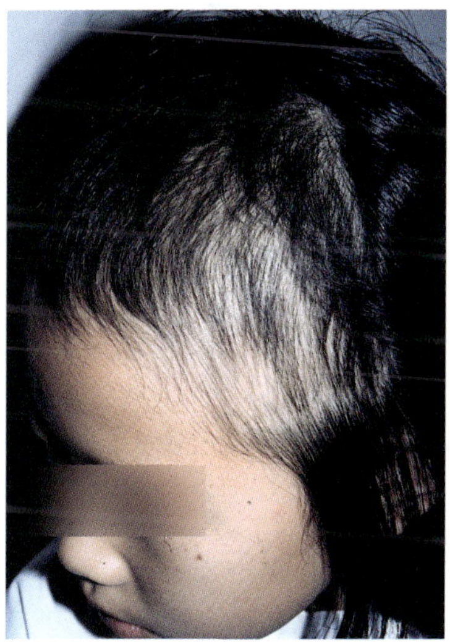

FIGURA 3 Tricotilomania – área de alopecia não inflamatória em localização característica. Presença de cabelos de diversos tamanhos.

O tratamento da tricotilomania é desafiador. É comum os pais não aceitarem o diagnóstico. A terapia comportamental é o que tem demonstrado melhores resultados em crianças. No tratamento farmacológico utilizam-se inibidores de recaptura de serotonina, olanzapina e n-acetilcisteína. Assim como na onicofagia, a persistência do quadro na adolescência e na idade adulta caracteriza os casos muito graves, que necessitam de intervenção do psiquiatra especialista.

Ver também o Capítulo 37 – Alopecias.

Dermatite artefacta

Dermatite artefacta é lesão cutânea autoinfligida produzida por ato deliberado e consciente com o objetivo de satisfazer uma necessidade emocional ou psíquica. Essas lesões representam poderosas mensagens não verbais de autoexpressão. O doente produz as lesões em busca de simpatia, atenção pelos familiares ou equipe de saúde, compensação ou mesmo vantagem (ganho secundário).

A dermatite artefacta infantil é rara, sendo descrita em 1 a cada 23 mil consultas pediátricas. Acomete principalmente crianças pré-púberes ou adolescentes, com predominância no sexo feminino (7 mulheres:1 homem). A idade média de acometimento na infância está entre 11-14 anos.

A diagnose da dermatite artefacta é desafiadora, já que as lesões não apresentam um padrão morfológico único. Ocorrem lesões em formato bizarro (não natural), por vezes lineares ou com contornos geométricos, em locais do corpo de fácil acesso ao paciente. Os padrões de apresentação decorrem do mecanismo de produção de lesão. Podem ser observadas escoriações, ulcerações, bolhas e áreas hemorrágicas (Figura 4).

A diagnose diferencial é ampla e varia conforme a apresentação clínica. O exame histopatológico da lesão é útil para a demonstração de elementos microscópicos reveladores de traumatismo exógeno e no afastamento de outras doenças. Na população pediátrica, principalmente em lactentes e pré-escolares, deve-se considerar se há possibilidade de as lesões serem decorrentes de maus-tratos ou síndrome de Munchausen por procuração, quando um dos pais, mais comumente a mãe, simula sinais e sintomas na criança, com a intenção de chamar atenção pra si.

A abordagem empática é imperativa; confrontar o paciente com o diagnóstico é formalmente contraindicado até que um bom relacionamento tenha sido estabelecido. Conversas separadas com o paciente e os pais podem ser úteis, e avaliação psiquiátrica deve ser oferecida em todos os casos.

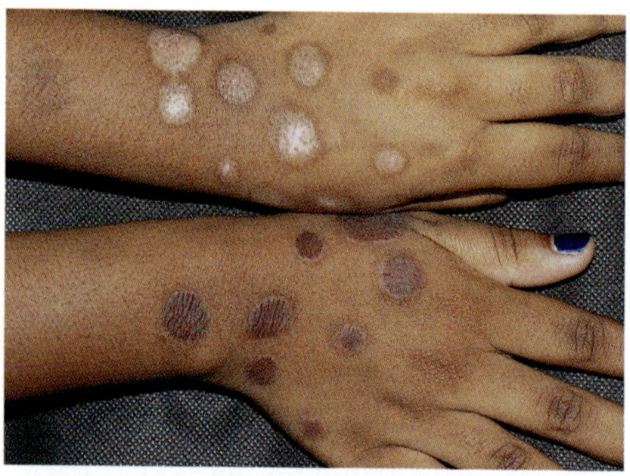

FIGURA 4 Dermatite artefacta – necroses autoinfligidas, possivelmente decorrentes de queimaduras, recentes e antigas, em uma adolescente.

Líquen simples crônico e escoriações neuróticas

O líquen simples crônico, também conhecido como neurodermatite circunscrita, consiste na liquenificação em placas de áreas da pele devido ao hábito repetitivo de coçadura. É muito comum em crianças atópicas, podendo também ser manifestação de prurido idiopático, de causa psíquica.

No seu manejo, é fundamental romper o ciclo coçadura-espessamento da pele prescrevendo-se medicação antipruriginosa e corticosteroides sob oclusão. Medicação psicoativa é indicada em casos graves.

As escoriações neuróticas consistem em áreas escoriadas em geral pelas unhas, de intensidade desproporcional à dermatose primária ou ao estímulo de base, podendo inclusive ocorrer em pele normal. São frequentemente vistas em adolescentes com casos leves de acne e em jovens com queratose pilar, em que o doente tenta arrancar continuamente a espícula córnea característica dessa dermatose. O tratamento, além da conduta apropriada na dermatose, consiste na orientação adequada e na eventual prescrição de psicofármacos (Figuras 5 A e B).

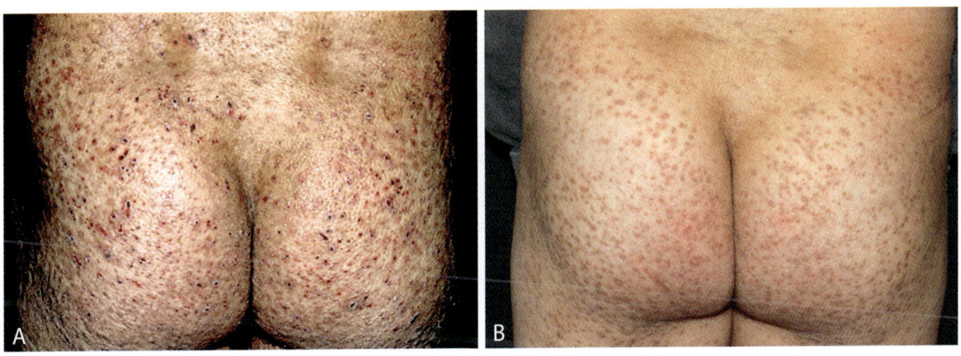

FIGURA 5 Escoriações neuróticas em um caso de queratose pilar. A: erosões e crostas, dificultando a visualização do quadro de base. B: mesma paciente, em tratamento com antidepressivos. A dermatose é observada sem sinais de escoriação.

CONCLUSÃO

Grande parte das psicodermatoses pediátricas costuma melhorar com o início da adolescência ou a idade adulta.

A correta diagnose das psicodermatoses deve ser sempre seguida da determinação do possível mecanismo psíquico que levou a essa dermatose; somente a partir do diagnóstico e tratamento psíquicos concomitantes uma abordagem terapêutica dermatológica racional poderá ser instituída.

SUGESTÕES DE LEITURA

1. Abraham LS, Torres FN, Azulay-Abulafia L. Pistas dermatoscópicas para diferenciar a tricotilomania da alopecia areata em placa. An Bras Dermatol. 2010;85(5):723-6.
2. Luna SL, Bravo BG, Pichardo AR, Martínez FMC. Dermatitis artefacta in childhood: A retrospective analysis of 44 patients, 1976-2006. Pediatr Dermatol. 2015;32(5):604-8.
3. Chandran NS, Novak J, Iorizzo M, Grimalt R, Oranje AP. Trichotillomania in children. Skin Appendage Disord. 2015;1(1):18-24.
4. Halteh P, Scher RK, Lipner SR. Onychophagia: A nail-biting conundrum for physicians. J Dermatolog Treat. 2017;28(2):166-172.
5. Saez-de-Ocariz M, Orozco-Covarrubias L, Mora-Magaña I, Duran-McKinster C, Tamayo-Sanchez L, Gutierrez-Castrellon P, et al. Dermatitis artefacta in pediatric patients: experience at the national institute of pediatrics. Pediatr Dermatol. 2004;21(3):205-11.
6. Rivitti EA. Dermatologia de Sampaio e Rivitti. São Paulo: Artes Médicas; 2018.

CONTEÚDO COMPLEMENTAR

Utilize o QR code abaixo para acessar as questões comentadas do capítulo (senha: **dermatologiaicr**).

Seção 6

Genodermatoses

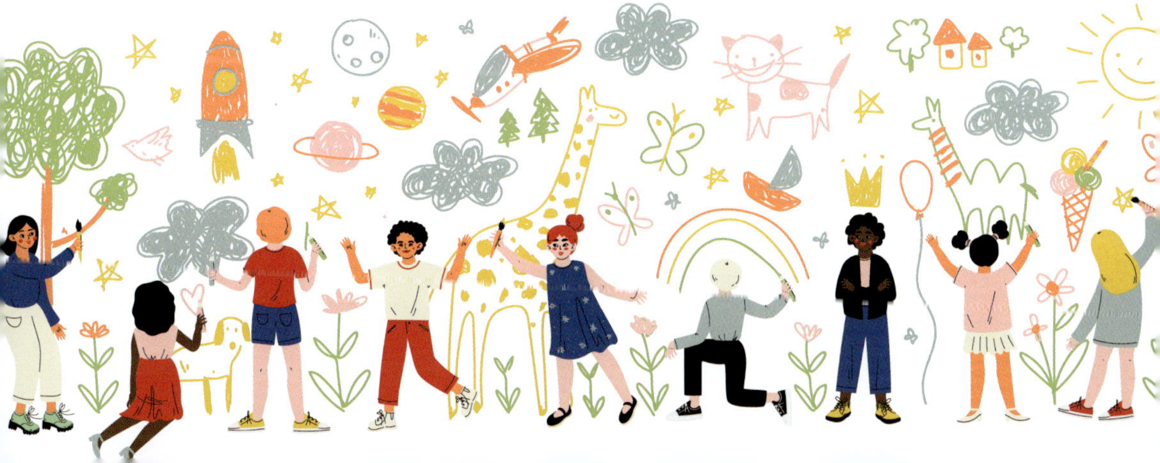

27

Genodermatoses com descamação

Maria Cecilia da Matta Rivitti Machado

PONTOS-CHAVE DESTE CAPÍTULO

- Ictioses são doenças raras que se manifestam com descamação generalizada, resultante de perturbação no processo de diferenciação da epiderme. Podem ser congênitas ou adquiridas.
- As ictioses congênitas são doenças hereditárias de origem genética. Podem afetar exclusivamente a pele (ictioses não sindrômicas), ou a pele e outros órgãos/sistemas (ictioses sindrômicas).
- O padrão de descamação é típico para cada ictiose: as escamas podem ser finas ou espessas, claras ou escuras, achatadas ou poliédricas, acompanhadas ou não por eritema, por alterações dos cabelos, ou queratodermia palmoplantar. A intensidade das manifestações cutâneas das ictioses varia desde a descamação mínima, só perceptível em climas secos da ictiose vulgar, até o quadro exuberante da ictiose arlequim.
- As manifestações extracutâneas encontradas nas ictioses sindrômicas são déficit de desenvolvimento neurológico, surdez, diminuição da acuidade visual, distúrbios metabólicos e alterações imunológicas com eczema ou infecções.
- Bebê colódio é quadro de apresentação ao nascimento de diversas ictioses. Caracteriza-se por pele espessada, translúcida, brilhante, geralmente acompanhada de ectrópio e eclábio, que sofre fissura e descama em grandes lamelas ao longo das primeiras semanas de vida.
- Queratodermia palmoplantar designa quadros caracterizados por espessamento das palmas e plantas. Podem se apresentar isolados ou associados a ictiose, e também podem se associar a manifestações sistêmicas.
- O tratamento das ictioses inclui geralmente hidratantes tópicos, queratolíticos suaves e retinoides orais (acitretina ou isotretinoína) para alívio da hiperqueratose. Os queratolíticos potentes são indicados nas queratodermias palmoplantares.

INTRODUÇÃO

As genodermatoses que se manifestam com descamação são chamadas de ictioses congênitas, termo derivado do grego *ictios*, que significa peixe. Além das escamas, há espessamento da camada córnea e hiperqueratose das palmas e plantas em diferentes intensidades. São doenças raras e, na maior parte das vezes, comprometem unicamente a pele, sendo então designadas como ictioses não sindrômicas. Quando outros órgãos ou sistemas são comprometidos, são chamadas ictioses sindrômicas. Na maioria das condições, a ictiose é presente desde o nascimento, e diagnóstico diferencial com outras condições que levam a eritema generalizado é necessário.

Os quadros de ictiose congênita resultam de perturbação no processo de diferenciação dos queratinócitos, que são regidos por centenas de genes codificadores de proteínas estruturais, de lípides e de enzimas do metabolismo lipídico cutâneo. Entretanto, doenças inflamatórias ou metabólicas, genéticas ou adquiridas, podem levar a eritema e descamação, bem como algumas infecções.

Eritrodermia é termo que designa eritema que compromete mais de 90% da superfície corporal, e frequentemente é acompanhado por descamação. A Tabela 1 resume causas de eritrodermia no período neonatal. O tema também será abordado no Capítulo 14 – Eritrodermia.

A eritrodermia constitui um estado de alto consumo energético, tanto pela vasodilatação, que implica perda de calor, como pelas perdas proteicas com a descamação, uma vez que o ritmo de renovação da epiderme (*turn-over*) está aumentado. Há também aumento de perda de água, com risco de desidratação e desequilíbrio hidroeletrolítico. As fissuras cutâneas acarretam maior risco de infecção, principalmente em quadros agudos e associados a alterações imunológicas, que quando generalizados são denominados eritrodermias.

QUADRO CLÍNICO

Diversas ictioses, como as ictioses congênitas autossômicas recessivas, as ictioses pleomórficas, a síndrome de Conmèl-Netherton, a síndrome de Sjögren-Larsson e a imunodeficiência combinada grave (SCID), apresentam-se ao nascimento como bebê colódio. A pele é espessada à custa da camada córnea, tem aspecto brilhante, translúcido e eritematoso. O intenso espessamento da camada córnea leva a ectrópio e a eclábio, podendo também causar hipoplasia da pirâmide nasal, dos pavilhões auriculares ou dos dedos. A função de barreira é deficiente, estando a criança em risco elevado para desidratação, desequilíbrio hidroeletrolítico, instabilidade térmica, absorção de tóxicos com intoxicações e septicemia; requer, portanto, cuidados intensivos nos primeiros dias de vida. A pele espessa e inflexível vai sofrer fissuras e descamar de modo peculiar, em lamelas largas, ao longo das 6-10 primeiras semanas.

A Tabela 2 apresenta as ictioses não sindrômicas, e a Tabela 3, as ictioses sindrômicas.

Tratamento das ictioses

A Tabela 4 apresenta o tratamento das ictioses.

QUERATODERMIAS PALMOPLANTARES

As queratodermias palmoplantares (QPP) caracterizam-se pelo espessamento da camada córnea das palmas e plantas. Podem ser primárias (de transmissão hereditária) ou adquiridas (incomuns na infância). A diagnose é feita com base na morfologia, distribuição, presença de anomalias associadas, padrão de herança. E pesquisa das mutações genéticas. Em muitas já foi esclarecido o gene causador.

As QPP hereditárias ditas simples apresentam-se com lesões limitadas às superfícies palmares e plantares; havendo acometimento de outros locais como dorso das mãos, punhos, joelhos e cotovelos, são chamadas de transgressivas.

De acordo com a distribuição da lesão nas superfícies palmares e plantares, as QPP podem se apresentar difusas, focais ou puntatas. Nas QPP difusas há acometimento uniforme das superfícies palmoplantares. Nas formas focais, a hiperqueratose é mais evidente nos pontos de maior pressão ou fricção; as lesões podem se apresentar em pápulas, estriadas ou marginais. Nas formas puntatas, pequenas pápulas queratósicas distribuem-se por toda a superfície palmoplantar ou ficam restritas aos sulcos. Nas formas sindrômicas, comprometimento de outros órgãos ou sistema é encontrado.

O tratamento das QPP se faz com tópicos queratolíticos (ácido salicílico a 5-10% ou ureia a 20% ou propilenoglicol a 20-50%). Os retinoides sistêmicos são raramente empregados.

Sites para maiores informações quanto ao tratamento:

- informações para pacientes e médicos: https://www.firstskinfoundation.org/
- informações médicas em português: https://www.orpha.net

TABELA 1 Eritrodermias no período neonatal

Ictioses congênitas	
Ver Tabela 2.	
Infecciosas	
Síndrome da pele escaldada estafilocócica	Início nas dobras. Foco de infecção extracutâneo.
Candidíase congênita cutânea	Após parto, exantema com pústulas.
Inflamatórias	
Dermatite seborreica	Crosta láctea, aspecto graxento e comprometimento do fundo das dobras.
Psoríase	Escamas prateadas, placas delimitadas, comprometimento de áreas da fralda e do umbigo.
Dermatite atópica	Prurido e lesões eczematosas, isto é, além do eritema e da descamação há vesiculação.
Pitiríase rubra pilar	Eritema e hiperqueratose folicular. Eritema róseo-alaranjado.
Imunodeficiências	
Síndrome de Omenn (SCID ou imunodeficiência combinada grave)	Acentuado retardo de desenvolvimento, infecções, hepatoesplenomegalia.
Síndrome de Wiskott-Aldrich	Dermatite atópica, petéquias e equimoses, plaquetopenia.
Síndrome IPEX	Retardo no desenvolvimento, diabetes, enteropatia.
Doença enxerto *versus* hospedeiro	Acentuado retardo de desenvolvimento, infecções, alopecia.
Erros inatos do metabolismo	
Acidemia metilmalônica	Sintomas neurológicos, insuficiência respiratória, acidose metabólica.
Deficiência de holocarboxilase sintetase	Letargia, convulsões, acidose metabólica.

TABELA 2 Ictioses não sindrômicas: principais apresentações

Doença	Padrão herança	Gene/produto do gene/função	Aspecto clínico	Observações
Ictiose vulgar	ASD	*FLG* Filagrina Proteína importante na regulação da hidratação da pele	Normal ao nascimento, evidencia-se por volta do terceiro mês de vida. Escamas finas, achatadas, cor da pele.	Chamada de vulgar por ser a única frequente.
	AR	*CASP14* Caspase 14 Liberação da filagrina	Mais evidente na região pré-tibial. Poupa dobras e face. Hiperlinearidade palmas e plantas. Pode ser perceptível só no inverno ou em clima seco. Queratose pilar.	Ao exame anatomopatológico da pele nota-se diminuição ou ausência da camada granulosa.
Ictiose recessiva ligada ao X	RLX	Esteroidesulfatase ou Arilsulfatase C	Normal ao nascimento. Escamas finas, achatadas e enegrecidas: aspecto "encardido". Acomete dobras e lateral da face.	Rara. Pode se associar a outras síndromes de genes contíguos.

(continua)

TABELA 2 Ictioses não sindrômicas: principais apresentações (*continuação*)

Doença	Padrão herança	Gene/produto do gene/função	Aspecto clínico	Observações
Ictioses congênitas autossômicas recessivas				
Ictiose arlequim	AR	*ABCA12*	Ao nascer: ▪ pele recoberta por escamas espessas, como couraça; ▪ fissuras losângicas; ▪ ectrópio e eclábio; ▪ hipoplasia das orelhas, nariz, dedos. Após o período neonatal: ▪ ictiose grave, eritema proeminente e descamação intensa em todo o tegumento, inclusive face.	Ictiose arlequim: maior risco no período neonatal. Histologia mostra hiperqueratose, acantose e não permite a distinção entre as diferentes ICAR. Ainda que o infiltrado inflamatório seja ausente ou muito escasso, há intensa liberação de mediadores da inflamação. Raquitismo relatado. Grande comprometimento da qualidade de vida do portador e da família.
Ictiose lamelar	AR	*TGM1/ transglutaminase 1* *NIPAL4/ictiína* *ALOX12B/lipoxigenase* *ALOXE12B/ lipoxigenase* *ALOXE3/lipoxigenase* *ABCA12* *CYP4F22/citocromo p450* SDR9C7/ desidrogenase CERS3/ceramida sintetase SLC27A4 PNPLA1/fosfolipase	Ao nascer: bebê colódio. Após o período neonatal (2 meses): ▪ escamas espessas, achatadas, poligonais de distribuição; generalizada, acomete face ▪ queratodermia palmoplantar; ▪ ectrópio; ▪ eritema discreto.	
Eritrodermia ictiosiforme congênita	AR		Ao nascer: normal ou bebê colódio. Após o período neonatal (2-4 meses): ▪ eritema evidente; ▪ descamação fina, menos acentuada na face; ▪ queratodermia palmoplantar.	
Ictiose queratinopática ou ictiose bolhosa Primeiros sinais: eritrodermia ictiosiforme congênita bolhosa de Brocq ou hiperqueratose epidermolítica	AD	*K1* *K2* *K10* Queratinas 1, 2 e 10 / proteínas do citoesqueleto, responsáveis pela manutenção da arquitetura da célula	Ao nascer: bolhas/destacamento de áreas de epiderme deixando erosões e superfície brilhante. Após o período neonatal (2-4 meses): ▪ escamas grossas, espiculadas, generalizadas; ▪ bolhas e exulcerações ocasionais; ▪ odor intenso; ▪ queratodermia palmoplantar.	Formas lineares localizadas ou com distribuição alternando faixas de pele sã com faixas acometidas que representam mosaicismo (ictiose *histrix*). Exame histológico da pele característico, com hiperqueratose, degeneração granular das camadas altas da epiderme.

(continua)

TABELA 2 Ictioses não sindrômicas: principais apresentações (*continuação*)

Doença	Padrão herança	Gene/produto do gene/função	Aspecto clínico	Observações
Ictioses congênitas autossômicas recessivas				
Ictioses pleomórficas	AR	*TGM 1* *transglutaminase 1*	Ao nascer: ictiose autorresolutiva, bebê colódio. Após o período neonatal: ▪ descamação ausente ou mínima; ▪ ictiose em roupa de banho: escamas lamelares no tronco, poupam os braços.	
Eritroqueratodermias (*variabilis* e simétrica progressiva)	AD	GJB3, GJB4 Conexinas, importantes na comunicação intercelular	Placas bem delimitadas hiperqueratósicas, frequentemente hipercrômicas. Podem se acompanhar de placas eritematosas que mudam de lugar, ou ser progressivas.	
Síndrome da pele decídua ou *peeling skin syndrome*	AD	CDSN corneodesmosina	Eritema e descamação lamelar da pele. Prurido intenso. Infecções cutâneas. Dermatite atópica.	Clivagem acima do estrato granuloso.

TABELA 3 Ictioses sindrômicas: principais apresentações

Doença	Herança	Gene	Quadro clínico	Observações
Com alterações proeminentes do cabelo				
Síndrome de Conmèl-Netherton	AR	*SPINK 5*	Eritema e descamação generalizados, eventualmente assumindo aspecto linear circunflexo típico. Cabelos, cílios e sobrancelhas partidos. Dermatite atópica grave. Retardo no crescimento.	▪ Lesão cutânea típica, ictiose linear circunflexa só evidente após os 2 anos de idade. ▪ Microscopia da haste cabelo: tricorrexe invaginata.
Tricotiodistrofia	AR	*ERCC2/XPD* *ERCC3/XPB*	Ictiose. Retardo no crescimento. Catarata em 50% dos casos.	Microscopia óptica com luz polarizada do cabelo: bandas claras e escuras transversais.
Síndrome de Sjögren-Larsson	AR	*ALDH3A2*	Ictiose semelhante à vulga. Prurido intenso. Alterações neurológicas: diplegia espástica.	
Doença de Refsum	AR	*PAHX (phytanoyl-CoA-hydroxylase)* ou *PEX7 (peroxine 7)*	Ictiose semelhante à vulgar. Retinite pigmentosa. Polineuropatia. Ataxia.	Alteração do metabolismo do ácido fitânico. Dieta específica, pobre em vegetais, é necessária

(continua)

TABELA 3 Ictioses sindrômicas: principais apresentações (*continuação*)

Doença	Herança	Gene	Quadro clínico	Observações
Com alterações proeminentes do cabelo				
Síndrome KID *(keratitis, ichthyosis, deafnes)*	AD	*GJB2*	Ictiose. Placas hiperqueratósicas na face, orelhas, cotovelos e joelhos. Alopecia de cílios e supercílios. Queratose em palmas e plantas. Hipoidrose. Leucoplasia bucal. Infecções micóticas recorrentes. Ceratite. Surdez.	

TABELA 4 Tratamento das ictioses

Bebê colódio e feto arlequim	
Banhos	Diários com sabonetes suaves ou *sindets.*
Cuidados gerais	Incubadora com umidificação até que o controle da manutenção da temperatura se estabeleça (poucos dias em geral). Monitorar eletrólitos, hidratação, infecções. A pele espessa dificulta a expansão pulmonar, facilitando pneumonias. Manter o aleitamento materno. Fortalecer vínculos familiares.
Cuidados locais	Hidratar a pele: vaselina em pomada ou creme hidratante de alto teor lipídico, como *cold cream*, 2x/dia. Não arrancar escamas. Risco de absorção de tópicos: não usar queratolíticos, como ácido salicílico.
Olhos	Lubrificação e hidratação da córnea exposta. Hidratação e vaselina periocular para melhorar a flexibilidade da região.
Retinoides orais	Podem ser empregados desde o período neonatal, se necessário: acitretina 0,3-1 mg/kg/dia; isotretinoína 0,5-1 mg/kg/dia. A dose deve ser ajustada conforme a resposta.
Após o período neonatal	
Cuidados gerais	Atenção ao *status* nutricional. Suplementação de vitamina D pode ser necessária além dos períodos habituais Intolerância ao calor é frequente, pela diminuição da sudorese. Pode haver dificuldade em exercitar-se ou em permanecer em ambientes quentes.
Retinoides orais	Podem ser mantidos por anos. Não causam atraso do crescimento. Controle de função hepática, lipidograma e função renal a cada 4 meses, salvo indicação médica de maior frequência. São teratogênicos, e, portanto, a contracepção é mandatória após a menarca e deve ser mantida por 3 anos após a última dose de acitretina ou 2 meses após a última dose de isotretinoína.
Hidratantes	Devem ser aplicados no mínimo 2x/dia. Opções de agentes que podem ser acrescentados ao hidratante: óleo vegetal (p. ex., amêndoas) 5-10%; ureia 5-15%; lactato de amônia 12%; n-acetilcisteína ou carbocisteína 5-10%; propilenoglicol 5-20%; ácido lático 10%.

CONCLUSÃO

A ictiose é uma doença rara e com apresentação clínica muito variada. A sua apresentação com descamação intensa pode estar presente desde o período neonatal. O tratamento vai depender da apresentação, e por ser muitas vezes congênita não há cura, mas geralmente se consegue um bom controle com os cuidados adequados da pele, principalmente a sua hidratação.

SUGESTÕES DE LEITURA

1. Mazereeuw-Hautier J, Hernández-Martín A, O'Toole EA, Bygum A, Amaro C, Aldwin M, et al. Management of congenital ichthyoses: European guidelines of care, part two. Br J Dermatol. 2019;180(3):484-95.
2. Mazereeuw-Hautier J, Vahlquist A, Traupe H, Bygum A, Amaro C, Aldwin M, et al. Management of congenital ichthyoses: European guidelines of care, part one. Br J Dermatol. 2019;180(2):272-81.
3. Ott H. Guidance for assessment of erythroderma in neonates and infants for the pediatric immunologist. Pediatr Allergy Immunol. 2019;30(3):259-68.
4. Takeichi T, Akiyama M. Inherited ichthyosis: Non-syndromic forms. J Dermatol. 2016;43(3):242-51.
5. Yoneda K. Inherited ichthyosis: Syndromic forms. J Dermatol. 2016;43(3):252-63.

CONTEÚDO COMPLEMENTAR

Utilize o QR code abaixo para acessar as questões comentadas do capítulo (senha: dermatologiaicr).

28

Genodermatoses com bolhas

Maria Cecilia da Matta Rivitti Machado

PONTOS-CHAVE DESTE CAPÍTULO

- Doenças bolhosas podem ser congênitas ou adquiridas. O principal grupo de doenças bolhosas congênitas é a epidermólise bolhosa. Outras doenças também podem se apresentar com bolhas ao nascimento, necessitando de consulta com o dermatologista.
- A epidermólise bolhosa caracteriza-se pela fragilidade cutânea e, em algumas formas, de mucosas também. Atrito e mínimos traumas levam à formação de bolhas ou ulcerações por arrancamento da epiderme. Formam-se feridas, e traumas repetidos dificultam a cicatrização.
- As principais formas de epidermólise bolhosa são a simples ou a epidérmica; juncional; e dérmica ou distrófica; temos uma quarta forma: a síndrome de Kindler-Weary.
- O tratamento das epidermólises bolhosas consiste em minimizar o trauma e proteger a pele, bem como em medidas para controle dos sintomas (dor e prurido) e de manutenção do estado geral. Seguimento multidisciplinar é necessário.
- Ao final, *sites* para consulta com informações para equipes médicas e pacientes/familiares/cuidadores de epidermólise bolhosa.

INTRODUÇÃO

As principais doenças bolhosas de etiologia genética são as epidermólises bolhosas; outras doenças genéticas que podem se manifestar com bolhas ao nascimento estão relacionadas no Quadro 1. Para outros diagnósticos diferenciais, ver também Capítulo 15 – Dermatoses vesiculosas e bolhosas.

EPIDERMÓLISE BOLHOSA

As epidermólises bolhosas (EB) constituem um grupo clínica e geneticamente heterogêneo de doenças raras, caracterizadas por extrema fragilidade da pele e mucosas; o mínimo atrito resulta na formação de bolhas, erosões e cicatrizes, com consequências devastadoras. Outros achados são hipoplasia do esmalte dentário, estenose das vias respiratórias, do trato urogenital e gastrointestinal. Outras associações são a atresia do piloro e a distrofia muscular. A EB compromete indivíduos de todas as etnias e de ambos os sexos. O tratamento é de suporte e de controle das manifestações; ainda não há terapia curativa eficaz para a EB.

O quadro clínico das EB resulta de mutações de genes que codificam proteínas envolvidas na resistência da pele, e das mucosas, às forças dilacerantes às quais elas são constantemente submetidas. Há 19 genes causadores descritos. As EB são divididas em quatro grupos, segundo o nível de clivagem da pele: epidermólise bolhosa simples, epidermólise bolhosa juncional, epidermólise bolhosa distrófica e síndrome de Kindler-Weary, relacionados na Tabela 1.

QUADRO 1 Doenças genéticas que podem se manifestar com bolhas (ou vesículas) ao nascimento

- Epidermólise bolhosa.
- Ictiose queratinopática.
- Porfirias (porfiria congênita eritropoiética ou doença de Günther; porfiria eritropoiética e protoporfiria eritropoiética).
- Incontinência pigmentar (vesículas e pústulas).

EPIDERMÓLISE BOLHOSA SIMPLES (EBS)

A maior parte das formas é transmitida de modo autossômico dominante. As mutações levam a alteração das queratinas 5-14 expressas na camada basal; as lesões são limitadas à pele, desencadeadas por atrito. Tendem a poupar as mucosas e unhas.

Nas formas localizadas, designadas epidermólise bolhosa simples de mãos e

TABELA 1 Tipos de epidermólise bolhosa segundo o nível de clivagem da pele e os genes responsáveis

Tipo de epidermólise bolhosa	Nível de clivagem	Gene(s)	Proteína
Simples ou epidermolítica	Epiderme	*KTR5, KTR14, JUP* *TGM5* *PKP1, DSP PLEC, DST* *EXP5* *KHLH24*	Queratina 5, queratina 14, placoglobina 1 transglutaminase 5, placofilina, desmoplaquina, plectina, distonina, exofilina 5 *Kelch-like 24*
Juncional	Lâmina lúcida da membrana basal da epiderme	*ITGA6 ITGB4* *ITGA3* *COL17A1* *LAMA3, LAMB3 LAMC2*	Integrina α6β4, integrina b4, colágeno XVII, laminina 332
Distrófica ou dermolítica	Derme superficial (próxima à camada basal)	*COL VII*	Colágeno 7
Síndrome de Kindler-Weary	Vários níveis	*FERMT1*	Kindlina 1

pés, as bolhas surgem predominantemente nas extremidades, quando a criança começa a andar, melhorando na vida adulta.

Na forma generalizada denominada epidermólise bolhosa herpetiforme, observa-se distribuição das bolhas em arcos por todo o corpo (Figura 1). As lesões estão presentes desde o período neonatal e perduram a vida toda. Há tendência a desenvolver hiperqueratose palmar e plantar, incômoda e dolorosa. As mucosas são poupadas. O diagnóstico diferencial se faz com as outras formas de EB, particularmente a distrófica, e com doenças bolhosas autoimunes do grupo penfigoide (ver Capítulo 15 – Dermatoses vesiculosas e bolhosas). Outras formas de EB são muito raras e podem se apresentar com comprometimento extracutâneo, como atresia do piloro, distrofia muscular e alopecia.

EPIDERMÓLISE BOLHOSA JUNCIONAL (EBJ)

Todas as formas são transmitidas de modo autossômico recessivo. O comprometimento cutâneo e de mucosas costuma ser extenso, presente desde o nascimento, ocasionalmente com formação de áreas exulceradas de difícil cicatrização (Figura 2). Há presença de mílio e, raramente, formação de pseudosinéquias. A formação

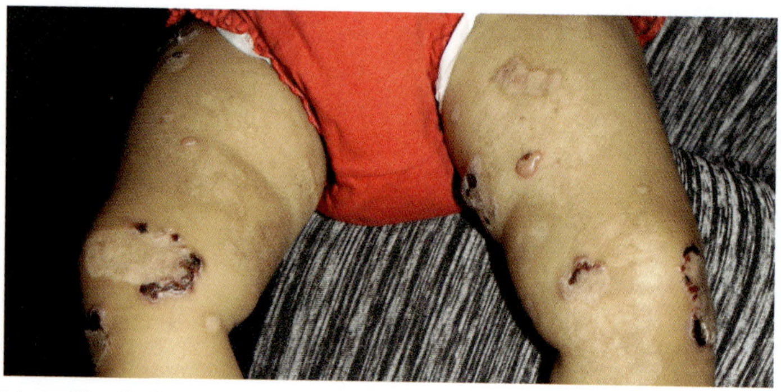

FIGURA 1 Epidermólise bolhosa simples generalizada. Bolhas dispostas ao redor de áreas cicatrizadas.

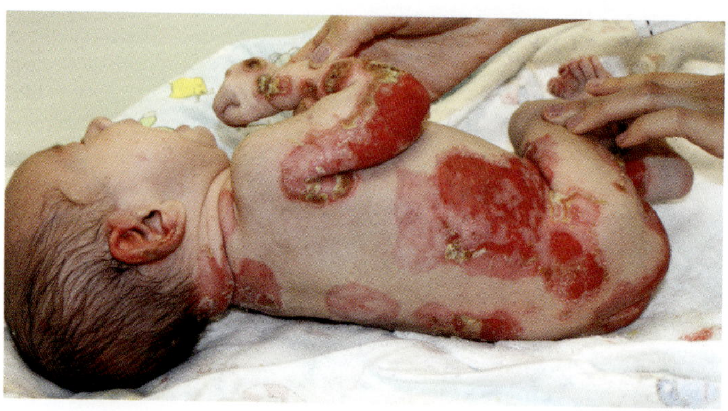

FIGURA 2 Epidermólise bolhosa juncional. Intensa fragilidade cutânea com grandes áreas desepitelizadas. Notar bolhas subungueais nos pés.

de bolhas subungueais leva progressivamente a anoníquia. O comprometimento do trato digestivo e sistêmico é semelhante ao da EB distrófica recessiva. Hipoplasia do esmalte dentário com cáries e perda dos dentes é típica dessa forma.

Há uma forma rara, com atresia do piloro, causada por mutação da α6β4 integrina.

EPIDERMÓLISE BOLHOSA DISTRÓFICA (EBD)

São descritas a forma dominante (EBDD) e forma recessiva (EBDR), resultantes de mutações do colágeno VII, constituinte das fibrilas de ancoragem que unem a epiderme à derme. Na EBDD o comprometimento da pele, presente desde o nascimento, é extenso, com bolhas e formação de mílio; lesões da mucosa bucal são comuns. A maior parte dos doentes não apresenta comprometimento sistêmico, atingindo boa estatura com estado nutricional preservado; raramente se formam sinéquias entre os dedos. Lesões subungueais repetidas podem levar a anoníquia ao longo do tempo nos dedos mais impactados. O prurido é intenso, de difícil controle, comprometendo a qualidade de vida e levando a escoriações e agravamento das bolhas e ulcerações (Figuras 3 e 4).

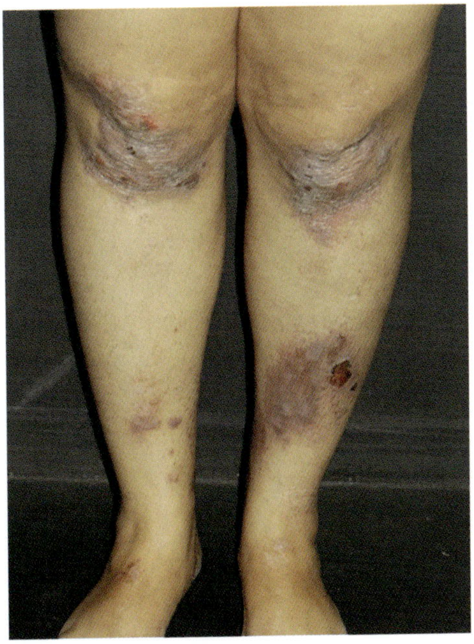

FIGURA 3 Epidermólise bolhosa distrófica dominante. Exulcerações e cicatrizes nos locais de maior atrito. Anoníquia.

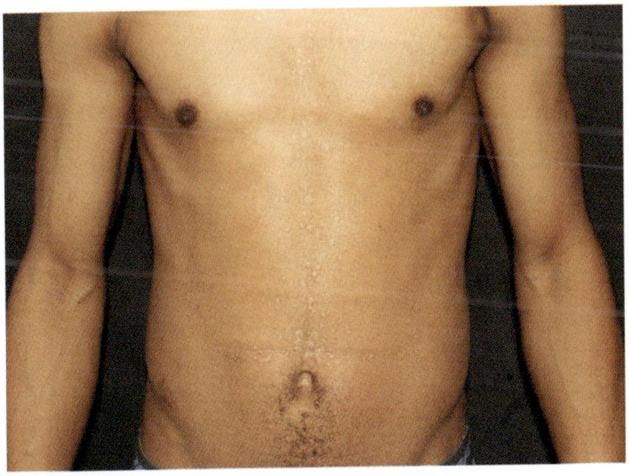

FIGURA 4 Epidermólise bolhosa distrófica dominante. Cicatrizes albopapuloides típicas de algumas apresentações. Notar estado físico preservado. Sem bolhas nas áreas de menor atrito.

Na EBDR o acometimento da pele e das mucosas é extenso, perceptível desde os primeiros dias de vida. O mínimo atrito leva à formação de bolhas, que ao cicatrizar formam mílio; a perda precoce de unhas é frequente, inicialmente nos pés (Figura 5). Há tendência a aderência entre a pele dos dedos dos pés e das mãos, culminado em perda da função dos dedos (Figura 6). Prurido de difícil controle é comum, exacerbando as lesões. Lesões da cavidade bucal levam a sinéquia da língua e posterior microstomia (Figura 7). Os dentes sofrem cáries com facilidade, e

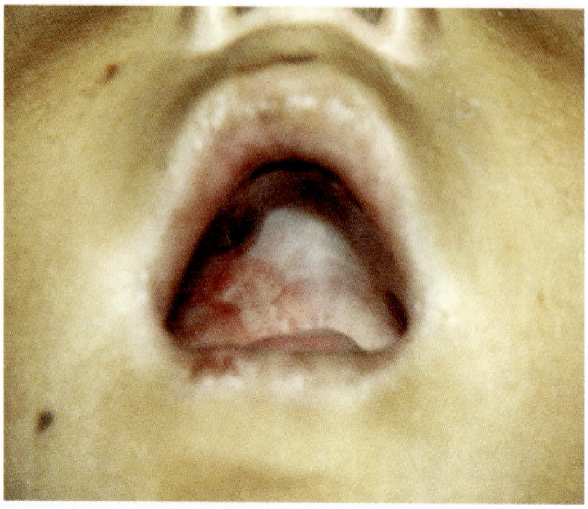

FIGURA 7 Lesões da cavidade bucal em portador de epidermólise bolhosa distrófica recessiva.

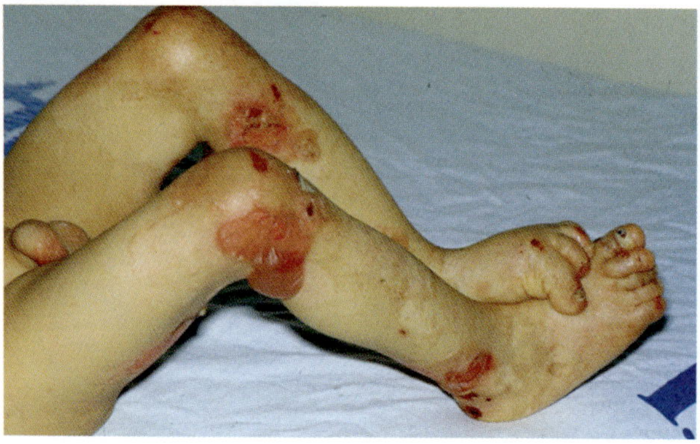

FIGURA 5 Epidermólise bolhosa distrófica. Bolhas nas áreas de maior atrito. Anoníquia.

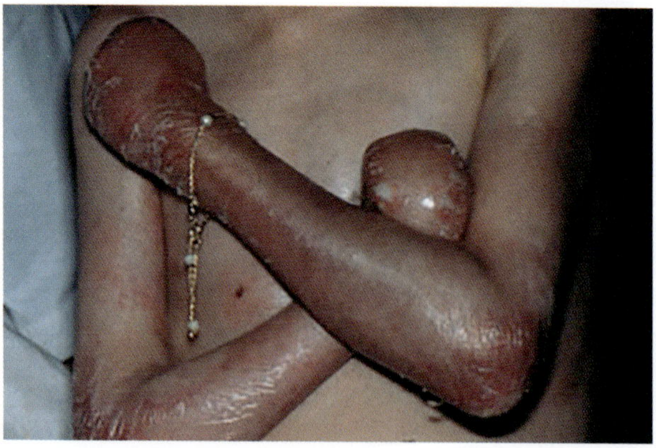

FIGURA 6 Epidermólise bolhosa distrófica recessiva. Aderência entre os dedos que culminou em mão "enluvada".

a prevenção é prejudicada pelas dificuldades na escovação e depois no tratamento, pela microstomia. O comprometimento do trato gastrointestinal pelo quadro bolhoso, particularmente do esôfago, dificulta a ingestão e a absorção de alimentos; comprometimento renal, podendo evoluir para insuficiência, é descrito. A formação de bolhas na região das pálpebras ou conjuntiva é frequente, pode evoluir para lesão da conjuntiva e a formação de sinéquias ou lesões de córnea, culminando em amaurose.

SÍNDROME DE KINDLER-WEARY

As manifestações bolhosas, generalizadas, são evidentes desde o nascimento e tendem a desaparecer com a idade, quando a pele se torna poiquilodérmica, com fotossensibilidade, queratodermia palmar e plantar, sinéquias entre os dedos. As unhas são distróficas e há comprometimento das mucosas. Na boca pode haver bolhas, hiperplasia gengival; esofagite, colite, estenose uretral. Há propensão ao desenvolvimento de carcinoma espinocelular.

DIAGNÓSTICO DAS EPIDERMÓLISES BOLHOSAS

O diagnóstico baseia-se no quadro clínico. O exame histológico de fragmento de biópsia com colorações de rotina (hematoxilina-eosina) pode fornecer informações sobre o nível de clivagem, mas sem precisão, e fornece poucas informações. O imunomapeamento, exame realizado em fragmento de biópsia, permite determinar o nível da clivagem, distinguir entre formas recessivas e dominantes da epidermólise bolhosa distrófica e selecionar os genes candidatos para sequenciamento.

TRATAMENTO DAS EPIDERMÓLISES BOLHOSAS E DA SÍNDROME DE KINDLER-WEARY

Ainda não existe cura para as epidermólises bolhosas, tornando importante diminuir a formação de bolhas por meio de medidas de proteção, a fim de diminuir a dor e prevenir incapacidades. Nas sugestões de leitura estão relacionados artigos recentes com recomendações e diretrizes.

Algumas orientações básicas estão relacionadas a seguir.

1. Deve-se ter cuidado ao manejar o doente, evitando a fixação de esparadrapos na pele.
2. O banho deve ser diário; analgésicos podem ser administrados meia hora antes, a fim de diminuir a dor. Não arrancar curativos ou roupas aderidas; eles sairão durante o banho.
3. Dar preferência a curativos não aderentes à pele. Há linhas específicas para o cuidado de lesões de epidermólise bolhosa, que podem ser removidas sem lesar a pele, que são fundamentais para a qualidade de vida do portador e para evitar o agravamento das lesões e o aumento das sequelas. Separar os dedos das mãos desde o período neonatal pode contribuir para evitar aderências cicatriciais. Enfaixamento constante e roupas específicas contribuem para diminuir o número de lesões.
4. Analgesia apropriada é fundamental e deve se adequar às particularidades de cada portador.

5. O prurido causa desconforto e leva a escoriação, agravando as lesões. O tratamento pode incluir anti-histamínicos, antidepressivos, neurolépticos, canabinoides e bloqueadores das interleucinas 4 e 13.
6. Os dentes devem ser limpos após as refeições com escova muito macia ou gaze. O acompanhamento odontológico é fundamental.
7. Lesões da córnea são frequentes, particularmente nas formas juncional e distrófica recessiva, e podem ser induzidas pela escoriação periocular. Exame ocular periódico é indicado.
8. Distúrbios nutricionais são frequentes: anemia (ferropriva, disabsortiva e por perdas); hipovitaminose; deficiência de oligoelementos, de proteínas e calorias, raquitismo. Acompanhamento e suplementação nutricional são necessários, particularmente nas formas extensas da doença (EBS generalizada; EBJ; EBDR).
9. Há risco elevado de desenvolvimento de carcinoma espinocelular nas formas distróficas, particularmente na forma distrófica recessiva. Exame dermatológico periódico e frequente (a cada 3-6 meses ou conforme indicação individual) é indicado para detecção precoce. O carcinoma espinocelular é o mais comum, comprometendo úlceras de difícil cicatrização.
10. Antibioticoterapia deve ser empregada com critério, para evitar desenvolvimento e resistência e pelo risco de absorção percutânea. Nas lesões infectadas indicamos antibióticos tópicos, de preferência a mupirocina, o ácido fusídico, a gentamicina ou a associação bacitracina-neomicina. A sulfadiazina argêntica deve ser reservada para as infecções por pseudomonas; se o quadro for extenso, emprega-se cefalexina ou a associação sulfametoxazol-trimetoprima por 1-2 semanas.
11. A criança portadora de EB deve ser estimulada a retirar as fraldas o mais breve possível, a andar, a brincar, a frequentar a escola.
12. O tratamento da EB é complexo, havendo necessidade de abordagem multidisciplinar.

Consultar adiante os *sites* das organizações para mais informações e protocolos de cuidados.

PORFIRIA ERITROPOIÉTICA CONGÊNITA

A porfiria eritropoiética congênita (PEC) é uma doença de herança autossômica recessiva, causada por mutações no gene *UROS*, que codifica a uroporfirinogênio III sintetase, uma das enzimas envolvidas no metabolismo do heme. A síntese do heme é alterada nas células da medula óssea.

A PEC caracteriza-se por extrema fotossensibilidade, resultando em bolhas nas áreas expostas à luz; com os surtos subsequentes, há formação de cicatrizes e, eventualmente, infecções que resultarão em sequelas, como amputações de extremidades (Figura 8). Há hipertricose, os dentes são avermelhados, anemia e coloração avermelhada da urina. O exame da urina ou do sangue com luz ultravioleta mostra fluorescência avermelhada característica da presença de porfirinas (Figura 9).

A confirmação do diagnóstico se faz com a demonstração de uro e coproporfirina 1 na urina e de uro, copro e protoporfirina no sangue ou com a pesquisa de mutação do gene. No exame histológico da pele nota-se bolha pauci-inflamatória e depósito de substância PAS+ na papila dérmica e ao redor de vasos. A imunofluorescência direta pode demonstrar depósito de imunoglobulinas na papila e ao redor dos vasos.

O tratamento inclui evitar a exposição à luz, transfusões de hemácias, esplenectomia e transplante de medula óssea.

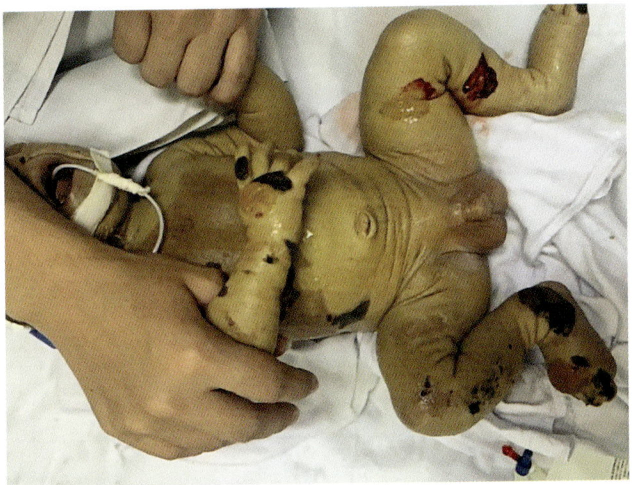

FIGURA 8 Porfiria eritropoiética congênita. Bolhas e necrose cutânea após fototerapia para icterícia.

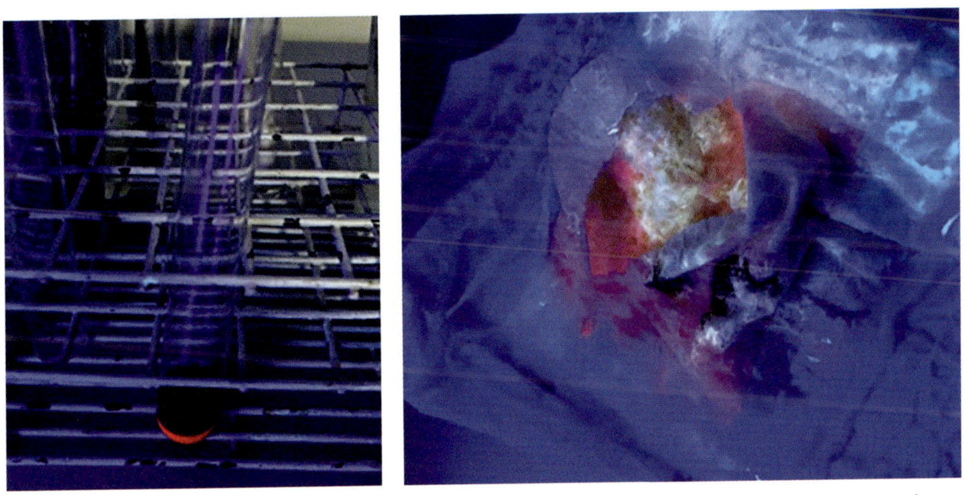

FIGURA 9 Porfiria eritropoiética congênita. Notar fluorescência avermelhada na urina contida na fralda e no sangue à luz ultravioleta.

Sites de interesse com informações para pacientes e equipes médicas

Epidermólise bolhosa

- Brasil: debrabrasil.com.br; aapeb.org.br
- Estados Unidos: debra.org
- Portugal: https://debra.med.up.pt/ (informações para médicos e pacientes)
- Chile: debrachile.cl
- Uruguai: protocolo de tratamento em https://www.bps.gub.uy/bps/file/13112/1/guia_clinica_epidermolisis_bullosa.pdf
  https://www.orpha.net

Porfirias

- https://porphyriafoundation.org
- https://www.orpha.net

SUGESTÕES DE LEITURA

1. Jenkinson HA, Lundgren AD, Levy ML, Diaz LZ. Caring for pediatric patients with epidermolysis bullosa in the emergency department. Pediatr Emerg Care. 2019 Aug;35(8):579-84.
2. Kahila A, Zamlout A, Mazloum A, Laila O, Badran A. Congenital erythropoietic porphyria (Gunther disease): a case report. Oxf Med Case Reports. 2020;2020(7):omaa051.
3. Krämer S, Lucas J, Gamboa F, Peñarrocha Diago M, Peñarrocha Oltra D, Guzmán-Letelier M, et al. Clinical practice guidelines: Oral health care for children and adults living with epidermolysis bullosa. Spec Care Dentist. 2020;40(Suppl 1):3-81.
4. Mariath LM, Santin JT, Schuler-Faccini L, Kiszewski AE. Inherited epidermolysis bullosa: update on the clinical and genetic aspects. An Bras Dermatol. 2020;95(5):551-69.
5. Mellerio JE, El Hachem M, Bellon N, Zambruno G, Buckova H, Autrata R, et al. Emergency management in epidermolysis bullosa: consensus clinical recommendations from the European reference network for rare skin diseases. Orphanet J Rare Dis. 2020;15(1):142.
6. Stölzel U, Doss MO, Schuppan D. Clinical guide and update on porphyrias. Gastroenterology. 2019;157(2):365-81.e4.

CONCLUSÃO

As genodermatoses bolhosas são doenças raras de grande impacto na vida do portador e seus familiares.

O tratamento visa diminuir o impacto da doença e se faz de modo multidisciplinar.

Os curativos especiais não aderentes, suplementos alimentares e medicações para diminuir o prurido e a dor são itens fundamentais no manejo dos casos.

Não é viável para o portador de doenças bolhosas genéticas hereditárias como epidermólise bolhosa e síndrome de Kindler tratamento e qualidade de vida dignos sem acesso a esses recursos.

CONTEÚDO COMPLEMENTAR

Utilize o QR code abaixo para acessar as questões comentadas do capítulo (senha: **dermatologiaicr**).

Genodermatoses com fotossensibilidade, poiquilodermias e progérias

Maria Cecilia da Matta Rivitti Machado

PONTOS-CHAVE DESTE CAPÍTULO

- Fotossensibilidade caracteriza-se pela reação exagerada à exposição à luz. Há quadros hereditários (xeroderma pigmentoso, porfirias) e adquiridos (lúpus eritematoso, dermatomiosite, eczema com fotossensibilidade etc.). Poiquilodermia caracteriza-se por atrofia da pele, particularmente da epiderme, associada à discromia (hipo e hipercromia) e a telangiectasias. Algumas doenças se apresentam tanto com fotossensibilidade quanto com poiquilodermia.
- A fotossensibilidade é induzida tanto pela radiação ultravioleta como pela luz visível. Pode haver eritema precoce e duradouro, ocasionalmente bolhas ou necrose cutânea e fotofobia; posteriormente se instalam alterações pigmentares, poiquilodermia e, em algumas enfermidades, lesões pré-malignas (queratose actínica) e tumores (carcinomas basocelular, espinocelular, melanoma).
- Trata-se de doenças raras, mas o reconhecimento do quadro de fotossensibilidade e da poiquilodermia é crucial para o diagnóstico do xeroderma pigmentoso, das porfirias, da síndrome de Bloom, da síndrome de Rothmund-Thomson, da síndrome de Cockayne e da síndrome de Kindler-Weary.
- As progérias ou síndromes progeroides caracterizam-se pelo envelhecimento precoce, com déficit de desenvolvimento, alopecia, alterações esclerodermiformes, pele fina atrófica, enrugada; e quadro cardiovascular com aterosclerose e insuficiência renal.

INTRODUÇÃO

As doenças geno-hereditárias caracterizadas por sensibilidade aumentada à luz solar são de ocorrência rara; as principais são o xeroderma pigmentoso, as porfirias, a síndrome de Bloom, a síndrome de Rothmund-Thomson e a síndrome de Cockayne. Os albinos são mais sujeitos aos efeitos deletérios da radiação solar como resultado da ausência de pigmentação melânica (ver Capítulo 30 – Albinismo).

A fotossensibilidade caracteriza-se pela reação exagerada à luz. As manifestações ocorrem após exposição mínima em alguns quadros; inicialmente se nota eritema e por vezes bolhas e necrose cutânea; e pode haver fotofobia. O eritema na fotossensibilidade tem duração prolongada de semanas, em contraste com o da queimadura solar, que dura 24-28 horas. Com o passar do tempo alterações da pigmentação se acumulam, representadas por efélides, lentigos ou pigmentação reticulada, que podem se associar a telangiectasias e atrofia da epiderme, caracterizando a poiquilodermia.

XERODERMA PIGMENTOSO

O xeroderma pigmentoso (XP) é uma doença autossômica recessiva, causada por mutações de genes que codificam enzimas responsáveis pelo reparo de danos ao DNA, resultante da ação da radiação ultravioleta, favorecendo o desenvolvimento de mutações responsáveis por alterações pronunciadas da pigmentação e tumores cutâneos. Há oito subgrupos de XP, denominados A, B, C, D, E, F, G e Variante, conforme a mutação e o defeito de reparo, implicando também diferenças na intensidade dos achados.

As manifestações se fazem notar nas primeiras semanas de vida em metade dos casos: fotofobia intensa, eritema nas áreas expostas à luz solar e até mesmo queimaduras após curta exposição, e que demoram semanas para se resolver. Nos três primeiros anos de vida a pele se mostra seca, atrófica e com alterações pigmentares pronunciadas, mesmo nas peles fototipo V e VI de Fitzpatrick (ver Capítulo 3 – Semiologia dermatológica). Notam-se efélides (máculas acastanhadas) e lentigos (máculas castanho-escuras ou negras) abundantes, mais evidentes na face, orelhas, dorso dos braços, nuca e dorso superior (ver também Capítulo 43 – Nevos melanocíticos) (Figura 1); também surgem precocemente máculas hipocrômicas de 2-5 mm de diâmetro (leucodermia solar).

Os olhos são afetados no XP; inicialmente há fotofobia, depois ceratite e catarata, que podem implicar diminuição da

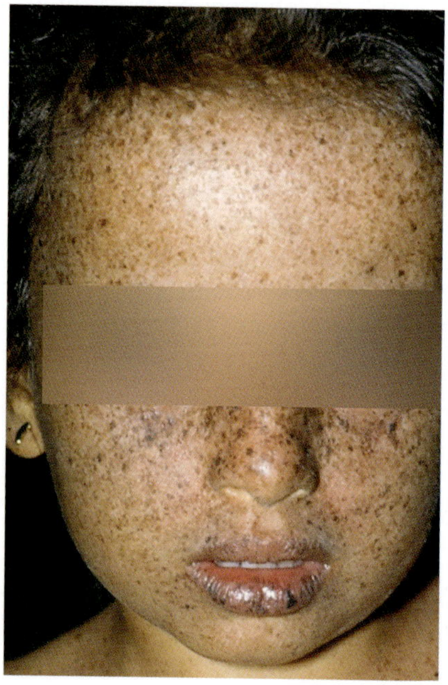

FIGURA 1 Xeroderma pigmentoso.

acuidade visual. As pálpebras e outras estruturas oculares também são propensas ao desenvolvimento de tumores.

Comprometimento neurológico ocorre em cerca de 20% dos casos: microcefalia adquirida, diminuição ou ausência de reflexos profundos dos tendões, surdez neurossensorial progressiva, espasticidade, ataxia, convulsões e comprometimento cognitivo progressivo.

Lesões pré-malignas como a queratose actínica (ou queratose solar) e tumores cutâneos de diversas linhagens, principalmente carcinoma basocelular, carcinoma espinocelular e melanoma, ocorrem antes da puberdade e em grande número ao longo da vida nas áreas menos protegidas da luz, o que inclui não apenas a pele, mas os lábios, ponta da língua e olhos. Tais lesões podem limitar a sobrevida e comprometem a qualidade de vida, uma vez que o tratamento é cirúrgico, resultando em cicatrizes. A sobrevida será mais longa e com mais qualidade conforme os seguintes fatores: aderência às medidas de proteção à luz, detecção precoce de lesões tumorais; tratamento precoce e adequado do tipo de XP.

O diagnóstico geralmente se baseia na apresentação clínica, uma vez que não são rotineiramente disponíveis no nosso meio os testes de reparação do DNA ou testes genéticos.

O diagnóstico precoce do XP permite a instituição de medidas estritas de fotoproteção (minimizar a exposição à luz solar, ficando ao ar livre apenas no fim da tarde e à noite; buscar sempre ficar à sombra; uso constante, diário, de filtros solares de proteção UVA e UVB muito altos, reaplicando-os durante o dia; uso constante de chapéus, roupas de mangas longas e óculos escuros). Exames dermatológico, neurológico e oftalmológico periódicos e frequentes são indicados para manejo oportuno de lesões pré-malignas e complicações. Reposição de vitamina D é indicada.

Com a aderência estrita a medidas de fotoproteção, minora-se ou abole-se o surgimento de lesões pré-tumorais e de tumores, permitindo melhor qualidade de vida, diminuindo a necessidade de tratamento das lesões pré-malignas e malignas.

PORFIRIAS

As porfirias constituem um grupo de doenças resultantes de deficiências enzimáticas específicas na via de biossíntese do heme, que levam a superprodução e acumulação de precursores metabólicos, para cada qual correspondendo um tipo particular de porfiria. Algumas são geneticamente determinadas, outras adquiridas. As porfirias geno-hereditárias que apresentam sintomas cutâneos são: porfiria eritropoiética congênita, protoporfiria eritropoiética, a forma familiar da porfiria cutânea tarda e porfiria variegata.

As lesões cutâneas típicas ocorrem nas áreas fotoexpostas com sensação de queimação, formação de bolhas e erosões que cicatrizam lentamente com atrofia e mílio (Figura 2). Sufusão purpúrica centrofacial e periorbital pode ocorrer, bem como hipercromia das áreas fotoexpostas e hipertricose. Placas esclerodermiformes desenvolvem-se nas áreas expostas, exceto onde há proteção por duplas camadas de roupas. O exame anatomopatológico é característico, com formação de bolhas e depósito de material PAS positivo ao redor da parede dos vasos. A urina apresenta fluorescência vermelho-alaranjada à luz ultravioleta (Figura 3). O diagnóstico e a classificação baseiam-se no quadro clínico e nas dosagens de porfirinas no sangue, fezes e urina.

POIQUILODERMIAS

Poiquilodermia é um termo que designa pele atrófica (fina, brilhante), associada a alteração da pigmentação (hipocromia e hipercromia) e a telangiectasias. A poiquilodermia ocorre de modo fisiológico no envelhecimento causado pela exposição à luz solar, nas colagenoses (lúpus eritematoso, dermatomiosite) e em síndromes genéticas como a disqueratose congênita (Figura 4), a síndrome de Bloom (Figura 5), a síndrome de Rothmund-Thomson (Figura 6), a síndrome de Cockayne e a síndrome de Kindler-Weary, que constam da Tabela 1.

PROGÉRIAS

As progérias são doenças cujo quadro remete ao envelhecimento fisiológico, e encontram-se resumidas na Tabela 2.

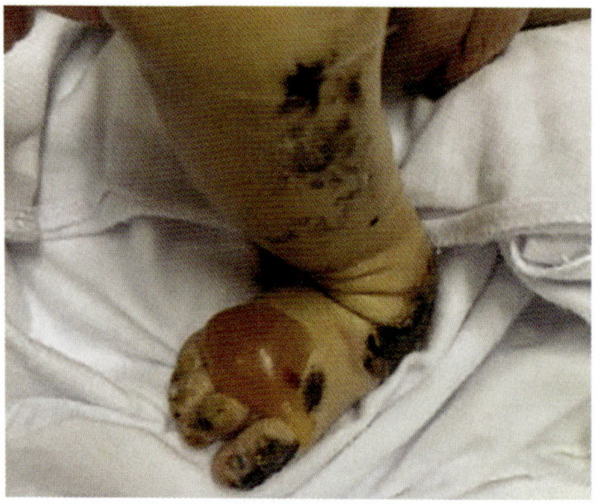

FIGURA 2 Porfiria eritropoiética congênita. Crostas pela necrose cutânea e bolha após fototerapia para icterícia, ainda presente.

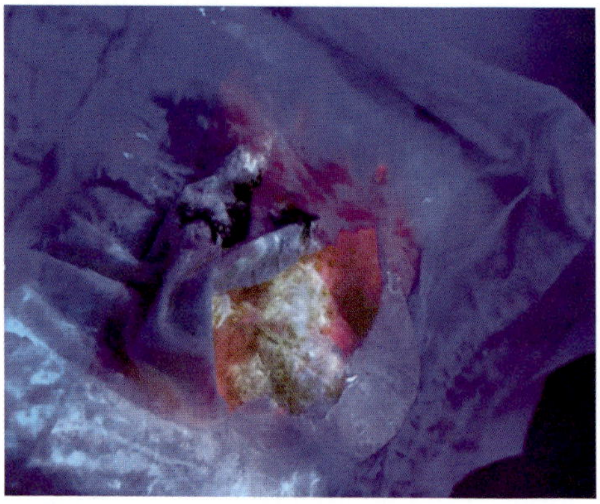

FIGURA 3 Porfiria eritropoiética congênita. Fluorescência avermelhada à luz ultravioleta da urina na fralda.

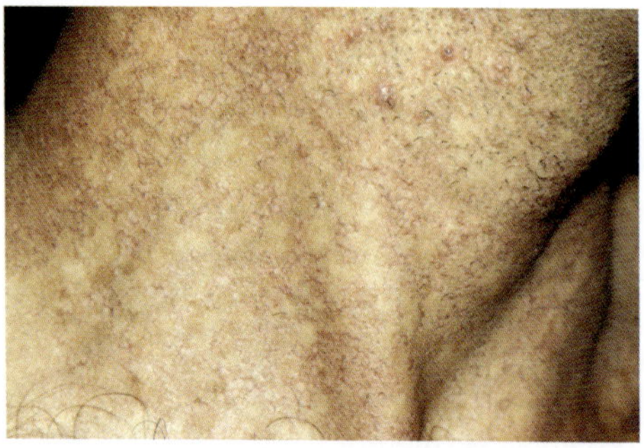

FIGURA 4 Disqueratose congênita. Notar a poiquilodermia com aspecto reticulado.

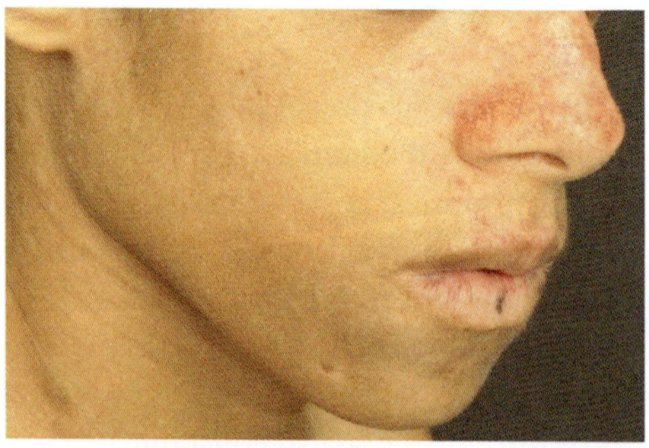

FIGURA 5 Síndrome de Bloom: telangiectasias malares e no dorso nasal.

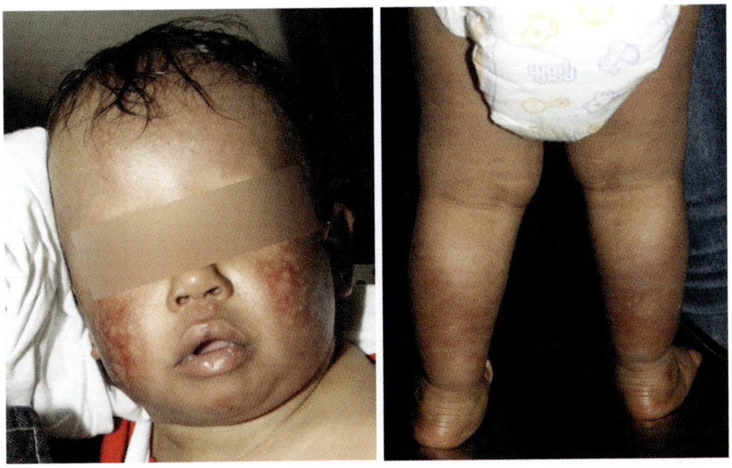

FIGURA 6 Síndrome de Rothmund-Thomson: poiquilodermia com telangiectasias proeminentes na região malar e porção distal dos membros inferiores.

TABELA 1 Características das poiquilodermias

Doença	Herança	Gene	Características	Comentários
Disqueratose congênita	RLX AD AR	*DKC1* *TERC, TERT, TINF2* *NOLA 3*	Poiquilodermia (pigmentação de aspecto reticulado); leucoplasia mucosa oral, conjuntival e anal; distrofia ungueal; cabelos esparsos; falência da medula óssea; neoplasias na medula óssea, linfoma, leucemia, carcinoma de pâncreas.	Alterações na pigmentação precedem outros achados.
Síndrome de Bloom	AR	*RECQL3*	Pele (telangiectasias e poiquilodermia mais evidentes nas áreas fotoexpostas); baixa estatura; fácies peculiar, alongada, com orelhas e nariz proeminentes, hipertricose; refluxo gastroesofágico; infecções recorrentes (deficiência de imunoglobulinas e de resposta linfocitária a tumores); diminuição da fertilidade em pacientes masculinos; resistência à insulina; propensão a neoplasias (leucemia, linfomas mais frequentes; carcinomas colorretais, o segundo mais frequente; câncer de mama em pacientes femininas).	Fácies típicas e baixa estatura são características importantes para o diagnóstico. Ascendência Ashkenazi em 30% dos casos do registro.
Síndrome de Rothmund-Thomson	AR	*RECQL4, ANAPC1*	▪ Poiquilodermia de início na infância e persistente: pigmentação reticulada e atrofia, eritema reticulado na face, nádegas e extremidades. ▪ Cabelos finos e esparsos. ▪ Placas verrucosas mãos, pés, cotovelos e joelhos.	Sobrevida normal. Estatura variável. Osteossarcoma mais frequente, mas não há consenso sobre periodicidade e modo de *screening*.

(continua)

TABELA 1 Características das poiquilodermias (*continuação*)

Doença	Herança	Gene	Características	Comentários
Síndrome de Rothmund--Thomson	AR	*RECQL4, ANAPC1*	▪ Anomalias ósseas (osteoporose, bossas frontais, prognatismo, nariz em sela, hipoplasias ósseas). ▪ Alterações dentárias. ▪ Alterações oculares: catarata. ▪ Osteossarcoma. ▪ Carcinoma espinocelular nas lesões queratósicas.	
Síndrome de Cockayne	AR		Nanismo caquético.	
Síndrome de Cockayne tipo A		*ERCC8, ERCC4*	Fácies típica, com microcefalia, diminuição do tecido adiposo, olhos fundos, agrupamento dos elementos da face.	Menor expectativa de vida.
Síndrome de Cockayne tipo B		*ERCC 6*	▪ Cifose, mãos e pés grandes. ▪ Pele seca, eritema e descamação que evoluem para atrofia e pigmentação nas áreas fotoexpostas. ▪ Alterações dentárias. ▪ Alterações oculares. ▪ Alterações neurológicas centrais e periféricas (retardo, convulsões, tremores, fraqueza, ataxia). ▪ Hepatoesplenomegalia, falência renal.	Necessidade de fotoproteção contínua.
Síndrome de Kindler-Weary	AR	*KIND1*	▪ Primeira infância: bolhas nas mãos e pés, fragilidade cutânea e fotossensibilidade, que se atenuam com o passar do tempo. ▪ Lesões nas mucosas: boca, uretra evoluem com sinéquias. ▪ Esofagite, colite. ▪ Poiquilodermia que poupa a face. ▪ Placas queratóticas nas mãos, pés, joelhos, cotovelos.	Classificada atualmente como mecanobolhosa (grupo das epidermólises bolhosas). Ver Capítulo 28 – Genodermatoses com bolhas.

AD: autossômica dominante; AR: autossômica recessiva; RLX: recessiva ligada ao cromossomo X.

TABELA 2 Características das progérias

Doença	Herança	Gene	Características	Comentários
Progéria da criança (síndrome de Hutchinson)	AD	*LMNA*	▪ Normal ao nascer. ▪ Retardo de crescimento e baixo peso. ▪ Aos 2 anos: fácies de pássaro. ▪ Alopecia. ▪ Atrofia da pele e subcutâneo. ▪ Placas esclerodermoides no tronco e raiz dos membros. ▪ Distrofia ungueal. ▪ Hipoidrose. ▪ Comprometimento cardiovascular (hipertensão, aterosclerose, infarto do miocárdio e acidentes vasculares cerebrais).	Óbito na segunda década de vida.
Progéria do adulto (síndrome de Werner)	AR	*RECQL2*	▪ Retardo do crescimento na puberdade. ▪ Membros finos. ▪ Fácies características. ▪ Atrofia da pele, com aspecto poiquilodérmico e lesões esclerodermoides nas extremidades. ▪ Canície e alopecia precoce. ▪ Hipoplasia das unhas. ▪ Calosidades plantares.	Apresentação precoce das doenças que acompanham o envelhecimento: catarata, diabetes, aterosclerose generalizada. Propensão a tumores: sarcomas, carcinoma da tireoide, carcinoma basocelular e melanomas.
Acrogeria	AD/AR		▪ Início no período neonatal. ▪ Atrofia das extremidades, com desaparecimento do subcutâneo. ▪ Distrofia ungueal. ▪ Membros curtos, acroosteólise.	Mais comum no sexo feminino.

AD: autossômica dominante; AR: autossômica recessiva; RLX: recessiva ligada ao cromossomo X.

CONCLUSÃO

O reconhecimento da fotossensibilidade, de alterações patológicas da pigmentação, da poiquilodermia e da atrofia cutânea são cruciais para o diagnóstico do xeroderma pigmentoso, das porfirias, das progérias e das síndromes de Rothmund-Thomson, de Bloom e de Cockayne, e da disqueratose congênita. Em face dessas alterações cutâneas a participação do dermatologista contribui para o estabelecimento do diagnóstico apropriado.

SUGESTÕES DE LEITURA

1. Coppedè F. Mutations involved in premature-ageing syndromes. Appl Clin Genet. 2021;14:279-95.
2. Giordano CN, Yew YW, Spivak G, Lim HW. Understanding photodermatoses associated with defective DNA repair: Syndromes with cancer predisposition. J Am Acad Dermatol. 2016;75(5):855-70.
3. Rayinda T, van Steensel M, Danarti R. Inherited skin disorders presenting with poikiloderma. Int J Dermatol. 2021.
4. Yew YW, Giordano CN, Spivak G, Lim HW. Understanding photodermatoses associated with defective DNA repair: Photosensitive syndromes without associated cancer predisposition. J Am Acad Dermatol. 2016;75(5):873-82.

CONTEÚDO COMPLEMENTAR

Utilize o QR code abaixo para acessar as questões comentadas do capítulo (senha: **dermatologiaicr**).

30

Albinismo

Maria Cecilia da Matta Rivitti Machado

PONTOS-CHAVE DESTE CAPÍTULO

- Diversas doenças se apresentam com diminuição ou ausência da pigmentação melânica na pele e/ou olhos. As mais comuns são o albinismo oculocutâneo, que pode ser exclusivamente oculocutâneo ou sindrômico. Os erros inatos do metabolismo como fenilcetonúria, homocisteinemia, síndrome de Prader-Willi e síndrome de Angelman podem se apresentar com diminuição generalizada da pigmentação.
- O albinismo oculocutâneo caracteriza-se por variabilidade fenotípica, com ausência ou diminuição da pigmentação da pele e cabelos, ausência da pigmentação da íris ou cores claras como azul, verde, castanho-claro, bem como nistagmo e diminuição da acuidade visual. A pele é extremamente susceptível aos efeitos deletérios da radiação solar: queimaduras e desenvolvimento de carcinomas em idade precoce (por volta dos 20 anos). Necessita, portanto, de fotoproteção intensiva e exames dermatológico e oftalmológico periódicos para detecção e tratamento precoce de complicações.
- O piebaldismo e a síndrome de Waardenburg se apresentam com manchas acrômicas localizadas na face, mecha branca de cabelos, canície, manchas acrômicas no tronco e membros inferiores e heterocromia da íris. Na síndrome de Waardenburg a face é típica e pode haver surdez.
- Nas síndromes de Chédiak-Higashi, de Griscelli e de Elejalde, os cabelos são prateados e a pele pode se apresentar com diminuição da pigmentação ou coloração acinzentada.

INTRODUÇÃO

Diversas doenças se apresentam com diminuição ou ausência da pigmentação melânica da pele, cabelos e olhos, podendo corresponder a quadros exclusivamente cutâneos, como em formas de albinismo oculocutâneo ou doenças sistêmicas. Entre estas, destacamos os erros inatos do metabolismo como a fenilcetonúria, a homocisteinemia; síndromes como Prader-Willi e de Angelman; e as doenças imunológicas que se apresentam com diluição pigmentar e cabelos prateados como as síndromes de Chédiak-Higashi, de Griscelli e Elejalde (Tabela 1).

ALBINISMO OCULOCUTÂNEO

O albinismo oculocutâneo (OCA) é doença caracterizada pela redução ou ausência de síntese da melanina nos melanócitos, ainda que estes estejam presentes na epiderme e folículos, resultante de mutações em genes envolvidos na formação da melanina. Clinicamente se observa pele muito clara, cabelos brancos ou muito claros, por vezes amarelados ou arruivados. Os olhos são castanho-claros, azul-esverdeados ou avermelhados, quando a melanina é totalmente ausente na íris (Figura 1). As diferentes formas de OCA estão resumidas na Tabela 2.

A pele desprovida de melanina é muito suscetível ao dano pela radiação ultravioleta, que se manifesta a curto prazo como queimaduras de sol e a médio prazo com o surgimento de lesões pré-malignas, chamadas de queratose actínica ou queratose

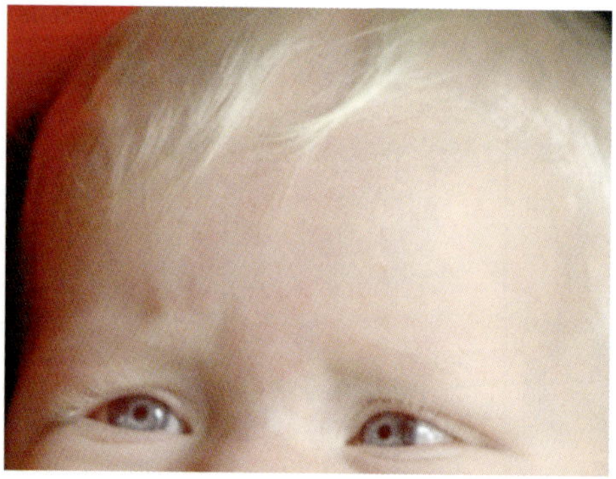

FIGURA 1 Albinismo oculocutâneo.

TABELA 1 Principais doenças geno-hereditárias que se apresentam com diminuição ou ausência da pigmentação

Características clínicas	Doenças e síndromes
Amelanose difusa	
	Albinismo oculocutâneo
Hipomelanose difusa	
Com cabelos claros	Albinismo oculocutâneo
Com cabelos prateados	Síndrome de Chédiak-Higashi Síndrome de Griscelli Síndrome de Elejalde
Com diluição pigmentar	Fenilcetonúria Homocisteinemia Síndromes de Prader-Willi e de Angelman
Amelanoses localizadas	
	Piebaldismo Síndrome de Waardenburg

TABELA 2 Doenças genéticas que cursam com hipo ou acromia

Doença	Herança	Gene	Características	Observações
Albinismo oculocutâneo não sindrômico				
OCA tipo 1A	AR	*TYR* (tirosinase)	▪ Ausência de pigmento na pele, cabelos e olhos. ▪ Fotofobia. ▪ Redução da acuidade visual; nistagmo.	▪ OCA 1 e 2 correspondem à maior parte dos casos. ▪ Apenas OCA1 e OCA4 têm ausência de pigmento; nas outras formas a pigmentação é muito variável. ▪ A despeito da variabilidade fenotípica, todos os OCA apresentam alterações oculares: nistagmo, hipoplasia da fóvea, diminuição da acuidade visual. ▪ A propensão a tumores cutâneos mais precoces e em maior número pode ser efetivamente combatida com o uso de medidas de fotoproteção e filtro solar. ▪ Necessidade de fotoproteção estrita (chapéus; mangas e calças compridas; óculos escuros; fotoprotetor diário). ▪ Exames de pele frequentes na idade adulta para detecção precoce de tumores cutâneos.
OCA tipo 1B	AR		▪ Mesmo quadro do OCA 1A, mas com pigmentação de folículos pilosos nos braços e pernas.	
OCA 2	AR	*Gene P* *MC1R*	▪ Acromia de pele e cabelos ao nascer. ▪ Pode desenvolver leve pigmentação da pele e cabelos. ▪ Efélides, lentigos e nevos desenvolvem-se com a idade. ▪ Olhos castanhos ou azuis. ▪ Cabelos escurecem com a idade. ▪ Forma castanha, em que os cabelos se tornam castanho-claros e a pele, marrom-clara. ▪ Quadro ocular semelhante ao tipo 1. ▪ Estrabismo.	
OCA 3 e ROCA *(Rufus albinism)*	AR	*TYRP1*	▪ Redução da pigmentação da pele, cabelos acobreados e olhos. ▪ Alterações oculares menos pronunciadas que no tipo 1.	
OCA 4	AR	*SLC45A2* (codifica proteína de transporte associada a membrana ou *MATP*)	▪ Fenótipo semelhante ao OCA1.	
OCA 5	AR	*OCA 5*	▪ Pele branca. ▪ Cabelos dourados. ▪ Iris acrômica. ▪ Nistagmo. ▪ Fotofobia. ▪ Fundo albinoide. ▪ Hipoplasia fóvea. ▪ Redução da acuidade visual.	
OCA 6	AR	*SLC24A5*	▪ Pele e cabelos claros. ▪ Olhos claros. ▪ Alterações oculares semelhantes. ao OCA1.	

(continua)

TABELA 2 Doenças genéticas que cursam com hipo ou acromia (*continuação*)

Doença	Herança	Gene	Características	Observações
Albinismo oculocutâneo não sindrômico				
OCA 7	AR	*C10orf11*	▪ Pigmentação mais clara. ▪ Alterações oculares mais proeminentes: nistagmo, transiluminação da íris, diminuição da acuidade visual.	
Albinismo sindrômico				
Síndrome Hermansky-Pudlak	AR	*HPS1* *HPS2*	▪ Despigmentação variável da pele, olhos e cabelos. ▪ Alterações oculares. ▪ Diátese hemorrágica. ▪ Doença de depósito ceroide. ▪ Fibrose pulmonar.	▪ Oito variantes descritas.
Síndrome de Chédiak-Higashi	AR	*LYST*	▪ Hipocromia da pele e coloração prateada dos cabelos. ▪ Imunodeficiência, granulações nos neutrófilos, fase acelerada.	▪ Grande variabilidade na pigmentação da pele e cabelos.
Síndrome de Griscelli tipo 1 ou síndrome de Elejalde	AR	*MYO5A*	▪ Hipocromia pele e cabelos com coloração prateada, alterações neurológicas.	▪ Grande variabilidade na pigmentação da pele e cabelos.
Síndrome de Griscelli tipo 2	AR	*RAB27A*	▪ Hipocromia da pele e cabelos com coloração prateada. ▪ Alteração imunológica (infecções piogênicas, síndrome hemofagocítica). ▪ Alterações neurológicas.	
Piebaldismo	AD	*KIT*	▪ Acromia de porções mediais da face e tronco; mecha branca frontal no couro cabeludo. ▪ Acromia de cílios e sobrancelhas. ▪ Acromia das porções mediais dos membros. ▪ Máculas hipercrômicas na periferia ou no meio das lesões acrômicas.	▪ Deve ser diferenciado do vitiligo e da síndrome de Waardenburg. ▪ Repigmentação espontânea de áreas acrômicas.
Síndrome de Waardenburg	AD (tipos 1,2,3) AR (tipo 4)	*PAX3* (tipos 1e 3) *MTIF* (tipo 2A) *EDN3, EDNRB, SOX10* (tipo 4)	▪ Mecha frontal branca, canície precoce. ▪ Heterocromia da íris. ▪ Surdez neurossensorial (tipo 2). ▪ Distopia do canto dos olhos (tipos 1 e 3). ▪ Anormalidades esqueléticas (tipo 3). ▪ Megacólon congênito (tipo 4).	▪ Vários subtipos descritos. ▪ Tipo 2: sem distopia do canto interno dos olhos. ▪ Repigmentação espontânea de áreas acrômicas.

OCA: albinismo oculocutâneo.

solar e, eventualmente, como carcinoma basocelular ou carcinoma espinocelular de comportamento agressivo. Os carcinomas e lesões pré-malignas desenvolvem-se ao redor dos 20 anos de idade, em contraste com a população geral, na qual são mais comuns após a quarta ou quinta década; são tumores múltiplos, agressivos, com potencial de metástase, e são responsáveis pela diminuição na expectativa de vida dos portadores. As cicatrizes resultantes da excisão de tumores contribuem para o decréscimo na qualidade de vida do portador. A prevenção (fotoproteção, ver adiante), a detecção e o tratamento precoces são curativos e propiciam menor número de tumores, menor necessidade de procedimentos e menos e menores cicatrizes (Figura 2).

Nos olhos pode haver ausência de pigmentação da íris, resultando em olhos de cor avermelhada, ou ainda olhos claros: azuis, verdes ou castanho-claros. Outras alterações, como fotofobia e nistagmo, podem sugerir o diagnóstico; o exame oftalmológico revela ausência de pigmentação da retina e alterações foveolares resultando em prejuízo da acuidade visual.

Tratamento

Há necessidade de fotoproteção constante, que inclui evitar atividades ao ar livre durante o dia, buscar sempre a sombra, proteção com vestimentas (roupas de mangas e pernas longas), chapéus de abas largas, óculos escuros com proteção ultravioleta e uso constante de protetor solar fator 30 ou maior (ver Capítulo 56 – Fotoproteção). O uso de protetor solar desde a infância evita o desenvolvimento de cânceres de pele, que são comuns e mais numerosos nos albinos que não fazem uso desse recurso.

Exame dermatológico periódico (a cada 6 meses) é aconselhável para identificar e tratar lesões pré-malignas e malignas. Exame oftalmológico periódico e cuidados são mandatórios, e os portadores têm direitos assegurados como deficientes visuais.

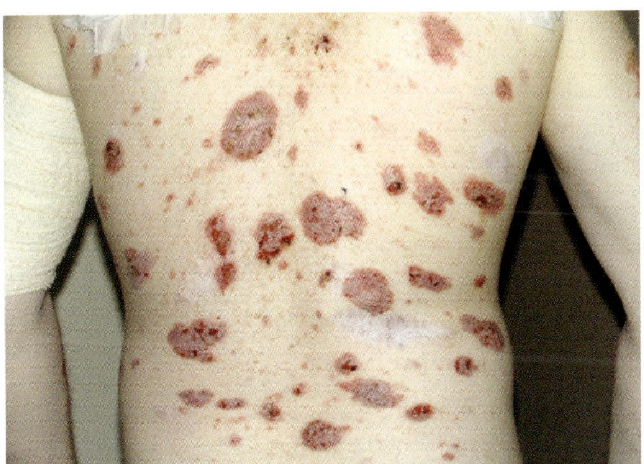

FIGURA 2 Albinismo oculocutâneo com numerosos carcinomas espinocelulares.

Por questões culturais e ignorância sobre a natureza da alteração da cor da pele, os albinos e familiares estão sujeitos a diversos desafios sociais e psicológicos, sofrendo preconceito e discriminação social.

ALBINISMOS SINDRÔMICOS

O albinismo pode se associar a manifestações sindrômicas em numerosas doenças raras.

SÍNDROME HERMANSKY-PUDLAK

Caracteriza-se por cabelos, olhos e pele muito claros; há diátese hemorrágica (hematomas e sangramentos) e doença metabólica (depósito de coroide levando a disfunção de pulmões, intestino, coração e rins). Diversos subtipos da síndrome, mais frequente em nativos de Porto Rico e descendentes, são causados por mutações em 10 genes diferentes (ver Tabela 2).

SÍNDROME DE CHÉDIAK-HIGASHI

A síndrome de Chédiak-Higashi é uma doença lisossomal que se apresenta com diminuição da pigmentação da pele e cabelos, que são prateados, infecções frequentes (imunodeficiência), propensão a sangramentos e alterações neurológicas progressivas, seguidas por infiltração linfo-histiocítica de múltiplos órgãos que leva ao óbito (fase acelerada). A transmissão é autossômica recessiva, por mutação dos genes *LYST* e *CHS1*. Há diferentes tipos e granulações no citoplasma de leucócitos são características, assim como aspecto característico dos grânulos de melanina à microscopia da haste dos cabelos. O tratamento se faz com transplante de células da medula óssea, preferencialmente antes da fase acelerada.

SÍNDROME DE GRISCELLI

A síndrome de Griscelli apresenta-se com diminuição da pigmentação da pele e cabelos prateados; o tipo 1, caracteriza-se por alterações neurológicas precoces; o tipo 2 por imunodeficiência, alterações neurológicas e síndrome hemofagocítica. O tipo 3 cursa apenas com alterações cutâneas (Figura 3).

PIEBALDISMO

Também conhecido como albinismo parcial, o piebaldismo se apresenta com acromias localizadas com característico comprometimento do centro da face, fron-

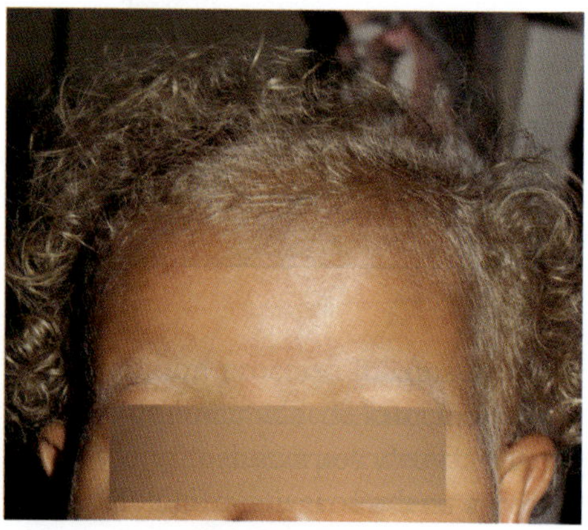

FIGURA 3 Cabelos prateados da síndrome de Griscelli.

te e couro cabeludo, resultando em mecha de cabelos brancos, acromia medial de sobrancelhas e cílios, ou ainda canície difusa, manchas acrômicas geralmente no centro do tórax e membros desde o nascimento. Outra alteração pigmentar típica dessas doenças é a heterocromia da íris (olhos de cor diferente ou partes da íris de cor diferente). Embora haja descrições de surdez, no piebaldismo as alterações geralmente se limitam à pele (Figura 4).

SÍNDROME DE WAARDENBURG

Na síndrome de Waardenburg, além da alteração da pigmentação da pele, cabelos e olhos, há outros achados como face típica com diminuição do comprimento do filtro e distopia do canto interno do olho (afastamento do canto sem aumento da distância interpupilar), surdez neurossensorial, anormalidades esqueléticas e megacólon congênito (Figura 5).

O diagnóstico diferencial do piebaldismo e da síndrome de Waardenburg se faz entre duas doenças, com o vitiligo (ver Capítulo 19 – Hipocromias e acromias) e com o nevo depigmentoso. As lesões acrômicas e os cabelos brancos podem se repigmentar lentamente ao longo da vida do portador. Branqueamento precoce dos cabelos também é descrito. Não há indicação de tratamento com as medicações empregadas no tratamento do vitiligo.

Na Tabela 2 encontram-se resumidas as principais características clínicas, modo de herança e genes causadores de algumas doenças que se apresentam com diminuição da pigmentação.

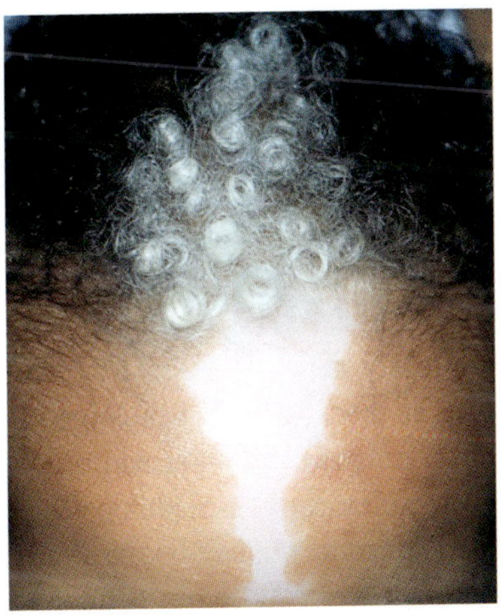

FIGURA 4 Piebaldismo. Mancha acrômica medial da face e couro cabeludo, resultando em mecha branca de cabelos e acromia da porção medial das sobrancelhas.

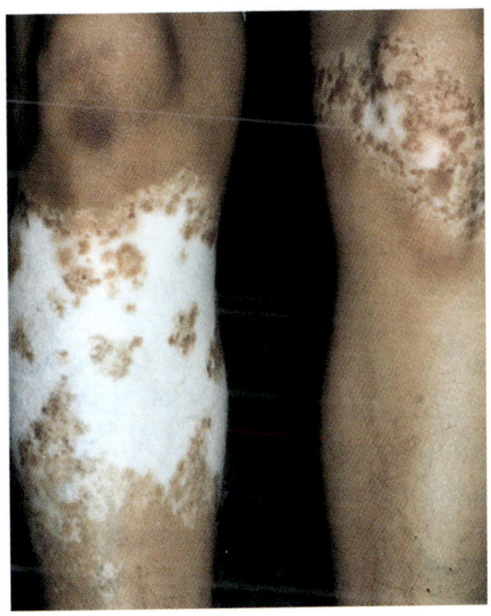

FIGURA 5 Repigmentação espontânea em caso da síndrome de Waardenburg.

CONCLUSÃO

Doenças genéticas podem cursar com despigmentação total e generalizada, como nos albinismos, ou com despigmentação parcial, como em algumas formas de albinismos, e nos erros inatos do metabolismo; ou ainda com despigmentação localizada, como no piebaldismo e na síndrome de Waardenburg. São doenças pouco conhecidas, e o portador sofre com o desconhecimento sobre a condição e a discriminação, bem como com diagnóstico e tratamento inadequados. A despigmentação localizada deve ser diferenciada do vitiligo.

SUGESTÕES DE LEITURA

1. Cahali JB, Fernandez SVF, Oliveira ZNP, Machado MCMR, Valente NS, Sotto MN. Elejalde syndrome: report of a case and review of the literature. Pediatric Dermatol. 2004;21:479-82.
2. Castaño-Jaramillo LM, Lugo-Reyes SO, Cruz Muñoz ME, Scheffler-Mendoza SC, Duran McKinster C, Yamazaki-Nakashimada MA, et al. Diagnostic and therapeutic caveats in Griscelli syndrome. Scand J Immunol. 2021;93(6):e13034.
3. Gironi LC, Zottarelli F, Savoldi G, Notarangelo LD, Basso ME, Ferrero I, et al. Congenital hypopigmentary disorders with multiorgan impairment: A case report and an overview on gray hair syndromes. Medicina (Kaunas). 2019;55(3):78.
4. Machado MC, Julião P, Oliveira ZNP, Boggio P. Síndrome de Waardenburg. Dermatol Pediatr Lat. 2005;3(2):163-6.
5. Marçon CR, Maia M. Albinism: epidemiology, genetics, cutaneous characterization, psychosocial factors. An Bras Dermatol. 2019;94:503-20.
6. Valente NY, Machado MC, Boggio P, Alves AC, Bergonse FN, Casella E, et al. Polarised light microscopy of hair shafts AIDS in the differential diagnosis of Chédiak-Higashi and Griscelli-Prunieras syndromes. Clinics. 2006;61(4):327-32.

CONTEÚDO COMPLEMENTAR

Utilize o QR code abaixo para acessar as questões comentadas do capítulo (senha: dermatologiaicr).

Genodermatoses com manchas

Maria Cecilia da Matta Rivitti Machado

PONTOS-CHAVE DESTE CAPÍTULO

- As principais manchas com aumento da pigmentação são as efélides (sardas), a mancha café com leite, os lentigos, os nevos e o mosaicismo pigmentar.
- As manchas café com leite ocorrem em indivíduos saudáveis; quando presentes em número maior que cinco são sugestivas da neurofibromatose ou da síndrome de Legius; ocorrem também na esclerose tuberosa e em algumas outras doenças genéticas raras.
- As efélides e lentigos quando presentes na face e áreas expostas à luz em grande número e em idade precoce, associados a fotossensibilidade e fotofobia, são característicos do xeroderma pigmentoso.
- As manchas hipocrômicas mais frequentes são o nevo depigmentoso (desprovido de significado patológico), as manchas hipocrômicas em folha ou em confete da esclerose tuberosa e o mosaicismo pigmentar.

INTRODUÇÃO

A cor da pele resulta da interação de diversos fatores, como sua espessura e presença de pigmentos, sendo os principais a melanina e a hemoglobina. Para alterações adquiridas da pigmentação ver o Capítulo 20 – Hipercromias e o 19 – Hipocromias e acromias. Para nevos (pintas) ver o Capítulo 43 – Nevos melanocíticos. No Capítulo 8 – Anomalias vasculares estão descritas as manchas que resultam de anomalias vasculares, que habitualmente se apresentam com coloração avermelhada e que comumente são chamados de hemangiomas.

As hipomelanoses (diminuição da pigmentação melânica) e as hipermelanoses (aumento da pigmentação melânica) congênitas podem ocorrer como fenômeno isolado, como, por exemplo, nos pequenos nevos, ou serem manifestação de doenças geno-hereditárias. Quanto à distribuição, as manchas podem constituir lesões únicas localizadas, múltiplas e disseminadas ou generalizadas. Os cabelos e mucosas podem ser comprometidos. A perda da pigmentação melânica pode ser total (amelanose) ou parcial (hipomelanose). O exame com a lâmpada de Wood, que emite luz ultravioleta, pode ser indicado para melhor evidenciar manchas hipomelanóticas, principalmente em indivíduos de pele muito clara, permitindo também determinar com mais acurácia a perda total do pigmento melânico. Frequentemente os termos hipocromia, hipercromia e acromia são empregados para descrever esses fenômenos de alteração da pigmentação.

DOENÇAS GENÉTICAS QUE SE APRESENTAM COM HIPERMELANOSES

As manchas melânicas resultam do aumento da quantidade de melanina ou do aumento do número de melanócitos. Podem estar presentes ao nascimento ou aumentar em tamanho ou número durante a infância; um exemplo de lesões que aumentam em número são as manchas café com leite (ou *café au lait*) da neurofibromatose tipo 1 (Quadro 1).

QUADRO 1 Padrões de hipermelanoses

A. Difusas
Acropigmentação de Kitamura.
Acropigmentação reticulada de Dohi (discromatose universal hereditária).
Discromatose simétrica hereditária.
B. Localizadas
Manchas café com leite.
Efélides.
Lentiginoses.
Nevos.
Mosaicismo pigmentar (linear, em quadrantes ou filoide – em folhas).

Alteração difusa da pigmentação de origem genética

Algumas doenças raras podem se apresentar com pigmentação reticulada ou moteada (salpicada) difusa. A acropigmentação de Kitamura, a acropigmentação reticulada de Dohi e a discromatose simétrica hereditária correspondem a manifestações de mutação do gene *ADA1*. Na infância notam-se máculas hipercrômicas e hipocrômicas que podem comprometer as regiões acrais, as dobras ou serem generalizadas. As lesões não sofrem transformação maligna nem há comprometimento sistêmico, e tornam-se mais evidentes em adultos (Figura 1).

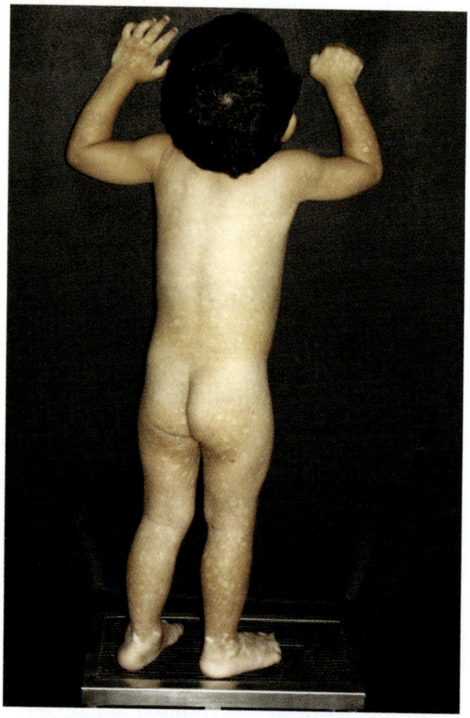

FIGURA 1 Discromatose universal hereditária. Máculas hipercrômicas, hipocrômicas e acrômicas de distribuição generalizada.

Alterações localizadas da pigmentação

Manchas café com leite (MCL)

Apresentam-se como manchas ovaladas, de coloração castanha uniforme e limites precisos (Figura 2). Histologicamente há aumento da produção de melanina sem aumento do número de melanócitos. Costumam estar presentes ao nascimento, aumentam de tamanho proporcionalmente ao crescimento e não desaparecem. Nos indivíduos hígidos podem ser encontradas em pequeno número, geralmente únicas. Quando múltiplas, em número maior que cinco, são indicativas da presença de doenças genéticas (Quadro 2). Dessas, a mais comum é a neurofibromatose, em que se verifica aumento progressivo do número de MCL durante a infância e adolescência. As manchas café com leite devem ser diferenciadas de outras causas de manchas acastanhadas e os diagnósticos diferenciais estão relacionados no Quadro 2 e na Tabela 1.

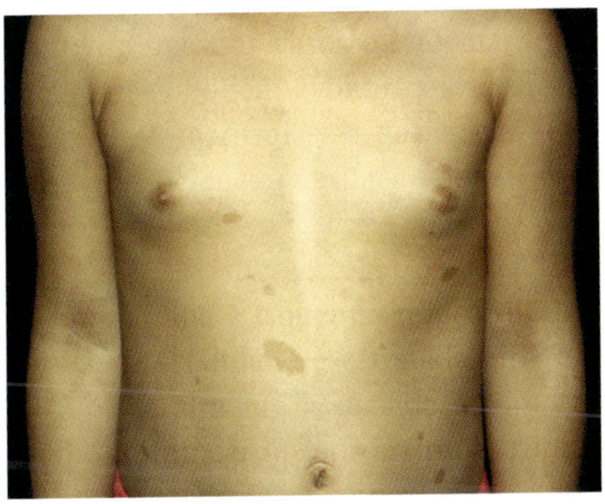

FIGURA 2 Manchas café com leite, numerosas e de vários tamanhos.

Neurofibromatose tipo 1

A neurofibromatose tipo 1 (NF1) é uma doença de herança autossômica dominante causada por mutações do gene *NF1*, que codifica a proteína neurofibromina, a qual tem função de supressão tumoral; as mu-

QUADRO 2 Diagnóstico diferencial das manchas café com leite

Urticária pigmentosa (mastocitose cutânea).
Nevos melanocíticos.
Lentigos.
Pigmentação residual (cicatricial).
Anomalias vasculares capilares da síndrome CM-AVM (malformações capilares-malformações arteriovenosas).

TABELA 1 Doenças que se apresentam com múltiplas manchas café com leite

Doenças		Gene	Características (manchas café com leite)
Neurofibromatose tipo 1		*NF-1*	Neurofibromas, efélides axilares, tumores SNC, hamartomas da íris, anomalias esqueléticas.
Síndrome Legius	AD	*SPRED1*	Manchas café com leite, efélides axilares. Baixa estatura, dificuldade de aprendizado, lipomas, lesões vasculares.
Esclerose tuberosa		*TSC1, TSC2*	Manchas hipomelanóticas em forma de folha; angiofibromas da face; hamartomas colagênicos; tumorações do SNC.
Ataxia-telangiectasia		*ATM*	Telangiectasias conjuntiva; ataxia; imunodeficiência.
Síndrome de McCune Albright		*GNAS1*	Displasia fibrótica poliostótica, puberdade precoce.

tações levam à desregulação da via RAS/RAF/MEK/ERK, resultando em proliferação celular e crescimento tumoral. A doença acomete aproximadamente 1 em cada 3.000 nascidos vivos de todas as etnias e de ambos os sexos; e metade dos casos representam novas mutações.

O diagnóstico da NF1 é estabelecido com base em características clínicas e pela detecção de mutação do gene causador. Os critérios diagnósticos estão relacionados no Quadro 3. Noventa e sete por cento dos pacientes portadores apresentam os critérios aos 8 anos de idade e 100% aos 20 anos.

Outras lesões cutâneas presentes em significativa porcentagem nos portadores de neurofibromatose são o nevo anêmico, o tumor glômico e o xantogranuloma juvenil.

A presença de múltiplas MCL e efélides axilares levantam suspeita de NF-1, síndrome de Legius e também de síndrome de Noonan. Apenas 2% das crianças com menos de dois anos de idade portadoras da forma esporádica da doença preenchem os critérios diagnósticos clínicos, gerando angústia e retardando medidas terapêuticas. A testagem genética é útil para confirmar o diagnóstico nesses casos, mas pode ser dispensada quando o portador preenche os critérios clínicos da doença. Deleção de porções cromossômicas contínuas pode gerar quadros com manifestações mais precoces e intensas.

Os neurofibromas são tumorações de consistência peculiar, fibroelástica, de tamanho entre alguns milímetros a 2 cm e coloração da pele ou violácea. São perceptíveis na pele ou subcutâneo, usualmente ao final da adolescência, e também em órgãos internos (Figura 3).

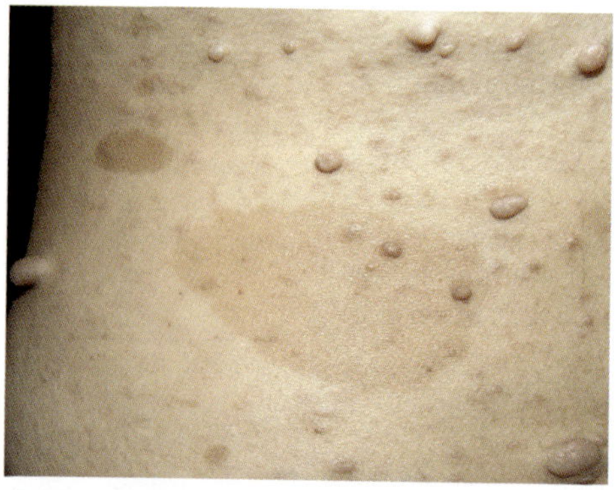

FIGURA 3 Neurofibromas e manchas café com leite.

QUADRO 3 Critérios diagnósticos da neurofibromatose tipo 1

O diagnóstico clínico da neurofibromatose tipo 1 é feito quando dois dos seguintes critérios estão presentes:
▪ História familiar de neurofibromatose.
▪ Seis ou mais manchas café com leite (MCL) com diâmetro maior que 5 mm em indivíduos pré-púberes ou 15 mm em indivíduos que já entraram na puberdade; costumam estar presentes ao nascimento, aumentam em número, e aos 2 ou 3 anos de idade já estão presentes nos casos de NF1. Constituem a primeira manifestação da doença.
▪ Efélides axilares ou inguinais (aparecimento posterior às MCL), na fase pré-puberal.
▪ Presença de neurofibromas ou neuromas plexiformes (costumam desenvolver-se na adolescência).
▪ Dois ou mais nódulos de Lisch na íris (hamartomas). São observados mediante exame com a luz de fenda. Manifestam-se após os 8 anos de idade.
▪ Glioma óptico (presente na fase de lactente).
▪ Lesões ósseas típicas: displasia do esfenoide ou afilamento do córtex de ossos longos com ou sem pseudoartrose, geralmente manifestadas dentro do primeiro ano de vida.

Os neurofibromas internos podem se apresentar atípicos à histologia, representando lesões pré-malignas, com risco de transformação para tumor maligno da bainha do nervo periférico.

Os neuromas plexiformes apresentam-se inicialmente como grandes manchas acastanhadas cor café com leite; lentamente há aumento de volume resultando em tumorações de aspecto enrugado e frouxo, de grande prejuízo estético e por vezes funcional, e que podem ainda sofrer malignização (Figura 4).

O tumor maligno da bainha do nervo periférico é um sarcoma que se desenvolve nos neurofibromas plexiformes ou nos neurofibromas internos em cerca de 8 a 16% dos casos, em geral aos 20 a 35 anos de idade. Dor noturna, déficit neurológico e crescimento rápido e endurecimento em um neuroma plexiforme levantam a suspeita de malignização. Os neurofibromas internos necessitarão de acompanhamento por imagem.

A displasia da asa do esfenoide é rara, e manifesta-se como exoftalmo pulsátil e tumoração, relacionando-se a neuroma plexiforme orbital. A displasia de ossos longos manifesta-se clinicamente como arqueamento; outras alterações ósseas comuns são cifose, escoliose, *pectus excavatus* ou *pectus carinatus* e desmineralização de ossos com ou sem deficiência de vitamina D, podendo resultar em múltiplas fraturas que eventualmente conduzirão a deformidades.

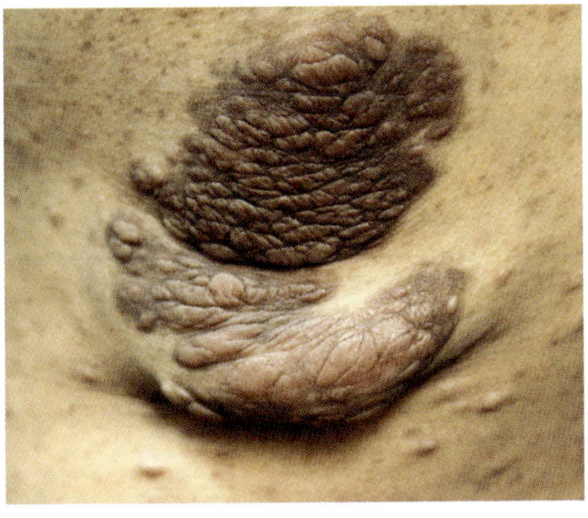

FIGURA 4 Neuroma plexiforme.

Outros achados comuns são déficit de crescimento, puberdade precoce, feocromocitoma, hipertensão arterial, vasculopatias por malformações e propensão a hemorragias.

Convulsões ocorrem em cerca de 8% dos portadores, resultado de tumorações, malformações arteriais ou obstrução do aqueduto, associando-se a retardo neurológico. Disfunção cognitiva leve é comum, com alterações comportamentais e dificuldades de aprendizado.

Objetos brilhantes não identificados são lesões sem efeito massa, detectáveis à ressonância magnética, altamente específicas e características da neurofibromatose, que estão presentes desde a infância.

O portador de neurofibromatose apresenta risco aumentado de desenvolvimento de tumores de esôfago, estômago, cólon, pulmão, fígado, tireoide, ovário, mama, melanoma, linfoma não Hodgkin e leucemia mieloide crônica, gliomas do sistema nervoso central e tumores neuroendócrinos gastrointestinais.

O portador de neurofibromatose necessita de acompanhamento por toda a vida para detecção precoce de complicações, com exames físicos completos anuais pelo pediatra e posteriormente pelo médico generalista. Acompanhamento multidisciplinar é indicado de acordo com as manifestações que se apresentem.

Com respeito ao manejo das manifestações dermatológicas, deve-se ressaltar que as MCL e efélides não clareiam com tratamentos medicamentosos tópicos. Podem responder parcialmente a *laser* (ver Capítulo 61 – *Lasers* e terapias baseadas em energia), embora sempre recidivem. Quanto aos neurofibromas, indica-se ressecção cirúrgica de lesões dolorosas ou com suspeita de malignidade; e não respondem a *lasers*. Os neuromas plexiformes se originam em troncos nervosos, cujas fibras se misturam ao tumor; a ressecção deve ser indicada criteriosamente pelo risco de resultar em déficit neurológico. Medicamentos para o tratamento de neurofibromas plexiformes inoperáveis começam a ser disponibilizados, como o selumetinib, um inibidor seletivo de MEK (*mitogen activated protein kinase 1 enzyme*).

Efélides

São máculas acastanhadas localizadas nas áreas fotoexpostas; ocorrem em pessoas de pele clara, sendo conhecidas por sardas; não representam entidade patológica, mas indicam maior propensão a desenvolver complicações da exposição solar (fotoenvelhecimento, tumores). Podem ser atenuadas com fotoproteção, clareadores tópicos e tratamentos a base de energia como *lasers* e luz intensa pulsada.

Quando presentes desde os primeiros meses de vida, em grande número, diversos tons de coloração entre negra e castanha, nas áreas expostas à luz, acompanhadas por fotossensibilidade e fotofobia podem ser manifestação inicial de xeroderma pigmentoso (ver adiante). Quando presentes nas grandes dobras (axilas, região inguinal, região cervical), acompanhadas por manchas café com leite, levantam a suspeita de neurofibromatose ou síndrome de Legius (Figura 5).

Lentigos e lentiginoses

Lentigos são máculas castanho-escuras ou negras, de tamanho até 5 mm, que ocorrem na pele, mucosas ou semimucosas. Tanto os lentigos como os nevos são chamados popularmente de pintas. Raramente estão presentes ao nascimento; não escurecem com a exposição solar e não regridem espontaneamente. Histologicamente há aumento de melanócitos na camada basal sem formação de tecas. Ocorrem esporadicamente e em pequeno número em indivíduos normais.

Há lentiginoses sindrômicas, em que lentigos numerosos se associam a outras manifestações (Tabela 2). Na Figura 6, são apresentados lentigos da síndrome de Peutz-Jeghers.

Mosaicismo pigmentar

Pigmentação acastanhada, homogênea, com distribuição linear peculiar (segundo as linhas de Blaschko), segmentar (Figura 7) ou filoide (em forma de folhas [Figura 8]) – ver Capítulo 3 – Semiologia dermatológica), pode se manifestar ao nascimento ou só ficar evidente após meses de vida. Quando generalizada e distri-

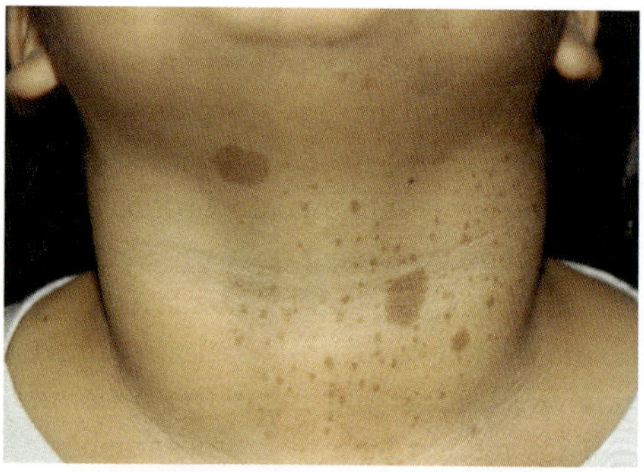

FIGURA 5 Manchas café com leite e efélides da neurofibromatose.

TABELA 2 Lentiginoses

Doença	Herança	Gene	Características
Síndrome de Peutz-Jeghers	AD	*STK 11*	Lentigos disseminados, agrupados na região perioral, perianal, mucosa bucal, palmas, pernas. Baqueteamento digital. Polipose intestinal, vesícula biliar e trato urinário. Risco de carcinoma (gástrico é o mais comum).
Síndrome de Laugier Hunziker	Adquirida		Lentiginose nos lábios, poupa mucosa bucal.
Síndrome Leopard (síndrome de Noonan com lentiginose múltipla) TIPO 1 TIPO 2 TIPO 3 TIPO 4	AD	*PTPN11* *RAF 1* *BRAF* *MAP2K1*	Lentigos (mais face e tronco, aumentam com a idade). Anormalidades eletrocardiográficas. Hipertelorismo (ocular). Estenose pulmonar. Anomalias genitais (criptorquidia). Retardo de crescimento. Surdez.
Complexo de Carney	AD	*PRKAR1A*	Lentiginose profusa, mais acentuada centrofacial, também em mucosas; cabelos vermelhos; hirsutismo; schwannomas cutâneos; mixoma cutâneo; mixoma cardíaco; alterações endocrinológicas: síndrome de Cushing, displasia adrenal, doença tireoidiana, acromegalia; tumores mamários, adrenal, testículos.

AD: autossômica dominante.

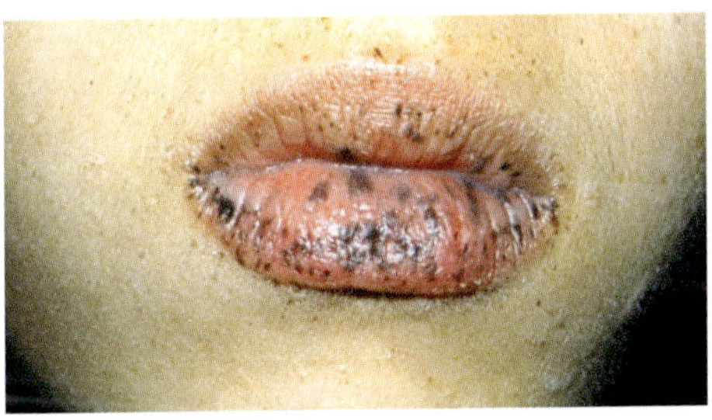

FIGURA 6 Síndrome de Peutz-Jeghers. Lentigos nos lábios e ao redor da boca.

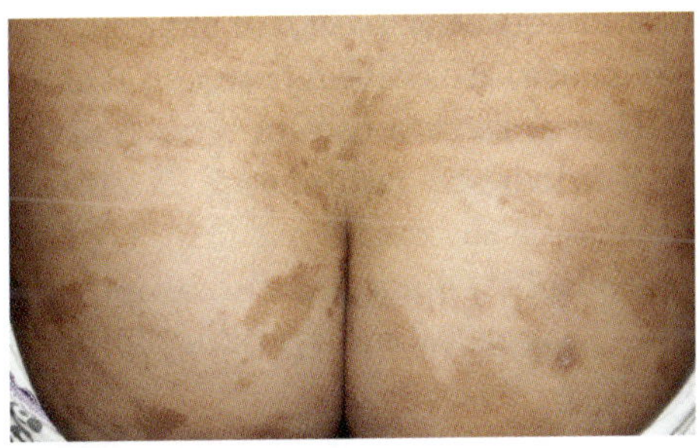

FIGURA 8 Mosaicismo pigmentar padrão filoide.

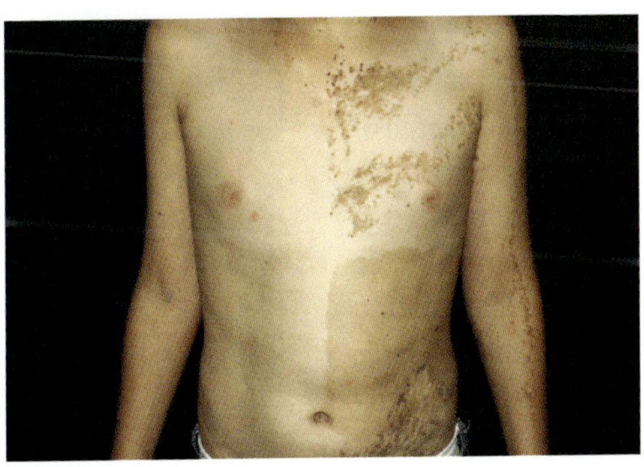

FIGURA 7 Mosaicismo pigmentar. Manchas acastanhadas, de bordas recortadas e nítidas, com formato ora linear, ora segmentar, associado a nevo verrucoso (facomatose pigmento-queratótica).

buída de modo linear é denominada hipermelanose linear e espiralada nevoide; junto da hipomelanose linear e espiralada nevoide, que é mais frequente, esses quadros são atualmente denominados mosaicismo pigmentar, podendo corresponder a mosaicismo cromossômico ou gênico. O diagnóstico diferencial se faz com a incontinência pigmentar (ver adiante).

HIPOMELANOSES

As hipomelanoses congênitas podem se dever à perda parcial do pigmento melânico (hipocromia) ou total (acromia); as lesões podem ser localizadas, segmentares, lineares ou difusas. As doenças genéticas com diminuição difusa da pigmentação serão abordadas no Capítulo 30 – Genodermatoses com despigmentação generalizada: albinismo, no qual também serão abordados o piebaldismo e a síndrome de Waardenburg. As principais hipomelanoses localizadas de origem genética estão listadas no Quadro 4.

Nevo depigmentoso (ou nevo acrômico ou nevo hipocrômico)

Caracteriza-se por mancha hipocrômica congênita, de forma e tamanho variados e que sofre crescimento proporcional ao indivíduo (Figura 9). A coloração é uniforme; os pelos são também hipocrômicos. Pode ser perceptível apenas após meses de vida. É mais comum no tronco e raiz de membros. Pode se apresentar isolado ou comprometendo segmento. Usualmente tem poucos centímetros e formato ovalado ou elíptico. Deve ser diferenciado do nevo anêmico, do vitiligo, das manchas em folha da esclerose tuberosa. Quando lesões hipocrômicas comprometem segmentos, respeitando a linha média ou se distribuem nas linhas de Blaschko de forma limitada ou generalizada, são designadas mosaicismo pigmentar.

Não há tratamento. Algumas lesões se atenuam ou desaparecem ao longo de muitos anos.

QUADRO 4 Hipomelanoses localizadas
Nevo depigmentoso (acrômico ou hipocrômico).
Manchas hipocrômicas do complexo de esclerose tuberosa.
Mosaicismo pigmentar (hipomelanose linear e espiralada nevoide ou hipomelanose de Ito).

Mosaicismo pigmentar com faixas ou bandas hipocrômicas

Caracteriza-se por hipocromia ao longo das linhas de Blaschko (Figura 10), assim como a hipermelanose linear e espiralada nevoide; ou ainda em padrão de manchas que lembram folhas ou ainda com distribuição segmentar respeitando a linha média. Em parte dos casos são descritas alterações neurológicas ou oculares, e essa associação é denominada hipomela-

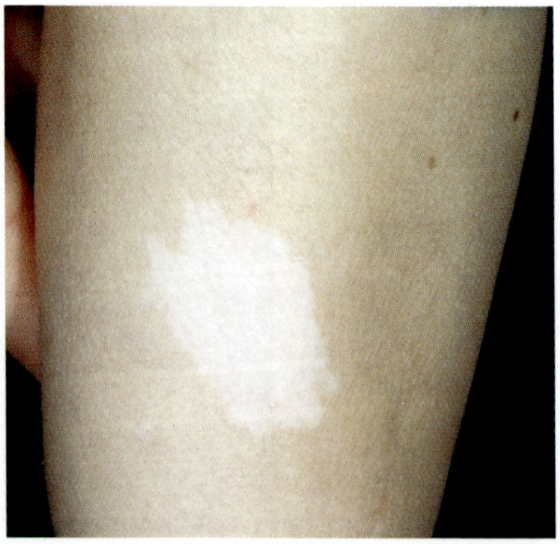

FIGURA 9 Nevo depigmentoso. As bordas irregulares são características.

nose de Ito. Alterações cromossômicas são detectáveis em parte dos portadores, bem como mutações de genes, inclusive da via mTOR. Os portadores de mosaicismo pigmentar devem ser seguidos com atenção em relação ao desenvolvimento neurológico e cognitivo. O diagnóstico diferencial se faz com a incontinência pigmentar e o vitiligo. Não há tratamento para as lesões.

Esclerose tuberosa

A esclerose tuberosa é uma doença multissistêmica transmitida de modo autossômico dominante, com metade dos casos atribuíveis a novas mutações. Deve-se a mutações dos genes *TSC1* e *TSC2*, que codificam proteínas reguladoras da proliferação e diferenciação celular; os tumores resultantes representam hamartomas.

As manifestações cutâneas da doença são importantes para o diagnóstico precoce: manchas hipocrômicas de diferentes formatos, sendo as elípticas as mais características (manchas em formato de folhas), de surgimento precoce (Figura 11), manchas hipocrômicas em confete, angiofibromas centrofaciais (Figura 12) e as placas de nevos do tecido conjuntivo, cor da pele de superfície irregular (Figura 13), fibromas periungueais (Figura 14), placa angiofibrótica da fronte (Figura 15), manchas café com leite (Figura 3 e 5) e poliose constituem estigmas cutâneos da doença.

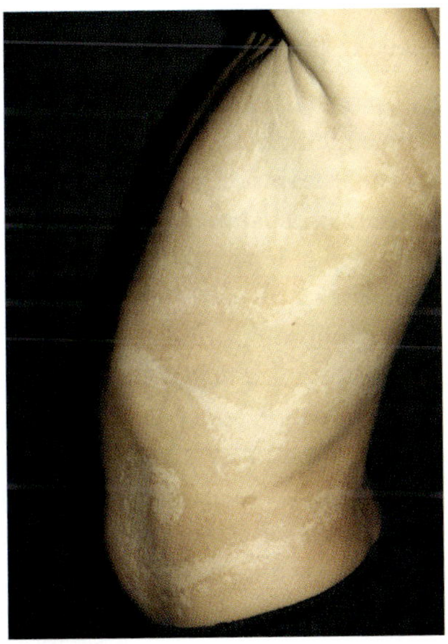

FIGURA 10 Mosaicismo pigmentar com manchas hipocrômicas ao longo das linhas de Blaschko.

FIGURA 11 Manchas hipocrômicas em forma de folha e máculas em confete.

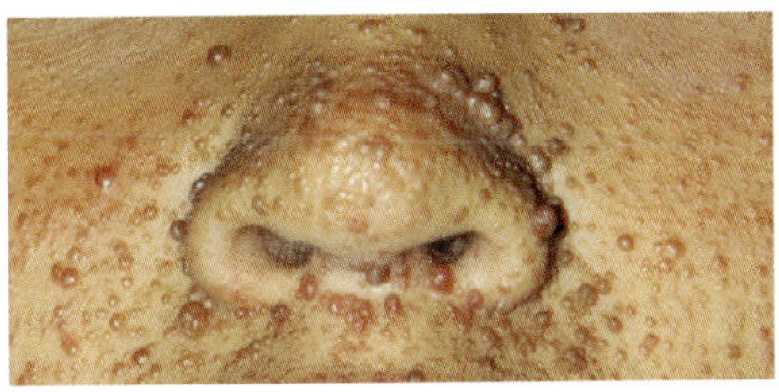

FIGURA 12 Angiofibromas centrofaciais.

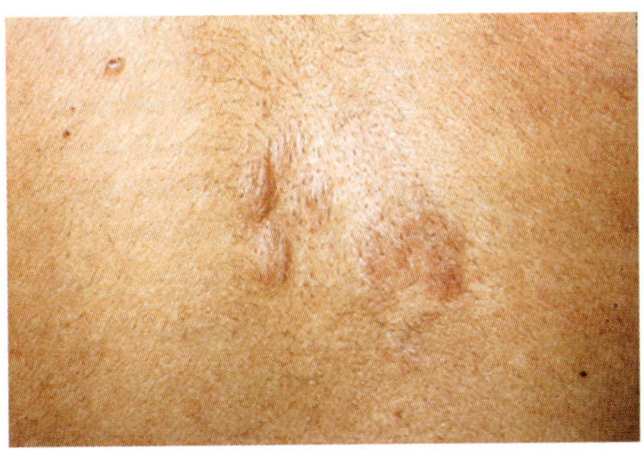

FIGURA 13 Nevo conjuntivo (placas *peau de chagrin*).

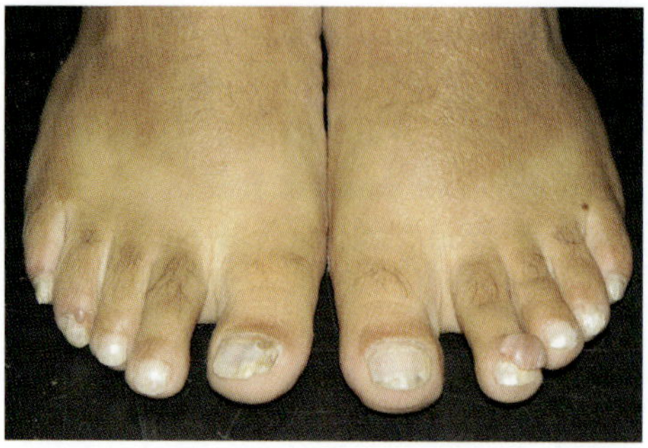

FIGURA 14 Fibromas periungueais (4º pododáctilo à esquerda e 2º e 4º pododáctilos à direita).

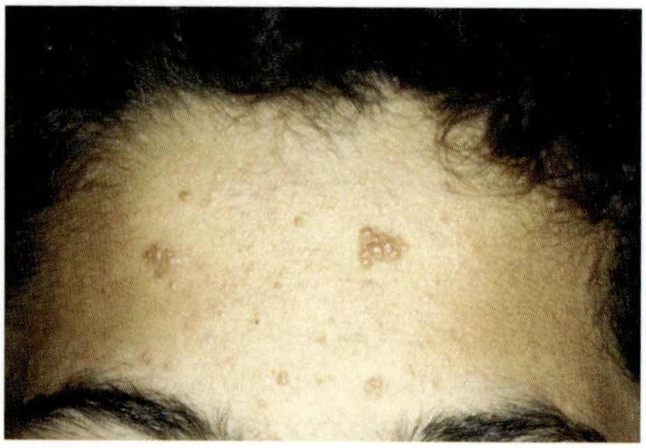

FIGURA 15 Placa frontal de angiofibroma.

Convulsões acometem 80% dos portadores; retardo mental, calcificações cerebrais são comuns. Hamartomas e nódulos subependimários são verificados na maioria dos casos.

Rabdomiomas do coração devem ser pesquisados rotineiramente, uma vez que ocorrem em 50% dos casos; angiomiolipomas e cistos renais ocorrem em 75% dos casos, bem como pólipos retais. Os critérios para diagnóstico encontram-se relacionados no Quadro 5.

A suspeita do diagnóstico geralmente é feita em filhos de portadores da doença, ou na detecção de rabdomiomas cardíacos em ultrassonografia antenatal, na investigação de quadro convulsivo ou de transtorno do espectro autista ou quando da observação de manchas em forma de folha. As lesões hipocrômicas são facilmente identificáveis nas peles de fototipo mais alto. Em pessoas de pele muito clara o exame à luz de Wood pode ser de auxílio.

A avaliação inicial inclui, além do exame físico da criança e história familiar, avaliação por imagem (tomografia ou ressonância) cerebral, ecocardiograma e ultrassonografia renal. A avaliação cerebral por imagens deve ser repetida a cada um ou dois anos se forem constatados tubérculos. O ultrassom renal deve ser repetido anualmente, bem como a medida de pressão arterial e avaliação da função renal. A avaliação cardíaca depende de sintomatologia. Testes genéticos não estão disponíveis de rotina. Aos 2 ou 3 anos de idade, aos 7-8 anos e aos 15 anos dar atenção para problemas de desenvolvimento ou comportamentais.

Tratamento das lesões cutâneas

As manchas hipocrômicas não respondem a medidas terapêuticas. Os fibromas periungueais podem ser excisados ou cauterizados, usualmente com anestesia local, na dependência da colaboração do portador.

Os angiofibromas podem ser tratados com solução tópica de sirolimo por muitas semanas, recidivando após a suspensão da medicação, ou com métodos de ablação, seja eletrocoagulação ou *laser*. O tratamento cirúrgico poderá ser necessário múltiplas vezes, uma vez que novas lesões podem surgir ou haver crescimento de lesões parcialmente excisadas.

QUADRO 5 Critérios clínicos para o diagnóstico da esclerose tuberosa

Diagnóstico definitivo: dois critérios maiores e um critério menor Diagnóstico provável: um critério maior ou dois menores
Critérios maiores
Máculas hipomelanóticas (três ou mais, e maiores que 5 mm de diâmetro) Angiofibromas faciais (ou placa fronte): mais que três
Fibromas periungueais não traumáticos (dois ou mais)
Nevo conjuntivo (*peau de chagrin*)
Hamartomas retinais nodulares múltiplos
Displasia cortical
Hamartomas não renais
Nódulos subependimários
Astrocitoma subependimário de células gigantes
Rabdomioma cardíaco
Linfangioleiomiomatose
Angiomiolipoma renal (dois ou mais)
Critérios menores
Máculas em confete
Depressões puntiformes no esmalte dentário (mais que três)
Fibromas intraorais (mais que dois)
Manchas acrômicas na retina
Cistos renais múltiplos
Hamartomas não renais

INCONTINÊNCIA PIGMENTAR

Doença de herança dominante ligada ao X, causada por mutações do gene *NEMO* que apresenta manifestações cutâneas peculiares associadas a quadro oftalmológico, dental e neurológico.

As lesões da pele distribuem-se ao longo das linhas de Blaschko; na fase inicial são vesículas e pústulas (Figura 16), e posteriormente tornam-se verrucosas evoluindo para máculas acastanhadas ou negras (Figura 17) e por fim hipocrômica, desaparecendo eventualmente. Ao involuir pode haver atrofia leve e destruição de anexos. Alopecia do couro cabeludo é comum.

Exame oftalmológico no período neonatal e acompanhamento periódico são fundamentais para se diagnosticar e tratar lesões da retina.

Dentes cônicos, malformados, agenesia de dentes, à semelhança da displasia ectodérmica, são típicos, necessitando manejo por equipe odontológica.

Anomalias do sistema nervoso central podem ocorrer, resultando em quadros convulsivos, isquemia, déficit cognitivo ou dificuldades de aprendizado. Acompanhamento neurológico é indicado.

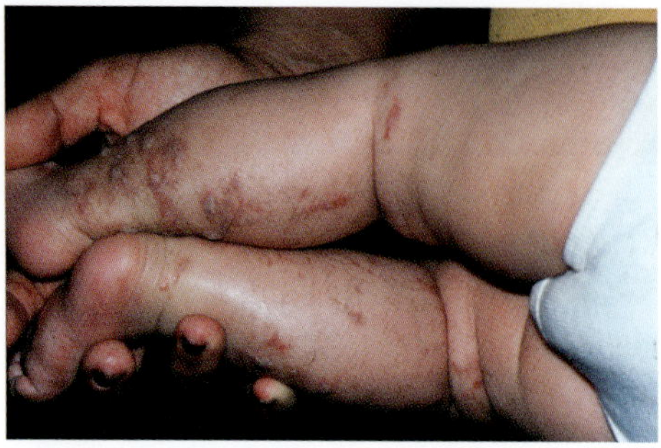

FIGURA 16 Incontinência pigmentar. Lesões lineares vesiculosas e verrucosas.

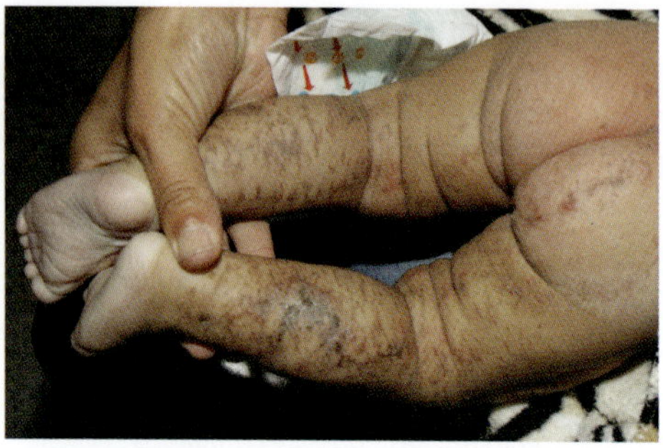

FIGURA 17 Incontinência pigmentar. Lesões com distribuição linear. Nesta imagem, superposição de diferentes fases da doença: lesões verrucosas, lesões hipercrômicas e lesões hipocrômicas.

CONCLUSÃO

Manchas hipocrômicas e hipercrômicas acastanhadas podem constituir manifestações precoces de doenças geno-hereditárias. Conhecê-las é importante para evitar investigações desnecessárias, como é o caso do nevo depigmentoso, ou para levantar a suspeita e iniciar investigação e medidas terapêuticas precoces, como no caso da neurofibromatose e da esclerose tuberosa.

SUGESTÕES DE LEITURA

1. Alkhowailed MS, Otayf M, Albasseet A, Almousa A, Alajlan Z, Altalhab S. Clinical approach to linear hyperpigmentation: a review article. Clin Cosmet Investig Dermatol. 2021;14:23-35.
2. Bergqvist C, Servy A, Valeyrie-Allanore L, Ferkal S, Combemale P, Wolkenstein P, et al. Neurofibromatosis 1 French national guidelines based on an extensive literature review since 1966. Orphanet J Rare Dis. 2020;15:37.
3. Carmignac V, Mignot C, Blanchard E, Kuentz P, Aubriot-Lorton MH, Parker VER, et al. Clinical spectrum of MTOR-related hypomelanosis of Ito with neurodevelopmental abnormalities. Genet Med. 2021.
4. Portocarrero LKL, Quental KN, Samorano LP, Oliveira ZNP, Machado MCMR. Tuberous sclerosis complex: review based on new diagnostic criteria. Anais Brasileiros de Dermatologia. 2018;93(3):323-31.
5. Ruggieri M, Polizzi A, Marceca GP, Catanzaro S, Praticò AD, Di Rocco C. Introduction to phacomatoses (neurocutaneous disorders) in childhood. Child Nerv Syst. 2020;36(10):2229-68.

CONTEÚDO COMPLEMENTAR

Utilize o QR code abaixo para acessar as questões comentadas do capítulo (senha: dermatologiaicr).

32

Displasias ectodérmicas e genodermatoses com comprometimento dos anexos

Maria Cecilia da Matta Rivitti Machado

PONTOS-CHAVE DESTE CAPÍTULO

- Displasias ectodérmicas são doenças que afetam estruturas derivadas do ectoderma: cabelos e pelos, unhas, certas glândulas (sudorípara, salivar, mamária) e dentes. Há centenas de quadros descritos.
- A displasia ectodérmica mais frequente (2/3 dos casos) é a hipoidrótica, de herança ligada ao X. Manifesta-se com hipotricose, distrofia ungueal, hipoidrose, hipertermia, alterações dentárias (dentes cônicos, malformados, anodontia), diminuição ou ausência da saliva e lágrimas. Pode haver dermatite atópica e infecções de vias aéreas, condições favorecidas pelo ressecamento.
- A hipotricose ou atriquia ou alopecia (diminuição da quantidade de cabelos/pelos) congênitas são representadas por distúrbios da haste (moniletrix, cabelos impenteáveis, cabelos lanosos, *pili torti*); do ciclo folicular (síndrome dos cabelos anágenos frouxos), e agenesia ou defeitos do folículo piloso (hipotricose simples, de Marie-Unna, atriquia com pápulas, alopecia triangular congênita), além das displasias ectodérmicas e síndromes com alterações da haste como a de Carvajal e a síndrome de Naxos.
- O aumento congênito da quantidade de cabelos/pelos é raro, e corresponde à hipertricose lanuginosa congênita, hipertricose universal congênita nos quadros limitados à pele e às síndromes de Cornélia de Lange e de Barber-Say.

INTRODUÇÃO

Displasias ectodérmicas são condições genéticas que afetam o desenvolvimento e/ou a homeostase de duas ou mais estruturas derivadas da ectoderma que incluem os cabelos, dentes, unhas e certas glândulas (sudorípara, salivar, mamária); há mais de 200 quadros descritos.

Atualmente as displasias ectodérmicas estão agrupadas de acordo com mutações que envolvem as seguintes vias principais: EDA/NFkappaB 1, WNT, TP63, proteínas estruturais; há também doenças de gene causador ainda não descrito (20 a 30% dos casos). A displasia ectodérmica hipoidrótica (EDA) e também a incontinência pigmentar já foram abordadas nos Capítulos 28 - Genodermatoses com bolhas e 31 - Genodermatoses com manchas.

A via WNT inclui a síndrome de Goltz, entre outras; a via TP63, as síndromes EEC (ectrodactyly – ectodermal dysplasia – clefting/ectrodactilia, displasia ectodérmica e fendas orofaciais) e Rapp Hodgkin e outras; as vias das proteínas estruturais incluem a moniletrix (abordada no Capítulo 37 - Alopecias, onde também se encontram causas de queda ou diminuição de cabelos) e outras doenças.

DISPLASIA ECTODÉRMICA HIPOIDRÓTICA OU SÍNDROME DE CHRIST-SIEMENS-TOURAINE

A displasia ectodérmica hipoidrótica (ou displasia ectodérmica anidrótica ou EDA) corresponde a dois terços dos casos, sendo descritas formas que têm a mesma apresentação clínica, mas diferentes modos de herança e diferentes mutações:

- EDA ligada ao X (EDA-XL) é a mais comum, causada por mutação no gene EDA;
- EDA autossômica dominante (EDA-AD), causada por mutação no gene DL;
- EDA autossômica recessiva (EDA-RA);
- EDA com imunodeficiência (EDA-ID) é causada por mutação do gene *IKBKG*, que codifica a proteína IKK-g, também chamada de NEMO, afetando vias da resposta imunológica adaptativa e inata; o quadro cutâneo e dentário é idêntico ao das outras formas, mas infecções por bactérias piogênicas ocorrem desde o segundo mês de vida, bem como micobacterioses atípicas.

O portador de EDA pode apresentar ao nascer pele eritematosa e descamativa; durante a infância se faz notar intolerância ao calor, pela diminuição ou abolição da sudorese, resultante da falta de glândulas sudoríparas. Episódios frequentes de hipertermia (febre) podem levar ao diagnóstico presuntivo de afecções febris como a tuberculose ou linfomas.

O diagnóstico clínico de EDA baseia-se na apresentação de quadro peculiar (Figura 1): fácies típica, com bossas frontais, ponte nasal baixa com nariz em sela, lábios cheios e hiperpigmentação periorbital. Os cabelos, sobrancelhas e cílios são rarefeitos, finos e mais claros, bem como a barba e pelos andrógeno-dependentes. A diminuição é variável, de discreta rarefação a ausência de pelos (Figura 1). A pele é seca e macia. As unhas são distróficas (apresentam espessamento e sulcos). O ponto lacrimal é ausente. Raramente são observadas opacidades corneanas e lenticulares. Os pavilhões auriculares apresentam deformidade típica. Surdez é raramente relatada.

Alterações dentárias são encontradas na quase totalidade dos casos (Figura 2). Dentes cônicos (taurodontia) são os mais típicos, mas podem também ser mal posicionados, anômalos ou ausentes (anodontia). Defeitos do esmalte com cáries são frequentes; retardo na erupção dos dentes permanentes é comum. Pode haver hipoplasia das glândulas salivares (a boca costuma ser seca), bem como de glândulas do trato respiratório e gastrointestinal superior.

Dermatite atópica (ver Capítulo 10 – Dermatite atópica) ocorre com maior frequência, favorecida pelo ressecamento da pele, bem como rinite crônica e infecções respiratórias pela diminuição da secreção de vias aéreas.

O principal diagnóstico diferencial da EDA, do ponto de vista dermatológico, se faz com a displasia ectodérmica hidrótica ou síndrome de Clouston, de herança autossômica dominante, causada por muta-

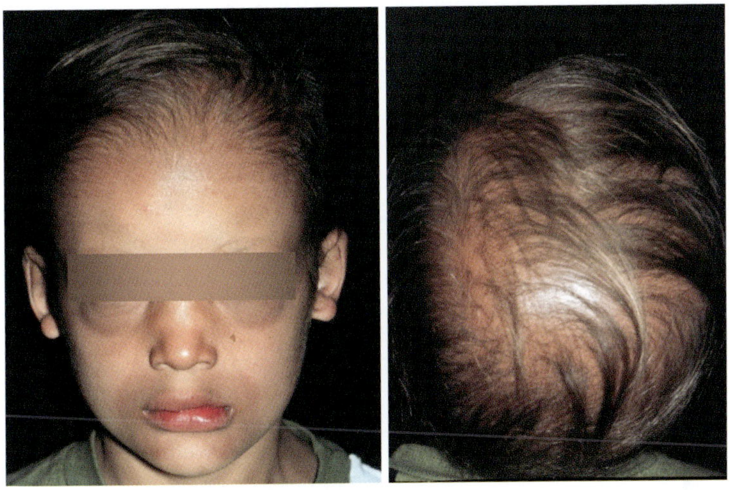

FIGURAS 1 Displasia ectodérmica hipoidrótica. Face típica: hipotricose de cabelos, de cílios e sobrancelhas. Pigmentação periorificial. Ponte nasal baixa.

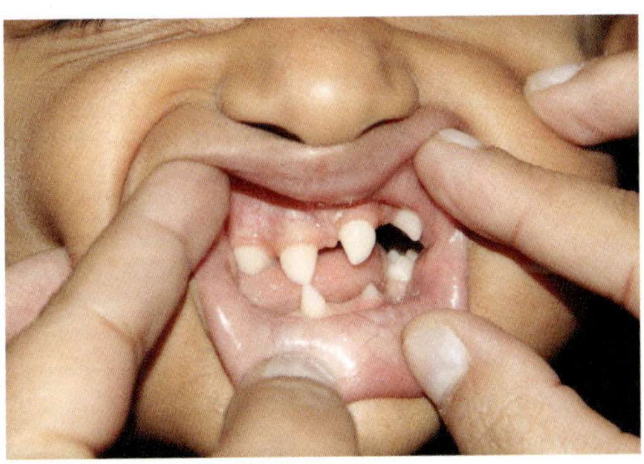

FIGURA 2 Displasia ectodérmica hipoidrótica: dentes cônicos e ausência de dentes.

ção no gene *GJB6*. Nessa doença encontra-se rarefação extrema dos cabelos e de pelos (Figura 3), distrofia ungueal, hiperqueratose palmoplantar e hiperpigmentação difusa. A sudorese, face e dentes são normais.

Tratamento das EDA

Não há tratamento para a hipotricose nem para a distrofia ungueal. O paciente deve ser mantido em ambiente fresco e úmido. Deve evitar atividades físicas nos períodos de maior temperatura; compressas frias ou banhos frescos podem ser necessários com maior frequência a fim de minorar o aquecimento corporal. Tratamento e reabilitação odontológica contribuem para diminuir o estigma. Colírios lubrificantes podem ser necessários, assim como umidificantes nasais. Hidratação da pele e tratamento da dermatite atópica são indicados como de hábito para essa dermatose (ver Capítulo 10 – Dermatite atópica).

HIPOPLASIA DÉRMICA FOCAL OU SÍNDROME DE GOLTZ

A hipoplasia dérmica focal (HDF) é causada por mutação do gene *PORCN*, de herança ligada ao X, geralmente dominante; esse gene regula proteínas envolvidas no desenvolvimento embrionário, sendo a doença frequentemente letal para o feto masculino. Assim, é mais comum em pacientes femininas, mosaicos para o cromossomo X. Alguns pacientes masculinos apresentam a síndrome, também correspondendo a mosaicismo de origem pós-zigótica.

Assim como na incontinência pigmentar, as lesões cutâneas se apresentam com distribuição linear (Figura 4). São placas atróficas, com hipo e hipercromia, telangiectasias; ao longo da vida nódulos de tecido adiposo se desenvolvem, bem como papilomas. Nos ossos há osteopatia estriada; assimetrias esqueléticas são comuns, conduzindo a face assimétrica; hipoplasia de ossos ou raios das mãos ou dos pés, resultando em ectrodactilia, são relativamente comuns. Colobomas (áreas de aplasia) oculares são comuns. Baixa estatura, defeitos dos dentes, hérnia diafragmática, malformações do sistema nervoso central e renais são outras características importantes da doença.

O principal diagnóstico diferencial da hipoplasia dérmica focal é a incontinência

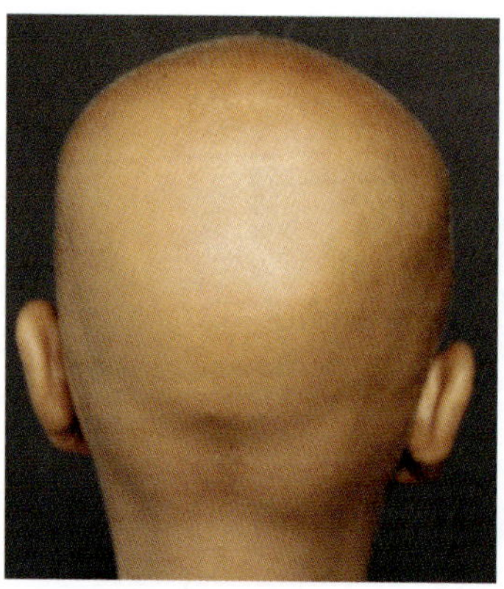

FIGURA 3 Hipotricose da síndrome de Clouston.

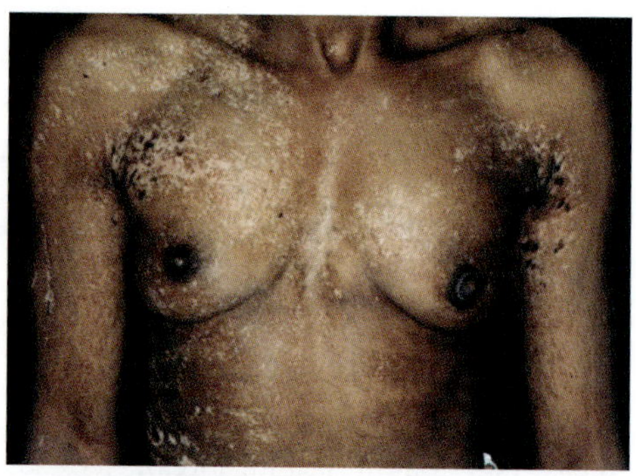

FIGURA 4 Hipoplasia dérmica focal ou síndrome de Goltz. Lesões hipocrômicas, hipercrômicas e atróficas com distribuição linear.

pigmentar, uma vez que ambas se apresentam com lesões lineares e discromia; na HDF, as lesões tendem a ser atróficas e as malformações mais acentuadas.

SÍNDROME AEC (ANQUILOBLÉFARO, DEFEITOS ECTODÉRMICOS E FENDA LABIOPALATINA/CLEFT) OU SÍNDROME DE HAY-WELLS

Trata-se de síndrome muito rara, caracterizada pelo estreitamento da fenda palpebral (anquilobléfaro), fenda labiopalatina, hipoplasia do maxilar, surdez de condução associados a defeitos ectodérmicos: hipotricose, atresia do ducto lacrimal. Outra característica da síndrome são lesões erosivas ou eritematosas, descamativas, exsudativas do couro cabeludo, que ajudam a diferenciá-la das outras doenças causadas por mutação do gene TP63: síndrome EEC (ectrodactilia, displasia ectodérmica e fenda labiopalatina), síndrome de Rapp-Hodgkin, síndrome ADULT (Acro-Dermato-Ungueal-Lacrimal-Dente/*Tooth*) e síndrome Membro-Mamária, que se apresentam com quadro clínico parcialmente superponível.

HIPOTRICOSES, ATRIQUIAS E DISTÚRBIOS DA HASTE DO PELO

Hipotricoses e atriquias são doenças raras que podem ocorrer de modo isolado, comprometendo apenas o couro cabeludo ou também o corpo; podem ser parte de síndromes, como as displasias ectodérmicas (ver páginas anteriores), ictioses (ver Capítulo 27 – Genodermatoses com descamação), síndrome de Rothmund-Thompson, progérias (ver Capítulo 29 – Genodermatoses com fotossensibilidade e poiquilodermias e progerias), e doenças metabólicas. A alopecia pode também resultar de aplasia cutânea ou da presença de lesões névicas como nevo sebáceo e o nevo epidérmico (ver Capítulo 37 – Alopecias).

As displasias pilosas hereditárias manifestam-se por hipotricoses, onde os cabelos apresentar-se-ão rarefeitos, afinados, partidos, ausentes, de crescimento lento ou mesmo ausentes. Resultam de falhas no processo peculiar de produção da haste do pelo, que é efetuada pelo epitélio folicular, cujo ciclo é controlado pela papila dérmica, de origem mesenquimal. Também existem as hipertricoses. As doenças podem acometer exclusivamente os cabelos ou ser parte de síndromes multissistêmicas. Alteração congênita da cor dos cabelos foram descritas no Capítulo 30 – Albinismo.

As doenças genéticas com diminuição dos cabelos/pelos estão relacionadas na Tabela 1. O comprometimento pode ser exclusivo da haste, ou o achado pode ser parte de síndrome multissistêmica, como a síndrome de Netherton, já descrita no Capítulo 27 – Genodermatoses com descamação, bem como nas síndromes que cursam com cabelos lanosos, queratodermia palmoplantar e cardiopatia causadas por mutações de JUP e DSP (desmoplaquina). A importância do reconhecimento destas doenças reside no fato de o tratamento com medicamentos imunobiológicos que têm por alvo as citoquinas envolvidas já serem disponíveis, como o dupilumabe (anti IL -4 e IL-13) para a síndrome de Netherton e o ustequinumabe (anti IL-12/23) para doenças causadas por mutação de desmoplaquina.

Tratamento das hipotricoses

Não há tratamento específico para a maioria dos quadros. A atriquia com pápulas deve ser diferenciada da dermatite atópica. A resposta a minoxidil não é significativa.

TABELA 1 Hipotricoses, atriquias ou alopecias de origem genética

Doença	Herança	Gene	Clínica	Microscopia dos cabelos
Hipotricose simples	AR ou AD	*APCDD1* *CDSN* *KRT71* *KRT74* *HRURF* *DSG4* *LIPH* *LPAR6* *EPS8R3* *HYPT10* *SNRPE* *RPL21* *LSS*	Cabelos, sobrancelhas e cílios normais ao nascimento ou escassos; afinamento e perda têm início precoce na infância e progridem com a idade. Pode ser limitada ao couro cabeludo ou comprometer o corpo. Pode haver variabilidade intrafamiliar. Compromete indivíduos de ambos os sexos. Pode haver superposição com cabelos lanosos e moniletrix em algumas famílias.	Sem alterações.
Hipotricose de Marie-Unna		*HYPT5* *HRURF*	Cabelo, cílios e sobrancelhas escassos ao nascimento, grosseiros na infância e desaparecem a partir da puberdade. Variante de hipotricose simples.	Sem alterações.
Atriquia com pápulas (Figura 5)	AR	*HR* *VDR*	Cabelos presentes ao nascer. Caem e não são repostos. Pápulas e mílio desenvolvem-se ao longo da vida. Diferencial com alopecia areata universal.	Folículos miniaturizados ou malformados no exame anatomopatológico.
Alopecia triangular congênita	Desconhecido	Desconhecido	Alopecia ou hipotricose da região frontotemporal.	Cabelos finos, diminuição da densidade.
Moniletrix (Figura 6)		*KRT81 KRT83* *KRT86* *DSG4*	Cabelos curtos, partidos.	Dilatações e estreitamento da haste do pelo.
Síndrome dos cabelos anágenos frouxos (Figuras 7 e 8)	AD penetrância incompleta ou esporádica	*KRT6*	Cabelos usualmente finos, claros, de comprimento reduzido, crescem lentamente e não necessitam de corte. Crianças de 2 a 6 anos de idade. Pode se associar a cabelos impenteáveis ou a RASopatias (p. ex., síndrome de Noonan).	Pelos anágenos em porcentagem aumentada. Bainha em meia frouxa à microscopia óptica da haste no tricograma.

(continua)

TABELA 1 Hipotricoses, atriquias ou alopecias de origem genética (*continuação*)

Doença	Herança	Gene	Clínica	Microscopia dos cabelos
Síndrome dos cabelos impenteáveis	AR	*PADI3* *TGM3* *TCHH*	Cabelos secos, rebeldes, de textura áspera.	Pelos com canal longitudinal e triangulares ao corte transversal.
Cabelos lanosos: não sindrômico	AR	*KRT25* *LPAR6* *LIPH*	Cabelos finos, macios e encaracolados, crescem lentamente e de forma limitada (em comparação com cabelos muito crespos). Forma difusa e forma localizada. Formas com hipotricose.	Anomalias estruturais da haste. Tricorrexe nodosa.
	AD	*KRT74*	Cabelos encaracolados e partidos.	Anomalias estruturais da haste. Tricorrexe nodosa.
Cabelos lanosos sindrômicos: síndrome de Naxos	AR	*JUP*	Cabelos lanosos. Queratodermia palmoplantar. Distrofia ungueal. Pele frágil. Cardiomiopatia arritmogênica.	Alterações da haste.
Síndrome de Carvajal-Huerta (cabelos lanosos sindrômicos) (Figura 8)	AR	*DSP*	Cabelos lanosos. Queratodermia palmoplantar estriada nas mãos e focal nos pés. Fragilidade da pele. Cardiomiopatia ventricular esquerda.	Alterações da haste.
Pili torti (pelos torcidos)	Esporádico	Desconhecido	Fragilidade dos cabelos, de aspecto retorcido e brilho peculiar.	Torção ao redor do próprio eixo na porção intra e extrafolicular. Pode ocorrer nas síndromes de Menkes, Björnstadt e Bazex.
Síndrome de Netherton	AR	*SPINK 5*	Diminuição dos cabelos, cílios e sobrancelhas partidos. Eritema e descamação generalizados, eventualmente assumindo aspecto linear circunflexo típico (geralmente após os dois anos de idade). Dermatite atópica grave. Retardo no crescimento.	Tricorrexe invaginata.

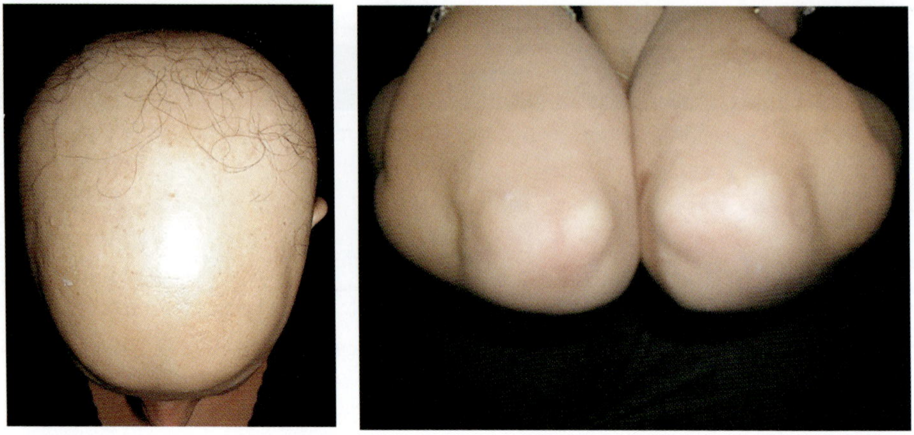

FIGURA 5 Atriquia com pápulas. Hipotricose desde o primeiro ano de vida; pápulas no braço.

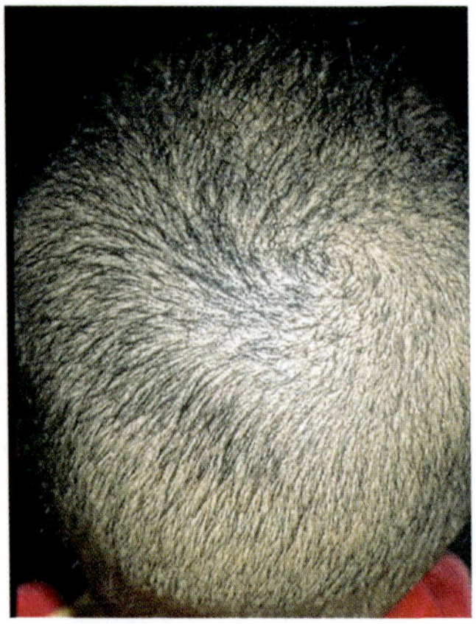

FIGURA 6 Moniletrix. Menina de 4 anos, nunca cortou cabelo, que não cresce.

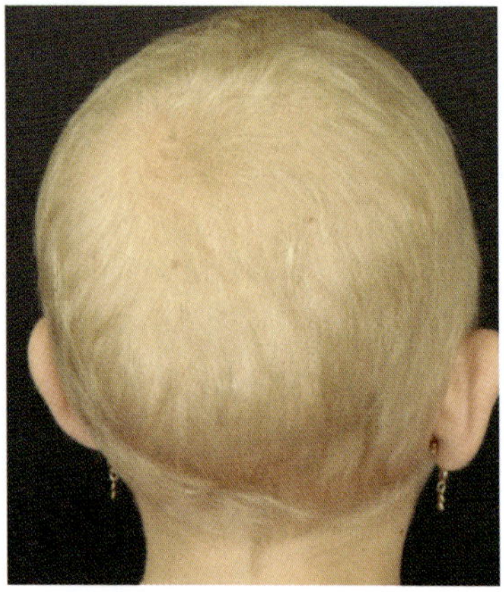

FIGURA 7 Síndrome dos cabelos anágenos frouxos. Cabelos soltam-se facilmente à tração.

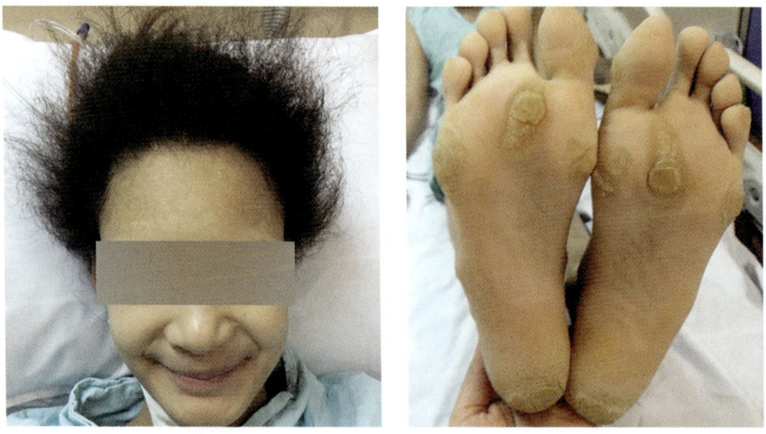

FIGURA 8 Síndrome de Carvajal-Huerta. Cabelos lanosos e queratodermia plantar focal.

HIPERTRICOSES CONGÊNITAS

São quadros ainda mais raros que as hipotricoses (Tabela 2).

Tratamento das hipertricoses

Técnicas de corte ou raspagem dos pelos podem ser empregadas desde a infância para facilitar a inserção social; epilação com *laser* é indicada, na dependência da disponibilidade de aparelho e tolerância do paciente.

TABELA 2 Hipertricoses de origem genética

Doença	Herança	Gene	Características
Hipertricose lanuginosa congênita	AD	Não identificado	Desde o nascimento pele recoberta por lanugo. Dupla sobrancelha.
Hipertricose universal congênita	AD	Não identificado	Hipertricose do tipo velos mais acentuada nas porções superiores do corpo (face, orelhas, ombros).
Síndrome Coffin-Siris	AD	*ARID1B*	Hipertricose na face, cílios, sobrancelhas, lombossacral. Hipotricose no couro cabeludo. Hipoplasia nas unhas. Face grosseira, filtro curto, boca larga. Hipoplasia ou ausência de falanges terminais, especialmente no 5º dedo. Prega palmar única. Voz grossa. Dificuldades de fala e alimentação. Retardo mental. Baixa estatura.
Síndrome de Cornélia de Lange	AD/X-L	*NIPBL* *RAD21* *SMC3* *SMC1A* *HDAC8*	Hirsutismo, sinofris. Linha posterior de implantação do cabelo baixa. Cútis marmorata. Prega palmar única. Dismorfismo facial: prognatismo, narinas antevertidas, filtro longo, lábios finos. Retardo de crescimento. Retardo mental. Anomalias em membros superiores.
Síndrome Barber-Say	AD	*TWIST2*	Hipertricose proeminente no dorso, linha de implantação frontal baixa. Pele laxa e redundante. Dismorfismo facial: macrostomia, telecanto, ectrópio, nariz bulboso com hipoplasia das narinas. Anomalias da genitália. Retardo mental.

CONCLUSÃO

O reconhecimento das hipotricoses, particularmente dos estigmas de displasia ectodérmica hipoidrótica, é fundamental para se evitar pesquisas e tratamentos empíricos desnecessários para infecções. O diagnóstico diferencial com alopecia areata é crucial para se evitar o uso inapropriado de imunossupressores. Não há tratamento para as hipotricoses.

O reconhecimento das hipertricoses congênitas permite diferenciar entre o achado isolado e síndromes complexas, como as causadas por mutações de DSP (desmoplaquina), atualmente tratáveis com medicamentos biológicos anti IL-12/23, como o ustequinumabe.

As hipertricoses podem se beneficiar de técnicas de epilação temporária ou permanente.

SUGESTÕES DE LEITURA

1. Ahmed A, Almohanna H, Griggs J, Tosti A. Genetic hair disorders: A review. Dermatol Ther (Heidelb). 2019;9(3):421-48.
2. Landau Prat D, Katowitz WR, Strong A, Katowitz JA. Ocular manifestations of ectodermal dysplasia. Orphanet J Rare Dis. 2021;16(1):197.
3. Murase C, Takeichi T, Taki T, Yoshikawa T, Suzuki A, Ogi T, et al. Successful dupilumab treatment for ichthyotic and atopic features of Netherton syndrome. J Dermatol Sci. 2021;102(2):126-9.
4. Sun Q, Wine Lee L, Hall EK, Choate KA, Elder RW. Hair and skin predict cardiomyopathies: Carvajal and erythrokeratodermia cardiomyopathy syndromes. Pediatr Dermatol. 2021;38(1):31-8.
5. Wright JT, Fete M, Schneider H, Zinser M, Koster MI, Clarke AJ, et al. Ectodermal dysplasias: Classification and organization by phenotype, genotype and molecular pathway. Am J Med Genet A. 2019;179(3):442-7.

CONTEÚDO COMPLEMENTAR

Utilize o QR code abaixo para acessar as questões comentadas do capítulo (senha: **dermatologiaicr**).

33

Síndrome de Down: manifestações cutâneas

Chan I Thien
Laís Lopes Almeida Gomes
Maria Cecilia da Matta Rivitti Machado

PONTOS-CHAVE DESTE CAPÍTULO

- A síndrome de Down (SD) ou trissomia do 21 pode afetar diversos órgãos, incluindo a pele. Um estudo recente mostrou que 56% dos adultos jovens com SD entrevistados reportaram alterações cutâneas.
- Em pessoas com SD, a pele tende a ser seca e áspera, tornando-se hiperqueratósica e xerótica na fase adulta. Fotoenvelhecimento e canície precoce também podem ocorrer.
- O indivíduo com SD apresenta alterações na imunidade celular e humoral, sendo mais susceptível a infecções (foliculite bacteriana e pitirospórica, tinea, escabiose crostosa) e a doenças autoimunes (vitiligo, alopecia areata).
- A oclusão folicular é comum na SD. Os desbalanços na unidade pilossebácea e consequente oclusão associados a outros fatores, como obesidade, atrito mecânico, aumento da circulação de andrógenos na puberdade e resistência insulínica atuam em sinergia, causando hidradenite supurativa, foliculite, cisto pilonidal.
- Doenças inflamatórias como dermatite seborreica e psoríase; doenças do colágeno, como anetodermia e elastose perfurante serpiginosa também apresentam prevalência aumentada.
- Doenças cutâneas particularmente associadas à SD são: desordem mieloproliferativa transitória, elastose perfurante serpiginosa, siringomas, calcinose cútis *milia-like*, dermatofibroma múltiplo eruptivo.

INTRODUÇÃO

A síndrome de Down (SD) ou trissomia do cromossomo 21 é a anomalia cromossômica mais frequente nos seres humanos. A cópia total ou parcial do cromossomo 21 é responsável pelas características faciais clássicas, múltiplas malformações, deficiência intelectual, disfunção imune e endócrina. Afeta diversos órgãos, incluindo a pele.

EPIDEMIOLOGIA

A incidência de nascidos vivos no Brasil com SD é estimada em 1 a cada 600 a 800 gestações, independente de etnia e de gênero. Devido aos avanços na área da saúde e às melhores condições de vida em geral, a expectativa de vida é de 60 a 65 anos de idade e quase todas as pessoas com SD vivem com suas famílias.

A prevalência de leucemia é estimada ser de 15-20 vezes mais frequente em crianças com SD e ainda é uma causa de mortalidade nessa faixa etária, apesar dos avanços no tratamento.

Um estudo recente mostrou que 56% dos adultos jovens com SD entrevistados reportaram alterações cutâneas.

PATOGENIA

Em 1866, o pediatra inglês John Langdon Haydon Down foi o primeiro a descrever o fenótipo da SD. Em 1959, a trissomia do cromossomo 21 foi detectada por Jérôme Lejeune e os pesquisadores Gautier & Turpin, além de translocações envolvendo o cromossomo 21 e mosaicismo com trissomia 21.

O indivíduo com SD deve ser considerado imunocomprometido, mais suscetível a infecções e a doenças autoimunes. Alterações na imunidade celular e humoral com nível sérico elevado de IgE, nível baixo de IgM, número total de linfócitos diminuídos, linfócitos CD8+ altos, e CD4+ baixos, e diminuição da quimiotaxia podem estar presentes na SD. Sendo assim, apresentam com maior frequência doenças infecciosas fúngicas, bacterianas e virais de pele, assim como doenças inflamatórias e autoimunes.

Hipotireoidismo, doença celíaca e diabetes tipo 1 ocorrem mais frequentemente nos pacientes com SD como resultado da desregulação imune, incluindo hiperatividade de interferon-gama (IFN-gama) e trissomia do gene regulador autoimune (AIRE), localizado no cromossomo 21. Na alopecia areata (Figura 1), também comum na SD, a perda do privilégio imune do folículo capilar deve-se à desregulação dos linfócitos T helper tipo 1 (TH1), especificamente linfócitos CD8+, e subsequente aumento na expressão de IFN-gama (ver Capítulo 37 – Alopecias).

Portadores SD são mais acometidos por doenças da oclusão folicular (foliculite dissecante do couro cabeludo e hidradenite supurativa) (ver Capítulos 35 – Hidradenite supurativa e 38 – Foliculites e pseudofoliculites). Uma vez que a proteína amiloide precursora é codificada por um gene que se localiza no cromossomo 21, acredita-se que o aumento na quantidade dessa proteína pode predispor à oclusão folicular. Tal proteína é expressa na epiderme e estimula a adesão, migração e proliferação do queratinócito. Outro mecanismo parece ser o defeito na sinalização *notch* de uma enzima transmembrana chamada gama-secretase, que processa o excesso da proteína amiloide precursora. A obesidade está frequentemente associada à SD, o ganho de peso no período pós-puberal aumenta o atrito mecânico em áreas de dobras da pele. Além disso, há estado pró-inflamatório pela redução de resistina e chemerina, que são responsáveis por resistência insulínica e por aumentar a atividade do receptor androgênico folicular, levando à oclusão folicular. A imunodeficiência intrínseca da SD facilita o crescimento e proliferação bacteriana no segmento superficial dos folículos capilares e no espaço perifolicular.

Em suma, a trissomia do 21 carrega alterações genéticas que são responsáveis por desbalanços no folículo capilar e consequente oclusão. Outros fatores como obesidade, atrito mecânico, aumento da circulação de andrógenos na puberdade e resistência insulínica atuam em sinergia com a oclusão folicular. Além disso, há o fenótipo pró-fibrótico, que é causado por alteração no componente do colágeno.

QUADRO CLÍNICO

O diagnóstico clínico de SD baseia-se no reconhecimento de características físicas. O Quadro 1 lista os sinais cardinais de Hall, que estabelecem que 100% dos recém-nascidos com SD apresentam pelo menos quatro desses sinais e 89% terão seis desses sinais. O conjunto dos fenótipos presentes no neonato permite firmar o diagnóstico clínico em quase todos os casos e estão listados no Quadro 2.

As manifestações cutâneas fenotípicas da SD incluem pele redundante na nuca, cabelos finos e lisos, prega palmar única, sinofris (confluência das sobrancelhas) (Figura 2), língua fissurada/plicada, macroglossia, dentre outras.

Outros achados cutâneos, como xerose, liquenificação, queratodermia, queratose pilar, fotoenvelhecimento e canície precoce também são comuns na síndrome.

Doenças infecciosas fúngicas, bacterianas, virais e parasitárias da pele, doenças inflamatórias, doenças que envolvem oclusão folicular, doenças do colágeno e doenças autoimunes estão associadas aos distúrbios imunológicos e desordens autoimunes encontrados na SD.

Doenças cutâneas particularmente associadas à SD (Tabela 1) são: doença mieloproliferativa transitória, elastose perfurante serpiginosa, siringomas (Figura 3), calcinose cútis mília-símile, dermatofibroma múltiplo eruptivo (Figura 4), anetodermia (Figura 5).

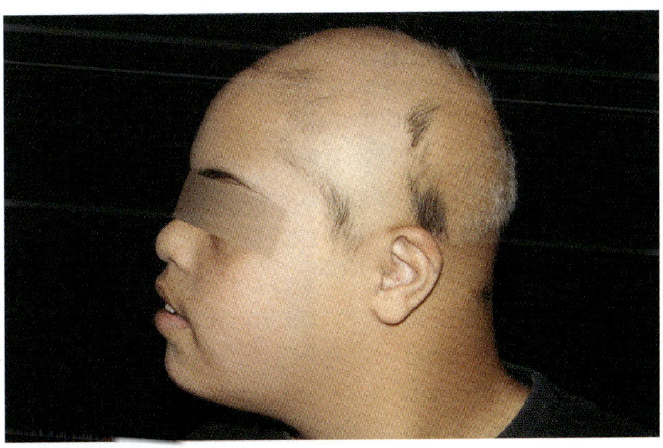

FIGURA 1 Alopecia areata em portador da síndrome de Down.

QUADRO 1 Sinais cardinais de Hall

Diagnóstico clínico da síndrome de Down: pelo menos quatro sinais presentes
Fendas palpebrais oblíquas
Pele redundante na nuca
Orelhas pequenas e arredondadas
Prega palmar única
Perfil facial achatado
Reflexo de Moro diminuído
Hipotonia
Hiperflexibilidade das articulações
Displasia da pelve (radiografia)
Displasia da falange média do 5º quirodáctilo

Fonte: Hall, 1966.

QUADRO 2 Principais sinais do fenótipo da síndrome de Down

- Braquicefalia
- Fontanelas amplas
- Orelhas pequenas
- Nariz pequeno
- Boca pequena
- Orelhas baixo implantadas
- Inclinação palpebral para cima
- Telecanto
- Epicanto
- Ponte nasal achatada
- Hipoplasia de face média
- Sinofris
- Protrusão da língua
- Pele redundante na nuca
- Braquidactilia
- Cabelos finos e lisos
- Prega única palmar
- Clinodactilia do 5º quirodáctilo
- Prega única de flexão do 5º quirodáctilo
- Espaço alargado entre o 1º/2º pododáctilos
- Sulco na área halucal
- Hipotonia muscular e/ou frouxidão ligamentar
- PIG e/ou baixa estatura
- Atraso global do DNPM ou deficiência intelectual
- Sopro cardíaco/cardiopatia

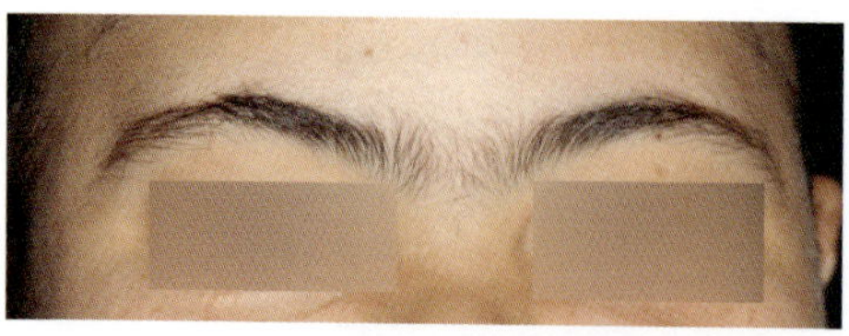

FIGURA 2 Sinofris em portador da síndrome de Down.

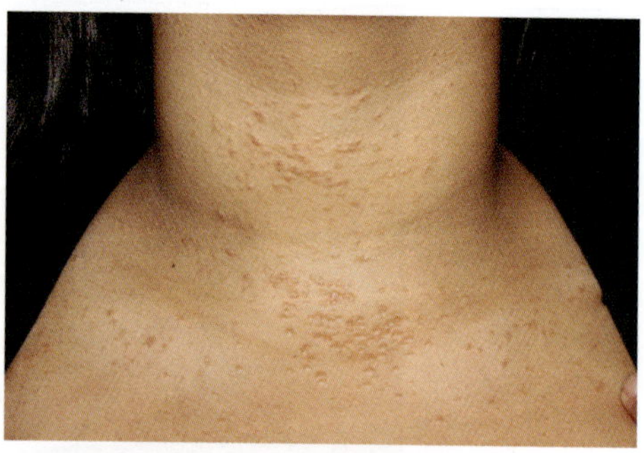

FIGURA 3 Siringomas (forma eruptiva). Pápulas amareladas ou normocrômicas.

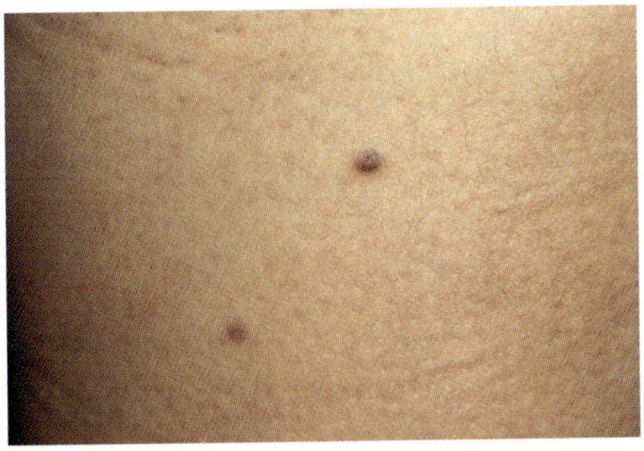

FIGURA 4 Dermatofibromas. Pápulas acastanhadas de consistência fibrosa.

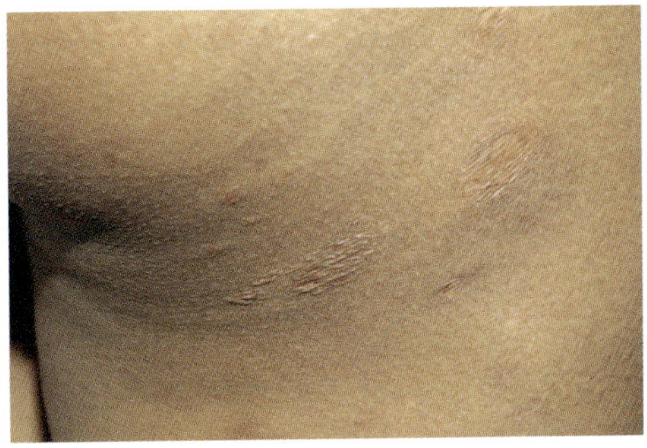

FIGURA 5 Anetodermia.

TABELA 1 Patologias cutâneas que podem estar presentes na síndrome de Down

Diagnóstico	Achados clínicos	Observações
Doenças mieloproliferativas transitórias	▪ Pústulas e vesículas em recém-nascidos com SD, com predileção pela face e áreas de trauma cutâneo (p. ex., após punção venosa) – sinal de patergia positivo.	▪ Metade dos indivíduos apresenta remissão espontânea, com recorrências ocorrendo em 25% e predominantemente por volta dos 2 anos de idade. ▪ Diagnóstico diferencial com exantemas neonatais e infecções (bactérias, vírus, fungos).
Xerose	▪ Pele seca, sem elasticidade em crianças de 5 a 10 anos de idade. ▪ Leve a moderada, generalizada por volta de 15 anos de idade.	▪ Dentre os cuidados com a pele destacam-se: hidratação diária, evitar banhos muito quentes e demorados, dando a preferência a sabonetes líquidos e com pouco sabão (*syndets*).
Queratose pilar, queratodermia palmoplantar, calosidades por fricção	▪ Queratodermia simétrica, espessa. ▪ Áreas de fricção recorrente com massas compactas de queratina, em padrão linear ou discoide.	▪ Emolientes e queratolíticos tópicos com ureia ou ácido lático são a terapia de primeira linha. ▪ Retinoides tópicos como tretinoína ou adapaleno creme constituem a terapia de segunda linha.
Envelhecimento precoce	▪ A pele torna-se mais elástica, fotoenvelhecida, com rítides. ▪ Canície precoce (branqueamento dos cabelos).	▪ Uso regular de protetor solar nas áreas de pele fotoexpostas associado a medidas comportamentais de fotoproteção (ver Capítulo 56 – Fotoproteção).
Anetodermia	▪ Doença incomum das fibras elásticas da pele caracterizada por depressões atróficas e pregueadas ou herniações saculares da pele à digitopressão. Na SD pode ser comum, pela associação de foliculites recidivantes e malformação congênita de fibras elásticas. ▪ O achado histológico corresponde à perda de fibras elásticas na derme.	▪ Anetodermia é uma condição benigna e assintomática da pele, sem um tratamento efetivo conhecido. ▪ Exérese cirúrgica não é indicada por resultar em cicatrizes.

(continua)

TABELA 1 Patologias cutâneas que podem estar presentes na síndrome de Down (*continuação*)

Diagnóstico	Achados clínicos	Observações
Elastose perfurante serpiginosa (EPS)	▪ Dermatose perfurante rara, caracterizada por eliminação transepidérmica de fibras elásticas. ▪ Lesões cutâneas típicas com pápulas umbilicadas formando placas circinadas ou serpiginosas, com predileção por pescoço e nuca. São assintomáticas e benignas. ▪ Três formas diferentes: EPS idiopática, iatrogênica (D-penicilamina) e reativa. ▪ Em pacientes com SD, a forma generalizada ou disseminada de EPS é mais comum.	▪ Remissão espontânea é comum. ▪ Tratamento não é mandatório. ▪ Caso haja incômodo as opções terapêuticas incluem procedimentos cirúrgicos (curetagem, *lasers*, crioterapia) ou medicamentos (calcipotriol tópico, retinoide tópico ou sistêmico, corticosteroide tópico ou imiquimode).
Tinea pedis, cruris e corporis, onicomicose (ver Capítulo 48 – Micoses superficiais)	▪ Infecção cutânea ou ungueal causada por fungos dermatófitos. ▪ Ausência de dados confiáveis de prevalência, uma vez que a coorte de alguns estudos é de pacientes com SD institucionalizados.	▪ Na maioria dos casos, a dermatofitose está limitada à epiderme e pode ser tratada com antifúngicos tópicos. ▪ Quando a infecção fúngica é extensa, refratária às medicações tópicas ou acomete a derme, folículos ou unhas, o tratamento com antifúngicos via oral é indicado, sendo opção a terbinafina, itraconazol, fluconazol ou griseofulvina.
Foliculite pitirospórica (ver Capítulo 38 –Foliculites e pseudofoliculites)	▪ Pápulas e pústulas monomórficas pruriginosas ao longo da linha de implantação capilar na face e no dorso superior, secundário à infecção fúngica localizada. ▪ Múltiplas espécies de *Malassezia* estão presentes na flora cutânea normal e causam foliculite. ▪ Elevada produção de sebo e sudorese aumentada são fatores predisponentes. ▪ Prevalência aumentada em pacientes com SD.	▪ Opções terapêuticas incluem antifúngicos orais (fluconazol, itraconazol) e antifúngicos tópicos (azóis, sulfeto de selênio). ▪ Fluconazol oral em crianças: dose inicial de 6-12 mg/kg/dose; seguido por dose de 3-12 mg/kg/dose, 1x/dia, de 1-4 semanas (100-200 mg/dia). ▪ Itraconazol oral em criança: 5 mg/kg/dose, a cada 12 horas, de 1- 3 semanas (dose máxima 200 mg/dia).
Escabiose (ver Capítulo 18 – Dermatoses papulosas e pruriginosas)	▪ Infestação da pele por *Sarcoptes scabiei*, manifesta-se como erupção intensamente pruriginosa nos punhos, entre os dedos, axilas, aréolas e genitália. ▪ Pode apresentar-se como escabiose crostosa (sarna norueguesa) devido aos distúrbios imunológicos da SD.	▪ Recém-natos e < 2 meses de idade: enxofre 5-10% em vaselina por 7-14 noites consecutivas, em todo o corpo e couro cabeludo. Proteger as mãos do bebê com luvas ou meias para evitar contato com a boca; orientar retirar o medicamento pela manhã, com o banho.

(continua)

TABELA 1 Patologias cutâneas que podem estar presentes na síndrome de Down (*continuação*)

Diagnóstico	Achados clínicos	Observações
Escabiose (ver Capítulo 18 – Dermatoses papulosas e pruriginosas)	▪ Na escabiose crostosa, há grande quantidade de ácaros, com crostas, escamas espessas e fissuras na pele.	▪ Permetrina 5% creme ou loção pode ser indicado para maiores de 2 meses de idade. Aplicar no corpo, couro cabeludo e na face (exceto olhos e boca), remover com banho após 8-14 horas, por 3 noites seguidas. Repetir o tratamento após 1 semana. ▪ Ivermectina via oral: é contraindicada em crianças que pesam menos de 15 kg. Para indivíduos acima de 15 kg, a dose recomendada é de 200 mcg/kg dose única, seguida por repetição após 1-2 semanas. ▪ Escabiose crostosa: combinação entre permetrina tópica e ivermectina oral, quando possível, deve ser considerada como primeira linha de tratamento.
Dermatite atópica (ver Capítulo 10 – Dermatite atópica)	▪ Xerose com prurido intenso associado são sinais cardinais da dermatite atópica. Lesões agudas são pápulas eritematosas ou vesículas com exsudação e crostas, pruriginosas. Lesões subagudas ou crônicas são pápulas e placas eritematosas, descamativas, xeróticas, escoriadas. Liquenificação e fissuras podem surgir ao longo do tempo. ▪ Em recém-natos até a idade de 2 anos, as lesões são exsudativas e acometem superfícies extensoras, face (bochechas) e couro cabeludo. ▪ Em crianças de 2-16 anos, há placas liquenificadas de distribuição flexural (antecubital e poplítea), punhos, tornozelos e região cervical. ▪ Em adultos, a dermatite atópica é mais localizada e liquenificada. ▪ Em todas as idades pode acometer qualquer região do corpo, em casos graves. ▪ Na SD, prevalência de 1,4-3% apenas, quando aplicados critérios diagnósticos específicos de dermatite atópica (estudos anteriores citavam prevalência maior).	▪ Evitar banhos prolongados, com água quente, excesso de sabão (preferência pelo uso de sabonetes *syndets*), uso de esponjas ou buchas vegetais. Evitar contato com detergentes, solventes e perfumes. ▪ Usar emolientes sem perfumes e sem corantes, anti-histamínicos para sedação e controle do prurido. Manejar estresse emocional e ansiedade. ▪ Tratamento tópico anti-inflamatório com corticosteroides tópicos ou inibidores de calcineurina (pimecrolimo 1% creme em bebês acima de 3 meses de idade, tacrolimo 0,03% pomada em > 2 anos, tacrolimo 0,1% pomada em > 16 anos). ▪ Outras opções terapêuticas: fototerapia, ciclosporina, metotrexato e dupilumabe.

(continua)

TABELA 1 Patologias cutâneas que podem estar presentes na Síndrome de Down (*continuação*)

Diagnóstico	Achados clínicos	Observações
Dermatite seborreica (ver Capítulo 13 – Eritema e descamação)	▪ Doença crônica recidivante caracterizada por lesões eritemato--descamativas em áreas ricas em glândulas sebáceas: couro cabeludo, face (região centrofacial), pavilhão auricular, tronco superior, áreas intertriginosas. ▪ Prevalência aumentada (36%) em SD.	▪ Couro cabeludo: aplicação de emoliente (óleo mineral, óleo infantil, óleo vegetal) para amolecer as crostas e remoção com uma escova de cerdas macias (pode ser escova de dente), uso de xampu infantil sem medicamento. Em casos persistentes, corticosteroide tópico de baixa potência (hidrocortisona) 1x/dia, por 7 dias ou cetoconazol 2% creme ou xampu, 2x/semana, por 2 semanas. ▪ Corpo: cetoconazol 2% creme (1x/dia, por 1-2 semanas) ou corticoide tópico de baixa potência (hidrocortisona 1%) 1x/dia. Pimecrolimo 1% creme (> 3 meses de idade) ou tacrolimo 0,03% pomada (> 2 anos) 1x/dia também são indicados. ▪ Adolescentes (> 16 anos) e adultos: tacrolimo 0,1% pomada, antifúngicos tópicos como cetoconazol 2% creme, outros cremes azóis, ciclopirox olamina 1% creme.
Psoríase (ver Capítulo 13 – Eritema e descamação)	▪ Doença inflamatória crônica multissistêmica associada a múltiplas comorbidades. ▪ Psoríase em placas é a forma mais comum, com placas eritematosas bem demarcadas, com escamas espessas na sua superfície. Outros subtipos: psoríase gutata, pustulosa, eritrodérmica. ▪ Acometimento de sítios especiais: psoríase inversa (intertriginosa), ungueal, palmoplantar. ▪ Em crianças é comum o envolvimento da área de fraldas de forma simétrica, bem delimitada, em placas eritematosas com poucas escamas. Ao contrário da dermatite de fraldas, as dobras inguinais estão geralmente acometidas. Couro cabeludo também é uma forma inicial de apresentação comum de psoríase em placas em crianças. Psoríase pustulosa generalizada também pode ocorrer, com lesões em placas eritematosas com pústulas periféricas e escamas.	▪ Corticoide tópico é o tratamento de primeira linha em psoríase pediátrica; consultas frequentes são necessárias para controle de efeitos colaterais como atrofia cutânea e absorção. Inibidores de calcineurina tópicos e análogos de vitamina D tópicos são poupadores de corticoide usualmente empregados, respeitando-se restrições de faixa etária. ▪ Corticoide de alta a média potência (mometasona, betametasona) deve inicialmente ser aplicado 2x/dia, durante 4 semanas. Quando há melhora clínica, redução gradativa deve ser realizada, por exemplo, com o uso intermitente somente dois dias consecutivos por semana (sábados e domingos). Após 4 semanas, caso não ocorra melhora, corticoide tópico de altíssima potência como clobetasol ou halobetasol durante 2 semanas deve levar à melhora das lesões. ▪ Análogos de vitamina D tópicos (calcipotriol): usados como terapia adjuvante, 2x/dia associado ao corticoide, ou como poupador de corticoide (calcipotriol, 2x/dia, 5 dias/semana – de segunda a sexta-feira, corticoide tópico aos sábados e aos domingos).

(continua)

TABELA 1 Patologias cutâneas que podem estar presentes na Síndrome de Down (*continuação*)

Diagnóstico	Achados clínicos	Observações
Psoríase (ver Capítulo 13 – Eritema e descamação)	▪ Não está claro se há associação entre psoríase e SD ou se a psoríase está associada à obesidade.	▪ Emolientes tornam as escamas menos proeminentes e reduzem o prurido e as fissuras. ▪ Em casos moderados a graves, tratamento sistêmico com metotrexato, fototerapia, agentes imunobiológicos (etanercepte, ustekinumabe, adalimumabe e ixequizumabe), ciclosporina, retinoide (acitretina, para psoríase pustulosa).
Hidradenite supurativa (HS) (ver capítulo 35 – Hidradenite supurativa)	▪ Doença cutânea crônica, inflamatória, recorrente e debilitante da unidade pilossebácea. Ocorre em indivíduos geneticamente predispostos e é influenciada por fatores como obesidade e tabagismo. ▪ Hidradenite em pacientes com SD parece ser mais prevalente em homens do que em mulheres. Já na população em geral, a prevalência é maior no sexo feminino.	▪ Medidas gerais: perda de peso, manejo do prurido, redução da fricção (evitar roupas apertadas), uso de antissépticos locais, não fumar, remoção de pelos com *laser* ▪ Terapia tópica: – clindamicina 1% gel até o período máximo de 3 meses na doença localizada ou lesões superficiais em agudização; opção – ácido fusídico ou peróxido de benzoíla ou gentamicina tópica; – resorcinol 15% creme nas áreas comprometidas; – corticosteroide intralesional (triancinolona acetonida 5-10 mg/mL) em abscessos ou nódulos. ▪ Terapia sistêmica: – crianças < 12 anos: sulfametoxazol-trimetoprima, isotretinoína, acitretina, finasterida, zinco, ou clindamicina associada à rifampicina; – adultos homens e mulheres não grávidas: sulfametoxazol 800 mg + trimetoprima 160 mg, 2x/dia, tetraciclina 500 mg 2x/dia ou outra ciclina, acitretina, clindamicina 300 mg associada a rifampicina 600 mg, zinco, metformina, finasterida, isotretinoína e corticoide sistêmico; – mulheres grávidas: corticoide sistêmico nos surtos, clindamicina. ▪ O curso de antibioticoterapia deve ser longo, por pelo menos 10-12 semanas: – imunobiológicos: adalimumabe, infliximabe, etanercepte, ustekinumabe, secuquinumabe; – excisão cirúrgica.

(continua)

TABELA 1 Patologias cutâneas que podem estar presentes na Síndrome de Down (*continuação*)

Diagnóstico	Achados clínicos	Observações
Foliculite bacteriana (ver Capítulo 38 – Foliculites e pseudofoliculites)	▪ Pápulas e pústulas principalmente nos glúteos e nos membros inferiores (coxas). ▪ Infecção cutânea mais comum em SD, que pode subsequentemente levar à elastólise e anetodermia.	▪ Geralmente causada por *Staphylococcus aureus*, costuma ter resolução espontânea nos casos leves. ▪ Orientações de lavar diariamente com sabonete antimicrobiano por períodos limitados. ▪ Em casos resistentes ou extensos, mupirocina tópica 3x/dia, por 5-7 dias; ou clindamicina gel 2x/dia, de 7-10 dias. Opções: ácido fusídico e eritromicina. ▪ Tratamento oral: cefalexina 250-500 mg, 4x/dia, sulfametoxazol-trimetoprima 800 mg/160 mg, 2x/dia (se suspeita de MRSA).
Outras doenças que envolvem oclusão folicular: acne e erupção acneiforme (ver Capítulo 34 – Acne), cisto pilonidal, acne queloideana da nuca, mília, cisto de inclusão epidérmica.		
Alopecia areata (ver Capítulo 37 – Alopecias)	▪ Doença imunomediada, órgão-específica, que afeta de forma não destrutiva os folículos pilosos e, às vezes, as unhas. ▪ Prevalência de 1-11% na SD e pode estar associada a outras condições autoimunes, como vitiligo (na população geral a prevalência é de 0,1-0,2%). ▪ Na SD, tem apresentação em idades mais precoces e acomete mais comumente homens. ▪ 2,5% dos pacientes com SD apresentam alopecia total ou universal.	▪ Alopecia areata em placas: crianças devem ser tratadas com corticoide tópico. Opção: propionato de clobetasol 0,05% creme, 2x/dia, de 2-6 semanas, com intervalos de 6 semanas sem medicação. Após 24 semanas, a repilação costuma ser significativa. ▪ Extensa perda capilar: imunoterapia tópica (difenilciclopropenone – DPCP), corticoide tópico e intralesional apenas em áreas estratégicas (sobrancelhas, linha de implantação capilar frontal), corticoide oral durante curto período (1 mg/kg/dia em crianças, com redução gradativa ao longo de 4-6 semanas). ▪ Tratamento de segunda linha: antralina 1% creme (agente irritante) por meses. ▪ Doença refratária: inibidor de Janus quinase, metotrexato etc.
Vitiligo (ver capítulo 19 – Hipocromias e acromias)	▪ Doença imunológica da pigmentação, caracterizada pelo desenvolvimento de máculas acrômicas bem delimitadas na pele. Pode ser localizada ou generalizada. ▪ Na SD, a perda da pigmentação da pele pode ocorrer em qualquer região do corpo e em qualquer idade.	▪ Tratamento tópico, sistêmico e baseado em fototerapia, de acordo com a severidade e a atividade da doença. ▪ Corticoide oral apenas em casos de rápida progressão, prednisona de 5-10 mg/dia em crianças e de 10-20 mg/dia em adultos, no máximo por 2 semanas. Opções ao corticoide: ciclosporina, metotrexato, micofenolato de mofetila. ▪ Para repigmentação das lesões: fototerapia UVB, PUVA (fototerapia UVA + psoraleno via oral).

(continua)

TABELA 1 Patologias cutâneas que podem estar presentes na Síndrome de Down (*continuação*)

Diagnóstico	Achados clínicos	Observações
Vitiligo (ver capítulo 19 – Hipocromias e acromias)		▪ Tópicos: corticoide de alta a média potência (mometasona), 2x/dia, inibidores de calcineurina (tacrolimo, pimecrolimo). ▪ Cirúrgico: transplante de melanócitos (áreas restritas).
Dermatofibroma múltiplo eruptivo	▪ Caracteriza-se pela ocorrência de 5-8 dermatofibromas no período menor que 4 meses. ▪ Dermatofibroma é um tumor cutâneo benigno, que comumente afeta os membros inferiores. Outros locais de acometimento: tronco e membros superiores. ▪ Clinicamente são pápulas ou nódulos normocrômicos ou eritemato-acastanhados endurecidos, assintomáticos. ▪ Acredita-se ser causado por resposta imune a picadas de insetos ou outras formas de microtrauma. ▪ Prevalência aumentada em SD.	▪ Tratamento não é necessário. ▪ Em caso de incômodo cosmético ou presença de sintoma (incomum), a excisão das lesões pode ser realizada.
Siringomas	▪ Pápulas planas ou elevadas normocrômicas ou amareladas de 2 mm de tamanho nas pálpebras e na região periorbital. ▪ Quatro formas clínicas: localizada, generalizada, familiar e associado a SD. ▪ Afeta mais mulheres do que homens, a prevalência aumenta com a idade, sendo raro em crianças. ▪ Ocorrem 30 vezes mais em SD. ▪ A forma localizada de siringomas nas pálpebras é a mais prevalente na SD. A forma generalizada inclui a forma eruptiva e, apesar de menos comum, pode acometer crianças e adultos jovens com SD e se manifestar com lesões na região cervical anterior, tórax, ombros, abdome e região genital.	▪ Tratamento não é necessário. Mesmo que ocorra incômodo estético, o tratamento é desafiador, com risco de cicatrizes e discromias. ▪ Opções terapêuticas: excisão, *laser* (CO_2, Er:YAG), retinoides tópicos ou curetagem.
Língua fissurada/plicata, macroglossia, hipertrofia de papila lingual, língua geográfica	▪ Língua plicata: múltiplas fissuras profundas de 2-6 mm de profundidade no dorso da língua. ▪ Macroglossia: aumento do tamanho da língua. ▪ Manifestações da cavidade oral ocorre em 80% dos pacientes.	▪ Tratamento não é necessário. ▪ Importante manter a higiene oral adequada.

(*continua*)

TABELA 1 Patologias cutâneas que podem estar presentes na Síndrome de Down (*continuação*)

Diagnóstico	Achados clínicos	Observações
Queilite angular	▪ Placa eritemato-descamativa e com fissuras nos cantos dos lábios e da cavidade oral. ▪ Na SD, associada à depressão da ponte nasal e à hipotonia muscular, causando abertura da boca e protrusão da língua. ▪ Complicação possível é infecção bacteriana ou por cândida (candidíase oral).	▪ Evitar contato com as substâncias irritativas ou com os alérgenos causadores. Evitar protetores labiais com sabor, própolis, preservativos, lanolina e outros alérgenos potenciais ▪ Em muitos casos, o agente causador é a saliva e o curso costuma ser crônico ▪ Corticoides tópicos de baixa a média potência (hidrocortisona, desonida, betametasona, mometasona) podem ser utilizados 2x/dia, por 1 a 2 semanas ▪ Emolientes como petrolato (vaselina) podem ser utilizados. ▪ Para tratamento a longo prazo, o uso *off-label* de pimecrolimo 1% creme (> 3 meses de idade) ou tacrolimo 0,03% pomada (> 2 anos) é possível ▪ Caso haja suspeita de infecção secundária, associar antibióticos e/ou antifúngicos tópicos
Calcinose cútis mília-*like* idiopática	▪ Múltiplas pápulas esbranquiçadas, endurecidas, medindo de 1-3 mm de tamanho, geralmente com halo eritematoso ao redor. ▪ Perfuração com eliminação transepidérmica de cálcio é possível. ▪ Ocorre no dorso das mãos (local mais comumente afetado) e nos pés de crianças com SD. ▪ Diferentemente da calcinose cútis metastática, distrófica e iatrogênica, os níveis de cálcio e de fosfato são normais. ▪ Diagnósticos diferenciais devem incluir molusco contagioso, verrugas vulgares, cistos e lesões de calcinose cútis de outra origem.	▪ Biópsia e exame histopatológico são úteis para o diagnóstico. ▪ Dosagem de cálcio sérico, fosfato e níveis de hormônios da paratireoide devem ser realizados – normalmente são normais. ▪ Não requer nenhum tratamento, pela melhora e resolução espontânea.
Livedo reticular (cútis marmorata)	▪ Padrão vascular cutâneo, com áreas reticuladas eritematosas e/ou azuladas de aspecto marmorado ou moteado, acomete a superfície corporal de recém-natos. ▪ Em neonatos com SD, persiste por mais tempo do que em neonatos sem SD. ▪ Em crianças pode significar resposta vasomotora fisiológica acentuada.	▪ Aquecer a superfície corporal com agasalhos e cobertores. ▪ Excluir diagnósticos diferenciais como lúpus eritematoso e síndrome de anticorpo antifosfolipídio.

CONCLUSÃO

A expectativa e a qualidade de vida dos indivíduos com Síndrome de Down vêm aumentando significativamente nas últimas décadas. O cuidado médico envolve o manejo adequado das comorbidades de múltiplos órgãos, inclusive da pele. É importante saber reconhecer as doenças cutâneas de maior prevalência e aquelas específicas da SD. Na ausência de desordens cutâneas, o autocuidado diário deve ser orientado. Dentre os cuidados gerais com a pele destacam-se: hidratação diária, evitar banhos muito quentes e demorados, dando preferência a sabonetes líquidos e com pouco sabão (*syndets*) e ao uso de protetor solar nas áreas de pele fotoexpostas.

SUGESTÕES DE LEITURA

1. Sociedade Brasileira de Pediatria. Atualização das Diretrizes de Atenção à Saúde de Pessoas com Síndrome de Down (SD). 2020. Disponível em: https://www.sbp.com.br/fileadmin/user_upload/22400b-Diretrizes_de_atencao_a_saude_de_pessoas_com_Down.pdf
2. Brasil. Secretaria de Atenção à Saúde, Departamento de Ações Programáticas Estratégicas. Diretrizes de atenção à pessoa com Síndrome de Down. 1 ed. Brasília: Ministério da Saúde; 2013.
3. Firsowicz M, Boyd M, Jacks SK. Follicular occlusion disorders in Down syndrome patients. Pediatr Dermatol. 2020;37(1):219-21.
4. Fölster-Holst R, Rohrer T, Jung AM. Dermatological aspects of the S2k guidelines on Down syndrome in childhood and adolescence. J Dtsch Dermatol Ges. 2018;16(10):1289-95.
5. Lagan N, Huggard D, Mc Grane F, Leahy TR, Franklin O, Roche E, et al. Multiorgan involvement and management in children with Down syndrome. Acta Paediatr. 2020;109(6):1096-111.
6. Magalhães RF, Rivitti-Machado MC, Duarte GV, Souto R, Nunes DH, Chaves M, et al. Consensus on the treatment of hidradenitis suppurativa – Brazilian Society of Dermatology. An Bras Dermatol. 2019;94(2Suppl1):7-19.
7. Pikora TJ, Bourke J, Bathgate K, Foley KR, Lennox N, Leonard H. Health conditions and their impact among adolescents and young adults with down syndrome. PLoS One. 2014;9(5):e96868.
8. Rork JF, McCormack L, Lal K, Wiss K, Belazarian L. Dermatologic conditions in Down syndrome: A single-center retrospective chart review. Pediatr Dermatol. 2020;37(5):811-6.
9. Sechi A, Guglielmo A, Patrizi A, Savoia F, Cocchi G, Leuzzi M, et al. Disseminate recurrent folliculitis and hidradenitis suppurativa are associated conditions: results from a retrospective study of 131 patients with Down Syndrome and a cohort of 12,351 pediatric controls. Dermatol Pract Concept. 2019;9(3):187-94.
10. Sehgal VN, Sehgal N, Sehgal R. Hidradenitis suppurativa and concomitant Down Syndrome: literature review of other associated mucocutaneous manifestations in adults. Skinmed. 2017;15(4):253-8.

CONTEÚDO COMPLEMENTAR

Utilize o QR code abaixo para acessar as questões comentadas do capítulo (senha: **dermatologiaicr**).

Seção 7

Doença dos anexos

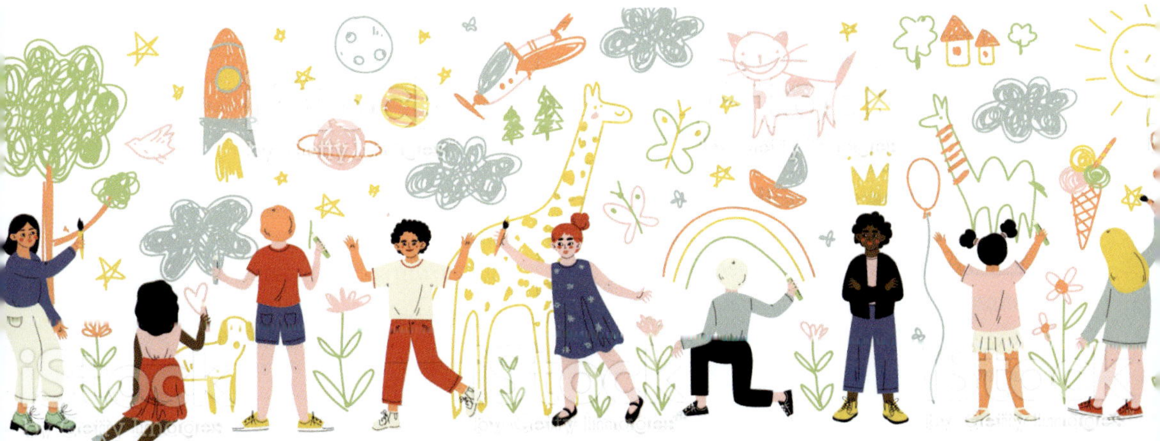

Subseção 7.1

Doenças do folículo piloso

34

Acne

Maria Cecilia da Matta Rivitti Machado

PONTOS-CHAVE DESTE CAPÍTULO

- A acne é uma afecção inflamatória da unidade pilossebácea.
- A acne tem importante impacto na qualidade de vida do portador.
- Comedões, pápulas eritematosas foliculares, pústulas, nódulos e cistos localizados nas porções superiores do tórax caracterizam o quadro.
- A presença de comedões é fundamental para diferenciar de dermatoses semelhantes.
- O tratamento precoce e adequado às características de cada portador é fundamental para evitar cicatrizes.

INTRODUÇÃO

A acne vulgar é uma afecção inflamatória muito frequente da unidade pilossebácea, de evolução prolongada, e que pode ter resolução eventual. Caracteriza-se pela presença de comedões, pápulas, pústulas, nódulos e cistos, cicatrizes e associações e comorbidades, especialmente psíquicas. Tem etiologia multifatorial, ocorrendo em indivíduos predispostos e com forte influência ambiental.

EPIDEMIOLOGIA

- Prevalência: 20 a 95% dos indivíduos.
- Gênero: início mais precoce em pacientes femininas; maior frequência e maior gravidade no masculino.
- Idade: início coincide com a adolescência, pico máximo no final desta e decresce progressivamente com o passar da idade. Pode ocorrer de modo fisiológico no período neonatal e na adrenarca; durante a infância, embora possa

ocorrer de modo espontâneo, distúrbios hormonais devem ser investigados.

PATOGENIA

As etapas mais relevantes da patogenia da acne podem ser assim resumidas: as suprarrenais e gônadas iniciam a produção de andrógenos com o advento da puberdade. Outros hormônios contribuintes para o desenvolvimento das lesões são a insulina e IGF-1 (*insulin-like growth factor-1*), conduzindo à hiperplasia da glândula sebácea. Há indução de aumento da produção de sebo, além de modificação de sua composição, e ainda hiperproliferação epidérmica folicular com subsequente obstrução do óstio folicular. Forma-se então uma massa compacta constituída por sebo e queratinócitos, o comedão. Com a modificação do microambiente folicular ocorre proliferação do bacilo Gram-positivo *Cutibacterium acnes,* que induz inflamação por vários mecanismos, como ativação da imunidade inata, levando à quimiotaxia de neutrófilos e originando as pápulas, pústulas, nódulos e cistos da acne. A intensidade e duração do processo inflamatório correlacionam-se à gravidade das cicatrizes (Figura 1).

QUADRO CLÍNICO

Ver Tabela 1.

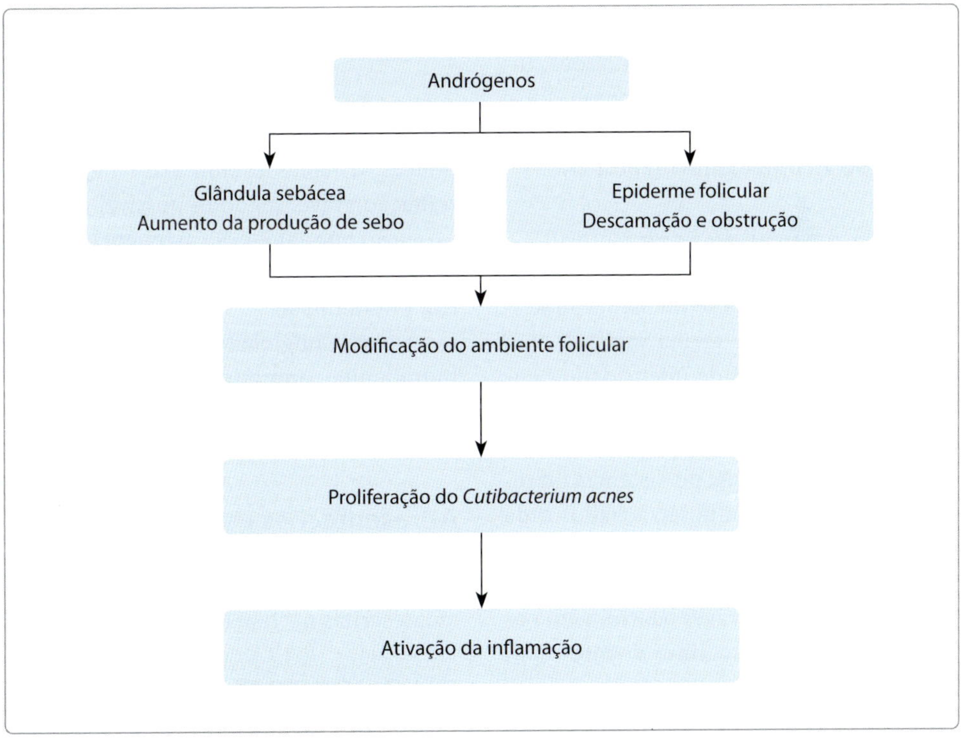

FIGURA 1 Patogenia da acne.

TABELA 1 Aspecto clínico da acne

Lesão	Tipo
Não inflamatória	Comedão aberto
	Comedão fechado
Inflamatória	Pápula
	Pústula
	Nódulo
	Cistos
Cicatrizes	Eritematosas
	Hipo ou hipercrômicas
	Atróficas
	Hipertróficas
	Queloides

TABELA 2 Classificação da acne

Tipo	Descrição
Acne comedoniana (Figura 2)	Predominam comedões.
Acne papulopustulosa (Figura 3)	Pápulas e pústulas.
Acne nodular ou nódulo-cística (Figura 4)	Nódulos e pseudocistos.
Acne conglobata	Comedões, pápulas e nódulos isolados ou intercomunicantes, que eventualmente fistulizam e drenam pus.
Acne *fulminans* (Figura 5)	Acne inflamatória intensa associada a sintomas sistêmicos: febre, mal-estar, queda do estado geral, artralgias, eritema nodoso. Hemograma: leucocitose. Exame anatomopatológico: vasculite leucocitoclástica.

Classificação clínica da acne

A classificaçao clínica da acne diz respeito à morfologia das lesões. O impacto na qualidade de vida do portador relaciona-se também ao número das lesões, topografia, cicatrizes, sintomas como dor e prurido e às dificuldades e expectativas em relação ao tratamento (Tabela 2).

História natural da acne juvenil

A doença costuma se iniciar na adolescência, evoluindo de forma variável, com tendência a diminuir de intensidade e entrando em remissão alguns anos após o final da adolescência. Início tardio, no final ou após a adolescência, persistência ou recorrência na vida adulta são achados cada vez mais comuns. Não há tratamento preventivo e não há como prever a remissão.

As formas mais graves ocorrem em pacientes do sexo masculino, doentes com história familiar de acne grave, bem como naqueles que fazem uso de medicamentos que desencadeiam ou exacerbam a acne. Um quadro inicialmente leve pode em poucas semanas evoluir para uma apresentação grave, sendo impossível prever a evolução que a doença vai ter em determinado paciente, bem como quando vai entrar em remissão.

A acne conglobata pode se associar à hidradenite supurativa, ao cisto pilonidal e à foliculite dissecante do couro cabeludo – tétrade da oclusão folicular.

Apresentações especiais de acne

As apresentações especiais de acne estão descritas na Tabela 3.

DIAGNÓSTICO

O diagnóstico da acne é essencialmente clínico, baseado na história e exame fí-

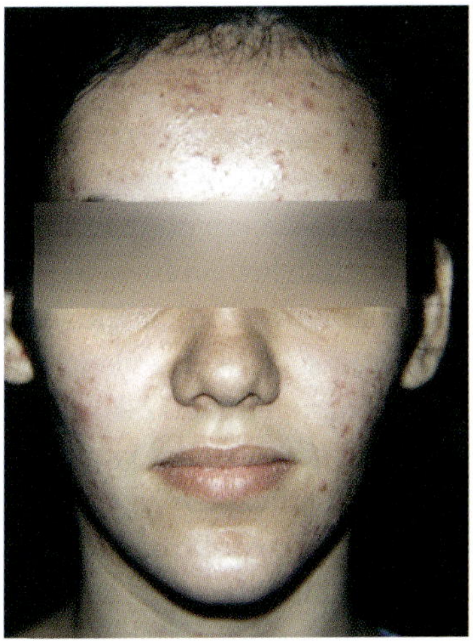

FIGURA 2 Acne vulgar: comedões e pápulas.

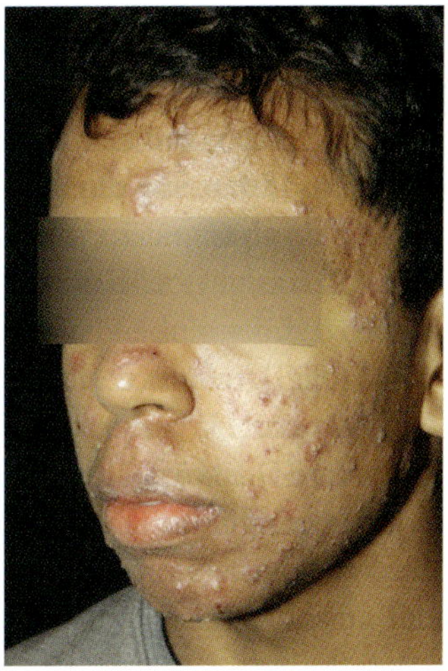

FIGURA 3 Acne juvenil: pápulas e pústulas.

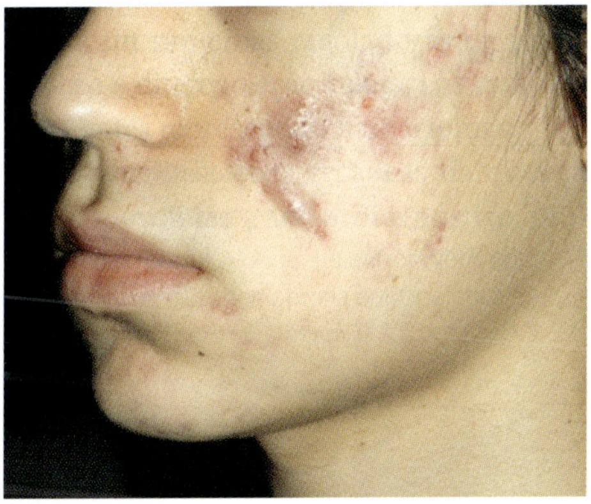

FIGURA 4 Acne nódulo-cística: comedões, pústulas, nódulos e cistos.

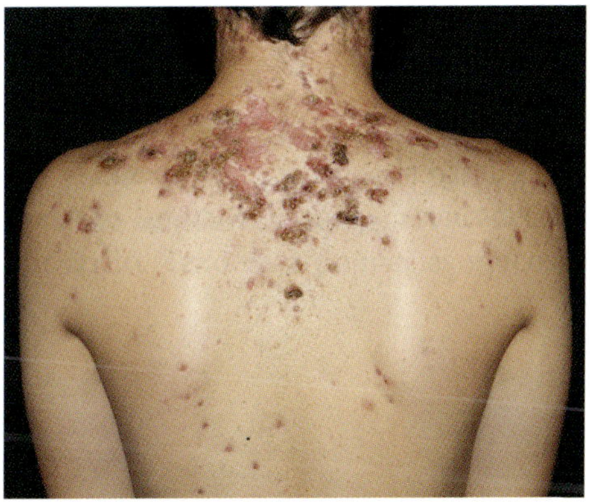

FIGURA 5 Acne *fulminans*.

sico, com a presença de lesões características. Atenção ao uso de desencadeantes ou agravantes da acne, listados no Quadro 2.

Exames laboratoriais raramente se fazem necessários durante a puberdade, a menos que haja outros sinais de alteração hormonal. Exames microbiológicos não são necessários de rotina para a avaliação e manejo da acne. Se presentes sinais sugestivos de foliculite gram-negativa, caracterizada por pústulas ou nódulos na região perioral e nasal não responsivas à terapia convencional, pode ser necessário cultura e antibiograma da secreção das pústulas. Consulta endocrinológica é indicada se houver suspeita de endocrinopatia, como hiperandrogenismo, síndrome dos ovários policísticos, puberdade precoce etc.

TABELA 3 Apresentações específicas na infância e na adolescência

	Apresentação	Patogenia	Evolução/conduta
Acne neonatal	Lesões escassas: comedões na fronte, nariz e malares.	Passagem de hormônios maternos para feto/ bebê pela placenta e aleitamento.	Remissão espontânea em semanas.
Acne infantil (Figura 6)	Antes da puberdade. Comedões e pápulas malares.	Idiopática. Andrógenos endógenos. Andrógenos exógenos. Adrenarca.	Evolução prolongada. Resposta lenta à medicação. Tendência a cicatrizes.
Acne escoriada	Raros comedões. Crostas hemáticas. Muitas cicatrizes arredondadas, centro hipocrômico e periferia hipercrômica.	Transtorno de ansiedade.	Resistente ao tratamento.
Acne androgênica	Variável. Todo espectro clínico da acne.	Elevação da prolactina, de cortisol ou andrógenos endógenos. Hormônios exógenos.	Investigação laboratorial e história. Afastar desencadeantes. Tratamento habitual.
Acne induzida	Predomínio de pápulas e lesões inflamatórias, comedões raros ou ausentes.	Fatores exógenos (ver Quadro 1).	Afastar desencadeantes. Tratamento habitual.

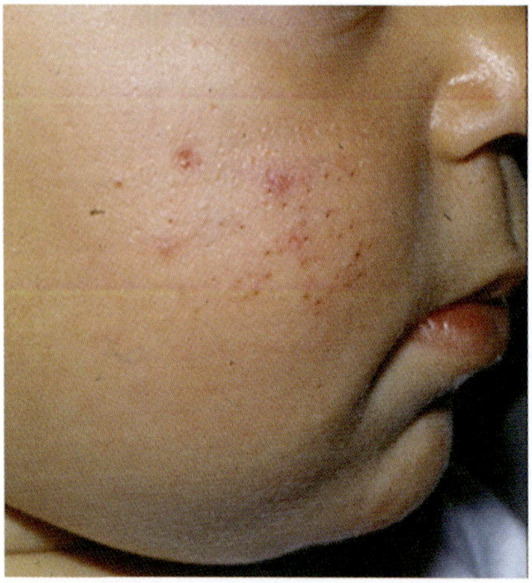

FIGURA 6 Acne infantil. Comedões abertos e pápulas nas regiões malares.

QUADRO 1 Acne induzida

Substâncias
Óleos/pomadas/cremes
▪ Cosméticos faciais: hidratante; protetor solar; maquiagens como bases, *primers*; lenços umedecidos não destinados ao uso facial.
▪ Cosméticos capilares: cremes para pentear, máscaras, óleos, ceras, condicionadores.
▪ Veículos de medicamentos aplicados na face.
Medicamentos
▪ Corticoides: tópicos, inalados, sistêmicos.
▪ Andrógenos.
▪ Progestágenos androgênicos.
▪ Halogenados: cloro, brometos, iodetos (benzodiazepínicos).
▪ Antimicrobianos: iasoniazida, rifampicina.
▪ Sais de metais: lítio, ouro.
▪ Fenobarbital, difenilhidantoína.
▪ Vitaminas do complexo B, particularmmente B12-cianocobalamina, em altas doses.
▪ Inibidores de fatores de crescimento da epiderme: gefitinibe, canertinib, cetuximab.
Mecânica
Faixas, máscaras e outros equipamentos ou instrumentos que provocam oclusão.

TRATAMENTO

Princípios do tratamento:

- objetivo do tratamento da acne: controlar as lesões e evitar cicatrizes;
- o tratamento deve ser mantido por longos períodos, para efetivo controle da doença;
- retinoides tópicos, ácido salicílico e ácido azelaico podem ser usados com segurança por longos períodos como estratégia de manutenção; a terapia da acne baseia-se na açao dos agentes sobre as principais etapas da patogenia.

QUADRO 2 Diagnóstico diferencial da acne

Queratose pilar.
Rosácea.
Dermatite esteroidal ou dermatite perioral.
Foliculite bacteriana, foliculite por gram-negativos.
Foliculite fúngica.
Angiofibromas da esclerose tuberosa.
Erupções acneiformes.
Pustulose cefálica neonatal.

O tratamento racionalmente embasado resulta em maor eficiência e menos efeitos colaterais; por essa razão, consensos e diretrizes foram estabelecidos;

- o tratamento das cicatrizes escapa ao escopo deste capítulo.

TRATAMENTO TÓPICO

O tratamento tópico da acne é indicado nas formas leves ou limitadas ou em conjunto com a medicação sistêmica. Deve ser empregado em toda uma área (não somente sobre as lesões instaladas), a fim de controlar as lesões existentes e prevenir a formação de novas. Os principais agentes são os retinoides, os antibióticos e o peróxido de benzoíla (Tabela 4).

Retinoides tópicos

Os retinoides tópicos, tretinoína e adapaleno, têm ação anticomedoniana e anti-inflamatória, constituindo terapia primária em quase todas as formas de acne. Podem ser usados em todas as faixas etárias, desde que haja aderência aos cuidados complementares. Devem ser empregados precocemente e aplicados em toda a área afetada; o uso prolongado é necessário. Reduzem a hiperpigmentação residual e cicatrizes. Podem ser indicados

TABELA 4 Medicações tópicas no tratamento da acne

Medicamento	Concentração (%)	Indicação	Observações
Retinoides tópicos			
▪ Tretinoína ▪ Adapaleno	0,025; 0,05, 0,1 0,1; 0,3	Acne comedoniana, papulopustulosa e nodular. Cicatrizes.	Eritema leve. Descamação. Ardor/queimação.
Antibióticos tópicos			
▪ Clindamicina ▪ Eritromicina			Resistência bacteriana: uso desaconselhado nos consensos atuais.
Outros			
Peróxido de benzoíla	2,5; 5; 10	Acne papulopustulosa .	Eritema leve. Dermatite de contato. Descolore tecidos/cabelos.
Ácido salicílico	1-3	Acne comedoniana leve.	Baixa eficácia.
Ácido azelaico	15 ou 20	Todas as formas, se leve a moderada. Cicatrizes hipercrômicas.	Queimação/ardor. Lento.
Nicotinamida	5	Acne papulopustulosa leve a moderada.	Pouco potente.

como monoterapia na acne comedoniana ou associados a antibióticos na acne papulopustulosa, nodular e cística. Os principais efeitos colaterais são eritema leve e descamação superficial, além de tornar a pele mais sensível ao sol. A isotretinoína é um retinoide utilizado por via oral no tratamento da acne.

Peróxido de benzoíla

Tem ação antimicrobiana, particularmente indicado nas formas papulopustulosas e em associação a antibióticos sistêmicos para evitar resistência bacteriana.

Ácido salicílico

Tem ação comedolítica leve e atualmente encontra-se presente em sabonetes e alguns cosmecêuticos. Não é fotossensibilizante.

Ácido azelaico

Tem ação anticomedoniana, anti-inflamatória e clareadora. Não é fotossensibilizante, podendo ser empregado em monoterapia tópica, duas vezes ao dia ou em associação a outros agentes tópicos.

Nicotinamida

Tem leve ação clareadora e anti-inflamatória. Não é fotossensibilizante. Pode ser associada a outros agentes tópicos.

TRATAMENTO SISTÊMICO

Antibióticos

São indicados nas formas inflamatórias extensas, mais especificamente na acne papulopustulosa ou nódulo-cística. Devem ser mantidos por 3-4 meses para que se ob-

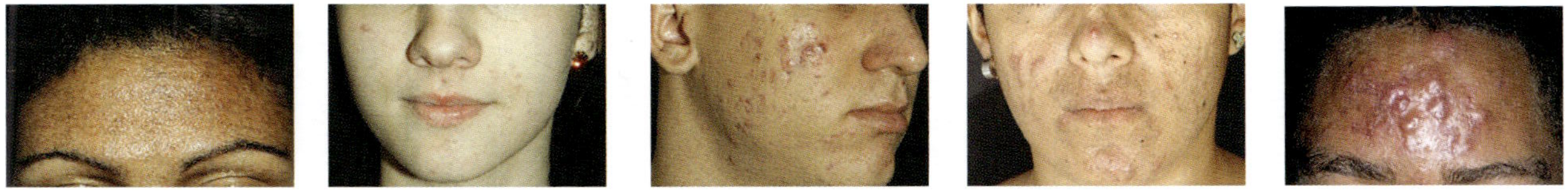

	Acne leve		Acne moderada		Acne grave
	Comedoniana	Papulopustulosa	Papulopustulosa	Nodular	Conglobata
1ª escolha	Retinoide tópico	Retinoide tópico + peróxido de benzoíla	Retinoide tópico + antibiótico oral (ciclina) e/ou peróxido de benzoíla	Retinoide tópico + antibiótico oral + peróxido de benzoíla	Isotretinoína oral
Alternativa	Retinoide tópico 2 ou ácido azeláico ou ácido salicílico	Retinoide tópico 2 ou ácido azelaico ou ácido salicílico + peróxido de benzoíla	Retinoide tópico 2 + antibiótico oral 2 e/ou peróxido de benzoíla	Isotretinoína oral ou retinoide tópico 2 + antibiótico oral 2 e/ou peróxido de benzoíla e/ou ácido azelaico	Retinoide tópico + antibiótico oral e/ou peróxido de benzoíla
Alternativa apenas para paciente feminina	Retinoide tópico ou ácido azelaico e/ou espironolactona e/ou contraceptivo oral		Retinoide tópico ou ácido azelaico e/ou espironolactona e/ou contraceptivo oral		Retinoide tópico ou ácido azelaico e/ou espironolactona e/ou contraceptivo oral
Alternativa para casos graves/resistentes Propensão a cicatrizes significativas	Isotretinoína oral		Isotretinoína oral		Dapsona e peróxido de benzoíla e/ou retinoide tópico

F GURA 7 Algoritmo de tratamento da acne.
A tibiótico oral: ciclina (doxiciclina, limeciclina, tetraciclina, minociclina) ou macrolídeo (azitromicina); retinoide tópico: tretinoína ou adapaleno (retinoide 2).
Fonte: adaptado de Montagner e Costa; 2010.

tenha remissão efetiva. Usar em associação a retinoides tópicos ou peróxido de benzoíla a fim de evitar resistência bacteriana. Os derivados da tetraciclina constituem a primeira opção terapêutica, sendo contraindicados em menores de oito anos de idade e na gestação: limeciclina, tetraciclina, doxiciclina e minociclina. A azitromicina pode ser usada na impossibilidade de usar uma ciclina. A dapsona costuma ser indicada em casos de acne nódulo-cística ou conglobata, por sua ação anti-inflamatória.

Isotretinoína

A isotretinoína é um medicamento eficaz e seguro, usado desde 1971. Inicialmente era empregada em doses maiores, que causavam mais efeitos colaterais, e apenas nos casos de acne conglobata. Atualmente utilizada em dosagens moderadas é bem tolerada e indicada não só nas formas graves, mas também em casos resistentes a terapia convencional, recidivantes ou que estejam deixando cicatrizes físicas ou emocionais. O objetivo do tratamento é controlar lesões ativas; recidivas da acne são comuns, com lesões que tendem a ser de menor intensidade. A isotretinoína não tem ação em cicatrizes de acne; é indicada para evitar a formação delas.

Trata-se do único medicamento que age nos quatro fatores patológicos da acne: normalização da queratinização folicular, diminuição do tamanho e da secreção das glândulas sebáceas, indiretamente inibindo o desenvolvimento do *C. acnes* e também apresenta efeito anti-inflamatório.

A dosagem mais comumente empregada é de 0,2-0,5 a 1 mg/kg/dia. É melhor absorvida se ingerida com a refeição. Doses mais baixas no início do tratamento podem diminuir o risco de piora transitória da acne, que ocorre em cerca de 20% dos casos. A dose total acumulada para que se tente reduzir o potencial de recidiva é de 120 a 150 mg/kg, que é atingida entre quatro e dez meses. Não há benefício na utilização de doses cumulativas superiores a 150 mg em um curso da droga.

Cerca de 30% dos pacientes apresentam recidiva, e podem ser tratados com mais de um curso de isotretinoína ou outras medicações. Esquemas com dosagens diárias mais baixas ou sem dose cumulativa têm demonstrado eficácia semelhante ao que emprega dose cumulativa. Quando se decide não ter por meta dose cumulativa, aconselha-se manter a medicação por dois meses após a resolução das lesões inflamatórias.

A isotretinoína é teratogênica: causa uma síndrome bem definida, comprometendo estruturas craniofaciais e cardíacas, timo e sistema nervoso central. Pacientes do sexo feminino em idade fértil necessitam que medidas de contracepção de alta eficácia sejam instituídas antes do início do tratamento e mantidas até um mês após o término.

Monitorização dos níveis lipídicos, das enzimas hepáticas e hemograma são indicados no início, durante (a cada 1 ou 3 meses) e ao término do tratamento. Para pacientes do sexo feminino em idade fértil indicam-se testes de gravidez de alta sensibilidade realizados uma semana antes da consulta em que será feita a prescrição.

Alterações de humor, ansiedade, depressão, ideias suicidas e suicídios foram reportados em pacientes tomando isotretinoína; todavia uma relação causal não foi estabelecida e ainda é motivo de controvérsia. O uso da isotretinoína em casos graves de acne frequentemente se associa a uma melhora do humor. Existem evidências epidemiológicas de que a incidência desses efeitos negativos seja menor no grupo tratado com isotretinoína do que nos pacientes de mesma idade da população geral, ou mesmo se comparado ao uso de terapias convencionais para acne nessa faixa etária.

À isotretinoína são atribuídos efeitos colaterais exagerados, distorcidos ou inexistentes. A isotretinoína não provoca deficiência de crescimento, infertilidade nem prejuízos para a espermatogênese ou oogênese dos que a utilizaram. Dano hepático grave ou permanente é extraordinariamente raro. Quanto ao humor, habitualmente melhora durante o tratamento com a resolução das lesões. Elevação de triglicérides é relativamente frequente, e relaciona-se à genética e hábitos alimentares.

Ressecamento da pele, lábios e olhos é comum, dose-dependente, influenciado por fatores ambientais e hábitos, e manejável com uso de emolientes e lubrificantes, além de diminuição da dose diária (Quadro 3).

Espironolactona, metformina e contraceptivos combinados

Indicados em pacientes sexualmente ativas ou portadoras de hiperandrogenismo ou síndrome dos ovários policísticos.

Terapias baseadas em emissões de energia

Lasers, luz intensa pulsada, ou LED de certos comprimentos de onda (p. ex., luz azul) podem ser empregados como tratamento auxiliar para diminuir a inflamação e também no tratamento de cicatrizes.

Tratamento das cicatrizes

O tratamento das cicatrizes é sempre complexo e de resultado variável, daí a necessidade de terapia medicamentosa eficaz e precoce, ainda que o portador seja jovem, a fim de evitar cicatrizes permanentes. No tratamento de sequelas de acne com frequência faz-se necessário combinação de técnicas para produzir um resultado satisfatório. Tais técnicas podem incluir *peelings*, *lasers*, microagulhamento, preenchimento, cirurgias. Cada tratamento é planejado de modo individualizado, e os resultados, embora satisfatórios, são muito variáveis. Combinação de múltiplas sessões costumam ser necessárias.

QUADRO 3 Os efeitos colaterais da isotretinoína podem ser de 2 tipos

1. Relacionados com a dose – comuns, precoces
▪ Pele: secura, descamação, eritema e prurido.
▪ Pelos e unhas: alopecia e fragilidade ungueal.
▪ Mucosas: queilite, boca seca, blefaroconjuntivite , secura nasal.
São contornáveis com uso de emolientes, fotoprotetores ou diminuindo-se a dose diária.
2. Idiossincráticos (sensibilidade individual), são variados mas de ocorrência rara
▪ Fígado: aumento das transaminases (tende a ser leve e transitório).
▪ Ossos: dor e hiperostose.
▪ Músculos: dor e calcificação.
▪ Sistema nervoso central: cefaleia e hipertensão intracraniana.
▪ Olhos: diminuição da visão noturna.
▪ Lípides: elevação dos triglicérides e colesterol.

TABELA 5 Medicações sistêmicas no tratamento da acne

Medicamento	Dose infantil	Dose	Indicação	Observações
Antibióticos			Acne papulopustulosa, nular e cística.	Epigastralgia, candidose vaginal, fotossensibilidade.
Tetraciclina#**	500 mg-1 g/dia	500 mg-1 g/dia		Deve ser tomada em jejum.
Minociclina#**	4 mg/kg/dia, divididos em 2 tomadas	50-100 mg/dia (máx. 200 mg/dia)		
Limeciclina#**	150-300 mg/dia, em 1 ou 2 tomadas	300 mg/dia (máx. 600 mg/dia)		
Doxiciclina#**	4,4 mg/kg/dia (para até 45 kg); maiores de 45 kg (seguir dosagem de adultos)	100-200 mg/dia		
Azitromicina	10 mg/kg/dia, por 3 dias consecutivos, a cada semana	500 mg/dia, por 3 dias consecutivos a cada semana		
Dapsona	1-2 mg/kg/dia (50 mg/dia)	50-100 mg/dia	Acne nódulo-cística.	Anemia hemolítica, hipersensibilidade, meta-hemoglobinemia.
Outras medicações				
Espironolactona**	3,3 mg/kg/dia	50-100 mg/dia	Todas as formas. Poupador de antibióticos.	Teratogenicidade. Hipotensão. Hiperpotassemia.
Contraceptivos orais combinados**			Em pacientes sexualmente ativas que desejam contracepção. Em associação à isotretinoína, ciclinas, espironolactona. Hiperandrogenismo.	Aumento de peso, perda de desejo sexual, trombose, retenção de líquidos.
Metformina	500 mg-1,5 g/dia (máx. 2,5 g/dia)		SOP***, síndrome metabólica.	
Corticoterapia sistêmica: prednisona	0,5 mg/kg/dia		Acne *fulminans*. No agravamento por isotretinoína.	
Isotretinoína**	0,2-1 mg/kg/dia (máx. 1 mg/kg/dia)		Acne nódulo-cística. Acne conglobata. Qualquer intensidade com tendência a cicatrizes.	Teratogenicidade. Hipertrigliceridemia. Ressecamento de lábios, mucosa nasal e olhos.

Não devem ser associadas à isotretinoína; não devem ser usados em menores de 8 anos de idade. ** Não devem ser usados na gravidez. ***SOP: síndrome dos ovários policísticos.

Acne e dieta

Dieta de alto índice glicêmico relaciona-se a alta prevalência e a manifestações mais acentuadas da acne. A exclusão de um tipo de alimento não costuma ser eficaz. Alimentação equilibrada é aconselhável. Suplementos vitamínicos e proteicos podem agravar a acne ou diminuir a eficácia dos tratamentos.

CONCLUSÃO

A acne é uma afecção multifatorial, comum na adolescência, cujas manifestações causam comorbidades psíquicas e podem levar a cicatrizes permanentes. O tratamento, embasado na patogenia, incluem agentes tópicos e sistêmicos empregados em associação, com duração habitualmente prolongada.

SUGESTÕES DE LEITURA

1. Bagatin E, Florez-White M, Arias-Gomez MI, Kaminsky A. Algoritmo de tratamento da acne – Consenso Ibero-Latino-Americano. An Bras Dermatol. 2017;92(5):691-5.
2. Barbieri JS, Shin DB, Wang S, Margolis DJ, Takeshita J. The clinical utility of laboratory monitoring during isotretinoin therapy for acne and changes to monitoring practices over time. J Am Acad Dermatol. 2020;82(1):72-9.
3. Ben-Shoshan D, Gomolin A, Litvinov IV, Netchiporouk E. Time to change guidelines for laboratory monitoring during isotretinoin treatment. J Cutan Med Surg. 2020;24(1):92-3.
4. Bettoli V, Guerra-Tapia A, Herane MI, Piquero-Martín J. Challenges and solutions in oral isotretinoin in acne: Reflections on 35 years of experience. Clin Cosmet Investig Dermatol. 2019;12:943-51.
5. Heng AHS, Chew FT. Systematic review of the epidemiology of acne vulgaris. Sci Rep. 2020;10(1):5754.
6. Landis MN. Optimizing isotretinoin treatment of acne: update on current recommendations for monitoring, dosing, safety, adverse effects, compliance, and outcomes. Am J Clin Dermatol. 2020;21(3):411-9.
7. Montagner S, Costa A. Diretrizes modernas no tratamento da acne vulgar: da abordagem inicial à manutenção dos benefícios clínicos. Surg Cosmet Dermatol. 2010;2(3):205-13.
8. Rademaker M. Making sense of the effects of the cumulative dose of isotretinoin in acne vulgaris. Int J Dermatol. 2016;55(5):518-23.
9. Thiboutot DM, Dréno B, Abanmi A, Alexis AF, Araviiskaia E, Barona Cabal MI, et al. Practical management of acne for clinicians: An international consensus from the Global Alliance to Improve Outcomes in Acne. J Am Acad Dermatol. 2018;78(2):S1-S23.e1.
10. Zaenglein AL. Acne vulgaris. N Engl J Med. 2018;379(14):1343-52.

CONTEÚDO COMPLEMENTAR

Utilize o QR code abaixo para acessar as questões comentadas do capítulo (senha: dermatologiaicr).

Subseção 7.1

Doenças do folículo piloso

35

Hidradenite supurativa

Maria Cecilia da Matta Rivitti Machado

PONTOS-CHAVE DESTE CAPÍTULO

- A hidradenite supurativa é uma doença inflamatória da pele que se inicia no folículo piloso, evolui em surtos e tem curso progressivo em grande parte dos portadores.
- Culmina em graves sequelas físicas e psíquicas, associando-se a comorbidades graves, além de ser onerosa para o portador e para a sociedade.
- O diagnóstico é clínico, baseado na: morfologia típica (nódulos, abscessos, fístulas, cicatrizes, comedões em ponte); topografia característica (axilas, mamas, inguinal, interglútea, genital e pubiana) e evolução em surtos com frequência superior a 2-3 vezes em seis meses.
- O tratamento deve ser instituído precocemente, antes da instalação de sequelas irreversíveis (fístulas, cicatrizes, linfedema). Inclui manejo interdisciplinar das comorbidades associado ao tratamento específico. As lesões inflamatórias respondem a antibióticos, e na falha destes a imunobiológicos anti-TNF-alfa como o adalimumabe, anti-IL-17 como o secukinumabe, anti-IL-12/23 como o ustequinumabe ou anti-IL-23 ou anti-IL-1.

DEFINIÇÃO

A hidradenite supurativa (HS) é uma doença inflamatória crônica e progressiva, de alto impacto na vida do portador, originada no folículo piloso; compromete indivíduos geneticamente predispostos e sofre influência de fatores pós-natais como tabagismo e obesidade. Caracteriza-se por lesões típicas, os nódulos, abscessos e túneis ou sinus ou fístulas, localizados nas axilas, região inguinal, sulco interglúteo e mamas.

EPIDEMIOLOGIA

TABELA 1 Epidemiologia da hidradenite supurativa

Etnia	Todas Mais grave em afrodescendentes e mediterrâneos
Sexo	Mais comum nas mulheres Mais grave nos homens
Frequência	1% da população mundial (estimada)
Idade	Início após a puberdade 20-40 anos é a faixa etária mais acometida Alguns casos na adrenarca Por vezes casos fulminantes no início da adolescência
Agravantes	Obesidade Tabagismo Gravidez Atrito local
Associações	Síndrome metabólica Depressão, ansiedade, suicídio Eventos cardiovasculares graves Espondiloartrite Doença inflamatória intestinal Pioderma gangrenoso Psoríase Acne conglobata Foliculite dissecante do couro cabeludo Cisto pilonidal

PATOGENIA

O termo hidradenite supurativa foi criado há mais de 100 anos, visto que lesões nas axilas e região inguinal são frequentes; com a evolução do conhecimento essa denominação tornou-se inapropriada, mas está consagrada pelo uso.

O processo inflamatório tem início no folículo piloso; a predisposição genética, associada ao tabagismo e obesidade conduzem a ambiente pró-inflamatório que termina por romper a parede do folículo. O conteúdo folicular estimula a inflamação, com afluxo de neutrófilos; há progressiva ampliação do fenômeno, originando as lesões inflamatórias.

Queratinócitos provenientes da bainha folicular que se rompeu interagem com o mesênquima, organizando-se e formando os túneis ou fístulas. Ciclos de atividade inflamatória induzem expansão lateral das lesões, comprometendo eventualmente grandes áreas da pele.

Bactérias proliferam na luz das fístulas, sendo responsáveis pelo odor fétido exalado pelas lesões. Há formação de biofilmes, intensamente estimuladores da inflamação. Os mediadores produzidos na pele em grandes quantidades induzem consequências sistêmicas.

Os principais mediadores da resposta inflamatória são a IL-1, o TNF-alfa, a IL-17, a IL-23, a IL-36, a IL-6. Medicamentos que têm por alvo o bloqueio dessas citoquinas já são usados no tratamento da HS.

QUADRO CLÍNICO

TABELA 2 Quadro clínico da hidradenite supurativa

Lesões características	Apresentação	Profundidade	Evolução
Nódulos (Figura 1)	Elevações eritematosas de até 1 cm, dolorosas. Podem evoluir com pústula.	Derme superficial e epiderme.	Poucos dias. Regressão total com tratamento clínico.
Abscessos (Figura 2)	Elevações eritematosas firmes no início, com flutuação à palpação, de 1 cm ou mais de diâmetro. Ao romper eliminam secreção purulenta ou hemorrágica, por vezes fétida. Podem involuir completamente ou alongar e aprofundar, originando os túneis. São extremamente dolorosos.	Derme.	Dias a semanas. Regressão total com tratamento clínico.
Túneis ou fístulas ou sinus (Figuras 3, 4 e 5)	Elevações eritematosas ou arroxeadas, alongadas, podendo chegar a vários cm de comprimento. Situam-se na derme ou subcutâneo, não perfurando fáscias musculares. Podem se mostrar isoladas ou confluir em uma ou mais áreas adjacentes. Sofrem surtos de inflamação cíclicos, eliminando grandes quantidades de secreção purulenta hemorrágica fétida. Alternam períodos de maior ou menor inflamação. Tendem a ser muito dolorosos nos períodos de menor atividade, atingindo surtos extremos de dor quando inflamam.	Derme profunda e hipoderme.	Semanas, meses ou anos. Regressão parcial com tratamento clínico. Necessitam de tratamento cirúrgico.
Macrocomedões	Coleções de queratina e sebo enegrecidas na superfície com 1-2 mm de diâmetro.	Epiderme. Derme superficial.	Permanentes. Remoção é viável.
Cicatrizes	Manchas hipocrômicas ou acastanhadas. Placas atróficas. Placas hipertróficas. Linfedema.	Epiderme. Derme. Hipoderme.	Podem ser transitórias (manchas) ou permanentes (todos). Podem comprometer grandes extensões de pele.

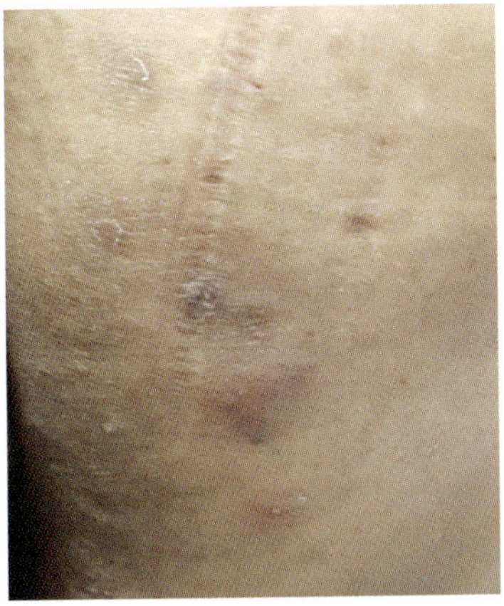

FIGURA 1 Nódulos da hidradenite supurativa na nádega, frequentemente confundidos com foliculite bacteriana. Notar cicatrizes deprimidas, que não ocorrem na foliculite.

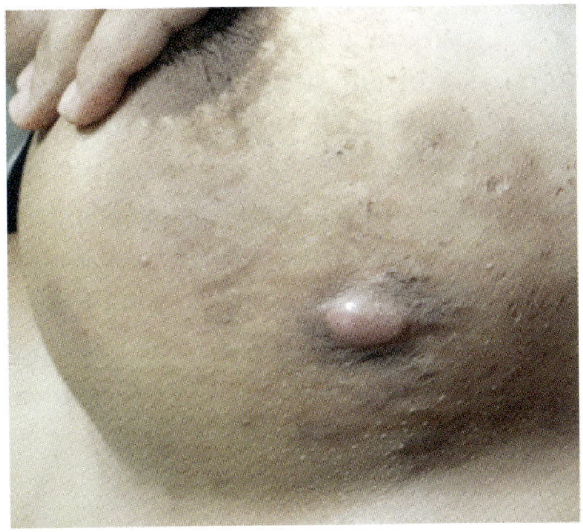

FIGURA 2 Abscesso da hidradenite supurativa na região intermamária. Notar cicatrizes deprimidas e macrocomedões.

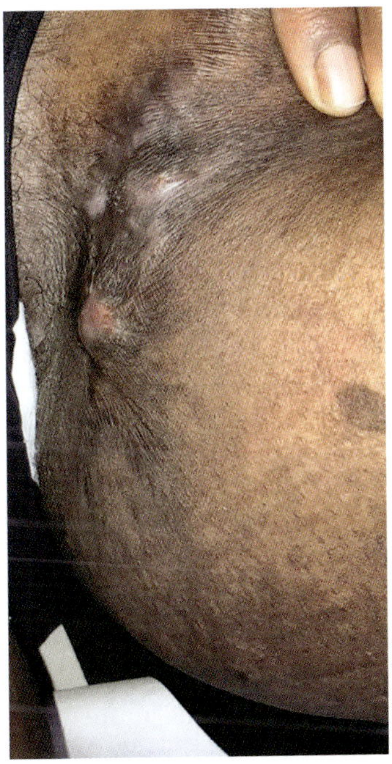

FIGURA 3 Túnel (ou fístula) da hidradenite supurativa na região inguinal. Essas lesões sofrem surtos sucessivos de inflamação, muito dolorosos, e vão se expandindo.

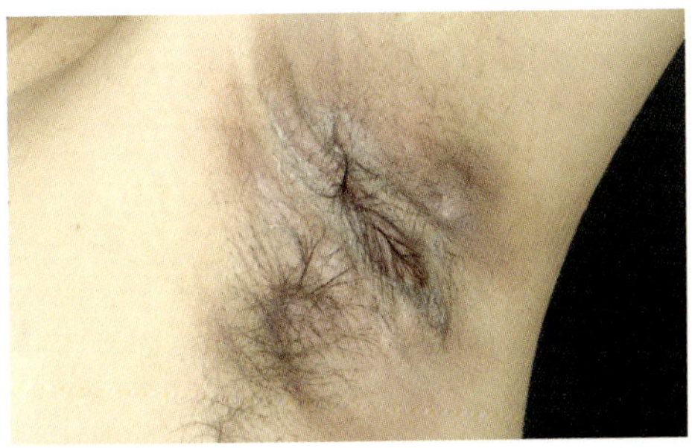

FIGURA 4 Fístulas em acordeão da hidradenite supurativa.

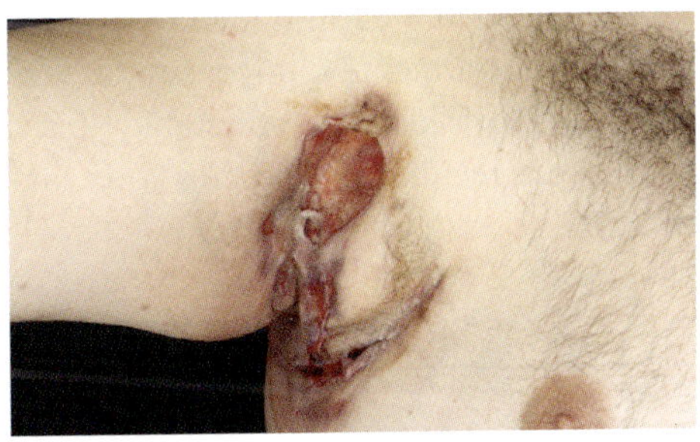

FIGURA 5 Forma grave, inflamatória e ulcerativa da hidradenite supurativa em um paciente de 21 anos.

Os surtos de inflamação dolorosa e supuração ocorrem de modo aleatório; piora pré-menstrual é comum. Essa imprevisibilidade tem sério impacto na vida do portador, ocasionando perda de compromissos, estudo, trabalho, inviabilizando planejamento de atividades (Quadro 1).

QUADRO 1 Impacto da hidradenite supurativa

- Dor
- Secreção
- Odor
- Prurido
- Cicatrizes
- Dificuldade de movimentação, de executar tarefas diárias
- Ansiedade, depressão, suicídio
- Abandono de estudos
- Dificuldade de relacionamento social, sexual e familiar
- Trabalho: absenteísmo, presenteísmo, perda de emprego, perda de promoções
- Econômico: despesas com consultas, medicamentos, curativos, cirurgias, tratamentos
- Uso frequente de serviços de emergência

DIAGNÓSTICO

O diagnóstico da hidradenite supurativa é essencialmente clínico, fundamentado na morfologia e topografia típicas das lesões e recidivas frequentes (ver Quadro 2).

DIAGNÓSTICO DIFERENCIAL

É importante ressaltar que a hidradenite supurativa é uma doença inflamatória, e não uma imunodeficiência, nem uma infecção malconduzida. Tratamento dirigido contra microrganismos encontrados na cultura não resulta em cura da doença, ainda que possa diminuir temporariamente os sinais inflamatórios e sintomas da HS.

Entre os diagnósticos diferenciais, as infecções do folículo piloso são as mais relevantes, particularmente a furunculose recidivante, que compromete tanto indivíduos saudáveis como imunodeprimidos. As foliculites e os abscessos ocorrem em topografia aleatória, não costumam se associar aos macrocomedões e comedões em ponte verificados na HS e não costumam recidivar no mesmo local (Quadro 3).

DIAGNÓSTICO LABORATORIAL E POR IMAGENS

Não há exames específicos. As alterações mais comuns são resultado da alta atividade inflamatória, dificultando a distinção de infecções (Quadros 4, 5).

ESTADIAMENTO DA HIDRADENITE SUPURATIVA

Diferentes escalas são empregadas na avaliação da hidradenite supurativa, com o objetivo de avaliar extensão, gravidade, impacto da doença e resposta terapêutica. As principais estão resumidas na Tabela 3.

Numerosos instrumentos são empregados para avaliar o impacto da hidradenite supurativa: escala numérica de dor, escala numérica de prurido, qualidade de vida em dermatologia (DLQI), DLQI infantil (CDLQI), WPAI (presenteísmo e absenteísmo no trabalho), escalas de depressão e ansiedade, dentre outros.

QUADRO 2 Diagnóstico clínico da hidradenite supurativa

Morfologia típica
Nódulos da hidradenite
Abscessos
Túneis ou fístulas
Macrocomedões e comedões em ponte
Cicatrizes
Topografia típica
Axilas
Mamas, região inframamária, intermamária e periareolar
Nádegas, sulco interglúteo, região coccígea
Região inguinal, pubiana, interfemoral, escrotal, grandes lábios
Recidivas
2-3 surtos em 6 meses
Mesmo local

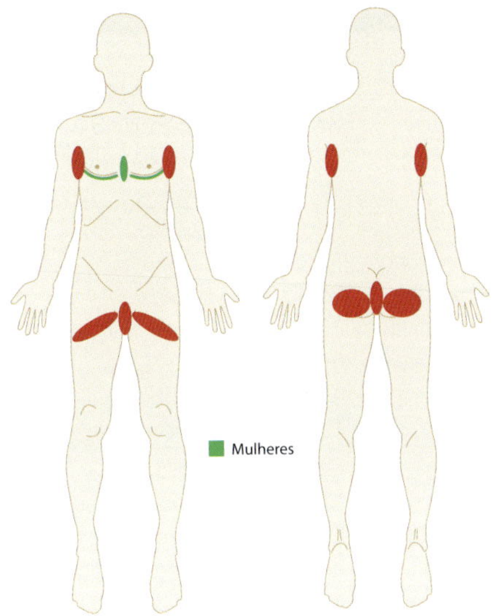

QUADRO 3 Diagnóstico diferencial da hidradenite supurativa

- Infecções bacterianas da pele: foliculite simples, abscesso (furúnculo), erisipela e celulite
- Tuberculose ganglionar ou tuberculose cutânea
- Blastomicose sul-americana
- Linfogranuloma venéreo, donovanose, sífilis terciária
- Fístulas da doença de Crohn
- Fístula anorretal
- Tumores primários ou metástases linfonodais

QUADRO 4 Exames laboratoriais na hidradenite supurativa

- Hemograma: anemia por perdas, de doença crônica; leucocitose; neutrofilia; plaquetose
- Elevação de PCR (proteína C-reativa)
- Elevação de VHS (velocidade de hemossedimentação)
- Elevação de IgA

QUADRO 5 Exames de imagem na hidradenite supurativa

Tipo	Uso
Ultrassonografia com transdutor de alta definição	Tem critérios estabelecidos para identificar lesões de hidradenite supurativa (nódulos, abscessos ou fístulas). Útil na determinação da extensão, profundidade e relação com estruturas adjacentes.
Doppler	Quantificar a inflamação.
Ressonância magnética	Avaliar extensão das fístulas para estruturas adjacentes ou mais profundas. Nas fístulas interglúteas, perianais e perineais da HS, extensão para o canal anal é frequente, respeitando a linha pectínea. Também colabora para diferenciar das fístulas da doença de Crohn.

TABELA 3 Principais escalas de avaliação da hidradenite supurativa

Escala		Indicação	Observações
Escala de Hurley	H1: nódulos. H2: fístulas não conectadas. H3: múltiplas fístulas interconectadas. Atenção: cada região é classificada individualmente.	Planejamento cirúrgico.	Mais antiga, instintiva, fácil. Não tem correlação linear com a gravidade. Não avalia resposta terapêutica.
IHS4 (*International Hidradenitis Suppurativa Severity Score System*)	Nódulo vale 1 ponto. Abscesso vale 2 pontos. Fístula vale 4 pontos. (N X 1) + (A X 2) + (F X 4) = IHS4 0-3: doença leve. 4-10: doença moderada. 10 ou mais: doença grave.	Avaliação de gravidade.	Permite percepção precoce da escalada na gravidade da doença.
HiSCR (*Hidradenitis Suppurativa Clinical Response*)	Contagem das lesões. Nódulos, abscessos, fístulas. O índice é obtido quando há diminuição de 50% nos abscessos e nódulos e não há aumento nas fístulas (25% indica resposta parcial).	Avaliação da resposta terapêutica.	Indica a parada da progressão da doença.

TRATAMENTO

O tratamento da hidradenite supurativa, antes empírico, está embasado em evidências com publicação de diretrizes de diversos países. A associação de modalidades medicamentosa, cirúrgica e complementares é imprescindível. O objetivo do tratamento é melhorar a qualidade de vida do portador e controlar a progressão da doença, para evitar a formação de sequelas: novas fístulas e cicatrizes; as já estabelecidas são tratadas cirurgicamente. Colaboração entre diferentes especialidades faz-se necessária para melhor controle da doença (dermatologia, reumatologia, endocrinologia, gastroenterologia e proctologia, nutrologia e nutrição, medicina física e reabilitação e fisioterapia, ginecologia e obstetrícia, cirurgia geral e cirurgia plástica, pediatria, imaginologia etc. É necessário que o tratamento e o acompanhamento sejam mantidos por longos períodos, de modo indefinido e decidido caso a caso.

O manejo das comorbidades (obesidade, síndrome metabólica, tabagismo, depressão, ansiedade, incapacidades físicas, dor, desnutrição) deve ser feito em paralelo. A perda de peso, no caso de portadores obesos, e cessação do tabagismo correlacionam-se com diminuição significativa da atividade da doença.

Movimentação e exercícios físicos devem ser estimulados, bem como dieta saudável. Exclusão pontual de alimentos não induz remissão do quadro.

Uma vez que o processo se inicia no folículo piloso, epilação com *laser* é indicada. A fotodepilação é menos eficaz (ver Capítulo 62 – Procedimentos estéticos em adolescentes e suas complicações). Não há consenso sobre as outras formas de depilação comumente empregadas, métodos que aparam os pelos *versus* métodos que arrancam, mas estes últimos parecem ser mais nocivos no contexto da HS.

TRATAMENTO MEDICAMENTOSO

TABELA 4 Tratamento da hidradenite supurativa

Medicamentos	Indicação	Duração
Tópicos		
▪ Clindamicina 2%	Nódulos isolados pequeno número.	2-4 semanas
▪ Ácido fusídico	Nódulos isolados pequeno número.	2-4 semanas
▪ Triancinolona intralesional	Lesões inflamatórias.	Sessões mensais
▪ Resorcinol a 15% em loção	Áreas afetadas.	Indefinida
▪ Ácido azelaico	Áreas afetadas.	Indefinida
Sistêmicos	**HS disseminada**	
Antibióticos		
▪ 1ª escolha:		
– doxiciclina[1]	HS extensa ou disseminada.	12-16 semanas
– cotrimoxazol		12-16 semanas
▪ 2ª escolha:		
– clindamicina		10 semanas
– clindamicina e rifampicina		10 semanas
Biológicos		
▪ Adalimumabe[2]	HS moderada a grave que não responde, perdeu resposta ou tem contraindicação aos antibióticos mencionados.	Indefinido Seguro para uso prolongado
▪ Outros biológicos[3]	Anti-IL17, anti-IL12/23, anti-IL1 etc.	
Medicamentos com baixo nível de evidência		
▪ Dapsona	Nódulos e abscessos disseminados.	Meses
▪ Finasterida	Nódulos e abscessos.	Meses
▪ Espironolactona	Nódulos e abscessos.	Meses
▪ Prednisona	Surtos inflamatórios.	7-14 dias

[1] Maiores de 8 anos; não grávidas. [2] Afastar infecções ativas; atualizar vacinas previamente. [3] Outros anti-TNF-alfa (golimumabe, infliximabe, etanercepte, certolizumabe pegol); anti-IL-17 (secukinumabe, ixequizumabe); anti-IL-23 (risanquizumabe, guselcumabe); anti-IL-12/23 (ustequinumabe).

TABELA 5 Dose de medicamentos empregados no tratamento da hidradenite supurativa

Medicamento	Dose infantil	Dose	Observações
Antibióticos			Epigastralgia, candidose vaginal, fotossensibilidade.
Tetraciclina	500 mg-1 g/dia	500 mg-1 g/dia	Deve ser tomada em jejum.
Minociclina	4 mg/kg/dia divididos em 2 tomadas	50-100 mg/dia (máx. 200 mg/dia)	Pode ser tomada com alimentos. Maiores de 8 anos. Não usar na gravidez.
Limeciclina	150-300 mg/dia, em 1 ou 2 tomadas	300 mg/dia (máx. 600 mg/dia)	Pode ser tomada com alimentos. Maiores de 8 anos. Não usar na gravidez.

(continua)

TABELA 5 Dose de medicamentos empregados no tratamento da hidradenite supurativa (*continuação*)

Medicamento	Dose infantil	Dose	Observações
Doxiciclina	4,4 mg/kg/dia (até 45 kg) Mais de 45 kg: dosagem adultos	100-200 mg/dia	Pode ser tomada com alimentos. Maiores de 8 anos. Não usar na gravidez.
Dapsona	1-2 mg/kg/dia (50 mg/dia)	50-100 mg/dia	Anemia hemolítica, hipersensibilidade, meta-hemoglobinemia.
Espironolactona	3,3 mg/kg/dia	50-100 mg/dia	Teratogenicidade. Hipotensão. Hiperpotassemia.
Finasterida		1-5 mg/dia	Teratogenicidade. Relatos de casos e pequenas séries em crianças.
Dutasterida		0,5 mg/dia	
Corticoterapia sistêmica: prednisona	0,5 mg/kg/dia		Curto período.
Metformina	500-1000 mg, 2-3x/dia		Acima de 10 anos.
Adalimumabe	Apresentação: ▪ seringas ou canetas de 40 mg; ▪ frasco-ampola contendo 40 mg/0,8 mL. Dosagem: ▪ 160 mg no D0; 80 mg no D14; 40 mg no D28; e então 40 mg/semana ou 80 mg a cada 2 semanas.		Maiores de 18 anos.

A isotretinoína é pouco eficaz, e pode induzir quadros graves, não sendo indicada nos consensos de manejo da HS. Imunossupressores clássicos não são eficazes, podendo ocasionalmente ser empregados em casos multirresistentes. Corticoterapia sistêmica pode ser usada por curtos períodos (1 semana).

O adalimumabe induz parada de progressão do quadro em cerca de 80% dos portadores após 16 a 24 semanas, mas a terapia deve ser mantida para manutenção da resposta, que demonstradamente se sustenta ao longo de anos. Casos graves apresentam resposta mais lenta. O adalimumabe, bem como outros biológicos, não induz a resolução das fístulas, embora reduza muito sua atividade inflamatória. Melhora a dor, supuração, odor, diminui surtos de inflamação e infecção, permitindo a retomada das atividades e diminuindo a procura por serviços de urgência. As contraindicações formais devem ser respeitadas (infecções ativas que incluem, mas não se limitam à tuberculose), insuficiência cardíaca grau 3 ou 4 etc. Recomenda-se atualização das vacinas previamente ao tratamento.

Ao adalimumabe pode-se se associar antibióticos nos surtos, outras modalidades como *laser* para epilação, infiltração intralesional de corticoide e tratamento das comorbidades. Cirurgia para retirada das fístulas é indicada durante o tratamento, que deve ser mantido por período indefinido para melhor controle da hidradenite supurativa.

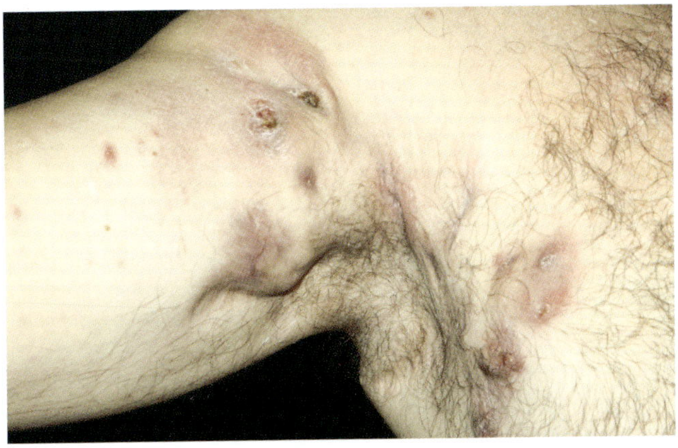

FIGURA 6 Hidradenite supurativa extensa com grande dano tecidual cumulativo.

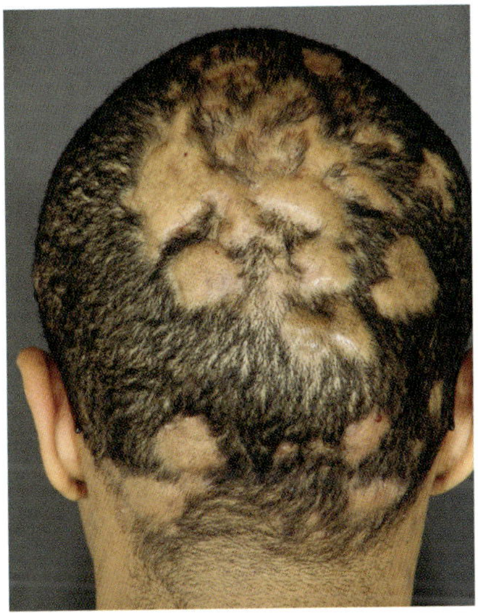

FIGURA 7 Foliculite dissecante do couro cabeludo. Também chamada de foliculite abscedante.

CONCLUSÃO

A hidradenite supurativa é uma doença inflamatória do folículo piloso muito dolorosa que evolui em surtos, com extensão das lesões a regiões adjacentes, prejudicando gravemente a qualidade de vida do portador. O tratamento precoce contribui para minorar a progressão da doença, e compreende modalidades clínicas e cirúrgicas, de modo interdisciplinar. Tratamentos eficazes e seguros, embasados em conhecimentos da patogenia, estão disponíveis.

SUGESTÕES DE LEITURA

1. Cartron A, Driscol MS. Comorbidities of hidradenitis suppurativa: A review of the literature. Int J Womens Dermatol. 2019;5(5):330-4.
2. Frew JW. Hidradenitis suppurativa is an autoinflammatory keratinization disease: A review of the clinical, histologic, and molecular evidence. JAAD Int. 2020;1:62-72.
3. Magalhães RF, Rivitti-Machado MC, Duarte GV, Souto R, Nunes DH, Chaves M, et al. Consensus on the treatment of hidradenitis suppurativa - Brazilian Society of Dermatology. An Bras Dermatol. 2019;94(2 Suppl 1):7-19.
4. Moussa C, Wadowski L, Price H, Mirea L, O'Haver J. Metformin as adjunctive therapy for pediatric patients with hidradenitis suppurativa. J Drugs Dermatol. 2020;19(12):1231-4.
5. Patel K, Liu L, Ahn B, Silfvast-Kaiser AS, Paek SY. Hidradenitis suppurativa for the nondermatology clinician. Proc (Bayl Univ Med Cent). 2020;33(4):586-91.
6. Rundle CW, Price KN, Hogeling M, Hsiao JL, Shi VY. Recent advances in hidradenitis suppurativa in pediatrics. Dermatol Online J. 2020;26(12):13030/qt-5gt6m9n3.

CONTEÚDO COMPLEMENTAR

Utilize o QR code abaixo para acessar as questões comentadas do capítulo (senha: **dermatologiaicr**).

36

Rosácea e dermatite esteroidal na infância

Maria Cecilia da Matta Rivitti Machado

PONTOS-CHAVE DESTE CAPÍTULO

- A rosácea em pediatria pode se apresentar de forma semelhante ao adulto, com quadros eritemato-telangiectásicos ou papulopustulosos ou com formas peculiares à infância: granuloma facial asséptico idiopático e dermatite periorificial granulomatosa. Comprometimento ocular pode ocorrer, representado por calázio recorrente.
- A dermatite esteroidal é quadro semelhante à rosácea ou à acne desencadeada pela aplicação de corticoides potentes na face, ou em consequência do uso de máscara inalatória de corticoides.

ROSÁCEA

Introdução

A rosácea é uma dermatose inflamatória crônica da face e dos olhos; predomina em adultos de pele clara, sendo incomum na infância e adolescência. Na criança e adolescente pode se manifestar com formas típicas semelhantes à do adulto, como rosácea eritemato-telangiectásica ou papulopustulosa. Outras apresentações são as formas dermatite periorificial granulomatosa, dermatite periorificial e granuloma facial asséptico idiopático. Pode ainda ser manifestação de imunodeficiências hereditárias (mutação com ganho de função STAT1) ou pelo uso de imunossupressores e quimioterápicos.

Patogenia

A rosácea é uma doença inflamatória da unidade pilossebácea da face e olhos. A patogenia é complexa, envolvendo propensão constitucional e fatores ambientais. Há disregulação da imunidade inata do folículo, com ativação das vias inflamatórias e alteração do microbioma cutâneo, associada à hiperresponsividade à luz ultravioleta e a mudanças de temperatura. A inflamação conduz a neurodesregulação, com liberação de mediadores responsáveis pelas sensações de ardor e disestesias relatadas pelos pacientes adultos. A inflamação e neurodesregulação são elementos que conduzem à hiperreatividade vascular, com facilidade de rubor, eritema, culminado em telangiectasias. Alteração do microbioma da pele é descrita na rosácea, com aumento de populações de *Demodex*, *Helicobacter pylori* e *Staphylococcus epidermidis*.

Quadro clínico

Ver Tabela 1.

Diagnóstico

O diagnóstico é essencialmente clínico. A dermatoscopia é método auxiliar não invasivo útil, com padrão característico de vasos, que assumem aspecto linear e poligonal.

O exame histológico mostra infiltrado celular linfo-histiocitário com alguns plasmócitos e granulomas com células gigantes multinucleadas que circundam ou agridem o folículo piloso e a glândula sebácea. Na derme papilar, nota-se telangiectasias. Neutrófilos podem ser encontrados na ruptura do folículo, e em alguns casos *Demodex* no interior do folículo.

TABELA 1 Apresentações clínicas da rosácea na infância e na adolescência

Forma	Quadro clínico	Observações
Rosácea eritemato-telangiectásica	Eritema e telangiectasias centrofaciais (malar, dorso nasal, fronte, mento).	Episódios de rubor (*flushing*) de menor intensidade, frequência e duração em comparação a adultos.
Rosácea papulopustulosa (Figura 1)	Pápulas e pústulas sobre base eritematosa, telangiectásica, por vezes descamativa.	Diferencial com acne, na qual comedões estão presentes.
Dermatite periorificial granulomatosa (Figura 2)	Pápulas cor da pele ou discretamente eritematosas monomorfas. Distribuição ao redor da boca (mais comum), narinas e olhos, eventualmente.	Mais encontrada em afrodescendentes. Diferencial com sarcoidose.
Granuloma asséptico facial idiopático (GAFI)	Nódulo único ou pequeno número, violáceo, isolado, na face.	Quando há lesões múltiplas, maior a chance de eritema e telangiectasias estarem presentes.
Rosácea ocular	Olho vermelho, fotofobia, desconforto ocular; telangiectasias da borda palpebral, esclera, conjuntiva. Calázio (terçol) de repetição, meibomite, episclerite, irite, vascularização da córnea.	Pode preceder quadro cutâneo em metade dos casos

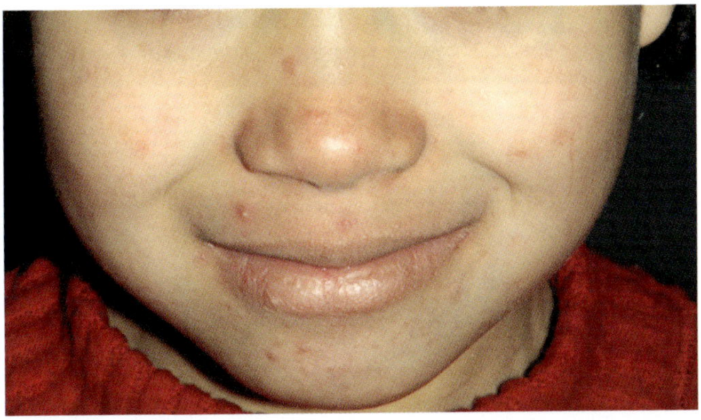

FIGURA 1 Rosácea infantil; quadro brando. Pápulas eritematosas e pústulas na região malar, nasal e mento.

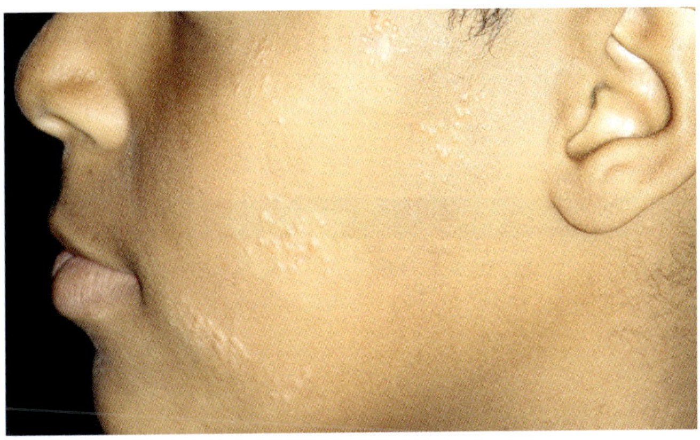

FIGURA 2 Dermatite periorificial granulomatosa.

Diagnóstico diferencial

Ver Quadro 1.

Tratamento

Como medidas gerais, mais relevantes nas formas eritemato-telangiectásicas e papulopustulosas, evitar exposição ao sol, proteger pele com chapéus e/ou fotoprotetores, usar limpadores suaves e hidratar (Tabela 2).

ACNE ESTEROIDAL OU DERMATITE PERIORIFICIAL POR CORTICOSTEROIDES

Introdução

Também chamada dermatite perioral, rosácea esteroidal ou dermatite esteroidal, é um quadro desencadeado após algumas semanas de aplicação de corticoides tópicos de alta potência na face. Compromete indivíduos de todas as faixas etárias, sendo de ocorrência relativamente frequente.

QUADRO 1 Diagnóstico diferencial da rosácea

Lesões múltiplas, inflamatórias
Acne
Foliculite bacteriana, fúngicas
Dermatite esteroidal
Lesões múltiplas, granulomatosas
Angiofibromas da esclerose tuberosa
Tricofoliculomas
Molusco contagioso
Sarcoidose
Lesão única (GAFI)
Nevus de Spitz
Abscesso
Pilomatrixoma
Xantogranuloma

TABELA 2 Tratamento da rosácea pediátrica

Medicamento	Dose/posologia	Observação
Tópicos		
Metronidazol	2% em gel, 1-2x/dia	
Ivermectina	1% em creme, 1x/dia	
Ácido azelaico	15% em gel 1-2x/dia	
Clindamicina	2%	Antibióticos tópicos n
Eritromicina	2%	
Sistêmicos		
Doxiciclina	8-12 anos: 4 mg/kg/dia, por 8-12 semanas Acima de 12 anos: 100 mg/dia, por 8-12 semanas	Tetraciclina e limeciclina são opções
Eritromicina	30-40 mg/kg/dia divididos em 2 tomadas, por 8-12 semanas	Estearato de eritromicina é indicado
Azitromicina	10 mg/k/dia, por 8-12 semanas	Pode ser usada de modo intermitente (3 dias consecutivos a cada semana)
Isotretinoína	0,3-0,5 mg/kg/dia, por 5-8 meses	

São considerados potentes todos os corticoides, exceto a hidrocortisona (ver Capítulo 58 – Terapêutica tópica). Geralmente se tratam de medicamentos tópicos que contêm combinação de corticoides com antifúngicos e antibióticos. Em lactentes, deve-se aos dispositivos para inalação de corticoides empregados no tratamento da asma. Ocasionalmente, o quadro é desencadeado por tacrolimo ou pimecrolimo ou cremes dentais fluorados.

Quadro clínico

A dermatite esteroidal caracteriza-se por pápulas eritematosas sobre base eritematosa, finamente descamativa, por vezes telangiectásica; pústulas ocorrem em quantidades variáveis. As lesões distribuem-se preferencialmente ao redor da boca e narinas, mas podem se estender por toda a face (Figura 3).

Sensações disestésicas como queimação, ardor, prurido, são relatadas no contato com diversas substâncias e aliviadas pelo uso do corticoide tópico, o que mantém o quadro.

Diagnóstico

Baseia-se no quadro clínico e história de uso de corticoides tópicos. Aumento da população de *Demodex* pode ser encontrada.

Diagnóstico diferencial

O diagnóstico diferencial da dermatite esteroidal se faz com a acne, com a rosácea ou com foliculites bacterianas.

Tratamento

O tratamento da dermatite esteroidal é feito com a retirada do esteroide tópico, medida imprescindível para o restabelecimento da pele. Essa retirada pode ser feita de modo abrupto ou gradual, em poucos dias. Simultaneamente é necessário empregar tópicos calmantes e hidratantes, bem como sabonetes suaves, a fim de recuperar a barreira cutânea danificada. O paciente deve ser avisado da tendência a agravamento temporário do quadro após a suspensão do medicamento desencadeante tópico, e que as sensações de ardor devem ser manejadas com compressas frias de soro ou água termal e hidratantes, não devendo recorrer novamente a corticoides.

Antibióticos orais (ciclinas, azitromicina) em esquemas semelhantes ao empregado no tratamento da rosácea são administrados por via oral para conter a reação inflamatória, por períodos variáveis, de 6-12 semanas. Evitar sol, calor e luz solar contribui para controle mais rápido.

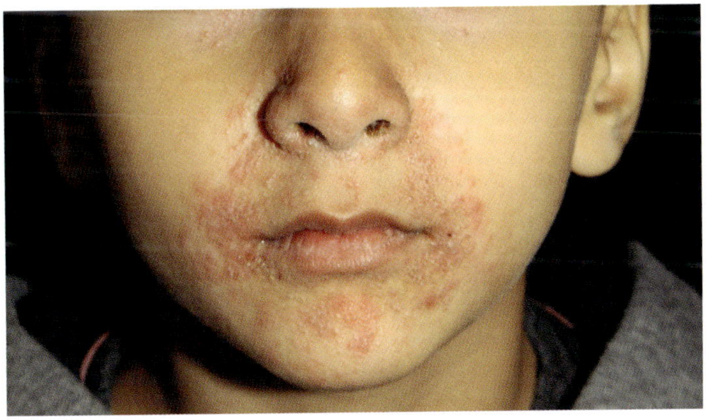

FIGURA 3 Dermatite esteroidal com distribuição no sulco nasogeniano; notar pápulas na pálpebra inferior.

CONCLUSÃO

A rosácea e a dermatite esteroidal apresentam quadro clínico parcialmente superponível. A dermatite esteroidal é um importante diagnóstico diferencial de quadros acneiformes ou rosaceiformes na infância, sendo a rosácea incomum nesta faixa etária e na adolescência.

SUGESTÕES DE LEITURA

1. Borok J, Holmes R, Dohil M. Idiopathic facial aseptic granuloma – A diagnostic challenge in pediatric dermatology. Pediatr Dermatol. 2018;00:1-4.
2. Fakih A, Makhoul R, Grozdev I. Childhood granulomatous periorificial dermatitis: case report and review of the literature. Dermatol Online J. 2020;26(12):13030/qt9114v42g.
3. Noguera-Morel L, Hernández-Martín A, Torrelo A. Childhood rosacea and related disorders. Clin Exp Dermatol. 2021;46(3):430-7.

CONTEÚDO COMPLEMENTAR

Utilize o QR code abaixo para acessar as questões comentadas do capítulo (senha: dermatologiaicr).

Subseção 7.1

Doenças do folículo piloso

37

Alopecias

Isabella Ibrahim Doche Soares

PONTOS-CHAVE DESTE CAPÍTULO

- As alopecias na criança podem ser congênitas/hereditárias ou adquiridas (mais comuns); cicatriciais (com destruição do folículo) ou não cicatriciais.
- As causas congênitas/hereditárias mais frequentes são: moniletrix, alopecia triangular congênita, aplasia cutânea, síndrome do cabelo anágeno frouxo e síndrome do cabelo anágeno curto.
- As causas adquiridas mais frequentes são: alopecia areata, pediculose, tinha do couro cabeludo, tricotilomania e alopecia por tração.
- A dermatoscopia pode auxiliar no diagnóstico diferencial das alopecias e dos distúrbios da haste.
- O tratamento depende do tipo e da extensão da alopecia.

INTRODUÇÃO

A alopecia caracteriza-se por perda parcial ou total de pelos ou cabelos. Em alguns casos, a redução dos pelos pode também ser chamada hipotricose. Alopecia cicatricial designa aquela resultante da destruição do folículo piloso, impossibilitando a formação de uma nova haste pilosa e, portanto, não repila. A alopecia na infância pode ter origem congênita/hereditária ou adquirida, pode ser não cicatricial ou cicatricial, causando prejuízo na autoestima dos pacientes e extrema ansiedade nos pais (Tabela 1).

EFLÚVIO TELÓGENO NEONATAL

Trata-se de alopecia fisiológica de resolução espontânea. Costuma ocorrer entre a 8ª e a 12ª semana após o nascimento por sincronização dos folículos da região occipital e por trauma local no travesseiro.

TABELA 1 Causas de alopecia na infância

Congênitas ou hereditárias	Adquiridas
▪ Moniletrix	▪ Alopecia areata
▪ Síndrome do cabelo anágeno curto	▪ Pediculose
▪ Síndrome do cabelo anágeno frouxo	▪ Tinha do couro cabeludo
▪ Alopecia triangular congênita	▪ Tricotilomania
▪ Aplasia cutânea congênita (aplasia cútis)	▪ Alopecia por tração
▪ Outros distúrbios da haste	▪ Trauma
▪ Displasias ectodérmicas	▪ Psoríase
▪ Hipotricoses congênitas	▪ Dermatite seborreica
▪ Queratose pilar atrofiante	▪ Líquen simples crônico
▪ Atriquia com pápulas	▪ Morfeia
▪ Progéria de Werner	▪ Lúpus discoide
▪ Síndrome de Rothmund-Thomson	▪ Alopecia mucinosa
▪ Síndrome de Hallermann-Streiff	▪ Sarcoidose e outras
▪ Síndrome Tricorrinofalangeana	
▪ Síndrome de Cockayne	

Alopecias congênitas ou hereditárias

Ocorrem ao nascimento ou logo após o nascimento. A maioria costuma se manifestar até os 2-3 anos de idade com perda capilar variável.

Moniletrix

- Tipo: não cicatricial (Figura 1)
- Epidemiologia: genodermatose rara de herança autossômica dominante (maioria) que afeta a haste capilar.
- Patogenia: mutação de genes das queratinas 81, 83, 86 ou desmogleína 4, responsáveis pela estrutura da haste capilar.
- Quadro clínico: alopecia, hiperqueratose e eritema folicular da nuca e região occipital, com acometimento de todo o couro cabeludo, supercílios e cílios em casos mais graves. Presença de constrições regulares ao longo da haste capilar similar a "colar de pérolas", visíveis à dermatoscopia, microscopia óptica e microscopia eletrônica de varredura. Defeitos neurológicos, oftalmológicos e odontológicos podem estar associados.
- Classificação: localizada ou generalizada, associada ou não a síndromes genéticas.
- Diagnóstico diferencial: pseudomoniletrix (constrições irregulares da haste capilar que podem ocorrer na alopecia areata).
- Tratamento: não há tratamento eficaz. Formas localizadas de hipotricose podem melhorar com o passar dos anos.

Síndrome do cabelo anágeno frouxo

- Tipo: não cicatricial (Figura 2)
- Epidemiologia: condição autolimitada e benigna que acomete com mais frequência meninas entre 2 e 6 anos. Geralmente é esporádica, mas existem relatos de herança autossômica dominante associada a síndromes genéticas.
- Patogenia: distúrbio na ancoragem dos fios anágenos do couro cabeludo com consequente fácil extração.

- Quadro clínico: variável, desde cabelos normais a fios finos esparsos com pequenas placas de alopecia. Diagnóstico com a presença de pelo menos 70% de fios anágenos frouxos (bulbos capilares com aparência enrugada em "meia soquete") ao tricograma.
- Classificação: 3 fenótipos – tipo A (densidade capilar diminuída com perda capilar esparsa em placa), tipo B (cabelos rebeldes e encaracolados) e tipo C (densidade capilar normal).
- Diagnóstico diferencial: síndrome do cabelo anágeno curto.
- Tratamento: não há tratamento eficaz. Alguns casos se resolvem após a puberdade. Minoxidil tópico e biotina apresentam resultados variáveis.

Síndrome do cabelo anágeno curto

- Tipo: não cicatricial (Figura 3)
- Epidemiologia: distúrbio congênito da haste de herança autossômica dominante ou de ocorrência esporádica, benigno, caracterizado por fios curtos (menores que 6 cm) e perda capilar recorrente de fios telógenos. Geralmente a mãe se queixa que o cabelo do filho não cresce e que nunca foi cortado. Mais raramente pode estar associada a síndromes genéticas.
- Patogenia: encurtamento da fase anágena de crescimento do fio de causa desconhecida.
- Quadro clínico: densidade capilar diminuída e fios curtos.
- Diagnóstico diferencial: síndrome dos cabelos anágenos frouxos.
- Tratamento: não há tratamento eficaz. Alguns casos podem melhorar após a puberdade. Relatos de melhora com minoxidil tópico e ciclosporina

Alopecia triangular congênita

- Tipo: não cicatricial (Figura 4)
- Epidemiologia: doença congênita não inflamatória que pode surgir desde o nascimento ou até os 6 anos. A maioria dos casos é esporádica, mas casos familiares sugerem herança genética.
- Patogenia: ainda desconhecida.
- Quadro clínico: placa de alopecia triangular ou oval na região frontotemporal do couro cabeludo. Formas atípicas podem ocorrer.
- Diagnóstico diferencial: alopecia areata, tricotilomania. Alopecia por tração e aplasia cutânea congênita.
- Tratamento: não há tratamento eficaz. Minoxidil tópico e transplante capilar têm resultados variáveis.

Aplasia cutânea congênita (aplasia cútis)

- Tipo: cicatricial (Figura 5)
- Epidemiologia: doença congênita rara, caracterizada por atrofia cutânea localizada no couro cabeludo. Defeitos ósseos subjacentes podem estar presentes.
- Patogenia: desconhecida.
- Quadro clínico: perda capilar ovalada de tamanho variável com superfície atrófica e brilhante no couro cabeludo. Pode comprometer qualquer topografia. Quando circundada por colarete piloso, é marcador de disrafismo (ver Capítulo 7 – Anomalias do desenvolvimento embrionário e marcadores de disrafismo).
- Diagnóstico diferencial: nevo sebáceo de Jadassohn e alopecia triangular congênita.
- Tratamento: depende da extensão da lesão. Reparo cirúrgico e prevenção de infecção secundária podem estar indicados

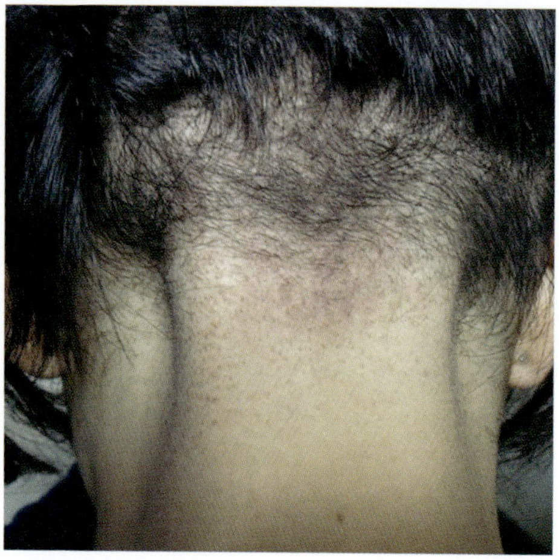

FIGURA 1 Moniletrix. Notar fios quebrados, hiperqueratose e eritemas foliculares na região occipital.

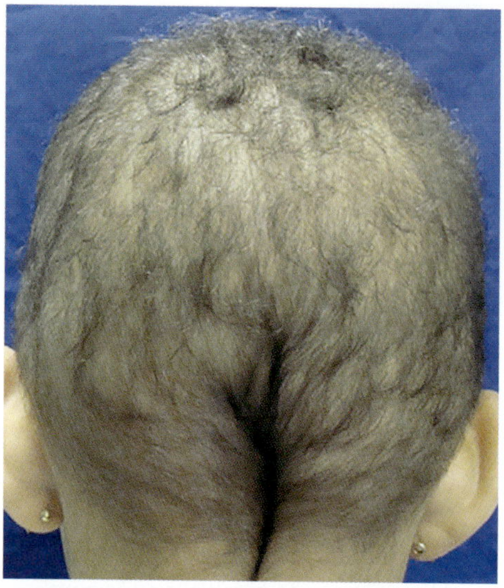

FIGURA 3 Síndrome do cabelo anágeno curto. Notar fios curtos.

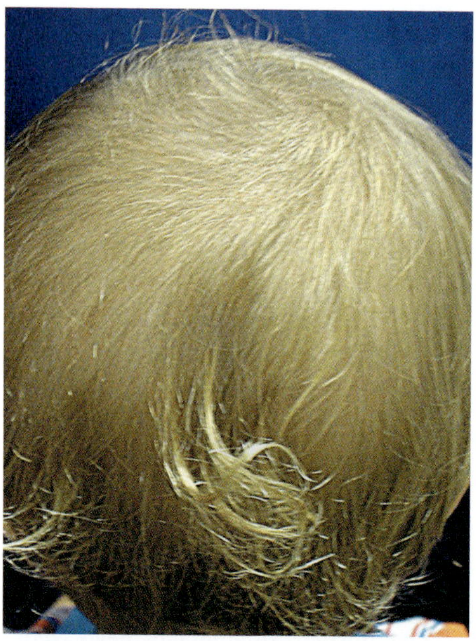

FIGURA 2 Síndrome do cabelo anágeno frouxo. Notar cabelos finos e esparsos na região do vértex do couro cabeludo.

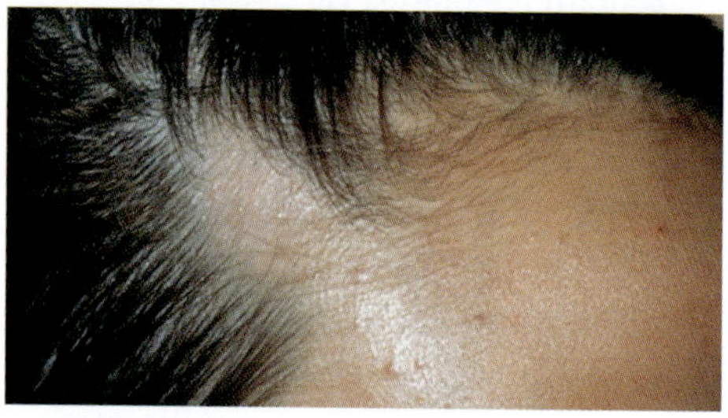

FIGURA 4 Alopecia triangular congênita. Área de alopecia em formato triangular localizada na região temporal presente desde o nascimento.

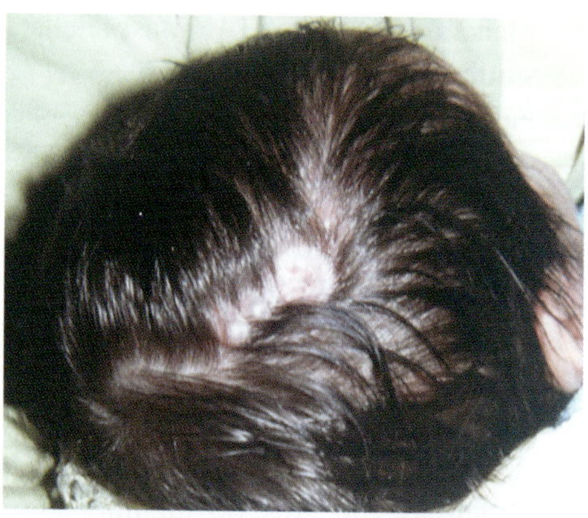

FIGURA 5 Aplasia cutânea congênita. Área ovalada com atrofia cutânea no couro cabeludo. Área de erosão pode ser vista na superfície.

Alopecias adquiridas

Alopecia areata

- Tipo: não cicatricial (Figura 6.)
- Epidemiologia: doença autoimune mediada por linfócitos T de causa que afeta indivíduos geneticamente predispostos; a maioria dos casos tem início entre 10-25 anos. Formas mais graves e extensas são mais frequentes em homens, bem como nos casos de início precoce. Doenças autoimunes da tireoide, vitiligo e atopia podem estar associados.
- Patogenia: linfócitos T CD8+ atacam as células do bulbo capilar como resultado da alteração do privilégio imune do folículo. Fatores ambientais e emocionais podem funcionar como gatilho da doença.
- Quadro clínico: áreas bem delimitadas de perda capilar parcial ou total no couro cabeludo e/ou outras áreas pilosas, sem descamação ou sinais inflamatórios. Lesões ungueais (depressões cupuliformes/*pittings*) podem estar presentes. Na doença ativa é característica a presença de fios com afilamento próximo ao óstio, chamados de pelos peládicos, visíveis a olho nu ou à tricoscopia. Este exame pode corroborar o diagnóstico clínico pela constelação de achados.
- Classificação: alopecia em placas (únicas ou múltiplas) (Figura 7), total, universal e difusa. Formas mais raras: ofiásica (Figura 8), sisaifo, reticular e incógnita.
- Diagnóstico diferencial: formas localizadas (tinha do couro cabeludo, alopecia por tração, alopecia triangular congênita, tricotilomania e pseudopelada de Brocq), formas difusas (eflúvio telógeno, alopecia androgenética e alopecia sifilítica).
- Tratamento: corticoide tópico (medicação de escolha até 13 anos). Em maiores de 13 anos com formas extensas, corticoide oral, intralesional, metotrexate são empregados, bem como inibidores da JAK. Inibidores da calcineurina (tacrolimus ou pimecrolimus) podem ser utilizados para alopecia de supercílio e barba.

Pediculose

- Tipo: não cicatricial (Figura 9)
- Epidemiologia: doença infecciosa adquirida da haste capilar altamente contagiosa que afeta mais frequentemente crianças em idade escolar.
- Patogenia: ovos (lêndeas) de parasitas fêmeas (piolhos) são depositados nos cabelos, próximo ao couro cabeludo. Ao amadurecer, após fecundação, a fêmea pode colocar até 300 ovos por dia, num ciclo de vida de aproximadamente 3 semanas. Os adultos picam o couro cabeludo e regiões alcançadas por cabelos longos, alimentando-se de sangue e produzindo intensa reação pruriginosa. São transmitidos de pessoa a outra por contato.
- Quadro clínico: pequenas nodulações branco-amarronzadas podem ser vistas na extremidade proximal das hastes capilares. Sinais de escoriações costumam estar presentes na nuca e região occipital.
- Diagnóstico diferencial: *piedra* branca, cilindros capilares resultantes de doenças inflamatórias do couro cabeludo e resíduos de cosméticos capilares.
- Tratamento: remoção manual das lêndeas, xampus e loções com permetrina 1 a 5% constituem a terapia de escolha.

A ivermectina oral pode ser indicada em casos resistentes em maiores de 5 anos ou com mais de 15 kg. Contactantes devem obrigatoriamente ser tratados ao mesmo tempo para interromper o ciclo de infestação.

Tinha do couro cabeludo

- Tipo: não cicatricial nas tinhas tonsurantes (Figura 10); quérion (Figura 11) e tinha favosa levam a alopecia cicatricial
- Epidemiologia: afecção não inflamatória do couro cabeludo causada por fungos dermatófitos, que surge após contato com animais, solo ou outro indivíduo infectado.
- Patogenia: fungos do gênero *Trichophyton* spp. e *Microsporum* spp. parasitam a haste capilar na forma de endotrix (*Tricophyton* spp.) e ectotrix (*Microsporum* spp. e *T. rubrum*), causando a fratura capilar. Achados dermatoscópicos de pelos em vírgula e/ou pelos em saca-rolha são específicos da infecção. Exame micológico direto e cultura são importantes para a confirmação diagnóstica.
- Quadro clínico: placas de alopecia tonsurante (com pelos quebrados junto à pele) com descamação e eritema variáveis. Quérion: forma intensamente inflamatória, caracterizada por placa única de alopecia, eritema intenso, edema e supuração que podem levar a alopecia cicatricial de intensidade variável. Tinha favosa: forma crônica endêmica que pode levar a cicatrizes.
- Classificação: microspórica (placas grandes bem definidas, inflamatórias ou não) e tricospórica (placas pequenas irregulares).
- Diagnóstico diferencial: alopecia areata, estados descamativos do couro cabeludo (dermatite seborreica e psoríase) e tricotilomania. O quérion é frequentemente confundido com infecção bacteriana.
- Tratamento: griseofulvina (10-15 mg/kg/dia, máximo 500 mg/dia – tratamento padrão-ouro) ou terbinafina (acima de 20 kg, 250 mg/dia; de 10-20 kg, 125 mg/dia; menores de 10 kg, 62,5 mg/dia). Itraconazol e fluconazol (menos eficaz) podem ser empregados. O tratamento sistêmico é mandatório, e deve ser mantido por no mínimo 8 semanas e até cura clínica e micológica. O quérion não deve ser drenado nem tratado com antibióticos, a fim de evitar atraso no diagnóstico e agravamento da alopecia cicatricial.

Tricotilomania

- Tipo: não cicatricial (Figura 12)
- Epidemiologia: distúrbio obsessivo-compulsivo caracterizado pelo arrancamento involuntário do cabelo.
- Patogenia: ainda desconhecida. Especula-se que haja um desbalanço entre os níveis de glutamato no meio intra e extracelular.
- Quadro clínico: placas irregulares de tamanho variáveis no couro cabeludo, com hastes pilosas de comprimento variável. À dermatoscopia, cabelos em chama, circulares e fraturados são característicos.
- Diagnóstico diferencial: alopecia areata e tinha do couro cabeludo.
- Tratamento: N-acetilcisteína 200-600 mg/dia para crianças costuma ser mais eficaz e com menos efeitos colaterais em comparação a medicamentos antidepressivos na maioria dos casos. Tempo de tratamento pode variar entre 6-12 meses. Psicoterapia está altamente indicada.

Alopecia por tração

- Tipo: não cicatricial, podendo se tornar cicatricial com o passar dos anos (Figura 13).
- Epidemiologia: distúrbio inflamatório caracterizado pela perda capilar decorrente de tração crônica localizada.
- Patogenia: penteados muito apertados ocasionam tração crônica nas hastes capilares com perda capilar progressiva, inicialmente não cicatricial.
- Quadro clínico: placas irregulares de alopecia usualmente bilaterais na região bitemporal. Sinal da franja pode ser visto (permanência de alguns fios que não foram arrancados na orla capilar). Cilindros capilares de queratina podem ser vistos envolvendo as hastes tracionadas ativamente.
- Diagnóstico diferencial: alopecia areata, tricotilomania e tinha do couro cabeludo.
- Tratamento: interrupção da tração e uso de minoxidil tópico até completa repilação.

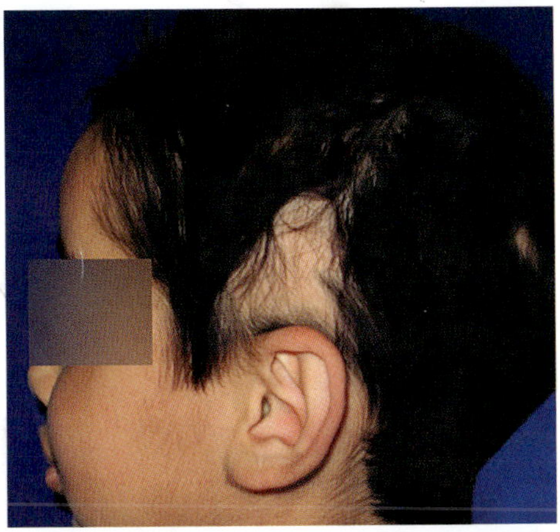

FIGURA 6 Alopecia areata em placa. Placa bem de limitada totalmente sem pelo.

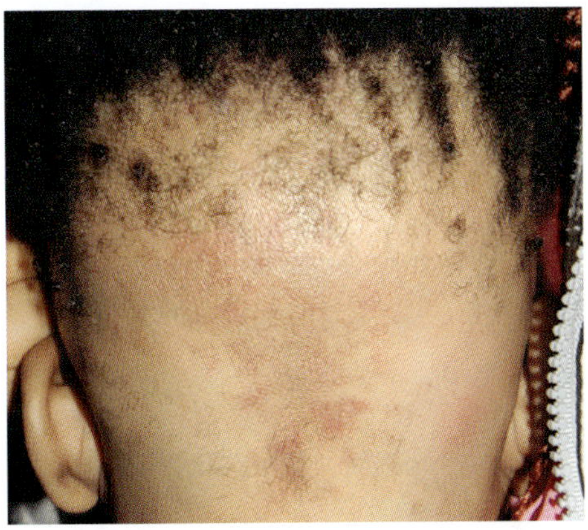

FIGURA 8 Alopecia areata ofiásica. Alopecia total da região occipital.

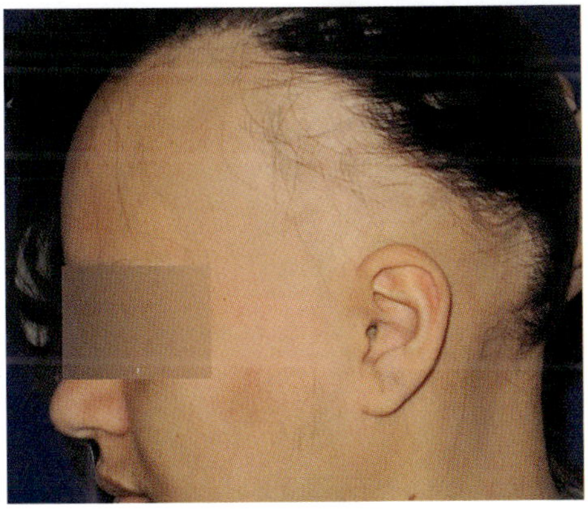

FIGURA 7 Alopecia areata em banda. Alopecia em faixa da região anterior do couro cabeludo.

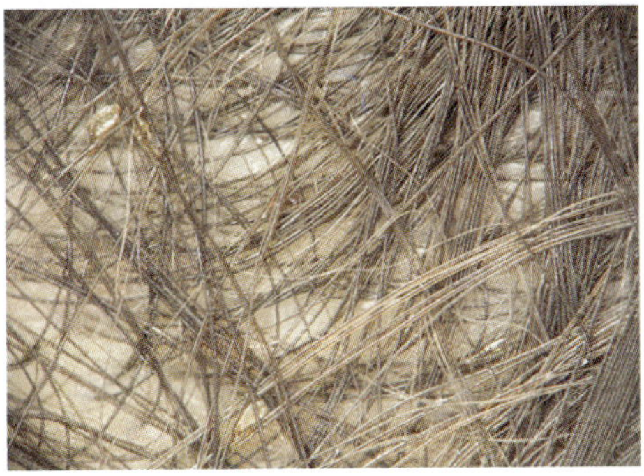

FIGURA 9 Pediculose do couro cabeludo. Estruturas amarronzadas aderidas às hastes capilares.

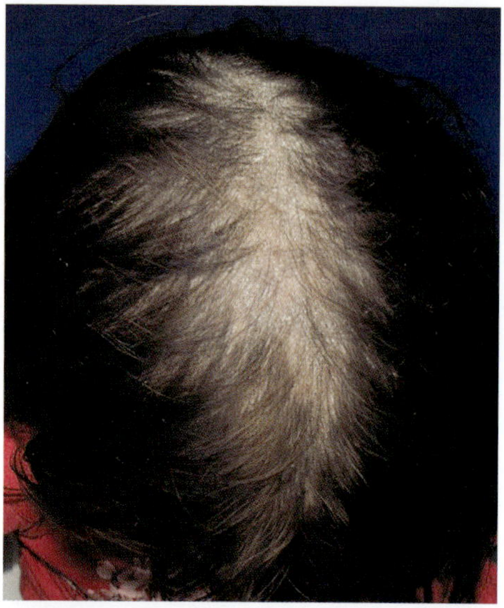

FIGURA 10 Tinha do couro cabeludo. Notar descamação, tonsura dos fios e vermelhidão leve do couro cabeludo.

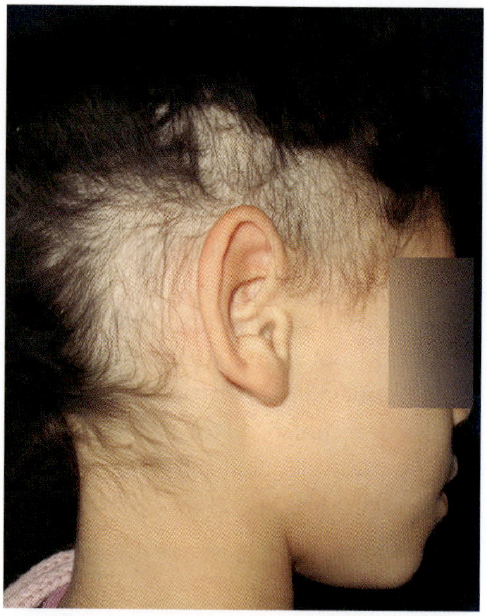

FIGURA 12 Tricotilomania. Placas irregulares de alopecia.

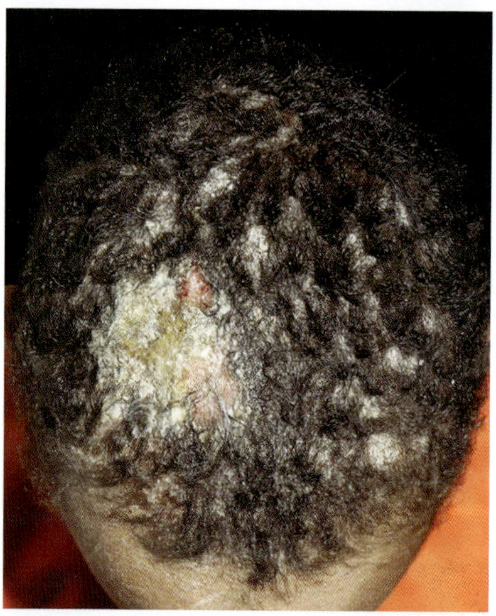

FIGURA 11 Quérion. Forma inflamatória da tinha do couro cabeludo.

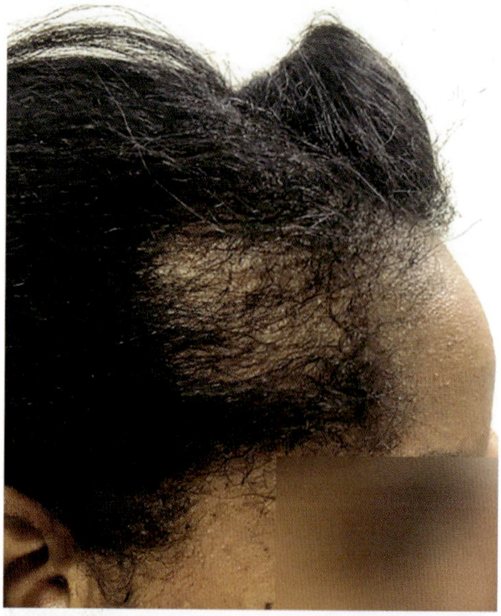

FIGURA 13 Alopecia por tração. Notar sinal da franja na orla capilar.

CONCLUSÃO

As doenças do couro cabeludo e da haste capilar são frequentes na infância e podem ser extremamente impactantes para a criança e para os pais. As alopecias na infância podem ser semelhantes entre si e necessitar de tratamento crônico. Assim, o exame clínico dermatológico detalhado associado ao uso de recursos diagnósticos como a dermatoscopia capilar (tricoscopia) podem auxiliar no diagnóstico final e na avaliação da resposta terapêutica em grande parte dos casos. A escolha terapêutica deve levar em consideração a extensão, a idade e o risco-benefício das medicações a serem utilizadas nesta faixa etária.

SUGESTÕES DE LEITURA

1. Castelo-Soccio L. Diagnosis and management of alopecia in children. Pediatr Clin North Am. 2014;61(2):427-42.
2. Chen X, Jiang X, Yang M, Bennett C, González U, Lin X, et al. Systemic antifungal therapy for tinea capitis in children: an abridged Cochrane review. J Am Acad Dermatol. 2017;76(2):368-74.
3. Cranwell W, Sinclair R. Common causes of paediatric alopecia. Aust J Gen Pract. 2018;47(10):692-6.
4. Doche I, Damasco P, Martins G. Fundamentos em dermatoscopia do cabelo e do couro cabeludo. SãoPaulo: Editora DiLivros; 2019.
5. Meah N, Wall D, York K, Bhoyrul B, Bokhari L, Sigall DA, et al. The Alopecia Areata Consensus of Experts (ACE) study: Results of an international expert opinion on treatments for alopecia areata. J Am Acad Dermatol. 2020;83(1):123-30.
6. Peloquin L, Castelo-Soccio L. Alopecia areata: an update on treatment option for children. Paediatr Drugs. 2017;19(5):411-22.
7. Rudnicka L, Olszewska M, Wáskiel A, Rakowska A. Trichoscopy in hair shaft disorders. Dermatol Clin. 2018;36(4):421-30.

CONTEÚDO COMPLEMENTAR

Utilize o QR code abaixo para acessar as questões comentadas do capítulo (senha: dermatologiaicr).

Subseção 7.1

Doenças do folículo piloso

38

Foliculites e pseudofoliculites

Isabella Ibrahim Doche Soares

PONTOS-CHAVE DESTE CAPÍTULO

- As foliculites podem ser superficiais ou profundas, de etiologia infecciosa ou não infecciosa.
- As foliculites superficiais bacterianas são favorecidas por condições locais (atrito, calor, umidade) ou sistêmicas (imunossupressão, diabetes etc.).
- As pseudofoliculites são mais frequentes em adolescentes e adultos jovens afrodescendentes e decorrem do encravamento do pelo após raspagem.
- O tratamento da foliculite infecciosa depende do agente etiológico e da extensão das lesões, e as medidas de higiene são fundamentais para evitar a recorrência das lesões.

INTRODUÇÃO

Foliculite e pseudofoliculite são afecções ocasionadas pela inflamação do folículo piloso. A foliculite pode incidir em todas as idades e ter etiologia infecciosa (superficial ou profunda) ou não infecciosa, sendo esta última resultante de trauma ou oclusão folicular. A pseudofoliculite costuma ocorrer mais em adolescentes e adultos por inflamação do folículo decorrente do encravamento do pelo após a raspagem. Em geral, as foliculites superficiais bacterianas causadas pelo *Staphylococcus aureus* são as mais frequentes em crianças (Quadros 1 e 2).

QUADRO 1 Etiologia das foliculites

- Infecciosas superficiais e profundas: bacterianas (*Staphylococcus aureus*, *Streptococcus pyogenes*, *Pseudomonas aeruginosa*), virais (herpes simples e herpes-zóster), fúngica (*Candida* spp., *Malassezia* spp.) e parasitária (*Demodex folliculorum*).
- Não infecciosas: acne vulgar, foliculite eosinofílica, foliculite decalvante e foliculite ou celulite dissecante/abscedante.
- Diferenciais: pseudofoliculite da barba e da nuca (acne queloidiana da nuca).

QUADRO 2 Tipos de foliculites

Superficiais	Profundas
▪ Foliculite simples ▪ Foliculite por pseudomonas (banheira quente) ▪ Foliculite pitirospórica ▪ Sicose da barba	▪ Furúnculo e carbúnculo ▪ Foliculite por microrganismos Gram-negativos ▪ Foliculite eosinofílica ▪ Foliculite decalvante ▪ Foliculite ou celulite dissecante/abscedante

FOLICULITES SUPERFICIAIS

Foliculite simples (Figura 1)

- Epidemiologia: mais frequente em adolescentes e adultos.
- Patogenia: infecção das porções superficiais dos folículos pelo Staphylococcus aureus, usualmente presente na pele, decorrente de trauma cutâneo. Fatores de risco incluem má higiene, obesidade, imunodepressão, doenças crônicas como diabetes e dermatite atópica, uso crônico de corticosteroides tópicos e antibióticos sistêmicos e vestuário quente que não permite a transpiração.
- Quadro clínico: pústulas foliculares, circundadas por halo eritematoso. Usualmente não causam cicatrizes atróficas, mas podem deixar discromia em peles mais escuras. As lesões podem aparecer em qualquer local em que exista pelo.
- Classificação: superficiais ou profundas (furúnculo ou carbúnculo).
- Diagnóstico diferencial: outras foliculites superficiais infecciosas, como as virais, fúngicas e parasitárias; e não infecciosas.
- Tratamento:
  - antibióticos tópicos: mupirocina, gentamicina, ácido fusídico ou retapamulina, 2-3x/dia, por 5 dias;
  - antibióticos orais: 1a escolha – cefalexina: 30-50 mg/kg/dia, fracionada a cada 6 horas); alternativas – eritromicina: 40 mg/kg/dia, fracionada a cada 6 horas; tetraciclina: adultos 2 g/dia. Evitar doxiciclina em menores de 8 anos pelo risco de pigmentação dentária;
  - lesões crônicas e recorrentes causadas por *S. aureus* meticilino-resistentes (MSRA): descolonização das mucosas da criança e dos contactantes com mupirocina tópica 1-2x/dia, por 5-14 dias, associada a banhos com agentes antissépticos.

Foliculite por pseudomonas

- Epidemiologia: mais frequente em adolescentes e adultos.
- Patogenia: infecção dos folículos pela *Pseudomonas aeruginosa* que se prolifera em ambientes aquáticos malcuidados. A infecção aparece em média 48 horas (8 horas a 5 dias) após a exposição. Fatores de risco incluem umidade crônica da pele e banhos frequentes em banheiras de hidromassagem e piscinas aquecidas maltratadas.
- Quadro clínico: múltiplas pápulas eritemato-pruriginosas que podem evoluir para nódulos, bolhas e lesões pustulosas. Costumam aparecer em áreas cobertas por roupa e roupão de banho, como tronco e parte superior dos membros. Sintomas sistêmicos como febre e náuseas podem estar presentes.
- Diagnóstico diferencial: outras foliculites superficiais de etiologia infecciosa e não infecciosa.

- Tratamento: em geral não necessita de tratamento. Medicamentos anti-histamínicos podem ser utilizados se prurido excessivo. Lesões extensas podem necessitar de uso de antibióticos orais para germes Gram-negativos (ciprofloxacina, ampicilina ou sulfametoxazol-trimetoprima) por pelo menos 14 dias.

Foliculite pitirospórica (Figura 2)

- Epidemiologia: mais frequente em adolescentes e adultos do sexo masculino.
- Patogenia: infecção dos folículos pela superprodução de leveduras do gênero *Malassezia*. Fatores de risco incluem baixa imunidade, suor excessivo, uso de medicações imunossupressoras e dermatite seborreica.
- Quadro clínico: lesões papulopustulosas eritematosas usualmente no dorso, no tórax, nos braços e no couro cabeludo.
- Diagnóstico diferencial: outras foliculites superficiais de etiologia infecciosa e não infecciosa.
- Tratamento:
  - lesões localizadas: antifúngicos tópicos (imidazólicos como cetoconazol, miconazol ou terbinafina, 2x/dia, por 20 dias);
  - lesões extensas: antifúngicos orais (itraconazol 100 mg/dia, por 20 dias).

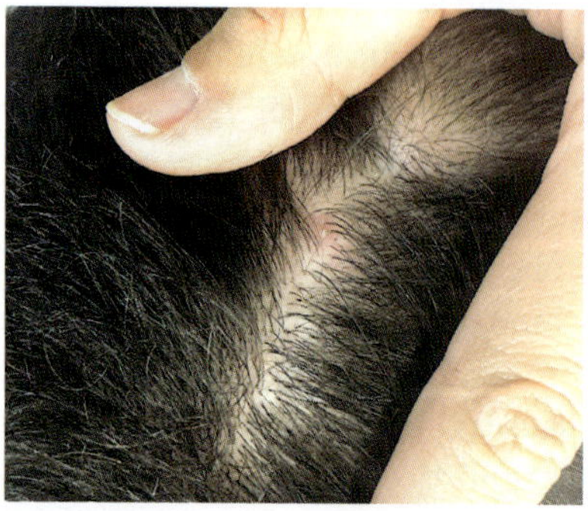

FIGURA 1 Foliculite superficial bacteriana do couro cabeludo.

Sicose da barba (Figura 3)

- Epidemiologia: mais frequente em adolescentes e adultos do sexo masculino.
- Patogenia: infecção dos folículos da área da barba pelo *Staphylococcus aureus* usualmente presente na pele, após cortes ou traumas locais. Fatores de risco incluem contaminação crônica do nariz por essa bactéria e uso de aparelho de barbear mal higienizado.
- Quadro clínico: lesões pustulosas eritemato-pruriginosas que surgem no lábio superior, no queixo e na mandíbula.
- Diagnóstico diferencial: outras foliculites superficiais de etiologia infecciosa e não infecciosa.
- Tratamento: usualmente não é necessário, pois as lesões são autolimitadas. Loções antissépticas e cremes com antibióticos podem ser utilizados. Recomenda-se higienizar bem o aparelho de barbear e trocar as lâminas com frequência para evitar recorrência das lesões.

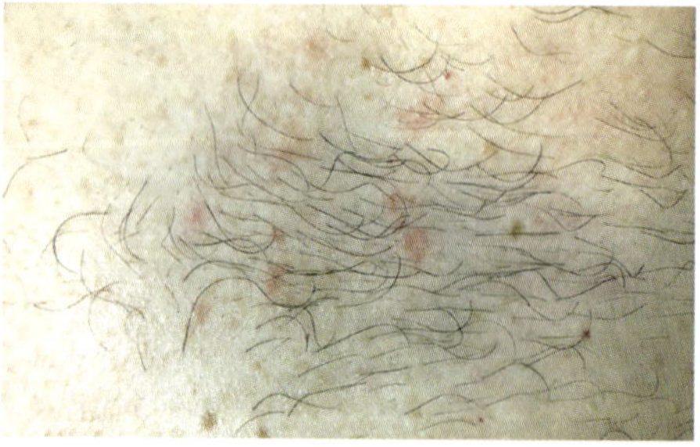

FIGURA 2 Foliculite pitirospórica no tórax de um adolescente.

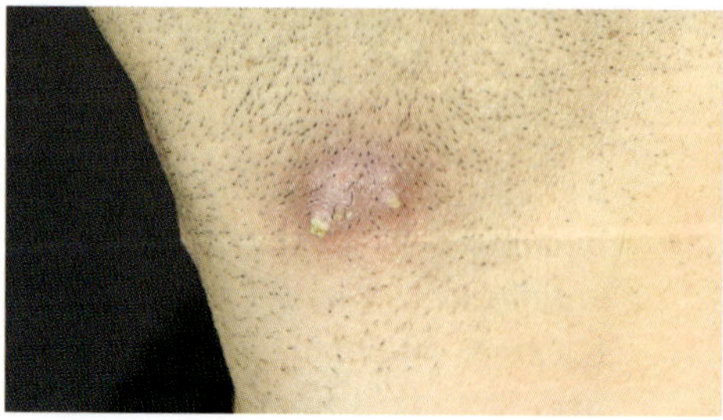

FIGURA 3 Sicose da barba.

FOLICULITES PROFUNDAS

Furúnculo e carbúnculo (Figura 4)

- Epidemiologia: mais frequente em adolescentes e adultos, mas também pode acometer crianças.
- Patogenia: infecção das porções profundas do folículo piloso usualmente por *Staphylococcus aureus*, embora *Streptococcus pyogenes* possa também estar envolvido. Fatores de risco incluem contato com outra pessoa que esteja com furúnculo, doenças crônicas como diabetes e dermatite atópica, obesidade e imunodepressão.
- Quadro clínico: furúnculos caracterizam-se por nódulos inflamatórios de aparecimento súbito, doloroso, com superfície eritematosa e orifício central que usualmente drenam material pustuloso. A coalescência de múltiplos furúnculos forma o carbúnculo. Lesões pequenas não costumam deixar cicatrizes. Os locais mais frequentes são rosto, pescoço, axilas e nádegas.
- Classificação: lesões únicas (furúnculos) ou múltiplas coalescentes (carbúnculo). Febre pode estar presente em lesões extensas e múltiplas.
- Diagnóstico diferencial: outras lesões profundas bacterianas e virais, hidradenite supurativa, nódulos de acne vulgar e pseudofoliculite.

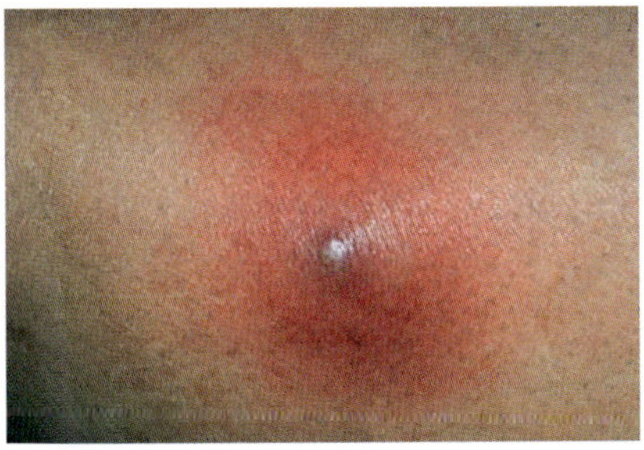

FIGURA 4 Furúnculo ou abscesso.

- Tratamento: incisão e drenagem associada à antibioticoterapia oral (ciprofloxacina, sulfametoxazol + trimetoprima ou clindamicina). Dessensibilização com mupirocina tópica está indicada para lesões crônicas e recorrentes.

Foliculite por bactéria Gram-negativa

- Epidemiologia: mais frequente em adolescentes e adultos jovens.
- Patogenia: proliferação de bactérias Gram-negativas na pele devido à alteração do microbioma cutâneo decorrente do uso crônico de antibióticos para tratar acne vulgar.
- Quadro clínico: lesões pustulosas no nariz que raramente podem se espalhar para a face.
- Diagnóstico diferencial: outras lesões profundas bacterianas, acne vulgar e pseudofoliculite.
- Tratamento: geralmente as lesões melhoram após cessar o uso dos medicamentos; como opção, a isotretinoína.

Foliculite eosinofílica (Figuras 5 e 6)

- Epidemiologia: mais frequente em indivíduos infectados por HIV.
- Patogenia: a causa exata ainda é desconhecida. Especula-se que fatores imunológicos e participação da *Malassezia* spp. possam estar implicados na patogênese.
- Quadro clínico: placas eritematosas e feridas pustulosas que surgem principalmente em segmento cefálico e braços. Prurido pode estar presente. Hiperpigmentação pós-inflamatória é bastante frequente após a cicatrização.

- Diagnóstico diferencial: outras lesões profundas bacterianas, acne vulgar e pseudofoliculite.
- Tratamento: geralmente corticosteroides tópicos são suficientes. Pacientes infectados por HIV podem necessitar de corticosteroides orais e anti-histamínicos.

Foliculite ou celulite dissecante/abscedante (Figuras 7 e 8)

- Epidemiologia: doença rara, inflamatória, recidivante e progressiva que pode levar à alopecia cicatricial. Geralmente acomete o couro cabeludo de pacientes afrodescendentes masculinos jovens.
- Patogenia: origem multifatorial, ainda não totalmente conhecida. Pode estar associada a hidradenite supurativa, cisto pilonidal e acne conglobata.
- Quadro clínico: inicialmente surge como nódulo único doloroso que progride para placas de alopecia inflamatória com a formação de fístulas e drenagem de material pustuloso e sanguinolento.
- Classificação: inicial (não cicatricial) e tardia (cicatricial).
- Diagnóstico diferencial: foliculite decalvante e nódulo asséptico do couro cabeludo.
- Tratamento: o tratamento precoce evita o surgimento de cicatrizes tardias. Primeira escolha: isotretinoína oral 0,5-1 mg/kg/dia até melhora completa. Alternativa: sulfametoxazol + trimetoprima, doxiciclina e cefalexina ou agentes anti-TNF alfa. Recorrência das lesões pode ocorrer.

Foliculite decalvante (Figura 9)

- Epidemiologia: doença rara, inflamatória, recidivante e progressiva que resulta em alopecia cicatricial. Geralmente acomete o vértex do couro cabeludo de adultos jovens.
- Patogenia: a causa ainda não é totalmente conhecida, embora existam evidências da participação do *Staphylococcus aureus* em indivíduos geneticamente predispostos.
- Quadro clínico: inicialmente surge como uma pústula que rapidamente progride para áreas de alopecia inflamatória cicatricial usualmente dolorosa, com pústulas, descamação peripilar espessa e politriquia.
- Diagnóstico diferencial: foliculite dissecante.
- Tratamento: o tratamento visa reduzir o processo inflamatório. Esquemas de antibióticos orais incluem clindamicina + rifampicina ou sulfametoxazol + trimetoprima, associados a loções antissépticas e corticosteroides tópicos. Obs.: o uso de rifampicina deve ser evitado no Brasil pelo alto índice de tuberculose.

Acne vulgar

- Ver Capítulo 34 – Acne.

Pseudofoliculite (Figuras 10 e 11)

- Epidemiologia: mais frequente na região da face, nuca e área do biquíni de adolescentes e adultos jovens afrodescendentes.
- Patogenia: inflamação dos folículos decorrente do encravamento dos pelos após raspagem. Os pelos encravados ao crescerem, curvam-se para o interior da pele.
- Quadro clínico: pequenos nódulos inflamatórios eritematosos em área de pelo previamente raspada, como virilha, raiz da coxa, face e nuca que podem le-

var à formação de lesões pustulosas e cicatrizes.

- Diagnóstico diferencial: acne vulgar, foliculites profundas e hidradenite supurativa.
- Tratamento: antibióticos tópicos podem ser usados em caso de pústulas. Remover o pelo encravado e drenar o material pode ser necessário. Recomenda-se evitar o corte muito curto dos pelos, esfoliar antes a região a ser raspada e uso de loção antisséptica local. Depilação a *laser* está indicada em caso de recorrência das lesões.

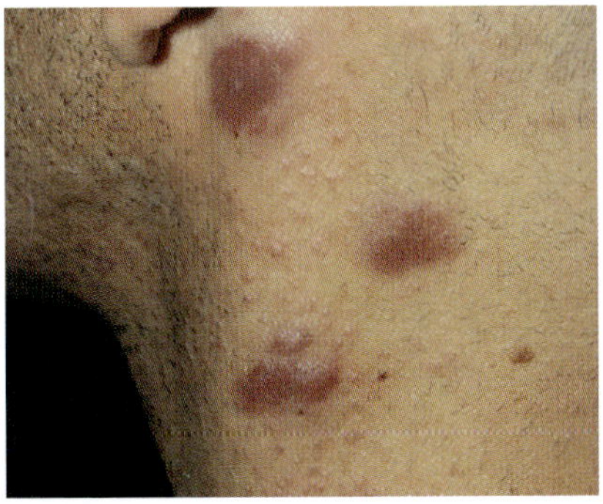

FIGURA 5 Foliculite eosinofílica. Placas e pequenas pápulas eritematosas no pescoço de um adulto jovem.

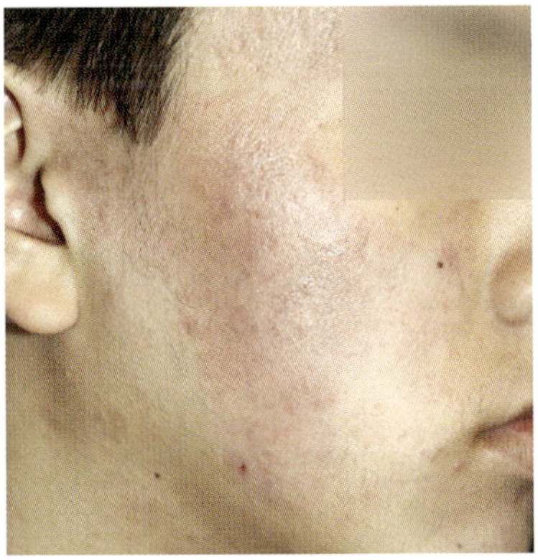

FIGURA 6 Foliculite eosinofílica. Lesões eritematosas na face de um adolescente.

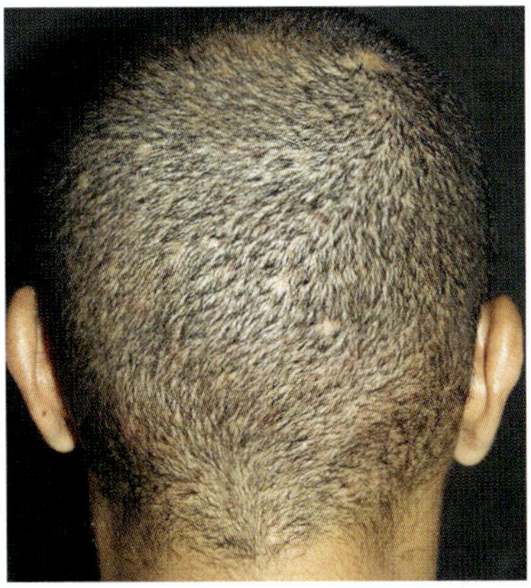

FIGURA 7 Foliculite dissecante (fase inicial). Pequenas placas de alopecia cicatricial.

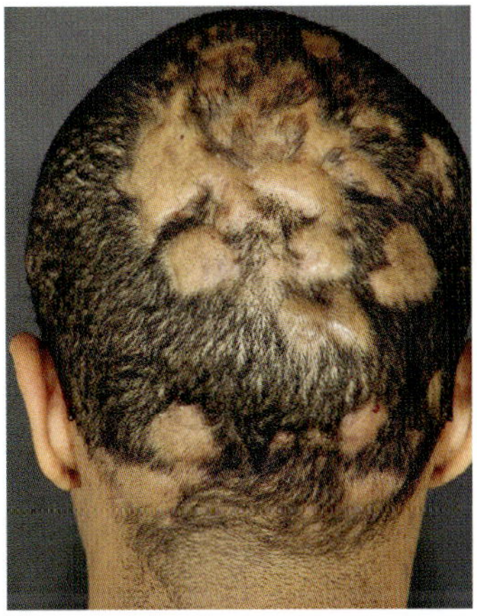

FIGURA 8 Foliculite dissecante (fase tardia). Nódulos isolados e confluentes e alopecia cicatricial.

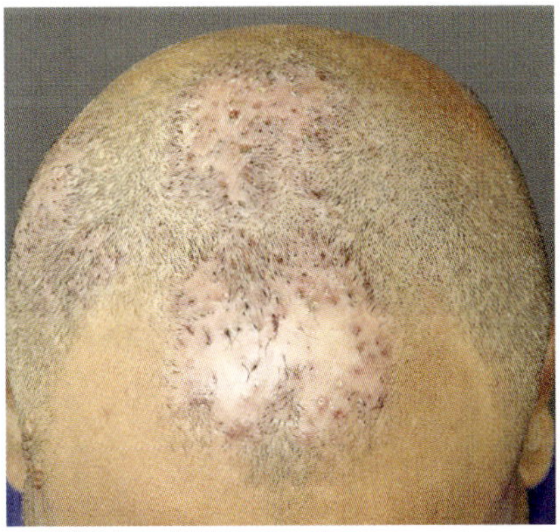

FIGURA 9 Foliculite decalvante. Placas de alopecia cicatricial com inflamação e politriquia no vértex do couro´ cabeludo.

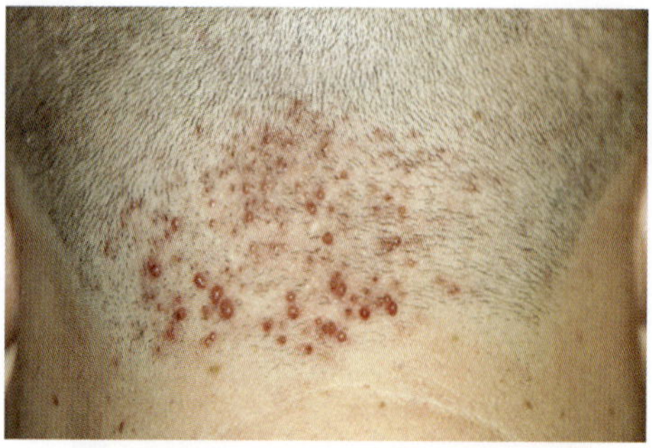

FIGURA 10 Pseudofoliculite da nuca. Pápulas eritematosas na região occipital após raspagem dos pelos.

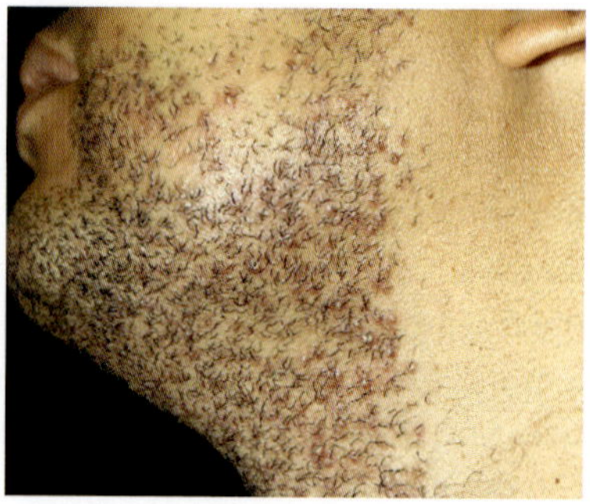

FIGURA 11 Pseudofoliculite da barba. Eritema perifolicular, raras pústulas, pelos curvos reentram na pele.

CONCLUSÃO

Foliculites são muito frequentes em crianças. Na maior parte dos casos, são lesões superficiais agudas de etiologia bacteriana, benignas e autolimitadas. O tratamento das foliculites depende da etiologia, gravidade e extensão das lesões. Pseudofoliculites são mais frequentes em adolescentes e adultos e geralmente são causadas pelo trauma durante a raspagem dos pelos. É importante adotar medidas de prevenção das lesões como higienização frequente e hidratação diária da pele, além de evitar traumas e escoriações locais.

SUGESTÕES DE LEITURA

1. An MK, Hong EH, Cho EB, Park EJ, Kim KH, Kim KJ. Clinicopathological differentiation between Pityrosporum folliculitis and acneiform eruption. J Dermatol. 2019;46(11):978-84.
2. Doche I, Damasco P, Martins G. Fundamentos em dermatoscopia do cabelo e do couro cabeludo. São Paulo: Editora DiLivros; 2019.
3. Laureano AC, Schwartz RA, Cohen PJ. Facial bacterial infections: folliculitis. Clin Dermatol. 2014;32(6):711-4.
4. Luelmo-Aguilar J, Santandreu MS. Folliculitis: recognition and management. Am J Clin Dermatol. 2004:5(5):301-10.
5. Pereira LB. Impetido – review. An Bras Dermatol. 2014;89(2):293-9.
6. Stulberg DL, Penrod MA, Blatny RA. Common bacterial skin infections. Am Fam Physician. 2002;66(1):119-24.
7. Tsai YC, Wang JY, Wu YH, Wang YJ. Clinical differences in pediatric and adult Malassezia folliculitis: retrospective analysis of 321 cases over 9 years. J Am Acad Dermatol. 2019;81(1):278-80.

CONTEÚDO COMPLEMENTAR

Utilize o QR code abaixo para acessar as questões comentadas do capítulo (senha: dermatologiaicr).

39

Dermatoses das unhas

Tatiana Villas Boas Gabbi

PONTOS-CHAVE DESTE CAPÍTULO

- As doenças das unhas mais comumente vistas em pediatria são: desalinhamento congênito do hálux, onicomicose, verrugas, onicomadese, psoríase ungueal, traquioníquia, melanoníquia estriada, onicofagia e unha encravada.
- O surgimento de psoríase ungueal em crianças pode estar associado ao maior risco de desenvolvimento de artrite psoriásica.
- A onicomadese é um achado comum após a doença mão-pé-boca, devido à ação direta do vírus Coxsackie A6 na matriz ungueal.
- Os achados de melanoníquia estriada, que em adultos sugerem melanoma subungueal, são geralmente encontrados em nevos benignos da unidade ungueal em crianças.

INTRODUÇÃO

Na literatura médica encontra-se prevalência estimada de 3 a 11% de queixas ungueais como motivo de consulta pelo especialista em dermatologia pediátrica (Quadro 1).

DOENÇAS CONGÊNITAS DAS UNHAS

Neste grupo de doenças, as alterações estão presentes desde o nascimento ou se manifestam durante os primeiros anos de vida. A mais frequente das doenças congênitas é o desalinhamento congênito do hálux.

QUADRO 1 Doenças das unhas em pediatria

Doenças congênitas
▪ Desalinhamento congênito do hálux
▪ Paquioníquia congênita
▪ Síndrome de Iso-Kikuchi
▪ Unha em raqueta
▪ Síndrome unha-patela
▪ Disqueratose congênita
▪ Displasia ou defeito ectodérmico
Doenças adquiridas
Infecções
▪ Onicomicose
▪ Verruga periungueal
▪ Paroníquia aguda/onicomadese
▪ Panarício herpético
Traumas físicos
▪ Hematoma subungueal
▪ Unha encravada
▪ Onicocompulsões – onicofagia
Doenças dermatológicas
▪ Psoríase
▪ Líquen plano
▪ Alopecia areata
▪ Traquioníquia
Tumores
▪ Melanoníquia estriada
▪ Exostose subungueal
Doenças sistêmicas

Desalinhamento congênito do hálux

Representa um desvio lateral da placa ungueal em relação ao eixo longitudinal da falange distal. Essa perda do paralelismo entre a unha e o dedo ocorre provavelmente devido a uma anomalia no ligamento que conecta a matriz ungueal ao periósteo ou por tração excessiva do tendão extensor do hálux, quando este se encontra hipertrofiado. É uma alteração isolada, mas possui herança autossômica dominante com penetrância variável.

Em geral é bilateral, o diagnóstico é clínico e pode ter resolução espontânea em metade dos casos. Com isso, a unha permanece fina e aderida ao leito. Às vezes se associa à hipertrofia das dobras laterais, o que leva ao encravamento das unhas dos háluces. Quando não há cura espontânea, a unha pode se tornar espessada, descolada e adquirir um formato triangular devido a traumas de repetição (Figura 1).

O tratamento proposto nos casos graves é o realinhamento do eixo da unha, com reposicionamento do leito em relação ao dedo.

INFECÇÕES DAS UNHAS

A maioria das infecções das unhas é fúngica, mas também podem ocorrer infecções bacterianas e virais.

Onicomicose

Engloba todas as infecções fúngicas da unha, inclusive as causadas por bolores, fungos dermatófitos e não dermatófitos. A onicomicose é relativamente rara em

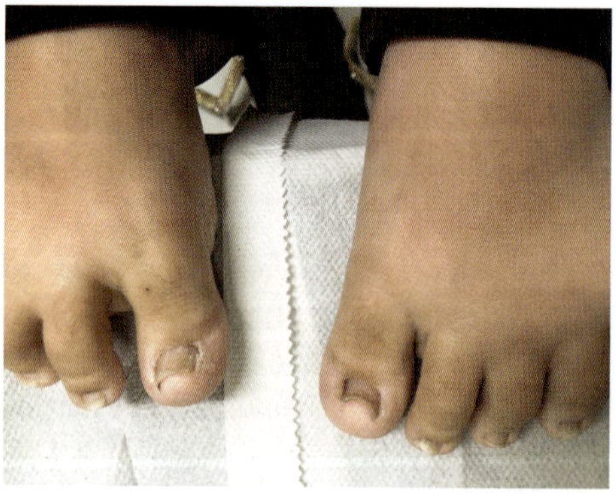

FIGURA 1 Desalinhamento congênito do hálux. Desvio lateral, espessamento e coloração amarela-esverdeada das unhas dos háluces.

crianças, representando cerca de 15,5% de todas as distrofias ungueais dessa faixa etária. Isso ocorre devido ao rápido crescimento da unha, menor trauma e menor exposição aos fungos. Na adolescência essa prevalência aumenta e também é maior nos pacientes imunocomprometidos. Além disso, a prevalência geral da onicomicose parece estar aumentando no mundo todo. As unhas dos pés são afetadas mais frequentemente que as unhas das mãos.

O fungo mais frequentemente envolvido é *Trychophyton rubrum*. Há três padrões que se baseiam na forma por meio da qual os fungos invadem o aparelho ungueal. A mais comum é a distal/lateral subungueal (Figura 2), mas há a proximal, mais comum em imunossuprimidos e a branca superficial (geralmente causada pelo *Trychophyton mentagrophytes*).

Como muitas vezes o tratamento deve ser feito com antifúngicos orais e por períodos longos, recomenda-se comprovação de que se trata de infecção causada por fungos. As modalidades diagnósticas incluem o exame direto com preparação

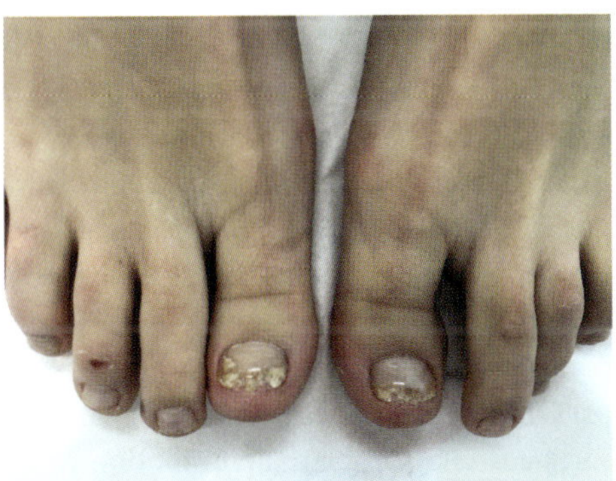

FIGURA 2 Onicomicose. Espessamento da região subungueal de ambos os háluces com esfarelamento das unhas.

com KOH, a cultura do material retirado da região e o exame histológico de um *clipping* ungueal, fixado em formol e corado pelo PAS ou Grocott.

O tratamento pode ser feito com antifúngicos tópicos ou orais. E, mesmo nessa faixa etária, o tratamento sistêmico é considerado mais efetivo do que o tópico. Na prática, se usa de preferência a terbinafina durante 6 semanas para as unhas das mãos e 12 semanas para as unhas dos pés. A dose é de 62,5 mg para crianças com peso inferior a 20 kg, 125 mg para crianças que pesam entre 20-40 kg, e 250 mg uma vez ao dia àquelas acima dos 40 kg. No entanto, dependendo do agente encontrado, podemos usar o itraconazol, em pulso ou dose diária. O tratamento tópico pode ser feito com esmalte de ciclopirox 8% durante 48 semanas.

A reinfecção é comum após 3 anos de tratamento, chegando a 22,2% dos casos, segundo um estudo. Recomenda-se usar estratégias para reduzir essa possibilidade: uso de talcos, colocar os calçados no sol após o uso, usar meias, tratar hiperidrose, verificar a presença de familiares com o problema na mesma casa e usar antifúngicos tópicos profilaticamente.

Na prática, o risco de eventos adversos em crianças é extremamente raro e, portanto, não há necessidade de colher exames laboratoriais de rotina para acompanhamento.

Verrugas periungueais

As verrugas são causadas pelos papilomavírus e podem atingir as dobras ungueais e, às vezes, a região subungueal. A onicofagia facilita a disseminação da infecção para vários dedos e, em geral, essas verrugas são consideradas de difícil tratamento. Algumas opções de tratamento em crianças incluem: o uso ambulatorial do ácido nítrico fumegante e o uso domiciliar de esmaltes ou cremes com ácido láctico e salicílico.

Paroníquia aguda/ linhas de Beau/onicomadese

A paroníquia aguda é uma inflamação das dobras ungueais que, em geral, ocorre após trauma. É comum em crianças, devido ao hábito de roer as unhas e chupar o dedo, frequente nessa faixa etária. O trauma leva à quebra da barreira cutânea da pele periungueal, e posterior penetração do agente infeccioso. O mais comum é com o *Staphylococcus aureus*, mas outras bactérias e até mesmo o vírus do herpes (panarício herpético) podem ser responsáveis pelos sintomas. Há eritema e edema do dedo, geralmente mais importante de um dos lados, associado a dor. O tratamento, nesses casos, é antibioticoterapia e drenagem, quando há a formação de abscesso. Muitas vezes os pais procuram o dermatologista apenas depois da resolução da fase aguda da infecção, caso surja alguma distrofia ungueal.

De fato, quando a infecção é mais grave, temos o surgimento de linhas de Beau ou onicomadese transitórias e, mais raramente, distrofia ungueal permanente, caso a matriz tenha sido danificada no processo. As linhas de Beau são sulcos paralelos à dobra ungueal proximal que, em geral, ocorrem em um dedo, quando a causa é local, ou em vários dedos, quando a causa é sistêmica. A onicomadese é o descolamento da placa ungueal a partir da dobra proximal. Em essência ambas surgem quando há uma parada na produção da unha por motivos locais (paroníquia aguda é um exemplo) ou sistêmica. Doenças infecciosas como varicela, coxsackiose e febres em geral podem levar a esse quadro. Também podem surgir por uso de medicamentos (quimioterapias são um clássico) ou doenças autoimunes.

Em pediatria, é comum ver a onicomadese associada à doença mão-pé-boca, uma infecção altamente contagiosa, caracterizada por vesículas palmoplantares, estomatite erosiva e erosões perianais. Os achados ungueais surgem tipicamente 3-8 semanas após o exantema viral agudo e acredita-se que o vírus Coxsackie A cause um efeito citopático direto na matriz da unha, levando a esse quadro de onicomadese.

A onicomadese é um quadro benigno, indolor e autolimitado que não causa distrofia em sua evolução. Recomenda-se aguardar e cortar as unhas destacadas gentilmente para prevenir mais trauma local.

TRAUMAS FÍSICOS NAS UNHAS

Hematoma subungueal

Os hematomas subungueais surgem em decorrência de um trauma nas estruturas vasculares localizadas no leito ungueal. Quando é agudo, pode surgir uma massa de sangue vermelho ou pisado, sob a unha, que produz uma pressão dolorosa, conforme se acumula. Esses são os mais presentes nas crianças e pode ser necessária a drenagem para alívio da dor. Muitas vezes isso pode ser feito por meio de um pequeno orifício na lâmina ungueal ou com o uso da salmoura em casa. Em crianças, mesmo quando os hematomas subungueais ocupam mais do que 50% da unha, e suspeitamos de laceração do leito, a conduta expectante pode ser a melhor opção, desde que se faça seguimento. Os riscos de um hematoma não drenado são: infecção secundária, retroníquia (unha encravada na dobra proximal) e distrofia ungueal permanente.

Unha encravada

Ocorre sempre que há uma incompatibilidade entre a unha e a pele ao redor, sejam as dobras laterais, o hiponíquio ou o eponíquio (Figura 3). A gravidade e os sinais clínicos dependem do tipo de unha encravada. A unha encravada é mais frequentemente observada em adolescentes e no sexo masculino, mas as meninas também estão em risco, sobretudo quando arrancam cutículas, roem as unhas ou fazem manicure.

A dor costuma ser muito intensa e pode dificultar, ou até mesmo impedir, a deambulação. Há causas congênitas que facilitam o quadro, como é o caso do desalinhamento congênito do hálux, mas muitas vezes surge após trauma ou devido ao corte errado da unha, hiperidrose e uso de calçados inadequados. Quando inicial, pode ser tratada conservadoramente, através do isolamento da placa ungueal, uso de ácido tricloroacético, banhos de salmoura e pomadas de corticosteroides, mas é uma doença de resolução essencialmente cirúrgica, sobretudo nos casos mais avançados. Há várias modalidades cirúrgicas que podem ser utilizadas nos vários tipos de unhas encravadas, mas o tratamento preferencial no nosso serviço é feito por meio da curetagem do granuloma piogênico, epitelizado ou não, e corte da unha com fenolização da matriz.

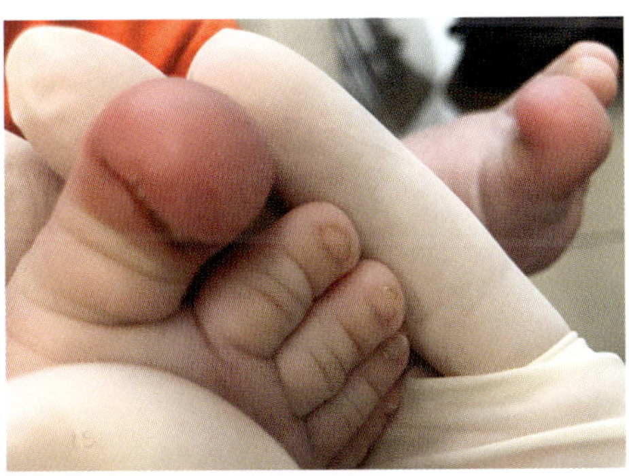

FIGURA 3 Unha encravada. Hipertrofia, eritema e edema dos tecidos periungueais do hálux, com inflamação e saída de secreção.

Nos lactentes que apresentam unhas encravadas orientamos a massagem com pomadas de corticosteroides e a esparadrapagem no sentido de afastar as dobras das unhas da lâmina. Raramente a cirurgia é necessária nesses pacientes e reservamos o procedimento para aqueles que não melhoram com o tratamento conservador ou que apresentam comorbidades clínicas, como o diabetes tipo I.

Onicocompulsões

Fazem parte deste espectro diversas doenças que acometem as unhas: onicofagia, onicotilomania, onicotemnomania, onicoteiromania, onicodaquiomania, perioniquiotilomania, unhas de Bidet e a distrofia canalicular de Heller. A prevalência real é desconhecida, mas acredita-se que seja baixa, apesar de subdiagnosticada. É mais frequente no sexo masculino e surge no fim da infância e começo da adolescência e consiste em um impulso irresistível de cutucar as unhas, seja com a boca, roendo-as (onicofagia), seja com os próprios dedos ou utilizando objetos (onicotilomania e suas variáveis). É classificada no espectro das desordens obsessivas-compulsivas e transtornos ansiosos. O quadro clínico inclui hemorragias sub e periungueais e a destruição dos tecidos (Figura 4). O tratamento é difícil, multidisciplinar e consiste no uso de medicamentos psiquiátricos e terapia cognitivo-comportamental. Uma opção descrita recentemente na literatura é o uso de N-acetilcisteína em doses altas (1.200-2.400 mg/dia), com resultados variáveis, principalmente na onicofagia. Acredita-se que a droga possa atuar na via do glutamato.

DOENÇAS DERMATOLÓGICAS

Psoríase

Cerca de metade dos pacientes com psoríase apresenta alterações ungueais e essa pode ser a única manifestação da doença. Alguns autores falam em 100% quando se analisa as unhas de forma detalhada, utilizando o NAPSI (índice de gravidade da psoríase ungueal – um escore clínico para quantificar a gravidade da doença nas unhas).

As alterações encontradas na psoríase indicam se a doença ativa está presente na matriz, no leito ou em ambas as localizações. Os achados clínicos de psoríase de matriz incluem: *pittings*, que são numerosos e distribuídos de forma irregular, traquioníquia e leuconiquia. Quando o envolvimento da matriz é muito intenso e extenso, isso leva ao esfarelamento total da unha. Geralmente esses sinais não são vistos de forma isolada, uma vez que na maioria dos pacientes há também o envolvimento do leito. Nesses casos, vemos a mancha de óleo ou a mancha salmão, que representam a onicólise e o início da hiperqueratose subungueal.

O achado mais comum na psoríase ungueal da infância é o *pitting*, mas podemos ver onicólise, linhas de Beau, hiperqueratose subungueal, hemorragia em estilhas, mancha de óleo, estrias longitudinais (traquioníquia), manchas vermelhas na lúnula e leuconiquia.

O tratamento da psoríase ungueal depende do grau de acometimento e da classificação da doença: podem ser usados medicamentos tópicos, como os corticosteroides e análogos da vitamina D, injetáveis e sistêmicos. Quando há envolvimento das articulações está indicado o uso de metotrexato e medicamentos biológicos. A acitretina em doses baixas pode ser usada nos casos de psoríase ungueal extensa e pustulosa.

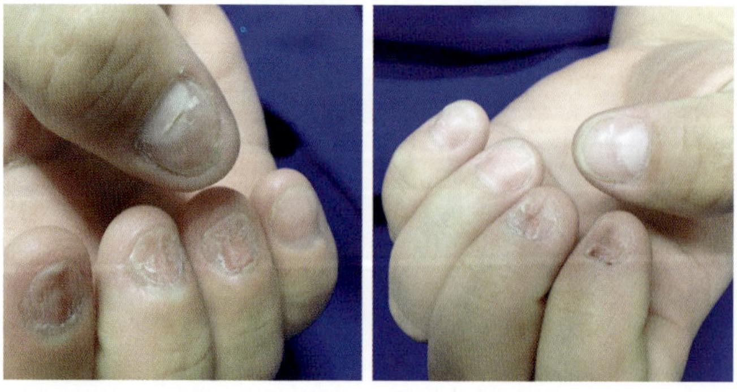

FIGURA 4 Onicotilomania. Distrofia e afinamento das placas ungueais e presença de pontos hemorrágicos e áreas de derrame pigmentar.

Líquen plano

O líquen plano é uma doença inflamatória mucocutânea intermitente que apresenta acometimento ungueal em cerca 2-16% dos pacientes, sendo que o líquen plano exclusivamente ungueal ocorre em apenas 1-2% dos casos.

O líquen plano ungueal é raro na infância, mas cerca de 10% dos casos têm início nessa fase da vida. O quadro clínico depende do local do acometimento (matriz ou leito), mas a onicorrexis é o sinal mais comum. Outros achados incluem o afinamento das unhas, associado à quebra e fissuração da placa e a presença do pterígio dorsal. Todos esses indicam que a doença está presente na matriz e necessita de pronto tratamento para evitar a destruição da unha com desaparecimento da placa (Figura 5).

Quando o líquen plano está presente no leito ungueal, temos o surgimento de lesões não específicas, com onicólise, espessamento e amarelamento das unhas. Isso, em geral, está associado ao envolvimento de matriz em outras unhas, mas, quando se apresenta de forma isolada, torna-se um desafio diagnóstico e requer biópsia para confirmação histológica do quadro.

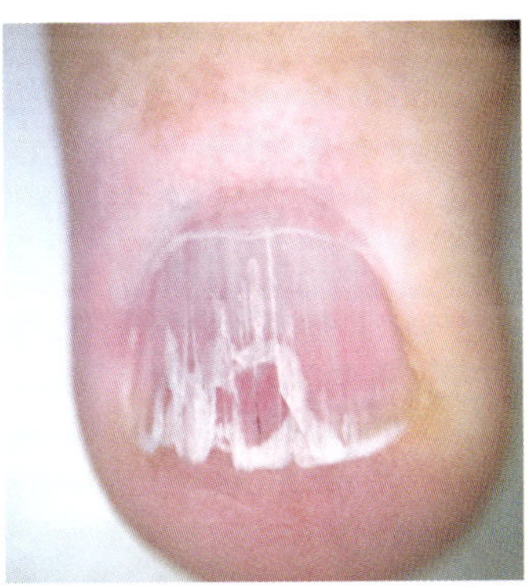

FIGURA 5 Líquen plano ungueal. Afinamento e separação das lâminas da placa ungueal, com estrias vermelhas e brancas e onicólise distal.

O principal diagnóstico diferencial do líquen plano é com a onicotilomania e com a psoríase.

O tratamento é feito com corticosteroides sistêmicos para evitar a formação do pterígio. Há relatos do uso do metotrexato e da acitretina em casos resistentes e recidivantes. Quando há poucas unhas envolvidas, temos a opção de fazer infiltração local com corticosteroides.

Alopecia areata

Aproximadamente 50% das crianças portadoras de alopecia areata possuem alterações ungueais. O sinal clínico mais visto em crianças são as depressões cupuliformes, que são dispostas de forma geométrica e são mais rasas e menos numerosas que o *pitting* encontrado na psoríase; em alguns casos vemos manchas vermelhas na lúnula e a traquioníquia.

Traquioníquia

Pode ser idiopática e acometer as 20 unhas ou refletir doenças como psoríase, líquen plano e alopecia areata. Há duas formas clínicas principais, uma polida e outra despolida. Ambas cursam com sulcos longitudinais, espessamento da área das cutículas, *pitting* e fragilidade distal. Não há necessidade de biópsia, e o tratamento de escolha é o uso dos corticosteroides oclusivos, aplicados preferencialmente à noite.

TUMORES UNGUEAIS

Melanoníquia estriada

A melanoníquia estriada nada mais é que uma faixa escura localizada na lâmina ungueal e indica a presença de pigmento localizado na região da matriz ungueal (Figura 6). Embora considerada um achado raro em crianças, pode surgir, especialmente nos fototipos mais altos, e estar ou não associada à onicofagia.

O significado da melanoníquia estriada é a presença de pigmento na região da matriz. Pode ocorrer devido a lesões que causam derrame pigmentar, de várias etiologias, ou surge como consequência da proliferação dos melanócitos, como nevos, lentigos e melanoma. O nevo de matriz é o diagnóstico mais comum na melanoníquia estriada pediátrica de acordo com a literatura, sendo mais frequente nas unhas das mãos do que nas dos pés. Apenas 12 casos de melanoma foram descritos em crianças na literatura médica até o presente momento.

A grande questão envolvida no manejo da melanoníquia estriada em crianças é a decisão de fazer a biópsia e quando fazê-la. Nos pacientes adultos, existem alguns sinais de risco, tais como: surgimento súbito de pigmentação, irregularidade da banda, diversas cores, distrofia ungueal, sinal de Hutchinson (mancha escura na pele ao redor da lâmina) e crescimento rápido com alargamento da faixa. É muito importante saber que, em crianças, esses sinais não têm o mesmo significado clínico e, portanto, não são preditivos de melanoma ungueal. Além disso, é importante saber que a regressão espontânea da pigmentação ungueal pode ocorrer em crianças, de acordo com a literatura.

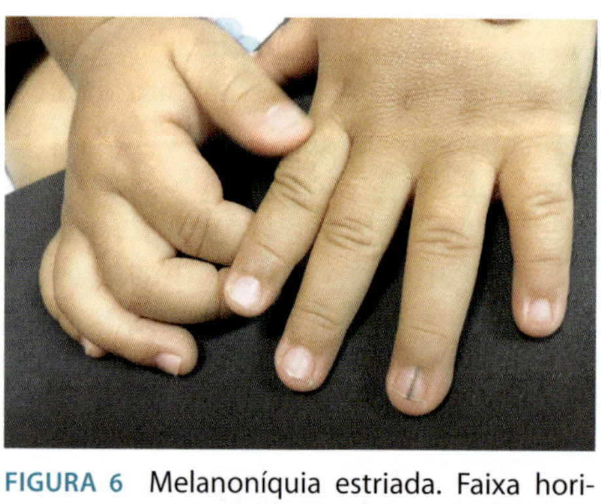

FIGURA 6 Melanoníquia estriada. Faixa horizontal escurecida localizada na região medial da lâmina ungueal do quarto dedo da mão esquerda.

A avaliação e o manejo da melanoníquia estriada em crianças carecem de consenso entre especialistas e podem ser um desafio para o médico dermatologista. O mais indicado é decidir a conduta caso a caso e discutir as possibilidades com a família. O acompanhamento fotográfico com dermatoscopia é fundamental para monitoramento da lesão e também para manejo da ansiedade dos pais. A tendência é realizar a biópsia em lesões que estejam alargando com o tempo. Caso isso seja necessário é fundamental enviar o material para um dermatopatologista com bastante experiência nessa área.

Exostose subungueal

Trata-se de um tumor ósseo benigno, relativamente incomum, que deforma a lâmina ungueal e deve ser tratado cirurgicamente. É mais frequente no sexo feminino e entre a segunda e terceira décadas, mas pode aparecer em crianças. Acomete mais os dedos dos pés, sendo raro nos dedos das mãos. Parece estar associado ao trauma e clinicamente a maioria dessas lesões surge no aspecto laterodorsal da ponta da falange distal e tem crescimento lento. A lesão é dolorosa, tem consistência pétrea e costuma elevar a lâmina ungueal, em geral com desaparecimento do sulco distal (Figura

7). A radiografia simples dos dedos permite fazer o diagnóstico. O tratamento é cirúrgico e as recidivas são frequentes.

DOENÇAS SISTÊMICAS ASSOCIADAS A ALTERAÇÕES DAS UNHAS

Várias doenças sistêmicas podem cursar com alterações ungueais. Como vimos anteriormente, é clássica a presença de linhas de Beau e onicomadese após infecções e quimioterapia. Na meningococcemia e na endocardite bacteriana também se descreve a presença de petéquias nas pontas dos dedos, acompanhadas de hemorragias subungueais. Em algumas situações, como nas colagenoses, nas doenças carenciais e em algumas doenças sistêmicas, foram descritos sinais clínicos ungueais que se tornaram consagrados na propedêutica médica. Discutimos alguns deles a seguir.

Colagenoses

O eritema periungueal é frequente nessas doenças. O próprio desenvolvimento da dermatoscopia teve origem na capilaroscopia da dobra ungueal proximal nas colagenoses, através do uso de lentes especiais. Além do eritema e das alterações capilares próprias, que permitem reconhecer padrões próprios do lúpus, da dermatomiosite e da esclerodermia, podemos verificar a presença de hemorragias em estilhas no leito ungueal, onicólise e pterígio invertido. Nas crianças essas doenças são mais raras.

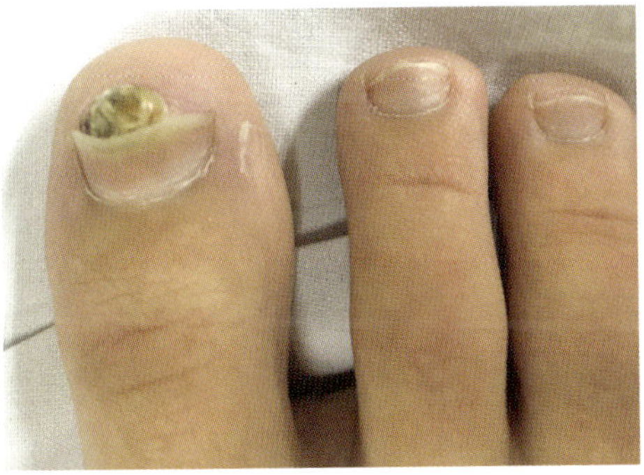

FIGURA 7 Exostose subungueal. Massa endurecida localizada na região distal do leito, sob a lâmina ungueal.

Doenças carenciais e metabólicas

Vários autores falam a respeito do impacto da alimentação saudável e equilibrada, em contraposição a uma alimentação deficiente de nutrientes e vitaminas, na saúde das unhas e dos cabelos. Uma vez que a unha é constituída de diversos nutrientes em proporções ótimas, virtualmente qualquer deficiência nutricional poderia afetar a placa ungueal e até mesmo o leito ungueal. Além disso, algumas dessas deficiências são relativas e produzem sinais discretos. A seguir, apresentamos algumas das alterações ungueais decorrentes de déficits nutricionais específicos:

- déficit de proteínas: unhas finas, quebradiças, com fissuras, linhas de Beau, melanoníquia, leuconiquia e unhas fracas;
- déficit de minerais: classicamente a coiloníquia está associada à deficiência de ferro e de zinco;
- déficit de vitaminas: o déficit de vitamina B3 (e outras do complexo B) pode estar associado à leuconiquia transversa, coiloníquia e unhas fracas (biotina).

CONCLUSÃO

As doenças ungueais representam alterações patológicas de diversas naturezas, podendo ser congênitas, hereditárias ou adquiridas, e causadas por alterações locais ou como resultado de doenças dermatológicas ou sistêmicas.

A maioria dessas doenças apresenta um prognóstico favorável, mas algumas delas podem levar à dor física significativa, ansiedade dos pais, redução da qualidade de vida e dificuldades funcionais.

O desalinhamento congênito do hálux, onicomicose, verrugas, onicomadese, psoríase ungueal, traquioníquia, melanoníquia estriada, onicofagia e unha encravada são os quadros mais vistos na faixa etária pediátrica, e os seus tratamentos, que podem ser clínicos ou cirúrgicos, dependem do tipo e da gravidade da doença.

SUGESTÕES DE LEITURA

1. Ezekian B, Englum BR, Gilmore BF, Kim J, Leraas HJ, Rice HE. Onychocryptosis in the pediatric patient: review and management techniques. Clin Pediatr. 2017;56(2):109-14.
2. Ren J, Ren M, Kong YY, Lv JJ, Cai X, Kong JC. Clinicopathological diversity and outcome of longitudinal melanonychia in children and adolescents: analysis of 35 cases identified by excision specimens. Histopathology. 2020;77(3):380-90.
3. Smith RJ, Rubin AI. Pediatric nail disorders: a review. Curr Opin Pediatr.2020;32(4):506-15.
4. Solís-Arias MP, García-Romero MT. Onychomycosis in children. A review. Int J Dermatol. 2017;56(2):123-30.
5. Starace M, Alessandrini A, Piraccini BM. Nail disorders in children. Skin Appendage Disord. 2018;4(4):217-29.

CONTEÚDO COMPLEMENTAR

Utilize o QR code abaixo para acessar as questões comentadas do capítulo (senha: dermatologiaicr).

40

Afecções das glândulas sudoríparas

Abes Mahmed Amed Filho

PONTOS-CHAVE DESTE CAPÍTULO

- A hiperidrose caracteriza-se pela produção de suor em quantidades maiores que a necessária para regulação térmica. Em geral tem início na infância. Pode ser generalizada ou localizada e compromete a qualidade de vida do portador.
- No tratamento da hiperidrose são indicados sais de alumínio tópicos, anticolinérgicos tópicos ou sistêmicos, toxina botulínica, iontoforese e métodos cirúrgicos.
- Outras afecções das glândulas sudoríparas podem ocorrer, como a miliária, e as de ocorrência mais incomum: cromidrose, bromidrose e hidradenite écrina neutrofílica.

HIPERIDROSE

Introdução

A hiperidrose é uma condição clínica que se caracteriza por aumento da produção de suor, em quantidade maior do que a necessária, para a regulação térmica corporal.

Em geral, inicia-se durante a infância e pode persistir durante a vida adulta. Está associada também a um alto impacto na qualidade de vida, causando alterações emocionais e impacto na vida social.

Pode ocorrer de maneira generalizada, em toda superfície corpórea, ou de maneira localizada, na face e crânio, axilas, plantas e palmas. Especialmente em crianças e adolescentes, quando ocorre nas palmas pode causar grande transtorno em atividades cotidianas, como dificuldade em manter papéis de cadernos e provas secos ao escrever, cumprimentar colegas, segurar objetos, ou mesmo a mão de outra pessoa, o que pode gerar dificuldade nas relações sociais e alterações funcionais.

Epidemiologia

Os dados sobre a prevalência de hiperidrose na população geral são escassos e na população pediátrica temos ainda menos dados. Estima-se que a prevalência mundial varie entre 0,072-9%.

No Brasil um estudo de 2018 indicou prevalência de sudorese excessiva em uma amostra populacional de 4.033 indivíduos do Brasil (cerca de 2,07%), sendo 60% do sexo feminino. Em crianças de 5 a 10 anos, nessa mesma amostra, observou-se prevalência de 8,6% para meninos e 9,6% para meninas e nos indivíduos de 10 a 20 anos de 19,8% para homens e de 21,2% para mulheres. Os demais estudos de prevalência no Brasil não avaliaram população pediátrica e adolescentes.

Patogenia

Pode ser classificada em hiperidrose primária (HP) ou hiperidrose secundária (HS).

Acredita-se que a HP seja ocasionada por um aumento do tônus do sistema nervoso autônomo simpático, assim como por fatores genéticos; e a HS esteja ligada a causas subjacentes como transtornos neurológicos, transtornos ansiosos, uso de medicamentos, infecções, neoplasias, lesões da medula espinhal e alterações metabólicas.

Em ambos os casos o tamanho e a morfologia das glândulas sudoríparas estão preservados, porém, podem estar aumentados em quantidade em alguns casos.

Quadro clínico

Pacientes com hiperidrose apresentam sudorese excessiva, em geral bilateral e simétrica, que pode variar de localização, sendo os sítios mais comuns de acometimento as palmas (Figura 1), plantas, axilas, couro cabeludo e face, porém podem ocorrer formas generalizadas e alguns tipos de hiperidrose assimétricas.

Em geral a HP se inicia na infância ou no máximo até os 25 anos de idade. É comum que ocorra piora com estresse emocional e temperatura ambiente elevada, com melhora dos sintomas durante o sono.

Diagnóstico

O diagnóstico da hiperidrose é clínico e se baseia na anamnese e exame físico.

Para quadros de hiperidrose primária focal pode-se utilizar os seguintes critérios:

- sudorese excessiva por seis meses ou mais, e também quatro ou mais das seguintes características:
  - envolvimento de áreas como axilas, palmas, plantas e craniofacial (locais com grande densidade de glândulas sudoríparas écrinas);
  - bilateral e simétrica;
  - melhora da sudorese durante o sono;

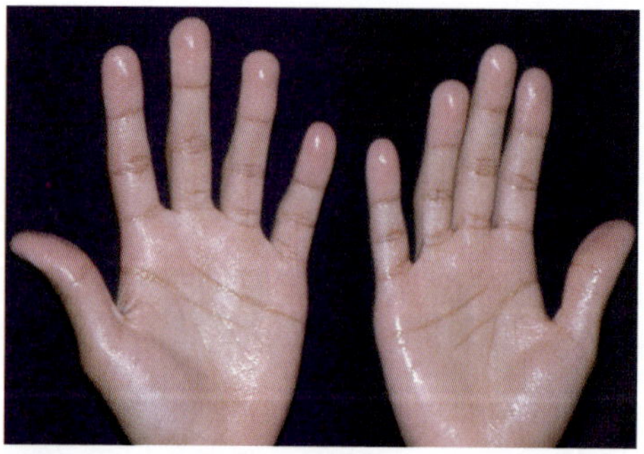

FIGURA 1 Hiperidrose palmar: paciente com sudorese excessiva na região palmar, dificultando atos simples como segurar uma caneta ou escrever em papel.

- episódios ao menos uma vez por semana;
- idade de início dos sintomas até os 25 anos de idade;
- história familiar positiva para hiperidrose;
- prejuízo das atividades diárias.

Para a hiperidrose primária focal tipicamente exames laboratoriais não são necessários.

O Teste de Minor (Teste de Iodo-Amido) é utilizado na prática clínica para mapear os sítios de hiperidrose e realizar um tratamento mais preciso, por exemplo no uso da toxina botulínica.

Consiste em realizar aplicação de solução de iodo na área de interesse e polvilhar o mesmo local com amido de milho, posteriormente, encorajando que o paciente realize movimentos ou caminhe em um ambiente que não esteja muito refrigerado, para que ocorra alguma sudorese. Após a sudorese, ocorre uma reação que torna os locais com coloração arroxeada ou acastanhada. É útil para avaliação clínica da hiperidrose localizada e também para delimitação da área de tratamento com toxina botulínica, por exemplo nas axilas. Outros testes quantitativos não são utilizados na prática clínica.

Se houver suspeita de hiperidrose secundária, além de anamnese detalhada (Tabela 1) incluindo histórico de uso de medicações (prescritas ou de venda livre), revisão de sistemas e exame físico minucioso, os exames complementares podem ser solicitados.

TABELA 1 Guia para consulta de hiperidrose

História clínica	Exame físico	Revisão de sistemas	Medicamentos
Idade de início	Axilas, palmas, plantas e face brilhantes	Febre	Uso de antidepressivos (Inibidores seletivos de receptação de serotonina, tricíclicos)
Locais acometidos	Marcas de suor nas roupas ou meias molhadas	Perda de peso	Medicamentos para migrânea (triptanos, agonistas de serotonina) Antipiréticos
Fatores desencadeantes	Ausência de déficits sensitivos	Anorexia	Agonistas colinérgicos
Duração dos episódios	Frequência cardíaca	Palpitações	Pilocarpina
Frequência	Pressão arterial	Cefaleia	Agonistas do GnRH (leuprolida)
	Simetria do suor	Vômitos	Hipoglicemiantes
Volume de sudorese Odor associado Impacto na qualidade de vida (por meio de perguntas, p. ex., "Quantas vezes por dia tem de trocar a camisa?; Tem dificuldade em segurar objetos por causa do suor?; Deixa de fazer alguma atividade por causa do suor?")	Pressão arterial	Dor abdominal	Insulina Agentes simpatomiméticos (fenilefrina, beta-agonistas) Betabloqueadores, bloqueadores de canal de cálcio, omeprazol e opioides

Tratamento

A maior parte dos estudos na literatura em relação ao tratamento da hiperidrose foi realizada em adultos, portanto os responsáveis das crianças devem estar cientes das limitações de cada método de tratamento e suas complicações, assim como o tratamento deverá ser individualizado para cada paciente.

Os métodos de tratamento envolvem medicações tópicas e orais, cirurgia, toxina botulínica e iontoforese. Cada modalidade será abordada a seguir.

Tratamentos tópicos

Devido ao bom perfil de segurança e alguma efetividade, a terapêutica tópica é uma boa opção de tratamento inicial para crianças com quadros localizados de hiperidrose.

Podem ser usados sais derivados do alumínio com concentrações que variam de 6,25 a 25%. Concentrações a partir de 20% são mais eficazes, porém mais irritantes, com prurido e queimação no local. Os sais mais utilizados são o cloreto de alumínio, cloridróxido de alumínio, cloreto de alumínio hexahidratado e complexo alumínio-zircônio-glicina, em concentrações variáveis. Esses compostos podem ser manipulados de acordo com a necessidade do paciente ou encontrados em algumas formulações comerciais já prontas.

A forma de aplicação pode ser inicialmente diária, em aplicação única, à noite, devido ao fato de a sudorese ser menos intensa nesse período, e posteriormente aplicada de maneira semanal ou de acordo com a necessidade do paciente, nas áreas acometidas, em intervalos de até 21 dias.

Outras alternativas tópicas como o glicopirrônio, um anticolinérgico, podem ser efetivas; no entanto, devido à absorção sistêmica, os efeitos colaterais são similares aos do uso de anticolinérgicos orais, que serão mencionados a seguir e devem ser usados com cautela.

Estas recomendações são baseadas na experiência de especialistas. Há diversos estudos demonstrando o uso de sais de alumínio em formulações tópicas com segurança em crianças, e o glicopirrônio tópico é aprovado pelo FDA (Food and Drug Administration) americano em crianças acima de 9 anos.

Tratamento oral

Os principais medicamentos orais utilizados para a hiperidrose são os anticolinérgicos como a oxibutinina e o glicopirrolato. A oxibutinina é classicamente usada em crianças acima de 5 anos com aprovação da Agência Nacional de Vigilância Sanitária (Anvisa) e do FDA para bexiga hiperativa, enurese e incontinência urinária.

A oxibutinina, apesar de não possuir aprovação para a indicação de hiperidrose, é uma droga de baixo custo e amplamente disponível, e que possui alguns estudos de segurança e de eficácia na população pediátrica:

- é mais bem indicada para casos de hiperidrose craniofacial ou generalizada, porém também pode ser usada como medicamento de segunda linha para o tratamento das hiperidroses localizadas, como axilas e palmas;
- a dose deve ser individualizada de acordo com a tolerância e resposta do paciente. Para a oxibutinina pode-se iniciar com 2,5 mg ao dia por duas semanas, aumentando 2,5 mg a cada duas semanas, até máximo de 12,5 mg

a 15 mg ao dia, respeitando-se a dose que atinja os melhores resultados ou até que os efeitos colaterais impeçam o aumento da dose;

- os efeitos colaterais são comuns e muitas vezes limitam o uso da medicação, pois são bastante desagradáveis: xerostomia em até 60% dos pacientes, assim como retenção urinária, turvação visual, xeroftalmia, cefaleia e palpitações;
- para minimizar a xerostomia podem ser utilizadas saliva artificial e goma de mascar sem açúcar; para a xeroftalmia, são indicados lubrificantes oculares.

O glicopirrolato pode ser usado na dose de 1 a 2 mg por dia em tomada única e tem efeitos colaterais similares ao da oxibutinina.

Toxina botulínica

A toxina botulínica é um tratamento bastante efetivo para quadros de hiperidrose focal nas axilas, palmas e plantas. No entanto, a aplicação é bastante dolorosa, e apesar de métodos para diminuição da dor da injeção, como crioanalgesia, anestésicos tópicos e bloqueios nervosos, a dor é um fator limitante para o uso da toxina em crianças.

Esse procedimento deve ser realizado somente por profissionais habilitados e com prática no uso de toxina botulínica, como os dermatologistas e cirurgiões plásticos.

Aplica-se na área de interesse com uma distância entre os pontos de cerca de 1 cm, cerca de 2 UI por ponto.

O efeito tem duração limitada. A duração média é de 6 a 8 meses para o uso axilar, e 4 a 5 meses para as palmas.

O custo das aplicações pode dificultar a adesão ao tratamento.

Complicações mais comuns são hematomas e dor no local das injeções; quando aplicada na mão pode levar a fraqueza transitória da sua musculatura.

Contraindicações são as infecções no local de aplicação, doenças neuromusculares, como miastenia gravis, e gestação.

O uso em crianças não é aprovado para essa indicação pela agência FDA. No entanto, existem estudos demonstrando a segurança para indicação na hiperidrose na faixa pediátrica, e a medicação já é usada para outras condições como paralisia cerebral a partir de 2 anos de vida.

Iontoforese

Trata-se de procedimento no qual a área afetada é imersa em água de torneira ou em soluções com ativos como anticolinérgicos tópicos, para a passagem de correntes elétricas. Pode ser usado na hiperidrose palmoplantar e axilar, com alguns estudos referindo bons resultados e segurança descrita na população pediátrica.

Inicialmente são realizadas até três sessões semanais com aparelhos específicos para iontoforese em serviços de saúde. Caso o paciente se beneficie desse método, pode adquirir a máquina para realizar tratamento de manutenção semanal ou a cada quatro semanas, em seu próprio domicílio.

Os efeitos colaterais são leves e transitórios como prurido local, ardor, vermelhidão e ressecamento.

Não deve ser usado em gestantes, portadores de marca-passo e desfibriladores.

Cirurgia

Não são indicadas de rotina em crianças, exceto em casos graves e que não responderam às demais terapias.

Para hiperidrose axilar pode ser realizada curetagem com lipoaspiração de glândulas sudoríparas com bons resultados e sem risco de hiperidrose compensatória.

A simpatectomia torácica endoscópica consiste em realizar ablação de gânglio nervoso da cadeia simpática de T2 a T3 para hiperidrose palmar, e L3 a L4 para hiperidrose plantar, porém frequentemente cursa com hiperidrose compensatória, que é a piora da hiperidrose em outros locais do corpo, o que em geral tem feito essa técnica cirúrgica ser cada vez menos utilizada, especialmente em crianças. Outros efeitos colaterais são raros, como pneumotórax, hiperidrose gustatória e síndrome de Horner.

CROMIDROSE

Introdução

A cromidrose é uma condição benigna rara que se caracteriza pela alteração da cor do suor e pode ser classificada em três subtipos: cromidrose apócrina, cromidrose écrina e pseudocromidrose.

Devido à raridade da condição, dados epidemiológicos são escassos.

Patogenia

As glândulas apócrinas estão presentes nas axilas, pálpebras, região anogenital, orelhas, couro cabeludo e aréolas. Mesmo em indivíduos normais é secretado no suor um pigmento chamado lipofucsina de coloração amarelo-acastanhada.

Nos portadores de cromidrose apócrina, a quantidade e o estado de oxidação desse pigmento são maiores, gerando coloração do suor que pode variar de amarela, verde, azul, marrom a negra, de acordo com o grau de oxidação dessa substância.

A cromidrose écrina é uma condição que surge em geral pela ingestão de corantes exógenos que são liberados no suor por glândulas écrinas. Podem estar implicadas substâncias como a rifampicina, amarelo tartrazina, cobre, colorantes alimentícios, levodopa e quininos. Casos endógenos causados por hiperbilirrubinemia já foram descritos.

A pseudocromidrose ocorre devido à colonização transitória da pele por bactérias que decompõem o suor em substâncias que possuem cor.

Quadro clínico

Presença de suor com coloração de diversas tonalidades, como amarelo, róseo, marrom ou enegrecido, que pode manchar as roupas, ocasionando constrangimento e impacto psicossocial.

Diagnóstico

Apesar de o diagnóstico ser clínico, quando a causa ou tipo de cromidrose não é identificado, exames específicos devem ser solicitados. A biópsia de pele para histopatologia com hematoxilina e eosina pode evidenciar e permitir a medição dos grânulos de lipofucsina. Esfregaços do suor também podem ser úteis para detectar a presença de lipofucsina.

A história sempre deve avaliar a introdução de novas medicações para detectar possíveis desencadeantes de cromidrose écrina.

Se houver suspeita, deve-se dosar o ácido homogentísico urinário para descartar alcaptonúria, uma doença genética que cursa com erro inato do metabolismo da fenilalanina e tirosina e pode gerar cromidrose. Outros exames importantes são hemograma completo para avaliar alterações hematológicas que cursem com sangramento, bilirrubinas para avaliar hiperbilirrubinemia, e no caso de pseudocromidrose as culturas fúngicas e bacterianas do suor.

Tratamento

Para a cromidrose apócrina podem-se utilizar tratamentos tópicos como a capsaícina e antiperspirantes com alumínio, com resultados variáveis. A toxina botulínica também pode ser útil para diminuir a sudorese local, porém a doença tende a recidivar após suspensão da terapia.

Para cromidrose écrina deve-se suspender a medicação causadora, e na pseudocromidrose podem ser realizados ciclos curtos de antibiótico oral ou tópico para erradicar a flora causadora da alteração do suor.

BROMIDROSE

Trata-se de odor corporal desagradável especialmente em locais onde há glândulas sudoríparas apócrinas como axilas, região genital e couro cabeludo.

Apesar de classicamente ser descrito como incomum em crianças pré-puberais que tenham hábitos de higiene adequados, não é raro algumas mães se queixarem de odor corporal de suor em seus filhos.

O odor pode ocorrer por decomposição bacteriana de substâncias gordurosas secretadas pelas glândulas apócrinas, ou eventualmente no suor liberado pelas glândulas écrinas, quando há ingestão de algumas comidas, como cebola, alho, aspargos, *curry* ou em doenças metabólicas como trimetilaminuria e fenilcetonúria.

Como as glândulas apócrinas são ativadas pelos hormônios sexuais e são mais ativas na puberdade, caso ocorra bromidrose axilar em crianças deve ser investigada puberdade precoce.

O controle da bromidrose pode ser feito inicialmente com orientação de higiene corporal e com trocas das roupas com frequência apropriada; banhos adequados, diários, com sabonetes antibacterianos nos locais afetados (se for tolerado); podem ser usados desodorantes ou antitranspirantes a base de sais de alumínio (como mencionado na seção de Hiperidrose).

Em casos refratários é possível realizar um ciclo de antibióticos tópicos nos locais afetados com loção de clindamicina 1% ou eritromicina 2%.

MILIÁRIA

Introdução

A miliária é uma doença que afeta tipicamente neonatos ou pessoas que recentemente se mudaram para locais de clima mais quente e úmido. Popularmente é conhecida como brotoeja. Pode ser dividida em três subtipos: miliária cristalina (ou sudâmina), miliária rubra e miliária profunda.

Epidemiologia

Estudos de prevalência no Brasil mostram uma frequência estimada para a miliária de cerca de 6%, sendo o subtipo mais comum a miliária rubra, seguido da miliária cristalina e por último a miliária profunda.

Patogenia

A miliária ocorre devido à obstrução dos ductos écrinos das glândulas sudoríparas, podendo essa obstrução ocorrer em diversos níveis na pele. Na miliária cristalina ocorre obstrução no estrato córneo ou logo abaixo. Na miliária rubra ocorre obstrução do ducto abaixo da camada córnea e na miliária profunda a obstrução ocorre na altura da transição dermoepidérmica, especialmente na derme papilar.

Essa obstrução causa extravasamento de suor e inflamação ao redor dos ductos e dependendo da altura, especialmente quando mais profunda, pode causar ruptura dos ductos écrinos. Essa obstrução pode ocorrer por conta de aumento da sudorese, presença de debris cutâneos formados por estafilococos, roupas justas e espessas, uso de emplastros e adesivos na pele.

Quadro clínico

A miliária cristalina se caracteriza pelo aparecimento de vesículas flácidas de 1-2 mm que lembram pequenas gotas d'água espalhadas pela superfície da pele, especialmente em neonatos com menos de 2 semanas. Essas vesículas em geral não possuem aspecto inflamatório da pele adjacente e são superficiais (Figura 2), rompendo-se com facilidade. O quadro é autolimitado e tende a se resolver espontaneamente dentro de dias após o surgimento.

A miliária rubra é o mais frequente dos três subtipos e como a obstrução ductal ocorre em um nível mais profundo se caracteriza por vesículas maiores e pápulas eritematosas, que surgem em neonatos entre 1-3 semanas de vida, tipicamente na região cervical, axilas e virilha, porém pode acometer outras localizações, em geral poupando a face (Figura 3). Em crianças maiores pode causar sintomas de prurido e ardor, que em geral pioram com a sudorese, e a localização ser distinta, acometendo áreas de atrito das roupas como no tronco e extremidades. Quando há presença de pústulas, chama-se miliária pustulosa e pode indicar infecção bacteriana superposta.

A miliária profunda é o mais raro dos subtipos e normalmente ocorre em indivíduos adultos que já tiveram múltiplos

FIGURA 2 Paciente com múltiplas vesículas cristalinas superficiais de surgimento abrupto após episódio febril (miliária cristalina).

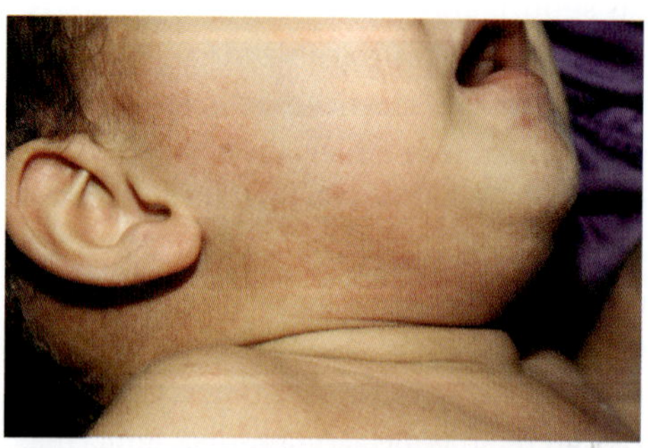

FIGURA 3 Quadro típico de miliária rubra com pápulas eritematosas na região cervical de neonato.

episódios prévios de miliária rubra. A miliária profunda caracteriza-se por pápulas normocrômicas pruriginosas não centradas no folículo piloso, podendo ser acompanhada por anidrose e intolerância ao calor.

Diagnóstico

O diagnóstico de todas as formas de miliária é clínico, porém em caso de dúvida diagnóstica pode ser realizada biópsia de pele para exame histopatológico.

Tratamento

Para todas as formas de miliária é importante identificar possíveis desencadeantes como estados febris e uso de vestimentas em excesso, muito quentes ou que sejam feitas de tecidos que não permitam adequada absorção do suor.

Deve-se realizar adaptação para roupas mais frescas, de tecidos não sintéticos e diminuição da temperatura do ambiente, quando possível, com ar-condicionado ou banhos com temperaturas mais amenas.

A miliária cristalina em geral não demanda tratamento específico e resolve-se em geral após 24 horas do início do quadro.

Já na miliária rubra é fundamental a adequação das roupas. Em casos mais graves, corticosteroides tópicos de baixa a média potência, como o acetato de hidrocortisona 1% ou aceponato de metilprednisolona 1%, podem ser usados por curto período para alívio da sintomatologia.

É popular utilizar-se amido de milho, colocando-se duas colheres de sopa de amido na banheira do neonato. Pode ser tratamento eficaz em casos leves, uma vez que o amido de milho possui grande capacidade de absorção do suor, impedindo sua retenção nos ductos sudoríparos, além de possuir propriedades calmantes e hidratantes para a pele.

Para a miliária profunda, utiliza-se a lanolina anidra de forma tópica. Em adultos, há descrição do uso de isotretinoína associada, porém como os casos em crianças são raros, a experiência terapêutica é limitada.

MILIÁRIA APÓCRINA (DOENÇA DE FOX-FORDYCE)

Trata-se de uma doença crônica, que surge especialmente em mulheres de 15-35 anos. O acometimento infantil é raro, porém existe descrição de casos em crianças.

A patogenia é incerta e provavelmente multifatorial e pode estar relacionada a fatores hormonais, dado o aparecimento frequente em mulheres em idade fértil, como também por obstrução da glândula apócrina por tampões de queratina.

Clinicamente caracteriza-se por pápulas normocrômicas a amareladas ou hiperpigmentadas, de 2-3 mm agrupadas e centradas no folículo, especialmente nas regiões axilares (Figura 4), inguinocrural, areolar e mais raramente pré-esternal, periumbilical e coxas. Prurido e ausência de suor podem ocorrer no local afetado.

O diagnóstico é clínico-patológico e o tratamento pode ser feito com corticosteroides tópicos ou intralesionais e também retinoides tópicos ou sistêmicos, inibidores de calcineurina tópicos, antitranspirantes e clindamicina tópica. Em adultos, utilizam-se contraceptivos orais como a ciproterona com boa resposta.

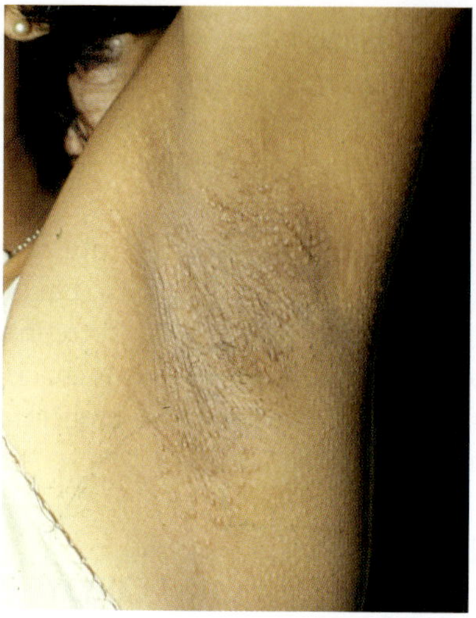

FIGURA 4 Doença de Fox-Fordyce: pápulas normocrômicas a amareladas, agrupadas na região axilar de adolescente em idade fértil.

HIDRADENITE ÉCRINA NEUTROFÍLICA

A hidradenite écrina neutrofílica (HEN) é uma doença que ocorre principalmente em pacientes com leucemia mieloide aguda e, eventualmente, outras neoplasias hematológicas ou sólidas que estejam em tratamento quimioterápico.

Existe uma variante benigna e autolimitada que costuma ocorrer em crianças sem histórico de malignidades ou uso de medicamentos, especialmente na região plantar.

A faixa etária de acometimento em média é de 40 anos, com uma proporção de 2 homens para 1 mulher.

A hidradenite écrina neutrofílica é uma dermatose neutrofílica (assim como o pioderma gangrenoso, síndrome de Sweet e doença de Behçet). A patogenia não é completamente esclarecida, porém alguns fatores podem estar implicados em seu surgimento, como alteração da expressão de algumas moléculas inflamatórias, função anormal dos neutrófilos e fatores genéticos.

O quadro clínico apresentado é de múltiplas pápulas e placas eritematosas e dolorosas especialmente no tronco, mas que podem acometer extremidades e face. Em geral surgem cerca de 10 dias após o início de quimioterápicos, especialmente citarabina quando seguida de daunorubicina, no entanto inúmeros outros quimioterápicos já foram implicados no surgimento desse quadro (vemurafenibe, cetuximabe, imatinibe, decitabina) e até medicações não quimioterápicas (paracetamol, azatioprina, adalimumabe, carbamazepina, entre outras).

Em geral tende a regredir após o término do tratamento e recidivar em novos ciclos.

Pode ocorrer febre e patergia associada, e em crianças é descrito um quadro autolimitado de nódulos e placas eritematosas e urticariformes nos membros, tronco e couro cabeludo.

O diagnóstico deve ser confirmado com biópsia, mostrando degeneração vacuolar do epitélio das glândulas sudoríparas, e um infiltrado neutrofílico robusto ao redor dos ductos é um achado clássico, porém não obrigatório, para confirmação do diagnóstico.

O tratamento consiste na interrupção da droga implicada, quando possível, e uso de corticoides sistêmicos e anti-inflamatórios para controle da dor. Corticosteroides tópicos não são efetivos, devido à maior profundidade das lesões. Para prevenção de recorrência dos quadros, dapsona oral pode ser utilizada.

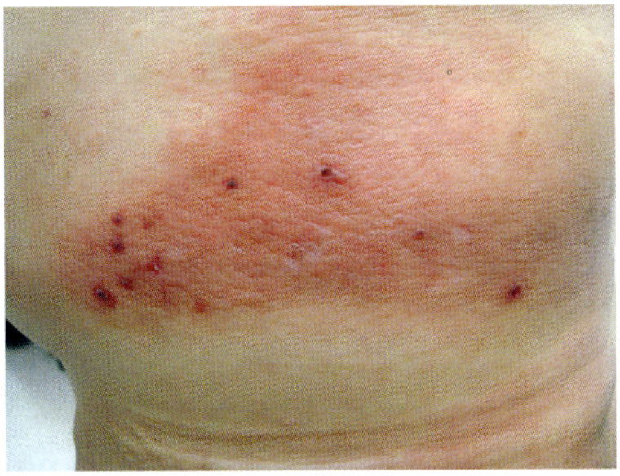

FIGURA 5 Paciente com quadro de linfoma folicular e presença de placas eritematosas e urticariformes no tronco, sem tratamento quimioterápico, desenvolveu quadro clínico atípico, porém confirmado por exame histopatológico, de hidradenite écrina neutrofílica.

Fonte: imagem gentilmente cedida pela Dra. Jade Cury Martins, do Hospital das Clínicas da FMUSP.

CONCLUSÃO

As afecções de glândulas sudoríparas mais comuns na faixa etária pediátrica são a hiperidrose e a miliária.

A hiperidrose tem grande impacto social, e deve ser adequadamente tratada, geralmente com derivados de alumínio aplicados localmente. O tratamento pode ser ainda oral com oxibutinina e o glicopirrolato, ou local com toxina botulínica.

A miliária em crianças geralmente ocorre desencadeada por estados febris e uso de vestimentas em excesso, muito quentes ou feitas de tecidos que não permitam adequada absorção do suor. O tratamento geralmente é feito com melhoria das condições locais, roupas adequadas, e caso necessário com corticosteroides tópicos de baixa dosagem.

SUGESTÕES DE LEITURA

1. Bellet JS. Diagnosis and treatment of primary focal hyperhidrosis in children and adolescents. Semin Cutan Med Surg. 2010;29(2):121-6.
2. Bohaty BR, Hebert AA. Special considerations for children with hyperhidrosis. Dermatol Clin. 2014;32(4):477-84.
3. Del Boz J, Millán-Cayetano JF, Blázquez-Sánchez N, de Troya M. Individualized dosing of oral oxybutynin for the treatment of primary focal hyperhidrosis in children and teenagers. Pediatr Dermatol. 2016;33(3):327-31.
4. Guerra KC, Toncar A, Krishnamurthy K. Miliaria. In: StatPearls [Internet]. Treasure Island (FL): StatPearls Publishing; 2021.
5. Hasfa S, Schwartz RH. Two 6-year-old twin girls with primary axillary bromhidrosis: Discussion, differential diagnosis, and management options. Clin Pediatr (Phila). 2007;46(8):743-5.
6. Hasimoto EN, Cataneo DC, Reis TA, Cataneo AJM. Hyperhidrosis: prevalence and impact on quality of life. J Bras Pneumol. 2018;44(40):292-8.
7. Huerta-Vena A, Tardío JC, Hernández-Núñez A, Borbujo J. Fox-fordyce disease in a pediatric patient. Actas Dermosifiliogr. 2020;111(8):706-7.
8. Kirk JF, Wilson BB, Chun W, Cooper PH. Miliaria profunda. J Am Acad Dermatol. 1996;35(5 Pt 2):854-6.
9. Mirkovic SE, Rystedt A, Balling M, Swartling C. Hyperhidrosis substantially reduces quality of life in children: A retrospective study describing symptoms, consequences and treatment with botulinum toxin. Acta Derm Venereol. 2018;98(1):103-7.
10. Nelson CA, Stephen S, Ashchyan HJ, James WD, Micheletti RG, Rosenbach M. Neutrophilic dermatoses: pathogenesis, sweet syndrome, neutrophilic eccrine hidradenitis, and Behçet disease. J Am Acad Dermatol. 2018;79(6):987-1006.

CONTEÚDO COMPLEMENTAR

Utilize o QR code abaixo para acessar as questões comentadas do capítulo (senha: **dermatologiaicr**).

Seção 8

Dermatoses da hipoderme

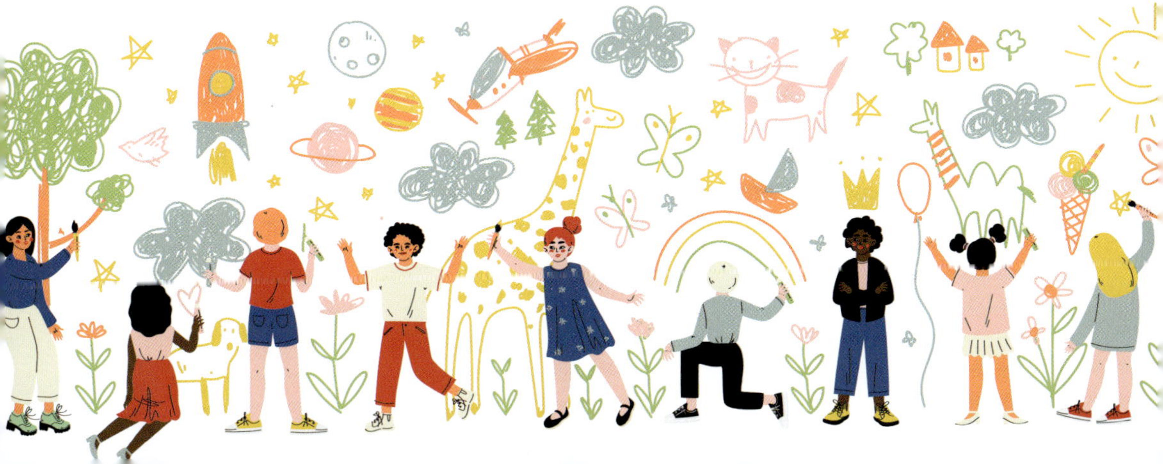

41

Dermatoses da hipoderme

Paula Silva Ferreira

PONTOS-CHAVE DESTE CAPÍTULO

- As dermatoses inflamatórias da hipoderme são chamadas de paniculites.
- São caracterizadas por nódulos ou placas subcutâneas recobertas por pele eritematosa.
- O processo histopatológico ocorre majoritariamente na hipoderme e pode afetar predominantemente o septo ou o lóbulo da hipoderme. Esse dado é fundamental em muitos casos para seguimento das condutas diagnósticas para o esclarecimento etiológico.
- Na infância existem dois grupos de paniculites, as paniculites neonatais e as paniculites mais frequentes em adultos e que podem acometer qualquer faixa etária da infância.

INTRODUÇÃO

As dermatoses inflamatórias que acometem a hipoderme são denominadas paniculites e representam um desafio diagnóstico para clínicos e patologistas por diversos motivos. A terminologia dessas patologias tende a ser difícil e vem sendo modificada nas últimas décadas, e apenas recentemente com o avanço diagnóstico e esclarecimento etiológico de algumas dessas dermatoses foi possível compreender muitos casos.

Uma mesma entidade pode receber nomenclaturas diferentes (como vasculite nodular e eritema indurado); já algumas dermatoses eram classificadas antigamente como única doença, como no caso da doença de Weber-Christian, que na verdade tratava-se de patologias distintas como paniculite por deficiência de alfa-1 antitripsina ou paniculite lúpica.

Além disso, mesmo quando causadas por etiologias diversas, as paniculites apresentam quadro clínico muito semelhante e, por vezes, monótono, consistindo na presença de nódulos subcutâneos recobertos por pele eritematosa. Isso se deve ao fato de o processo patológico principal das paniculites ocorrer na hipoderme, uma camada que não conseguimos visualizar diretamente.

O terceiro motivo é que o diagnóstico histopatológico das paniculites requer a análise de padrões de inflamação em duas porções da hipoderme: os septos e os lóbulos. Para que a análise eficaz dessas porções da hipoderme ocorra são necessárias biópsias grandes e profundas dos processos patológicos, cursando com certa morbidade ao doente.

Além disso, as paniculites, assim como outras doenças inflamatórias, são processos dinâmicos: a biópsia das lesões tem de ser realizada no momento de inflamação aguda. Nem sempre é fácil determinar o estado das lesões, uma vez que diferentes fases (processo ativo × processo residual) podem ser muito semelhantes.

Por fim, algumas paniculites podem ser manifestações de diferentes processos patológicos, como é o caso do eritema nodoso, e muitas vezes a confirmação histopatológica do tipo de paniculite é apenas o primeiro passo para guiar as etapas seguintes da investigação etiológica.

A fim de facilitar a conduta do clínico quando diante de um ou mais nódulos subcutâneos com processo inflamatório predominantemente da hipoderme, os diagnósticos mais frequentes classificados por achados característicos da histopatologia encontram-se na Figura 1 e as paniculites classificadas de acordo com dados clínicos e laboratoriais encontram-se na Figura 2. O quadro clínico, patogenia, histopatologia e tratamento de cada uma das paniculites mais frequentes encontram-se nas Tabelas 1 a 5: Tabela 1 – apresenta as principais paniculites septais; Tabela 2 – paniculites lobulares ou mistas com vasculite; Tabela 3 – paniculites lobulares ou mistas com necrose precoce; Tabela 4 – paniculite lobular ou mista com espaço em forma de agulhas; e Tabela 5 – paniculites classificadas por etiologia.

EPIDEMIOLOGIA

Do ponto de vista epidemiológico podemos considerar dois grandes grupos de afecções da hipoderme na infância: as paniculites neonatais, exclusivas dessa faixa etária, e as outras paniculites, que são mais frequentes em adultos, mas que raramente podem afetar crianças de qualquer faixa etária.

O eritema nodoso é a paniculite mais frequente e pode ocorrer em qualquer idade, mas seu pico de incidência é observado entre a 2ª e a 4ª décadas de vida. A prevalência estimada é de 1-5 acometidos por 100 mil indivíduos, sendo 3-5 vezes mais frequente em mulheres que em homens.

O eritema indurado é uma condição rara e, embora possa ocorrer em qualquer faixa etária, indivíduos de meia idade são os mais acometidos. Predominam no sexo feminino.

Por sua vez a paniculite lúpica é rara, ocorre em 1-3% dos pacientes com lúpus eritematoso cutâneo. Pode acometer qualquer faixa etária e é mais frequente nas mulheres do que nos homens.

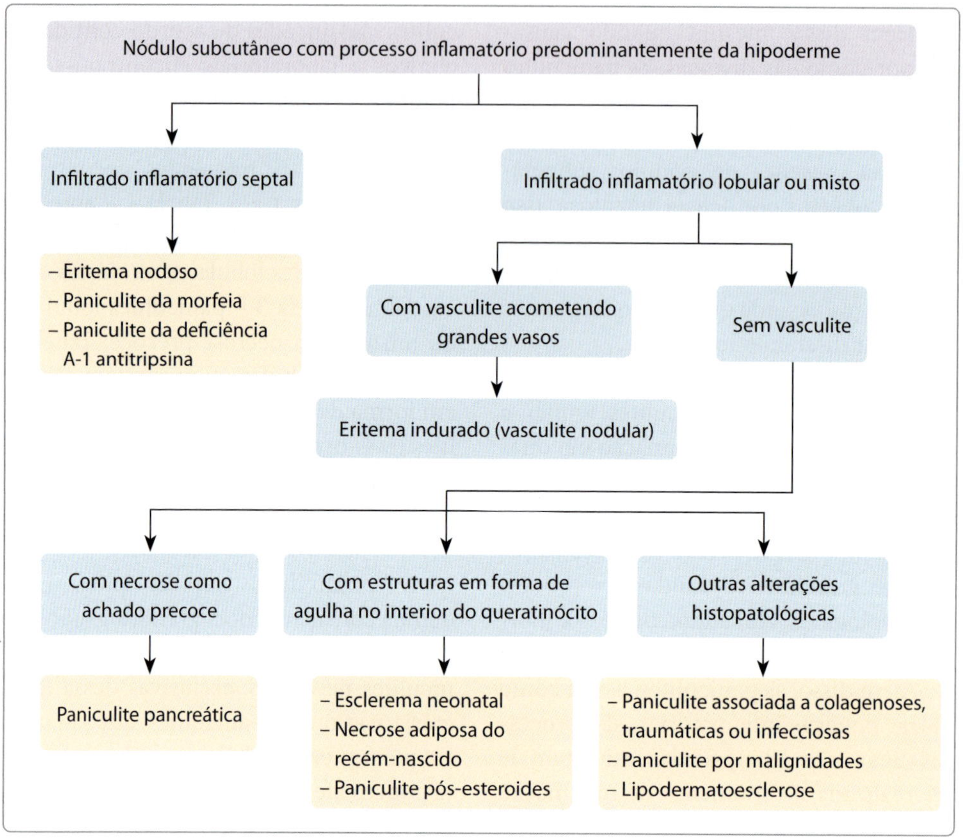

FIGURA 1 Paniculites classificadas por achados característicos da histopatologia.

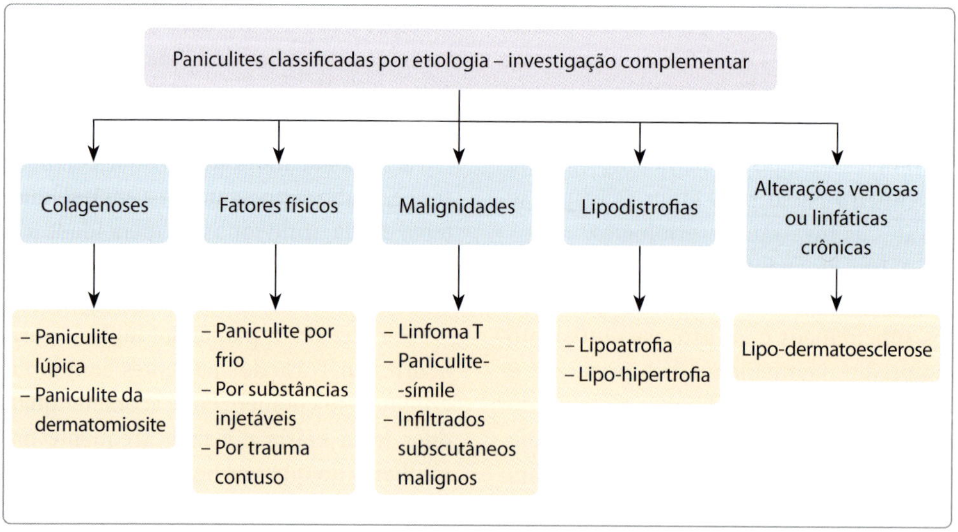

FIGURA 2 Paniculites classificadas etiologicamente por dados clínicos e laboratoriais

TABELA 1 Paniculites septais

Paniculites septais	Quadro clínico	Patogenia	Histopatologia	Diagnóstico	Tratamento
Eritema nodoso	Nódulos e placas eritematosos, violáceos ou acastanhados, localizados na região anterior das pernas (Figura 3). Lesões dolorosas, assumem aspecto contusiforme e não deixam cicatrizes. Pode haver febre, comprometimento do estado geral e poliartralgias	Reação de hipersensibilidade tardia a diferentes antígenos como infecções bacterianas, virais ou fúngicas, sarcoidose, drogas, gestação, doença inflamatória intestinal e neoplasias. Em 50% dos casos é idiopático.	Infiltrado. inflamatório com predomínio de linfócitos. Neutrófilos podem ser encontrados no início. Granuloma radial de Miescher – achado característico.	Clínico, confirmado por histopatologia. Exames complementares: hemograma, radiografia de tórax, teste tuberculínico, anticorpo antiestreptolisina O, sorologias virais, protoparasitológico.	Repouso, analgesia, elevação dos membros. Anti-inflamatórios não esteroidais, iodeto de potássio, colchicina. Tratamento etiológico, se possível.
Paniculite da morfeia	Placas e nódulos indurados que levam a atrofia e hiperpigmentação ocorrendo predominantemente no tronco e membros superiores.	Alterações vasculares e do metabolismo do colágeno associadas à disfunção imune, fatores genéticos e eventualmente exógenos, como inalação de sílica e cloreto de polivinil. Produção exagerada de colágeno na pele e vasos.	Espessamento fibroso dos septos com hialinização e homogeneização das fibras colágenas e infiltrado linfoplasmocitário. Pode ocorrer calcificação.	Clínico, confirmado por histopatologia. Ressonância magnética para avaliar fáscia. Anticorpos antinucleares, eosinófilos e eletroforese de proteínas podem apresentar alterações em alguns casos.	Corticoide sistêmico, colchicina, fototerapia.
Paniculite por deficiência de alfa 1--antitripsina	Nódulos e placas eritematosos ou violáceos subcutâneos, dolorosos, que evoluem para necrose, eliminando material oleoso. História de trauma local. Localizam-se no tronco, flancos, quadril e coxas. Resolução com cicatriz deprimida.	A doença decorre de deficiência da 1-antitripsina, que atua inibindo proteases como a elastase e a colagenase. Na deficiência da alfa 1-antitripsina, as enzimas não inibidas continuam sua ação proteolítica sobre os tecidos levando a lesões em vários órgãos e na hipoderme.	Inflamação neutrofílica precoce dos vasos dérmicos e septais, colagenólise do septo fibroso seguida por necrose liquefativa e separação dos lóbulos e septos adjacentes.	Diagnóstico baseia-se na suspeita clínica e histopatológica e deve ser confirmado por exames laboratoriais: eletroforese de proteínas, níveis séricos de alfa 1-antitripsina e determinação fenotípica.	Reposição da alfa 1-antitripsina. Evitar álcool, pois pode desencadear hepatite. Dapsona e doxiciclina podem ser eficazes em alguns casos.

TABELA 2 Paniculites lobulares ou mistas com vasculite

Paniculites lobulares com vasculite	Quadro clínico	Patogenia	Histopatologia	Diagnóstico	Tratamento
Eritema indurado (de Bazin ou vasculite nodular)	Presença de múltiplos e recorrentes nódulos, com tendência à ulceração, que afeta primariamente a região posterior das pernas (Figura 4).	Reação de hipersensibilidade a antígenos de *M. tuberculosis* (foco extracutâneo de infecção). Casos sem indícios da tuberculose podem estar associados a hepatite C.	Paniculite lobular, com infiltrado inflamatório granulomatoso, com necrose focal, vasculite e fibrose septal em combinações variáveis.	Exame anatomopatológico e PCR para *M. tuberculosis* na amostra de pele. Exames: PPD, radiografia de tórax, hemograma completo, VHS, testes de função hepática e sorologia para hepatite C.	Tratamento antituberculose. Nos casos de recidiva, anti-inflamatórios, prednisona, dapsona, metotrexato, antimaláricos, talidomida, colchicina e azatioprina.

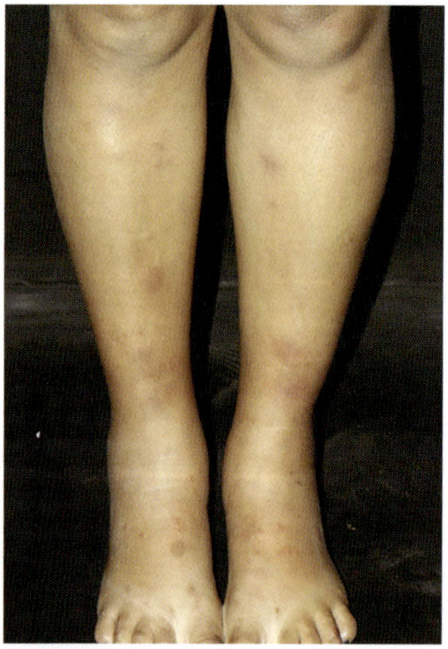

FIGURA 3 Eritema nodoso: nódulos e placas eritemato-violáceos localizados na região anterior das pernas.

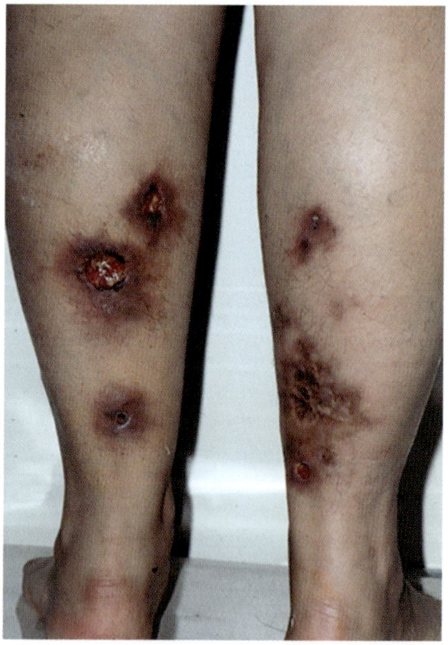

FIGURA 4 Eritema indurado de Bazin: nódulos com ulceração e cicatrizes atróficas na região posterior das pernas.

TABELA 3 Paniculites lobulares ou mistas com necrose precoce

Paniculites lobulares ou mistas com necrose precoce	Quadro clínico	Patogenia	Histopatologia	Diagnóstico	Tratamento
Paniculite pancreática	Nódulos eritemato--violáceos, dolorosos e depressíveis nos membros e tronco. Drenagem de material oleoso. Artrites e serosites, pleurites, pericardites e sinovites.	Ocorre em 2% dos doentes com doença pancreática (pancreatites agudas e crônicas e carcinomas pancreáticos). Ação de lipases pancreáticas que atingem a pele por via hematogênica. As lipases hidrolisam o panículo adiposo e promovem inflamação.	Degeneração basofílica dos adipócitos, causando necrose de coagulação, e células adiposas-fantasma associadas à calcificação. Infiltrado inflamatório variável, com neutrófilos, leucocitoclasia e histiócitos multinucleados.	Exame histopatológico associado ao aumento dos níveis séricos e urinários da amilase e lipase.	Tratamento da doença pancreática, clínico ou cirúrgico.

TABELA 4 Paniculite lobular ou mista com espaço em forma de agulhas

Paniculites lobulares com espaço em forma de agulha	Quadro clínico	Patogenia	Histopatologia	Diagnóstico	Tratamento
Esclerema neonatal	Acomete neonatos pré-termo. Esclerose de toda a pele, que se inicia pelas nádegas e membros inferiores, progredindo para o tronco. Pele pálida, cérea, cianótica e fria. Acometimento sistêmico grave.	Sugere-se influência de alterações dos ácidos graxos saturados induzidas pelo frio. Esses componentes estão presentes em maior proporção no recém-nascido.	Paniculite lobular com infiltrado linfo-histiocitário mínimo ou ausente. Presença de fendas citoplasmáticas alongadas, com distribuição radial (espaço em forma de agulhas).	Diagnóstico clínico e histopatológico.	Medidas gerais de suporte, prevenção de infecções, tratamento da doença primária, quando existente, e corticoterapia sistêmica, em alguns casos.

(continua)

TABELA 4 Paniculite lobular ou mista com espaço em forma de agulhas (*continuação*)

Paniculites lobulares com espaço em forma de agulha	Quadro clínico	Patogenia	Histopatologia	Diagnóstico	Tratamento
Necrose adiposa do recém-nascido	Acomete recém-nascidos de termo e bom estado geral. Nódulos e placas eritemato-violáceos únicos ou múltiplos, que regridem com calcificação. Afeta áreas mais pressionadas no parto como ombros, dorso, nádegas e face (Figura 5).	Traumas mecânicos (parto), fórceps, anoxia e frio. Agressões produzem necroses gordurosas circunscritas.	Paniculite lobular. Focos múltiplos de necrose gordurosa e processo inflamatório granulomatoso com neutrófilos, linfócitos, histiócitos e células gigantes e fibrose. Presença de espaço em forma de agulhas.	Diagnóstico clínico e histopatológico.	Regressão espontânea das lesões ocorre em semanas ou meses.
Paniculite pós-esteroide	Nódulos subcutâneos, nas regiões malares, membros superiores e tronco.	Acomete crianças com uso de corticoide sistêmico prolongado, após suspensão abrupta. Patogenia desconhecida.	Semelhantes às encontradas na necrose adiposa do recém-nascido.	Diagnóstico clínico e histopatológico.	Não é necessário nos casos leves. Em formas intensas, reintroduzir corticosteroide e realizar retirada gradual.

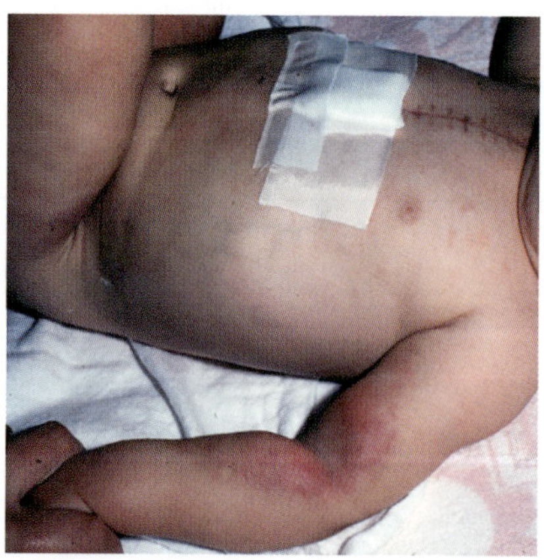

FIGURA 5 Adiponecrose do recém-nascido: placa eritemato-violácea no braço de recém-nascido a termo.

TABELA 5 Paniculites classificadas por etiologia

Paniculites classificadas por etiologia	Quadro clínico	Patogenia	Histopatologia	Diagnóstico	Tratamento
Paniculite lúpica	Nódulos e placas subcutâneos, dolorosos, que resultam em lipoatrofia. Localização: ombros, braços, regiões glúteas e pernas. Envolvimento facial nas crianças (Figura 6).	Trata-se de processo multifatorial, que envolve a participação da radiação ultravioleta e a desregulação de linfócitos T e B, geração de autoanticorpos.	Paniculite lobular ou mista, infiltrado linfocítico e depósitos de mucina na derme. Atrofia da epiderme, dermatite de interface vacuolar e espessamento da membrana basal.	Diagnóstico clínico, laboratorial e histopatológico. Exames: hemograma, complemento, função hepática, função renal e urina tipo 1. Dosagem de FAN, anti-DNA, anti-Sm, anti-Ro e anti-La.	Primeira escolha: antimaláricos, corticosteroide sistêmico. Dapsona, talidomida, metotrexato, azatioprina e micofenolato de mofetila têm sido utilizados para o controle de lesões refratárias.
Paniculite traumática	Necrose e ulceração que surgem em áreas de trauma.	Trauma mecânico leva à inflamação e necrose da hipoderme.	Paniculite lobular, com necrose gordurosa circundada por fibrose, hemorragia e infiltrado inflamatório lipofágico.	Diagnóstico clínico e histopatológico.	Observação e eliminação do fator traumático.
Paniculite infecciosa	Nódulos e placas subcutâneas eritematosas que evoluem para supuração. Lesões múltiplas que preferencialmente se localizam nos membros inferiores.	Acometem imunossuprimidos, como transplantados. A infecção pode ocorrer por inoculação direta, por extensão de tecidos subjacentes ou por via hematogênica.	Paniculite mista variável de acordo com a etiologia do processo com infiltrado misto de neutrófilos, linfócitos, plasmócitos histiócitos e, por vezes, células gigantes.	Clínico, histopatológico e exames: exame direto, culturas, reações sorológicas e intradérmicas, PCR, Gram, Gomori, PAS, anti-BCG, PCR para detecção do DNA específico dos agentes.	Antibióticos ou outros antimicrobianos, ou até mesmo cirúrgico, de acordo com o agente causal detectado.

(continua)

TABELA 5 Paniculites classificadas por etiologia (*continuação*)

Paniculites classificadas por etiologia	Quadro clínico	Patogenia	Histopatologia	Diagnóstico	Tratamento
Linfoma T paniculite símile	Nódulos e placas subcutâneos eritematosos ou hemorrágicos dolorosos que, em geral, evoluem para ulceração, localizados nos membros, tronco e face.	Linfoma de células T infiltrando o tecido celular subcutâneo.	Paniculite lobular com infiltrado inflamatório misto com células linfoides atípicas.	Clínica, histopatológica e exames: estudos hematológicos, mielograma, fenotipagem de linfócitos, rearranjo gênico dos receptores dos linfócitos.	Tratamento é poliquimioterápico.
Lipodermatoesclerose	Placa esclerótica localizada logo acima do maléolo. Eritema na fase aguda e coloração eritemato-acastanhada na fase crônica pela presença de hemossiderina.	Sugere-se associação de estase venosa, fibrose, vasos dilatados e congestos.	Necrose lobular com infiltrado inflamatório septal e extravasamento de hemácias.	Diagnóstico clínico. Evitar biópsia pela dificuldade de cicatrização devido à topografia das lesões e estase.	Antibióticos nas fases agudas e penicilina benzatina a longo prazo.

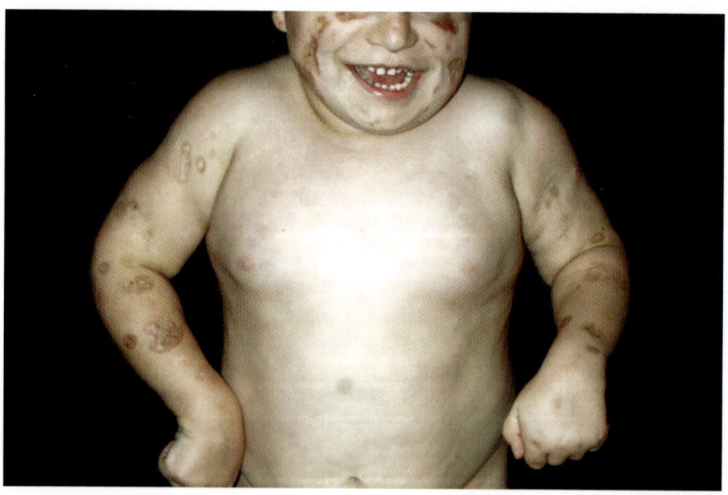

FIGURA 6 Paniculite lúpica: nódulos e placas eritemato-acastanhados, simétricos, associados a áreas de lipoatrofia e placas atróficas com centro hipocrômico e bordas hiperpigmentadas nos braços e face.

PATOGENIA

A patogenia varia consideravelmente de acordo com cada doença. No eritema nodoso, a paniculite septal mais frequente, ocorre uma resposta de hipersensibilidade tardia a uma ampla gama de estímulos antigênicos, que inclui bactérias, vírus e agentes químicos. Em outro grupo de paniculites, as paniculites do período neonatal, a hipótese é de maior susceptibilidade dos neonatos ao frio, devido à grande superfície corpórea em relação ao peso e também pela distribuição das gorduras. Há predomínio das gorduras insaturadas em relação às saturadas, e o frio induziria a solidificação das substâncias graxas insaturadas do tecido adiposo subcutâneo, induzindo necrose e inflamação tecidual (Tabela 1 a 5).

QUADRO CLÍNICO

Clinicamente, as paniculites se apresentam por nódulos ou placas subcutâneas recobertas por pele eritematosa ou violácea e se localizam predominantemente nas pernas. Alguns tipos de paniculites podem se estender à cintura pélvica e, raramente, aos membros superiores e face. Esses últimos locais são preferencialmente acometidos pela paniculite lúpica (Tabela 1 a 5).

DIAGNÓSTICO

O diagnóstico depende de um conjunto de dados: o quadro clínico, o quadro histopatológico de uma amostra de hipoderme satisfatória e provas diagnósticas etiológicas direcionadas com base nos achados clínicos e histopatológicos (Tabela 1 a 5).

TRATAMENTO

O tratamento será guiado pelo diagnóstico da dermatose da hipoderme. Por meio do diagnóstico etiológico da paniculite pode haver pelo menos duas condutas terapêuticas: o tratamento específico da paniculite, como no caso do eritema nodoso de causa idiopática ou o tratamento da doença subjacente, como no caso da paniculite lúpica (Tabela 1 a 5).

CONCLUSÃO

A classificação clínica e histopatológica das paniculites é bastante difícil. Vários agentes produzem lesões na hipoderme, mas as respostas do tecido adiposo a essas agressões são limitadas e, como resultado macroscópico, as lesões são morfologicamente muito semelhantes. Da mesma forma, as diferenças histopatológicas entre as paniculites são limitadas em alterações septais ou lobulares e podem não conter características determinantes, por vezes fazendo com que o diagnóstico histopatológico também seja difícil, exigindo-se uma boa correlação clínico-patológica seguida de investigação etiológica para sua elucidação diagnóstica.

SUGESTÕES DE LEITURA

1. López-Lerma I, Peñate Y, Gallardo F, Martí RM, Mitxelena J, Bielsa I, et al. Subcutaneous panniculitis-like T-cell lymphoma: Clinical features, therapeutic approach, and outcome in a case series of 16 patients. J Am Acad Dermatol. 2018;79(5):892-8.
2. Magalhães TS, Dammert VG, Samorano LP, Litvoc MN, Nico MMS. Erythema induratum of Bazin: Epidemiological, clinical and laboratorial profile of 54 patients. J Dermatol. 2018;45(5):628-9.
3. Pérez-Garza DM, Chavez-Alvarez S, Ocampo-Candiani J, Gomez-Flores M. Erythema Nodosum: a practical approach and diagnostic algorithm. Am J Clin Dermatol. 2021:1-12.
4. Prieto-Torres L, Alegría-Landa V, Morales-Moya AL, Meriño-Ibarra EE, Ara-Martín M, Requena L. Lupus panniculitis refractory to multiple therapies treated successfully with rituximab: A case report and literature review. Australas J Dermatol. 2018;59(2):e159-e160.
5. Requena L, Yus ES. Panniculitis. Part I. Mostly septal panniculitis. J Am Acad Dermatol. 2001;45(2):163-83.
6. Requena L, Sánchez YE. Panniculitis. Part II. Mostly lobular panniculitis. J Am Acad Dermatol. 2001;45(3):325-61.

CONTEÚDO COMPLEMENTAR

Utilize o QR code abaixo para acessar as questões comentadas do capítulo (senha: **dermatologiaicr**).

Seção 9

Dermatoses das mucosas

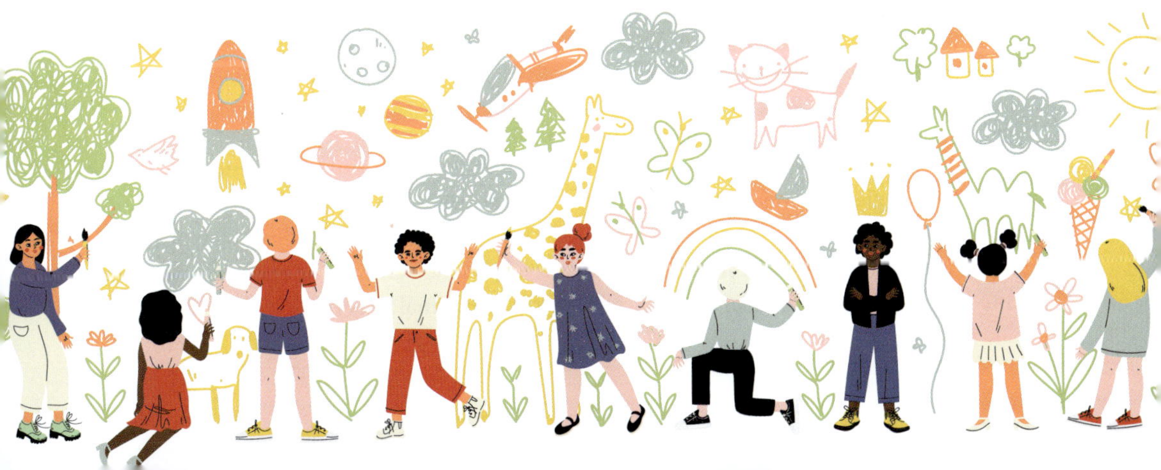

42

Doenças dos lábios e da mucosa oral

Marcello Menta Simonsen Nico
Juliana Dumêt Fernandes
Silvia Vanessa Lourenço

PONTOS-CHAVE DESTE CAPÍTULO

- As afecções da mucosa oral representam, em sua maioria, análogos mucosos das diversas dermatoses, tendo sempre um correspondente na pele.
- As lesões mucosas têm, pelas peculiaridades locais, uma variabilidade clínica menos pronunciada que suas análogas na pele.
- O termo queilite significa "inflamação do lábio", não denotando nenhuma doença em particular; deve sempre ser designada a doença específica; as observadas na infância são as seguintes: esfoliativa, de contato, angular, medicamentosa, granulomatosa.
- Diversas dermatoses podem se manifestar com vermelhão labial, em localização exclusiva ou associada a lesões em outras áreas da pele: psoríase, vitiligo, líquen plano, eritema polimorfo, lúpus eritematoso, dermatoses bolhosas etc.
- Tumorações labiais mais observadas na infância são: mucocele e granuloma piogênico.

INTRODUÇÃO

O exame da mucosa oral é parte integrante do exame dermatológico. As afecções dessa região representam, em sua maioria, análogos mucosos das diversas dermatoses, tendo sempre um correspondente na pele. É, no entanto, comum que essas últimas não estejam presentes, dificultando a diagnose pelo médico menos experimentado, já que as lesões mucosas têm, pelas peculiaridades locais, uma variabilidade clínica menos pronunciada que suas análogas na pele.

AFECÇÕES DOS LÁBIOS

Orifícios labiais

São malformações congênitas caracterizadas por pequenas depressões nas comissuras labiais ou no lábio inferior. Podem infectar-se.

Grânulos de Fordyce

Caracterizam-se por diminutas manchas ou pápulas de cor amarela no vermelhão labial ou na mucosa jugal, em número variado. Representam glândulas sebáceas ectópicas desembocando diretamente na superfície epitelial; são raras e não necessitam de tratamento.

Verrugas virais

Ver Capítulo 49 – Dermatoviroses na infância.

Herpes simples

Ver Capítulo 49 – Dermatoviroses na infância.

Queilites

O termo queilite significa "inflamação do lábio", não denotando nenhuma doença em particular; deve sempre ser designada a doença específica (Quadro 1).

QUADRO 1 Queilites mais frequentes na infância

- Queilite esfoliativa
- Queilite de contato
- Queilite angular
- Queilite medicamentosa
- Queilite granulomatosa

Queilite esfoliativa

É autoprovocada por crianças ansiosas ou nas que têm diátese atópica (por serem respiradoras bucais, situação que provoca ressecamento labial). Observam-se escamas, crostas e até liquenificação, sem sinais inflamatórios. Queilofagia pode ser encontrada em indivíduos com distúrbios emocionais e com distúrbios metabólicos como a síndrome de Lesch-Niham. O tratamento consiste na orientação e uso de emolientes.

Queilite de contato

No lábio, é mais frequente por mecanismo de irritação primária do que por sensibilização, sendo a saliva o irritante mais comum. Observa-se área de eritema labial e perilabial bem demarcada e de extensão variável, consoante à quantidade de perda de saliva pela boca, sendo o quadro mais intenso em indivíduos com alterações neuropsíquicas ("dermatite perioral dos neuropatas") e nas crianças durante a fase de erupção dentária (Figura 1).

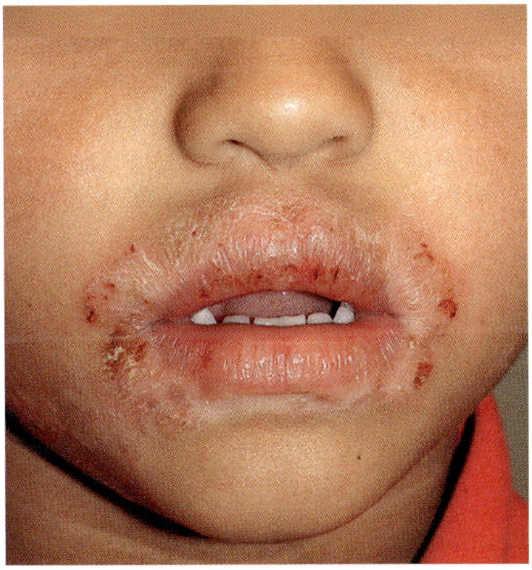

FIGURA 1 Queilite de contato por saliva. Eritema e escamo-crostas.

Queilite angular

É um intertrigo comissural, em geral por retenção salivar, podendo ocorrer infecção secundária. Em crianças é, mais comumente, unilateral, sendo então importantes os fatores locais de maceração e traumatismo na sua gênese (Figura 2). Lesões bilaterais são mais raras na infância, devendo-se então pesquisar diabetes, Aids e avitaminoses, aliás, raramente detectados.

Queilite medicamentosa

Vários padrões de reação a medicamentos podem acometer o lábio: erupção medicamentosa fixa, eritema polimorfo, angioedema. É também comum em nosso meio a queilite pela isotretinoína, utilizada no tratamento da acne, na qual se observa afinamento do revestimento do vermelhão, com descamação e fissuras.

Queilite granulomatosa

Raríssima na infância, caracteriza-se por surtos recorrentes de edema firme dos lábios, podendo se tornar permanente. À histopatologia observam-se granulomas frouxos ou bem formados na derme. Quando associada à presença de língua fissurada (escrotal) e/ou paralisia facial, constitui a chamada síndrome de Melkersson-Rosenthal (Figura 3). Raramente é manifestação de doença inflamatória intestinal.

Acometimento labial em diversas dermatoses

Diversas dermatoses podem se manifestar no vermelhão labial, em localização exclusiva ou associada a lesões em outras áreas da pele: psoríase, vitiligo, líquen plano, eritema polimorfo, lúpus eritematoso, dermatoses bolhosas etc.

Tumorações labiais

Mucocele

É lesão arredondada, cística e translúcida, de localização mais frequente na mucosa labial inferior (Figura 4), seguida pelo assoalho bucal (quando se apresenta com maior tamanho: rânula) e pela região ântero-ventral da língua (região das glândulas de Blandin-Nuhn). Resulta, na maioria das vezes, da reação tecidual à saliva extravasada no interstício a partir de um traumatismo ou rotura do ducto de uma glândula salivar menor. O tratamento é cirúrgico, pelo dermatologista.

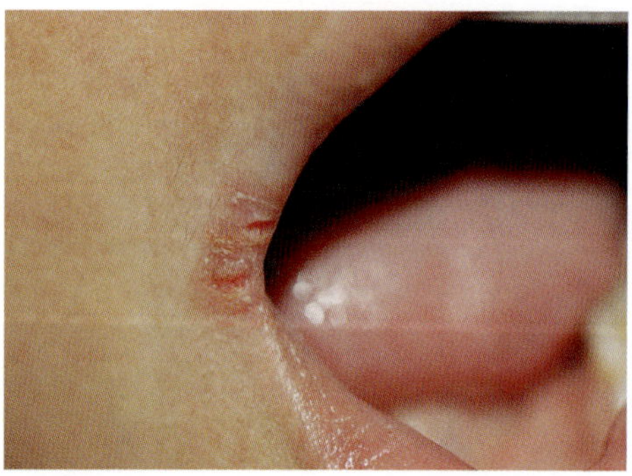

FIGURA 2 Quelilite angular – maceração da comissura labial.

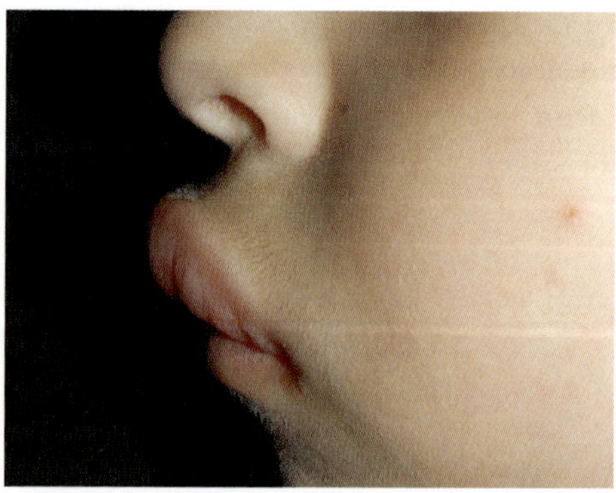

FIGURA 3 Queilite granulomatosa. Macroqueilia.

Granuloma piogênico

É uma proliferação vascular benigna, que resulta em geral de traumatismo externo em uma arteríola, que desencadeia processo de hiperplasia capilar na derme. Caracteriza-se por lesão pápulo-nodular, úlcero-vegetante, vinhosa, friável e sangrante, por vezes recoberta por crosta hemática, de crescimento rápido em poucas semanas (Figura 5). Acomete qualquer área do tegumento; na mucosa oral comumente se localiza no lábio ou nas gengivas. O tratamento é a exérese cirúrgica seguida por eletrocoagulação.

Tumores malignos

O carcinoma epidermoide pode acometer o lábio inferior e também a ponta da língua de crianças portadoras de xeroderma pigmentoso (ver capítulo Capítulo 29 – Genodermatoses com fotossensibilidade, poiquilodermias e progerias)

AFECÇÕES DA MUCOSA ORAL

Afta

Afta é afecção recorrente, constituindo distúrbio da reatividade cutâneo-mucosa, podendo se apresentar isoladamente ou associada a outros sinais de atividade inflamatória como eritema nodoso e artralgias, ou mesmo em alterações sistêmicas como Aids, doença inflamatória intestinal, imunossupressão em transplantados, doença de Behçet e neutropenia cíclica. Caracteriza-se por surtos de ulcerações de tamanho, número e duração variáveis que, em geral, acometem as áreas não queratinizadas da mucosa (ventre lingual, assoalho bucal, mucosa labial e jugal, palato mole). São mais frequentes entre os 10-60 anos, existindo história familiar positiva em 40% dos casos.

A causa da afta não é conhecida, mas sua frequente associação com as doenças imunológicas citadas fazem crer que mesmo os casos isolados representem reação cutâneo-mucosa de base imune a diferentes estímulos.

Pequenos traumatismos (patergia), alterações hormonais e emocionais, antígenos bacterianos, virais e mesmo autoantígenos podem estar implicados sendo, no entanto, mais comum não se detectar nenhum desencadeante. O espessamento mucoso causado pela irritação local pela fumaça faz com que a afta seja bem mais rara nos fumantes.

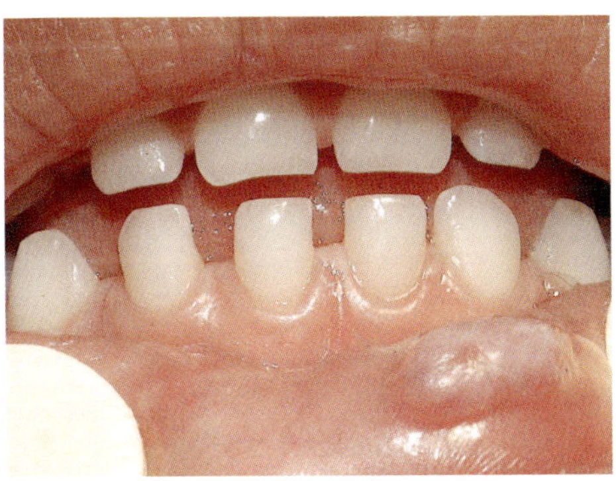

FIGURA 4 Mucocele – lesão pápulo-nodular translucida em localização característica.

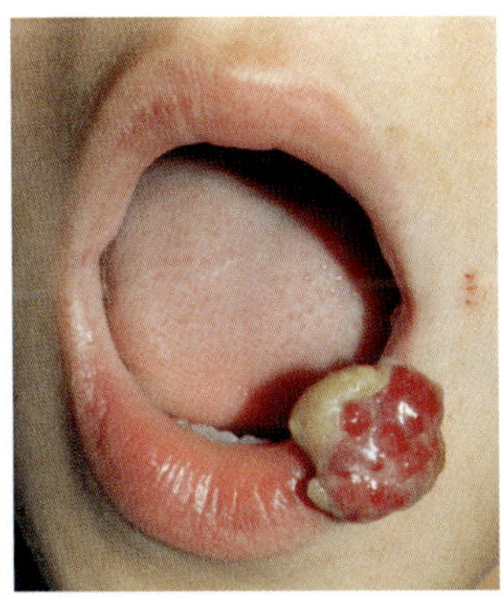

FIGURA 5 Granuloma piogênico – nódulo vinhoso, friável e ulcerado.

A lesão elementar da afta é uma ulceração superficial ou profunda rodeada por um halo eritematoso vivo, de centro necrótico amarelo-acinzentado, intensamente dolorosa. O tamanho varia de um a vários milímetros de diâmetro (Figura 6). A resolução se dá entre dias a semanas (lesões profundas) com ou sem cicatriz visível, dependendo da profundidade da lesão.

As lesões clínicas se classificam em "afta menor" (lesões pequenas e em pequeno número, com morbidade moderada), "afta maior" ou doença de Sutton (lesões nódulo-ulceradas, por necrose das glândulas salivares menores, além do epitélio), de difícil cicatrização espontânea, e "afta herpetiforme" (lesões múltiplas, superficiais e diminutas, agrupadas e subentrantes). Surtos agudos podem ser acompanhados de lesões aftosas genitais (Figura 7) e/ou anais, além de manifestações gerais como febre, artralgias, eritema nodoso e pústulas cutâneas ("aftose complexa").

A doença de Behçet é distúrbio sistêmico da reatividade, cursando com lesões mucocutâneas de afta (idênticas às da afta isolada), uveíte, vasculite cutânea e do sistema nervoso central, e tromboflebites.

A afta tende a ser crônica e recidivante, não devendo ser confundida com a ulceração oral esporádica, em geral pós-traumática, comum na infância. Nas crianças a diagnose diferencial inclui a gengivoestomatite herpética, herpangina e a doença mão-pé-boca. Outras afecções ulcerosas e erosivas devem ser consideradas, como os pênfigos e o eritema polimorfo.

O tratamento tópico quase nunca é eficaz nos indivíduos que procuram assistência médica por afta. O tratamento sistêmico é difícil e feito com drogas anti-inflamatórias e antiquimiotáticas como a dapsona, a colchicina e a talidomida (inibidor do fator de necrose tumoral), pelo especialista.

Língua geográfica

Afecção constitucional comum a partir da adolescência, podendo, raramente, existir já na infância. Trata-se de quadro inflamatório caracterizado por áreas arredondadas circunscritas, isoladas ou confluentes, de despapilação lingual, rodeadas, em geral, por pequenas pústulas, conferindo à superfície lingual aspecto

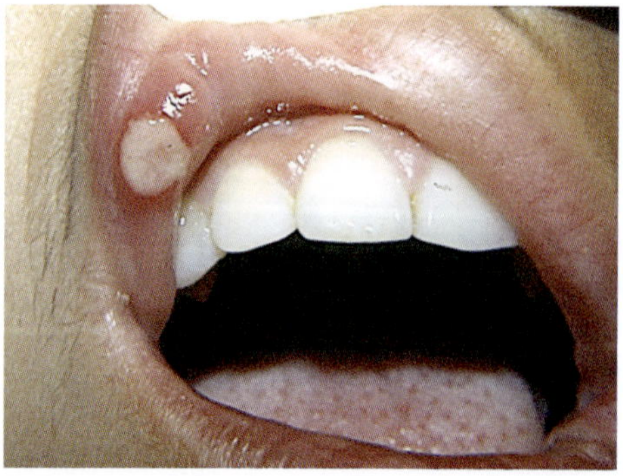

FIGURA 6 Afta – úlcera arredondada de centro necrótico.

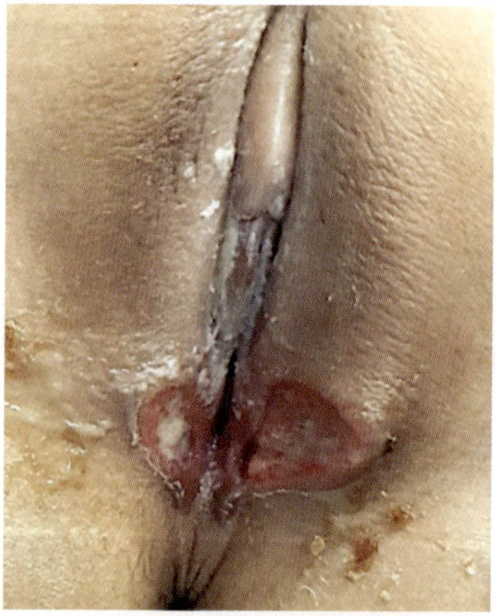

FIGURA 7 Afta genital – nas meninas, esse quadro agudo é conhecido como "úlcera de Lipschütz".

semelhante a um mapa, daí a denominação (Figura 8). Caracteristicamente, esse desenho "geográfico" modifica sua configuração após alguns dias, sendo esse sinal importante para a diagnose. É comum ocorrer simultaneamente ou evoluir após anos com o aparecimento de língua escrotal ou fissurada. Dependendo da intensidade da despapilação, pode ocorrer ardor com intolerância a alimentos quentes ou cítricos. O quadro histopatológico é de pústula espongiforme com neutrófilos, indistinguível do da psoríase, podendo a língua geográfica ser considerada variante localizada dessa afecção. Lesões fora do dorso lingual podem ser observadas.

Candidose oral

Ver Capítulo 48 – Micoses superficiais.

Malformações vasculares

Ver Capítulo 8 – Anomalias Vasculares.

São comuns no segmento cefálico, acometendo, dependendo do tipo, a mucosa oral. As manchas "vinho do porto" (malformações capilares planas) muito raramente têm localização mucosa exclusiva (Figura 9). As malformações capilares segmentares (território trigeminal) podem acometer unilateralmente a gengiva superior e o palato (ramo maxilar), e a língua (ramo mandibular), além da pele nesses segmentos (Figura 10). Malforma-

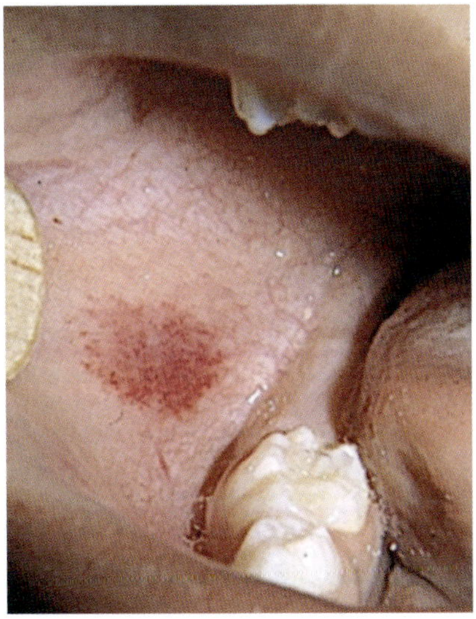

FIGURA 9 Malformação vascular plana – lesão totalmente assintomática.

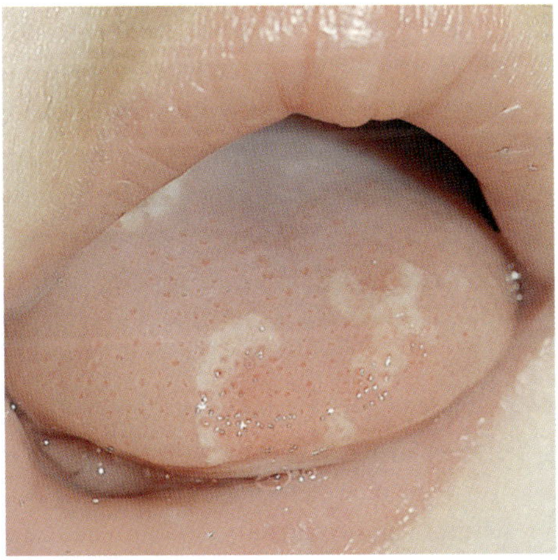

FIGURA 8 Língua geográfica – notar a borda pustulosa.

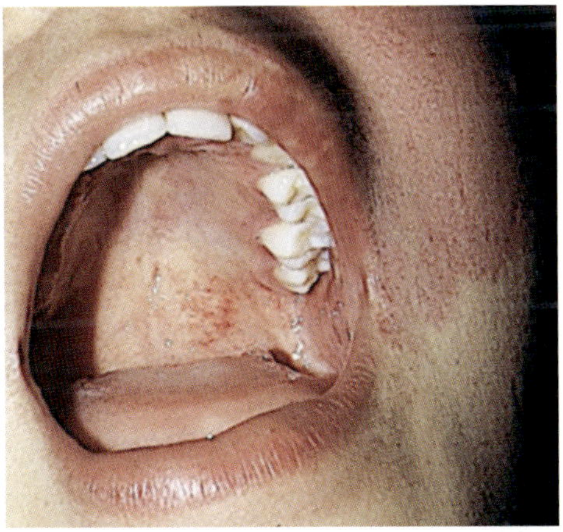

FIGURA 10 Malformação vascular plana de caráter segmentar – comprometimento da pele e do palato.

ções vasculares profundas caracterizam-se como nódulos vinhosos amolecidos e compressíveis, variando desde pequenos até incapacitantes, com macroqueilia e/ou macroglossia (Figura 11).

Os linfangiomas são malformações que caracteristicamente acometem a língua. Na superfície do órgão observam-se inúmeras pequenas pápulas translúcidas ou hemorrágicas confluentes (Figura 12). O processo costuma envolver a língua em toda a sua espessura, com consequente macroglossia, conferindo grande dificuldade ao tratamento. Outras localizações são mais raras.

Cistos

Cistos por erupção dentária

Aparecem quando do aparecimento dos dentes de leite ou permanentes. Caracterizam-se por lesões nodulares de cor azulada, devido à hemorragia interna no local da área gengival correspondente ao dente em erupção (Figura 13). Podem ser tratados cirurgicamente, mas a involução é, em geral, espontânea com a eclosão.

Cisto dermoide

Malformação rara, seu aparecimento na cavidade oral se observa em geral na adolescência, porém casos infantis são relatados. Acomete com mais frequência a porção mediana do assoalho bucal. Aparece como tumoração amarelada profunda, de crescimento lento. Quando localizado acima do músculo geno-hióideo, desloca a língua para cima prejudicando a fonação; quando abaixo desse músculo, a massa acomete o pescoço. O tratamento é cirúrgico.

Pigmentação das papilas fungiformes

As papilas fungiformes estão espalhadas na superfície dorsal da língua, predominantemente nas faces anterior e lateral, e geralmente são rosadas ou vermelhas. Indivíduos da raça negra podem apresentar manchas pontuais pigmentadas na região dorsal da língua devido à deposição de melanina nas pontas das papilas fungiformes. Essas manchas geralmente aparecem durante a segunda ou terceira década de vida, mas podem ser observadas desde a infância. Geralmente, são assintomáticas. O exame histológico revela melanófagos submucosos dentro das papilas fungiformes na ausência de inflamação.

Torus palatino e mandibular

É uma exostose óssea do osso palatino. Localiza-se na linha média do palato duro ou na face interna da mandíbula. Aparece como uma massa óssea, dura, nodular, lobular ou fusiforme coberta por mucosa normal (Figura 15). Geralmente, desenvolve-se durante a infância e cresce muito lentamente ao longo de muitos anos. Normalmente, é assintomático e costuma ser um achado incidental durante o exame de rotina. A remoção cirúrgica é indicada quando há interferência na função de fala, mastigação, deglutição, traumas repetidos ou para corrigir deformidades ósseas que impeçam o encaixe de próteses.

Manifestações orais das genodermatoses

Muitas genodermatoses apresentam lesões mucosas análogas às suas lesões cutâneas; algumas dessas manifestações mucosas são tão características que constituem importante critério diagnóstico, além de conferirem especial morbidade ao doente. Podemos citar como exemplos as manifestações mucosas de: epidermólises bolhosas, doença de Darier, síndrome de Peutz-Jeghers, paquioníquia congênita e disqueratose congênita.

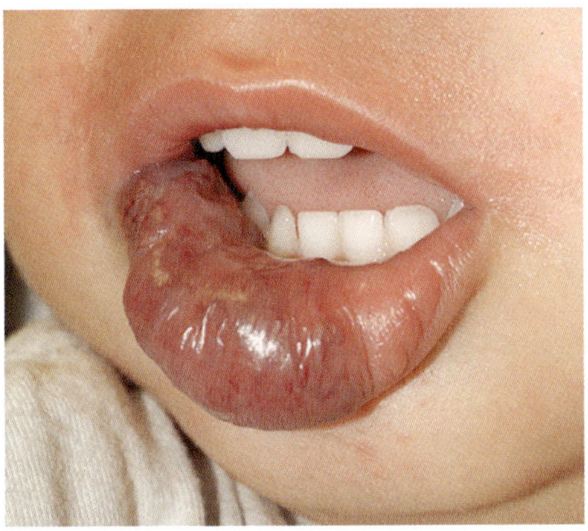

FIGURA 11 Malformação vascular – tumoração violácea levando a macroqueilia.

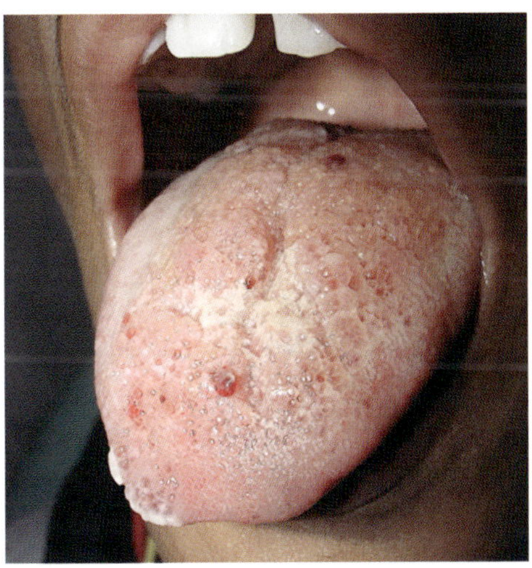

FIGURA 12 Linfangioma – localização característica.

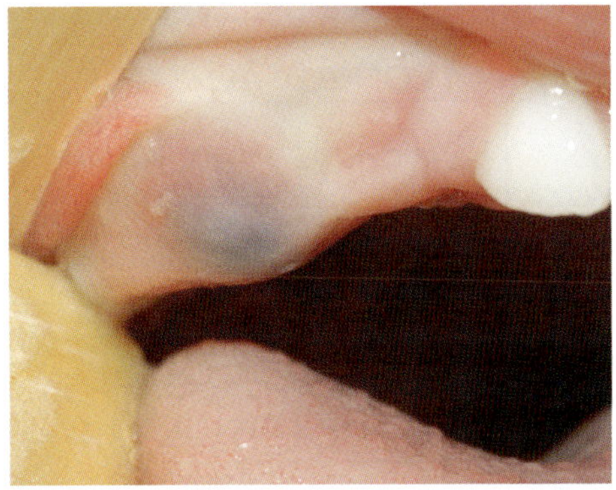

FIGURA 13 Cisto de inclusão – tumoração azulada.

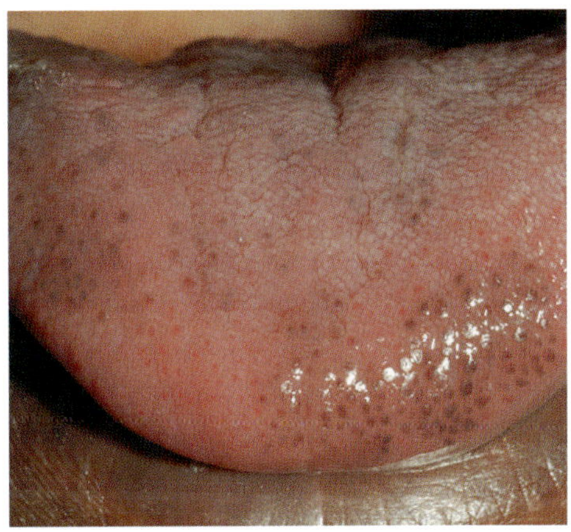

FIGURA 14 Pigmentação das papilas fungiformes.

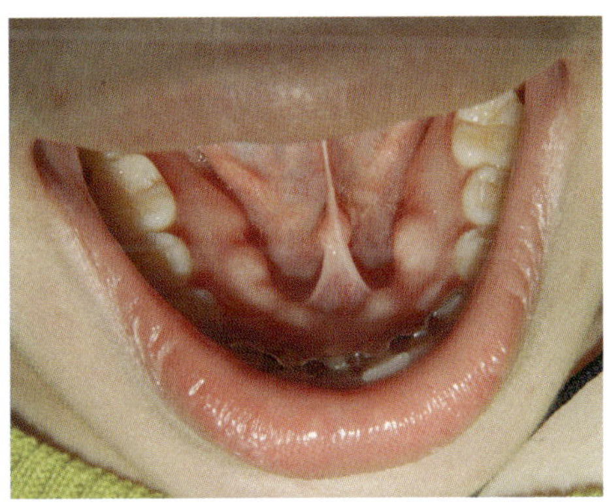

FIGURA 15 Torus mandibular.

CONCLUSÃO

Lesões na mucosa oral representam quase sempre o análogo mucoso de uma doença da pele; o dermatologista tem, portanto, a melhor condição para a adequada diagnose e conduta nesses casos.

SUGESTÕES DE LEITURA

1. Bologna SB, Harumi Nakajima Teshima T, Lourenço SV, Nico MM. An atrophic, telangiectatic patch at the distal border of the tongue: a mucous membrane manifestation of xeroderma pigmentosum. Pediatr Dermatol. 2014 Mar-Apr;31(2):e38-41.
2. Erthal A, Lourenço SV, Nico MM. Oral mucosal diseases in children – casuistics from the Department of Dermatology – University of São Paulo – Brazil. An Bras Dermatol. 2016 Nov-Dec;91(6):849-851.
3. Ferreira, LDS, Calderipe, CB, Maass, JB, et al. Oral pigmented lesions in syndromic individuals: A systematic review. Oral Dis. 2021; 00: 1-10.
4. Lourenço SV, Boggio P, Suguyama K, Nico MMS. Severe and relapsing upper lip enlargement in a 10-year-old boy – cheilitis granulomatosa. Acta Pædiatrica. 2010(99):1758.
5. Lourenço SV, Fernandes JD, Nico MMS. An ulcerated plaque on the hard palate – oral lymphangioma. Clinical and Experimental Dermatology. 2009;(34):429-430.
6. Lourenço SV, Boggio P, Fezzi FA, Sebastiaão AL, Nico MMS. Dyskeratosis Congenita – report of a case with emphasis on gingival aspects. Pediatric Dermatology. 2009;26(2):176179.
7. Masilana A, Khammissa RAG, Lemmer J, Feller L. Physiological oral melanin pigmentation in a South African sample: A clinical study. J Investig Clin Dent. 2017 Nov;8(4).
8. Nico MM, Hammerschmidt M, Lourenço SV. Oral mucosal manifestations in some genodermatoses correlation with cutaneous lesions. Eur J Dermatol. 2013;23:581-591.
9. Nico MMS, Park JH, Lourenco SV. Mucocele in pediatric patients: Analysis of 36 children. Pediatric Dermatology. 2008;25(3):308-311.
10. Nico MMS, Brito AE, Martins LEAM, Boggio P, Lourenço SV. Oral ulcers in an immunosuppressed 5-year-old boy- aphtha major. Clinical and Experimental Dermatology. 2008;33:367-368.

CONTEÚDO COMPLEMENTAR

Utilize o QR code abaixo para acessar as questões comentadas do capítulo (senha: **dermatologiaicr**).

Seção 10

Proliferações celulares, infiltrações cutâneas e tumores

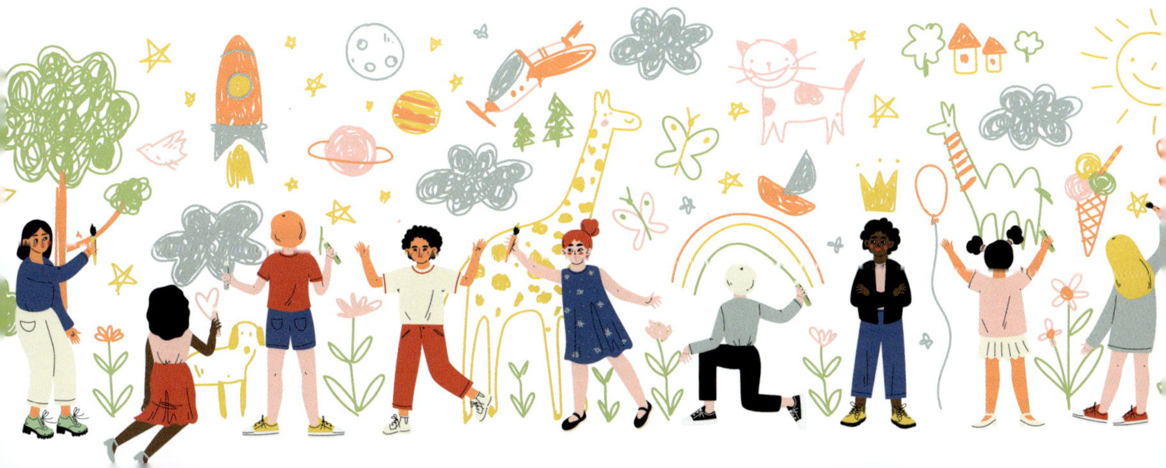

43

Nevos melanocíticos

Denis Ricardo Miyashiro
José Antonio Sanches Jr.

PONTOS-CHAVE DESTE CAPÍTULO

- Nevos melanocíticos são proliferações benignas dos melanócitos, e podem ser classificados em nevos adquiridos e nevos congênitos.
- Nevos congênitos ocorrem em 2-3% dos neonatos.
- Além do tamanho, a classificação dos nevos melanocíticos congênitos considera a quantificação de nevos satélites e características morfológicas (cor, rugosidade na superfície, nodularidade, presença de pelos).
- O risco de melanoma em nevos melanocíticos congênitos é de 1 a 2%. No entanto, nevos melanocíticos congênitos com tamanho estimado na vida adulta de mais de 40 cm (nevo melanocítico congênito gigante) com lesões satélites têm risco de malignização estimado entre 10-15%.
- Melanocitose neurocutânea é a proliferação de melanócitos no sistema nervoso central e na pele. A presença de múltiplos nevos melanocíticos congênitos, independentemente do tamanho, é o fator de risco mais importante para a ocorrência de melanocitose neurocutânea.

INTRODUÇÃO

O termo *nevus*, derivado do latim, originalmente designava lesão congênita ou marca de nascença. Atualmente, descreve anormalidade circunscrita do desenvolvimento de um ou mais tecidos maduros (hamartoma), caracterizando-se, portanto, por hiperplasia ou hipoplasia de determinadas estruturas cutâneas. Nevos podem ser congênitos ou adquiridos, herdados ou não. Definição mais restrita propõe que nevos são lesões visíveis, circunscritas, duradouras da pele ou mucosa circunvizinha, refletindo mosaicismo genético. Usado isoladamente sem adjetivo, o termo nevo, habitualmente, faz referência ao nevo melanocítico.

Nevos melanocíticos são proliferações melanocíticas benignas decorrentes da presença de células melanocíticas em ninhos (tecas) epidérmicos e/ou dérmicos. Os nevos melanocíticos representam uma anomalia do desenvolvimento dos melanócitos, provavelmente decorrente de mutação nas células progenitoras, que resultam em acúmulo excessivo de melanócitos. As células melanocíticas epidérmicas são originárias da crista neural. Atingem sua posição entre os queratinócitos basais por migração durante o período embrionário. Essas células podem acumular-se ao longo desse percurso. Quando três ou mais melanócitos encontram-se agrupados em contato direto, formando ninhos ou tecas, na derme, são denominados células névicas ou nevos melanocíticos. Proliferações benignas dessas células névicas são denominadas nevos melanocíticos e podem ser juncionais, quando as células névicas se situam na derme papilar, junto à camada basal; intradérmicos, quando na derme; e, compostos, quando em ambas as localizações. Variantes de nevos melanocíticos são: nevo melanocítico congênito, nevo melanocítico adquirido comum, nevo melanocítico displásico (atípico), nevo halo, nevo de células balonizantes, nevo de células fusiformes, nevo *spilus*, nevo de Spitz, nevo de Reed, nevo de Meyerson (nevo que espontaneamente sofre processo inflamatório) e melanoníquia estriada. Lesões pigmentares originárias dos melanócitos dérmicos (não de células névicas) são a mácula mongólica, os nevos de Ota e Ito e o nevo azul. As lesões pigmentares decorrentes do aumento do número de melanócitos epidérmicos confinados à camada basal (hiperplasias melanocíticas) ou do aumento da atividade melanocítica são as efélides, a mancha melânica (*café au lait*), o lentigo simples, a lentiginose e síndromes lentiginosas, a melanose de Becker e a melanose solar, não sendo considerados nevos.

EPIDEMIOLOGIA

Os nevos melanocíticos adquiridos comuns, também denominados típicos, se desenvolvem após o nascimento. O número de nevos melanocíticos comuns aumenta com a idade atingindo um pico nas segunda e terceira décadas de vida, decrescendo para um número bastante pequeno nas sexta e sétima décadas. São lesões muito frequentes e a prevalência varia de acordo com a etnia, predisposição genética e exposição ambiental à luz ultravioleta. No final da primeira década de vida, a contagem de nevos varia entre 15 a mais de 30 em crianças brancas, e 5-10 em crianças negras e asiáticas.

A maioria dos nevos melanocíticos congênitos é composta de nevos pequenos e únicos, sem predileção por sexo, com taxa de prevalência de 2 a 3% dos recém-nascidos. Nevos com tamanhos estimados na vida adulta de mais de 20 cm ocorrem em apenas 1 para cada 20 mil recém-nascidos.

PATOGENIA

Fatores hereditários e ambientais influenciam no desenvolvimento dos nevos; e incluem o fototipo e a predisposição genética. Crianças com pele clara e fototipo mais baixo apresentam maior número de nevos em comparação com crianças de pele mais escura e fototipo mais altos. A exceção se faz nas crianças com pele muito clara e que não se bronzeiam, especialmente crianças ruivas. O maior número de nevos é observado em crianças com fototipo II e cabelo escuro. O fototipo também influencia na distribuição dos nevos, pois crianças de pele mais escura apresentam predisposição para desenvolver nevos nas palmas e plantas, fenômeno que não está associado à exposição solar. Considerando os fatores genéticos, além do histórico familiar com relação às características de nevos, diversos genes foram associados ao número e padrão dos nevos. Polimorfismo no gene IRF4 (*interferon regulatory factor 4*) é associado a maior número de nevos planos, menor número de nevos elevados na adolescência, e menor número total de nevos na vida adulta. Polimorfismos nos genes PARP1, CDK6, e PLA2G6 são associados a menor contagem total de nevos. Outros genes foram associados a aumento na frequência de nevos globulares (TERT) ou diminuição na frequência de nevos reticulares (CDKN1B, MTAP e PARP1).

Exposição solar, principalmente quando intensa e intermitente, é a influência ambiental mais importante no número de nevos na infância e risco tardio para melanoma. Crianças brancas residentes em climas tropicais tendem a desenvolver maior número de nevos em idade mais precoce (50 nevos aos 15 anos) em comparação a crianças brancas residentes em climas temperados (25 nevos aos 25 anos). Um estudo demonstrou desenvolvimento de menos nevos em crianças que usaram fotoprotetor de amplo espectro em comparação a controles, após três anos de seguimento. No entanto, alguns estudos retrospectivos correlacionaram uso de fotoprotetor com aumento dos nevos, provavelmente porque os indivíduos com maior uso de fotoprotetor se expunham mais (fator de confusão).

Com relação aos nevos melanocíticos congênitos, há descrições e alterações nos genes NRAS, BRAF, MC1R, TP53, GNAQ. A mutação no BRAF V600E é a mais encontrada em nevos melanocíticos congênitos pequenos, em contraste com a mutação no gene NRAS, que é observada em mais de 80% dos nevos melanocíticos congênitos múltiplos, grandes ou gigantes. O NRAS ativado sinaliza pelas vias MAPK e PI3K/AKT. Tais vias, além da proliferação celular, contribuem para sobrevivência e migração do melanócitos, que pode contribuir para o tamanho e disseminação das lesões.

QUADRO CLÍNICO

Nevos melanocíticos comuns ou adquiridos

São encontrados na maioria dos adultos brancos. Na linguagem leiga, são conhecidos por "pintas" ou, impropriamente, por "verrugas". Apresentam-se como lesões planas, ligeiramente salientes, verrugosas, pedunculadas ou em domo. Costumam ser uniformemente pigmentados, mas podem sofrer modificações ao longo de sua história natural. No princípio, são máculas planas de coloração uniforme, do marrom a negro (Figura 1). Na fase inicial, são constituídos por melanócitos oriundos da crista neural, de localização epidérmica que, aumentando em número, culminam em agrupamentos na junção dermoepidérmica. Uma vez cessado o crescimento do nevo em lateralidade, suas células se aprofundam, resultando, clinicamente, em lesão elevada papulosa, pigmentada, mas, em geral, não negra (Figura 2). Os nevos pigmentares planos são geralmente juncionais, os salientes e verrucosos são compostos ou intradérmicos, e os pedunculados ou em forma de domo são quase sempre intradérmicos (Figura 3).

Em adultos, a mudança no padrão do nevo aumenta a suspeita de transformação maligna para melanoma. Entretanto, essa mudança é comum na infância e adolescência, até 60% dos nevos em crianças aumentam em 1 ano, e a mudança clínica e dermatoscópica não é associada a atipia histológica.

Nevos melanocíticos congênitos

Denominam-se nevos melanocíticos congênitos aqueles com células névicas presentes desde o nascimento. Esses nevos ocorrem em 2-3% dos neonatos. Porém, nevos que não estão presentes ao nascimento, mas que surgem antes dos 3 anos são clínica, dermatoscópica, histológica e molecularmente indistinguíveis dos nevos congênitos, e são chamados de nevos melanocíticos congênitos tardios ou nevos congênitos-*like*. Nevos congênitos-*like* ≥ 1,5 cm são observados em 1 a 4% de crianças mais velhas e adultos.

Nevos melanocíticos congênitos apresentam-se como lesões pigmentares planas de tamanhos variáveis, redondas ou ovais, e limites nítidos (Figura 4). Os nevos melanocíticos congênitos são classificados em pequenos, médios (M1 e M2), grandes (L1 e L2) e gigantes (G1 e G2). Essa classificação é baseada no tamanho esperado na

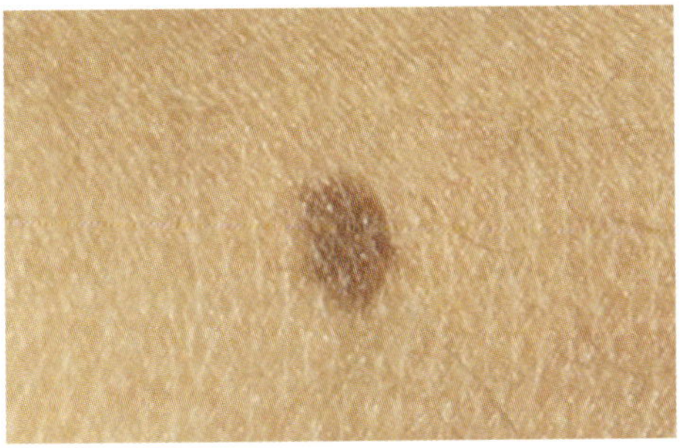

FIGURA 1 Nevo melanocítico juncional. Mácula plana de coloração uniforme.

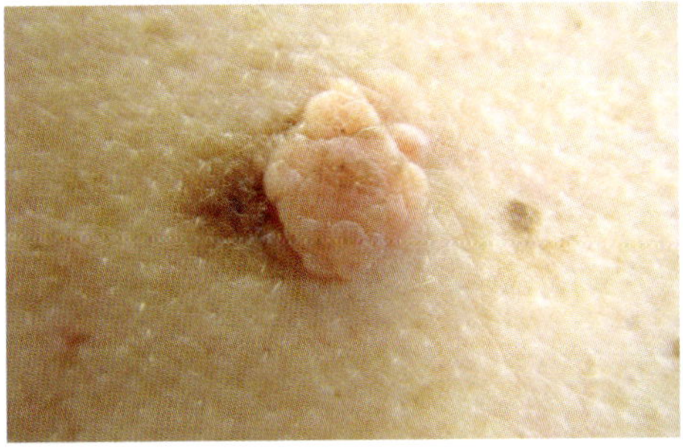

FIGURA 2 Nevo melanocítico composto. Mácula acastanhada, representando porção juncional do nevo, com área papulosa de coloração rosada, representando porção intradérmica do nevo.

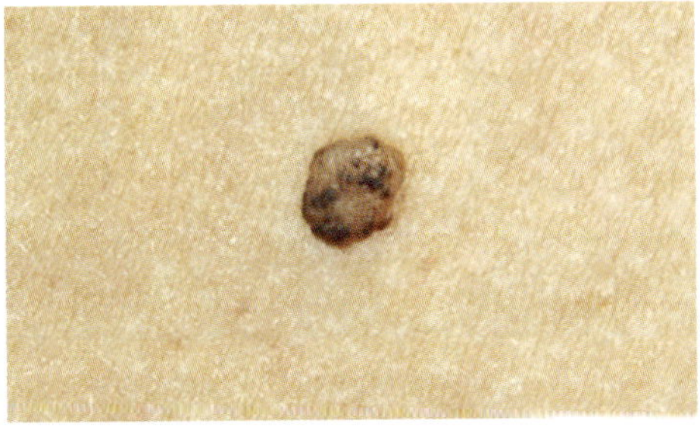

FIGURA 3 Nevo melanocítico intradérmico. Pápula saliente em forma de domo.

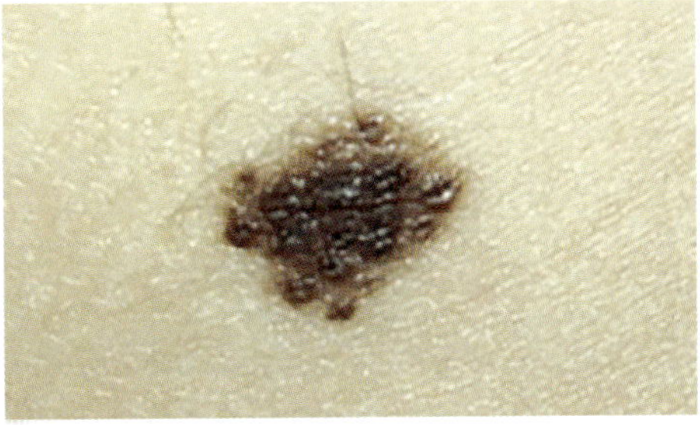

FIGURA 4 Nevo melanocítico congênito pequeno. Lesão pigmentada de limites nítidos.

vida adulta (Tabela 1). A estimativa do tamanho na vida adulta é feita multiplicando o tamanho do nevo na criança por fator 1,7 para nevo localizado na cabeça, 3,3 para nevo localizado nas pernas e 2,8 para nevos localizados no pescoço, tronco, glúteos e membros superiores. Os nevos melanocíticos congênitos médios e grandes têm superfície rugosa, são pilosos e sua coloração é variável do marrom ao negro (Figura 5). Existem nevos pilosos com grandes dimensões que recobrem grandes extensões do corpo (Figura 6), e sua importância reside na possibilidade de se acompanharem de melanocitose das leptomeninges e na maior probabilidade de transformação maligna com evolução para melanoma.

TABELA 1 Classificação dos nevos melanocíticos congênitos de acordo com o tamanho estimado na vida adulta

Classificação		Tamanho estimado na vida adulta (cm)
Pequeno		< 1,5
Médio	M1	1,5 a 10,0
	M2	10,0 a 20,0
Grande	L1	20,0 a 30,0
	L2	30,0 a 40,0
Gigante	G1	40,0 a 60,0
	G2	> 60,0

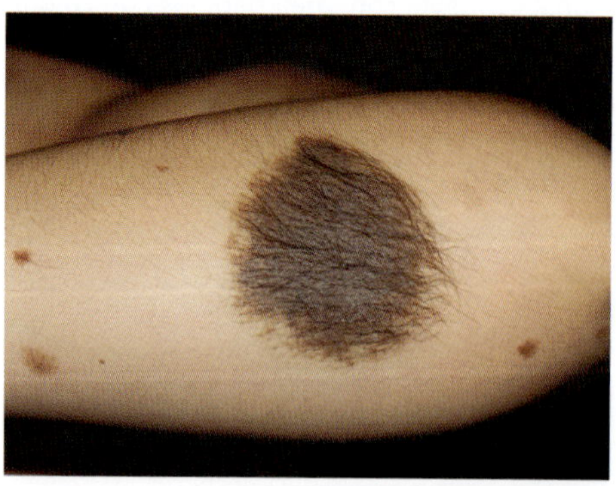

FIGURA 5 Nevo melanocítico congênito médio com aumento da pilificação, e múltiplos nevos melanocíticos congênitos pequenos.

Diferenciação para bainha de nervo periférico (neurotização) de melanócitos dérmicos podem levar ao desenvolvimento de nódulos macios ou placas tipo neurofibroma plexiforme (Figura 7).

Além do tamanho, a classificação dos nevos melanocíticos congênitos também considera a quantificação de nevos satélites (Tabela 2) e características morfológicas (heterogeneidade de cor, rugosidade na superfície, nodularidade, presença de pelos). A maior quantidade de nevos satélites foi associada a maior risco de presença de melanocitose neurocutânea.

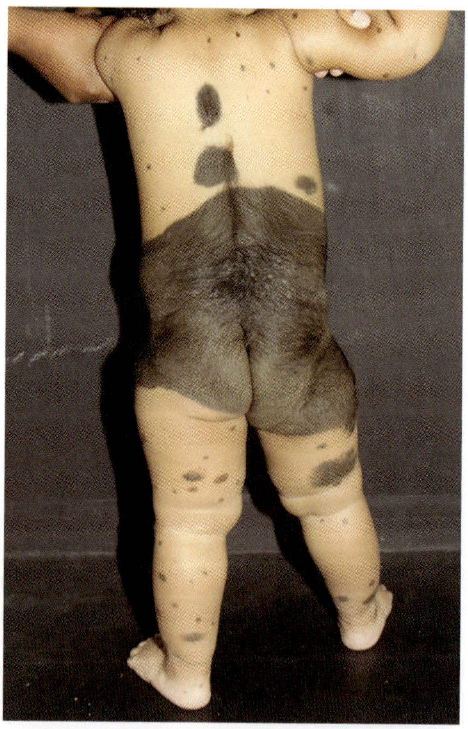

FIGURA 6 Nevo melanocítico congênito gigante. Superfície rugosa e pilosa com distribuição em calção de banho, com múltiplos nevos melanocíticos congênitos menores.

Melanocitose neurocutânea é a proliferação de melanócitos no sistema nervoso central e na pele. Melanócitos estão presentes na pia máter das meninges. A presença de múltiplos nevos melanocíticos congênitos, independentemente do tamanho, é o fator de risco mais importante para a ocorrência de melanocitose neurocutânea. Pode ser assintomática ou sintomática. Sintomas que conferem pior prognóstico incluem convulsão, hidrocefalia, aumento da pressão intracraniana (vômitos e cefaleia). Sintomas em geral surgem aos 2 anos. Rastreamento para melanocitose neurocutânea pode ser feito com ressonância magnética do cérebro e coluna em pacientes assintomáticos com fatores de risco. A sensibilidade do exame é maior entre 6-8 meses de vida, antes da mielinização, que obscurece a melanose. O gadolínio ajuda a visualizar meninges espessadas. Além disso, crianças devem ser seguidas neurologicamente, medida do perímetro cefálico e avaliação de desenvolvimento. Tratamentos com inibidores da MAPK e PI3K/mTOR ou cirurgia podem trazer benefícios em pacientes sintomáticos.

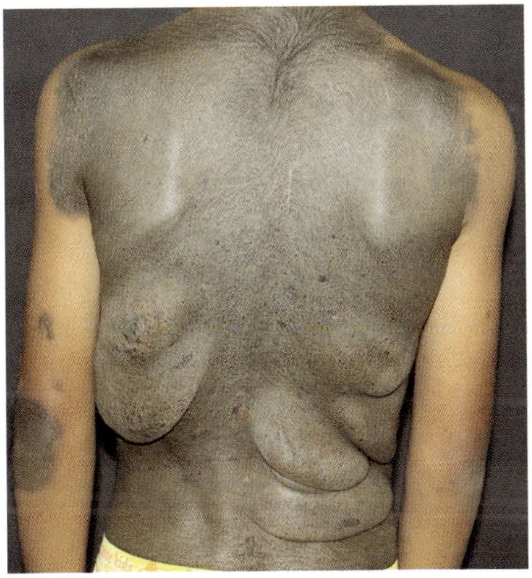

FIGURA 7 Nevo melanocítico congênito gigante com massas tipo neurofibroma plexiforme.

TABELA 2 Classificação dos nevos melanocíticos congênitos de acordo com o número de nevos satélites em 1 ano de vida

Classificação	Número de nevos satélites em 1 ano de vida
S0	Sem nevos satélites
S1	< 20 nevos satélites
S2	20 a 50 nevos satélites
S3	> 50 nevos satélites

Os nevos melanocíticos congênitos mudam ao longo do tempo. Podem começar planos e ficar mais elevados, escuros ou moteados, com superfície mamilada, rugosa, verrucosa ou cerebriforme. Podem desenvolver pápulas e nódulos sobrepostos. Eventualmente, características suspeitas (crescimento rápido, ulceração, coloração enegrecida ou avermelhada) podem ser observadas e requerem biópsia para avaliar a possibilidade de transformação maligna. Entretanto, a interpretação de achados histológicos é um desafio, uma vez que nevos melanocíticos congênitos gigantes podem apresentar celularidade aumentada, atipia citológica e figuras de mitose. Portanto, é importante avaliar o contexto clínico durante a interpretação dos achados histológicos.

O risco de melanoma em nevos melanocíticos congênitos é de 1 a 2%. Porém, nevos melanocíticos congênitos com tamanho estimado na vida adulta de mais de 40 cm (nevo melanocítico congênito gigante) com lesões satélites têm risco de malignização estimado entre 10-15%, sendo que em 50% desses casos o melanoma surge até os 5 anos de idade. Já nos nevos melanocíticos congênitos pequenos e médios, a malignização tende a ocorrer após a puberdade. Além do tamanho, outros fatores de risco são a localização no tronco e nevos satélites numerosos (> 20).

Nevos displásicos

São nevos melanocíticos com características clínicas e histológicas próprias, marcadores e precursores de melanoma. Podem ser esporádicos ou familiares, estes últimos constituindo a chamada síndrome do nevo displásico. Os nevos displásicos diferenciam-se dos nevos melanocíticos comuns por serem mais numerosos, especialmente nas apresentações familiares, e por apresentarem, habitualmente, maiores tamanhos, oscilando de 6-15 mm de diâmetro, e serem mais irregulares, na sua forma e coloração (Figura 8). Ausentes ao nascimento, sua configuração clínica característica aparece a partir da puberdade. Novas lesões podem surgir até cerca dos 35 anos. Ocorrem nas mesmas localizações dos nevos comuns, mas também são frequentes no couro cabeludo, nádegas e mamas. Quanto às suas características morfológicas, evidenciam-se bordas irregulares, pigmentação irregular e variável, do marrom claro ao marrom escuro e, mesmo, tonalidades róseas podem ocorrer. Os limites da lesão, em relação à pele normal, são mal definidos com sua pigmentação esmaecendo gradativamente. As lesões podem ser puramente maculosas ou máculo-papulosas, de superfície granulosa, eventualmente com escamas. Nos casos familiares, e nos casos de pacientes com múltiplos nevos melanocíticos adquiridos (> 50), as relações com o melanoma são muito mais acentuadas.

Nevo halo

O nevo halo, nevo de Sutton, vitiligo perinévico, leucoderma centrífugo adquirido é um nevo melanocítico com halo despigmentado ao redor (Figura 9). Geralmente são múltiplos, apresentando-se em vários estágios de regressão, desde halo hipocrômico com presença do nevo melanocítico, halo acrômico com regressão parcial do nevo, até área acrômica com o nevo totalmente ou quase totalmente desaparecido. Algumas vezes, o halo pode ser precedido por uma fase inflamatória, com eritema e descamação. Geralmente a despigmentação inicia-se na adolescên-

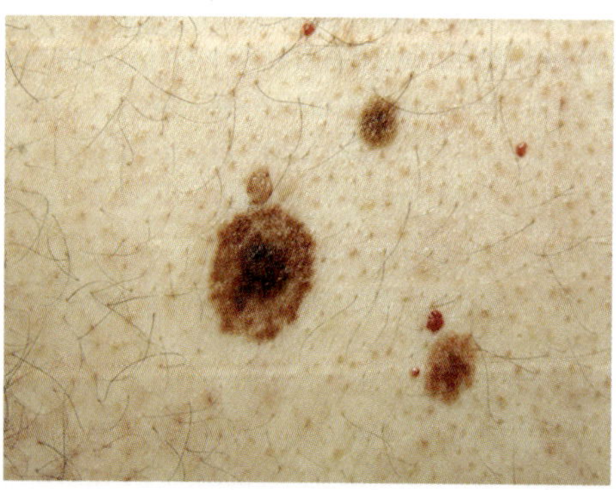

FIGURA 8 Nevo displásico. Máculas de colorações irregulares e heterogêneas.

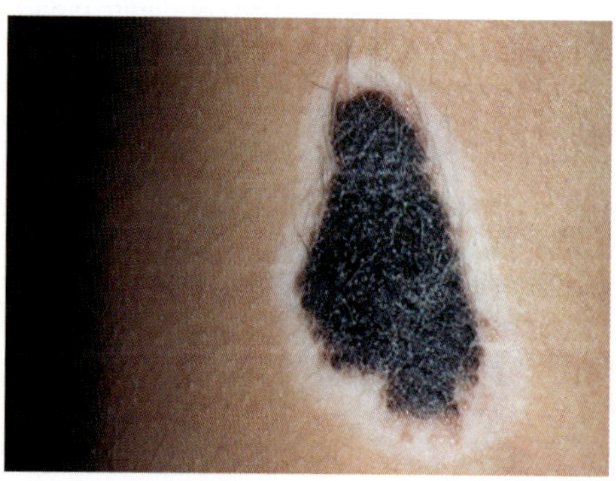

FIGURA 9 Nevo halo. Lesão melanocítica com halo acrômico ao redor.

cia. Pode estar associado com vitiligo. Não existem evidências de maiores índices de transformação para melanoma.

Nevo *spilus*

Caracteriza-se por mancha hiperpigmentar acastanhada, café com leite, irregular, encimada por múltiplos e pequenos nevos pigmentares (Figura 10). A lesão é habitualmente única e ocorre mais frequentemente no tronco. Também é denominado nevo sobre nevo. A prevalência é de 2-3%, e sua distribuição reflete a origem no desenvolvimento embrionário. A mancha café com leite é detectada cedo na infância, com pequenas máculas pigmentadas sobrejacentes aparecendo ao longo do tempo. Essas máculas pigmentadas podem corresponder a lentigos, nevos melanocíticos adquiridos, nevos de Spitz ou nevos azuis.

Nevo de Spitz e nevo de Reed

O nevo de Spitz, também denominado nevo de células fusiformes e epitelioides ou melanoma benigno juvenil, é um nevo juncional, dérmico ou composto, constituído por células névicas fusiformes ou epitelioides, necessitando diagnose diferencial com melanoma. Ocorre mais frequentemente em crianças como pápula solitária, pequena, indolor, rósea, localizada em geral na face (Figura 11). Entre 50 e 75% dos nevos de Spitz se desenvolvem antes dos 20 anos. O crescimento inicial pode ser rápido. Comumente é confundido com verruga, granuloma piogênico, dermatofibroma, xantogranuloma juvenil. Dermatoscopia mostra vasos puntiformes, rede pigmentar negativa e simétrica.

A variante denominada nevo pigmentado de células fusiformes ou nevo de Reed caracteriza-se por mácula ou pápula pigmentada de cor azul-escura ou negra, de ocorrência isolada ou múltipla (Figura 12). Dermatoscopia exibe característi-

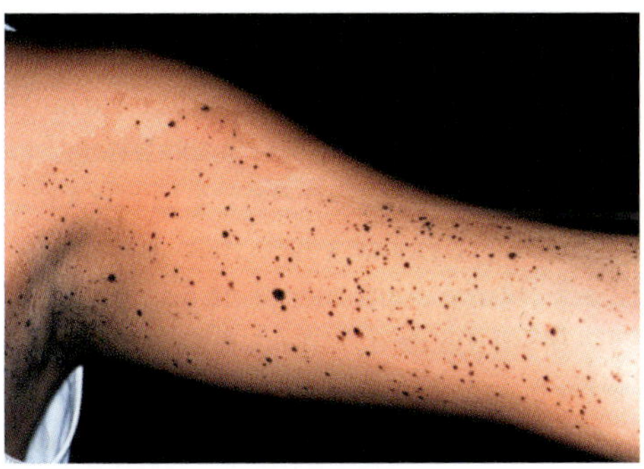

FIGURA 10 Nevo *spilus*. Mácula acastanhada café com leite encimada por múltiplos nevos melanocíticos.

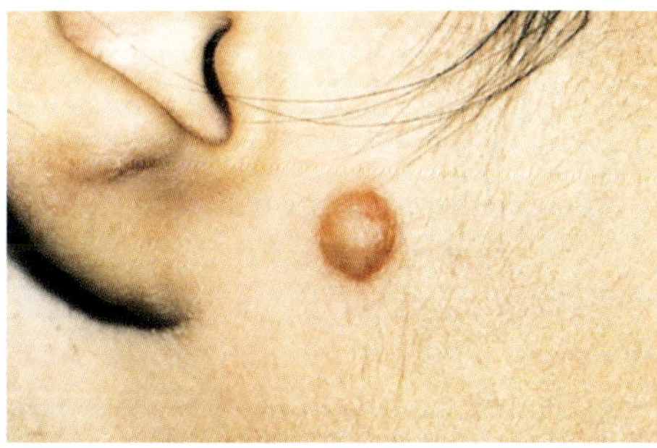

FIGURA 11 Nevo de Spitz. Pápula rosada na face.

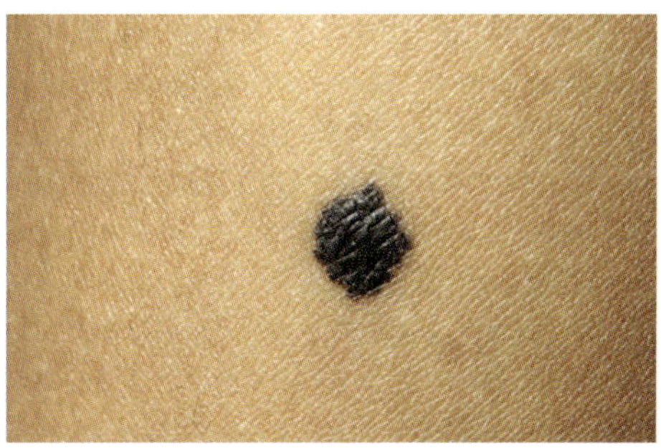

FIGURA 12 Nevo de Reed. Mácula enegrecida de coloração homogênea.

ca em explosão de estrelas, com centro escuro e homogêneo circundado por estrias periféricas e pseudópodes.

Em 80% dos casos, o nevo de Spitz e o nevo de Reed sofrem involução em período médio de 25 meses.

Alguns nevos de Spitz podem apresentar histologia com desorganização e atipia celular, celularidade aumentada e figuras de mitose. Essas lesões são denominadas nevo de Spitz atípico, que apresenta características intermediárias entre o nevo de Spitz e o melanoma. Podem ser observadas mutações no gene HRAS no nevo de Spitz e no nevo de Spitz atípico. Em contraste, no melanoma, não há mutações no HRAS, mas sim no BRAF e no NRAS.

Mancha mongólica, nevo de Ota e nevo de Ito

São lesões pigmentares originárias dos melanócitos dérmicos (não de células névicas).

A mancha mongólica é uma das alterações cutâneas congênitas mais frequentes nos recém-nascidos. É mais comumente observada em indivíduos negros e amarelos, ocorre na região lombossacra, tem tamanho e forma variáveis, com cor azul-acinzentada. Presentes desde o nascimento esmaecem gradualmente, e tendem a desaparecer completamente na idade adulta. Decorre da presença de melanócitos na porção média da derme.

O nevo de Ota – *naevus fusco-caeruleus ophtalmo-maxillaris* – é um tipo de mancha mongólica, que se apresenta como placa pigmentada azul-enegrecida ou cinza-amarronzada na área de distribuição do primeiro e segundo ramos do nervo trigêmeo. Associa-se, frequentemente, com pigmentação da conjuntiva e esclera e, eventualmente, da mucosa nasal, palatina ou faringiana (Figura 13). Quando a mancha se localiza nas regiões do ombro, área supraclavicular e pescoço, constitui o nevo de Ito ou *naevus fusco-caeruleus acromio-deltoideus*. Os nevos de Ota e Ito, habitualmente, persistem durante a vida adulta.

Nevo azul

Geralmente solitário, apresenta-se como lesão de cor azul-escura a negra, de alguns milímetros de tamanho, bem limitada, redonda ou oval, plana ou saliente (Figura 14). É mais encontrado na face ou dorso das mãos e pés. Eventualmente, pode ocorrer em forma de nódulo ou placa. Em geral surge na segunda década de vida, mas podem se desenvolver em qualquer idade e, ocasionalmente, podem ser congênitos. A lesão é persistente e não regride, e degeneração maligna é excepcional. É constituído por melanócitos localizados na derme.

Nevo pigmentado e piloso de Becker (melanose pilosa de Becker)

É uma lesão névica unilateral, localizada, em geral, no ombro de indivíduos masculinos, atualmente considerada variante do nevo epidérmico. Sua prevalência varia entre 0,25-5%. Caracteriza-se por apresentar hipertricose sobre mancha acastanhada. Surge comumente na adolescência (idade média de 12 anos), no ombro, braço ou porção superior do tronco, habitualmente, após exposição solar (Figura 15). Pode apresentar crescimento por meses ou mesmo anos. Deve-se à maior atividade de melanócitos da epiderme. Não apresenta

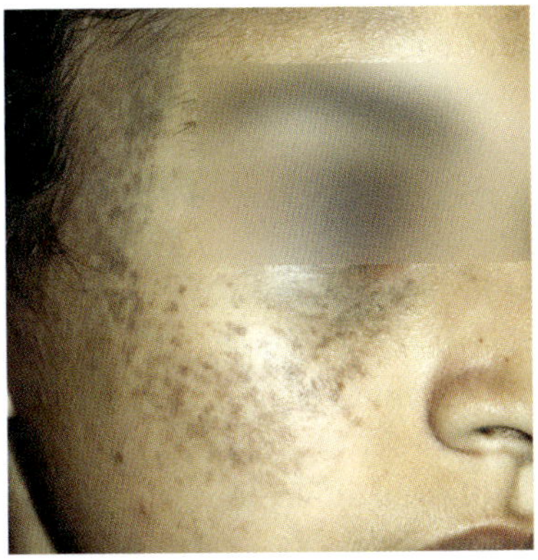

FIGURA 13 Nevo de Ota. Mancha cinza-amarronzada acometendo região do primeiro e segundo ramos do trigêmeo e esclera.

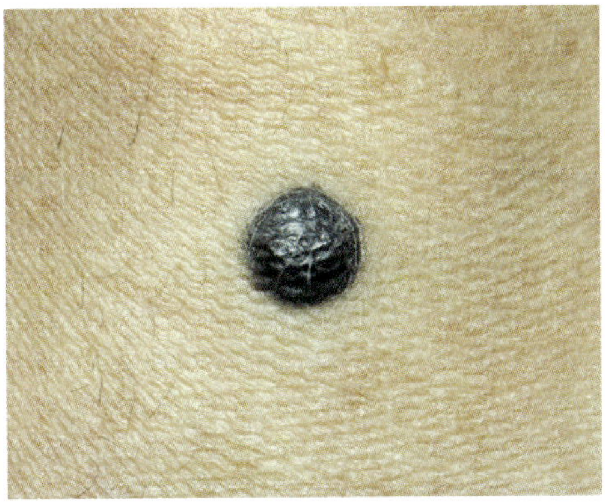

FIGURA 14 Nevo azul. Pápula de coloração azul-enegrecida homogênea.

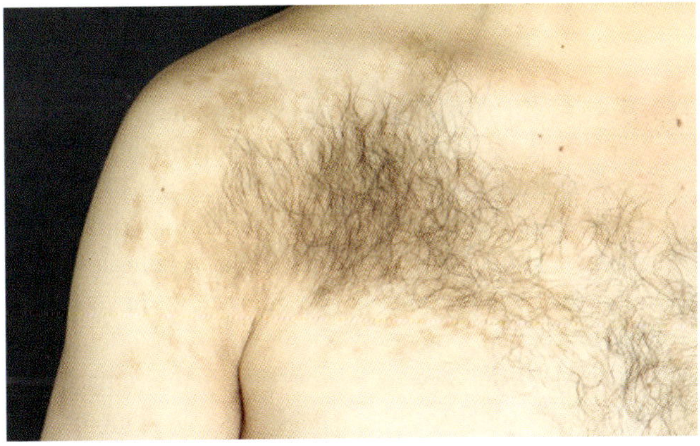

FIGURA 15 Nevo de Becker. Mancha acastanhada com hipertricose sobrejacente.

células névicas. O aparelho piloso mostra espessamento da haste pilosa.

DIAGNÓSTICO/EXAMES COMPLEMENTARES

Embora as diversas lesões névicas possam ser clinicamente muito características, o diagnóstico de certeza é feito pelo exame histopatológico. Os nevos melanocíticos devem, preferencialmente, ser totalmente removidos, com exceção dos nevos grandes ou gigantes que, pelas dificuldades inerentes ao tamanho, podem ser biopsiados parcialmente. Pacientes portadores de nevos melanocíticos, particularmente aqueles com nevos melanocíticos congênitos, aqueles com numerosas lesões ou com lesões clinicamente atípicas sugestivas de nevos displásicos, devem ter suas peles examinadas periodicamente por especialista. O exame dermatoscópico é de grande valia na distinção entre lesões benignas e malignas incipientes.

Dermatoscopicamente, nevos em crianças apresentam padrão globular, bem como em nevos congênitos, especialmente na cabeça, pescoço, tronco superior. Em contraste, padrão reticular é mais comum nos nevos adquiridos nos adultos e/ou localizados nas extremidades. É observado um declínio gradual na porcentagem de nevos globulares e aumento de nevos reticulares durante a segunda década de vida. Outro padrão dermatoscópico observado na infância é o padrão globular periférico. Esse padrão é associado ao crescimento do nevo, e é observado em 9% dos nevos na primeira década de vida, 5% na segunda, 4% na terceira, 1,5% na quarta, < 1% posteriormente.

TRATAMENTO E SEGUIMENTO

A maioria dos nevos melanocíticos adquiridos não exige tratamento. Considera-se a remoção nas seguintes situações: por razões de ordem estética; de nevos submetidos à irritação traumática crônica; de nevos localizados em áreas de difícil acompanhamento clínico; ou de nevos que apresentem alterações sugestivas de transformação maligna. Os tratamentos eletivos são exérese e sutura. Deve-se solicitar o exame histopatológico de todos os nevos retirados. Atualmente, é aceita como alta a frequência de malignização dos nevos congênitos gigantes com lesões satélites (10-15%). Em razão disso, sempre que possível, indica-se sua retirada cirúrgica, com utilização de enxertos, retalhos e expansores, apesar de os resultados estéticos serem pouco satisfatórios e das grandes dificuldades cirúrgicas inerentes. Quanto aos nevos melanocíticos congênitos pequenos e médios, admite-se a possibilidade de eventual de evolução para melanoma, pelo menos em algumas ocasiões, mas o real percentual em que essa malignização ocorre não está determinado. Como as remoções cirúrgicas dessas lesões são, em geral, simples, devem ser indicadas preferencialmente antes dos 12 anos pois, a partir dessa idade, as possibilidades de malignização aumentam.

Qualquer lesão, com alterações objetivas (mudanças do contorno, bordas, cor ou expansão) ou mesmo subjetivas (prurido, ardor) de transformação maligna, deve ser removida e estudada histopatologicamente. Pacientes com grande número de nevos melanocíticos comuns ou atípicos devem ser examinados periodicamente com exame dermatoscópico das lesões, além de orientação em relação às medidas de fotoproteção. O nevo halo não necessita tratamento. Com a destruição dos melanócitos, o halo acrômico gradualmente desaparece. O nevo de Spitz é uma lesão benigna, sendo, entretanto, indicada a exérese, inclusive para confirmação histopatológica da diagnose.

Em crianças com grande quantidade de nevos melanocíticos, os nevos atípicos começam a aparecer na puberdade e continuam na vida adulta. São nevos melanocíticos benignos que compartilham algumas características clínicas do melanoma (ABCDE – assimetria, bordas irregulares, variabilidade de cor, diâmetro > 6 mm, evolução). Aumento no número total de nevos é o melhor preditor da presença de nevos atípicos clinicamente. Grande número de nevos adquiridos (> 50) e presença de nevos clinicamente atípicos representam marcadores de maior risco de melanoma. Esses pacientes devem ser seguidos com exame completo da pele a partir da puberdade. O risco de melanoma é ainda maior se houver histórico familiar de melanoma, exposição solar excessiva, pele clara com tendência a queimar e/ou em pacientes ruivos. Nevos em crianças tendem a apresentar um tipo clínico e dermatoscópico predominante de nevo. Monitoramento dermatoscópico e fotografias podem ser úteis para evitar cirurgias desnecessárias. Quando há um nevo que não segue esse padrão, é chamado de sinal do "patinho feio". Nevos no couro cabeludo, genitais, mãos e pés tradicionalmente trazem maior preocupação aos pais e pediatras. Isso ocorre por diferenças clínicas, desafios para o monitoramento, maior chance de achados histológicos atípicos. Mas evidências mostram que não há maior risco de melanoma.

Melanomas em crianças são mais frequentemente amelanóticos, nodulares e mais espessos. O ABCDE nem sempre é observado, sendo proposto o ABCD modificado (amelanótico, *bleeding* – sangramento –, cor uniforme, diâmetro variável, surgimento *de novo*).

O monitoramento de melanoma no sistema nervoso central requer uma avaliação inicial com ressonância magnética do cérebro e medula espinhal com contraste com gadolínio se houver sintomas neurológicos em qualquer momento da vida ou em pacientes com menos de 1 ano (preferencialmente com menos de 6 meses) para qualquer paciente com dois nevos melanocíticos congênitos ao nascimento. Se a ressonância magnética não detectar alterações, é recomendado o seguimento regular e a repetição da ressonância apenas se houver suspeita clínica de lesão neurológica. Se for detectada melanose intraparenquimatosa, deve ser feito monitoramento clínico neurológico anual até a idade escolar, devido à maior incidência de problemas de desenvolvimento neurológico e desmaios nesse grupo. Se for detectada melanose leptomeníngea, é indicada avaliação neurológica clínica e com ressonância magnética até estabilização da lesão, já que esse tipo de lesão pode evoluir para melanoma.

Nevo halo, *spilus*, mancha mongólica, nevo de Ota, nevo de Ito, nevo azul e nevo de Becker não necessitam tratamento.

CONCLUSÃO

Há numerosas lesões secundárias ao aumento de melanócitos em crianças. É fundamental entender a evolução natural dos nevos na infância e na adolescência, reconhecer as lesões que podem estar associadas a maior risco de malignização ou melanocitose no sistema nervoso central. Com o desenvolvimento de ferramentas diagnósticas não invasivas, é possível diminuir o número de biópsias desnecessárias, custos com saúde e morbidade nessa faixa etária.

SUGESTÕES DE LEITURA

1. Baykal C, Yilmaz Z, Sun GP, Buyukbabani N. The spectrum of benign dermal dendritic melanocytic proliferations. J Eur Acad Dermatol Venereol. 2019;33(6):1029-41.
2. Bekiesinska-Figatowska M, Szczygielski O, Boczar M, Madzik J, Klepacka T, Michalak E, et al. Neurocutaneous melanosis in children with giant congenital melanocytic nevi. Clin Imaging. 2014;38(2):79-84.
3. de Maleissye MF, Beauchet A, Saiag P, Correa M, Godin-Beeckmann S, Haeffelin M, et al. Sunscreen use and melanocytic nevi in children: a systematic review. Pediatr Dermatol. 2013;30(1):51-9.
4. Happle R. What is a nevus? A proposed definition of a common medical term. Dermatology. 1995;191(1-5).
5. Kinsler VA, O'Hare P, Bulstrode N, Calonje JE, Chong WK, Hargrave D, et al. Melanoma in congenital melanocytic naevi. Br J Dermatol. 2017;176(5):1131-43.
6. Krengel S, Scope A, Dusza SW, Vonthein R, Marghoob AA. New recommendations for the categorization of cutaneous features of congenital melanocytic nevi. J Am Acad Dermatol. 2013;68(3):441-51.
7. Lee TK, Rivers JK, Gallagher RP. Site-specific protective effect of broad-spectrum sunscreen on nevus development among white schoolchildren in a randomized trial. J Am Acad Dermatol. 2005;52(5):786-92.
8. Levy R, Lara-Corrales I. Melanocytic nevi in children: A Review. Pediatr Ann. 2016;45(8):e293-8.
9. Schaffer JV. Update on melanocytic nevi in children. Clin Dermatol. 2015;33(3):368-86.
10. Orlow I, Satagopan JM, Berwick M, Enriquez HL, White KAM, Cheung K, et al. Genetic factors associated with naevus count and dermoscopic patterns: preliminary results from the Study of Nevi in Children (SONIC). Br J Dermatol. 2015;172(1081-9).
11. Patel P, Malik K, Khachemoune A. Sebaceus and Becker's Nevus: overview of their presentation, pathogenesis, associations, and treatment. Am J Clin Dermatol. 2015;16(3):197-204.
12. Scope A, Marchetti MA, Marghoob AA, Dusza SW, Geller AC, Satagopan JM, et al. The study of nevi in children: Principles learned and implications for melanoma diagnosis. J Am Acad Dermatol. 2016;75(4):813-23.
13. Simons EA, Huang JT, Schmidt B. Congenital melanocytic nevi in young children: Histopathologic features and clinical outcomes. J Am Acad Dermatol. 2017;76(5):941-7.
14. Stefanaki C, Chardalias L, Soura E, Katsarou A, Stratigos A. Paediatric melanoma. J Eur Acad Dermatol Venereol. 2017;31(10):1604-15.
15. Zalaudek I, Sgambato A, Ferrara G, Argenziano G. Diagnosis and management of melanocytic skin lesion in the pediatric praxis. A review of the literature. Minerva Pediatr. 2008;60(291-312).

CONTEÚDO COMPLEMENTAR

Utilize o QR code abaixo para acessar as questões comentadas do capítulo (senha: **dermatologiaicr**).

44

Mastocitose

Luciana de Paula Samorano
Marina Lino Vieira

PONTOS-CHAVE DESTE CAPÍTULO

- Mastocitose é uma doença clonal que resulta da proliferação excessiva de mastócitos em diversos tecidos.
- É dividida em mastocitose cutânea (mais comum na faixa etária pediátrica) e mastocitose sistêmica (maioria dos pacientes: adultos jovens).
- As lesões cutâneas geralmente são eritemato-acastanhadas, mas variam muito em distribuição, tamanho e quantidade.
- A maioria dos casos apresenta sinal de Darier positivo (formação de placa urticariforme sobre a lesão de mastocitose após fricção).
- Grande parte dos casos pediátricos tem regressão espontânea até a puberdade.
- Não há tratamento específico e o objetivo é o controle dos sintomas.

INTRODUÇÃO

Mastocitose consiste em um grupo de doenças clonais de células progenitoras da linhagem hematopoiética, com amplo espectro de manifestações. Os mastócitos originam-se na medula óssea a partir de uma célula pluripotente CD34+, entram na circulação como células imaturas (mononucleares e agranuladas) e migram até os tecidos, onde ganham maturação morfológica e funcional. Os mastócitos ficam localizados no tecido conjuntivo, especialmente ao redor de vasos sanguíneos. A mastocitose se caracteriza pela proliferação excessiva de mastócitos em diversos tecidos, com expressão aberrante de receptores de superfície e pode ser uma doença exclusivamente cutânea ou com acometimento sistêmico. Os órgãos mais acometidos são a pele e a medula óssea, e, menos frequentemente, o trato gastrointestinal, fígado, baço e linfonodos, mas qualquer tecido pode ser afetado.

EPIDEMIOLOGIA

- Prevalência: doença rara; estima-se que nos Estados Unidos a prevalência seja de 1 para cada 10 mil indivíduos e a incidência de 0,5-1 para cada 100 mil indivíduos. Em pacientes na faixa etária pediátrica, estudos estimam prevalência de 1 para cada 200-800 indivíduos.
- Gênero: não parece haver predileção entre os sexos. Entretanto, alguns estudos sugerem maior prevalência do sexo masculino na faixa etária pediátrica, de 1:4 a 1:8.
- Idade: na infância, a distribuição é bimodal, com mais de 80% dos diagnósticos no primeiro ano de vida e novo pico de incidência por volta dos 15 anos de idade. Nos adultos, geralmente a doença se inicia entre 20 e 35 anos.

PATOGENIA

O mastócito é uma célula imune multifuncional e está relacionado a diversos estados fisiológicos e patológicos. Em processos normais, tem ação na reparação tecidual, na imunidade inata e adaptativa, incluindo tolerância imune. Em processos patológicos, são células que podem gerar processos potencialmente fatais, quando há ativação generalizada nas anafilaxias, e ainda são capazes de causar dano tecidual com ativação sustentada, como em infecções crônicas.

A mastocitose geralmente resulta de mutações ativadoras do receptor tirosina-quinase KIT com consequente acúmulo e sobrevivência dos mastócitos. O KIT (CD117) é um receptor tirosina-quinase e sua ligação a fatores de crescimento resulta em uma cascata de sinais que causam ativação dos fatores de transcrição necessários para a proliferação e sobrevivência dos mastócitos. A mutação KIT D816V foi encontrada em aproximadamente 90% dos pacientes com mastocitose sistêmica (MS) e, atualmente, sua identificação no sangue periférico por meio de técnicas de PCR vem sendo utilizada no algoritmo diagnóstico de MS, tanto em adultos como em crianças. Até recentemente, acreditava-se que a mastocitose da infância não apresentava origem clonal, uma vez que há remissão espontânea das manifestações clínicas na maioria dos casos. Porém, estudos recentes têm indicado a natureza clonal da doença também nesta faixa etária. Apesar de a maioria dos casos de mastocitose, tanto em adultos quanto em crianças, ter origem em mutações de ativação do KIT, estas não ocorrem universalmente e o significado de algumas mutações oncogênicas na patogênese da doença permanece incerto.

CLASSIFICAÇÃO

A mastocitose é classificada em mastocitose cutânea, MS e sarcoma de mastócitos, conforme classificação mais recente da Organização Mundial da Saúde (OMS), de 2016 (Figura 1).

QUADRO CLÍNICO

A mastocitose na infância, em geral, é exclusivamente cutânea e autolimitada, com resolução espontânea antes da puberdade. Normalmente, as primeiras manifestações ocorrem nos primeiros 6 meses de vida e, em alguns pacientes, já estão

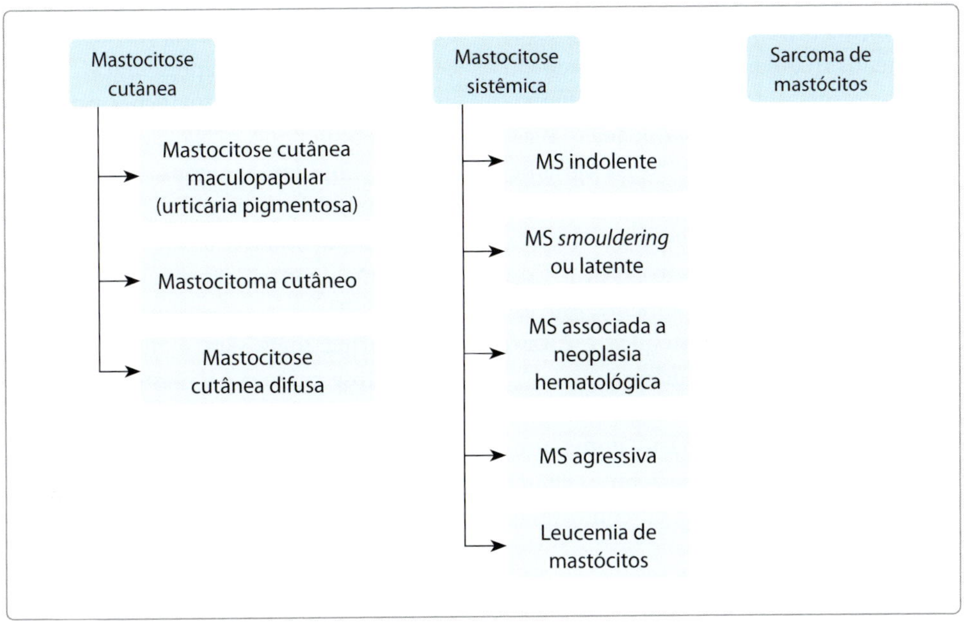

FIGURA 1 Classificação das mastocitoses, segundo atualização da Organização Mundial da Saúde em 2016.
MS: mastocitose sistêmica.
Fonte: adaptada de Valent P, et al.; 2017.

presentes desde o nascimento. Estudo de revisão com 973 pacientes pediátricos identificou início da doença até 2 anos de idade em 90% dos casos e 23% de mastocitose congênita. A maioria das lesões cutâneas é eritemato-acastanhada, porém cada tipo de mastocitose apresenta uma particularidade.

A fricção da lesão cutânea leva à ativação mecânica dos mastócitos e liberação de seus mediadores (histamina, serotonina, heparina, leucotrienos, triptase, entre outros), resultando em eritema, edema, prurido e, por vezes, formação de vesículas e bolhas. Essa reação, chamada de sinal de Darier, é patognomônica e ocorre em todas as formas de mastocitose cutânea.

A mastocitose cutânea maculopapular (MCM), também conhecida como urticária pigmentosa, é a apresentação clínica mais frequente (75 a 82% dos pacientes). Usualmente, duas variantes são diferenciadas: mastocitose polimórfica e monomórfica. A forma polimórfica é o tipo mais comum na infância e caracteriza-se por máculas ovais, pápulas e placas acastanhadas ou eritematosas, de tamanhos variados; as bordas podem ser bem ou mal definidas (Figura 2). A distribuição é assimétrica, tipicamente envolvendo a cabeça, pescoço e extremidades. Comumente, as lesões desaparecem espontaneamente próximo à puberdade; porém, em alguns pacientes, as pápulas não regridem completamente e a lesão pode aplainar, permanecendo como atrofia semelhante à anetodermia. Muito raramente, as lesões podem persistir na idade adulta, sendo a maioria desses casos caracterizada como mastocitose sistêmica indolente.

A forma maculopapular monomórfica é menos frequentemente observada em crianças e apresenta-se com lesões monomórficas pequenas, arredondadas, acastanhadas ou eritematosas. Nessa variante, a face geralmente é poupada e é comum a distribuição das lesões nas coxas, tronco, extremidades distais e região cervical. Essa forma de mastocitose, geralmente, está associada à mastocitose sistêmica e é raro apresentar resolução espontânea.

A segunda forma mais comum de mastocitose na infância é o mastocitoma, presente em 11-19,5% dos pacientes (Figura 3). Geralmente, apresenta-se como lesão acastanhada ou amarelada, elevada e única. Também pode ter apresentação semelhante a equimoses ou manchas café com leite. Embora poucas crianças apresentem mais de uma lesão, alguns autores sugerem classificar como mastocitoma quando há no máximo três lesões. Usualmente, essa forma de mastocitose não persiste na idade adulta.

A forma mais rara e mais grave de mastocitose cutânea é a mastocitose cutânea difusa (MCD), presente em 5 a 8% das crianças (Figura 4). Caracteriza-se por infiltração de mastócitos em praticamente toda a superfície cutânea e, geralmente,

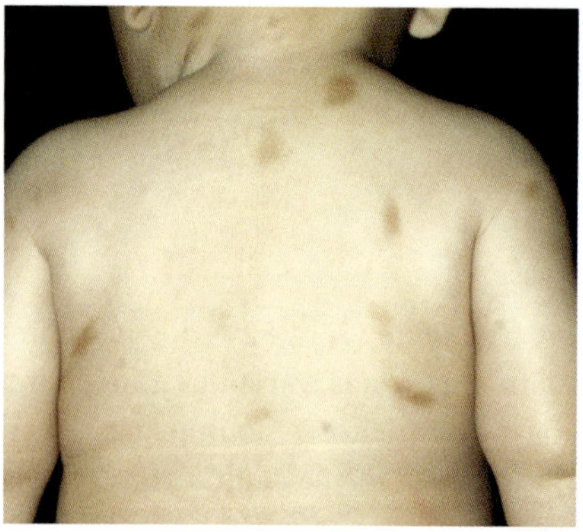

FIGURA 2 Mastocitose cutânea maculopapular, forma polimórfica.

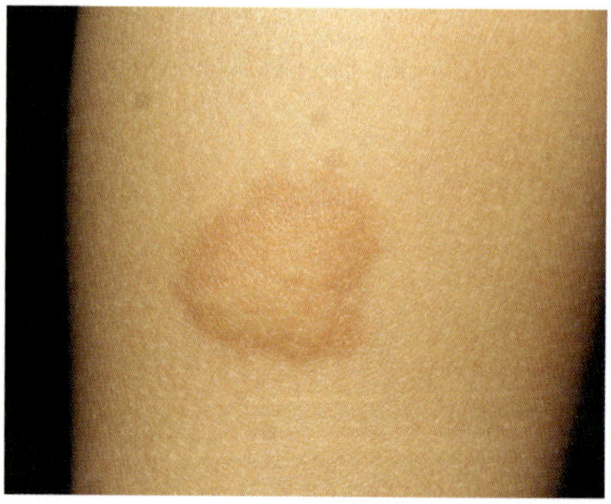

FIGURA 3 Mastocitoma.

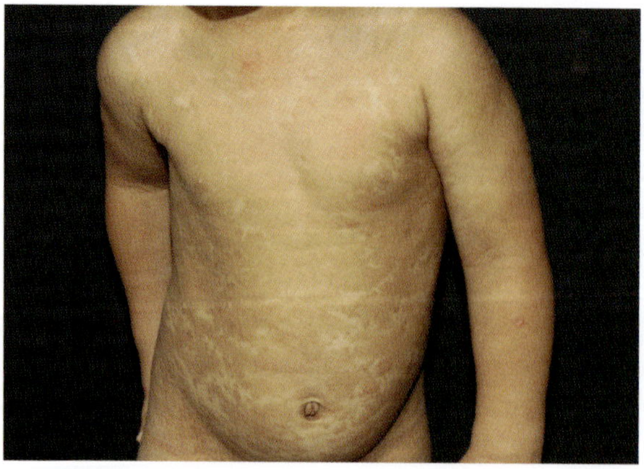

FIGURA 4 Mastocitose cutânea difusa.

está presente ao nascimento ou na infância precoce. Os pacientes apresentam pápulas e eritema generalizado, geralmente com espessamento e escurecimento ou tom amarelado da pele. Na maior parte dos casos, ocorre dermografismo pronunciado e persistente após mínima fricção mecânica. A apresentação inicial pode ser com bolhas grandes, que podem aparecer após fricção ou ato de coçar, mas também podem ser desencadeadas por infecções virais ou dentição (Tabela 1). Geralmente, há melhora do quadro bolhoso entre 3-4 anos de vida. Alguns pacientes apresentam sangramento prolongado das lesões, provavelmente por liberação local de heparina. Normalmente, ocorre melhora das lesões cutâneas na adolescência; no entanto, há casos de mastocitose sistêmica com apresentação inicial de MCD. A presença de bolhas não é exclusiva desse tipo de mastocitose e pode estar presente em todas as formas cutâneas, especialmente em lactentes. Em alguns casos de mastocitose na infância, especialmente na forma cutânea difusa neonatal, pode haver desfecho fatal por choque hipovolêmico.

Na infância, podem ocorrer sintomas sistêmicos, mesmo na ausência de infiltração de outros órgãos (ou seja, mesmo na doença exclusivamente cutânea). Estudos recentes mostram que a extensão da doença cutânea tem relação com a ocorrência de sintomas como: *flushing*, hipotensão, náusea, diarreia, dor abdominal, sangramento gastrointestinal e dor óssea. Mais raramente, pode ocorrer reação anafilactoide.

A MS é rara na infância e há poucos dados sobre essa doença na população pediátrica, mas se sabe que o início tardio das manifestações está relacionado a maior risco de doença sistêmica. O tipo de MS mais frequente é a mastocitose indolente (tanto em crianças quanto em adultos) e, apesar da expectativa de vida geralmente não ser comprometida, há maior risco de reação anafilactoide (em torno de 10%).

Há diversos gatilhos potenciais para degranulação de mastócitos, incluindo es-

TABELA 1 Quadro clínico das mastocitoses cutâneas

Tipo de mastocitose cutânea	Tipo de lesão	Distribuição	Localização preferencial
MCM polimórfica (forma mais comum na infância)	Máculas/pápulas/ placas Tamanhos variados	Assimétrica	Cabeça Pescoço Extremidades
MCM monomórfica	Lesões monomórficas pequenas (3-4 mm)	Simétrica	Cervical lateral Tronco Extremidades distais Coxas
Mastocitoma	Lesão acastanhada ou amarelada, elevada	Geralmente lesão única	Sem preferência
Mastocitose cutânea difusa	Pápulas, eritema Espessamento cutâneo Bolhas Lesões hemorrágicas	Difusa	Toda a pele

MCM: mastocitose cutânea maculopapular.
Fonte: adaptada de Lange M, et al., 2016.

tímulos físicos, ambientais, medicações e alimentos (Tabela 2). A maioria desses deflagradores não apresenta importância clínica; contudo, recomenda-se minimizar a exposição, especialmente nos pacientes com doença extensa ou história de sintomas sistêmicos.

DIAGNÓSTICO

A mastocitose cutânea deve ser considerada quando há a identificação de lesões cutâneas típicas. Sinal de Darier positivo geralmente é observado nas lesões típicas na faixa etária pediátrica, com alguns estudos mostrando positividade de 70-94%. Em crianças pequenas com mastocitoma ou com a variante nodular da mastocitose maculopapular, a pesquisa do sinal de Darier pode provocar *flushing* e hipotensão sistêmica. Assim, nesses pacientes, o teste não é recomendado ou deve ser realizado com cautela. O sinal de Darier é observado após realizar fricção delicada na lesão cerca de cinco vezes com uma espátula lingual. Após alguns minutos, ocorre a formação de eritema e placa urticariforme sobre a lesão.

A confirmação do diagnóstico é realizada pelo exame histopatológico após biópsia de lesão cutânea. Na mastocitose cutânea maculopapular, há infiltrado de mastócitos na derme papilar e agregados de mastócitos na derme reticular. Na mastocitose cutânea difusa, o infiltrado é em "banda-*like*" na derme papilar e reticular, e, quando a pele está muito infiltrada, o exame é semelhante ao do mastocitoma. Por fim, no mastocitoma, há infiltrado denso na derme papilar e reticular, podendo se estender até o tecido celular subcutâneo e não há atipia celular.

Os mastócitos, usualmente, não são visualizados no exame histológico de rotina pela coloração de hematoxilina-eosina (HE), mas com colorações especiais como Giemsa e azul de toluidina, essas células são reconhecidas por seus grânulos citoplasmáticos metacromáticos. Dessa forma, é importante que no pedido do exame esteja descrita a hipótese diagnóstica de mastocitose, para que o médico patolo-

TABELA 2 Fatores desencadeantes de degranulação de mastócitos

Fatores desencadeantes	
Agentes físicos	Calor, frio, atrito mecânico na pele, febre, exercício, procedimentos diagnósticos invasivos
Agentes ambientais	Perfumes, pesticidas
Fatores emocionais	Estresse, ansiedade
Venenos	Abelha, vespa, formiga, cobra
Medicamentos	Aspirinas e anti-inflamatórios não esteroidais, opioides, anestesia local e geral, contraste radiológico, interferon, 2-clorodeoxiadenosina, hidroxiureia, vacinas, dextranos, D-tubo curarina, polimixina, tiamina, quinina, vancomicina, papaverina
Alimentos	Queijo curado, carne defumada, nozes, marisco, chocolate e produtos de cacau, frutas cítricas, feijão, tomate, alimentos picantes, aditivos (glutamato, sulfitos)
Outros	Menstruação, dentição, álcool, produtos com corante tartrazina

Fonte: adaptada de Lange M, et al., 2016.

gista realize essas colorações especiais. O processamento tecidual pode diminuir a coloração dos grânulos, que já é especialmente menos proeminente em mastócitos neoplásicos anormais. Devido a essas dificuldades, alguns autores recomendam a realização de imunoistoquímica de rotina para identificação e quantificação das células, com os anticorpos anti-c-KIT (CD-117) e antitriptase (marcadores específicos de mastócitos).

Para facilitar o diagnóstico da mastocitose cutânea e sistêmica, a OMS definiu critérios maiores e menores descritos nos Quadros 1 e 2.

INVESTIGAÇÃO

Nos pacientes pediátricos, a ocorrência de mastocitose sistêmica é muito rara e não há consenso sobre sua investigação. Alguns pesquisadores recomendam investigar mastocitose sistêmica em crianças quando se identifica nível sérico de triptase > 100 ng/mL ou em elevação progressiva, anemia, leucocitose persistente, eosinofilia inexplicada e na presença de hepatoesplenomegalia ou linfadenopatia. Se o nível sérico de triptase estiver entre 20-100 ng/mL, sem sinais sistêmicos, faz-se diagnóstico provisório de mastocitose

QUADRO 1 Critérios diagnósticos para mastocitose cutânea

Critério maior
▪ Lesões típicas de mastocitose associadas à presença de sinal de Darier positivo*.
Critérios menores
▪ Número elevado de mastócitos em cortes de biópsia de lesões – infiltrado de mastócitos monomórficos, de grande tamanho (> 15 células/infiltrado) ou mais de 20 mastócitos isolados num campo de microscopia de grande ampliação (40x).
▪ Mutação ativadora no gene *KIT*, em lesões cutâneas.

* Sinal de Darier pode estar ausente ou ser levemente positivo.
O diagnóstico é estabelecido na presença do critério maior e de pelo menos um critério menor.
Fonte: Valent P, et al., 2017.

QUADRO 2 Critérios diagnósticos para mastocitose sistêmica

Critério maior
▪ Infiltrados densos de mastócitos (número ≥ 15 mastócitos agregados) na biópsia de medula óssea e/ou outro tecido extracutâneo.
Critérios menores
▪ > 25% de mastócitos atípicos na biópsia de medula óssea ou alongados/fusiformes em infiltrados de mastócitos de órgãos viscerais. ▪ Detecção de mutação pontual do códon 816 do KIT na medula óssea ou outro órgão extracutâneo. ▪ Expressão aberrante de CD25 e/ou CD2 por mastócitos da medula óssea ou outro órgão extracutâneo. ▪ Triptase sérica basal ≥ 20 ng/mL, na ausência de outras patologias associadas ao aumento de triptase sérica (neoplasias mieloides não relacionadas).

O diagnóstico é estabelecido pela presença do critério maior e pelo menos um critério menor ou na presença de três critérios menores.
Fonte: Valent P, et al., 2017.

na pele e deve-se monitorar o paciente até a puberdade. Se as lesões não involuírem, deve-se fazer estudo da medula óssea.

Mais recentemente tem sido proposta pesquisa por PCR da mutação KIT D816V no sangue periférico de crianças com mastocitose. Sua positividade, especialmente quando hepatoesplenomegalia está presente, sugere mastocitose sistêmica e indicaria realização de biópsia e aspirado de medula óssea.

Na Figura 5, há fluxograma para investigação e acompanhamento de pacientes com mastocitose na infância, baseado em alguns autores, porém a abordagem de cada caso deve ser individualizada.

TRATAMENTO

O tratamento da mastocitose cutânea é desafiador, uma vez que até o momento não há estudos controlados ou multicêntricos e nem terapia curativa. Para todos os pacientes (e seus cuidadores), é importante orientar sobre a doença, sua evolução natural e possíveis desencadeadores.

O principal objetivo do tratamento é o controle dos sintomas cutâneos e sistêmicos (quando existentes) relacionados à liberação maciça de mediadores mastocitários. A maioria dos pacientes pediátricos apresenta resolução espontânea das lesões até a puberdade.

Os tratamentos mais utilizados são os anti-histamínicos anti-H1 não sedantes (p. ex., loratadina, cetirizina, fexofenadina, ebastina, bilastina), anti-histamínicos anti-H2 (cimetidina) e cetotifeno (estabilizador de membrana de mastócitos). Essas medicações ajudam a controlar o prurido, *flushing* e a ocorrência de placas urticariformes.

Nos pacientes com sintomas graves, a utilização de antagonista H1 clássico (como hidroxizina e difenidramina) pode ser útil. Quando há risco elevado de reações anafilactoides, podem ser prescritos anti-histamínicos anti-H1 e anti-H2 em associação, e, em alguns casos, as canetas de epinefrina podem ser recomendadas.

Os anti-histamínicos anti-H2 são os mais utilizados para controlar os sintomas gastrointestinais, como dor abdominal e diarreia.

Para o mastocitoma, há algumas opções terapêuticas descritas, como exérese cirúrgica da lesão, tacrolimo tópico, corticoide tópico oclusivo e intralesional, entretanto, por ser uma lesão autolimitada, essa conduta deve ser avaliada individualmente.

Há evidências de eficácia de tratamento com fototerapia com UVA associada a psoralênico oral (PUVA), indicada para maiores de 12 anos de idade, ou exposição solar (helioterapia) em pacientes com urticária pigmentosa extensa e mastocitose cutânea difusa.

Há ainda relatos de uso de medicações biológicas para formas agressivas de mastocitose cutânea. O imatinibe (inibidor de tirosina quinase) mostrou redução de prurido e lesões bolhosas na MCM e MCD. O masatinibe, novo inibidor seletivo de tirosina quinase (indisponível no Brasil no momento), tem mostrado resultados promissores em estudo de fase 2 de pacientes com mastocitose sistêmica e cutânea, independente da presença de mutação KIT. E, por fim, há relato do uso de omalizumabe (anticorpo monoclonal IgG1 humanizado contra IgE).

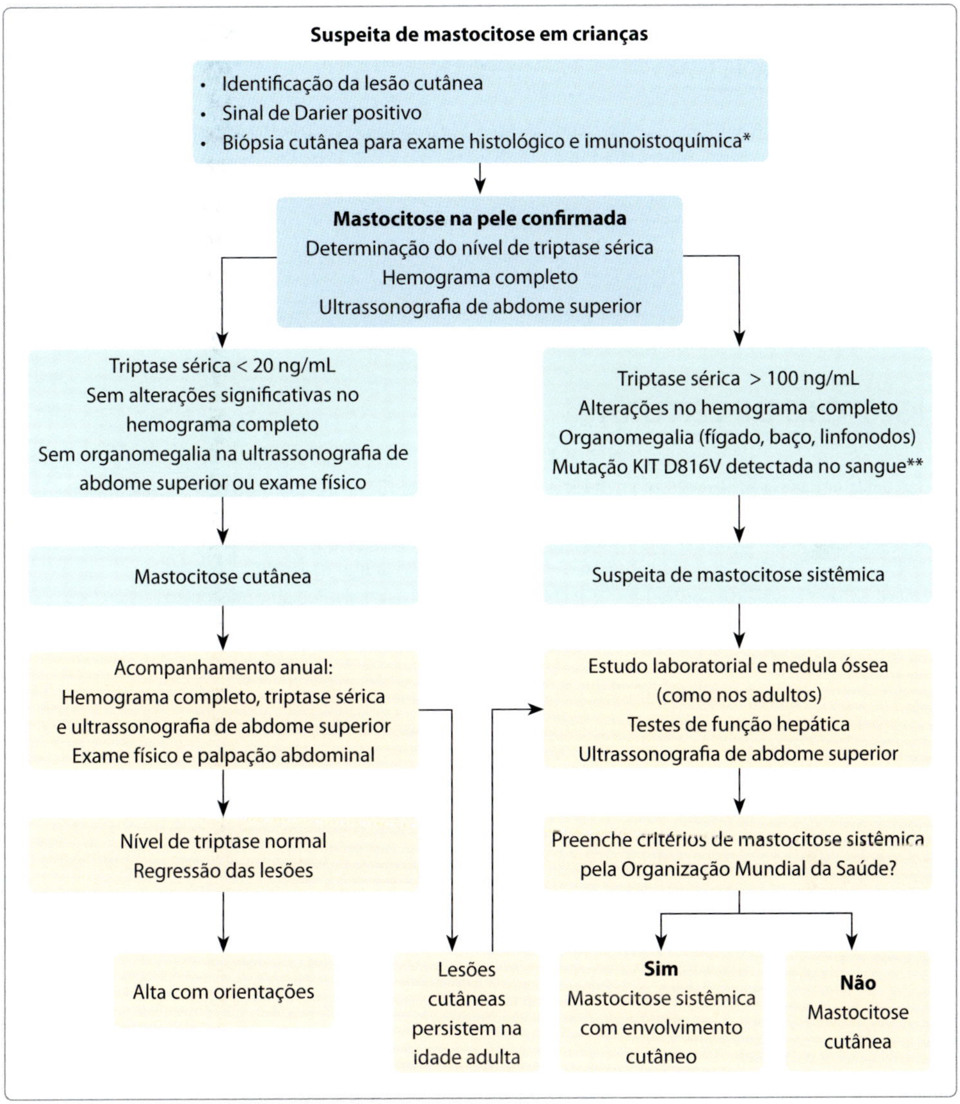

FIGURA 5 Fluxograma de investigação e acompanhamento de mastocitose em crianças.

* Se achados do exame histológico forem duvidosos, recomenda-se realizar imunoistoquímica da lesão cutânea com anticorpos antitriptase e anti-CD117 (KIT).

** Estudos recentes sugerem avaliar KIT D816V no sangue periférico.

Fonte: adaptada de Lange M, et al., 2016; e de acordo com condutas das autoras.

CONCLUSÃO

A mastocitose é uma doença rara com grande espectro de manifestações cutâneas e sistêmicas. Na faixa etária pediátrica, geralmente, apresenta curso benigno, com resolução espontânea até a puberdade, especialmente nos pacientes com início da doença antes dos dois anos de vida. Ainda assim, é importante manter acompanhamento especializado regular, uma vez que o acometimento sistêmico pode ocorrer.

SUGESTÕES DE LEITURA

1. Carter MC, Clayton ST, Komarow HD, Brittain EH, Scott LM, Cantave D, et al. Assessment of clinical findings, tryptase levels, and bone marrow histopathology in the management of pediatric mastocytosis. J Allergy Clin Immunol. 2015;136(6):1673-1679.
2. Di Raimondo C, Del Duca E, Silvaggio D, Di Prete M, Lombardo P, Mazzeo M, et al. Cutaneous mastocytosis: A dermatological perspective. Australas J Dermatol. 2021;62(1):e1-e7.
3. Ferreira S, Fernandes I, Cabral R, Machado S, Lima M, Selores M. Manifestações cutâneas nas mastocitoses: atualização. Acta Med Port. 2020;33(4):275-81.
4. Gurnee EA, Johansen ML, Phung TL, Guo EL, Fong A, Tollefson M, et al. Pediatric maculopapular cutaneous mastocytosis: Retrospective review of signs, symptoms, and associated conditions. Pediatr Dermatol. 2021;38(1):159-163.
5. Hartmann K, Escribano L, Grattan C, Brockow K, Carter MC, Alvarez-Twose I, et al. Cutaneous manifestations in patients with mastocytosis: Consensus report of the European Competence Network on Mastocytosis; the American Academy of Allergy, Asthma & Immunology; and the European Academy of Allergology and Clinical Immunology. J Allergy Clin Immunol. 2016;137(1):35-45.
6. Hussain SH. Pediatric mastocytosis. Curr Opin Pediatr. 2020;32(4):531-538.
7. Lange M, Ługowska-Umer H, Niedoszytko M, Wasąg B, Limon J, Żawrocki A, et al. Diagnosis of Mastocytosis in Children and Adults in Daily Clinical Practice. Acta Derm Venereol. 2016;96(3):292-7.
8. Méni C, Bruneau J, Georgin-Lavialle S, Le Saché de Peufeilhoux L, Damaj G, Hadj-Rabia S, et al. Paediatric mastocytosis: a systematic review of 1747 cases. Br J Dermatol. 2015;172(3):642-51.
9. Tzankov A, Duncavage E, Craig FE, et al. Mastocytosis. Am J Clin Pathol. 2021;155(2):239-266.
10. Valent P, Akin C, Metcalfe DD. Mastocytosis: 2016 updated WHO classification and novel emerging treatment concepts. Blood. 2017;129(11):1420-27.

CONTEÚDO COMPLEMENTAR

Utilize o QR code abaixo para acessar as questões comentadas do capítulo (senha: dermatologiaicr).

Pitiríase liquenoide

Jade Cury Martins Asforas Lins

PONTOS-CHAVE DESTE CAPÍTULO

- A pitiríase liquenoide (PL) é uma dermatose papuloescamosa de etiologia desconhecida que afeta crianças e adultos.
- Apresenta duas formas, a pitiríase liquenoide e varioliforme aguda (PLEVA) e a pitiríase liquenoide crônica (PLC), que são consideradas polos opostos de um quadro espectral, não sendo incomum a presença dos dois tipos de lesão no mesmo paciente.
- Manifesta-se como surtos recorrentes de pápulas eritemato-escamosas ou eritemato-purpúricas, que regridem espontaneamente e podem recorrer por meses a anos.
- Histologicamente, apresenta paraqueratose, espongiose, infiltrado com predomínio linfocitário por vezes em cunha com graus variados de dermatite de interface, necrose de queratinócitos e extravasamento de hemácias (mais intensos nas formas agudas).
- Não há consenso sobre o tratamento ideal, sendo descrito o uso de corticosteroides tópicos, antibioticoterapia, fototerapia e metotrexato.

INTRODUÇÃO

A pitiríase liquenoide (PL) é uma dermatose papuloescamosa de etiologia desconhecida que afeta crianças e adultos, descrita pela primeira vez em 1894.

Acredita-se tratar de doença espectral com duas formas clínicas, a pitiríase liquenoide e varioliforme aguda (PLEVA) e a pitiríase liquenoide crônica (PLC), consideradas polos opostos. As duas formas têm semelhanças clínicas e histopatológicas e não é incomum encontrarmos lesoes de ambas as formas no mesmo paciente.

PATOGENIA

A etiologia da PL é desconhecida. Alguns autores acreditam tratar-se de uma resposta inflamatória a um estímulo antigênico infeccioso, já tendo sido descrita após quadros de infecções de vias aéreas superiores, varicela, vírus Epstein-Barr (EBV), infecção por toxoplasma ou após imunizações. Outros supõem que é uma doença linfoproliferativa ou uma discrasia linfocitária, sendo evidenciada em uma porcentagem dos casos uma população linfocitária T clonal para o receptor do gene de células T (TCR), e podendo associar-se raramente a quadros de linfomas cutâneos de células T como micose fungoide e papulose linfomatoide.

EPIDEMIOLOGIA

A PL tem uma incidência estimada de 0,05%. Não tem predileção por raça ou localização geográfica; há discreto predomínio no sexo masculino e faixa etária de infância tardia e adultos jovens; aproximadamente 20% dos casos ocorrem na infância (com picos aos 5 e 10 anos de idade).

QUADRO CLÍNICO

A PL manifesta-se por surtos recorrentes de pápulas eritematosas a purpúricas que regridem espontaneamente, deixando hiper ou hipopigmentação pós-inflamatória na maioria dos casos (Figura 1). As lesões em geral são assintomáticas, acometem principalmente tronco e extremidades, sendo raras na face, palma e plantas. Não é incomum encontrarmos lesões das duas formas clínicas no mesmo paciente, evidenciando a característica espectral da doença. O quadro pode se resolver espontaneamente ou se tornar crônico, com surtos recorrentes intercalados por variáveis períodos de remissão.

A PLEVA, também conhecida pelo epônimo de Mucha-Habermann, é uma forma caracterizada pelo início mais abrupto de pequenas máculas e pápulas eritematosas (2-3 mm), generalizadas, que podem tornar-se vesiculosas, hemorrágicas ou crostosas, por vezes com necrose central, podendo deixar cicatrizes varioliformes, regredindo, em geral, em semanas (Figura 2). A doença de Mucha-Habermann ulceronecrótica febril é o termo usado para uma rara variante, que apresenta lesões agudas com rápida formação de bolhas e necrose, associadas a sintomas sistêmicos como febre, linfadenopatia, artrite e/ou bacteremia. A PLC é caracterizada por pápulas eritematosas ou eritemato-acastanhadas, com escama central aderente, em geral com um surgimento mais gradual e regredindo em semanas a meses (Figura 3).

DIAGNÓSTICO

A PLEVA é caracterizada histologicamente por uma dermatite de interface vacuolar com um infiltrado linfocítico em cunha perivascular e extravasamento de hemácias transepidérmico. Queratinócitos necróticos, vesiculação e ulceração podem ocorrer. Os achados tendem a ser menos proeminentes na PLC, com um infiltrado linfocitário mais esparso e uma alteração vacuolar leve na junção dermoepidérmica. O infiltrado linfocítico é predominantemente às custas de linfócitos T CD8+ nas lesões de PLEVA e CD4+ nas lesões de PLC.

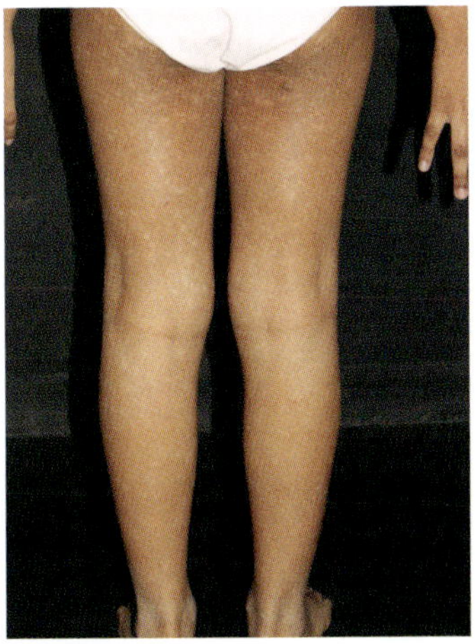

FIGURA 1 Pitiríase liquenoide crônica deixando hipocromia pós-inflamatória. Ainda notam-se algumas raras lesões ativas.

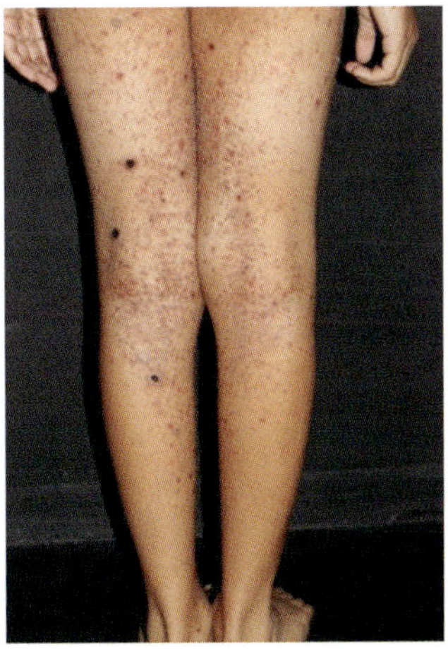

FIGURA 2 Pitiríase liquenoide e varioliforme aguda: máculas e pápulas eritematosas, generalizadas, algumas hemorrágicas e com necrose central.

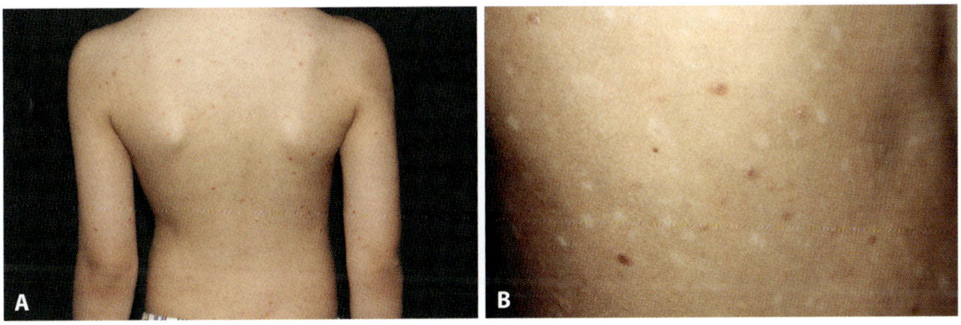

FIGURA 3 Pitiríase liquenoide crônica: (A) pápulas eritematosas e eritemato-acastanhadas, (B) algumas com escama central aderente.

DIAGNÓSTICO DIFERENCIAL

Ver Tabela 1.

PROGNÓSTICO

A PL é uma doença benigna, autolimitada, com recorrências frequentes, podendo persistir por meses a anos. A PLC parece ter um curso mais prolongado em relação à PLEVA. Devido a alguns relatos de PL coexistindo ou, ainda mais raramente, progredindo para linfomas cutâneos de células T (micose fungoide e papulose linfomatoide), sugere-se o seguimento em longo prazo desses indivíduos.

TRATAMENTO

Não há consenso e nem dados para uma conduta baseada em evidência quanto ao melhor tratamento para a PL. Várias terapias são relatadas como tendo boas respostas, mas as recorrências são frequentes. As principais terapias incluem:

- observação clínica;
- corticosteroides tópicos;
- fototerapia: há descrição do uso tanto de UVB-nb, quanto PUVA;
- antibióticos orais: são usados por sua ação anti-inflamatória e por períodos mais prolongados. Os mais relatados são a eritromicina e as tetraciclinas (essa última classe indicada para crianças maiores de 8 anos);
- imunossupressores: o mais descrito é o metotrexato, sendo usado principalmente em adultos e mais raramente na faixa etária pediátrica. Recorrências são frequentes.

TABELA 1 Diagnósticos diferenciais da pitiríase liquenoide e varioliforme aguda e da pitiríase liquenoide crônica

PLEVA	PLC
Papulose linfomatoide	Papulose linfomatoide
Reação liquenoide a drogas	Psoríase gutata
Reação a picada de inseto	Pitiríase rósea
Varicela	Parapsoríase em pequenas placas
Vasculite de pequenos vasos	Sífilis secundária

PLC: pitiríase liquenoide crônica; PLEVA: pitiríase liquenoide e varioliforme aguda.

CONCLUSÃO

A pitiríase liquenoide é uma dermatose pouco frequente, mas que acomete crianças com pico aos 5 e 10 anos de idade. Apresenta uma forma aguda (PLEVA) e outra crônica (PLC), não sendo incomum encontrar sobreposição clínica e histopatológica de ambas, sendo considerada uma doença espectral. Sua etiopatogenia é incerta, podendo estar associada a quadros virais, vacinações ou outros gatilhos antigênicos. Não há consenso sobre o tratamento, sendo usados corticosteroides tópicos, fototerapia, antibióticos orais e imunossupressores. Tem um curso benigno, por vezes crônico e recorrente, mas devido a raros relatos de associação com linfomas cutâneos de células T, sugere-se o seguimento a longo prazo desses doentes.

SUGESTÕES DE LEITURA

1. Bolognia J, Jorizzo JL, Schaffer JV. Dermatology. 3. ed. Elsevier; 2012. p. 159-162.
2. Bowers S, Warshaw EM. Pityriasis lichenoides and its subtypes. J Am Acad Dermatol. 2006;55(4):557-72.
3. Geller L, Antonov NK, Lauren CT, Morel KD, Garzon MC. Pityriasis Lichenoides in Childhood: Review of Clinical Presentation and Treatment Options. Pediatr Dermatol. 2015;32(5):579-92.
4. Jung F, Sibbald C, Bohdanowicz M, Ingram JR, Piguet V. Systematic review of the efficacies and adverse effects of treatments for pityriasis lichenoides. Br J Dermatol. 2020;183(6):1026-1032.
5. Lam J, Pope E. Pediatric pityriasis lichenoides and cutaneous T-cell lymphoma. Curr Opin Pediatr. 2007;19(4):441-5.
6. Zang JB, Coates SJ, Huang J, Vonderheid EC, Cohen BA. Pityriasis lichenoides: Long-term follow-up study. Pediatr Dermatol. 2018;35(2):213-219.

CONTEÚDO COMPLEMENTAR

Utilize o QR code abaixo para acessar as questões comentadas do capítulo (senha: dermatologiaicr).

46

Histiocitoses

Camila Cristina Tormena
Jade Cury Martins Asforas Lins

PONTOS-CHAVE DESTE CAPÍTULO

- Histiocitoses são doenças proliferativas originadas das células dendríticas e dos macrófagos.
- As células dendríticas originadas da medula óssea compreendem vários grupos celulares: as células de Langerhans, as dendríticas indeterminadas, as dendríticas localizadas nos linfonodos, as dendríticas foliculares e os dendrócitos dérmicos.
- São quadros muito raros. Predominam na infância e podem afetar qualquer órgão, incluindo a pele, com prognóstico variável dependendo da extensão do acometimento.
- O diagnóstico requer, além do exame clínico, o histopatológico, a análise imuno-histoquímica e, em alguns casos, a molecular.
- A histiocitose de células de Langerhans é o tipo mais comum e compreende várias entidades clínicas que têm em comum o corpúsculo intracitoplasmático conhecido como grânulo de Birbeck.

INTRODUÇÃO

As histiocitoses são doenças proliferativas, heterogêneas e raras, originadas das células dendríticas e dos macrófagos que se acumulam em vários órgãos e tecidos de crianças e adultos. A variedade de quadros clínicos das histiocitoses é interessante e desafiadora, aplicando-se o conceito de doença espectral a essas entidades. Variam desde apresentações benignas, limitadas à pele e com resolução espontânea, até acometimento multissistêmico grave e progressivo. Em 1987, a Sociedade Histiocítica publicou a primeira classificação, que dividia as histiocitoses em três classes: histiocitoses de Langerhans, histiocitoses não Langerhans e histiocitoses malignas. Recentemente ela propôs uma revisão do sistema de classificação, baseado nas características clínicas, histopatológicas, radiológicas, fenotípicas, genéticas e moleculares, e agora estão divididas em 5 grupos: "L" – grupo Langerhans, "C" – grupo histiocitose cutânea e mucocutânea, "R" – doença de Rosai-Dorfman e outras histiocitoses não cutâneas e não Langerhans, "M" – grupo histiocitose maligna e "H" – linfo-histiocitoses hemofagocíticas e síndrome de ativação macrofágica (Tabela 1).

PATOGENIA

As células dendríticas (apresentadoras de antígenos), macrófagos (células processadoras de antígenos) e monócitos são membros do sistema mononuclear fagocítico. O termo histiócito corresponde a esse grupo heterogêneo de células, que têm em comum uma origem celular hematopoiética única.

Os macrófagos são células grandes, ovoides, envolvidas principalmente na fagocitose, ingestão e destruição de partículas, inclusive agentes biológicos. Quando estimulados, aumentam de tamanho. Com o aumento no número de suas organelas, os macrófagos transformam-se em células epitelioides ou em células gigantes multinucleadas. Em contraste, as células dendríticas são células estreladas apresentadoras de antígenos em moléculas do complexo principal de histocompatibilidade e ativam linfócitos T. As células dendríticas são classificadas em dois grupos principais: plasmocitoide e mieloide. Essas últimas foram subdivididas em dois subconjuntos com base em sua expressão de CD141 e CD1c. As células de Langerhans são células dendríticas que apresentam grânulos característicos, os grânulos de Birbeck, vistos em microscopia eletrônica (ME), e estão localizadas na epiderme, mucosa ou epitélio brônquico, expressando CD1a e S-100. Os monócitos são classificados em três subgrupos, dependendo da expressão de CD14 e CD16 (Tabela 2).

TABELA 1 Classificação das histiocitoses por grupos

Grupo L	Grupo C	Grupo R	Grupo M	Grupo H
HCL ICH DEC HCL/DEC misto	Cutânea não HCL: ▪ família XG: XGJ, XGA, SRH, HCB, HEG, HNP; ▪ família não XG: DRD cutânea, XGN; ▪ cutânea não HCL com componente sistêmico.	Família DRD – RD esporádica: ▪ clássica; ▪ extranodal; ▪ RD com neoplasia ou doença autoimune; ▪ não classificado.	▪ Histiocitose maligna primária. ▪ Histiocitose maligna secundária (geralmente associada a outras neoplasias hematológicas).	▪ LHH primária. ▪ LHH secundária. ▪ LHH de origem pouco clara.

Grupo L – Langerhans; Grupo C – cutânea e mucocutânea, Grupo R – Doença de Rosai-Dorfman e outras não Langerhans; Grupo M – maligna; Grupo H – hemofagocítica e síndrome de ativação macrofágica; HCL: histiocitose células de Langerhans; ICH: histiocitose células indeterminadas; DEC: doença de Erdheim Chester; XGJ: xantogranuloma juvenil, XGA: xantogranuloma adulto; RHS: retículo-histiocitoma solitário; BCH: histiocitose cefálica benigna; HEG: histiocitose eruptiva generalizada; HNP: histiocitose nodular progressiva; DRD: doença Rosai-Dorfman; XGN: xantogranuloma necrobiótico, XD: xantoma disseminado; RHM: retículo-histiocitose multicêntrica; LHH: linfo-histiocitose hemofagocítica.
Fonte: adaptado de Emile et al., 2016.

TABELA 2 Marcadores imuno-histoquímicos das principais histiocitoses e grânulos de Birbeck. Resultados clássicos são fornecidos; podem variar em casos específicos

	S100	CD1a	Langerina	CD14	CD68	CD163	CD45	FXIIIa	Grânulos de Birbeck
Histiocitose de células de Langerhans	+	++	+	–	–	+	+	–	+
Doença de Erdheim-Chester	–	–	–	–	+	–	–	+	–
Histiocitose de células indeterminadas	+	+	–	+	+	–	+	+/–	–
Xantogranulomas	–	–	–	–	+	–	+	+	–
Doença de Rosai--Dorfman	+	–	–	–	+	–	–	– (+)	–
Linfo-histiocitose hemofagocítica	–	–	–	+	++	++	+	–	–

EPIDEMIOLOGIA, QUADRO CLÍNICO, DIAGNÓSTICO E TRATAMENTO

As histiocitoses são classificadas em cinco grupos. Como são quadros raros, abordaremos aqui as formas clínicas mais comuns de cada uma delas.

Grupo L – grupo Langerhans

Inclui um amplo espectro de manifestações clínicas em crianças e adultos, variando de lesões autolimitadas a doenças disseminadas com risco de vida. São doenças caracterizadas pela proliferação de células mieloides dendríticas CD1a+/CD207+ (langerina) e são caracterizadas pela ativação das vias sinalizadoras de MAPK/ERK. Em dois terços dos casos a ativação da via ocorre por mutação somática do BRAF; em outros casos mutações no MAP2K1, ou menos frequentemente em outros elementos da via, como ARAF, foram descritas. Neste grupo, incluímos a histiocitose de células de Langerhans (HCL), a histiocitose de células indeterminadas e a doença de Erdheim-Chester.

Histiocitose de células de Langerhans

- Proliferação de células com características particulares: grânulos de Birbeck intracitoplasmáticos, marcador de superfície CD1a e proteína S100.
- Pode haver infiltração histiocítica de lesões extraesqueléticas: pele, gânglios linfáticos, pulmões, timo, fígado, baço, medula óssea ou no sistema nervoso central.
- Epidemiologia: mais comum em crianças abaixo dos 10 anos de idade (com pico de incidência de 1-3 anos de idade). Adultos somam em torno de 30% dos casos. Incidência em crianças de 3-5 casos por milhão e em adultos de 1 a 2 casos por milhão.
- Há diferenças raciais, sendo mais comum em hispânicos, e mais raras em negros, com predominância no sexo

masculino na razão de 1,8:1 em relação ao sexo feminino. No entanto, no sexo feminino parece ser mais agressiva, assim levando a taxa de mortalidade similar entre os sexos, que varia de 46% nas formas com disfunção orgânica única e até 92% nas formas com acometimento de dois ou mais órgãos.

- Patogenia: pouco compreendida, tem sido causa de muita discussão, sendo infecção viral, não vacinação, história de doença tireoideana, transfusões de sangue, disfunção imune e malignidade postuladas como mecanismos possíveis para o desenvolvimento das HCL.
- Apesar de não ser mais usada a terminologia anterior, algumas formas clínicas eram descritas classicamente e serão exemplificadas aqui:
  - doença de Letterer-Siwe: forma aguda, disseminada, ocorrendo em crianças principalmente no primeiro ano de vida. É quadro grave, com elevada mortalidade. As lesões cutâneas consistem em petéquias e dermatite eritemato-escamosa, atingindo couro cabeludo, axilas, tronco, períneo, virilhas e pescoço, sendo o processo às vezes generalizado. O quadro é semelhante à dermatite seborreica (Figura 1), afetando couro cabeludo (em crianças maiores, por vezes, com lesões nódulo-ulceradas), e nas regiões inguinocrurais e períneo, onde pode simular dermatite de fraldas (podendo ter um aspecto mais purpúrico). As regiões palmo-plantares são frequentemente acometidas, apresentando placas eritemato-purpúricas e descamativas que podem simular dermatofitoses. O acometimento ungueal, com presença de onicólise, deve ser valorizado como um sinal precoce da doença;
  - doença de Hand-Schuller-Christian: crônica, multifocal e progressiva, incidindo na adolescência até antes dos 30 anos. Caracteriza-se por quatro elementos fundamentais: lesões ósseas, diabetes insípido, exoftalmo e lesões mucocutâneas. Cerca de 30% dos pacientes desenvolvem lesões cutâneas ou mucosas, que se iniciam como pápulas eritematosas que evoluem para lesões xantomatosas disseminadas, lesões eritemato-escamosas, dermatite seborreica símiles e petéquias idênticas às lesões observadas na doença de Letterer-Siwe. As lesões podem confluir formando placas e pode haver pigmentação difusa. As mucosas podem ser acometidas por lesões nódulo-ulcerativas, especialmente nas gengivas e vulva;
  - granuloma eosinofílico: forma benigna e localizada, ocorrendo em adultos ou nas fases tardias da adolescência. As lesões cutâneas são apenas ocasionalmente encontradas e consistem em poucas pápu-

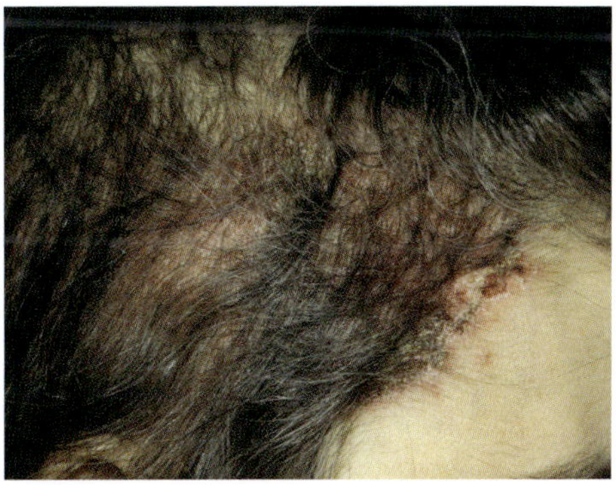

FIGURA 1 Histiocitose de Langerhans: lesões eritemato-escamosas, com algumas erosões e por vezes purpúricas, no couro cabeludo.

las acastanhadas no tronco e lesões crostosas no couro cabeludo. Lesões erosivas ou ulceradas podem ocorrer na boca e genitália (Figura 2);
  - retículo-histiocitose congênita autocurável de Hashimoto-Pritzker: é o espectro benigno das HCL, caracterizado pela presença de lesões cutâneas ao nascimento ou no período neonatal tipo pápulas, nódulos ou vesículas, ausência de manifestações sistêmicas e resolução espontânea do quadro no primeiro ano de vida.
- Diagnóstico: clínico, histopatológico e radiológico para o reconhecimento das lesões ósseas císticas.
- Diagnóstico diferencial: dermatite seborreica, dermatite de fraldas, intertrigo, doença de Darier, xantogranuloma juvenil, mastocitose e outras histiocitoses.
- Tratamento:
  - doença de Letterer-Siwe e Hand-Schuller-Christian: baseado na extensão e grau de alteração dos órgãos comprometidos. Quando o acometimento é somente cutâneo, podem ser empregados corticoides tópicos, mostarda nitrogenada tópica (20 mg/mL) e PUVA (adultos). Lesões ósseas podem ser tratadas com curetagem ou indicada a radioterapia. Nas formas com acometimento multissistêmico, é necessário tratamento oncológico com quimioterapia, sendo vimblastina (6 mg/m^2/semana), etoposídeo (200 mL/m^2, por via intravenosa, por 3 dias, a cada 3-4 semanas), metilprednisolona (30 mg/kg/IV, por 3 dias) e mercaptopurina (50-80 mg/m^2/dia, por via oral) possíveis associações. A presença de mutação do BRAF V600E apoia o uso de inibidores do BRAF como o vemurafenibe e o imatinibe, este último vem proporcionando bons resultados em pacientes adultos. Nas formas com acometimento muito grave, podem ser indicados transplantes de medula óssea, fígado ou pulmão;
  - granuloma eosinofílico: curetagem ou exérese cirúrgica das lesões ósseas ou radioterapia para as lesões sintomáticas, recorrentes ou que envolvam fraturas patológicas ou deformidades. Também podem ser utilizados anti-inflamatórios não esteroidais e infiltração intralesional de corticoides;
  - retículo-histiocitose congênita autocurável de Hashimoto-Pritzker: não há tratamento específico. Acompanhar o quadro e aguardar a regressão espontânea.

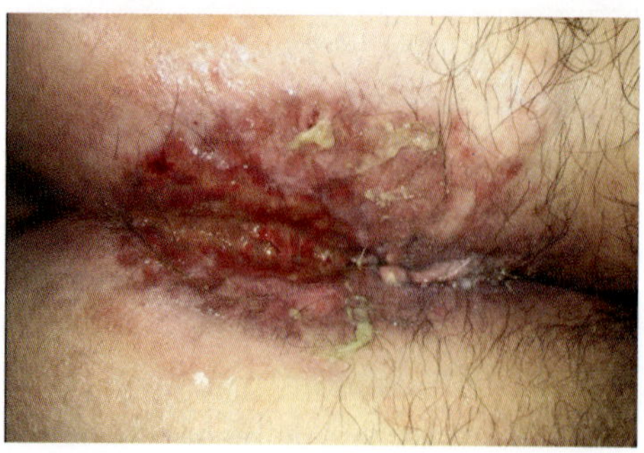

FIGURA 2 Granuloma eosinofílico: lesão ulcerada perianal.

Doença de Erdheim-Chester

- Epidemiologia: a idade média ao diagnóstico é de 55 a 60 anos de idade, mas raros casos pediátricos foram relatados. A proporção de homens para mulheres é de 3:1.

- Pode acometer qualquer órgão ou sistema, envolvendo os ossos em mais de 95% dos pacientes. A apresentação mais comum é a dor óssea crônica de média intensidade, particularmente nos membros inferiores, que ocorre em aproximadamente 50% dos doentes.
- Achado radiológico característico: esclerose bilateral e simétrica de ossos longos envolvendo a metáfise e diáfise com preservação da epífise e perda da definição entre córtex e a medula óssea.
- Achados cutâneos mais comuns: xantelasma palpebral, xantomas, dermopatia pré-tibial e *rash* pruriginoso, lesões nodulares e lesões pigmentares nos lábios e mucosa oral.
- Diagnóstico: clínico, histopatológico e radiológico.
- Diagnóstico diferencial: xantoma disseminado, xantogranuloma juvenil, sarcoidose, amiloidose, doença de Gaucher, doença de Paget, mucopolissacaridoses, entre outros.
- Tratamento: corticoides, radioterapia, interferon alfa-2-a, ciclosporina, vimblastina, vincristina, ciclofosfamida, 2-clorodeoxiadenosida, infliximabe e cirurgia.

Grupo C – histiocitose cutânea e mucocutânea

Uma grande variedade de entidades está incluída neste grupo. Enquanto caracterizado por manifestações cutâneas e mucosas, também pode haver envolvimento sistêmico.

Xantogranuloma juvenil

- É a forma mais comum de histiocitose de células não Langerhans.
- Epidemiologia: ocorre em crianças, sendo 1/3 congênito, 50 a 75% no primeiro ano de vida, 20% entre 6 e 20 anos, rara em adultos. Predominância masculina, mais comum em brancos que negros.
- Etiologia desconhecida, admite-se que seja processo reativo a traumas ou infecções.
- Clínica: existem formas micronodulares caracterizadas por múltiplas lesões papulosas róscas, vermelho-acastanhadas, vermelho-amareladas ou amareladas, dispersas na parte superior do corpo (Figura 3); também há formas constituídas por um ou poucos nódulos, com as mesmas características de coloração.

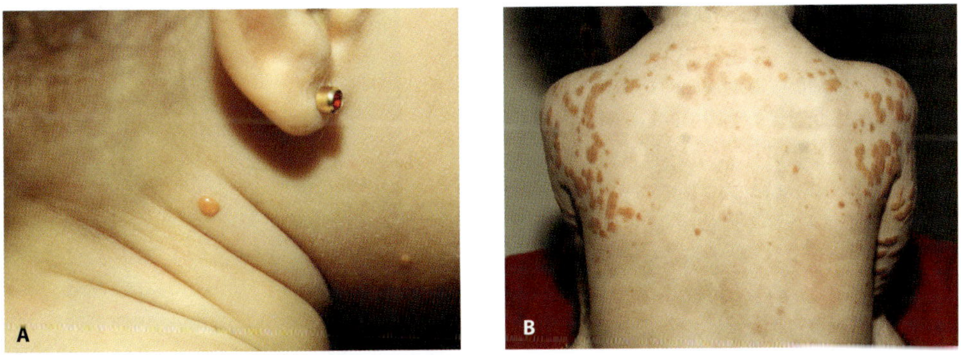

FIGURA 3 Xantogranuloma juvenil. A: quadro localizado com raras pápulas amareladas na face. B: forma disseminada com múltiplas placas amarelo-acastanhadas no tronco.

- Diagnóstico: clínico e histopatológico com complementação imuno-histoquímica.
- Células de Touton são características.
- Diagnóstico diferencial: xantoma, dermatofibroma, nevo de Spitz, molusco contagioso, neurofibroma, mastocitose, histiocitose de Langerhans e micobacteriose.
- Tratamento: geralmente não é necessário, as lesões costumam regredir em 3-6 anos. Ocasionalmente, por razões estéticas, indica-se cirurgia. E, se acometimento sistêmico, pode ser feito com corticosteroides ou quimioterápicos, como vimblastina e etoposide, e radioterapia.

Xantogranuloma necrobiótico

- Doença granulomatosa multissistêmica crônica, progressiva e rara, caracterizada por lesões cutâneas e subcutâneas destrutivas.
- Cerca de 80% dos pacientes têm uma gamopatia monoclonal resultante de uma discrasia ou um distúrbio linfoproliferativo.
- Quadro clínico: caracteriza-se por placas ou nódulos amarelo-alaranjados, eritemato-acastanhados, que aumentam gradualmente formando placas infiltradas. Por vezes, a porção central das placas pode se tornar atrófica e ulcerações e cicatrizes podem ocorrer. Em geral, há o envolvimento de mais de um local, sendo a região periorbital o local mais envolvido (Figura 4).
- Complicações oftalmológicas são comuns: uveíte, esclerite e ceratite.
- Diagnóstico diferencial: necrobiose lipoídica, granuloma anular, xantelasma, sarcoidose.
- Tratamento: voltado para a proteinemia, quando presente. As opções disponíveis são: associação de melfalan e corticosteroides ou metotrexato e corticosteroides ou uso isolado de clorambucil.

Xantogranuloma do adulto

- Epidemiologia: afeta homens jovens.
- Quadro clínico: caracteristicamente, tem em destaque componente mucoso e visceral. A erupção é composta por numerosas pápulas e nódulos marrons amplamente disseminados, principalmente localizados nas áreas flexoras e ao redor dos olhos. A mucosa é afetada em metade dos casos.
- O curso da doença é crônico e persistente. Diabetes insípido é encontrado em cerca de 40% dos casos.

Retículo-histiocitose multicêntrica

- Doença rara de caráter sistêmico que acomete as articulações, pele e muco-

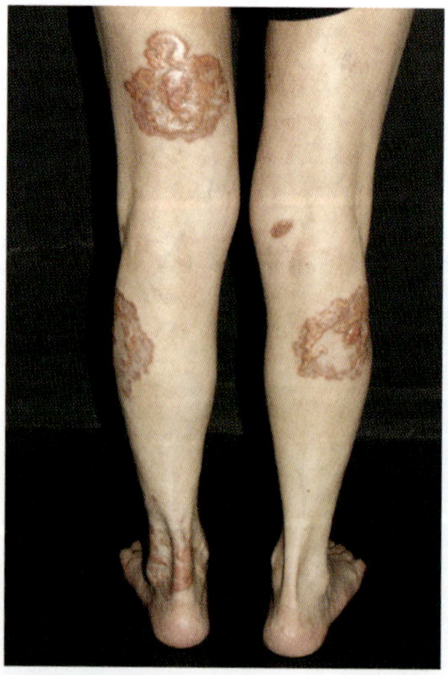

FIGURA 4 Xantogranuloma necrobiótico. Placas eritemato-acastanhadas, amareladas, com áreas de atrofia nos membros inferiores.

sas. Pode estar associada a neoplasias em 20-30% dos casos.

- Epidemiologia: mulheres de meia-idade estão entre a faixa etária mais acometida.
- Clínica: placas mal delimitadas na face e no tronco, acompanhadas de nódulos cor da pele ou avermelhados, acastanhados ou amarelados, alterações articulares e alterações mucosas. As lesões podem ser pruriginosas.
- Sinal patognomônico: colar de contas (pequenas pápulas) na região periungueal.
- Tratamento: agressivo desde o início para prevenir sequelas articulares. Utiliza-se anti-inflamatórios não esteroides e corticosteroides. Outras substâncias incluem hidroxicloroquina, metotrexato, leflunomida, micofenolato de mofetila, azatioprina, ciclofosfamida, clorambucil e dapsona.

Grupo M – histiocitoses malignas

Este grupo inclui as histiocitoses malignas primárias e as secundárias, estas ocorrendo simultaneamente ou após outra neoplasia hematológica. As células malignas têm morfologia anaplásica e expressam marcadores de macrófagos.

Grupo R – doença de Rosai-Dorfman e histiocitoses não cutâneas de células não Langerhans

Doença de Rosai-Dorfman

- Epidemiologia: mais frequente nas segunda e terceira décadas da vida, afetando todas as idades, negros mais frequentemente do que brancos, raro em asiáticos, sendo a proporção homens 1:0,5 mulheres.
- Caracteriza-se fundamentalmente por adenopatia intensa dos linfonodos cervicais, aumento da VHS, leucocitose com neutrofilia e hipergamaglobulinemia policlonal.
- Clínica: ocorre em apenas 10% dos doentes e se apresenta como máculas e placas amareladas xantomatosas, pápulas vermelho-acastanhadas, placas e nódulos que podem evoluir a erosões e ulcerações e paniculite. Pode ser assintomático ou apresentar dor ou prurido.
- Histopatologia: emperipolese é característica, isto é, fagocitose de linfócitos, plasmócitos, hemácias e neutrófilos íntegros pelas células histiocitárias; é encontrada frequentemente nos cortes histológicos.
- Tratamento: tendência à resolução espontânea. Em casos persistentes podem ser utilizados corticoides sistêmicos, metotrexato, quimioterápicos como vimblastina e etoposide, associado à ciclosporina e radioterapia ou cirurgia associada à talidomida.

Grupo H – linfo-histiocitose hemofagocítica

- Doença rara, frequentemente fatal, na qual ocorre uma intensa ativação imunológica caracterizada por febre, citopenias, hepatoesplenomegalia e hiperferritinemia.
- É dividido em:
  - linfo-histiocitose hemofagocítica genética ou primária: instala-se antes de 1 ano de idade e são casos familiares. Transmissão autossômica recessiva. Comprometimento cutâneo em 50% dos casos;

- linfo-histiocitose adquirida: acomete pacientes mais velhos. Associação com infecções, doenças autoimunes ou neoplasias.

- Tratamento: drogas imunossupressoras. Tratamento definitivo é o transplante de células-tronco hematopoiéticas.

CONCLUSÃO

A patogênese das histiocitoses ainda não foi totalmente esclarecida e as opções de terapia são limitadas. A ampla gama de achados clínicos dessa entidade representa um desafio. No caso de pápulas, placas e nódulos solitários ou múltiplos, vermelhos, acastanhados ou alaranjados, resistentes à terapia, ou nódulos e placas escamosos ou ulcerados, e em locais típicos de predileção, os médicos dermatologistas e pediatras devem pensar nessa entidade rara. O diagnóstico deve ser confirmado por histologia, imuno-histoquímica e, se necessário, diagnóstico molecular. Uma boa colaboração interdisciplinar é essencial para o manejo ideal do paciente com essa entidade rara, devido à sua complexidade.

SUGESTÕES DE LEITURA

1. Belda Júnior W, Di Chiacchio N, Criado PR. Tratado de Dermatologia. 3 ed. São Paulo: Atheneu; 2018.
2. Emile JF, Abla O, Fraitag S, Horne A, Haroche J, Donadieu J, et al. Revised classification of histiocytosis and neoplasms of the macrophage-dendritic cell lineages. BLOOD. 2016;127(22).
3. Facchetti F, Lonardi S, Vermi W, Lorenzi L. Updates in histiocytic and dendritic cell proliferations and neoplasms. Diagnostic Histopathology. 2019;25(6):217-228.
4. Haroche J, Cohen-Aubart F, Rollins BJ, Donadieu J, Charlotte F, Idbaih A et al. Histiocytoses: emerging neoplasia behind inflammation. Lancet Oncol. 2017;18:113-125.
5. Lang C, Maul J, Krähenbühl L, Dimitriou F, Dummer R. Histiozytäre Neoplasien im Kontext der aktuellen Klassifikation. Hautarzt. 2019;70:691-699.
6. Luder CM, Nordmann TM, Ramelyte E, Mühleisen B, Kerl K, Guenova E, et al. Histiocytosis – cutaneous manifestations of hematopoietic neoplasm and non-neoplastic histiocytic proliferations. JEADV. 2018;32:926-934.
7. Papo M, Cohen-Aubart F, Trefond L, Bauvois A, Amoura Z, Emile J-F, et al. Systemic histiocytosis (Langerhans Cell Histiocytosis, Erdheim–Chester Disease, Destombes–Rosai–Dorfman Disease): from oncogenic mutations to inflammatory disorders. Current Oncology Reports. 2019;21(7).
8. Rivitti EA. Dermatologia de Sampaio e Rivitti. 4 ed. – São Paulo: Artes Médicas; 2018.

CONTEÚDO COMPLEMENTAR

Utilize o QR code abaixo para acessar as questões comentadas do capítulo (senha: dermatologiaicr).

Seção 11

Doenças infecciosas

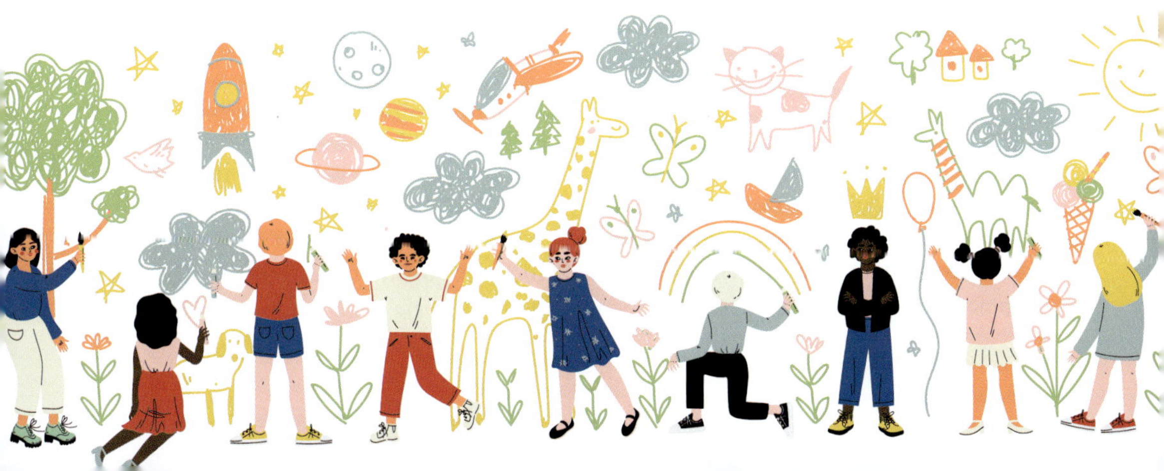

47

Infecções bacterianas

André Luís da Silva Hirayama

PONTOS-CHAVE DESTE CAPÍTULO

- Agentes etiológicos mais comuns das infecções bacterianas da pele: *Staphylococcus aureus* e *Streptococcus* beta-hemolítico do grupo A.
- Sugere-se reavaliação da resposta à antibioticoterapia empírica após 48 horas do seu início.
- Nos casos indicados, abordagem cirúrgica com drenagem e desbridamento devem ser feitos precocemente.

INTRODUÇÃO

A pele possui vários mecanismos de defesa que dificultam a penetração e instalação dos microrganismos causadores de infecção. A estrutura da epiderme e de seu estrato córneo dificultam a penetração de microrganismos. O pH ácido (pH = 5,5) fornecido pela matriz lipídica dos corneócitos confere ação antimicrobiana contra bactérias. Micropeptídeos antimicrobianos (MAP) secretados pelos queratinócitos (betadefensinas, catelecidinas, dermicidinas) fornecem atividade antimicrobiana contra vírus, bactérias e fungos. Bactérias não patogênicas residentes na pele, por meio da produção de bacteriocinas e da ligação competitiva aos receptores celulares, constituem um mecanismo adicional de defesa, dificultando a instalação de bactérias patogênicas.

O estado imunológico do hospedeiro também é fundamental, sendo muito importantes os papéis da imunidade celular e humoral na defesa frente aos diversos mecanismos de virulência utilizados pelas bactérias causadoras de infecções cutâneas.

A infecção primária cutânea costuma ocorrer quando o patógeno é capaz de colonizar a pele e encontrar condições de desequilíbrio capazes de superar os mecanismos de defesa da pele do hospedeiro.

Fatores como umidade, calor, dermatites inflamatórias, condições que enfraqueçam a barreira cutânea como dermatite atópica, traumas localizados e estados de imunossupressão podem tornar a pele mais suscetível à colonização e posterior infecção.

As bactérias patogênicas mais comumente acometem a epiderme e a derme, e em menor frequência a hipoderme.

Os quadros infecciosos podem se estender até a fáscia ou músculo nos casos mais graves.

O quadro clínico pode variar bastante dependendo de fatores locais e dos mecanismos patogênicos da bactéria que causa a infecção.

A ocorrência de *S. aureus* resistentes à meticilina (MRSA) vem se tornando um grande problema no mundo, devido ao aumento da sua ocorrência não só no ambiente hospitalar, mas também nas infecções cutâneas de pacientes vindos da comunidade. Por isso, sempre que possível, o tratamento deve ser guiado por meio do perfil epidemiológico local e das informações obtidas por exames de cultura (quando aplicáveis). Os Quadros 1 e 2 mostram os principais fatores de risco para infecção por MRSA associado à comunidade.

Neste capítulo abordaremos as principais infecções bacterianas cutâneas, descrevendo seus aspectos epidemiológicos, clínicos, patogenia e tratamento.

QUADRO 1 Fatores de risco associados a infecção por *Staphylococcus aureus* resistentes à meticilina (MRSA) adquiridos na comunidade

- Residir em áreas com alta prevalência de infecções com isolamento de MRSA (>15%).
- Trauma local.
- Uso compartilhado de itens de uso pessoal (p. ex., barbeadores, toalhas).
- Promiscuidade ambiental.
- Dificuldade de acesso a serviços de saúde.
- Uso frequente de antibióticos.
- Colonização prévia por MRSA no paciente ou contatos próximos.
- Infecções de repetição na pele e subcutâneo.
- Condições socioeconômicas que dificultem higiene pessoal e ambiental.
- Frequentar creches.

QUADRO 2 Fatores associados a *Staphylococcus aureus* resistentes à meticilina (MRSA) de comunidade adquiridos no uso de serviços de saúde

- Doenças crônicas que exijam visitas frequentes a serviços de saúde.
- Uso de dispositivos invasivos (cateteres, bombas de infusão).
- Frequentadores de clínicas de diálise.
- Institucionalização nos últimos 12 meses.
- Timpanostomia por otite média de repetição.
- Idade < 2 anos.

IMPETIGO

Infecção bacteriana mais frequente em crianças. Responsável por até 20% das consultas dermatológicas. Essa infecção acomete os extratos superiores da epiderme.

Epidemiologia

Acomete mais frequentemente crianças de 2 a 5 anos, mas pode ocorrer em crianças de todas as idades, sem diferenças entre os sexos.

É mais comum em climas quentes e úmidos e associado a más condições de higiene.

Agentes etiológicos

- *Staphylococcus aureus (S. aureus).*

- *Streptococcus* beta-hemolítico do grupo A.
- Infecção mista.

Patogenia

São fatores predisponentes a infestações como escabiose e pediculose, picadas de inseto, pequenos traumas, má higiene, eczemas.

Quadro clínico

Duas apresentações clínicas – impetigo bolhoso e não bolhoso.

O impetigo não bolhoso se inicia com uma mácula eritematosa que progride para vesico-pápulas ou bolha superficial, com conteúdo seroso ou seropurulento, sobre base eritematosa (Figura 1).

Ocorre o rompimento precoce da bolha ou vesícula, levando à formação de placas recobertas por crostas marrom-amareladas (melicéricas), típicas do impetigo. A presença de crostas costuma conferir o aspecto de "sujeira" à lesão. Geralmente as lesões são pequenas, mas pode haver formação de lesões satélites, que coalescendo podem levar à formação de extensas áreas com crostas. Por serem superficiais, geralmente, as lesões se resolvem sem deixar cicatrizes.

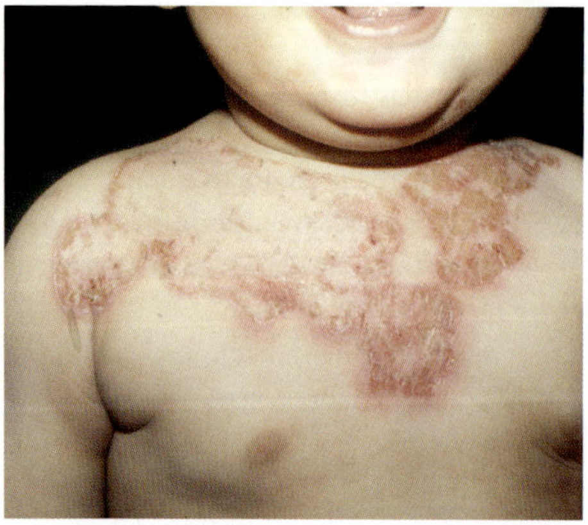

FIGURA 1 Impetigo – placas recobertas por crostas melicéricas.

A face, principalmente ao redor da boca e nariz, bem como a região perineal costumam ser as áreas mais acometidas.

A maioria dos quadros é localizada e pouco sintomática. Sintomas sistêmicos não são comuns, sendo o estado geral preservado. Há, porém, quadros disseminados, observados por exemplo em pacientes com dermatite atópica e em imunossuprimidos.

No impetigo bolhoso tem-se a formação de lesões vesico-bolhosas, geralmente flácidas. As lesões podem demorar mais para romper e evoluem para erosões recobertas por crostas melicéricas. Ocorre mais frequentemente nas áreas intertriginosas.

Adenopatia local pode ser vista em ambas as apresentações.

Diagnóstico

O diagnóstico é clínico. Exame bacterioscópico e culturas podem ser úteis para identificar o agente causal nos casos complicados.

Diagnóstico diferencial

Herpes simples, pênfigo foliáceo.

Tratamento

- Limpeza local: remoção das crostas com água morna e sabão, 2 a 3 vezes ao dia. Se as crostas forem mais aderidas, podem ser amolecidas com vaselina ou óleos previamente à remoção.

- Utilizar antibióticos tópicos por sete dias nos quadros localizados (Quadro 3).
- Antibióticos sistêmicos: reservados para os quadros mais extensos, disseminados. Geralmente por 5-7 dias (Quadro 4).

QUADRO 3 Antibióticos tópicos no impetigo, ectima e dactilite bolhosa

Mupirocina 2% pomada: aplicar 2-3x/dia após remoção das crostas e limpeza local
Ácido fusídico creme 2%: aplicar 2-3x/dia após remoção das crostas e limpeza local
Retapamulina 1% pomada: aplicar 2-3x/dia após remoção das crostas e limpeza local

QUADRO 4 Antibioticoterapia sistêmica no impetigo e ectima

Cefalexina: 25-50 mg/kg/dia, a cada 6 horas (dose máxima: 4 g/dia)
Amoxicilina + ácido clavulânico: 25-50 mg/kg/dia, a cada 8 horas (do componente amoxicilina) (dose máxima: 2,65 g/dia)
Clindamicina: 20 mg/kg/dia, a cada 6-8 horas (dose máxima: 2,7 g/dia)
Eritromicina: 30-50 mg/kg/dia, a cada 6 horas (dose máxima: 4 g/dia)

Prognóstico

Curso benigno e autolimitado. Casos de impetigo estreptocócico podem ter como complicação grave e rara a glomerulonefrite pós-estreptocócica, geralmente após três semanas do início do quadro cutâneo.

ECTIMA

Forma profunda de impetigo, ulcerada. Acomete mais frequentemente crianças, como no impetigo.

Agentes etiológicos

- *Staphylococcus aureus*.
- *Streptococcus* beta-hemolítico do grupo A.

Quadro clínico

No início ocorre formação de pequena pústula ou vesícula que logo se rompe, ulcera e é recoberta por uma crosta dura ou aderente. Pode ser observado um halo duro eritematoso na lesão. A crosta é de difícil remoção e ao fazê-lo observa-se a formação de lesão ulcerada purulenta, irregular. O curso é mais lento que o do impetigo, e a resolução do quadro pode levar semanas se não for adequadamente tratada. Após a cura, costuma-se observar cicatriz local pois a lesão se estende além dos limites da epiderme. A localização mais frequente é nas pernas. Linfadenite pode estar presente, mas o estado geral costuma ser bom. Pode ocorrer em conjunto com impetigo ou ser complicação de impetigo mal tratado (Figura 2).

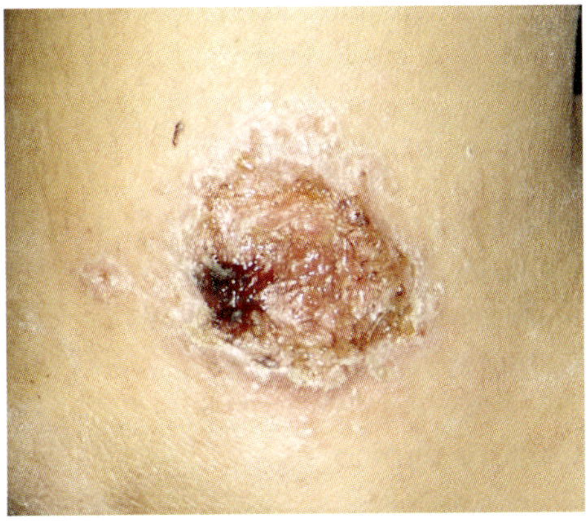

FIGURA 2 Ectima – úlcera recoberta por crosta espessa melicérica.

Diagnóstico

O diagnóstico é clínico. Geralmente exames laboratoriais não são necessários.

Diagnóstico diferencial

Leishmaniose, pioderma gangrenoso.

Tratamento

O tratamento é semelhante ao do impetigo, podendo ser necessário estender a terapêutica por cerca de 14 dias (Quadros 3 e 4).

Prognóstico

Assim como o impetigo, apresenta curso benigno e autolimitado. Pode ter como complicação grave e rara a glomerulonefrite pós-estreptocócica, geralmente após três semanas do início do quadro cutâneo.

DACTILITE BOLHOSA DISTAL

Epidemiologia

É mais comum em crianças e adolescentes. Rara em adultos.

Agentes etiológicos

- *Streptococcus* beta-hemolítico do grupo A.
- *Staphylococcus aureus* (menos frequente).

Quadro clínico

Bolha(s) purulenta(s) na face dorsal dos dedos, geralmente distal.

Diagnóstico

O diagnóstico é clínico. Diagnóstico etiológico é dado por exame bacterioscópico e cultura do fluído da bolha.

Diagnóstico diferencial

Panarício herpético, impetigo bolhoso.

Tratamento

Drenagem da bolha e antibioticoterapia tópica com ácido fusídico ou mupirocina (Quadro 3).

Em casos complicados ou extensos pode ser necessária antibioticoterapia sistêmica guiada por antibiograma.

SÍNDROME DA PELE ESCALDADA ESTAFILOCÓCICA (*STAPHYLOCOCCAL SCALDED SKIN SYNDROME* – SSSS)

Quadro potencialmente fatal causado por exotoxinas esfoliativas A e B do *Staphylococcus aureus*.

Epidemiologia

Acomete mais recém-nascidos e crianças até os 5 anos de idade.

Agentes etiológicos

Toxinas esfoliativas A e B do *Staphylococcus aureus*.

Patogenia

As toxinas esfoliativas (exotoxinas A e B) provocam perda de adesão entre as células da epiderme, agindo sobre a desmogleína 1, presente nos desmossomos da epiderme superior. Especula-se que a imaturidade do aparelho renal das crianças até 5 anos dificulte a eliminação das toxinas e que a presença de anticorpos capazes de neutralizar as toxinas esfoliativas esteja ausente nas crianças da faixa etária mais acometida. O foco infeccioso muito frequentemente não se encontra na pele, mas sim nas vias aéreas superiores, orelhas e mucosa conjuntival. Indivíduos com defeitos nos mecanismos de resposta humoral podem ser mais vulneráveis ao quadro.

Quadro clínico

Faringite, otite ou conjuntivite podem preceder o quadro. O quadro clínico inclui febre, prostração, queda do estado geral, irritabilidade. Na pele observam-se eritema difuso, áreas dolorosas, sobre as quais se formam bolhas flácidas que se rompem facilmente dando origem a extensas áreas erodidas margeadas por retalhos epidérmicos. O sinal de Nikolsky está presente. As mucosas são poupadas. A cicatrização das lesões geralmente ocorre sem deixar cicatrizes.

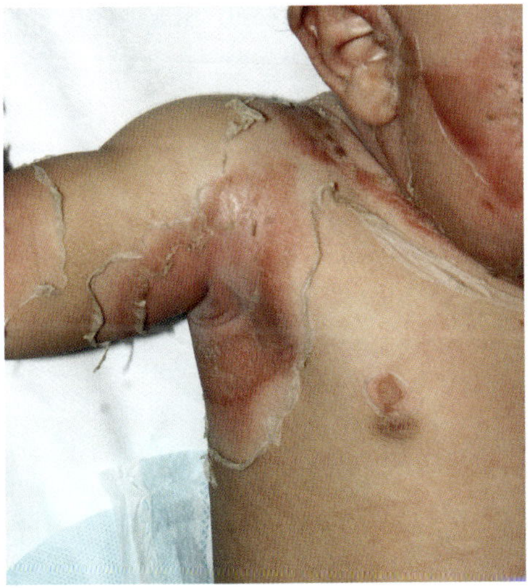

FIGURA 3 Síndrome da pele escaldada – área de eritema difuso, erosões e recortes de pele.

Diagnóstico

Exame anatomopatológico mostra clivagem intraepidérmica alta, na camada granulosa, com discreto infiltrado inflamatório. A presença do agente nas lesões não é comum.

Diagnóstico diferencial

Necrólise epidérmica tóxica (NET) – geralmente há história de drogas e na biópsia observa-se clivagem subepidérmica.

Tratamento

Suporte clínico com hidratação e correção de distúrbios hidroeletrolíticos. Cuidados locais com lubrificação cutânea com emolientes e curativos adequados. Não utilizar corticosteroides.

Penicilinas resistentes a penicilinase – oxacililina 150-200 mg/kg/dia por via endovenosa (dose máxima: 12 g/dia), podendo ser substituída por terapia oral após melhora do quadro.

FOLICULITE SUPERFICIAL INFECCIOSA

Infecção bacteriana superficial acometendo o folículo piloso e estruturas perifoliculares.

Epidemiologia

É mais comum em climas quentes e úmidos, e associada a más condições de higiene. Oclusão, maceração, hiper-hidratação, uso inadvertido de cremes e pomadas de corticoide podem favorecer o aparecimento.

Agentes etiológicos

O agente mais frequente nas foliculites na faixa pediátrica é o *Staphylococcus aureus.*

Quadro clínico

Pequenas pústulas sobre os orifícios foliculares, podendo apresentar halo eritematoso ao redor. A ruptura das pústulas pode levar a erosões e formação de crostas. Prurido pode ocorrer, levando à formação de escoriações e crostas. Sintomas sistêmicos não são comuns.

Tratamento

Geralmente resolve espontaneamente sem tratamento. Quando necessário, o tratamento é semelhante ao do impetigo.

HORDÉOLO OU TERÇOL

Infecção estafilocócica dos cílios e glândulas sebáceas das pálpebras, com obstrução.

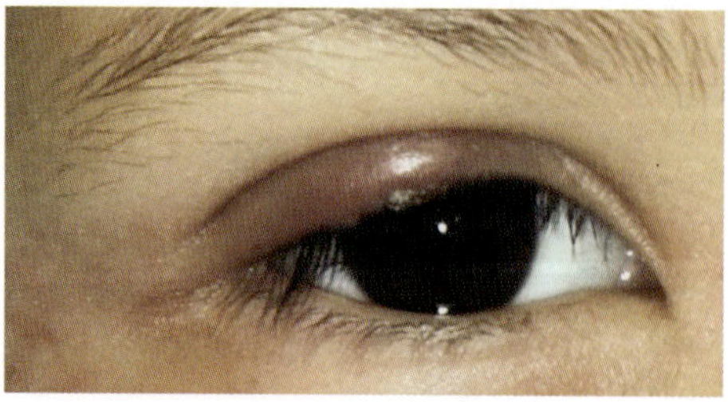

FIGURA 4 Hordéolo.

Epidemiologia

Mais comum em portadores de blefarite e dermatite seborreica.

Agentes etiológicos

O agente mais frequente é o *Staphylococcus aureus.*

Quadro clínico

Eritema e edema da região das pálpebras, inflamação e supuração local. Prognóstico geralmente bom, autolimitado, com resolução espontânea do quadro.

Tratamento

Limpeza local e remoção cuidadosa de crostas várias vezes ao dia.

Antibióticos tópicos em cremes e pomadas oftalmológicas ou colírios (ácido fusídico 2%, mupirocina 2%, clindamicina 2% ou cloranfenicol).

Antibióticos sistêmicos são raramente necessários, e idealmente guiados por cultura e antibiograma.

FURÚNCULO E ANTRAZ

O furúnculo é uma infecção aguda da unidade pilossebácea. Antraz é um conjunto de furúnculos que coalescem. A infecção supurativa pode ser destrutiva e causar cicatriz.

Epidemiologia

Mais comum em adolescentes do que em crianças.

Agentes etiológicos

Staphylococcus aureus.

Quadro clínico

O furúnculo se apresenta como nódulo doloroso eritematoso, com calor local, evoluindo com ponto de supuração central, que parece uma pústula (Figura 5). Podem-se notar sinais de flutuação à palpação da lesão. Pode ser único ou múltiplo. A ruptura do furúnculo leva à eliminação de material necrosado do seu interior. Ocorre mais nas áreas pilosas de maior transpiração e atrito, como axilas, região glútea e pescoço. Recorrência é comum. Quando as lesões são múltiplas e acometem mais de uma região, é chamado de furunculose.

O antraz é uma infecção que acomete um conjunto de unidades pilosebáceas, acompanhada por intenso eritema, dor local, e diversos pontos de drenagem (Figura 6). É como se houvesse vários furúnculos aglomerados. O centro da lesão torna-se purulento e necrótico com a evolução. Sintomas sistêmicos podem ocorrer.

Diagnóstico

O diagnóstico é clínico.

Tratamento

Evitar drenagem precoce das lesões que não flutuam.

Calor local. Após o aparecimento do ponto central purulento e flutuação, realizar drenagem central para eliminação do material necrótico central (carnegão):

- mupirocina 2% pomada, ou ácido fusídico 2% creme;
- cefalexina 50-100 mg/kg/dia, a cada 6 horas (dose máxima: 4 g/dia).

Nos casos de antraz, considerar internação do paciente e uso de antibióticos por via endovenosa:

- oxacilina endovenosa 150-200 mg/kg/dia, a cada 4-6 horas (dose máxima: 12 g/dia);
- clindamicina endovenosa 25-30 mg/kg/dia, a cada 8 horas (dose máxima: 2,7 g por dia).

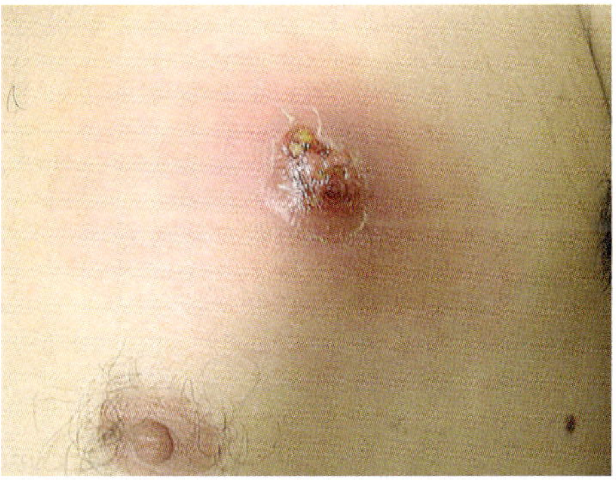

FIGURA 5 Furúnculo.

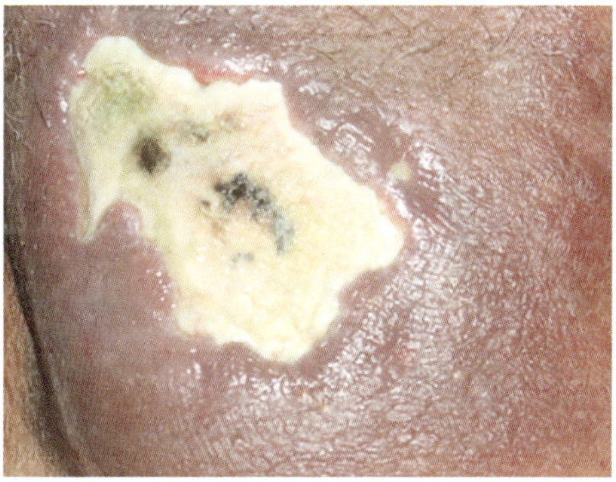

FIGURA 6 Antraz.

ERITRASMA

Eritrasma é uma infecção bacteriana superficial causada pelo *Corynebacterium minutissimum*.

Epidemiologia

É associado a climas quentes e úmidos, má higiene, obesidade e diabetes.

Agentes etiológicos

Corynebacterium minutissimum.

Quadro clínico

Manchas marrom-acastanhadas, com descamação fina, bem delimitadas. Localizam-se geralmente nas áreas de dobras, como regiões axilares, inguinocrurais, interglúteas e interdígito dos pés, mas podem aparecer no tórax e abdômen. Recidivas são frequentes (Figura 7).

Diagnóstico

Presença de fluorescência vermelho-coral ao exame com a lâmpada de Wood, devido a uma porfirina produzida pela bactéria (Figura 8).

O exame pode ser negativo se a área tiver sido lavada recentemente. Exame micológico direto pode excluir dermatofitose e candidíase.

Diagnóstico diferencial

Dermatofitose, candidíase, dermatite seborreica, pitiríase versicolor.

Tratamento

Queratolíticos: ácido salicílico 2 a 4% em cremes ou pomadas.

Antibioticoterapia tópica: solução de clindamicina 2%, eritromicina 2% em creme ou solução, ácido fusídico 2% pomada, ou imidazólicos tópicos (cremes, pomadas, *sprays*).

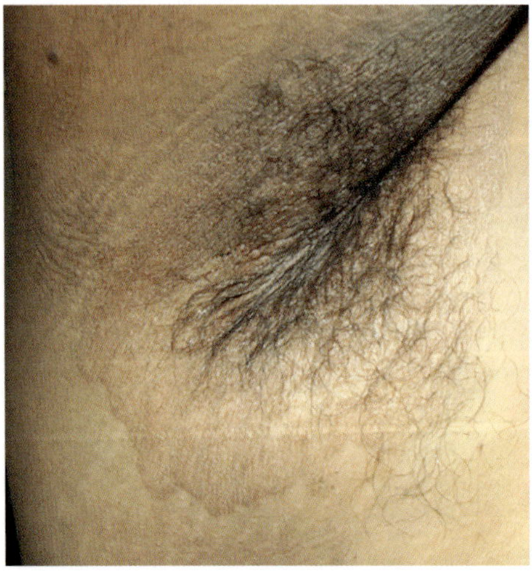

FIGURA 7 Eritrasma – mancha acastanhada bem limitada com descamação fina.

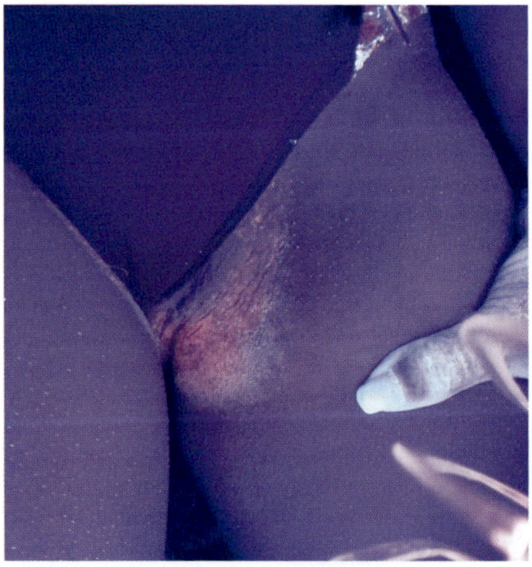

FIGURA 8 Eritrasma – fluorescência vermelho-coral na região inguinal.

Nas lesões extensas pode ser necessário uso de antibioticoterapia oral. A eritromicina pode ser usada na dose de 30 a 50 mg/kg/dia, a cada 6 horas (dose máxima 4g/dia), por 5 a 10 dias.

ERISIPELA E CELULITE

Erisipela é uma infecção bacteriana disseminada da derme, enquanto a celulite é uma variante profunda acometendo, além da derme, o tecido subcutâneo.

Epidemiologia

A distribuição é universal, mas menos comum em crianças do que em adultos.

Agentes etiológicos

- *Streptococcus* beta-hemolítico do grupo A é o mais comum.
- *Staphylococcus aureus.*
- *Haemophilus influenzae* em crianças menores de 3 anos – incidência bastante reduzida com a vacinação.

Quadro clínico

Presença de calor local, eritema, edema, dor local. Febre e queda do estado geral podem estar presentes. Linfoadenopatia pode ocorrer. O local mais comum de acometimento são os membros inferiores, mas pode acometer qualquer região do corpo. Geralmente é unilateral. Pode ocorrer formação de bolhas, petéquias e equimoses.

Em crianças, são comuns quadros semelhantes na face e ao redor dos olhos, sem presença óbvia de porta de entrada, sendo associados a quadros de sinusite, infecções da cavidade oral, otites, amigdalites.

Nos quadros perioculares deve-se tentar fazer a diferenciação entre as celulites periorbitárias e as oculares pós-septais que geralmente ocorrem por extensão de quadros infecciosos de sinusite bacteriana, nos quais há dor à movimentação do globo ocular, proptose e até mesmo redução da acuidade visual. Nesse último caso pode haver complicações como perda de visão, abscessos, meningite e trombose do seio cavernoso. Nesse caso, internação é apropriada.

Acometimento perianal também pode ocorrer, com possibilidade de dor retal, eritema e edema perianais.

Na erisipela, o quadro é mais superficial e mais bem delimitado, com bordas mais bem definidas (Figuras 9 e 10).

Na celulite, o acometimento é mais profundo e os limites do acometimento são mal definidos (Figuras 11 e 12). É mais comum próxima de áreas ulcerativas ou traumas locais. Nas celulites mais graves pode haver disseminação do quadro para planos mais profundos, podendo evoluir para fasciíte necrotizante.

A separação nítida entre erisipela e celulite nem sempre é possível.

Diferentemente do que ocorre nos adultos, nas crianças o quadro não costuma ser recidivante.

Diagnóstico

O diagnóstico é clínico. Culturas de sangue e secreção podem ser úteis para identificar o agente e guiar a antibioticoterapia. Exames de imagem geralmente não são necessários, exceto em suspeita de acometimentos mais profundos como fasciíte necrotizante e osteomielite.

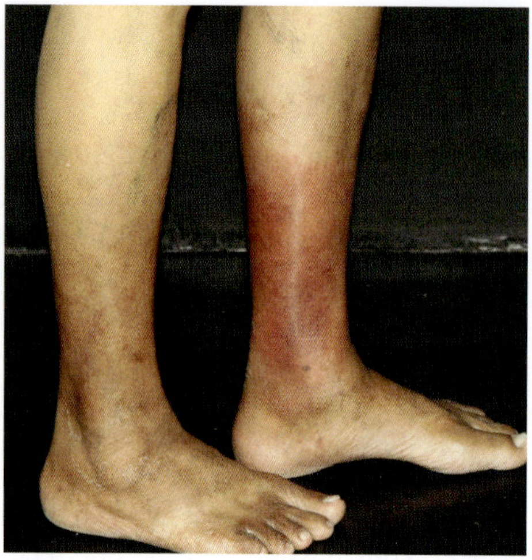

FIGURA 9 Erisipela na perna esquerda – eritema e edema bem delimitados.

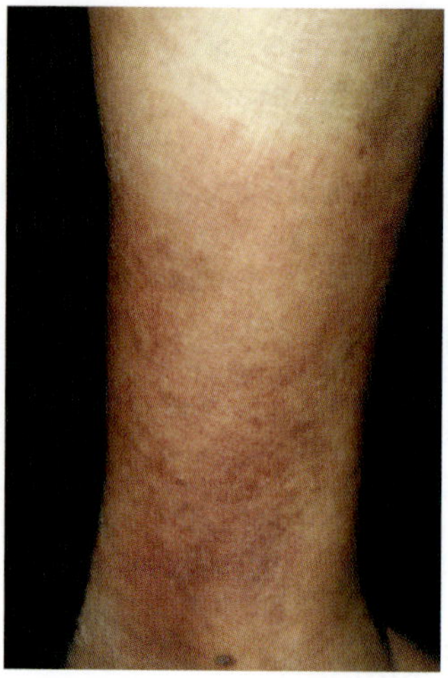

FIGURA 10 Erisipela – placa eritemato-edematosa na perna.

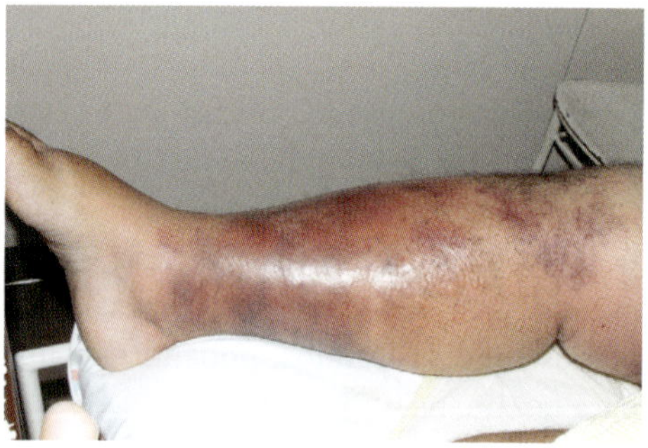

FIGURA 11 Celulite na perna direita – limites mal delimitados.

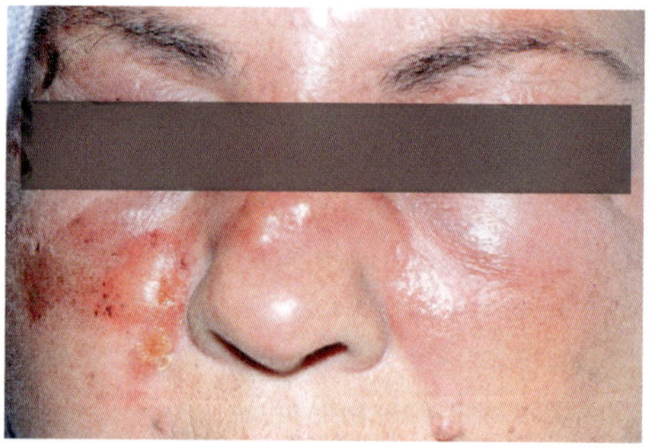

FIGURA 12 Celulite na face – limites mal delimitados, com eritema e edema intensos.

Tratamento

Antibioticoterapia endovenosa ou via oral dependendo da gravidade do quadro (Quadro 5).

As infecções por MRSA podem exigir uso de vancomicina e linezolida.

FASCIÍTE NECROTIZANTE

Infecção bacteriana rara e grave da fáscia profunda e tecido muscular.

Etiopatogenia

Pode ser decorrente de traumas locais, cirurgias, abscessos, complicações de celulite. A presença de flora polimicrobiana é comum.

Quadro clínico

O quadro clínico inclui eritema, dor local intensa, edema importante, febre, toxemia, áreas eritemato-violáceas, áreas acinzentadas, bolhas, que evoluem para necrose. A dor desproporcional, e que se estende além da área do eritema, pode ser uma dica importante. Anestesia cutânea pode estar presente.

Diagnóstico

O diagnóstico é clínico. Exames de imagem como ultrassonografia e ressonância magnética podem ser úteis para avaliar a profundidade e extensão do processo. Culturas e antibiograma são fundamentais para guiar antibioticoterapia. A realização de exames não deve retardar o início do tratamento.

Tratamento

Abordagem cirúrgica precoce, com desbridamento e drenagem. Antibioticoterapia endovenosa empírica precoce de amplo espectro com cobertura polimicrobiana (vancomicina + clindamicina + cefepime), com escalonamento posterior guiador por culturas (Quadro 5).

SÍNDROME DO CHOQUE TÓXICO (*TOXIC SHOCK SYNDROME* – TSS)

A síndrome do choque tóxico é uma doença rara, aguda e grave. Classicamente dividida em associada ao uso de tampões menstruais e não associada ao uso de tampões menstruais.

QUADRO 5 Doses dos antibióticos sistêmicos nas infecções bacterianas

Penicilina G cristalina: 100-400.000 U/kg/dia endovenosa, a cada 4-6 horas, nos casos mais extensos (dose máxima: 24.000.000 U/dia)
Amoxicilina + ácido clavulânico: 25-50 mg de amoxicilina/kg/dia, a cada 8 horas (do componente amoxicilina) (dose máxima: 2.65 g/dia)
Oxacilina: 150-200 mg/kg/dia endovenosa, a cada 4-6 horas (dose máxima: 12 g/dia)
Sulfametoxazol-trimetoprima: 6-12 mg/kg/dia, a cada 12 horas (dose máxima: 800 mg de sulfametoxazol por dose)
Ceftriaxona via oral: 150-200 mg/kg/dia (dose máxima: 6 g/dia)
Ampicilina: < 7 dias: 200-300 mg/kg/dia; 7 dias a 1 mês: 75-100mg/kg/dose, a cada 6 horas; > 1 mês: 50-100 mg/kg/dose, a cada 6 horas (dose máxima: 12 g/dia)
Cefalexina via oral: 50-100 mg/kg/dia, a cada 6 horas (dose máxima: 4 g/dia)
Clindamicina endovenosa: 25-30 mg/kg/dia, a cada 8 horas (dose máxima: 2,7 g/dia)
Vancomicina endovenosa: 40 mg/kg/dia IV, a cada 6 horas (dose máxima: 4 g/dia)
Linezolida 600 mg endovenosa: 10 mg/kg, a cada 12 horas (dose máxima: 600 mg 12/12 horas)
Cefepima endovenosa: 100-150 mg/kg/dia, a cada 12 ou 8 horas (dose máxima: 6 g/dia)

Epidemiologia

Quadro raro, grave e potencialmente fatal. A mortalidade em crianças é menor do que em adultos, podendo variar de 3 a 10% dependendo do agente e da precocidade do diagnóstico. Mais comum em mulheres mesmo nos quadros de TSS não associada ao uso de tampões menstruais.

Patogenia

Doença mediada pela ação de toxinas produzidas por bactérias que atuam como superantígenos, levando à ativação precoce e exagerada das vias de resposta imune do hospedeiro, com liberação excessiva de citocinas pró-inflamatórias e consequente resposta sistêmica desregulada. As citocinas pró-inflamatórias irão agir no endotélio provocando hiperpermeabilidade capilar, que resulta em hipotensão e choque.

Agentes etiológicos

- Toxinas produzidas por *Staphylococcus aureus* (toxina 1 do choque tóxico - TSST-1).
- Toxinas produzidas por *Streptococcus* beta-hemolítico do grupo A.

Quadro clínico

Doença aguda, de rápida progressão. A apresentação inclui exantema maculopapular difuso, febre, diarreia, vômitos, dor muscular, hiperemia conjuntival, cefaleia, taquicardia, aumento do tempo de enchimento capilar, hipotensão, choque e disfunção de múltiplos órgãos e sistemas. Quadro grave, com alta mortalidade se não diagnosticado rapidamente.

Diagnóstico

Clínico associado ao isolamento do agente de sítio estéril (culturas de sangue, líquor ou tecidos moles, com presença de *S. aureus* e *Streptococcus* beta-hemolítico do grupo A), sendo fundamental o diagnóstico precoce.

Exclusão de outras causas de exantema maculopapular como sarampo. Exclusão de quadros graves como leptospirose.

Tratamento

- Internação em unidade de terapia intensiva.
- Reposição volêmica, suporte hidroeletrolítico e uso de drogas vasoativas.
- Antibioticoterapia empírica de amplo espectro incluindo clindamicina, que atua inibindo a produção das toxinas bacterianas (Quadro 5).
- O uso de imunoglobulina endovenosa para inativar toxinas é controverso e necessita de mais estudos para ser adotado como rotina.

MENINGOCOCCEMIA

Infecção disseminada pela *Neisseria meningitidis.*

Quadro clínico

Inicia-se com exantema maculopapular que evolui para o aparecimento de lesões purpúricas com centro elevado, inicialmente pequenas, e eventualmente equimoses. As lesões podem ser disseminadas, de número variável, podendo ocorrer necrose. Na fase de exantema, não há prurido. O quadro ocorre cerca de 12 a 36 horas do início da infecção. As lesões ocorrem mais comumente nos membros e no tronco, mas também podem ser vistas nas palmas, solas e mucosas. Também ocorrem nas áreas de pressão, como pontos de pressão das roupas. Conforme a gravidade do quadro as lesões podem coalescer formando grandes equimoses e bolhas hemorrágicas. Com a progressão da doença pode haver áreas de extenso acometimento e gangrena pode ser vista nas polpas digitais ou até mesmo em áreas extensas nas extremidades dos membros. Pode haver desenvolvimento de síndrome compartimental, infarto muscular e rabdomiólise. Hemorragia adrenal pode levar à insuficiência adrenal.

Os primeiros sinais de choque nem sempre são precoces. Como a hipotensão pode ser tardia, deve-se atentar para sinais tênues de má perfusão periférica.

Etiopatogenia

Causada por disseminação hematogênica da infecção pela *Neisseria meningitidis*, muitas vezes decorrente de um quadro respiratório prévio.

Ocorre uma hiperativação dos mecanismos de coagulação habituais e da fibrinólise provocada por desregulação da resposta imune inata, humoral e celular.

Diagnóstico

Na presença de exantema petequial, o diagnóstico de meningococcemia deve ser pensado e a terapêutica ser instituída precocemente.

Análise do líquido cefalorraquidiano (LCR) pode fornecer o diagnóstico na maioria dos casos. As hemoculturas podem ser negativas.

Swabs de nasofaringe podem mostrar a presença de infecção meningocócica.

O meningococo pode ser encontrado em biópsias das lesões cutâneas.

Técnicas modernas de biologia molecular, como reação em cadeia da polimerase (PCR), têm permitido maior precisão na identificação do meningococo no sangue, urina e LCR, mas ainda não são utilizadas rotineiramente em nosso meio.

Tratamento

- Penicilina cristalina endovenosa 300.000 UI/kg/dia, a cada 4 horas, por 7 a 10 dias (dose máxima: 24.000.000 U/dia).
- Ceftriaxona 150-200 mg/kg/dia (dose máxima: 6 g/dia).
- Ampicilina: < 7 dias: 200-300 mg/kg/dia, por 7 dias; 1 mês: 75-100 mg/kg/dose, a cada 6 horas; > 1 mês: 50-100 mg/kg/dose, a cada 6 horas (dose máxima: 12 g/dia).

Profilaxia dos contatos de alto risco – deve ser administrada a contatos domiciliares e pessoas que tiveram contato prolongado com o paciente nos sete dias anteriores ao início do quadro (p. ex., crianças da mesma classe na escola). A quimioprofilaxia deve idealmente ser feita em até 24 horas após o diagnóstico do caso índice e pode ser feita até duas semanas da exposição. A droga de escolha é o ceftriaxone via intramuscular em dose única (dose de 125 mg em crianças < 15 anos e 250 mg em crianças > 15 anos).

CONCLUSÃO

As infecções bacterianas da pele na população pediátrica são comuns, principalmente as formas localizadas. Porém, na ocorrência de quadro sistêmico, é fundamental o diagnóstico correto e a abordagem precoce, visando a evitar quadros graves e potenciais sequelas decorrentes direta ou indiretamente do processo infeccioso.

SUGESTÕES DE LEITURA

1. Brady RC. Meningococcal Infections in Children and Adolescents: Update and Prevention. Adv Pediatr. 2020;67:29-46.
2. Chuang YY, Huang YC, Lin TY. Toxic shock syndrome in children: epidemiology, pathogenesis, and management. Paediatr Drugs. 2005;7(1):11-25.
3. Fretzayas A, Moustaki M, Tsagris V, Brozou T, Nicolaidou P. MRSA blistering distal dactylitis and review of reported cases. Pediatr Dermatol. 2011;28(4):433-5.
4. Gaensbauer JT, Birkholz M, Smit MA, Garcia R, Todd JK. Epidemiology and Clinical Relevance of Toxic Shock Syndrome in US Children. Pediatr Infect Dis J. 2018.
5. Hoeger P, Kinsler V, Yan A, Harper J, Oranje A, Bodemer C, et al. In: Harper's Textbook of Pediatric Dermatology. 4 ed. Hoboken, NJ: Wiley-Blackwell; 2020. p. 423-462.
6. Kaplan SL. Suspected Staphylococcus aureus and streptococcal skin and soft tissue infections in children > 28 days: Evaluation and management. Disponível em: https://www.uptodate.com/contents/suspected-staphylococcus-aureus-and-streptococcal-skin-and-soft-tissue-infections-in-children-greater-than28-days-evaluation-and-management (acesso 27 abr 2021).
7. Larru B, Gerber JS. Cutaneous bacterial infections caused by Staphylococcus aureus and Streptococcus pyogenes in infants and children. Pediatr Clin North Am. 2014;61(2):457-78.
8. Mishra AK, Yadav P, Mishra A. A systemic review on Staphylococcal Scalded Skin Syndrome (SSSS): a rare and critical disease of neonates. Open Microbiol J. 2016;10:150-9.
9. Rivitti EA. Piodermites e outras dermatoses por bactérias. In: Rivitti EA. Dermatologia de Sampaio e Rivitti. 4 ed. São Paulo: Artes Médicas; 2018. p. 606-626.
10. Strom MA, Hsu DY, Silverberg JI. Prevalence, comorbidities and mortality of toxic shock syndrome in children and adults in the USA. Microbiol Immunol. 2017;61(11):463-473.

CONTEÚDO COMPLEMENTAR

Utilize o QR code abaixo para acessar as questões comentadas do capítulo (senha: dermatologiaicr).

48

Micoses superficiais

Tatiana Mina Yendo

PONTOS-CHAVE DESTE CAPÍTULO

- As micoses superficiais são infecções fúngicas cutâneas que se limitam aos tecidos queratinizados, como o estrato córneo, os cabelos e as unhas, não acometendo a derme ou o subcutâneo.
- As dermatofitoses são infecções fúngicas causadas por fungos dermatófitos, sendo a *tinea capitis* a principal dermatofitose na faixa etária infantil.
- A pitiríase versicolor, a candidíase cutânea e mucosa, a *tinea nigra* e as *piedras* branca e preta são outras micoses superficiais que podem acometer crianças e adolescentes.
- O diagnóstico das micoses superficiais é realizado por meio do exame dermatológico e pelo exame micológico direto, que podem ser complementados pela cultura do agente etiológico.
- O tratamento geralmente é realizado com antifúngicos tópicos, sendo os antifúngicos sistêmicos reservados para infecções de unhas e folículos pilosos, lesões em áreas extensas, recorrentes ou resistentes a tratamentos tópicos.

INTRODUÇÃO

Micoses superficiais são infecções fúngicas muito frequentes que acometem a pele, a mucosa, os folículos pilossebáceos e/ou as unhas, e raramente ocasionam quadros graves ou sistêmicos quando associados à imunossupressão. Apresentam distribuição mundial, acometendo ambos os sexos e todas as idades. Fatores predisponentes para as micoses superficiais estão associados a condições climáticas com alta umidade e temperatura, ao estilo de vida, ao contato prolongado com ambientes úmidos, à imunossupressão e à idade. Os agentes etiológicos mais comuns são os fungos dermatófitos, a *Candida* sp. e a *Malassezia* sp., causadores de dermatofitose ou *tinea*, candidíase e pitiríase versicolor, respectivamente. A *tinea nigra*, a *piedra* branca e a *piedra* negra são micoses superficiais não inflamatórias menos comuns, causadas pelos agentes *Hortaea werneckii, Trichosporon beigelli, Piedrae hortae* respectivamente.

DERMATOFITOSES

Epidemiologia

As dermatofitoses são micoses superficiais com alta prevalência na população, mais comuns nas regiões tropicais e subtropicais. Estima-se que 10 a 15% da população será infectada por fungos dermatófitos em algum momento da vida, o que torna essa doença um problema de saúde pública importante.

A *tinea capitis* (ou tinha do couro cabeludo) é a dermatofitose mais comum na população infantil, principalmente entre a faixa etária de 3 a 9 anos. A prevalência varia de 1 a 50%, a depender das condições socioeconômicas e culturais da população, das condições climáticas da região e da patogenicidade do agente etiológico. No Brasil, os agentes causadores da *tinea capitis* mais comuns são o *Trichophyton tonsurans*, mais prevalente nas regiões Norte e Nordeste, e o *Microsporum canis*, mais comum nas regiões Sul e Sudeste do Brasil.

Tinea unguium (ou tinha das unhas) e *tinea pedis* (ou tinha dos pés) são mais comuns em adultos do que em crianças. Já as demais formas de dermatofitoses têm igual prevalência em adultos e crianças, sendo a *tinea corporis* (tinha do corpo) a segunda dermatofitose mais comum da infância. As dermatofitoses são raras nos neonatos.

A alta incidência de dermatofitoses na infância deve-se a hábitos inadequados de higiene, grande contato físico com outras crianças nas creches e escolas e com animais domésticos, além de imaturidade da resposta imunológica celular e da barreira cutânea.

Patogenia

As dermatofitoses têm como agentes principais os fungos hialinos septados dos gêneros *Trichophyton, Microsporum* e *Epidermophyton*. Eles são classificados em geofílicos, zoofílicos e antropofílicos, de acordo com o seu hospedeiro principal (Tabela 1). A transmissão ocorre devido ao contato direto ou indireto com fômites, pessoas (fungos antropofílicos), animais (fungos zoofílicos) ou solo (fungos geofílicos) contaminados. Esses fungos se instalam na camada córnea da pele, pelos e unhas, pois produzem a enzima queratinase, que auxilia na degradação da queratina.

Quadro clínico

- *Tinea capitis*: a *tinea capitis* tonsurante é caracterizada por áreas de alopecia não cicatricial, com fios tonsurados, escamas, pústulas e eritema (Figura 1). Em geral, apresentam prurido, aumento da sensibilidade local e linfadenomegalia auricular posterior e occipital. A *tinea capitis* causada por agentes zoofílicos e geofílicos é caracterizada por poucas ou única lesão com característica inflamatória mais exuberante, com pústulas e microabscessos (Figura 2). O *kerion celsi* (ou quérion) é uma

TABELA 1 Fungos causadores das dermatofitoses

Local acometido	Classificação conforme o seu principal local de isolamento		
	Geofílicos	Zoofílicos	Antropofílicos
Tinea capitis	*Microsporum gypseum*	*Microsporum canis*	*Trichophyton tonsurans* *Trichophyton schoenleinii* *Trichophyton violaceum* *Microsporum audouinii*
Tinea corporis	*Microsporum gypseum*	*Microsporum canis*	*Trichophyton rubrum* *Trichophyton mentagrophytes var interdigitale* *Epidermophyton floccosum* *Trichophyton tonsurans*
Tinea pedis		*Trichophyton mentagrophytes var mentagrophytes*	*Trichophyton rubrum* *Trichophyton tonsurans* *Trichophyton mentagrophytes var interdigitale* *Epidermophyton floccosum*

forma extremamente inflamatória, que se não tratada agressivamente pode evoluir com alopecia cicatricial (ver Capítulo 37 – Alopecias). Já a *tinea capitis* causada por agentes antropofílicos, apresenta-se como múltiplas áreas de alopecia pouco inflamatórias.

- *Tinea corporis*: apresenta-se com placas eritemato-descamativas, com bordas mais ativas apresentando pápulas, vesículas e pústulas, pruriginosas, com tendência a clareamento central, na face (Figura 3), orelha, no tronco e nas extremidades (Figura 4). Várias placas podem coalescer, formando lesões policíclicas. O uso de corticoides e inibidores da calcineurina tópicos podem alterar a apresentação clínica da lesão, ocasionando a *tinea incognito*. Em adolescentes do sexo masculino é comum o acometimento inguinal bilateral, denominada *tinea cruris*.
- *Tinea pedis* e *tinea manuum*: mais comum em adolescentes do que em pré-púberes, pode se apresentar de diversas formas: intertriginosa (maceração e inflamação dos interdígitos), vésico-bolhosa (vesículas e bolhas com eritema) e escamosa (hiperqueratose plantar difusa, com eritema, descamação e fissuras). A *tinea manuum* geralmente ocorre em associação com a *tinea pedis* (síndrome dois pés, uma mão). Em geral, os contactantes domiciliares apresentam dermatofitose.
- *Tinea unguium*: caracterizada por onicodistrofia, hiperqueratose subungueal, unhas amareladas e onicólise. O trauma ungueal e a onicopatia predispõe a essa onicomicose. Comumente contactantes domiciliares têm essa doença.
- Dermatofítides: reação de hipersensibilidade ao dermatófito a distância, caracterizada pela presença de pápulas ou vesículas na face, tronco e extremidades, pruriginosas, presentes no momento do diagnóstico ou após o início do tratamento (Figura 5). Comum em casos de *tinea capitis* tonsurante. A di-

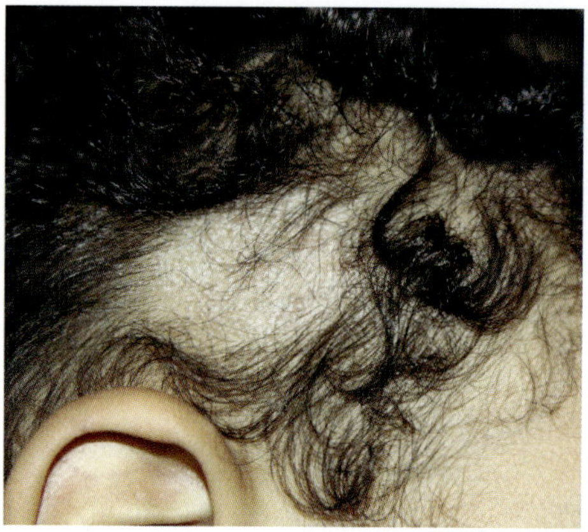

FIGURA 1 *Tinea capitis* tonsurante.

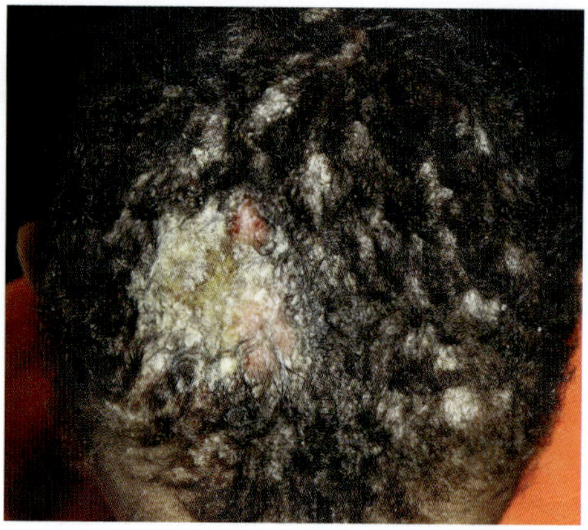

FIGURA 2 *Tinea capitis* microspórica com quérion.

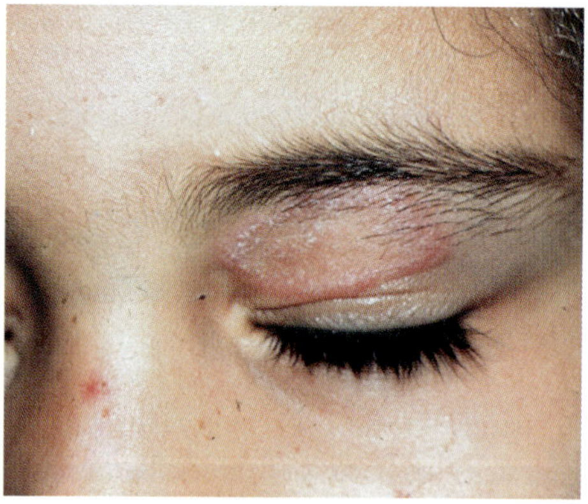

FIGURA 3 *Tinea* da face.

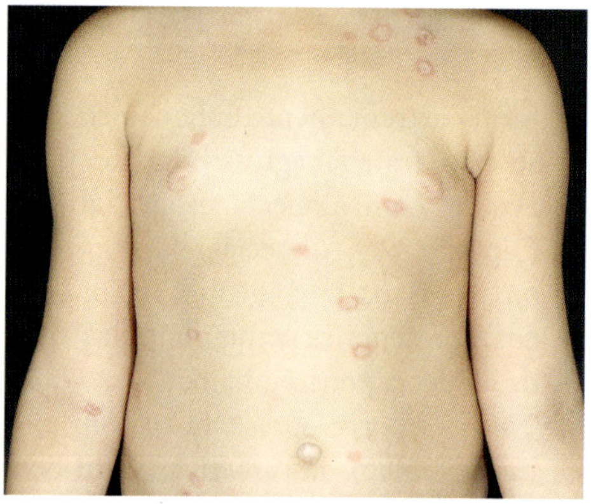

FIGURA 4 *Tinea corporis.*

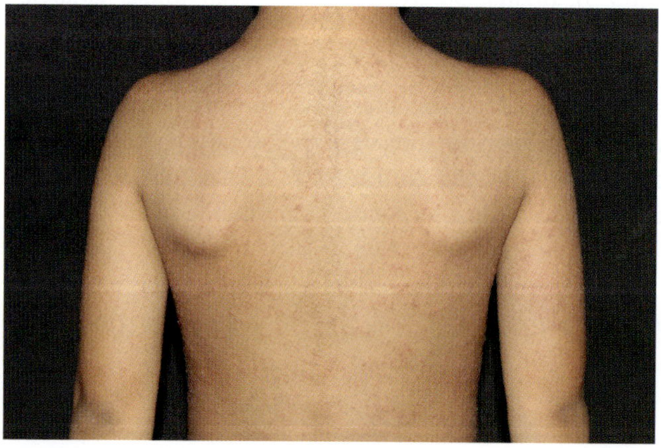

FIGURA 5 Dermatofítides.

sidrose pode ser uma "ide" da tinha dos pés (ver Capítulo 12 – Disidrose).

Diagnósticos diferenciais

Ver Tabela 2.

Diagnóstico

O diagnóstico é clínico e complementado pela pesquisa direta por meio do exame micológico direto. Nesse exame, é realizado o raspado da lesão cutânea ou ungueal, ou são removidos folículos pilosos acometidos e, sobre esse material, é aplicada uma solução de hidróxido de potássio (KOH) a 10-20%, a fim de clarificar a queratina. A identificação de hifas septadas via microscopia óptica confirma a infecção fúngica por filamentos de dermatófitos (Figura 6). Na *tinea capitis* tonsurante, identificam-se os esporos dos fungos parasitas: os fungos antropofílicos produzem esporos no interior da haste capilar (endotrix) (Figura 7), e os zoofílicos e geofílicos geram esporos ao redor da haste capilar (ectotrix) (Figura 8).

TABELA 2 Diagnósticos diferenciais das dermatofitoses

Dermatofitose	Diagnósticos diferenciais
Tinea capitis	Dermatite seborreica Alopecia areata Tricotilomania Dermatite atópica Dermatite de contato Psoríase do couro cabeludo Lúpus eritematoso discoide
Tinea da face	Dermatite seborreica Lúpus eritematoso Dermatite perioral
Tinea corporis	Pitiríase rósea Granuloma anular Dermatite seborreica Psoríase Eczema numular Eritema anular centrífugo Lúpus eritematoso
Tinea cruris	Eritrasma Dermatite seborreica Psoríase invertida Dermatite de contato Intertrigo por *Candida* sp.
Tinea pedis	Psoríase plantar Eczema disidrótico Sífilis secundária
Tinea unguium	Psoríase ungueal Líquen plano ungueal Onicodistrofia traumática Onicomicose por fungos não dermatófitos

A identificação da espécie fúngica pode ser realizada por meio de provas bioquímicas e da cultura fúngica, exame padrão-ouro, em cerca de 7 a 14 dias. O cultivo do mesmo material em meio ágar Sabouraud dextrose em temperatura ambiente pode auxiliar na conduta, nos casos de uso prolongado de antifúngico sistêmico ou em pacientes imunossuprimidos, porém não é necessário para se iniciar o tratamento da dermatofitose.

O uso da lâmpada de Wood pode também ser útil na identificação do agente na *tinea capitis*. O *Microsporum* emite fluorescência esverdeada brilhante sob radiação ultravioleta, e o *Tricophyton schoenleinii* emite fluorescência verde pálido à lâmpada de Wood.

Tratamento

Nos casos localizados de *tinea* que acomete apenas a pele, o tratamento tópico, associado a cuidados locais, é recomendado. Os medicamentos tópicos devem ser aplicados duas vezes ao dia sobre a lesão, além de recobrir 2 cm de pele aparentemente sã, por 2 a 6 semanas. Em geral, o tratamento

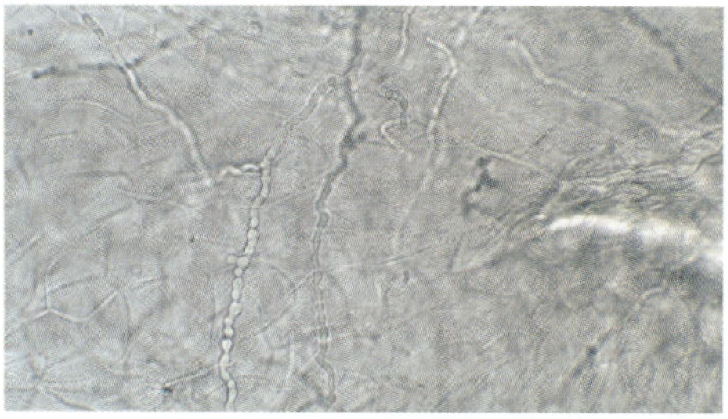

FIGURA 6 Exame micológico direto (KOH 10%): filamentos de dermatófilos em lesão de *Tinea corporis.*

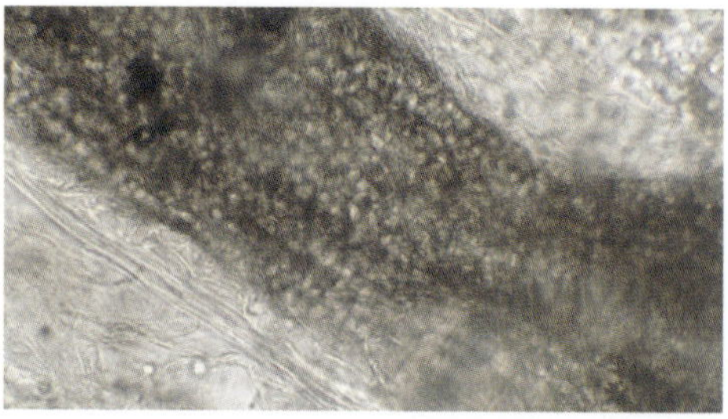

FIGURA 7 Exame micológico direto (KOH 10%): endotrix.

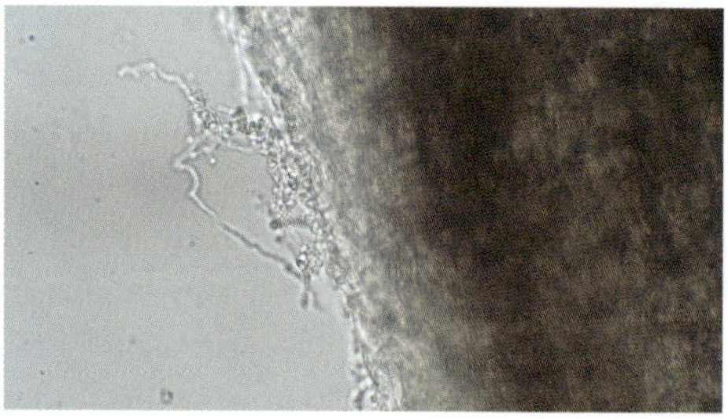

FIGURA 8 Exame micológico direto (KOH 10%): ectotrix.

da *tinea manuum* e da *tinea pedis* é mais longo que da *tinea corporis*. Deve-se evitar o uso concomitante de corticoides tópicos, pelo aumento do risco de efeitos adversos e menor eficácia (Tabela 3).

TABELA 3 Antifúngicos tópicos

Veículo	Antifúngico
Xampu	Cetoconazol a 2% Sulfeto de selênio a 1-2,5% Ciclopiroxolamina a 1% Piritionato de zinco a 1-2%
Creme, solução ou *spray*	Cetoconazol a 2% Isoconazol 10 mg/g Miconazol 20 mg/g Tioconazol 10 mg/g Terbinafina a 1% Ciclopiroxolamina a 1%
Esmalte	Amorolfina a 5% Ciclopiroxolamina a 8%

Deve-se orientar a higienização com água quente de roupas de cama, de banho e acessórios que tiveram contato com a área infectada. Em casos de infecção por agentes zoofílicos, os animais devem ser levados ao veterinário e devidamente tratados. Ademais, contactantes domiciliares devem realizar exame dermatológico ou, em casos de *tinea capitis*, devem utilizar xampu antifúngico por semanas.

O tratamento sistêmico é indicado nos casos de *tinea capitis*, de onicomicose e de outras dermatofitoses extensas ou resistentes ao tratamento tópico, ou ainda em pacientes imunossuprimidos. Nesses casos, a terapêutica tópica tem função de adjuvante. Na *tinea capitis*, recomenda-se o uso de xampu antifúngico em dias alternados, deixando o produto agir por 5 minutos antes do enxágue (Tabela 4).

TABELA 4 Antifúngicos sistêmicos

Medicamento sistêmico	Dose infantil	Indicação	Observações
Griseofulvina suspensão micronizada 125 mg/5 mL ou comprimidos de 500 mg	Acima de 2 anos: 15-20 mg/kg/dia, dividido em 2 doses, por 6-12 semanas (máx. 1 g)	*Tinea capitis* por *Microsporum* sp., *kerion celsi*	Há resistência demonstrada em fungos dermatófitos. Deve ser administrada com alimento/bebida rica em gordura. É contraindicada na gestação. Solicitar hemograma completo, transaminases, função hepática e renal se uso superior a oito semanas. Efeitos adversos: náusea, cefaleia, urticária, fotossensibilidade, fotodermatose, hepatotoxicidade, síndrome de Stevens-Johnson e necrólise epidérmica tóxica.
Terbinafina comprimidos de 125 mg	Acima de 4 anos: 3-6 mg/kg/dia, 1x/dia, por 4-8 semanas	*Tinea capitis* por *Trichophyton* sp. Onicomicose *Tinea corporis* disseminada	Deve ser administrada com alimentos não ácidos. Solicitar transaminases hepáticas antes de iniciar o tratamento, e hemograma completo se tratamento superior a seis semanas. Efeitos adversos: nasofaringite, cefaleia, vômitos, hepatotoxicidade, depressão, farmacodermia, exacerbação de lúpus eritematoso sistêmico.
Itraconazol cápsula de 100 mg	5 mg/kg/dia	Pitiríase versicolor Candidíase cutânea	Solicitar função hepática antes de iniciar o tratamento. Contraindicado em casos de insuficiência cardíaca. Avaliar interações medicamentosas.
Fluconazol cápsula de 150 mg	Acima de 6 meses: 3-6 mg/kg/dia, por 1-3 semanas; ou 6- 8 mg/kg, 1 x/semana, por 8-16 semanas	Candidíase cutânea e/ou mucosa	Não recomendado em casos de disfunção renal, hepática ou uso concomitante de eritromicina. Avaliar interações medicamentosas. Solicitar hemograma completo, função renal e hepática antes do tratamento. Efeitos adversos: náusea, vômitos, dor abdominal, diarreia, cefaleia, hepatotoxicidade, anafilaxia, síndrome do QT longo, agranulocitose e convulsões.

Em geral, recomenda-se que o tratamento das dermatofitoses seja estendido por duas semanas após melhora clínica. O tratamento de dermatofitoses microspóricas deve ser mais longo do que as causadas pelo gênero *Trichophyton*.

As crianças com *tinea capitis* podem retornar à escola após o início do tratamento correto, porém deve-se evitar o compartilhamento de acessórios de cabeça ou cabelos, e o contato direto com a região do corpo infectada.

Corticoides tópicos e anti-histamínicos sistêmicos podem ser utilizados no tratamento de reações "ide" (dermatofítide).

CANDIDÍASE

Epidemiologia

A candidíase cutânea, também conhecida como candidose ou monilíase, é uma afecção comum, acometendo 1% dos pacientes ambulatoriais e até 7% dos pacientes internados. Pode ser uma dermatose primária ou secundária, quando se sobrepõe a lesões de dermatite atópica, psoríase, dermatite de fraldas etc.

Patogenia

A candidíase é uma micose superficial causada por leveduras do gênero *Candida*, sendo as espécies mais comumente encontradas nas lesões: *Candida albicans, Candida parapsilosis* e *Candida tropicalis*. A *Candida* é um fungo comensal presente na mucosa humana, principalmente intestinal. Pode causar lesões em qualquer parte do corpo, sendo as apresentações mais comuns o intertrigo por *Candida*, a candidíase orofaríngea, a queilite angular, a dermatite de fraldas e a candidíase interdigital. A umidade, a oclusão, a alteração da barreira cutânea ou do microbioma da pele, as condições imunossupressoras, distúrbios endocrinológicos e nutricionais são fatores predisponentes para a candidíase.

Quadro clínico

- Candidíase orofaríngea: placas cremosas esbranquiçadas que formam pseudomembranas nas mucosas bucal, jugal e lingual principalmente, sendo destacáveis à fricção (Figura 9). Dor, desconforto, odinofagia e anorexia são sintomas comuns. É uma condição comum em neonatos, com pico na quarta semana de vida, sendo filhos de mães com candidíase vaginal, adquiridos durante a passagem pelo canal de parto. Essa condição também é comum em pacientes imunossuprimidos. Pode evoluir para candidíase sistêmica.
- Queilite angular: fissuras e eritema na comissura labial, com dor e ardência (Figura 10).
- Intertrigo por *Candida*: placas eritematosas e maceradas nas áreas intertriginosas, com erosões e fissuras.
- Dermatite de fraldas por *Candida*: pápulas que confluem em placas eritematodescamativas, pústulas, erosões e lesões satélites na região recoberta por fraldas, geralmente inicia-se pela região perianal (Figura 11). Associado a quadros de diarreia, uso de antibióticos sistêmicos e cuidados locais inadequados. Diagnósticos diferenciais: dermatite irritativa, psoríase invertida, dermatite seborreica.
- Candidose mucocutânea crônica: infecção crônica e recorrente, geralmente de início precoce, acometendo unhas, mucosas e pele, devido a alterações imunológicas, endócrinas e autoimunes. Além da candidíase orofaríngea, intertriginosa e paroníquia, esses pacientes apresentam a formação de cornos cutâneos denominados granulomas candidósicos na face e no couro cabeludo.

Diagnóstico

O diagnóstico é clínico, porém recomenda-se realizar o exame direto ou cultura do raspado da lesão. No exame micológico direto, observam-se blastoconídeos e pseudofilamentos na infecção por *Candida* (Figura 12). Já na cultura em ágar Sabouraud, observa-se a formação

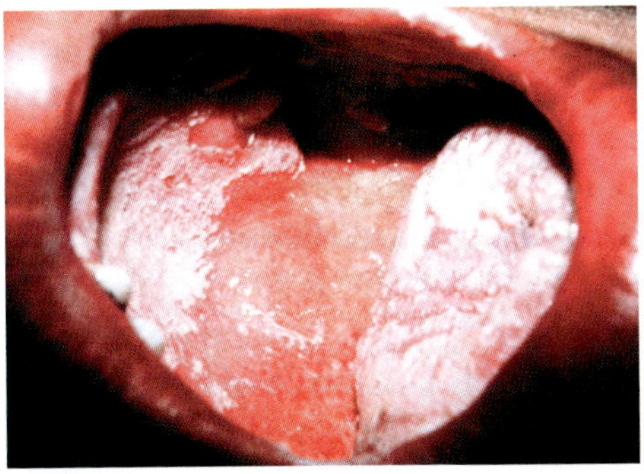

FIGURA 9 Candidíase oral.

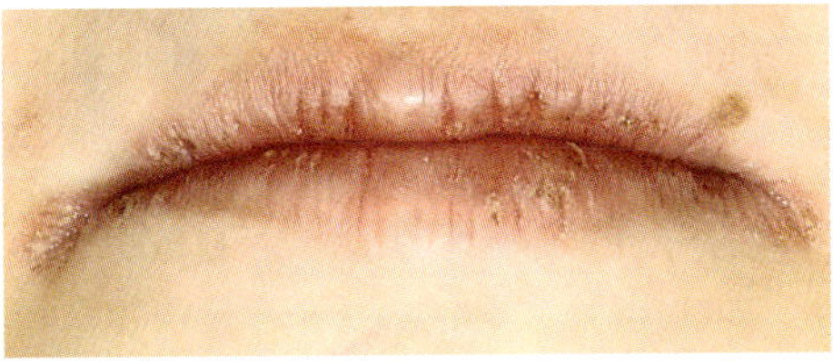

FIGURA 10 Queilite angular por *Candida* sp.

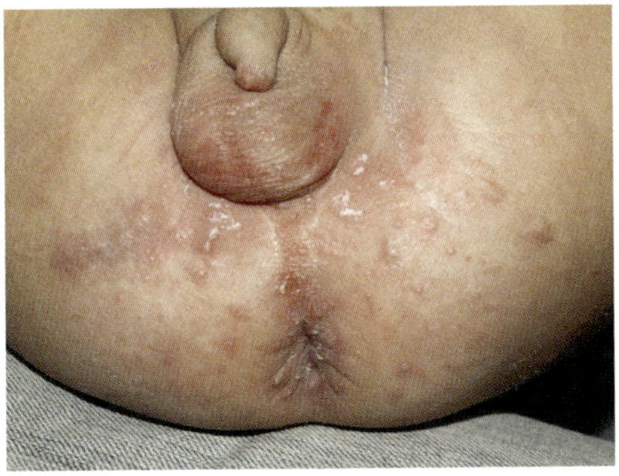

FIGURA 11 Dermatite de fraldas por *Candida* sp.

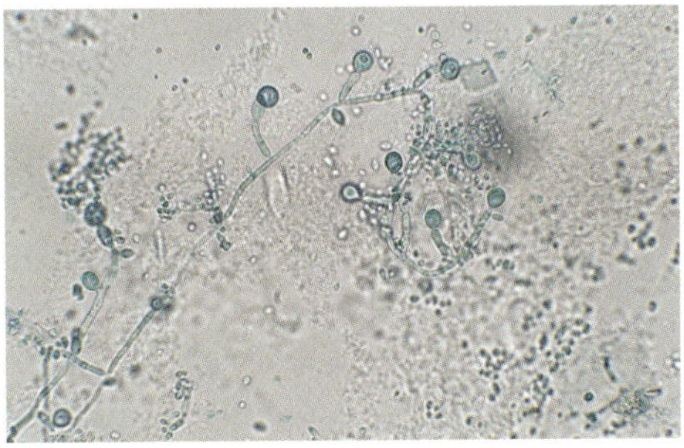

FIGURA 12 Exame micológico direto (azul de algodão): blastoconídios e pseudofilamentos em lesão por *Candida* sp.

de uma cultura branco-creme, de aspecto cremoso.

Tratamento

Tratamentos tópicos

- Clotrimazol a 1% creme, 2x/dia, por 2 a 12 semanas (acima de 5 anos). Indicado para dermatite de fraldas por *Candida* sp. Efeitos adversos: irritação e queimação no local da aplicação, aumento das enzimas hepáticas, cefaleia e parestesia.
- Nistatina 100.000 UI/g creme, 2x/dia, por 1 a 4 semanas. Indicado para dermatite de fraldas por *Candida*.
- Nistatina solução oral 100.000 UI/mL, 1-2 mL, 3-4x/dia. Realizar bochecho e engolir depois. A medicação não é absorvida pela mucosa. Indicado para queilite angular, candidíase orofaríngea, e dermatite de fraldas, neste último caso, deve ser associado a antifúngico tópico. Efeitos adversos: irritação e queimação da pele.
- Violeta de genciana em solução aquosa a 0,5%.
- Miconazol 2% creme: 2x/dia, por 2 semanas. Indicado para dermatite de fraldas por *Candida*. Efeitos adversos: irritação, eritema, prurido e queimação da pele.
- Mupirocina pomada: indicada para dermatite de fraldas por *Candida*.
- A associação com corticoterapia tópica deve ser evitada devido ao maior risco

de efeitos adversos, sem aumento da eficácia no tratamento da micose superficial. O uso de corticosteroide tópico associado só é recomendado para tratamento de outra dermatose associada.

- Na dermatite de fraldas é importante orientar sobre a troca de fraldas frequentes, a cada micção e evacuação, evitando que se mantenha um ambiente úmido. As fraldas descartáveis são preferíveis às fraldas de pano. Ademais, recomenda-se a limpeza com apenas água, evitando uso de lenços umedecidos ou detergentes alcalinos. O uso de pomadas de barreira é indicado apenas após a melhora da fase aguda da doença (ver Capítulo 6 – Dermatite da área das fraldas).
- Na candidíase orofaríngea, deve-se realizar a desinfecção de mamadeiras e chupetas.
- Tratamentos sistêmicos (Tabela 4) são indicados em casos extensos e em pacientes imunossuprimidos. As alilaminas não devem ser utilizadas no tratamento de micoses por leveduras, sendo os azólicos, como o itraconazol e o fluconazol, as drogas de escolha.

PITIRÍASE VERSICOLOR

Epidemiologia

A pitiríase versicolor é uma infecção fúngica superficial de ocorrência universal, mais comum em adultos e adolescentes do que em crianças. Acredita-se que essa diferença se dê devido às diferentes composição e quantidade de lipídios e aminoácidos na pele, além das mudanças na interação da microbiota cutânea ao longo da vida. Fatores hormonais provavelmente estão associados a essas alterações, uma vez que a qualidade e quantidade de sebo produzido na adolescência é diferente do da infância. Apresenta distribuição mundial, apesar de ser mais frequente nas regiões onde o clima é tropical ou subtropical. Acomete igualmente ambos os sexos e não há predomínio em uma etnia.

Patogenia

Micose superficial causada pelo fungo do gênero *Malassezia* sp., sendo a *Malassezia furfur* a principal espécie envolvida. A *Malassezia* sp. é um fungo dimórfico lipofílico componente da microbiota cutânea que, eventualmente, causa lesões quando se transforma na sua forma miceliana. Acomete principalmente as áreas seborreicas.

Fatores predisponentes para pitiríase versicolor são o mau estado nutricional e de saúde, uso de corticosteroides, imunossupressão, hiperidrose, predisposição genética, clima quente e úmido.

Quadro clínico

Múltiplas máculas e placas, hipo ou hiperpigmentadas, com descamação furfurácea, de tamanhos e formatos variáveis, geralmente assintomáticas ou com prurido leve, no tronco superior, membros proximais, região cervical, e menos comumente na face (Figuras 13 e 14). Pode acometer o couro cabeludo, porém menos visível. Palmas e plantas são poupadas. Apresentam sinal de Zileri positivo (descamação induzida pelo estiramento da lesão). Em geral, as lesões ficam mais visíveis após a exposição solar. É mais comum a partir da adolescência. Pode ocorrer na fase pré-púbere, quando o acometimento facial, raro nas outras faixas etárias, é comum, podendo ser o único sítio acometido.

Diagnósticos diferenciais

Hipopigmentação pós-inflamatória, sífilis secundária, pitiríase alba, *tinea corporis*, vitiligo, dermatite seborreica, pitiríase rósea.

A *Malassezia* pode também causar a foliculite pitirospórica quando coloniza o folículo pilossebáceo. É caracterizada por pápulas e pústulas eritematosas ligeiramente pruriginosas no dorso, podendo evoluir para microabscessos (ver Capítulo 38 – Foliculites e pseudofoliculites).

Diagnóstico

O diagnóstico é clínico e pode ser complementado com pesquisa direta por meio do exame micológico direto. Nesse exame, é realizado um raspado da lesão dermatológica e sobre as escamas é aplicada a solução de KOH. A identificação de pseudo-hifas curtas com leveduras agrupadas em forma de "macarrão com almôndegas" confirma a infecção fúngica por *Malassezia sp* (Figura 15).

O uso da lâmpada de Wood é uma ferramenta propedêutica útil na identificação da *Malassezia sp* nas lesões de pitiríase versicolor, uma vez que elas emitem fluorescência róseo-dourada.

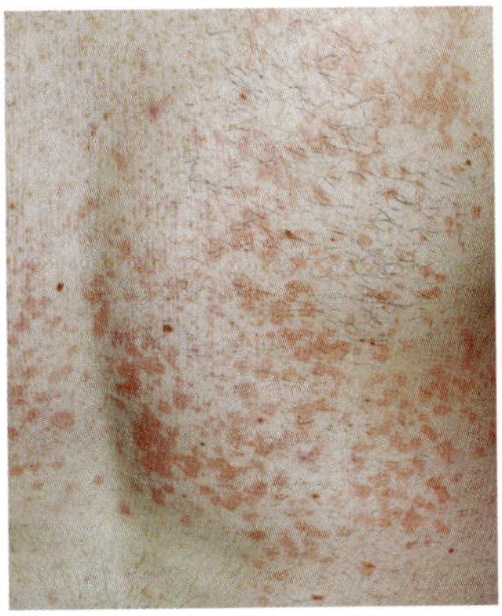

FIGURA 13 Pitiríase versicolor no tronco.

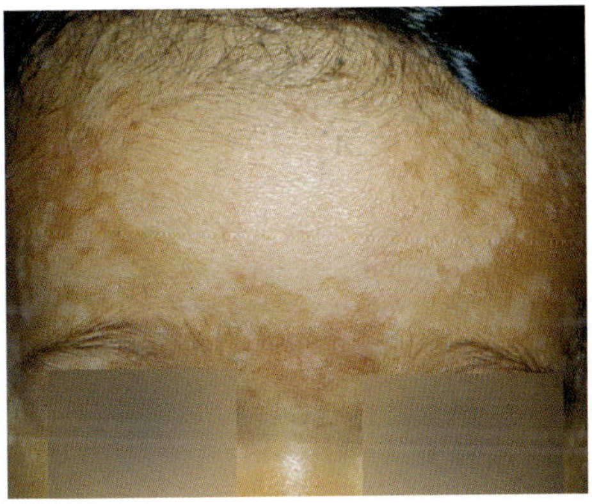

FIGURA 14 Pitiríase versicolor na face.

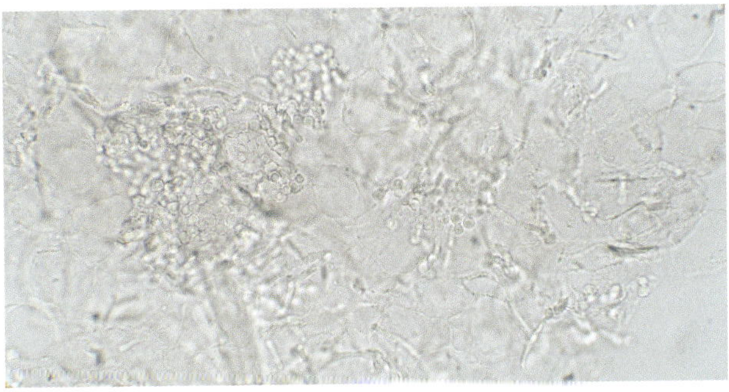

FIGURA 15 Exame micológico direto (KOH 10%): pseudo-hifas curtas com leveduras agrupadas em "macarrão com almôndegas".

Tratamento

O tratamento tópico (Tabela 3) é bem tolerado e efetivo na maioria dos casos. O tratamento deve ser prolongado e a medicação tópica deve ser aplicada do pescoço aos joelhos, se lesões no tronco, e, em casos de resistência ou recorrência, pode-se realizar tratamento sistêmico. Ademais, é indicado o uso de xampu antifúngico diariamente, deixando agir por cinco minutos antes do enxágue, uma vez que o couro cabeludo é colonizado pela *Malassezia sp.* Mesmo após o tratamento, há cerca de 60% de recorrência no primeiro ano. O uso dos xampus antifúngicos uma vez por semana auxilia na profilaxia de recorrências.

O tratamento sistêmico (Tabela 4) é indicado em casos de pitiríase versicolor com resistência ao tratamento tópico. Recomenda-se o uso de itraconazol 200 mg/dia por sete dias ou fluconazol 300 mg/semana por 2 a 4 semanas.

É importante orientar que a alteração de pigmentação pode demorar meses para se resolver.

TINEA NIGRA

Epidemiologia

Ocorre na região tropical e subtropical, principalmente em indivíduos com hiperidrose.

Patogenia

O fungo *Hortaea werneckii* é encontrado no solo e em ambientes úmidos. Gera lesão clínica após 10 a 15 dias de incubação. Não se conhecem casos de transmissão inter-humanos.

Quadro clínico

Mácula ou placa geralmente única, acastanhada, cinza ou esverdeada, aveludada e com escamas delicadas, assintomática, na palma das mãos ou dos quirodáctilos (Figura 16). Há relatos de lesões nas plantas, tronco e pescoço.

Diagnóstico diferencial

Nevos melanocíticos, melanoma acral, hipercromia pós-inflamatória, pigmentação exógena, erupção fixa medicamentosa.

Diagnóstico

Exame micológico direto com KOH revela a presença de hifas demáceas septadas.

Tratamento

Agentes queratolíticos tópicos, como a pomada de Whitfield, e antifúngicos tópicos (Tabela 3).

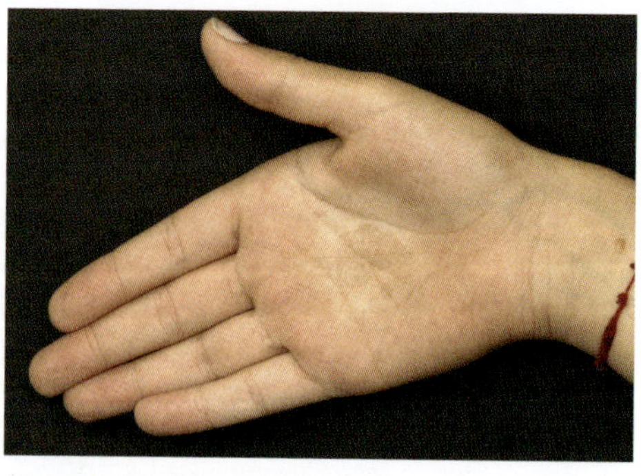

FIGURA 16 *Tinea nigra.*

PIEDRA BRANCA E *PIEDRA* PRETA

Epidemiologia

Mais comum nas regiões com clima tropical, principalmente na Amazônia.

Patogenia

O agente etiológico da *piedra* branca é o *Trichosporon beigelii*, considerado patógeno oportunista. Já a *piedra* preta é causada pelo *Piedrae hortae*, fungo presente no solo. Não há transmissão dessa doença inter-humanos conhecida. Os fungos se instalam abaixo da cutícula da haste e crescem envolvendo-a. Causam seu enfraquecimento, podendo resultar na ruptura da haste.

Quadro clínico

- *Piedra* branca: nódulo branco, avermelhado, esverdeado ou castanho, macio, frouxamente aderido à haste capilar, localizado nos fios da face, axilas e região pubiana. Assintomático. Diagnósticos diferenciais: lêndeas, tricomicose nodular, *hair casts*, psoríase, eczema.
- *Piedra* preta: nódulos castanhos ou enegrecidos, endurecidos, firmemente aderidos à haste capilar do couro cabeludo e face (Figura 17). Assintomático. Diagnóstico diferencial: tricorrexe nodosa.

Diagnóstico

O exame com KOH das hastes capilares acometidas demonstra hifas não demáceas com blastoconídeos e artroconídeos na *piedra* branca, e hifas demáceas ao redor de ascos na *piedra* preta.

Tratamento

O tratamento de ambas as doenças é a tricotomia das hastes acometidas e lavagem com xampu antifúngico.

FIGURA 17 *Piedra* preta.

CONCLUSÃO

As micoses superficiais são dermatoses infecciosas de grande importância na pediatria devido à sua elevada frequência na população infantil. São doenças que podem gerar grande incômodo e, por isso, piorar a qualidade de vida dos pacientes e de seus cuidadores. Há tratamentos eficazes contra essas infecções, desde que diagnosticadas adequadamente. Logo, a alta suspeição é de suma importância, uma vez que as micoses superficiais são diagnósticos diferenciais de diversas dermatoses.

SUGESTÕES DE LEITURA

1. Bolognia JL, Schaffer JV, Cerroni L. Dermatology. Xangai: Elsevier; 2017.
2. Cortez ACA, Souza JVB, Sadahiro A, Oliveira JAA. Frequency and aetiology of dermatophytosis in children age 12 and under in the state of Amazonas, Brazil. Rev IberoamMicol. 2012;29(4):223-226.
3. Hoppe JE. Treatment of oropharyngeal candidiasis and candida diaper dermatitis in neonates and infants: review anda reappraisal. Pediatric Infect Dis J. 1997;16(9):885-94.
4. Kelly BP. Superficial fungal infections. Pediatrics in Review. 2012;33(4):e22-e37.
5. Rivitti EA. Dermatologia de Sampaio e Rivitti. São Paulo: Artes Médicas; 2018.
6. Silva-Rocha WP, Azevedo MF, Chaves GM. Epidemiology and fungal species distribuitionos superficial mycosis in Northeast Brazil. J Mycologie Médicale. 2017;27:57-64.
7. Tauford EH, Jemec GBR, Hay RJ, Saunte DML. Cutaneous candidiasis – an evidence-based review of topical and systemic treatments to inform clinical practice. JEADV. 2019;33:1863-73.
8. Terragni L, Lasagni A, Oriani A, Gelmetti C. Pityriasis versicolor in the pediatric age. Pediatric Dermatology.1991;4(1):9-12.

CONTEÚDO COMPLEMENTAR

Utilize o QR code abaixo para acessar as questões comentadas do capítulo (senha: **dermatologiaicr**).

Dermatoviroses na infância

Marcello Menta Simonsen Nico
Juliana Dumêt Fernandes

PONTOS-CHAVE DESTE CAPÍTULO

- As viroses cutâneas mais prevalentes na infância, com ênfase nas suas manifestações pediátricas são: verrugas virais, herpes simples, herpes-zóster, molusco contagioso, doença mão-pé-boca, acrodermatite papulosa da infância.
- As verrugas virais são causadas pelos papilomavírus humanos, e com grande incidência em crianças. As lesões são papulosas, verrucosas, com superfície áspera e coloração amarelada. Frequentemente, apresentam delicado pontilhado escuro na superfície, que representa a presença de capilares trombosados.
- Na infância, a primoinfecção herpética manifesta-se mais comumente como gengivoestomatite herpética.
- O herpes-zóster representa a recidiva da virose cuja primoinfecção é a varicela. O agente etiológico é o vírus varicela-zóster ou vírus herpes simples tipo III.
- O molusco contagioso é comumente observado em crianças atópicas. A lesão característica do molusco é uma pápula semiesférica, séssil, de superfície lisa, brilhante, da cor da pele ou levemente rosada, geralmente umbilicada ou com pequena depressão central.

INTRODUÇÃO

As viroses cutâneas são bastante comuns na prática dermatológica. Embora, em sua maioria, pouco ameacem a saúde geral do doente, representam um transtorno para o portador e, muitas vezes, um desafio terapêutico para o médico. Nas últimas décadas, a evolução da Medicina e do conhecimento veio agregar importância a essas doenças: a realização de transplantes de órgãos, a utilização de quimioterápicos e imunossupressores, além do aparecimento da Aids, fizeram surgir casos mais graves, mais extensos e, muitas vezes, não responsivos aos tratamentos. Além disso, foi feita a extraordinária descoberta de que alguns desses vírus estão relacionados ao aparecimento de neoplasias malignas. Simultaneamente, o aparecimento de novas técnicas laboratoriais (reação da polimerase em cadeia, reações de hibridização *in situ*, técnicas imuno-histoquímicas etc.) abriu novas fronteiras para a pesquisa e fez com que se aumentasse enormemente o conhecimento sobre as dermatoviroses.

VERRUGAS VIRAIS

Patogenia

As verrugas virais são proliferações epiteliais na pele e nas mucosas causadas pelos papilomavírus humanos (HPV) que são DNA vírus do grupo Papovavírus, com grande incidência em crianças. São vírus com tropismo por epitélio escamoso estratificado, induzindo divisão celular, daí serem crescimentos epiteliais as lesões por eles provocadas. São descritos mais de 100 subtipos de HPV segundo modificações na sequência do DNA, havendo certo paralelismo entre o subtipo e as lesões clínicas por eles causadas, por exemplo: HPV 1 – verruga plantar; HPV 2 – verruga vulgar; HPV 6, 11, 16, 18 – verruga genital; HPV 3, 10, 28 – verruga plana. Sabe-se também que alguns subtipos de HPV são oncogênicos, estando relacionados ao aparecimento de certos tumores epiteliais malignos, causando as chamadas "lesões de alto risco" (HPV 16, 18, 31, 33, 35, entre outros).

Epidemiologia

A transmissão do papilomavírus ocorre, principalmente, por contato direto. A imunidade celular é o mecanismo mais envolvido na suscetibilidade e nas defesas contra o HPV. Em crianças saudáveis, a ocorrência de verrugas é, em geral, autolimitada a meses ou a poucos anos. Indivíduos atópicos têm maior propensão à recorrência e à persistência. Indivíduos imunocomprometidos (portadores de Aids e transplantados) apresentam quadros protraídos e resistentes aos tratamentos.

Quadro clínico

Ver Quadro 1.

Verruga vulgar

As verrugas vulgares são as mais frequentes nas crianças. As lesões são papulosas, verrucosas, com superfície áspera e coloração amarelada. Frequentemente, apresentam delicado pontilhado escuro na superfície, mais visível após curetagem superficial, que representa a presença de capilares trombosados. Isoladas ou coalescentes, as lesões podem variar de milímetros a centímetros de diâmetro. As áreas mais atingidas são as mãos, os cotovelos

QUADRO 1 Manifestações clínicas do papilomavírus humanos (HPV) na infância

Apresentação clínica das verrugas virais
▪ Verruga vulgar
▪ Verruga plana
▪ Verruga plantar/palmar
▪ Verrugas anogenitais
▪ Epidermodisplasia verruciforme
▪ Síndrome de Cowden
▪ Papilomatose laríngea

e os joelhos. São muito frequentes as verrugas periungueais. Quando no lábio ou na face, manifestam-se como verrugas filiformes, de aspecto francamente papilomatoso e pouco queratinizadas (Figura 1). Em crianças, é comum a autoinoculação, principalmente por meio do contato direto com lesões localizadas nas mãos ou pela onicofagia. Assim sendo, lesões na mucosa oral não são raras (Figura 2), bem como ao redor das unhas roídas. Podem aparecer, também, no trajeto de traumatismos ou escoriações.

Verruga plana

São mais frequentes em adolescentes. As lesões são pequenas, ligeiramente salientes, da cor da pele ou rosadas, e em grande número. As regiões mais atingidas são a face e os membros. É comum observarem-se lesões perfiladas linearmente, demonstrando a importância da autoinoculação seguida a traumatismos. Em indivíduos imunocomprometidos (portadores de AIDS), podem ocorrer milhares de lesões; um quadro que se assemelha ao da epidermodisplasia verruciforme (Figuras 3 A e B).

Verruga plantar

Localizadas mais comumente nas plantas, apresentam crescimento endofítico, sendo confundidas, muitas vezes, com calosidades. Porém, ao contrário des-

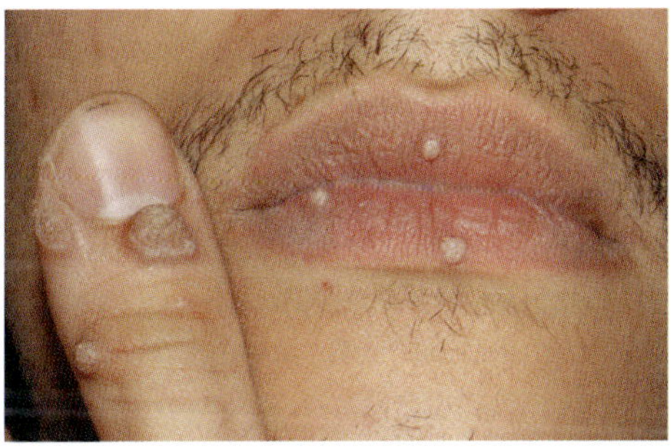

FIGURA 1 Verrugas periungueal e labial-autoinoculação.

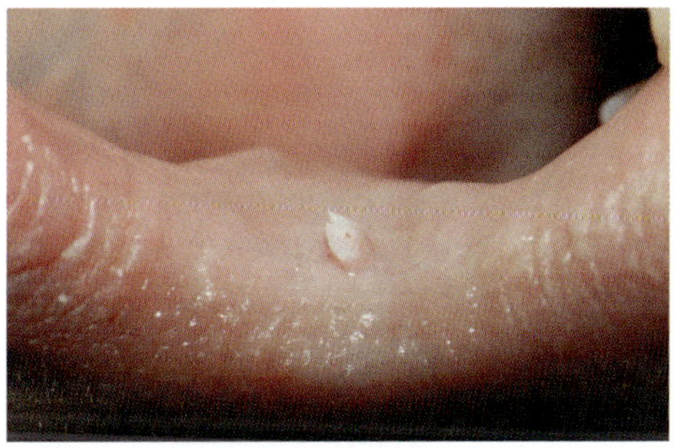

FIGURA 2 Verruga viral na mucosa oral: aspecto filiforme.

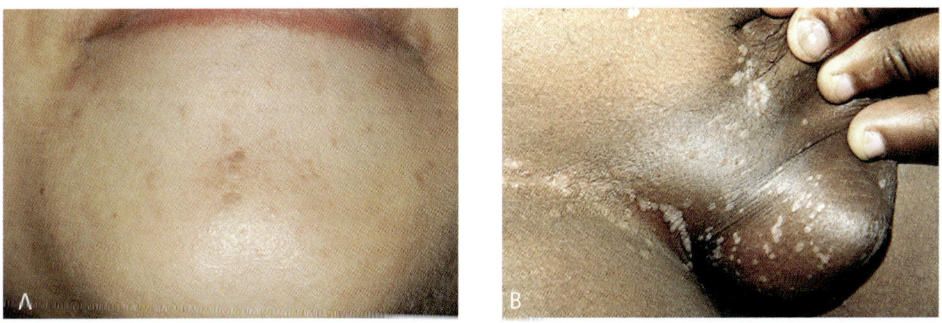

FIGURA 3 A: verrugas planas – localização característica. B: verrugas planas em criança imunocomprometida – quadro extenso.

tas, as verrugas plantares mostram uma superfície irregular com presença de pequenos pontos acastanhados, mais visíveis com a curetagem, representando os capilares dilatados e trombosados. Esse aspecto clínico confere a essas lesões o seu nome popular: "olho-de-peixe". Em geral, são dolorosas e, muitas vezes, atrapalham o caminhar. Há dois tipos clínicos: a "mirmécia" (lesão de crescimento em profundidade) e a "verruga em mosaico" (confluência de lesões superficiais) (Figura 4).

Condiloma acuminado

A ocorrência de verrugas anogenitais na infância não é rara, sendo antigamente considerada patognomônica de abuso sexual. Esse conceito tem perdido valor, creditando-se atualmente o aparecimento das lesões à transmissão vertical e à inoculação acidental, principalmente em crianças menores. Deve-se suspeitar de abuso se houver achados adicionais como hemorragia local, ruptura himenal, lacerações e alterações comportamentais, além da presença de outras doenças sexualmente transmissíveis (DST). O condiloma acuminado é caracterizado por lesões papulosas ou papilomatosas não queratósicas, mais comumente na mucosa anal, e que, ao confluírem, podem assumir o aspecto típico em "couve-flor" (Figura 5).

Epidermodisplasia verruciforme

Trata-se de distúrbio de herança autossômica recessiva no qual ocorre imunodeficiência específica para alguns HPV. As lesões são do tipo verruga plana, disseminadas, sendo mais comuns nas áreas de exposição solar. É comum o aparecimento de carcinoma epidermoide em lesões extensas.

Síndrome de Cowden

Condição de herança autossômica dominante, causada por mutação de um gene supressor tumoral, que determina o aparecimento de lesões papulosas e papilomatosas múltiplas na pele da face, nas extremidades e nas mucosas labial, gengival e lingual (Figura 6), com início, em geral, na adolescência. São, na verdade, verrugas virais em diferentes estágios de evolução e involução, daí a variedade de diagnósticos histopatológicos que recebem (triquilemomas, queratose folicular invertida, acantomas, papilomas etc.), sendo recente o conhecimento de que todas essas proliferações são induzidas pelos

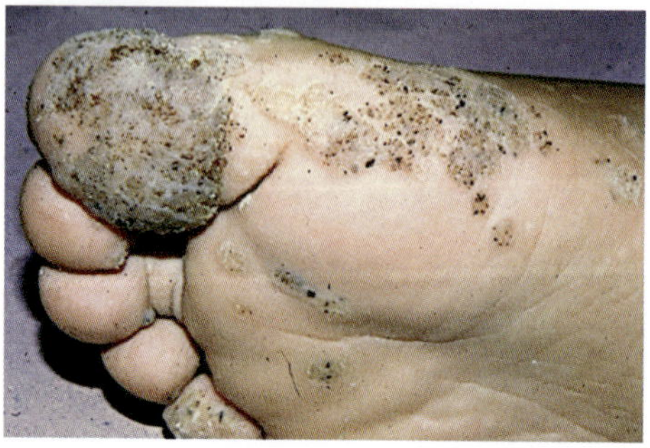

FIGURA 4 Verruga plantar: típica verruga em mosaico.

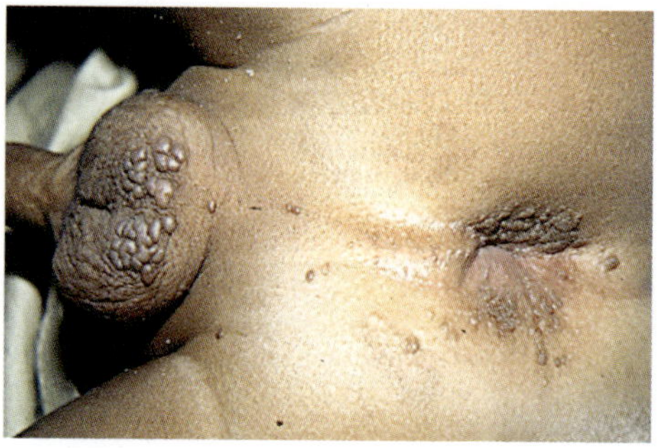

FIGURA 5 Verrugas genitais e perianais: na maioria dos casos não se trata de abuso sexual.

HPV. É de importância o reconhecimento da doença, pois o portador tem grande probabilidade de desenvolver, durante a vida, tumores na tireoide, nas mamas e no cólon, inclusive adenocarcinomas.

Diagnóstico

A diagnose das verrugas é clínica, mas pode ser confirmada pelo estudo histopatológico, que mostra arquitetura característica, com hiperqueratose, papilomatose e acantose; coilocitose pode ser observada nas camadas superficiais da epiderme em lesões recentes, mas não mais em lesões antigas.

A diagnose etiológica da infecção pelo HPV é feita pela identificação da presença do DNA viral por meio de testes de hibridização molecular (hibridização *in situ*, reação em cadeia de polimerase – PCR – e captura híbrida). Testes de biologia molecular identificam os vários tipos de HPV, mas não têm valor no seguimento dos doentes, devendo ser solicitados apenas em situações especiais (Tabela 1).

Vacina contra o HPV

A vacina contra o HPV possui três versões: bivalente, quadrivalente e nonavalente (Tabela 2). A vacinação protege contra o HPV e é eficaz também na prevenção da doença cervical, incluindo neoplasia intraepitelial cervical (NIC 2 ou 3) e adenocarcinoma *in situ*. Isso foi demonstrado em grandes estudos randomizados dessas vacinas e foi apoiado por dados populacionais de regiões que relataram declínios na incidência de doença cervical após vacinação generalizada contra HPV. Além disso, as vacinas quadrivalente e nonavalente contra o HPV demonstraram reduzir a incidência de neoplasia intraepitelial vaginal e vulvar (1, 2 e 3). A eficácia da vacina é maior em pessoas que não apresentam infecção anterior por HPV.

Adicionalmente, a vacinação contra o HPV diminuiu também a incidência da papilomatose respiratória recorrente, um tumor benigno, mas mórbido, da laringe em crianças que se acredita ser causado pelo HPV (tipicamente tipos 6 e 11) adquirido durante a passagem pelo canal de parto de uma mãe infectada.

Meninas de 9 a 14 anos e meninos de 11 a 14 anos podem tomar a vacina gratuitamente no Sistema Único de Saúde (SUS). Para os infectados com HIV, a faixa etária é mais ampla (9 a 26 anos). O esquema vacinal em crianças é de duas doses (intervalo de 0 e 6 meses). De acordo

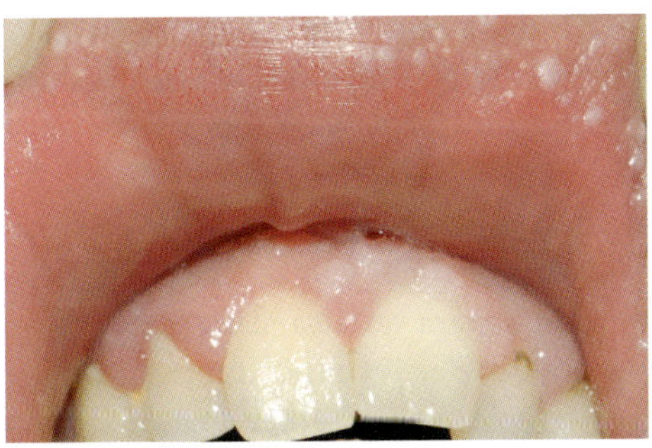

FIGURA 6 Síndrome de Cowden: papilomatose oral.

TABELA 1 Tipos de papilomavírus humanos (HPV) e seus correspondentes tipos clínicos

Quadro clínico	Tipos de HPV
Verruga vulgar, verruga plantar em mosaico	2, 4
Verruga plantar/palmar (mimercia)	1
Verruga anogenital, papilomatose laríngea	6 e 11 (baixo risco); 16 e 18 (alto risco)
Verruga plana	3, 10, 28, 49
Epidermodisplasia verruciforme	3, 5, 8 e 9

TABELA 2 Tipos de vacina contra papilomavírus humanos (HPV)

Vacina bivalente	Vacina quadrivalente	Vacina nonavalente
▪ Indicada a partir dos 9 anos e sem limite de idade. ▪ Protege contra dois subtipos do vírus HPV, o 16 e o 18. ▪ Entre 9 e 14 anos são feitas 2 doses da vacina, com intervalo de 6 meses entre elas. ▪ Acima dos 15 anos são feitas 3 doses, no esquema 0-1-6 meses.	▪ Indicada para homens entre 9 e 26 anos de idade e mulheres entre 9 e 45 anos. ▪ Protege contra 4 tipos de vírus HPV (6, 11, 16 e 18). ▪ É a mais indicada para os homens, pois além de proteger contra verrugas genitais também protege contra o câncer do pênis ou do ânus. ▪ Em mulheres protege contra o câncer do colo do útero. ▪ Devem ser feitas três doses. O esquema de doses é 0-2-6 meses. ▪ Nas crianças, o efeito de proteção já pode ser obtido com a aplicação de somente duas doses.	▪ Foi aprovada pela Anvisa, mas só está disponível na rede privada de saúde. ▪ Ela pode ser administrada em meninos e meninas com idade entre 9 e 26 anos. ▪ Protege contra nove subtipos do vírus HPV (6, 11, 16, 18, 31, 33, 45, 52 e 58). ▪ Protege contra o câncer de colo do útero, vagina, vulva, pênis e ânus, assim como contra verrugas genitais. ▪ Quando administrada entre 9 e 14 anos, devem ser aplicadas 2 doses, sendo a segunda realizada entre 5 e 13 meses após a primeira. Caso a vacina seja administrada após os 15 anos, o esquema deve ser de três doses (0-2-6 meses).

com o registro na Agência Nacional de Vigilância Sanitária (Anvisa), a vacina quadrivalente é aprovada para mulheres entre 9 e 45 anos e homens entre 9 e 26 anos, e a vacina bivalente para mulheres entre 10 e 25 anos. Ambas as vacinas possuem melhor indicação para meninas e meninos que ainda não iniciaram a vida sexual, uma vez que apresentam maior eficácia na proteção de indivíduos não expostos aos tipos virais presentes nas vacinas.

Tratamento

Existem catalogadas centenas de métodos terapêuticos contra as verrugas. O tratamento não deve visar à erradicação viral, mas sim ao controle clínico das lesões, pois o vírus permanece em latência nas células epiteliais. Não há modalidade terapêutica eficaz em todos os casos, e há casos que não respondem a nenhum tratamento. Devem ser levadas em consideração mudanças na imunidade específica e geral do doente, daí ser frequente o desaparecimento das lesões espontaneamente ou após tratamentos leigos. O desaparecimento das verrugas, na vigência ou não de tratamento, é às vezes precedido de inflamação, dor ou prurido, indicando reação imunológica local ("síndrome de autoinvolução das verrugas").

Os seguintes métodos são os mais utilizados pelo dermatologista:

- queratolíticos: ácidos salicílico e lático (para verrugas vulgar e plantar), tretinoína (para verruga plana);
- cáusticos: ácido nítrico fumegante (para verrugas plantar e periungueal), ácido tricloroacético (para verruga anogenital);

- antimitóticos: podofilina (para verruga genital), bleomicina intralesional (para verrugas recalcitrantes), fluorouracil tópico (para verrugas plana, vulgar e genital);
- métodos físicos: eletrocoagulação (para verruga vulgar e em mucosas), crioterapia (para verrugas vulgar e genital), *laser* (casos selecionados);
- imunomoduladores: imiquimod (para verruga anogenital).

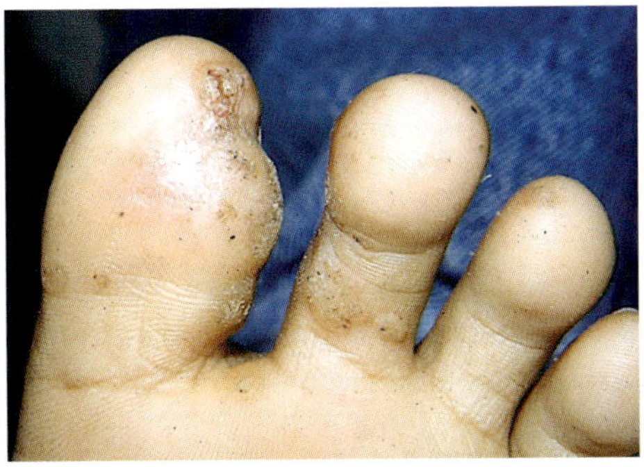

FIGURA 7 Verrugas plantares tratadas cirurgicamente: mutilação e recidiva.

Outras terapias relatadas como benéficas incluem cidofovir tópico 1 a 3% ou intralesional, solução de formaldeído 0,5 a 3%, solução ou gel de glutaraldeído 10 a 20%, vacina Bacilo Calmette-Guérin intradérmica, acitretina oral, sulfato de zinco oral, *laser* de dióxido de carbono, termoterapia, terapia fotodinâmica, entre outros.

A resolução de verrugas cutâneas após a administração da vacina quadrivalente contra o HPV em adultos jovens e crianças já foi documentada; no entanto, a eficácia dessa intervenção ainda não foi comprovada.

A indicação do método levará em conta o tipo, a extensão e a localização das lesões, o *status* imunológico do doente e a experiência do dermatologista, além da possibilidade de involução espontânea em indivíduos saudáveis. É importante salientar a contraindicação da cirurgia excisional, pela possibilidade de inoculação viral durante o procedimento (Figura 7).

HERPES SIMPLES

Epidemiologia

O herpes simples é uma moléstia infectocontagiosa recorrente que tem como agente etiológico duas cepas diferentes do vírus herpes simples (HSV I e II). O HSV é um DNA-vírus pertencente à subfamília *Alphaherpesvirinae*, que congrega mais de 70 espécies, embora apenas seis tenham interesse humano: HSV I e II, varicela-zóster (HSV III), vírus Epstein-Barr (HSV IV), citomegalovírus (HSV V) e HSV VI.

Característica importante da doença é a capacidade de o vírus permanecer no portador por toda a vida, alternando períodos de latência com reativação, quando gera doença clínica ou subclínica. O HSV determina quadros variáveis benignos ou graves com distintas manifestações clínicas relacionadas ao *status* imunológico do hospedeiro. O HSV I é responsável pela maioria das infecções na face e no tronco, enquanto o HSV II está relacionado às infecções anogenitais e tem como via predominante de contágio a relação sexual ou o canal do parto, nas gestantes infectadas. Entretanto, ambos os vírus podem infectar qualquer área da pele ou das mucosas.

Os locais mais comumente acometidos são as mucosas labial, ocular, genital e anal. O HSV é rapidamente inativado em temperatura ambiente e após secagem; logo, a disseminação por aerossóis ou fômites é rara. O período de transmissibilidade varia de 4 a 12 dias após o aparecimento dos primeiros sintomas. O período de incubação é em torno de 8 dias.

Patogenia

Denomina-se "hospedeiro suscetível" aquele que ainda não teve contato com o vírus. A contaminação ocorre por contato com indivíduo que pode ou não apresentar lesões visíveis no momento do contágio, sendo essa última situação provavelmente a mais comum (emissão viral assintomática – *assymptomatic shedding*). Após a contaminação, ocorrem a apresentação antigênica do vírus e a ativação do sistema imunológico, conjunto de fenômenos biológicos denominado primoinfecção herpética, que em 99% dos casos é assintomática. Quando sintomática (primoinfecção clínica), a primoinfecção herpética caracteriza-se por ser quadro exuberante, frequentemente incapacitante, e de involução espontânea. Após a primoinfecção, clínica ou assintomática, todos os indivíduos tornam-se portadores indefinidamente. O vírus é neurotrópico, indo, a partir da pele, pelo axônio aferente (sensitivo) até a primeira estação sináptica (gânglio espinhal ou craniano), permanecendo aí em latência e em equilíbrio com a resposta imune celular. Em situações de queda temporária da imunidade, o vírus se reativa, indo no sentido inverso à condução neural, ao tegumento, onde surgirá o quadro de herpes recidivante, muito mais comum e menos intenso que a primoinfecção clínica. Desencadeantes comuns são exposição solar, episódios diarreicos, febris ou menstruais e períodos de tensão emocional. O número de recidivas varia muito de um indivíduo para o outro, indo de nenhuma a incontáveis no decorrer da vida. A contaminação de outro indivíduo ocorre nas recidivas, porém, como já dito, importante fenômeno na cadeia da transmissão são as recidivas assintomáticas.

Quadro clínico

Ver Tabela 3.

PRIMOINFECÇÃO HERPÉTICA

Na infância, manifesta-se mais comumente como gengivoestomatite herpética. É mais comumente observada em crianças na faixa de 1 a 5 anos, mas também pode estar presente em adolescentes e adultos jovens. Após pródromos de febre e mal-estar que podem durar dias, aparecem ulcerações aftoides dolorosas múltiplas na mucosa queratinizada (gengivas e dorso da língua), podendo também haver lesões vésico-crostosas nos lábios e na região perioral, acompanhadas de adenopatias, irritabilidade e comprometimento do estado geral (Figura 8A). A criança deixa de alimentar-se por causa da dor, chegando a perder peso. O quadro dura de duas a quatro semanas e evolui espontaneamente, sem deixar sequelas. A primoin-

TABELA 3 Manifestações clínicas do vírus herpes simples

Apresentação clínica	Resposta imune
Primoinfecção herpética e herpes neonatal	Imunidade celular específica ainda não adquirida
Herpes recidivante	Diminuição transitória da imunidade celular
Erupção variceliforme	Diminuição da imunidade celular cutânea
Herpes do imunocomprometido	Diminuição grave e prolongada da imunidade celular

fecção genital é rara na infância (Figura 8B), ocorrendo mais frequentemente com o início da atividade sexual. Caracteriza-se pelo surgimento de vesículas e ulcerações intensamente dolorosas na genitália, acompanhadas de febre e sintomas gerais. A primoinfecção pode ocorrer na mucosa ocular, isoladamente ou em associação com comprometimento do sistema nervoso central (SNC), observando-se vesículas e erosões na conjuntiva e na córnea. Ocorrem, geralmente, queratoconjuntivite ou coriorretinite e, menos frequentemente, microftalmia, uveíte ou displasia da retina. Após a regressão, podem surgir as recidivas, que determinam ulcerações profundas, eventualmente causando cegueira.

Herpes recidivante

Muito comuns, as recidivas são precipitadas por diminuição temporária da imunidade e, em sua maioria, pelos desencadeantes citados anteriormente. O quadro clínico é sempre menos exuberante que o da primoinfecção clínica em virtude da existência de imunidade prévia e ocorrem mais comumente nas regiões labial e genital. Inicia com prurido ou dor local, seguido, após poucas horas, do aparecimento de vesículas tipicamente agrupadas sobre base eritemato-edematosa (Figura 9). Em crianças é comum o panarício herpético, por inoculação do vírus na ponta do dedo (Figura 10). Posteriormente, as lesões dessecam,

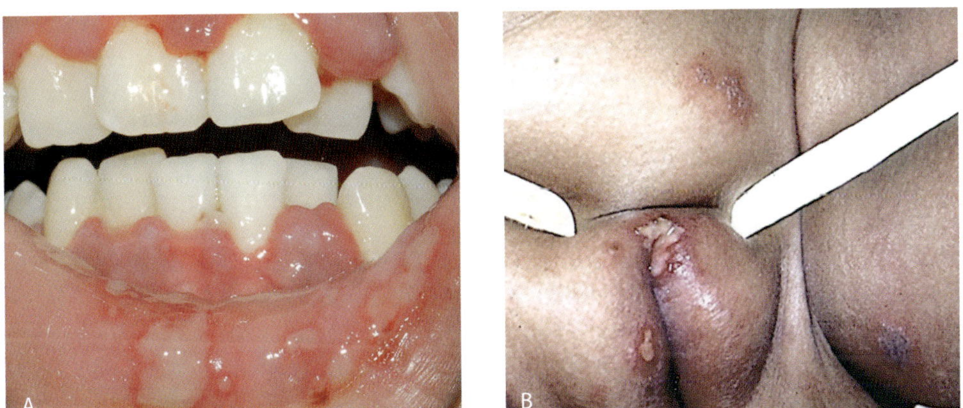

FIGURA 8 A: gengivoestomatite herpética – extenso comprometimento mucoso e gengival. B: primoinfecção herpética genital – raramente observada.

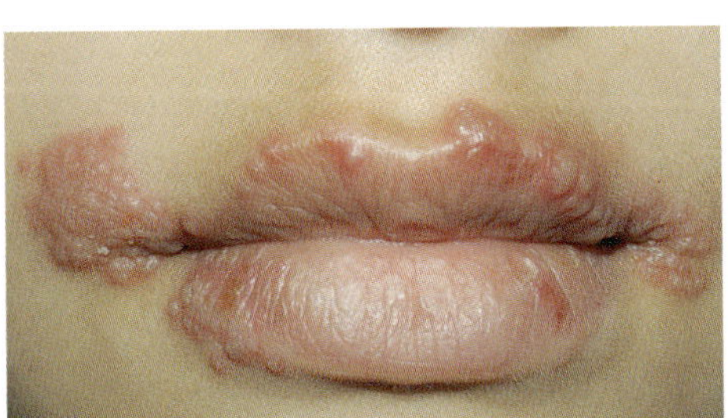

FIGURA 9 Herpes recidivante: típico arranjo das lesões.

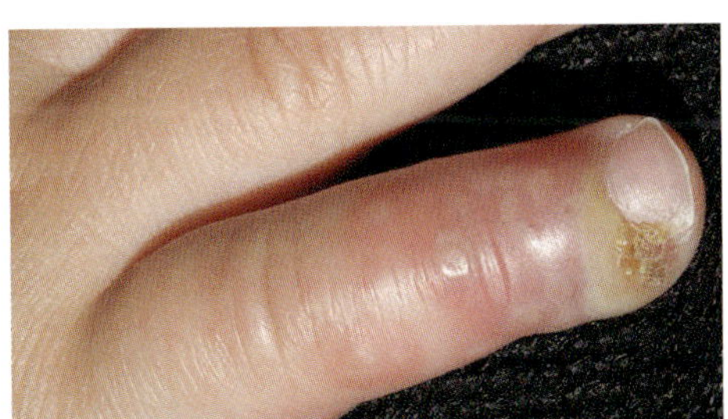

FIGURA 10 Panarício herpético: deve ser diferenciado do panarício bacteriano.

tornando-se crostosas, e cicatrizam após 7 a 10 dias. Adenomegalia discreta pode ser observada. Recidivas intraorais são mais raras, ocorrendo, em geral, na mucosa aderida, podendo ser desencadeadas por manipulações dentárias.

Herpes simples neonatal

Ocorrem quando a gestante contamina o bebê durante o parto ou após a rotura das membranas. O quadro clínico é constituído por vesículas disseminadas, que evoluem para crostas. Na maioria dos casos, o herpes simples neonatal é causado pelo HSV II. O herpes simples neonatal é grave e, muitas vezes, fatal. Dos sobreviventes, 50% têm sequelas neurológicas ou oculares.

Eczema herpético

Também conhecido como erupção variceliforme de Kaposi (EVK), é uma superinfecção herpética sobre uma dermatose preexistente, tendo como agente mais frequente o HSV I. Algumas dermatoses são passíveis de complicar-se com EVK, destacando-se, pela maior ocorrência de casos, a dermatite atópica (Figura 11A), o pênfigo foliáceo, a doença de Darier e, mais raramente, outras condições como dermatite seborreica, dermatite da área da fralda, queimaduras extensas e eritrodermias (Figura 11B). A doença mostra curso agudo, febril e toxêmico, assentando-se as lesões cutâneas sobre a dermatose preexistente ou em áreas aparentemente sãs, com início, em geral, pela face. Iniciam-se como vesículas sobre base eritematosa, progredindo para crostas, em grande número. São característicos tanto o polimorfismo da erupção em determinado momento, quanto, principalmente, a lesão vésico-pustulosa umbilicada, com crosta central. Há risco, ainda que raro, de viremia, com grave comprometimento de órgãos internos como pulmões, fígado, cérebro, tratos gastrointestinal e adrenais, bem como de infecção bacteriana secundária, septicemia e êxito letal.

Herpes do imunocomprometido

Em situações de diminuição significativa da imunidade celular, o HSV tende a perder sua característica de benignidade e autolimitação, e a comportar-se de forma

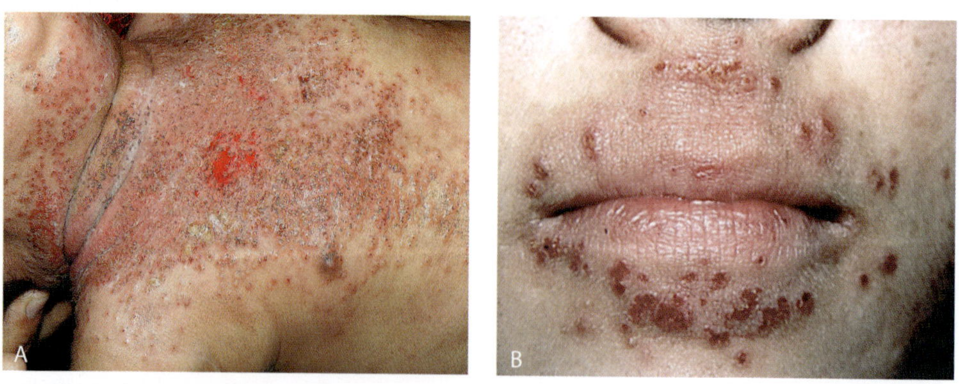

FIGURA 11 Erupção variceliforme. A: inúmeras vesículas em criança portadora de dermatite atópica. B: quadro localizado sobre lesões irritativas periorais.

agressiva e crônica. Após a rotura das vesículas, formam-se ulcerações fagedênicas que crescem centrifugamente, sem tendência à cicatrização espontânea (Figura 12). O quadro não regride sem a intervenção médica. É comum em portadores de Aids com baixa contagem de células CD4+.

Eritema polimorfo herpético

Tem-se demonstrado repetidamente que a reativação do HSV está, em alguns casos, relacionada ao aparecimento, na pele e nas mucosas, de reações de hipersensibilidade. Considera-se atualmente o HSV como causa de significante número de casos de eritema polimorfo. Evidências de tal relação de causalidade têm sido observadas na ocorrência de lesões específicas de herpes durante o surto de eritema polimorfo, em uma minoria de casos, na elevação de títulos de anticorpos de fase aguda e na positividade para DNA viral em lesões de eritema polimorfo utilizando-se a reação de polimerase em cadeia.

Diagnóstico

A diagnose é principalmente clínica, sendo os exames laboratoriais solicitados

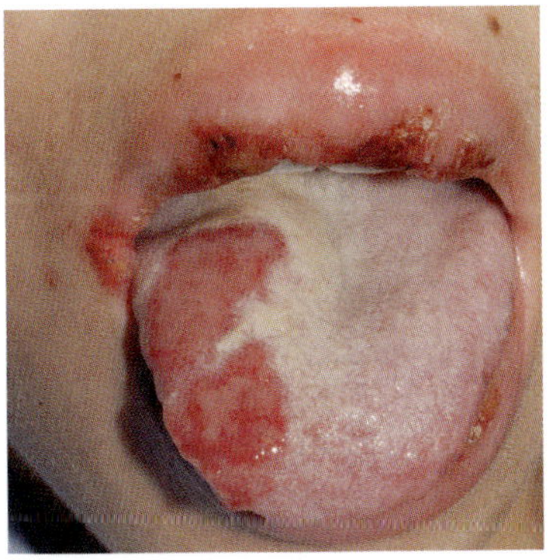

FIGURA 12 Herpes do imunocomprometido: lesões extensas e crônicas.

em casos especiais. O exame citológico (Tzanck) é o método de escolha. A análise do esfregaço, corado com Giemsa, Leishman ou hematoxilina eosina (HE), obtido das lesões, revela, em 60 a 70% dos casos, alterações típicas incluindo células gigantes multinucleadas e inclusões intranucleares. Podem ser feitos, também, o estudo histopatológico e o isolamento do vírus em cultura de tecido ou técnica de imunofluorescência, imunoperoxidase ou microscopia eletrônica (pouco disponíveis em nosso meio). Os anticorpos contra HSV podem ser detectados por fixação do complemento, enzima-imunoensaio (*enzyme linked immuno sorbent assay* – ELISA) e imunofluorescência. No caso do herpes neonatal, é difícil diferenciar os anticorpos transmitidos passivamente pela placenta dos produzidos pela criança, sendo importante detectar os anticorpos IgM que não são de origem materna, indicando a presença de infecção na criança. Esses anticorpos surgem dentro das primeiras 2 a 3 semanas após o nascimento e persistem por seis meses a um ano.

A diagnose diferencial inclui afta, eczema de contato, eritema polimorfo, estomatite por *Candida*, impetigo perioral, entre outros. A gengivoestomatite herpética deve ser diferenciada da candidose, da afta, de lesões orais do eritema polimorfo e de outros exantemas virais. As ulcerações genitais devem ser distinguidas de sífilis, cancroide, linfogranuloma venéreo, candidose e ulcerações traumáticas. A encefalite herpética, principalmente no portador de Aids, deve ser diferenciada de meningite bacteriana, meningoencefalite criptocócica, meningoencefalite tuberculosa e neurotoxoplasmose. O herpes do imunocomprometido deve ser diferenciado de todas as outras dermatoses ulcerosas.

Tratamento

O aciclovir é a droga de escolha no tratamento do HSV. É um análogo acíclico do nucleosídeo 2-deoxiguanosina. Age como inibidor seletivo da replicação do HSV, sendo administrado sob a forma de pró-droga inativa. Nas infecções primárias, o aciclovir, o valaciclovir e o penciclovir diminuem a duração dos sintomas apresentando, esses dois últimos, maior comodidade posológica em relação ao aciclovir. Essas drogas apresentam interação medicamentosa mínima com outras drogas, facilitando a administração em pacientes hospitalizados e em uso de prescrição múltipla. A biodisponibilidade do aciclovir é de aproximadamente 30%, com meia-vida plasmática de 3 horas, sendo excretado na urina. O valaciclovir também é bem absorvido pelo trato gastrointestinal. É rapidamente convertido em aciclovir *in vivo*, proporcionando assim um aumento de 3 a 5 vezes na biodisponibilidade do aciclovir. Utiliza-se o aciclovir na dose de 200 mg, 5x/dia, durante cinco dias, podendo-se estender o uso em até dez dias nas primoinfecções. Para o valaciclovir a dose recomendada é de 500 mg, 2x/dia. Em crianças com menos de 2 anos, utiliza-se metade dessa dose. Em imunocomprometidos, a dose pode ser duplicada. Em casos muito dolorosos, utilizar xilocaína 2%, pomada, 5 minutos antes das refeições. Em formas graves, hospitalização, hidratação adequada e aplicação de aciclovir por via intravenosa podem ser indicadas, utilizando-se a dose de 5 a 10 mg/kg/dose, a cada 8 horas. Em pessoas com recorrências frequentes (mais de quatro episódios por ano), a profilaxia pode ser indicada, geralmente com aciclovir, 200 mg, 3x/dia, durante 6 a 12 meses. A infecção herpética neonatal é grave, exigindo cuidados hospitalares especializados. O tratamento neonatal inclui aciclovir, 5 mg/kg/dia a cada 8 horas, durante sete dias. O uso tópico do aciclovir apresenta poucas vantagens em relação ao placebo.

A frequência das recorrências do herpes não é estatisticamente modificada pelo uso episódico do aciclovir, sugerindo que o tratamento episódico da recidiva clínica não seja a opção terapêutica obrigatória. A utilização racional do aciclovir indica que deve ser empregado em todos os casos de primoinfecção herpética e nos casos graves, especialmente o herpes neonatal e a encefalite herpética.

HERPES-ZÓSTER

Epidemiologia

O herpes-zóster (zóster, zona, cobreiro) representa a recidiva da virose cuja primoinfecção é a varicela, virose de ocorrência universal. O agente etiológico é o varicela-zóster vírus (VZV), ou HSV III. É uma dermatose comum, sendo mais frequente e mais grave em indivíduos idosos e em imunocomprometidos. Na infância, em geral, é bem menos grave e praticamente sem complicações. A varicela é uma virose de ocorrência universal. O zóster, apesar de comum, é bem menos frequente. A prova definitiva da relação causal entre as duas afecções data da década de 1970.

Patogenia

Após a primoinfecção, o VZV permanece em latência e em equilíbrio com a imunidade, localizando-se no gânglio sensitivo de um nervo espinhal ou craniano. Diminuições temporárias na imunidade celular e fases de replicação viral são comuns, mas, em sua maioria, não o suficiente para desencadear o surto de zóster. A coincidência entre queda da imunidade e replicação viral em magnitudes suficientes disparará o surto. Os principais fatores desencadeantes do zóster são:

- o passar dos anos (daí a maior incidência em idosos quando ocorre diminuição gradual da imunidade celular);
- condições sistêmicas como doença pelo HIV e AIDS, linfomas e leucemias, transplantes de órgãos, imunossupressão iatrogênica e quimioterapia;
- em crianças e adultos saudáveis, é comum não se identificar nenhum fator desencadeante.

O vírus progride de maneira centrífuga pelo nervo cutâneo sensitivo em direção à pele, elicitando inflamação e necrose neural significantes, responsáveis por intensa sintomatologia dolorosa do tipo neurítica. Após alguns dias, surge a erupção cutânea, que dura de duas a três semanas. A liberação de partículas virais na circulação sanguínea estimulará a imunidade celular, o que será responsável pela autolimitação do surto. A imunidade recém-induzida é intensa e duradoura; assim sendo, um segundo surto é excepcionalmente raro. Os fenômenos inflamatórios no nervo sensitivo podem evoluir com sequelas cicatriciais, responsáveis por possível sintomatologia após a cura das lesões clínicas.

Quadro clínico

O quadro inicia-se com dor intensa do tipo neurítica unilateral, restrita ao território cutâneo inervado pela raiz comprometida (dermátomo). Na infância, a sintomatologia dolorosa é mais leve, podendo até estar ausente. Podem passar-se dias antes do aparecimento da erupção. Esta caracteriza-se pelo aparecimento de vesículas agrupadas sobre base eritemato-edematosa, de distribuição unilateral e em faixa (dermatômica). Podem ser acometidos quaisquer dermátomos: cranianos, cervicais, torácicos, lombares, sacrais ou coccígeos, sendo que a erupção ocorre conforme a configuração do dermátomo correspondente. O aparecimento de algumas vesículas fora do território do dermátomo não é evento raro.

O zóster do nervo trigêmeo assume especial interesse, sendo o mais importante aquele que acomete o ramo oftálmico. A erupção caracteristicamente afeta a região anterior do couro cabeludo, a fronte e a pálpebra superior (Figura 13). Há possibilidade também de inflamação meníngea ou de comprometimento do ramo nasociliar, identificável pela presença de lesões que progridem para a extremidade nasal, sendo esse comemorativo indicativo de doença também na mucosa ocular, configurando urgência clínica pela possibilidade de sequelas definitivas.

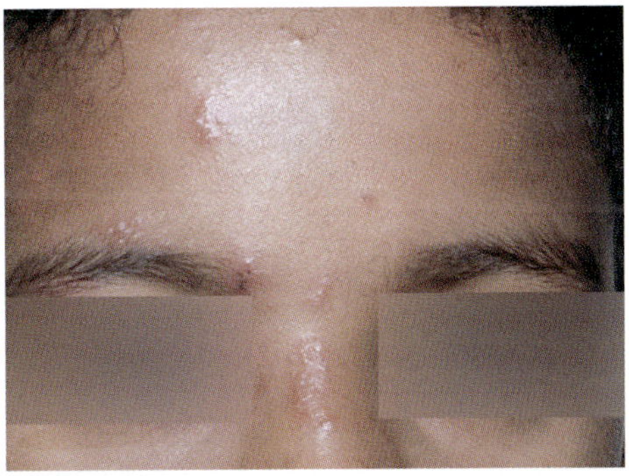

FIGURA 13 Herpes-zóster: comprometimento do ramo oftálmico do trigêmeo.

Indivíduos com comprometimento significativo da imunidade celular (com Aids e transplantados) podem apresentar quadros exuberantes ou complicados, tais como zóster disseminado, necrotizante, hemorrágico, recidivado e crônico (Figura 14).

Alterações motoras podem ser raramente observadas por comprometimento de fibras motoras em casos intensos (assimetria da musculatura abdominal, paralisia da bexiga, síndrome de Ramsay-Hunt – zóster do gânglio geniculado levando a lesões no pavilhão auricular e no palato –, surdez unilateral e paralisia facial, além de, eventualmente, tonturas e alterações gustatórias).

Diagnóstico

São utilizados os mesmos métodos diagnósticos que do HSV.

A diagnose diferencial é importante clinicamente, principalmente no período prodrômico, quando deve ser diferenciado de outras causas de dor aguda e unilateral, como:

- infarto do miocárdio;
- litíase renal;
- hérnia discal;
- abdome agudo.

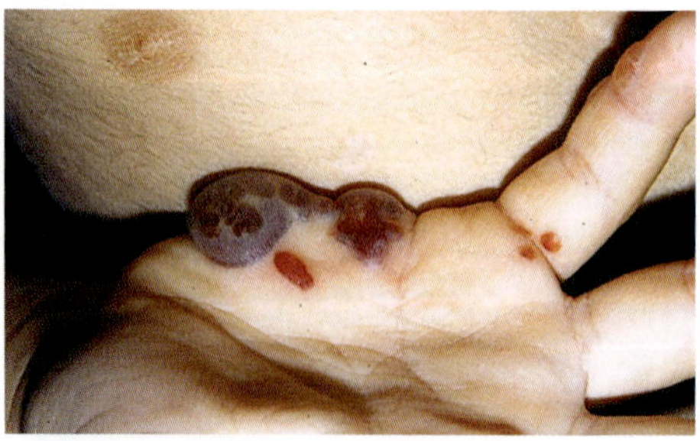

FIGURA 14 Recidiva de herpes-zóster: quadro grave (hemorrágico), recidivado (ver cicatrizes de surto prévio), em criança transplantada (ver cicatriz de toracotomia) em uso de imunossupressores (ver a hipertricose, causada aqui pela ciclosporina).

A nítida unilateralidade, o caráter neurítico e a localização superficial da dor sugerem a diagnose.

Tratamento

O zóster é doença autolimitada, e o surto varia de 2 a 3 semanas. A evolução é muito benigna na infância, em que a maioria dos casos evolui favoravelmente e com pouca dor. O tratamento com aciclovir, valaciclovir ou fanciclovir pode ser instituído, sendo mais eficaz em reduzir a dor e o curso da doença se iniciado antes das primeiras 72 horas após o surgimento das vesículas. Em crianças imunocomprometidas, usa-se o aciclovir por via endovenosa na dose de 10 mg/kg (500 mg/m^2).

Por outro lado, em alguns casos, a doença pode provocar sequelas resultantes da inflamação, da fibrose neuronal e da mucosa ocular, além de disseminação para o sistema nervoso central (SNC) em indivíduos imunossuprimidos. A neuralgia pós-herpética é uma complicação frequente nos idosos e muito rara em doentes jovens. Caracteriza-se pela persistência da dor após a cicatrização das lesões por semanas, meses ou até anos, sendo a complicação mais temida da enfermidade, pela incapacidade resultante. Opacidades corneanas podem sobrevir em casos intensos de zóster oftálmico. Cicatrizes inestéticas na pele são comuns.

Com a introdução dos modernos antirretrovirais, associada à disseminação da vacinação contra a varicela, a incidência de zóster aparentemente diminuiu entre os portadores do HIV, melhorando também sua prognose.

MOLUSCO CONTAGIOSO

Epidemiologia

O molusco contagioso é uma infecção cutânea viral benigna, autolimitada, que acomete comumente crianças e é causada por um DNA vírus da família Poxvírus. Atinge, preferencialmente, a pele e, excepcionalmente, as mucosas. Foram identificados quatro subtipos desse vírus, sendo o tipo I o mais comum nessa doença. É uma doença de distribuição universal e pode ocorrer em qualquer idade, acometendo principalmente crianças pequenas, adultos jovens sexualmente ativos e doentes imunocomprometidos. A afecção é transmitida pelo contato direto com a lesão, fômites, autoinoculação e, possivelmente, também por meio do contato com azulejos, boias e água de piscinas e banheiras. A transmissão sexual não é comum em crianças, como acontece em adultos. O período de incubação varia de 3 semanas a 6 meses após a exposição.

Patogenia

A patogenia é desconhecida, e o vírus ainda não é cultivável. As lesões de molusco contagioso são comumente observadas em crianças atópicas. Quadros extensos e persistentes ocorrem em doentes imunodeprimidos, em especial nos portadores do HIV. A resposta imune celular tem maior importância que a resposta humoral no controle da doença.

Quadro clínico

A lesão característica do molusco é uma pápula semiesférica, séssil, de superfície lisa, brilhante, da cor da pele ou levemente rosada, de poucos milímetros, geralmente umbilicada ou com pequena depressão central. É assintomática, exceto se inflamada, quando se torna dolorosa; podendo apresentar também ardor ou prurido quando acompanhada de reação eczematosa na proximidade. As pápulas, geralmente numerosas, apresentam dimensões variáveis de acordo com o seu desenvolvimento. As típicas lesões umbilicadas são aquelas de maior tamanho e de localização folicular. Nas crianças, as lesões localizam-se em qualquer área da pele, sendo mais frequentes na face, no pescoço e no tronco, próximo às dobras axilares e inguinais (Figura 15). Em adolescentes e adultos, são mais comumente localizadas nas regiões pubiana e genital.

Nos indivíduos imunocomprometidos (com Aids, transplantados), as lesões tendem a ser maiores e em maior número, podendo chegar a ser nodulares e, muitas vezes, confluem em placas ou massas vegetantes, assumindo aspecto desfigurante (Figura 16).

Diagnóstico

Exames laboratoriais geralmente são desnecessários para a diagnose, uma vez que o quadro dermatológico é característico. Entretanto, em caso de dúvida, é importante analisar histopatologicamente uma pápula para a confirmação. A diagnose diferencial inclui verruga plana, miliária, condiloma acuminado, picadas de inseto, líquen plano, líquen nítido, líquen espinuloso, criptococose nos imunodeprimidos, entre outros.

Tratamento

As lesões, em geral, involuem em um período de 6 meses a 2 anos. O não tratamento, preconizado em alguns centros,

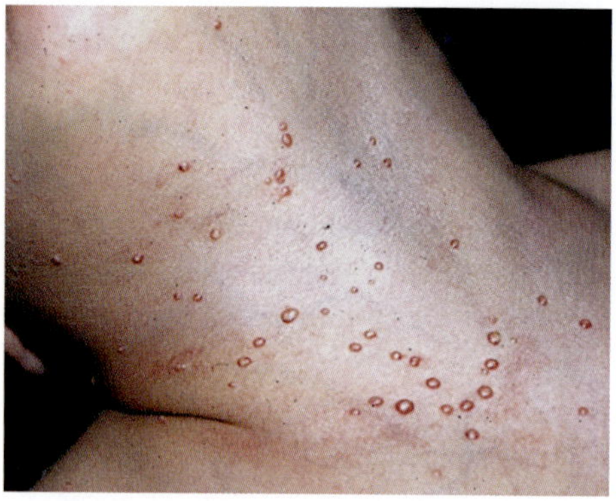

FIGURA 15 Molusco contagioso: localização característica.

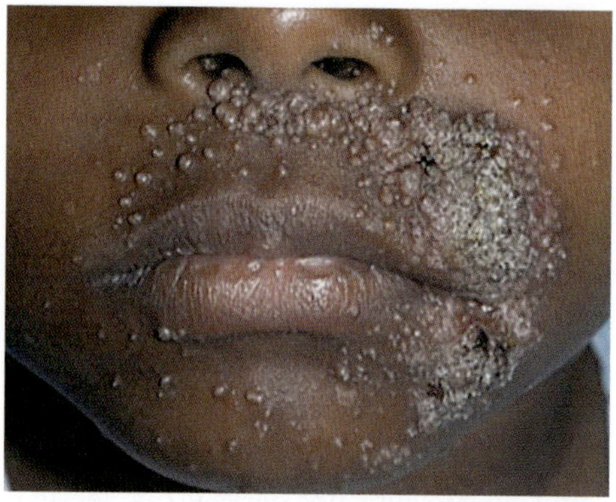

FIGURA 16 Molusco contagioso em criança com Aids: lesões confluentes em grandes áreas.

não deve ser recomendado pois ocorre autocontágio, prolongando a doença; ainda, as lesões podem sofrer eczematização, traumatismo e até infecção secundária.

O tipo de tratamento deve ser determinado pela idade do paciente, pelo número e distribuição das lesões e pela presença ou não de sinais inflamatórios, além de seu *status* imune. Quando há pequeno número de lesões, é indicada a curetagem, com posterior aplicação de tintura de iodo. Em crianças, recomenda-se o uso de anestesia tópica com a mistura eutética lidocaína-prilocaína, aplicada com antecedência de 1 a 2 horas. Quando há um grande número de lesões, pode-se fazer o tratamento com substâncias químicas, como podofilina a 20%, ácido tricloroacético (ATA a 30%) ou hidróxido de potássio a 5 ou 10%, sendo os dois primeiros aplicados pelo médico e o terceiro de aplicação caseira com os devidos cuidados. Outra opção inclui a crioterapia, que pode ser bem tolerada pelo doente. Havendo aparecimento de novas lesões, repete-se o tratamento mensalmente até que o quadro se resolva espontaneamente.

Nos doentes imunocomprometidos, o molusco contagioso não involui espontaneamente e responde pobremente às terapias convencionais. Devem-se evitar tratamentos cruentos como a curetagem, tentando-se métodos como aplicação de hidróxido de potássio, crioterapia com nitrogênio líquido e, em casos recalcitrantes, imunomuduladores, como o imiquimod ou antivirais tópicos, como o cidofovir (não disponível no Brasil).

Dados limitados sugerem benefício potencial de outros agentes, como mebutato de ingenol, berdazímero de sódio e pasta de nitrato de prata para o tratamento do molusco contagioso.

DOENÇA MÃO-PÉ-BOCA

Epidemiologia

É doença aguda, causada mais comumente pelo coxsackievirus A16. Surtos tendem mais frequentemente a ocorrer em grupos de crianças de classes menos favorecidas, não havendo maior incidência sazonal no Brasil.

- Transmissão: via oral e inalatória.
- O período de incubação: de três a cinco dias, mas já foi relatado ser tão curto quanto dois dias e tão longo quanto sete dias

- Ocorrência: universal. A maioria dos casos ocorre em lactentes e crianças com menos de cinco a sete anos. No entanto, casos esporádicos e epidemias afetando principalmente crianças mais velhas, adolescentes e adultos foram relatados.

Patogenia

O coxsackievirus A16 é um RNA vírus da família dos não polioenterovírus. O vírus pode ser detectado nas fezes por seis semanas e, às vezes, por vários meses após a infecção. A duração da eliminação do vírus por meio da orofaringe é geralmente inferior a quatro semanas. Essa eliminação prolongada nas fezes, e a estabilidade ambiental inata dos enterovírus, favorecem sua transmissão.

Quadro clínico

Após curto período prodrômico de febre e mal-estar, surgem as lesões cutâneo-mucosas. Vesículas isoladas, muitas vezes de formato alongado e de base eritematosa, localizadas preferencialmente nas palmas, nas plantas, no dorso das mãos e dos pés, além das regiões sacrais e glúteas, compõem o quadro. As lesões orais são idênticas, porém aparecem erodidas ao exame (Figura 17).

Diagnóstico

O diagnóstico é clínico.

O diagnóstico diferencial inclui:

- herpes simples;
- afta,
- outros exantemas virais;
- eritema polimorfo.

Tratamento

A evolução do quadro é benigna e autolimitada, durando poucos dias, sendo o tratamento apenas sintomático. Porém, surtos mais graves com complicações neurológicas e pulmonares têm sido descritos, sugerindo uma possível mudança no comportamento da doença.

As indicações para hospitalização em crianças incluem:

- incapacidade de manter hidratação adequada;
- desenvolvimento de complicações pulmonares, neurológicas ou cardiovasculares, como:
  - encefalite;
  - meningite;
  - paralisia flácida;
  - miocardite.

ACRODERMATITE PAPULOSA DA INFÂNCIA (SÍNDROME DE GIANOTTI-CROSTI)

Epidemiologia e patogenia

Trata-se de um quadro dermatológico agudo, característico, de causa muitas ve-

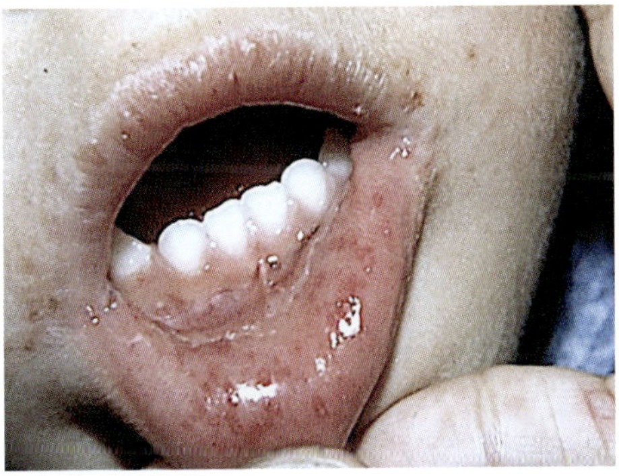

FIGURA 17 Doença mão-pé-boca: as lesões são pequenas vesículas, íntegras e rotas.

zes não determinada, porém frequentemente relacionado a distintas infecções virais, mais comumente hepatite B e vírus de Epstein-Barr. Mais raramente, outras viroses, infecções bacterianas e vacinações têm sido implicadas. Acomete crianças com idades que variam de seis meses a quatorze anos, mas ocorre com mais frequência em crianças abaixo de cinco anos de idade. Na infância, não há predileção por sexo.

A doença tem ocorrência universal. A incidência e prevalência são desconhecidas. Como muitas das crianças com a síndrome de Gianotti-Crosti (SGC) provavelmente são diagnosticadas como uma "erupção viral" ou "exantema viral não específico", a doença acaba sendo subdiagnosticada. A patogenia é desconhecida.

Quadro clínico

O quadro pode ser precedido de um período prodrômico com sintomas constitucionais leves. O quadro dermatológico caracteriza-se pelo aparecimento de inúmeras lesões papulosas edemato-infiltradas, eritematosas, de aspecto monomorfo, simetricamente localizadas nas faces extensoras dos membros, regiões glúteas e na face (Figura 18). Lesões pápulo-vesiculosas podem predominar. Podem estar presentes prurido e adenomegalia. Sinais clínicos de hepatite, em geral, não são observados.

Diagnóstico

É clínico. A morfologia e a topografia sugerem a diagnose. Pesquisa de infecções virais pode ser solicitada.

O diagnóstico diferencial inclui:

- eritema infeccioso;
- doença mão-pé-boca;
- escabiose;
- hipersensibilidade a picada de inseto.

Tratamento

O quadro tende a regredir espontaneamente em um a dois meses. Deve-se instituir tratamento de suporte, principalmente para minimizar o prurido, ou o tratamento para a virose correspondente, se indicado.

Além da síndrome de Gianotti-Crosti, outras erupções relacionadas a vírus como a pitiríase rósea de Gilbert, o exantema periflexural assimétrico, a síndrome pápulo-purpúrica em luvas e meias, a pseudoangiomatose eruptiva estão descritas no Capítulo 17 – Erupções paravirais. A síndrome DRESS é descrita no Capítulo 16 – Farmacodermias.

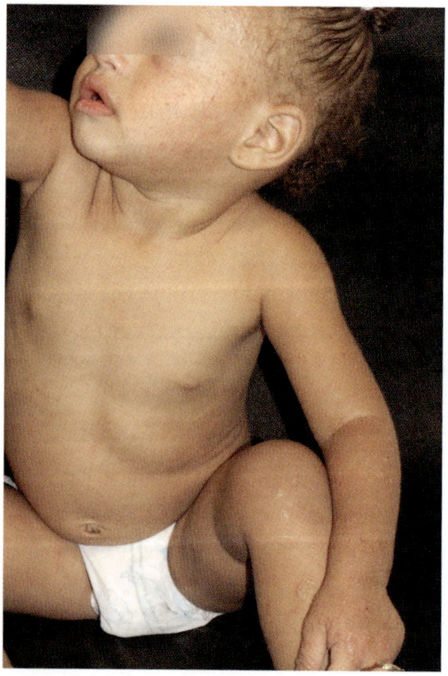

FIGURA 18 Acrodermatite papulosa: lesões em topografia característica.

CONCLUSÃO

As viroses cutâneas são muito frequentes e, na maioria dos casos, têm um curso benigno na infância. Porém, em situações especiais, como nas alterações da imunidade celular, o quadro clínico pode ser muito grave ou, o que é mais comum, ser resistente às diversas modalidades terapêuticas, configurando verdadeiro desafio. A identificação do estado imunológico do doente é fundamental na indicação do tratamento quanto à sua modalidade, via e tempo de administração e, principalmente, no estabelecimento da prognose. O dermatologista é o profissional com mais experiência no manejo dos casos difíceis e refratários.

SUGESTÕES DE LEITURA

1. Chuh A, Zawar V, Sciallis GF, Lee A. The diagnostic criteria of pityriasis rosea and Gianotti-Crosti syndrome – a protocol to establish diagnostic criteria of skin diseases. J R Coll Physicians Edinb. 2015;45(3):218-25.
2. de Crom SC, Rossen JW, van Furth AM, Obihara CC. Enterovirus and parechovirus infection in children: a brief overview. Eur J Pediatr. 2016;175(8):1023-9.
3. Kawai K, Yawn BP. Risk Factors for Herpes Zoster: A Systematic Review and Meta-analysis. Mayo Clin Proc. 2017;92(12):1806-21.
4. Lee R, Schwartz RA. Pediatric molluscum contagiosum: reflections on the last challenging poxvirus infection, Part 2. Cutis. 2010;86(6):287-92.
5. Leung AKC, Sergi CM, Lam JM, Leong KF. Gianotti-Crosti syndrome (papular acrodermatitis of childhood) in the era of a viral recrudescence and vaccine opposition. World J Pediatr. 2019;15(6):521-7.
6. Schmader K. Herpes Zoster. Ann Intern Med. 2018 Aug 7;169(3):ITC19-ITC31. doi: 10.7326/AITC201808070. Erratum in: Ann Intern Med. 2018;169(7):516.
7. Shin K, Bae KN, Kim HS, Kim BS, Kim MB, Ko HC. Ingenol mebutate gel for the treatment of molluscum contagiosum: An open-label comparative pilot study. J Am Acad Dermatol. 2020;82(1):254-5.
8. Shiraki K. Antiviral Drugs Against Alphaherpesvirus. Adv Exp Med Biol. 2018;1045:103-22.
9. Sterling JC, Gibbs S, Haque Hussain SS, Mohd Mustapa MF, Handfield-Jones SE. British Association of Dermatologists' guidelines for the management of cutaneous warts 2014. Br J Dermatol. 2014;171(4):696-712.
10. Yang MY, Son JH, Kim GW, Kim HS, Ko HC, Kim MB et al. Quadrivalent human papilloma virus vaccine for the treatment of multiple warts: a retrospective analysis of 30 patients. J Dermatolog Treat. 2019;30(4):405-9.

CONTEÚDO COMPLEMENTAR

Utilize o QR code abaixo para acessar as questões comentadas do capítulo (senha: **dermatologiaicr**).

50

Hanseníase

João de Magalhães Avancini Ferreira Alves
Maria Ângela Bianconcini Trindade

PONTOS-CHAVE DESTE CAPÍTULO

- A hanseníase é doença infectocontagiosa negligenciada causada pelo *Mycobacterium leprae.*
- Presença de lesões anestésicas, espessamento de nervos e alteração de sensibilidade nas mãos, pés e olhos são importantes dados clínicos para investigação da hanseníase.
- O diagnóstico de hanseníase em menores de 15 anos indica transmissão recente por fontes ativas e, portanto, devem ser avaliadas as pessoas em contato intradomiciliar em busca de casos não detectados.
- O diagnóstico nas fases iniciais, o tratamento adequado e a reabilitação são essenciais para a prevenção de incapacidades e para o bloqueio da transmissão.

INTRODUÇÃO

A hanseníase é doença infectocontagiosa crônica, atinge os nervos e a pele, e pode causar incapacidades quando não tratada nas fases iniciais. O agente etiológico é o *Mycobacterium leprae*, bacilo álcool ácido resistente (BAAR), parasita intracelular obrigatório, de multiplicação lenta (cerca de quatorze dias), e não é cultivado em meio artificial. Foi identificado em 1874 por Gerhard Henrik Armauer Hansen.

Relatada desde a antiguidade, foi controlada em muitos países com a melhora das condições de vida após a Revolução Industrial. Em outros países somente após a implantação de terapêutica eficaz. No entanto, persiste endêmica em algumas regiões, sendo o Brasil o segundo país com maior número de casos no mundo. As deformidades e alterações funcionais podem causar estigmatização e discriminação das pessoas atingidas. Em 29 de março de 1995, pela Lei federal brasileira n. 9.010, tornou-se obrigatório o uso da terminologia hanseníase em substituição ao termo "lepra".

EPIDEMIOLOGIA

- Em 2019 foram notificados para a Organização Mundial da Saúde (OMS) um total de 202.185 casos, estando cerca de 80% na Índia, Brasil e Indonésia, sendo no Brasil 27.864 casos.
- Apesar de a hanseníase ser considerada como doença do adulto e do adulto-jovem, em países endêmicos a população menor de 15 anos entra precocemente em contato com indivíduos bacilíferos.
- A detecção de casos nessa faixa etária é o principal indicador de monitoramento da endemia e sugere a intensa circulação do *Mycobacterim leprae*, transmissão ativa e recente da doença.
- O foco de transmissão deve ser investigado em todos os familiares, agregados e no peridomicílio, à procura de uma fonte de contágio não detectada ou tratada inadequadamente.
- Em 2019 foram registrados no Brasil 1.545 casos novos em menores de 15 anos, e como é doença de evolução crônica e longo período de incubação, a distribuição predomina nas faixas etárias maiores, sendo 68% na faixa etária entre 10 e 14 anos, 28% entre 5 e 9 anos e 4% entre 0 e 4 anos.
- Outro indicador de monitoramento da endemia é a detecção de casos novos com incapacidades, uma vez que estas são diagnosticadas nas fases avançadas e, portanto, com a doença instalada por longos períodos.
- Em 2019, 2.351 pessoas (8,4% dos casos notificados no Brasil) já apresentavam incapacidades físicas e/ou deformidades ao diagnóstico.
- O estado de São Paulo foi responsável pela notificação de 1.182 casos novos em 2019, sendo 40 em menores de 15 anos de idade.

PATOGENIA

A hanseníase é considerada doença de alta infectividade, pois infecta muitas pessoas, mas de baixa patogenicidade pois, pela baixa toxidade do bacilo, poucos adoecem, e de alta virulência, pois se não tratada, há alta chance de causar incapacidades. O mecanismo de transmissão ainda não está plenamente esclarecido. Acredita-se que ocorra, em especial, por via respiratória, através do contato próximo e prolongado de indivíduo bacilífero com indivíduo susceptível. São descritas também lesões por inoculação direta do bacilo, como em tatuagens. A presença de *M. Leprae* em animais como tatus, chimpanzés, até mesmo em esquilos e carrapatos, sugere a transmissão zoonótica, a qual poderia estar relacionada à manutenção da endemia, como já apontado para alguns estados brasileiros (Espírito Santo, Pará), sul dos Estados Unidos e na África.

A patogênese parece ser a mesma em todas as idades: após período de incubação de 3 a 5 anos, o indivíduo infectado pode permanecer sem doença, ter cura espontânea ou evoluir para hanseníase indeterminada (HI). Após 3 a 5 anos dessa fase inicial sem tratamento, se a imunidade celular ao *M. leprae* for competente, pode evoluir para hanseníase tuberculoide (HT). Se a imunidade celular for deficiente, pode evoluir para hanseníase virchowiana (HV), com múltiplas lesões de pele e de nervos periféricos, manifestações sistêmicas e macrófagos repletos de bacilos. Se apresentar imunidade celular parcial pode evoluir para hanseníase dimorfa (HD) com características de HT e/ou HV.

QUADRO CLÍNICO

As manifestações clínicas da hanseníase são polimorfas, sendo característico o acometimento neurocutâneo, e, nas formas multibacilares avançadas, pode haver manifestações sistêmicas. O exame físico e a anamnese são essenciais para o diagnóstico e queixas vagas devem ser investigadas e consideradas. Pele seca, queda de pelos, áreas com ardor, prurido ou dor podem estar expressando alteração da sensibilidade na pele e mucosas. Olhos vermelhos, fotofobia, obstrução nasal, dificuldade para apreensão de objetos ou para manter-se calçado, sinais como queimaduras indolores nas mãos, lesões traumáticas indolores nos pés, nariz alado e presença de lesões nas áreas mais frias do corpo como testículos e orelhas devem suscitar a hipótese de hanseníase (Quadro 1).

As manifestações clínicas são espectrais, variam de acordo com a suscetibilidade genética, que pode ser expressa no padrão predominante de resposta Th1 (linfócito T helper 1) ou Th2 do hospedeiro frente à infecção, e são apresentadas a seguir de acordo com a classificação sul-americana.

QUADRO 1 Quando suspeitar de hanseníase na anamnese e no exame físico

Anamnese
▪ Sensação parestésica ou "formigamento" nas mãos ou pés
▪ Fraqueza nas mãos, pés ou pálpebras
Exame físico
▪ Manchas pálidas (hipocrômicas) ou avermelhadas na pele com perda ou redução da sensibilidade
▪ Dor ou sensibilidade na topografia de nervos periféricos
▪ Face ou lóbulos da orelha com aumento do volume
▪ Feridas ou queimaduras indolores

HANSENÍASE INDETERMINADA

- Quadro clínico: máculas hipocrômicas ou eritematosas, mal delimitadas, podendo apresentar discreta diminuição da sensibilidade, redução da sudorese e de pelos.
- A maioria das pessoas com HI apresenta cura espontânea, enquanto pequena parcela evolui para forma crônica e, após cerca de 5 anos, dependendo do padrão de resposta imunológica predominante, desenvolve as diferentes formas do espectro da hanseníase.
- A HI é considerada a fase inicial, não é transmissível ou incapacitante, e não são evidenciados bacilos nas biópsias de pele nem no esfregaço dérmico (Figura 1).
- Diagnósticos diferenciais: pitiríase alba, vitiligo, pitiríase versicolor, dermatite seborreica, nevo acrômico e nevo anêmico.

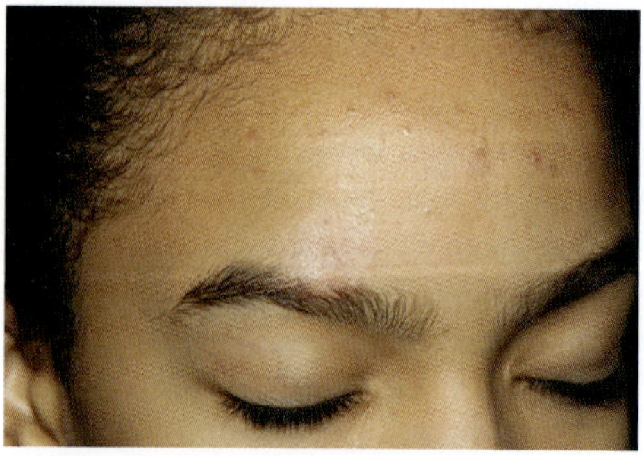

FIGURA 1 Mácula hipocrômica em paciente com hanseníase indeterminada.

HANSENÍASE TUBERCULOIDE

Nas formas tuberculoides a resposta imune celular do hospedeiro é competente.

- Quadro clínico: predominam lesões caracterizadas por poucas pápulas ou placas bem delimitadas, de tamanho e forma variada, com bordas infiltradas nítidas, de coloração eritemato-acastanhada e podem apresentar centro hipocrômico.
- As lesões são anestésicas, associadas a anidrose e alopecia.
- Pode ocorrer espessamento neural e, quando há comprometimento de mais de um nervo, geralmente a apresentação é assimétrica.
- Considerada não transmissível, pode levar ao desenvolvimento de incapacidades nas áreas inervadas pelos ramos neurais acometidos e, em geral, não são evidenciados bacilos no esfregaço dérmico e na biópsia de pele.
- Diagnósticos diferenciais: sarcoidose cutânea, granuloma anular, tuberculose cutânea, dermatofitoses, lúpus eritematoso, psoríase e pitiríase rósea.

Na faixa etária pediátrica deve-se atentar a uma forma peculiar, descrita como hanseníase tuberculoide nodular da infância, que ocorre em crianças em torno dos 5 anos. As lesões são caracterizadas, em geral, por nódulos únicos, anestésicos, entretanto deve-se levar em consideração a dificuldade na avaliação da pesquisa de sensibilidade nessa faixa etária. São localizadas em áreas expostas, principalmente face e membros. Há descrição de resolução espontânea das lesões, mas o tratamento poliquimioterápico deve ser prescrito (Figura 2).

HANSENÍASE VIRCHOWIANA

Trata-se da forma anérgica, na qual o indivíduo apresenta resposta imune celular específica, ineficiente ao *M. leprae*, com predomínio da resposta de padrão Th2.

- Quadro clínico: as lesões são difusas e, em geral, simétricas, podendo manifestar-se por meio de lesões eritemato-acastanhadas, de limites imprecisos.
- A infiltração difusa da pele pode dificultar a visualização de lesões, que muitas vezes apresentam apenas discreta alteração da sensibilidade.
- As incapacidades são desenvolvidas tardiamente e indicam que a doença está evoluindo e pode estar sendo transmissível há mais de uma década.
- Nas formas avançadas, o indivíduo pode apresentar infiltração difusa da face, configurando a fácies leonina, com alopecia, levando à perda de cílios e sobrancelhas (madarose), além de nódulos acastanhados, denominados hansenomas com grande carga bacilar (Figura 3 A e B).
- Forma transmissível e pode levar ao desenvolvimento de incapacidades tardias.

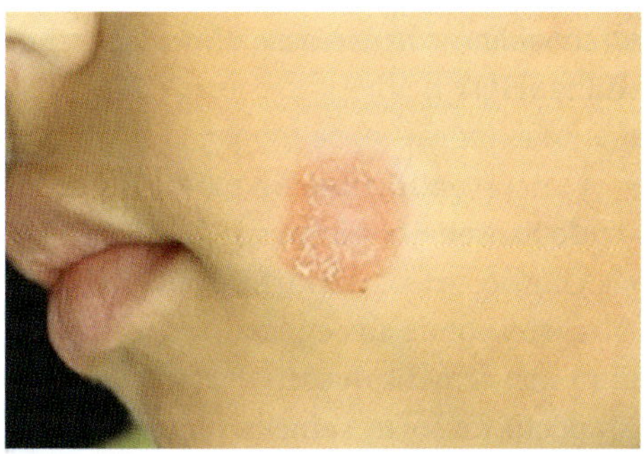

FIGURA 2 Placa eritemato-infiltrada na face de criança com hanseníase nodular da infância.

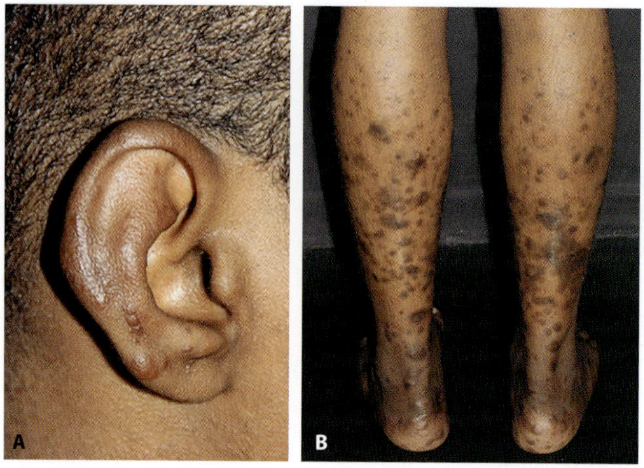

FIGURA 3 Hanseníase virchowiana. A: nódulos e aumento do volume da orelha. B: múltiplos nódulos e placas acastanhadas, associadas a áreas ulceradas anestésicas nas pernas de paciente de 13 anos.

- São evidenciados numerosos bacilos no esfregaço dérmico e na biópsia da pele.
- Diagnósticos diferenciais: sífilis secundária, neurofibromatose, xantoma eruptivo, lúpus eritematoso sistêmico e linfomas cutâneos.

HANSENÍASE DIMORFA

São grupos instáveis, nos quais o indivíduo pode apresentar lesões de diferentes aspectos, ora tendendo ao polo tuberculoide: hanseníase dimorfa tuberculoide (HDT), ora com manifestações do polo virchowiano – hanseníase dimorfa virchowiana (HDV).

- Compreende a maior parte dos casos de hanseníase no Brasil.
- Clínica: grupo dimorfo-dimorfo HDD, corresponde ao centro do espectro e as lesões têm disposição ovalada, com aspecto foveolar, semelhante ao favo de mel, apresentando bordas eritematosas de limites externos imprecisos e bordas internas bem delimitadas, podendo apresentar alteração de sensibilidade, em especial nas bordas das lesões.
- São transmissíveis, podem levar ao desenvolvimento de incapacidades e a baciloscopia no esfregaço dérmico e na biópsia de pele, em geral, é positiva, apresentando nas formas dimorfa-virchowianas os maiores índices baciloscópicos.

EPISÓDIOS REACIONAIS

Em qualquer fase da doença, exceto na HI, podem ocorrer episódios reacionais, complicações inflamatórias agudas disseminadas, classificadas como emergências médicas, desencadeadas antes, durante ou após o tratamento, mais frequentes em torno dos seis meses de poliquimioterapia, agrupados em tipo 1 e tipo 2, sendo a principal causa de morbidade e incapacidade.

A reação hansênica tipo 1 ou reação reversa é desencadeada por exacerbação da imunidade celular, apresentando novas lesões e agravamento das lesões preexistentes, por meio de hiperestesia, eritema, edema e posterior descamação e podem ulcerar (Figura 4). Ocorrem em geral nas formas HT e HD. A neurite é frequente e pode levar a danos neurais múltiplos e severos, resultando em deformidades e perda de função, portanto, seu reconhecimento precoce é essencial na prevenção de incapacidades (Figura 5).

A reação hansênica tipo 2 ou eritema nodoso é desencadeada em especial por reação de hipersensibilidade humoral, caracteriza-se por lesões nodulares que podem ulcerar e ocorrer em qualquer parte do corpo, associadas a mal-estar geral, febre, adenites, artrites, neurites, irites, epididimites e ocorrem predominantemente no polo virchowiano (Figura 6). Podem ocorrer manifestações sistêmicas em especial, com alterações na avaliação hepática e renal, em geral necessitando de tratamento hospitalar. Edema de mãos e pés e neurites também podem estar associados a episódios reacionais.

Fatores desencadeantes podem preceder os episódios reacionais, como o próprio início da poliquimioterapia, reexposição a fontes bacilíferas, infecções, vacinação, gravidez, estresse físico e emocional, mas muitas vezes o fator desencadeante permanece não esclarecido. A reação reversa e o eritema nodoso hansênico podem raramente ser concomitantes.

As formas bacilíferas e as reações hansênicas não são muito frequentes em menores de 15 anos, uma vez que são formas associadas a um maior tempo de incubação e de evolução da doença. Entretanto, devemos sempre conhecer suas apresentações, pois um episódio reacional pode ser a causa da busca pelo primeiro cuidado ambulatorial ou em emergência, e ser a oportunidade de realizar o diagnóstico da hanseníase.

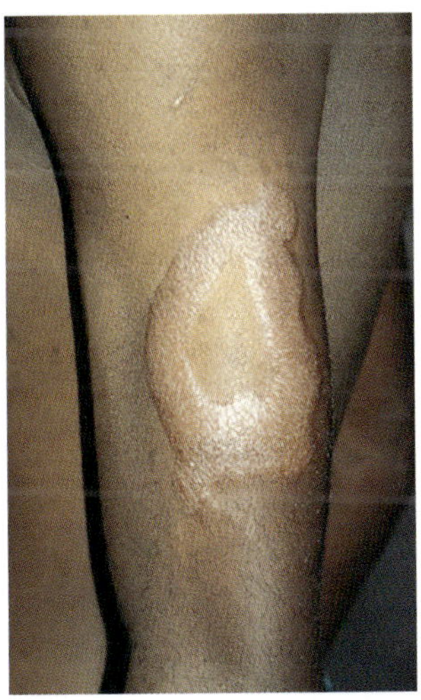

FIGURA 4 Placa eritemato-edematosa com conformação foveolar em jovem com hanseníase dimorfa apresentando reação tipo 1.

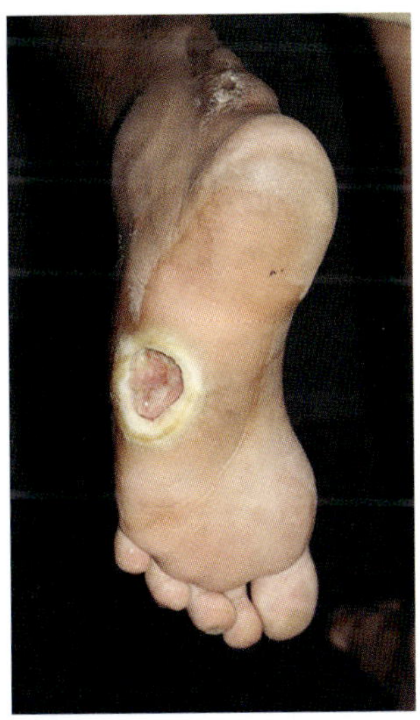

FIGURA 5 Úlcera de bordas queratósicas em área anestésica (mal perfurante plantar) em hanseníase.

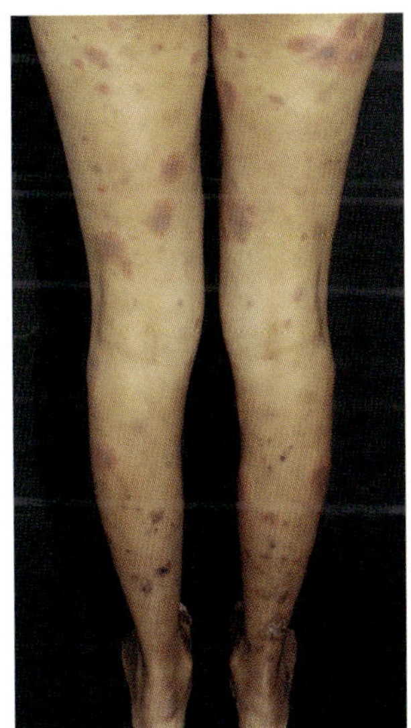

FIGURA 6 Eritema nodoso hansênico com manifestação necrotizante.

DIAGNÓSTICO

A hanseníase é doença de notificação compulsória e classificada segundo critérios clínicos: indeterminada, tuberculoide, dimorfa e virchowiana (Classificação Madrid), acrescidos dos critérios baciloscópicos, imunológicos e histopatológicos de acordo com a classificação de Ridley-Jopling.

Para aumentar a chance de diagnóstico e tratamento, a Organização Mundial da Saúde (OMS) estabeleceu uma classificação operacional simplificada, que divide os indivíduos em dois grupos, segundo o critério baciloscópico (Quadro 2).

O diagnóstico da hanseníase é predominantemente clínico. O exame dermatológico de toda a pele deve ser realizado à procura de lesões cutâneas e à palpação dos troncos nervosos periféricos, sendo os mais acometidos o ulnar, tibial e fibular. As mãos, pés e olhos devem ser examinados à procura de alteração sensitiva ou motora. A prova de sensibilidade térmica, dolorosa e tátil apresenta difícil aplicabilidade na maioria dos casos dessa faixa etária, porém deve-se investigar queixas de dor, desconforto e formigamento nas áreas suspeitas. A prova de sensibilidade térmica consiste em aplicar objetos em diferentes temperaturas nas áreas suspeitas e áreas de pele sã e questionar a capacidade em discriminá-las. A prova de sensibilidade realizada com monofilamentos de Semmes-Weinstein pode avaliar além da sensibilidade tátil, também a térmica pela ausência de percepção ao toque dos monofilamentos roxo e laranja.

QUADRO 2 Critério baciloscópico para classificação da hanseníase

- Paucibacilar (PB): casos com até cinco lesões de pele
- Multibacilar (MB): casos com mais de cinco lesões de pele

Apesar de não ser mandatório para o diagnóstico e o início do tratamento, é recomendável a realização de biópsia de pele para a realização do exame anatomopatológico, que pode auxiliar na confirmação diagnóstica e na exclusão de outras doenças. Por meio do emprego de técnicas de coloração, principalmente Fite-Faraco, podem ser visualizados bacilos, em especial nas formas multibacilares.

Outros métodos que podem auxiliar no diagnóstico, mas pouco disponíveis para realização, exceto em ambulatórios especializados e centros de pesquisa são:

- baciloscopia: consiste no exame de esfregaço dérmico à procura de BAAR (bacilos álcool-ácido resistentes). Coleta-se o material de lesões suspeitas e/ou áreas frias do corpo, como cotovelos, joelhos e lóbulos da orelha. O exame bacterioscópico em geral é positivo na HV e HD;
- prova da histamina: quando incompleta revela lesão de ramúsculo nervoso periférico pela ausência do eritema secundário, tríplice reação de Lewis (eritema, pápula e eritema reflexo). A liberação da histamina endógena por meio de leve pressão, tipo dermografismo, pode colaborar com o diagnóstico. Sua principal aplicação é nas lesões hipocrômicas ou eritemato-hipocrômicas;
- reação sorológica: espécie-específica detecta o anticorpo glicolipídeo fenólico 1 (PGL-1 constituinte da membrana do *M. leprae*) que pode auxiliar no diagnóstico da HV e HD;

- reação em cadeia de polimerase (PCR): quando positiva confirma hanseníase, mas negativa não afasta o diagnóstico.

TRATAMENTO

Em 1943 foi introduzido o tratamento com sulfona. Desde 1982, pela resistência medicamentosa, é preconizada a poliquimioterapia (PQT), visando a diminuir rapidamente a carga bacilar, bloqueando a transmissão com poucos efeitos colaterais e baixa taxa de falha terapêutica. No entanto, há indícios do aumento da resistência medicamentosa à PQT. O tratamento é gratuito, ambulatorial e disponível no Sistema Único de Saúde. As internações ocorrem em alguns casos de episódios reacionais ou de efeitos adversos aos medicamentos.

Os esquemas de tratamento são os recomendados pela OMS conforme a classificação operacional em PB e MB e recomendado pelo Programa Nacional de Controle da Hanseníase. O tempo de tratamento da forma MB é de doze meses e da forma PB é de seis meses. Na impossibilidade de utilização desses esquemas, são recomendados tratamentos com medicamentos alternativos, que devem ser realizados em centros de referência, sendo ofloxacina, minociclina e claritromicina medicações previstas nos esquemas substitutivos.

QUADRO 3 Esquema terapêutico da hanseníase em indivíduos acima de 50 kg

- Rifampicina: dose mensal de 600 mg
- Dapsona: dose diária de 100 mg
- Clofazimina: 300 mg na dose mensal e 50 mg na dose diária

As doses na faixa etária pediátrica estão apresentadas na Tabela 1.

Tratamento dos estados reacionais da hanseníase

Reação tipo 1 ou reação reversa

Prednisona 0,5 a 1 mg/kg de peso por dia até a melhora clínica, com redução gradual, em média de seis meses.

Reação tipo 2 ou eritema nodoso

Analgésicos não hormonais são indicados nos casos pouco sintomáticos e, em casos mais intensos, a talidomida pode ser utilizada, entretanto a medicação não deve ser utilizada no sexo feminino em idade fértil por conta do importante potencial teratogênico. Nesses casos o tratamento é a corticoterapia.

PREVENÇÃO DE INCAPACIDADES

As pessoas com hanseníase e seus responsáveis devem ser orientados nos cuidados com áreas anestésicas, em especial extremidades, hidratação da pele e mucosas, e conhecer os sinais e sintomas dos

TABELA 1 Esquemas de tratamento para hanseníase em menores de 15 anos

Classificação	Paucibacilar (6 meses) Multibacilar (12 meses)
Rifampicina dose mensal	450 mg ou Peso < 30 kg: 10-20 mg/kg
Dapsona dose diária	50 mg/dia ou Peso < 30 kg: 1,5 mg/kg/dia
Clofazimina dose mensal + dose diária	150 mg dose mensal + 50 mg dias alternados ou Peso < 30 kg: 5 mg/kg dose mensal + 1 mg/kg/dia

surtos reacionais para evitar instalação e/ou agravamento das incapacidades. Viabilizar o cuidado em conjunto com equipes multidisciplinares, envolvendo terapeuta ocupacional, fisioterapeuta, enfermeiro e psicólogo, além de diversas especialidades médicas de acordo com os órgãos acometidos é essencial.

VIGILÂNCIA EPIDEMIOLÓGICA

Como doença de notificação compulsória deve ser preenchida a ficha epidemiológica de hanseníase. Na suspeita de hanseníase deve ser aplicado o Protocolo Complementar de Investigação de casos de hanseníase em menores de 15 anos.

A investigação epidemiológica é muito importante para se descobrir, diagnosticar e tratar o foco de contágio. Deve ser agendada consulta para exame dermatoneurológico de todos os contatos intradomiciliares, dos últimos cinco anos dos casos novos detectados, independente da classificação operacional, além de pessoas com convívio próximo e prolongado do contato.

Os contactantes devem estar cientes das noções básicas da hanseníase e os que apresentarem algum sinal e/ou sintoma no momento da avaliação devem ser encaminhados para o tratamento adequado. Aqueles que não apresentarem lesões suspeitas devem receber a vacina BCG (Bacilo de Calmette-Guërin) de acordo com as orientações do Ministério da Saúde (Quadro 4), após estarem esclarecidos sobre sua importância.

O uso da quimioprofilaxia com rifampicina para contactantes próximos é recomendado pela OMS e utilizado em alguns países, entretanto, ainda não é preconizado pelo Ministério da Saúde brasileiro.

QUADRO 4 Conduta nos contactantes da hanseníase quanto a vacina BCG

- Menores de1 ano de idade, já vacinados: não revacinar
- Maiores de 1 ano de idade, sem cicatriz ou com uma cicatriz de BCG: aplicar uma dose
- Presença de duas cicatrizes de BCG: não revacinar
- Cicatriz vacinal incerta: aplicar uma dose independente da idade

CONCLUSÃO

A hanseníase em menores de 15 anos é indicativa de foco de transmissão ativo, por isso a suspeita deve ser protocolada, sendo o diagnóstico de notificação compulsório. O diagnóstico e tratamento precoces, a vigilância dos contatos, a divulgação para a população dos sinais e sintomas da doença para procura de um serviço de saúde são medidas importantes para o controle. Quando não diagnosticada e tratada nas manifestações iniciais, além da possibilidade de transmissão, pode levar ao desenvolvimento de incapacidades físicas e prejudicar a inserção social e no mercado de trabalho, aumentando a vulnerabilidade social.

SUGESTÕES DE LEITURA

1. Bandeira SS, Pires CA, Quaresma JAS. Leprosy reactions in childhood: a prospective cohort study in the Brazilian Amazon. Infect Drug Resist. 2019;12:3249-3257.
2. Barreto JG, Bisanzio D, Guimarães LS, Spencer JS, Vazquez-Prokopec GM, Quitrom U, et al. Spatial analysis spotlighting early childhood leprosy transmission in a hyperendemic municipality of the Brazilian Amazon region. Plos Negl Trop Dis. 2014;8(2):e2665.
3. Brasil. Ministério da Saúde. Secretaria de Vigilância em Saúde. Departamento de Vigilância das Doenças Transmissíveis. Diretrizes para vigilância, atenção e eliminação da Hanseníase como problema de saúde pública: manual técnico-operacional [recurso eletrônico]. Brasília: Ministério da Saúde; 2016.
4. Ghunawat S, Relhan V, Mittal S, Sandhu J, Garg VK. Childhood Leprosy: a retrospective descriptive study from Delhi. Indian J Dermatol. 2018;63(6):455-458.
5. World Health Organization. Global Leprosy Strategy 2016-2020: Accelerating towards a leprosy-free world. ISBN 978-92-9022-509-6. Genebra: WHO; 2016.

CONTEÚDO COMPLEMENTAR

Utilize o QR code abaixo para acessar as questões comentadas do capítulo (senha: dermatologiaicr).

51

Infecções sexualmente transmissíveis: sífilis, HPV, HIV e oftalmite gonocócica

Isadora Zago Miotto
Walmar Roncalli Pereira de Oliveira
Cyro Festa Neto

PONTOS-CHAVE DESTE CAPÍTULO

- A sífilis congênita é transmitida por via hematogênita transplacentária, com maior risco de transmissão no primeiro trimestre gestacional. As manifestações clínicas da doença podem ser subdivididas em precoces e tardias. O tratamento deve ser instituído logo após o nascimento para prevenir sequelas e deformidades ósseas permanentes.
- O papilomavírus humano é um vírus DNA da família *Papilomaviridae*, composta por mais de 150 cepas virais com diferentes tropismos pela pele e mucosas, ocorrem diferentes manifestações clínicas e risco de degeneração maligna.
- A oftalmite gonocócica corresponde à infecção ocular pela *Neisseria gonorrhoeae*, adquirida pelo neonato durante a passagem pelo canal de parto. A quimioprofilaxia pode ser realizada com aplicação de colírio de nitrato de prata logo após o nascimento.
- A infecção pelo vírus HIV pode cursar com manifestações dermatológicas relacionadas à infecção primária pelo vírus, à imunodeficiência e à recuperação imune após o início da terapia antirretroviral. No contexto de imunossupressão relacionada à queda da contagem de linfócitos TCD4+, ganham destaque as infecções por vírus, bactérias e fungos e os processos neoplásicos.

INTRODUÇÃO

As infecções sexualmente transmissíveis (IST) são um grupo heterogêneo de doenças nas quais a relação sexual representa uma das formas de transmissão. Em várias doenças a via sexual não é exclusiva e, na faixa etária pediátrica, a transmissão transplacentária e perinatal ganham destaque.

SÍFILIS

Epidemiologia

A sífilis é uma doença de distribuição universal com predomínio na população adulta jovem. Após grandes picos de incidência nas décadas de 1930 e 1940, observou-se um declínio progressivo com a introdução da penicilina. Entretanto, dados recentes revelam novo aumento do número de casos de sífilis adquirida e congênita em vários países, incluindo o Brasil. O início precoce da vida sexual, a introdução dos anticoncepcionais orais, o turismo internacional e a falsa sensação de segurança transmitida pela possibilidade de cura por meio do tratamento com antibióticos são fatores relacionados ao aumento da incidência da doença. No Brasil, registrou-se aumento do número de casos de sífilis congênita, de menos de um por mil nascidos vivos em 2005 para nove por mil nascidos vivos em 2019. O aumento do número desses casos reflete indiretamente o aumento da incidência da sífilis em geral no país.

Patogenia

O *Treponema pallidum* é uma espiroqueta com 4 a 10 μm de comprimento, 0,25 μm de espessura e 3 a 12 espirais. Os treponemas são capazes de penetrar a pele e mucosas íntegras, mas soluções de continuidade favorecem o contágio. A transmissão da sífilis adquirida ocorre por via sexual na quase totalidade dos casos e admite-se que cerca de 50% dos indivíduos expostos adquiram a infecção.

Na sífilis congênita, a infecção fetal ocorre por via hematogênita transplacentária, de maior impacto no primeiro trimestre gestacional. O risco de transmissão vertical decresce com a progressão da doença materna: 70-100% na sífilis primária, 40% na sífilis latente precoce, 10% na sífilis latente tardia e raramente na sífilis terciária. Menos comumente, a transmissão pode ocorrer durante o parto, na vigência de lesões genitais maternas. O aleitamento materno não se associa à transmissão, exceto em caso de lesões ativas nas mamas. No sangue conservado a 4°C, os treponemas permanecem viáveis por cerca de 24 horas, o que representa potencial risco de transmissão por via transfusional e por meio do uso de drogas endovenosas.

Na sífilis adquirida, os treponemas se multiplicam no sítio de inoculação, onde ocorre a formação da lesão primária (cancro duro). Se a resposta imune for incapaz de erradicar completamente a infecção ao longo de 2-10 semanas, a replicação do patógeno leva ao surgimento das lesões de sífilis secundária. Mesmo na ausência de tratamento, com o desenvolvimento da imunidade humoral e celular, os treponemas são gradualmente destruídos, as lesões do secundarismo se resolvem e a doença entra em um período de latência e relativo controle imunológico. Após alguns anos em latência, cerca de 40% dos indivíduos infectados evoluem para o estágio terciário, que parece representar uma reação de hipersensibilidade granulomatosa, com poucos microrganismos viáveis.

Quadro clínico

A doença pode ser classificada em sífilis adquirida (infecção pelo *T. pallidum* após o nascimento) e sífilis congênita (infecção por via transplacentária). Também é possível classificar a infecção em sífilis recente (até um ano após o contágio; compreende as formas primária, secundária e latente recente) e sífilis tardia (após um ano do contágio; compreende as formas latente tardia e terciária) (Tabela 1).

Sífilis adquirida na infância e adolescência

O cancro duro, lesão clássica da sífilis adquirida primária em qualquer faixa etária, é raramente diagnosticado na infância. Aparece em média três semanas após a infecção, mais frequentemente na região genital como uma úlcera indolor de fundo limpo e bordas endurecidas, acompanhada por adenopatia regional. Mesmo sem tratamento, se resolve espontaneamente em três a doze semanas.

Os sintomas da sífilis secundária surgem entre duas e doze semanas após a resolução do cancro duro e incluem febre baixa, cefaleia, odinofagia, micropoliadenopatia generalizada e exantema maculopapular com acometimento do tronco, membros e região palmoplantar (Figura 1). Essa fase apresenta intenso polimorfismo clínico, motivo pelo qual a sífilis é denominada a "grande imitadora". Nas lesões descamativas, um elemento morfológico importante é o colarete de Biet, visto como uma descamação na periferia das lesões. Outras manifestações do secundarismo incluem o condiloma plano, caracterizado por pápulas hipertróficas na região genital/perineal, e a alopecia em clareira, vista como pequenas áreas de alopecia no couro cabeludo. As lesões cutaneomucosas são ricas em treponemas e altamente contagiosas. Após cerca de quatro a doze semanas, as lesões não tratadas resolvem-se espontaneamente e a doença entra em período de latência, de duração variável e caracterizado pela ausência de sinais e sintomas.

TABELA 1 Estágios e manifestações clínicas da sífilis

Estágio da doença	Manifestações clínicas	Período de incubação
Sífilis primária	Cancro duro (protossifiloma) Linfadenopatia regional	3 semanas (3-90 dias)
Sífilis secundária	Febre, linfadenopatia generalizada, exantema maculopapular, condiloma plano, alopecia em clareira	2-12 semanas
Sífilis latente	Ausência de sintomas	Recente: < 1 ano Tardia: > 1 ano
Sífilis terciária	Sífilis cardiovascular: aneurisma de aorta, insuficiência aórtica, estenose coronariana Neurossífilis: meningite sifilítica aguda, sífilis meningovascular, *tabes dorsalis* Gomas: lesões destrutivas em múltiplos órgãos	Variável (1-30 anos)
Sífilis congênita precoce	Infecção disseminada fulminante, lesões mucocutâneas, osteocondrite, anemia, hepatoesplenomegalia, neurossífilis	< 2 anos de vida
Sífilis congênita tardia	Ceratite intersticial, linfadenopatia, hepatoesplenomegalia, acometimento ósseo, anemia, dentes de Hutchinson, surdez do VIII par, artropatia, neurossífilis	> 2 anos de vida

Na ausência de tratamento adequado, cerca de 40% dos pacientes evoluem para sífilis terciária. As lesões clássicas dessa fase são as gomas, de caráter destrutivo e ocorrência na pele, tecidos moles e ossos. Manifestações neurológicas (*tabes dorsalis*, meningite, paresias, demência) e cardiológicas (aneurisma de aorta, insuficiência aórtica, estenose coronariana) também são características. Devido à latência prolongada, os achados da fase terciária são raros na faixa etária pediátrica.

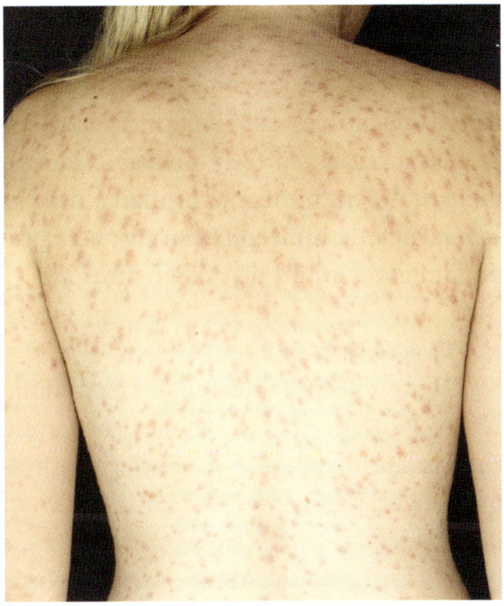

FIGURA 1 Exantema maculopapular característico da sífilis secundária.

Sífilis congênita precoce

Rinite persistente é um sinal clínico precoce da sífilis congênita e altamente infectante, de ocorrência em 4-22% dos neonatos. A funilite necrosante, uma infecção profunda do cordão umbilical, é outro achado possível, mais frequente em neonatos prematuros e associado a elevada mortalidade perinatal. Do ponto de vista dermatológico, é característica a presença de exantema maculopapular, com descamação palmoplantar associada (Figura 2). Alterações liquóricas assintomáticas podem ser vistas em até 80% das crianças, mas meningite sifilítica aguda é rara. Anomalias radiológicas podem ser vistas em cerca de 20% dos casos com infecção assintomática. Os ossos mais afetados são a tíbia, os ossos tubulares das mãos e pés e, mais raramente, a clavícula. Osteocondrite, também denominada pseudoparalisia de Parrot, é a alteração osteoarticular mais comum, caracterizada por paralisia flácida, assimétrica e dolorosa dos membros. Hepatoesplenomegalia, anemia e linfade-

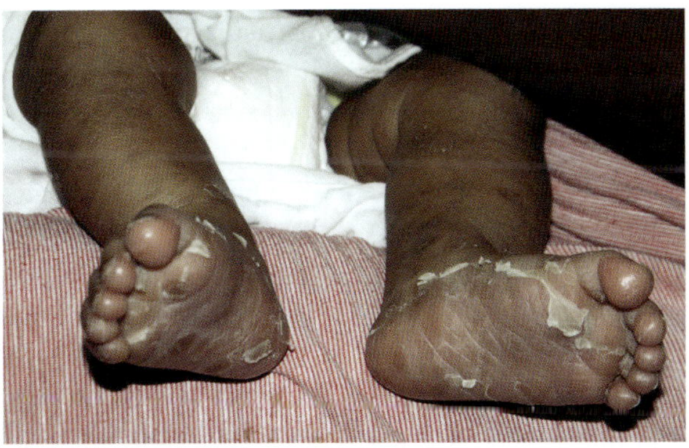

FIGURA 2 Descamação palmoplantar característica da sífilis congênita precoce.

nopatia são outros achados desse estágio da infecção.

Sífilis congênita tardia

A sífilis congênita tardia engloba os sinais e sintomas da infecção após os dois anos de vida. A doença pode afetar vários órgãos e sistemas, com destaque para os ossos, dentes e sistema nervoso central. Dentre os casos não tratados, cerca de 30% apresentam neurossífilis assintomática. Surdez labiríntica é um achado menos comum, de ocorrência em 1 a 5% dos casos. A surdez tem início abrupto, por volta dos 8 anos de vida, e costuma vir acompanhada por ceratite intersticial e dentes de Hutchinson, que são vistos como entalhes semilunares na borda cortante dos dentes incisivos centrais superiores (Figura 3). As alterações osteoarticulares são secundárias à substituição da matriz óssea por tecido de granulação e, se não tratadas, evoluem para deformidades permanentes. Anomalias ósseas características incluem nariz em sela, deformidades do palato, encurtamento maxilar, protrusão mandibular, bossa frontal e tíbia em dente de sabre. Outros sinais clássicos desse estágio da doença são deformidades dos dentes molares (molares de *Mulberry*) e fissuras nos cantos da boca (rágades). Lesões cutâneas podem ocorrer, à semelhança das gomas vistas na sífilis adquirida terciária.

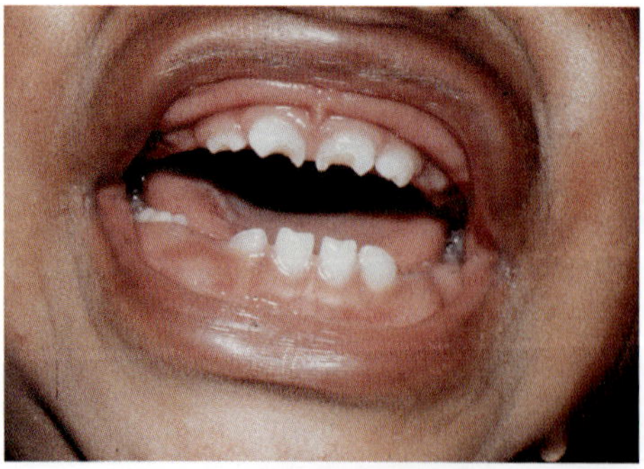

FIGURA 3 Dentes de Hutchinson na sífilis congênita tardia (entalhes semilunares na borda cortante dos incisivos centrais superiores).

Diagnóstico

Pesquisa direta em campo escuro

O diagnóstico pode ser feito pelo exame direto em campo escuro de material colhido das lesões sifilíticas, que permite a visualização do *T. pallidum* vivo e seus movimentos característicos. O exame é indicado nas lesões da sífilis primária e secundária, ricas em treponemas. Na cavidade oral, tem indicação limitada, devido à presença de espiroquetas saprófitas que podem gerar confusão diagnóstica.

Testes sorológicos

Os testes sorológicos não treponêmicos são inespecíficos e identificam anticorpos antifosfolípides. Nessa categoria, os mais empregados são VDRL (*venereal disease research laboratory*) e RPR (*rapid plasma reagin*). São testes quantitativos e de baixo custo, realizados pela técnica de floculação com antígenos de cardiolipina, lecitina e colesterol. Titulações superiores a 1/16 são sugestivas de infecção sifilítica e particularmente úteis no acompanhamento da evolução da doença. O aumento dos títulos após o tratamento pode sugerir recaída ou reinfecção.

Os testes sorológicos treponêmicos são específicos e empregam o *T. pallidum* (ou parte dele) como antígeno. Nessa categoria, os testes mais utilizados são FTA-Abs (*fluorescent treponemal antibody absortion*), TPHA (*Treponema pallidum hemagglutination*) e ELISA (teste imunoenzimático).

Tratamento

A penicilina é a droga de escolha para o tratamento da sífilis e a única droga com eficácia documentada durante a gestação. Não há evidências de resistência do *T. pallidum* à penicilina no Brasil e no mundo. Outras opções terapêuticas, como doxiciclina e ceftriaxona devem ser utilizadas em situações específicas, com acompanhamento laboratorial rigoroso para garantir a cura clínica e sorológica (Tabela 2).

Na sífilis congênita, a escolha terapêutica deve levar em consideração o tratamento materno realizado durante a gestação, a titulação dos testes não treponêmicos na criança e na mãe, e os achados no exame clínico e laboratorial da criança. Nos casos de neurossífilis, a penicilina cristalina é a droga de escolha, administrada sob regime de internação hospitalar. Na ausência de acometimento do sistema nervoso central, penicilina procaína pode ser utilizada. A penicilina benzatina é uma opção terapêutica restrita aos casos nos quais a mãe não foi tratada (ou foi tratada inadequadamente na gestação) e a criança apresenta exame físico normal, exames complementares normais e teste não treponêmico não reagente ao nascimento. A única situação na qual a criança exposta à sífilis não precisa ser tratada é em caso de tratamento materno adequado durante a gestação, e teste treponêmico não reagente ao nascimento (ou com titulação menor ou igual ao teste materno). O tratamento adequado da sífilis congênita nos primeiros três meses de vida é capaz de prevenir grande parte das manifestações clínicas, mas a ceratite intersticial e deformidades ósseas podem persistir a despeito da terapia adequada.

INFECÇÃO PELO PAPILOMAVÍRUS HUMANO

Epidemiologia

Os papilomavírus humanos (HPV) compreendem um grupo de vírus intimamente relacionados que infectam o epitélio escamoso estratificado, levando à proliferação celular e lesões cutaneomucosas no hospedeiro. As lesões provocadas pelo HPV refletem não somente a capacidade proliferativa das células, mas também o grau de resposta imune do hospedeiro,

TABELA 2 Tratamento e monitoramento da sífilis adquirida

Estágio clínico	Esquema terapêutico	Alternativa (exceto gestantes)	Seguimento (teste não treponêmico)
Sífilis recente (primária, secundária, latente recente)	Penicilina G Benzatina 2,4 milhões UI, IM, dose única	Doxiciclina 100 mg, a cada 12 h, VO, por 15 dias	Trimestral (gestantes: mensal)
Sífilis tardia (latente tardia, terciária)	Penicilina G Benzatina 2,4 milhões UI, IM, 1x/semana, por 3 semanas	Doxiciclina 100 mg, a cada 12 h, VO, por 30 dias	Trimestral (gestantes: mensal)
Neurossífilis	Penicilina Cristalina 18-24 milhões UI, 1x/dia, EV (doses de 3-4 milhões UI, a cada 4h ou infusão contínua), por 14 dias	Ceftriaxona 2 g, EV, 1x/dia, por 10-14 dias	Exame liquórico a cada 6 meses, até normalização

Fonte: adaptada de Brasil, 2020.

sua capacidade de reconhecimento e controle da infecção.

Estima-se que a prevalência da infecção na população adulta gire em torno de 10%. Verrugas virais cutâneas são comuns na infância, enquanto o acometimento genital relaciona-se mais à atividade sexual. A presença de lesões genitais em crianças pré-puberais pode estar relacionada a abuso sexual e deve ser investigada (ver Capítulo 49 – Dermatoviroses na infância).

Patogenia

Os HPV são vírus DNA da família *Papilomaviridae*, composta por mais de 150 cepas virais divididas em cinco gêneros (alfa, beta, gama, mu e nu), com diferentes tropismos pela pele e mucosas e diferentes potenciais de oncogenicidade (Tabela 3) (ver Capítulo 49 – Dermatoviroses na infância).

O HPV infecta o epitélio escamoso estratificado queratinizado e não queratinizado através de soluções de continuidade após contato direto com indivíduo infectado (via sexual e não sexual). A transmissão perinatal também pode ocorrer durante a passagem pelo canal de parto, na vigência de lesões genitais maternas.

TABELA 3 Tipos de papilomavírus humanos e suas manifestações clínicas

Tipos virais	Manifestações clínicas
HPV 1, 2, 4	Verruga vulgar e palmoplantar
HPV 3 e 10	Verruga plana
HPV 2 e 7	Verruga das mãos de açougueiros
HPV 2, 3, 5, 8, 9, 10, 12, 14, 15, 17	Epidermodisplasia verruciforme
HPV 6 e 11	Condiloma acuminado
HPV 16, 18, 31, 32, 33, 35	Neoplasia intraepitelial, carcinoma invasivo
HPV 6 e 11	Papilomatose laríngea

Fonte: adaptada de Rivitti, 2018.

O vírus infecta as células mitoticamente ativas da camada basal da epiderme. Uma vez dentro das células, o DNA viral é liberado do seu capsídeo e inicia sua expressão gênica, podendo permanecer na forma latente por período prolongado. A maioria das infecções causa lesões benignas, enquanto alguns subtipos virais podem gerar lesões que evoluem para malignização. O intervalo de tempo entre a lesão primária e o desenvolvimento de uma lesão pré-maligna/maligna é variável e costuma ocorrer após décadas, muitas vezes com atuação sinérgica de outros fatores de risco oncogênicos.

Quadro clínico

As manifestações clínicas resultantes da infecção pelo HPV podem ser cutâneas (verrugas vulgares, planas, filiformes e plantares) e cutaneomucosas (verrugas anogenitais, orais e cervicais, tumor de Buschke-Löwenstein, papilomatose recorrente respiratória, conjuntival e nasal) (Figuras 4 e 5). Os achados clínicos se relacionam ao subtipo viral, à localização anatômica e ao *status* imune do hospedeiro.

A verruga anogenital ou condiloma acuminado caracteriza-se por lesão vegetante de superfície irregular, localizada na mucosa e/ou semimucosa da região anogenital (Figuras 6). Pode adquirir grandes dimensões, especialmente no contexto de imunossupressão, denominado condiloma acuminado de Buschke-Löwenstein.

Os papilomas laríngeos pelo HPV acometem a mucosa do trato respiratório e podem crescer de forma significativa, com potencial risco de obstrução das vias aéreas. A transmissão em geral ocorre ao nascimento, durante a passagem pelo canal de parto, em caso de infecção genital materna.

A epidermodisplasia verruciforme é uma genodermatose rara, de herança autossômica recessiva, caracterizada pela infecção persistente e disseminada por determinados subtipos virais (EV-HPV). O quadro se manifesta na infância, com lesões semelhantes a ptiríase versicolor, verruga plana e queratose seborreica, com potencial evolução para malignização na terceira década de vida.

Diagnóstico

O diagnóstico da infecção pelo HPV é estabelecido por meio das características clínicas da lesão, dos achados histopatológicos e da detecção do DNA viral. A hibridização pelo *Southern blot*, a hibridização *in situ*, a captura híbrida e a reação de polimerase em cadeira (PCR) são métodos utilizados para detecção viral.

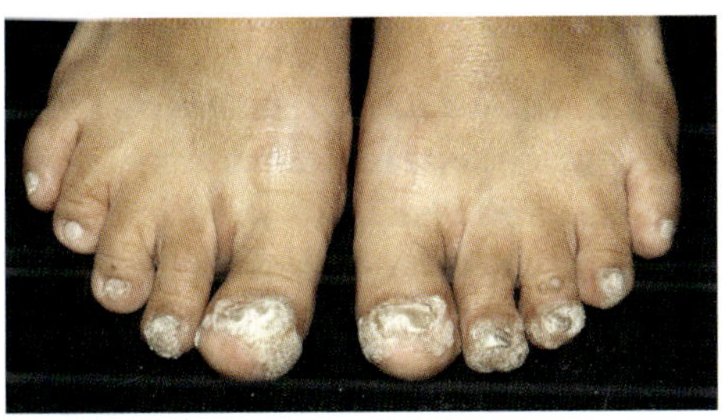

FIGURA 4 Papilomavírus humano: verrugas vulgares de distribuição periungueal.

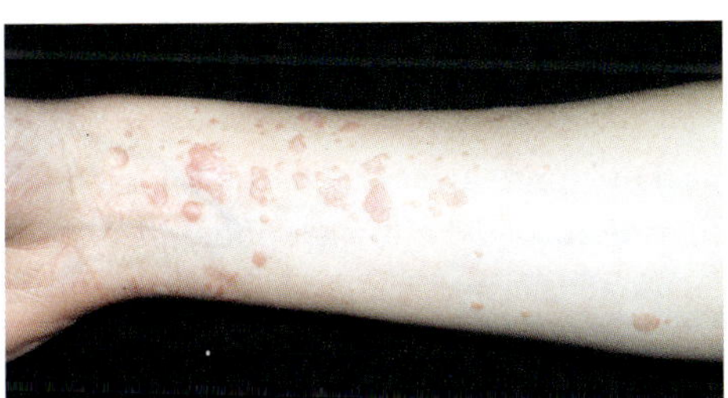

FIGURA 5 Papilomavírus humano: múltiplas verrugas planas.

Tratamento

O tratamento das verrugas virais é realizado por métodos destrutivos e antivirais. As lesões benignas são tratadas por métodos destrutivos, como crioterapia, ele-

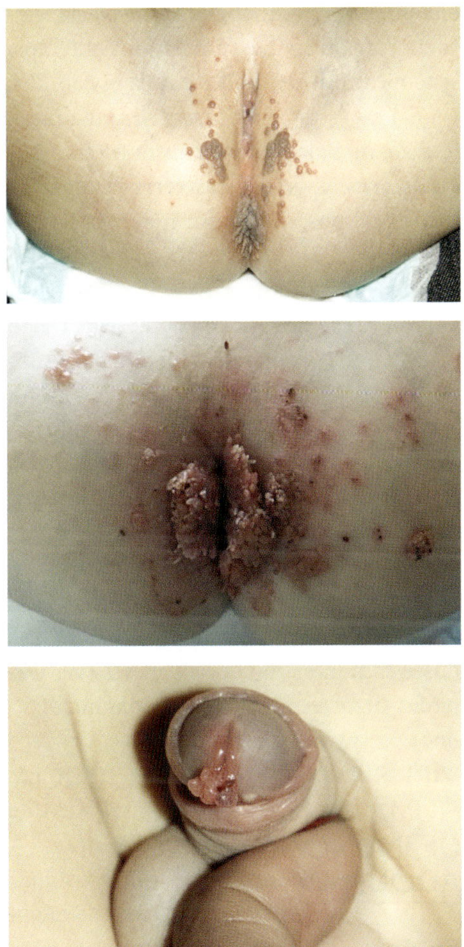

FIGURA 6 Papilomavírus humano: condiloma acuminado nas regiões vulvar, perianal e peniana em crianças.

trocoagulação e cauterização química, com substâncias como ácido nítrico fumegante, ácido tricloroacético e ácido salicílico. O imiquimode, agente imunomodulador, é eficaz no controle das verrugas anogenitais e carcinoma espinocelular *in situ* associado ao HPV. Outras opções terapêuticas incluem 5-fluororacil, antimetabólico que atua inibindo a síntese de DNA e RNA, e podofilina, agente antimitótico que inibe a metáfase nas células em divisão. Na vigência de lesões disseminadas, recalcitrantes, em portadores de epidermodisplasia verruciforme ou imunossuprimidos, a terapia sistêmica com retinoides é uma opção.

Como estratégia preventiva, atualmente dispomos de vacinas contra os subtipos virais mais associados às verrugas genitais e aos subtipos virais com maior potencial oncogênico. Há vacinas bivalentes (direcionadas aos subtipos 16 e 18), quadrivalentes (direcionadas aos subtipos 6, 11, 16 e 18) e nonavalentes (englobam nove subtipos virais: 6, 11, 16, 18, 31, 33, 45, 52, 58). A vacinação anti-HPV deve ser feita idealmente antes no início da atividade sexual, de modo a conferir maior grau de proteção. Atualmente, no Brasil, o Sistema Único de Saúde disponibiliza a vacina quadrivalente para aplicação em meninas entre 9 e 14 anos e meninos entre 11 e 14 anos, em duas doses com intervalo de seis meses (ver Capítulo 49 - Dermatoviroses na infância).

VÍRUS DA IMUNODEFICIÊNCIA HUMANA NA SÍNDROME DE IMUNODEFICIÊNCIA ADQUIRIDA

Epidemiologia

O vírus da imunodeficiência humana (HIV) é o causador da síndrome de imunodeficiência adquirida (Aids). Mundialmente, o número de pessoas infectadas excede 40 milhões, a maioria concentrada nos países da África subsaariana, Ásia e América do Sul. No Brasil, em 2019, foram diagnosticados 41.909 casos de HIV, com uma taxa de detecção de 17,8/100 mil habitantes, totalizando 1.011.617 casos da infecção diagnosticados no país entre 1980 e 2020.

Apesar do desenvolvimento da terapia antirretroviral combinada na década de 1990, que proporcionou melhora expressiva na sobrevida, a infecção ainda é uma causa importante de alterações tegumentares, acometendo mais de 90% dos casos em alguma fase de evolução da doença.

Patogenia

A infecção pelo vírus HIV pode ser transmitida por via sexual, vertical ou parenteral. Nas crianças e adolescentes, a principal via de transmissão é a vertical, durante a gestação ou trabalho de parto, além da possibilidade de transmissão por meio do aleitamento materno.

O vírus tem a capacidade de infectar os linfócitos TCD4+ e gerar distúrbios quantitativos e qualitativos do sistema imune, com prejuízo importante da imunidade celular e susceptibilidade a infecções oportunistas e neoplasias.

Quadro clínico

Do ponto de vista dermatológico, as manifestações da doença podem estar relacionadas à infecção primária pelo vírus, à imunodeficiência e à recuperação imune após início da terapia antirretroviral (Tabela 4). Na infância, manifestações gerais do HIV incluem febre, linfadenopatia, hepatoesplenomegalia, diarreia, perda ponderal e atraso no crescimento ponderoestatural.

Na maioria dos casos, a infecção primária é subclínica ou oligossintomática, caracterizada por sintomas gripais (síndrome retroviral aguda). Do ponto de vista cutâneo, pode ocorrer exantema maculopapular ou quadro clínico semelhante à ptiríase rósea. Nas mucosas, enantema, erosões e ulcerações podem ser vistos.

TABELA 4 Manifestações dermatológicas associadas à infecção pelo vírus da imunodeficiência humana

Tipo de doenças	Apresentação clínica
Doenças infecciosas	**Infecções virais** ▪ Herpes simples ▪ Varicela e herpes-zóster ▪ Epstein-Barr vírus ▪ Citomegalovírus ▪ Molusco contagioso ▪ Papilomavírus humano
	Infecções bacterianas ▪ Piodermites ▪ Angiomatose bacilar ▪ Tuberculose ▪ Micobacterioses atípicas ▪ Sífilis
	Infecções fúngicas ▪ Candidíase ▪ Dermatofitoses ▪ Histoplasmose ▪ Criptococose ▪ Paracoccidioidomicose ▪ Pneumocistose
Doenças neoplásicas	▪ Sarcoma de Kaposi ▪ Linfomas ▪ Melanoma ▪ Carcinoma basocelular ▪ Carcinoma espinocelular
Doenças inflamatórias	▪ Reações a fármacos ▪ Psoríase ▪ Dermatite atópica ▪ Foliculite eosinofílica ▪ Erupção papular pruriginosa ▪ Dermatite seborreica ▪ Ictiose adquirida ▪ Porfiria cutânea tarda

Após a resolução dos sintomas iniciais, a doença entra em fase assintomática de duração variável, podendo haver linfadenopatia generalizada persistente. Com a evolução do quadro, há queda progressiva da contagem de linfócitos TCD4+ e predisposição a infecções oportunistas e neoplasias.

Dentre os processos infecciosos oportunistas na infância, são importantes causas de morbimortalidade: pneumonia por *Pneumocystis jirovecii*, esofagite por *Candida*, infecção disseminada por citomegalovírus, *Mycobacterium avium*, criptosporidiose e tuberculose. Também são comuns as infecções estafilocócicas, otite externa por *Pseudomonas*, úlceras orais por *M. avium* e angiomatose bacilar.

Infecções virais também são comuns e podem seguir um curso crônico ou recorrente. Lesões de molusco contagioso atípicas e gigantes, assim como gengivoestomatite herpética recalcitrante, podem ocorrer. A infecção pelo vírus varicela-zóster (VZV) é mais frequente e mais grave nas crianças portadoras do HIV (Figura 7). É relativamente comum o desenvolvimento de lesões de verrugas planas disseminadas, semelhantes aos quadros de epidermodisplasia verruciforme.

Diagnóstico

O diagnóstico da infecção pelo HIV é feito por meio de, no mínimo, dois testes: um teste de triagem (mais sensível) e um teste confirmatório (mais específico). O Ministério da Saúde preconiza ao menos seis fluxogramas diagnósticos distintos,

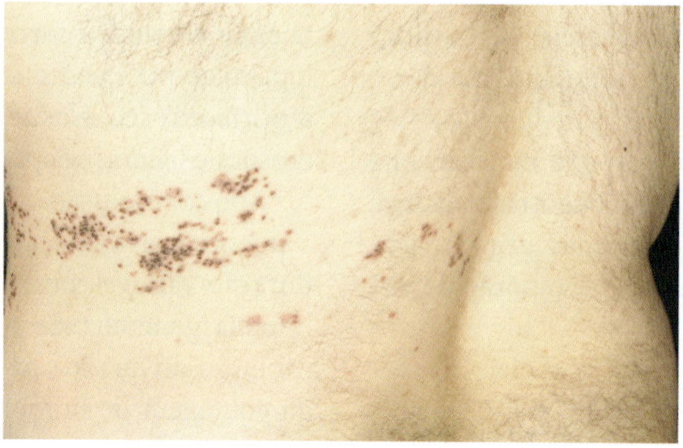

FIGURA 7 Síndrome de imunodeficiência adquirida: herpes-zóster seguindo dermátomo torácico em paciente portador do vírus HIV.

de acordo com a situação clínica, disponíveis para consulta no *Manual Técnico para Diagnóstico da Infecção pelo HIV*.

Tratamento

O tratamento da infecção pelo HIV envolve a combinação de três ou mais fármacos antirretrovirais com o objetivo de suprimir a replicação viral. Há vários esquemas terapêuticos disponíveis conforme a situação clínica. Com o tratamento adequado e o acompanhamento médico regular, é possível atingir uma resposta sustentada, com carga viral indetectável e restauração da imunidade celular.

OFTALMIA GONOCÓCICA

Epidemiologia

A infecção por *Neisseria gonorrhoeae* é uma das ISTs mais comuns nos países em desenvolvimento, com predomínio em adolescentes e adultos jovens. Na faixa etária pediátrica, a infecção adquire importância em neonatos, que podem se contaminar durante a passagem pelo canal de parto, com acometimento ocular (oftalmia gonocócica). O risco de transmissão perinatal é de 30 a 40% em caso de infecção materna. Desde a instituição da obrigatoriedade da quimioprofilaxia nos recém-nascidos, a infecção neonatal tem se tornado rara, com incidência inferior a 1% nos países desenvolvidos.

Patogenia

A *N. gonorrhoeae* é um diplococo gram-negativo intracelular que acomete as mucosas genital, anal, orofaríngea e ocular. O patógeno tem a capacidade de se aderir aos tecidos por meio de seus *pili* e outras estruturas de membrana, como porinas (PorB) e lipooligossacarídeo gonocócico (LOS). Após entrada nas células, a bactéria possui estratégias de escape da resposta imune, como mimetismo molecular e produção de proteases de IgA1, o que favorece a progressão da infecção.

Quadro clínico

A infecção ocular em recém-nascidos manifesta-se como conjuntivite purulenta, com eritema, edema palpebroconjuntival e secreção mucopurulenta, iniciando-se alguns dias após o contágio. Na ausência de tratamento precoce, o quadro pode evoluir para complicações oftalmológicas importantes, como ulceração, cicatrizes na córnea e baixa acuidade visual.

Diagnóstico

O diagnóstico pode ser confirmado pela coleta de exsudato ocular, submetido a exame direto corado ao Gram (visualização de diplococos gram-negativos intracelulares) e cultura (meio de Thayer-Martin modificado). Culturas de outros sítios (orofaringe, região anogenital) também podem ser úteis e os pacientes devem ser avaliados quanto à possibilidade de coinfecção por clamídia.

Prevenção e tratamento

Ver Tabela 5.

TABELA 5 Recomendações para prevenção e manejo da oftalmia gonocócica

Condição clínica	Estratégia
Prevenção de oftalmia gonocócica	Nitrato de prata 1% (colírio): aplicação única de uma gota na primeira hora de vida (método de *Credé*) OU Tetraciclina 1% (colírio): aplicação única na primeira hora de vida
Tratamento de oftalmia gonocócica	Ceftriaxona 25-50 mg/kg/dia, IM, dose única (máximo 125 mg)
Recomendações gerais para manejo da oftalmia gonocócica: ▪ instilação de solução fisiológica de hora em hora; ▪ não é indicada a instilação local de penicilina; ▪ nos casos de resposta terapêutica insatisfatória, considerar a possibilidade de coinfecção por clamídia.	

Fonte: Adaptada de Brasil, 2020.

CONCLUSÃO

Nos últimos anos tem sido observado grande aumento da incidência de IST no Brasil e no mundo. Na faixa etária pediátrica, tais infecções adquirem importância especial em alguns contextos: nos casos de transmissão vertical (perinatal ou transplacentária); na adolescência (momento em que ocorre a iniciação sexual); e na infância (indicativo de abuso sexual). Os profissionais da saúde devem estar atentos às particularidades das manifestações clínicas, aspectos diagnósticos e terapêuticos nesse grupo, para garantia de manejo adequado.

SUGESTÕES DE LEITURA

1. Bezerra MLMB, Fernandes FECV, de Oliveira Nunes JP, de Araújo Baltar SLSM, Randau KP. Congenital syphilis as a measure of maternal and child healthcare, Brazil. Emerg Infect Dis. 2019;25(8):1469-76.
2. Brasil. Ministério da Saúde. Manual técnico para diagnóstico da infecção pelo HIV. 4 ed. Departamento de vigilância, prevenção e controle das IST, HIV/Aids e hepatites virais. Brasília: Ministério da Saúde; 2018.
3. Brasil. Ministério da Saúde. Protocolo clínico e diretrizes terapêuticas para atenção integral às pessoas com infecções sexualmente transmissíveis (IST). 1 ed. Departamento de doenças crônicas e infecções sexualmente transmissíveis. Brasília: Ministério da Saúde; 2020.
4. Coates SJ, Leslie KS. What's new in HIV dermatology? F1000Res. 2019;8:F1000 Faculty Rev-980.
5. Hammerschlag MR. Chlamydial and gonococcal infections in infants and children. Clin Infect Dis. 2011;53 Suppl 3:S99-102.
6. Keuning MW, Kamp GA, Schonenberg-Meinema D, Dorigo-Zetsma JW, van Zuiden JM, Pajkrt D. Congenital syphilis, the great imitator-case report and review. Lancet Infect Dis. 2020;20(7):e173-e179
7. Mammas IN, Sourvinos G, Spandidos DA. Human papilloma virus (HPV) infection in children and adolescents. Eur J Pediatr. 2009;168(3):267-73.
8. Rivitti EA. Dermatologia de Sampaio e Rivitti. 4 ed. São Paulo: Artes médicas; 2018.
9. Chelidze K, Thomas C, Chang AY, Freeman EE. HIV-related skin disease in the era of antiretroviral therapy: recognition and management. Am J Clin Dermatol. 2019;20(3):423-442.
10. Vashisht S, Mishra H, Mishra PK, Ekielski A, Talegaonkar S. Structure, genome, infection cycle and clinical manifestations associated with human papillomavirus. Curr Pharm Biotechnol. 2019;20(15):1260-1280.

CONTEÚDO COMPLEMENTAR

Utilize o QR code abaixo para acessar as questões comentadas do capítulo (senha: **dermatologiaicr**).

52

Riquétsias e borrelia

Paula Yume Sato Serzedello Corrêa

PONTOS-CHAVE DESTE CAPÍTULO

- Riquetsioses e borreliose são doenças transmitidas pela picada de carrapato. As primeiras são causadas por microrganismos da família Rickettsiaceae e as últimas por espiroquetas do gênero *Borreliella*.
- No Brasil, a febre maculosa brasileira, causada por *Rickettsia rickettsii*, é a riquetsiose mais prevalente e reconhecida. É uma doença infecciosa febril aguda, de gravidade variável, que pode cursar com formas leves e atípicas ou até formas graves com alta taxa de letalidade. O exantema maculopapular de progressão centrípeta é o principal sinal para o diagnóstico clínico e o tratamento é realizado com doxiciclina.
- Já a borreliose ou doença de Lyme apresenta um quadro clínico variável, dividido em três fases: precoce localizada, precoce disseminada e tardia, com manifestações clínicas cutâneas, neurológicas, cardíacas e articulares. O tratamento adequado variará conforme os sistemas acometidos.

RIQUÉTSIAS

A ordem Rickettsiales é caracterizada por microrganismos gram-negativos, pequenos, encontrados como parasitas, em geral intracelulares, de vertebrados e invertebrados. Esta ordem inclui as famílias Rickettsiaceae, Bartonellaceae e Anaplastamataceae.

As doenças agrupadas sob o nome de Riquetsioses são aquelas causadas por membros da família Rickettsiaceae. A família Rickettsiaceae engloba os gêneros *Rickettsia* (*H. Ricketts*), *Coxiella* (*H. Cox*) e *Ehrlichia* (*P. Ehrlich*).

O gênero *Rickettsia* tem cerca de 20 espécies reconhecidas, agentes de infecções graves, como as febres maculosas e os tifos (não confundir com febre tifoide). O gênero *Coxiella* tem uma única espécie de interesse, a *Coxiella burnetti*, agente da febre Q, e o gênero *Ehrlichia* também tem uma única espécie, a *Ehrlichia chaffeensis*, responsável pela ehrlichiose (Figura 1). Neste capítulo, iremos focar na febre maculosa por ser a riquetsiose mais prevalente e reconhecida no Brasil.

Epidemiologia

As riquetsioses são zoonoses que têm como hospedeiros artrópodes (piolhos, pulgas ou carrapatos) e/ou vertebrados. A infecção humana ocorre pela picada ou, eventualmente, por contato dos ectoparasitos ou de suas fezes, com soluções de continuidade na pele ou mucosas.

A febre maculosa é uma doença infecciosa febril aguda, causada pela bactéria *Rickettsia rickettsii*, transmitida pela picada do carrapato. Nos Estados Unidos, é chamada de febre das Montanhas Rochosas (*Rocky Mountain spotted fever*) e, no Brasil, é a febre maculosa brasileira.

A febre maculosa e outras riquetsioses têm sido registradas em áreas rurais e urbanas do Brasil. A maior concentração de casos é verificada nas regiões Sudeste e Sul, onde, de maneira geral, ocorre de forma esporádica. A febre maculosa tem sido registrada em São Paulo, Minas Gerais, Rio de Janeiro, Espírito Santo, Bahia, Santa Catarina, Paraná, Rio Grande do Sul, Distrito Federal, Goiás, Ceará, Mato Grosso do Sul, Rondônia e Pernambuco.

A doença acomete a população economicamente ativa (20-49 anos), principalmente homens, com relatos de exposição a carrapatos, animais domésticos e/ou silvestres ou ambiente de mata, rio ou cachoeira. Cabe destacar que 10% dos registros da doença são em crianças menores

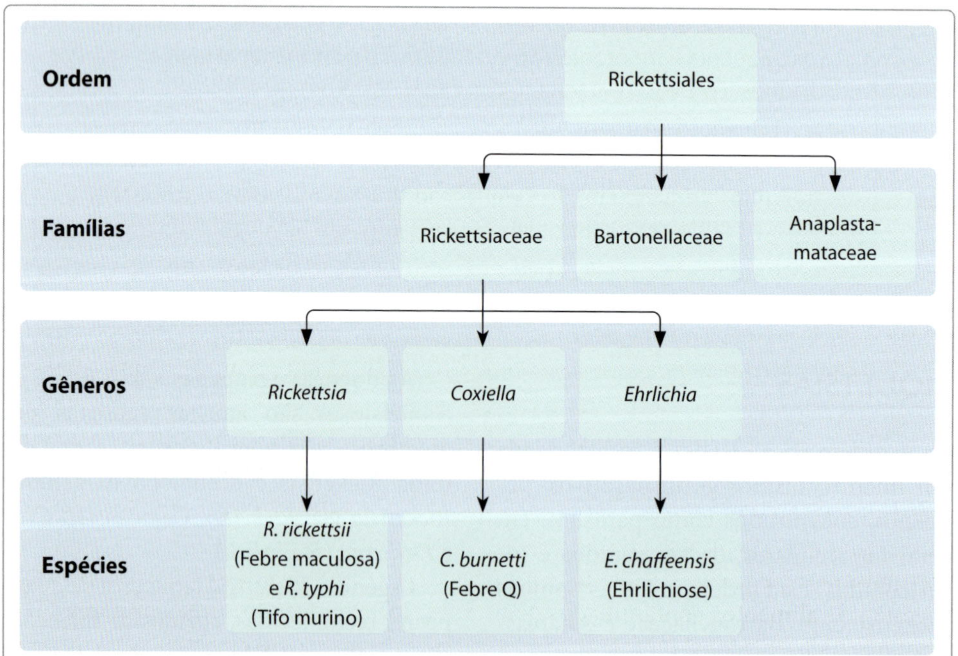

FIGURA 1 Fluxograma da taxonomia das riquetsioses.

de 9 anos de idade. Quanto à sazonalidade, verifica-se que o período de maior incidência é em outubro, época na qual se observa maior densidade de ninfas de carrapatos, mas varia conforme a região. No Brasil, as taxas de mortalidade são altas, situando-se entre 20-30%.

Os principais vetores e reservatórios no Brasil são os carrapatos do gênero *Amblyomma*, como *Amblyomma sculptum* (*Amblyomma cajennense*), *Amblyomma aureolatum* e *Amblyomma ovale*. Entretanto, potencialmente, qualquer espécie de carrapato pode ser reservatório de riquétsias. O *Amblyomma cajennense*, carrapato abundante em nossos campos e cerrados, é conhecido vulgarmente como carrapato-de--cavalo ou carrapato-estrela. Os carrapatos infectam-se ao sugarem animais silvestres, roedores como a capivara, marsupiais como o gambá e até mesmo cães, ocorrendo também a transmissão entre carrapatos.

O carrapato transmite a infecção aos humanos durante a sua alimentação. Após permanecer aderido ao hospedeiro por 6-10 horas, as *rickettsiae* são liberadas das glândulas salivares do carrapato. Além disso, pode ocorrer infecção pelo contato com tecido ou fluidos do carrapato durante o seu processo de remoção.

Já o tifo murino é causado pela *Rickettsia typhi* (*Rickettsia mooseri*) e raramente atinge o ser humano. Trata-se de infecção de rato transmitida pela pulga (*Xenopsylla cheopis*). O ser humano é infectado quando a pulga, ao picar uma pessoa, elimina, em suas fezes, a riquétsia, que penetra pela solução de continuidade da pele produzida pela própria picada. Outras vias de transmissão são a inalação de aerossóis ou ingestão de alimentos contaminados com fezes de pulgas infectadas.

Já o tifo epidêmico é causado pela *Rickettsia prowazeki*, transmitida pelo piolho, de grande letalidade. Ocorreu em grandes epidemias no passado, não tendo sido observada no Brasil.

Patogenia

Na febre maculosa brasileira, a *Rickettsia rickettsii* tem tropismo pelas células endoteliais, levando ao dano vascular direto. As células endoteliais produzem prostaglandinas, que podem contribuir para o aumento da permeabilidade vascular. Segue-se, então, a ativação de fatores de coagulação, embora a coagulação intravascular disseminada raramente ocorra. A hipovolemia e redução da perfusão tecidual resultam em hiponatremia por meio da liberação de hormônio antidiurético. A resposta do hospedeiro ao dano vascular pode levar a uma variedade de manifestações clínicas como pneumonite intersticial, miocardite e encefalite.

Quadro clínico

Após a infecção, o período de incubação é de 2 a 14 dias, com a maioria dos sintomas clínicos ocorrendo entre cinco e sete dias após a exposição.

Inicialmente, surge quadro agudo com sintomas inespecíficos, como febre elevada, cefaleia importante, mialgias, náuseas, vômitos, mal-estar geral, edema (principalmente em crianças) e hiperemia conjuntival. Podem ocorrer ainda sinais e sintomas gastrointestinais, como vômitos, diarreia, dor abdominal e hepatomegalia. A dor abdominal, principalmente em crianças, pode ser forte, e quando surge antes dos sintomas dermatológicos, pode levar a diagnósticos errôneos como apendicite aguda, colecistite e até obstrução intestinal.

Do segundo ao sexto dia de infecção, inicia-se o exantema maculopapular, que acomete preferencialmente punhos, cotovelos, regiões palmares e plantares, progredindo para o tronco de forma centrípeta. As máculas têm aspecto róseo, bordas mal definidas e diâmetro de 2 a 6 mm. Acometimento com exantema palmoplantar ocorre em 40 a 80% dos pacientes e é considerado sinal característico da doença, embora apareça em um estágio mais tardio.

Após alguns dias, o exantema adquire caráter petequial e, em algumas áreas, surgem equimoses. Na segunda semana de evolução, as lesões purpúricas tornam-se hiperpigmentadas, assim permanecendo por semanas ou meses.

O exantema maculopapular é o principal sinal para definir o diagnóstico. Está presente em cerca de metade dos doentes até o terceiro dia e em quase todos até o quinto dia de doença. A ausência dessa manifestação pode ocorrer em 9 a 12% dos infectados, em especial idosos e pessoas de pele negra, dificultando o diagnóstico. Nos casos em que o exantema não ocorre, a evolução pode ser fatal devido ao retardo do diagnóstico. Em uma pequena porcentagem dos casos, o exantema pode ser atípico, permanecendo confinado a apenas uma região do corpo. Em casos graves o exantema pode se tornar confluente, com algumas áreas sofrendo necrose devido ao dano à microvasculatura induzido pelo patógeno, em particular em regiões de circulação terminal, como dedos das mãos e pés, nariz, orelhas e genital. Em casos fulminantes, a morte pode ocorrer em até cinco dias.

Contudo, essas lesões diagnósticas são raramente identificadas no primeiro contato com o paciente, levando ao atraso na introdução do tratamento adequado. Com a falta de tratamento e a progressão do quadro, há evolução rápida com manifestações neurológicas caracterizadas por irritabilidade, agitação e convulsões, podendo evoluir para meningite e/ou meningoencefalite e um estado comatoso com aumento significativo da morbidade e mortalidade.

Em casos avançados, o acometimento renal é indicativo de grave prognóstico, com azotemia pré-renal caracterizada por oligúria e insuficiência renal aguda. Ocorre ainda necrose tubular aguda como resultado da hipotensão sistêmica com envolvimento de diversos órgãos.

Em casos graves, podem ocorrer ainda manifestações hemorrágicas, com sangramento mucocutâneo, digestivo e pulmonar. Os pulmões podem, ainda, ser acometidos por edema, pneumonia intersticial com infiltrado alveolar e derrame pleural.

Se não tratada a doença, a letalidade pode chegar a 80%.

Exames laboratoriais

Nos exames laboratoriais, anemia e trombocitopenia são comuns. Leucócitos podem ser normais, aumentados ou diminuídos. Creatinoquinase (CK), desidrogenase lática (DHL), aminotransferases e bilirrubinas são geralmente aumentadas, enquanto o sódio aparece reduzido principalmente em casos associados a acometimento do sistema nervoso central.

A presença do microrganismo nos vasos sanguíneos das meninges e do cérebro leva à pleocitose em cerca de 35% dos pacientes, às custas de monócitos ou polimorfonucleados. Proteínas com elevação moderada e níveis normais de glicose completam a avaliação do líquido cerebroespinal.

São complicações frequentes, também, infecções bacterianas secundárias, principalmente pneumonias.

Em 50% dos casos se estabelece quadro de coagulação intravascular disseminada (CIVD) com trombocitopenia.

Diagnóstico diferencial

O diagnóstico precoce é muito difícil, principalmente durante os primeiros dias de doença, quando as manifestações clínicas também podem sugerir leptospirose, dengue, hepatite viral, salmonelose, meningoencefalite, malária e pneumonia por *Mycoplasma pneumoniae*.

Com o surgimento do exantema, os diagnósticos diferenciais são meningococcemia, sepse por estafilococos e por gram-negativos, viroses exantemáticas (enteroviroses, mononucleose infecciosa, rubéola, sarampo atípico), outras riquetsioses do grupo do tifo, erliquiose, borreliose (doença de Lyme), febre purpúrica brasileira, farmacodermia, doenças reumatológicas (como lúpus), entre outras.

Casos de uma febre maculosa com evolução clínica mais branda estão sendo associados às infecções pela *Rickettsia* sp. cepa Mata Atlântica. Nestes, tem-se observado características clínicas de uma doença febril e exantemática, associadas à escara de inoculação (lesão onde o carrapato ficou aderido) e à linfadenopatia.

Diagnóstico

Rickettsia rickettsii não pode ser cultivada na maioria dos laboratórios, portanto, o diagnóstico pode ser obtido

TABELA 1 Exemplos de interpretação de resultados (títulos) de reação de imunofluorescência indireta para riquétsias do grupo febre maculosa em duas amostras de soro

Primeira amostra[a]	Segunda amostra[b]	Interpretação e comentário
Não reagente	Não reagente	Descartado
Não reagente	1:64	Verificar possibilidade de surgimento-aumento tardio de anticorpos[c]
Não reagente	1:128	Confirmado
1:64	1:64	Verificar possibilidade de surgimento-aumento tardio de anticorpos[c]
1: 128	1: 256	Verificar possibilidade de surgimento-aumento tardio de anticorpos[c]
1: 128	1: 512	Confirmado
1: 256	1: 512	Verificar possibilidade de surgimento-aumento tardio de anticorpos[c]
1: 256	1: 1.024	Confirmado

[a] Primeira amostra colhida no início dos sintomas. [b] Segunda amostra de 14 a 21 dias após a primeira coleta. [c] Diante da possibilidade de retardo na cinética de anticorpos, eventualmente, o surgimento da soroconversão pode ocorrer mais tardiamente. Assim, diante de um caso clínico-epidemiológico compatível, recomenda-se fortemente que uma terceira amostra seja coletada 14 dias após a segunda. Essa recomendaçao deve ser reforçada, por exemplo, diante de um paciente cujo tratamento com antibioticoterapia específica foi instituído precocemente.
Fonte: Brasil, 2017.

por meio de exames sorológicos, pesquisa direta em biópsias ou técnicas de biologia molecular.

Métodos sorológicos

A imunofluorescência indireta (padrão-ouro) com antígenos de *Rickettsia rickettsii* possibilita diagnose segura, com alta sensibilidade e especificidade. Os anticorpos são detectados entre o sétimo e o centésimo dia da doença, com pico entre 14 e 21 dias. Dessa maneira, a confirmação diagnóstica geralmente é retrospectiva, uma vez que os resultados normalmente não estão disponíveis no período de cinco dias indicado para o início do tratamento. Os anticorpos da classe IgG são mais específicos. Anticorpos IgM sozinhos não devem ser utilizados para diagnóstico, uma vez que pode ocorrer reação cruzada com lipopolissacarídeos de infecções bacterianas, além de dengue, leptospirose, entre outras.

Um título pontual IgG positivo na fase inicial da doença também não confirma o diagnóstico de febre maculosa, uma vez que títulos baixos a moderados podem persistir por muitos anos. Já o aumento do título em quatro vezes em duas amostras pareadas de soro, coletadas com diferença de duas a quatro semanas entre a fase aguda e convalescente da doença, significa diagnóstico de doença recente (Tabela 1). Quando não há amostra da fase aguda, títulos altos isolados de IgG na fase convalescente (> 1:640 ou 1:1280) obtida após duas semanas do início da doença são sugestivos de infecção recente, uma vez que altos títulos de IgG são improváveis de persistirem por longo período de tempo.

As amostras para sorologia devem ser encaminhadas ao laboratório de referência, acondicionadas em isopor com gelo comum ou gelo seco. A Ficha de Investigação da Febre Maculosa com informações clínico-epidemiológicas do paciente deve acompanhar a amostra.

Outros testes sorológicos que podem ser utilizados incluem ensaio de imunoabsorção enzimática, fixação de complemento, aglutinação em látex e hemaglutinação indireta ou ensaios de microaglutinação. Infecção recente é provável em casos de títulos convalescentes iguais ou maiores a 1:128 na aglutinação em látex, hemaglutinação indireta ou microaglutinação. O teste de Weil-Félix, que é um teste de aglutinação que detecta reação cruzada de anticorpos contra antígenos de cepas da bactéria *Proteus vulgaris* (OX2 e OX19), possui baixa sensibilidade e especificidade, e seu uso não é mais recomendado.

Biologia molecular

A diagnose também pode ser demonstrada em sangue, coágulos formados após centrifugação do sangue coletado, ou tecido, por ampliação de material genético pela reação em cadeia da polimerase (PCR). O exame realizado em sangue tem pouca utilidade em virtude da baixa sensibilidade, principalmente em casos precoces ou mais leves, provavelmente decorrente do baixo número de riquétsias circulantes. Portanto, enquanto um resultado positivo pode ser confirmatório, um resultado negativo não exclui o diagnóstico. Contudo, as técnicas de biologia molecular possibilitam melhor e mais adequada caracterização dos dois grupos de riquétsias: o grupo "febre maculosa", no qual estão incluídas *R. rickettsii*, *Rickettsia parkeri*, *Rickettsia africae*, complexo *Rickettsia conorii*, entre outros; e o "grupo do tifo" (GT), constituído por *Rickettsia prowazekii* e *Rickettsia typhi*. Para esclarecimento de resultados inconclusivos, a PCR deve ser utilizada na primeira amostra.

Pesquisa direta

Em amostras de tecido obtidas por meio de biópsia das lesões de pele ou de necrópsia de órgãos com lesão, pode ser feita a pesquisa direta da riquétsia por meio de histopatologia e imuno-histoquímica ou imunofluorescência direta ou métodos de imunoenzima. A sensibilidade para imunofluorescência direta em biópsia de pele é de aproximadamente 70% com especificidade de 100%. Contudo, a sensibilidade apresenta rápido declínio após o início da terapêutica, principalmente acima de 48 horas. Coloração por hematoxilina e eosina nos espécimes de biópsia mostra uma vasculite linfocítica na doença inicial; em lesões mais tardias, trombos de fibrina e necrose da parede dos capilares podem ser vistos. A imuno-histoquímica em lesões vasculíticas de pele é considerada o método mais sensível para a confirmação de febre maculosa na fase inicial da doença.

Apesar de extremamente difícil, a cultura com isolamento da riquétsia é o método diagnóstico ideal. Deve ser realizado sob condições de biossegurança NB3. O isolamento do agente etiológico é feito a partir do sangue (coágulo) ou de fragmentos de tecidos (pele e pulmão obtidos por biópsia) ou de órgãos (pulmão, baço, fígado obtidos por necrópsia), além do carrapato retirado do paciente. O vetor coletado deverá ser acondicionado em frasco com propiletílico e encaminhado ao laboratório de referência para ixodídeos.

Observação

As amostras para isolamento devem ser coletadas, preferencialmente, antes do uso de antibióticos, exceto as amostras para sorologia, que podem ser colhidas em qualquer tempo, e encaminhadas ao Laboratório Central de Saúde Pública (Lacen), devidamente identificadas e acompanhadas das solicitações de exames preenchidas. Também deve ser anexada uma cópia da Ficha de Investigação da Febre Maculosa preenchida, para orientar o processo de investigação e identificação laboratorial do agente. A coleta deve ser realizada logo após a suspeita clínica de febre maculosa e de acordo com as normas técnicas.

Tratamento

A partir da suspeita de febre maculosa, a terapêutica com antibióticos deve ser iniciada imediatamente, e não se deve esperar a confirmação laboratorial do caso.

As tetraciclinas e o cloranfenicol são as únicas medicações com ação e eficácia comprovadas e devem ser introduzidos em até cinco dias do início dos sintomas para melhor prognóstico. As evidências clínicas, microbiológicas e epidemiológicas estabelecem que a doxiciclina é o antimicrobiano de escolha para terapêutica de todos os casos suspeitos de infecção pela *Rickettsia rickettsii* e de outras riquetsioses, independentemente da faixa etária e da gravidade da doença.

O tratamento, portanto, pode ser feito com tetraciclina (2 g/dia), doxiciclina oral ou endovenosa (200 mg/dia) ou cloranfenicol (2 g/dia), sendo a primeira escolha a doxicilina e a segunda, o cloranfenicol. O tratamento antibiótico deve ser feito por pelo menos dez dias, devendo ser mantido por três dias após o término da febre. Quando precoce, possibilita, quase sempre, a cura da infecção (Tabela 2).

A doxiciclina é comumente associada a efeitos colaterais como náuseas e diarreia.

TABELA 2 Antibioticoterapia recomendada para febre maculosa (riquetsioses)

Adultos	
Doxiciclina	100 mg, a cada 12 h, por via oral ou endovenosa, a depender da gravidade do caso, devendo ser mantido por 3 dias após o término da febre. Sempre que possível a doxiciclina deve ser priorizada.
Cloranfenicol	500 mg, a cada 6 h, por via oral, devendo ser mantido por 3 dias após o término da febre. Em casos graves, recomenda-se 1 g, por via endovenosa, a cada 6 h, até a recuperação da consciência e melhora do quadro clínico geral, mantendo-se o medicamento por mais de 7 dias, por via oral, na dose de 500 mg, a cada 6 h.
Crianças	
Doxiciclina	Para crianças com peso inferior a 45 kg, a dose recomendada é 2,2 mg/kg, a cada 12 h, por via oral ou endovenosa, a depender da gravidade do caso, devendo ser mantido por 3 dias após o término da febre. Sempre que possível seu uso deve ser priorizado.
Cloranfenicol	50 a 100 mg/kg/dia, a cada 6 h, até a recuperação da consciência e melhora do quadro clínico geral, nunca ultrapassando 2 g por dia, por via oral ou endovenosa, dependendo das condições do paciente

Fonte: Brasil, 2017.

Nesses casos, indica-se tratamento de suporte com sintomáticos para término do tratamento.

Não é recomendada a antibioticoterapia profilática para indivíduos assintomáticos que tenham sido recentemente picados por carrapatos, uma vez que dados da literatura apontam que tal conduta poderia, dentre outras consequências, prolongar o período de incubação da doença.

A doxiciclina, na apresentação para uso endovenoso, e o cloranfenicol, na apresentação líquida, para uso oral, são disponibilizados exclusivamente pelo Ministério da Saúde.

A imunidade contra a febre maculosa parece ser vitalícia após a infecção.

Notificação

Todo caso suspeito de febre maculosa requer notificação compulsória e investigação por se tratar de doença grave. Um caso pode significar a existência de um surto, o que impõe a adoção imediata de medidas de controle. A notificação deve ser registrada no Sistema de Informação de Agravos de Notificação (Sinan), por meio do preenchimento da Ficha de Investigação da Febre Maculosa.

BORRELIA

A borreliose, ou doença de Lyme, é uma doença infecciosa causada por espiroquetas do gênero *Borreliella* e transmitida por picadas de carrapatos, particularmente do gênero *Ixodes*, com múltiplos vetores possíveis. O quadro clínico da doença de Lyme é extremamente variado em manifestações e severidades devido, em parte, às diferenças nas espécies infectantes.

Epidemiologia

Borrelia burgdorferi é a principal causadora da doença nos Estados Unidos. As três espécies patogênicas *B. burgdorferi*, *Borrelia afzelii* e *Borrelia garinii* ocorrem na Europa, e as duas últimas foram identificadas na Ásia. Diversas outras espécies de *Borreliella* já foram isoladas.

No Brasil, a borrelia responsável ainda não está identificada. Embora com manifestações clínicas similares, os títulos sorológicos baixos, o PCR negativo, as culturas negativas para *B. burgdorferi* indicam outra borrelia como responsável pela doença.

Quadro clínico

Trata-se de uma doença sistêmica, com acometimento de múltiplos sistemas, como pele, articulações, sistema nervoso e cardíaco. Reconhecem-se três fases da evolução da borreliose, embora as características clínicas de cada fase possam se sobrepor e nem todas as fases sejam sempre identificadas. Nas fases 1 e 2, além dos achados descritos, os pacientes podem apresentar sintomas constitucionais (febre, mal-estar geral, astenia, calafrios, cefaleia e linfadenopatia), geralmente de curta duração, tendendo a desaparecer em semanas, ainda que sem tratamento. Sintomas respiratórios altos e gastrointestinais também podem ocorrer, porém são raros, devendo ser considerados outros diagnósticos diferenciais. Manifestações oculares podem raramente acontecer nas fases precoces, sendo, a mais comum, a conjuntivite.

- Estádio I ou fase precoce localizada: ocorre de três a 30 dias após a picada do carrapato.
  - Pele: eritema crônico migratório, linfocitoma cútis, exantema, urticária.
- Estádio II ou fase precoce disseminada: surge semanas ou meses após o início da enfermidade.
  - Pele: múltiplas lesões de eritema crônico migratório.
  - Neurológico: encefalite, meningite, neurite de nervos cranianos bilateral, em especial o nervo facial, radiculopatias, neuropatias periféricas, mononeuropatia múltipla. A tríade clássica inclui: meningite, neuropatia de nervos cranianos e radiculopatia motora ou sensitiva.
  - Coração: bloqueio atrioventricular variável, miopericardite leve.
- Estádio III: surge após meses ou até 2 anos do início da doença.
  - Pele: acrodermatite crônica atrofiante.
  - SNC: encefalopatia com alterações mentais sutis, polineuropatia axonal, encefalomielite crônica com paralisias espásticas e neuropatia craniana.
  - Sistema musculesquelético: mono, oligo ou poliartrite persistente e intermitente em grandes articulações, como o joelho.

ERITEMA CRÔNICO MIGRATÓRIO

É o principal marcador cutâneo da doença de Lyme e ocorre em cerca de 80% dos pacientes. Em torno da área correspondente à picada do carrapato, surge mancha eritematosa, inicialmente homogênea que tende à regressão na porção central e progride centrifugamente, configurando-se lesão anular, que pode atingir mais de 20 cm de diâmetro. Embora eritema precoce comumente ocorra no local da picada devido a uma reação aos antígenos da saliva do carrapato, essa reação alérgica precoce deve ser diferenciada do eritema migratório, que se desenvolve apenas após dias.

A evolução, em geral, dura semanas a meses, mas pode durar até um ano, com períodos de desaparecimento e exacerbação. A lesão pode ser assintomática ou pruriginosa e acompanhar-se de adenopatia. As localizações mais frequentes são axilas, região inguinal, fossa poplítea ou linha do cinto e, em crianças, a localização facial é comum. A lesão, em geral, é única, mas podem ocorrer lesões múltiplas em consequência da disseminação hematogênica da borrelia.

Na histopatologia, há edema da derme superior e infiltrado linfocitário perivascular, às vezes, contendo plasmócitos e eosinófilos. Eventualmente, pode-se demonstrar a borrelia com colorações pela prata.

Na diagnose diferencial do eritema crônico migratório, devem ser consideradas as seguintes condições clínicas: outros eritemas figurados, reações inespecíficas a picadas de insetos, granuloma anular, erupção medicamentosa fixa, *tinea corporis*, lúpus eritematoso, eritema polimorfo e síndrome de Sweet.

LINFOCITOMA CÚTIS

A lesão constitui-se de nódulo isolado de cor eritematoviolácea, acompanhado de linfadenopatia regional. É raro e surge nas fases precoces da doença, porém mais tarde e por mais tempo do que o eritema crônico migratório (EM), resolvendo-se espontaneamente. As localizações mais frequentemente acometidas são: face, lóbulo auricular, região do mamilo e aréola mamária, nariz e região escrotal. As lesões podem ser assintomáticas, discretamente pruriginosas ou dolorosas. Em geral, as lesões surgem nas áreas onde ocorreram as picadas dos carrapatos.

Na histopatologia, na derme, há intenso infiltrado inflamatório linfocitário policlonal, que pode se organizar focalmente em folículos germinativos. As colorações pela prata identificam a borrelia em cerca de 40% dos casos.

Na diagnose diferencial, devem ser considerados linfomas, picadas de insetos em geral, erupção polimorfa à luz, granuloma facial, granuloma anular, lúpus eritematoso túmido e sarcoidose.

ACRODERMATITE CRÔNICA ATROFIANTE

As lesões atingem preferencialmente as extremidades, iniciando-se, em geral, nas faces extensoras das mãos e pés e progredindo de maneira centrípeta.

Inicialmente, surgem lesões eritematovioláceas, edematosas, que se apresentam sob formas de surtos e que evoluem para espessamentos fibrosos em faixas e nódulos com aspecto esclerodermiforme. Após anos, as lesões evoluem para atrofia, com pele apergaminhada, sem fâneros e com grande visibilidade dos vasos em função do adelgaçamento da pele. Essas lesões podem levar a danos em nervos periféricos e articulações.

Na análise histopatológica, na fase inflamatória, encontram-se telangiectasias e infiltrado linfocitário denso ao longo da derme e infiltrado composto de linfócitos e plasmócitos na hipoderme. Já nas fases tardias, há degeneração das fibras elásticas e colágenas, diminuição do infiltrado inflamatório, atrofia da derme com redução de folículos pilosos e glândulas sebáceas.

A diagnose diferencial deve ser feita com eritema pérnio, acrocianose e esclerodermia.

Diagnóstico

A abordagem diagnóstica da doença de Lyme irá depender do estágio da infecção.

Em casos de infecção precoce localizada, o diagnóstico deve ser unicamente baseado em critérios clínicos, na presença de uma lesão de eritema migratório associada à epidemiologia positiva. Em pacientes com estágio precoce disseminado ou estágio tardio, o teste sorológico pode corroborar com o diagnóstico clínico. Contudo, o exame para anticorpos contra *B. burgdorferi* não estabelece nem exclui o diagnóstico e deve ser preferencialmente realizado em duas etapas, com ELISA e ensaio de imunofluorescência associado a Western Blot ou dois testes ELISA. Os anticorpos, inclusive IgM, podem persistir por anos.

Cultura da borrelia em meios artificiais, com material obtido do sangue ou de lesões cutâneas são pouco sensíveis e indicada somente para fins investigativos, assim como detecção da espiroqueta pela análise com PCR.

Tratamento

O tratamento da doença de Lyme é recomendado de acordo com as manifestações clínicas da doença (Tabela 3).

- Precoce localizada: doxiciclina para adultos e crianças por 10 a 14 dias. Amoxicilina e cefuroxima também podem ser utilizadas, porém a doxiciclina é a primeira escolha pela eficácia contra a doença de Lyme e outras coinfecções possíveis. Alguns pacientes, principalmente aqueles com múltiplas lesões de EM e alta bacteremia, podem apresentar piora dos sintomas nas primeiras 24 horas de tratamento, consistente com a reação de Jarisch-Herxheimer, que não impede a continuação da terapia.
- Precoce disseminada: doxiciclina por 21 dias. Cursos menores do tratamento podem ser efetivos para alguns pacientes.
  - Paralisia do nervo facial, meningite e radiculoneuropatia sensorial ou motora: doxiciclina via oral por 14 a 28 dias. Não há indicação de corticoterapia. Na presença de envolvimento parenquimatoso como encefalite: ceftriaxone endovenoso (EV) por 14 a 28 dias.
  - Sintomas cardíacos (cardite e bloqueio atrioventricular [AV] de primeiro grau com intervalo PR ≥ 300 ms, 2º ou 3º grau): admissão hospitalar para monitoração e considerar marcapasso temporário. Tratamento com antibioticoterapia IV com ceftriaxone, cefotaxima ou penicilina G até resolução do bloqueio, quando então pode-se trocar para antibioticoterapia via oral. Assintomáticos com bloqueio AV de primeiro grau com intervalo PR < 300 ms podem ser tratados com terapia oral.
- Tardia:
  - sintomas neurológicos: tratamento EV com ceftriaxone, cefotaxima ou penicilina G por 28 dias;

- acrodermatite crônica: doxiclina, amoxicilina ou cefuroxima via oral por 21 dias;
- artrite sem sintomas neurológicos: estudos mostram resolução da artrite mesmo sem tratamento. Contudo, os sintomas podem durar por anos. Portanto, recomenda-se tratamento para acelerar a resolução e prevenir a recorrência, assim como outros danos. O tratamento indicado é de doxiciclina ou amoxicilina oral por 28 dias. Novos ciclos podem ser realizados conforme melhora parcial, mas não total. Na ausência de resposta, indica-se tratamento endovenoso com ceftriaxone.

TABELA 3 Tratamento da doença de Lyme ou borreliose

	Droga	Dosagem adultos	Dosagem criança
Eritema migratório (doença precoce localizada)			
	Doxiciclina	100 mg, VO, 2x/dia, por 10-21 dias	4,4 mg/kg/dia, VO, dividida em 2 tomadas (máx. de 100 mg/dose), por 10-21 dias
	OU amoxicilina	500 mg, VO, 3x/dia, por 14 a 21 dias	50 mg/kg/dia, VO, dividida em 3 doses (máx. 500 mg/dose), por 14-21 dias
	OU acetilcefuroxima	500 mg, VO, 2x/dia, por 14 a 21 dias	30 mg/kg/dia, VO, dividida em 2 doses (máx. 500 mg/dose), por 14-21 dias
Doença neurológica			
Paralisia isolada do nervo facial, meningite ou radiculoneuropatia (doença precoce disseminada)	Doxiciclina	100 mg, VO, 2x/dia, por 14 a 28 dias	4,4 mg/kg/dia, VO, dividida em 2 tomadas (máx. de 100 mg/dose), por 14 a 28 dias
Acometimentos mais graves (p. ex. encefalite)	Ceftriaxone	2 g, EV, 1x/dia, por 14 a 28 dias	50 a 75 mg/kg, EV, 1x/dia (máx. 2 g/dose), por 14 a 28 dias
Cardite			
Leve (bloqueio AV de 1º grau com intervalo PR < 300 ms)	Doxiciclina	100 mg, VO, 2x/dia, por 14 a 21 dias	4,4 mg/kg/dia, VO, dividida em 2 tomadas (máx. de 100 mg/dose), por 14 a 21 dias
	OU amoxicilina	500 mg, VO, 3x/dia, por 14 a 21 dias	50 mg/kg/dia, VO, dividida em 3 doses (máx. 500 mg/dose), por 14-21 dias
	OU acetilcefuroxima	500 mg, VO, 2x/dia, por 14 a 21 dias	30 mg/kg/dia, VO, dividida em 2 doses (máx. 500 mg/dose), por 14-21 dias

(continua)

TABELA 3 Tratamento da doença de Lyme ou borreliose (*continuação*)

	Droga	Dosagem adultos	Dosagem criança
Cardite			
Acometimentos mais graves (sintomáticos, bloqueio AV de 2º ou 3º grau, bloqueio AV de 1º grau com intervalo PR ≥ 300 ms)	Ceftriaxone	2 g, EV, 1x/dia, por 14 a 28 dias	50 a 75 mg/kg, EV, 1x/dia (máx. 2 g/dose), por 14 a 28 dias
Artrite			
Artrite sem doença neurológica	Doxiciclina	100 mg, VO, 2x/dia, por 28 dias	≥ 8 anos: 4,4 mg/kg/dia, VO, dividida em 2 tomadas (máx. de 100 mg/dose), por 28 dias
	OU amoxicilina	500 mg, VO, 3x/dia, por 28 dias	50 mg/kg/dia, VO, dividida em 3 doses (máx. 500 mg/dose), por 28 dias
Artrite persistente com pouca ou nenhuma resposta a antibiótico oral (apesar de terapia oral adequada prévia)	Ceftriaxone	2 g, EV, 1x/dia, por 14 a 28 dias	50 a 75 mg/kg, EV, 1x/dia (máx. 2 g/dose), por 14 a 28 dias
	OU doxiciclina	100 mg, VO, 2x/dia, por 28 dias	≥ 8 anos: 4,4 mg/kg/dia, VO, dividida em 2 tomadas (máx. de 100 mg/dose), por 28 dias
	OU amoxicilina	500 mg, VO, 3x/dia, por 28 dias	50 mg/kg/dia, VO, dividida em 3 doses (máx. 500 mg/dose), por 28 dias
Acrodermatite crônica atrofiante			
	Doxiciclina	100 mg, VO, 2x/dia, por 21 dias	4,4 mg/kg/dia, VO, dividida em 2 tomadas (máx. de 100 mg/dose), por 21 dias
	OU amoxicilina	500 mg, VO, 3x/dia, por 21 dias	50 mg/kg/dia, VO, dividida em 3 doses (máx. 500 mg/dose), por 21 dias
	OU acetilcefuroxima	500 mg, VO, 2x/dia por 21 dias	30 mg/kg/dia, VO, dividida em 2 doses (máx. 500 mg/dose), por 21 dias

Fonte: adaptado da tabela *Treatment of Lyme disease* de 2021 UpToDate, Inc. and/or its affiliates.

CONCLUSÃO

A febre maculosa brasileira (FMB) é uma riquetsiose que se manifesta como doença infecciosa febril aguda, de gravidade variável: há desde formas leves e atípicas até formas graves. Caracteriza-se por ter início abrupto, com sinais inespecíficos seguidos por exantema maculopapular. O tratamento precoce é essencial para evitar formas mais graves da doença.

Há dificuldade em realizar esse diagnóstico e atraso na terapêutica, relacionados principalmente à sintomatologia inespecífica e ao pouco conhecimento sobre a doença.

A doença de Lyme é uma borreliose cujo quadro clínico é extremamente variável, se manifestando com acometimento de múltiplos sistemas, como pele, coração, sistema nervoso e articular e que se divide didaticamente em três estágios de evolução da doença. O eritema crônico migratório é o principal sinal diagnóstico, ocorrendo em até 80% dos casos. O diagnóstico é predominantemente clínico, podendo-se usar a sorologia como auxiliar. O tratamento deve ser direcionado conforme as múltiplas manifestações da doença.

SUGESTÕES DE LEITURA

1. American Academy of Pediatrics. Lyme disease. In: Kimberlin DW, Brady MT, Jackson MA, Long SS (eds.). Redbook: 2018 Report of the Committee on Infectious Diseases. 31 ed. Itasca, IL: AAP; 2018.
2. Brasil. Ministério da Saúde, Guia de vigilância em saúde, volume único. 2 ed. Brasília: Miniestério da Saúde; 2017.
3. Chapman AS, Bakken JS, Folk SM, Paddock CD, Bloch KC, Krusell A, et al. Diagnosis and management of tickborne rickettsial diseases: Rocky Mountain spotted fever, ehrlichioses, and anaplasmosis – United States: a practical guide for physicians and other health-care and public health professionals. MMWR. 2006;55(RR04):1-27.
4. Couto DV, Medeiros MZ, Hans-Filho G, Lima AM, Barbosa AB, Vicari CFS. Febre maculosa brasileira: importância dos sinais dermatológicos para o diagnóstico precoce. An Bras Dermatol. 2015;90(2):251-3.
5. Krawczak FS, Muñoz-Leal S, Guztzazky AC, Oliveira SV, Santos FCP, Angerami RN, et al. Rickettsia sp. strain Atlantic rainforest infection in a patient from a spotted fever-endemic area in southern Brazil. J Trop Med Hyg. 2016;95(3):551-3.
6. Labruna MB, Mattar SV. Rickettsioses in Latin America, Caribbean, Spain and Portugal. Rev MVZ Cordoba. 2011;16:2435-57.
7. Oliveira SV, Guimarães JN, Reckziegel GC, Neves BMC, Araújo-Vilges KM, Fonseca LX, et al. An update on the epidemiological situation of spotted fever in Brazil. J Venom Anim Toxins Incl Trop Dis. 2016;22(1).
8. Rivitti EA. Dermatologia de Sampaio e Rivitti. eBook. São Paulo: Artes Médicas; 2018.
9. Stanek G, Wormser GP, Gray J, Strle F. Lyme borreliosis. Lancet. 2012;379:461.
10. Woods CR. Rocky Mountain spotted fever in children. Pediatr Clin N Am. 2013;60(2):455-70.

CONTEÚDO COMPLEMENTAR

Utilize o QR code abaixo para acessar as questões comentadas do capítulo (senha: dermatologiaicr).

Leishmaniose e micoses profundas: paracoccidioidomicose e esporotricose

Walter Belda Junior

PONTOS-CHAVE DESTE CAPÍTULO

- Abordagem das principais manifestações clínicas dessas três doenças.
- Abordagem dos métodos diagnósticos atuais dessas patologias.
- Principais diagnósticos diferenciais.
- Esquemas terapêuticos recomendados.

LEISHMANIOSE TEGUMENTAR AMERICANA

Doença infecciosa, não contagiosa, de evolução crônica, causada por diferentes espécies de protozoários do gênero *Leishmania*, que acomete o tecido cutâneo e, secundariamente, dependendo da espécie de *Leishmania* e de fatores imunogenéticos do hospedeiro, o tecido mucoso e nasobucofaríngeo.

Trata-se de enfermidade que vem atingindo o homem desde a antiguidade. No velho mundo existem descrições sobre a sua ocorrência que podem ser encontradas na literatura do primeiro século d.C., na Ásia Central, onde a moléstia era conhecida como úlcera de Balkh, em área altamente endêmica no norte do Afeganistão. Outros exemplos podem ser encontrados em grande quantidade na literatura médica antiga como úlcera de Delhi, botão do oriente, botão de Biskra etc.

No novo mundo as evidências sobre a autoctonia da leishmaniose tegumentar americana (LTA) datam da época pré-colombiana, 400 a 900 d.C., sendo registrada em vasos de cerâmica feitos pelos índios do Peru, que retratavam as mutilações dos lábios e do nariz, característicos da espúndia, hoje conhecida como leishmaniose cutâneo-mucosa. No Brasil, a natureza das lesões cutâneas e mucosas foi confirmada pela primeira vez em 1909 por Lindemberg, que descreveu lesões cutâneas em indivíduos que trabalhavam na construção de rodovias em áreas de mata no interior do estado de São Paulo.

Distribuição geográfica

A doença tem ampla distribuição mundial, ocorrendo em vários países do Velho e Novo Mundo. Na Europa ocorre principalmente nos países que margeiam a bacia do mediterrâneo, tais como Portugal, Espanha, França, Itália, Grécia e Turquia. Na África, a doença tem maior concentração nos países das regiões leste (Sudão e Etiópia) e norte (Marrocos e Egito). Na Ásia compromete principalmente países do Oriente Médio como Irã, Iraque e parte da China. No Novo Mundo está distribuída desde o extremo sul dos Estados Unidos, atravessando a América Central, até o norte da Argentina, sendo que somente o Chile e o Uruguai não apresentam registros dessa doença. Nas Américas, o Brasil representa a área endêmica de maior extensão territorial e um dos países com as mais elevadas taxas de notificação da LTA. Além disso, a doença tem sido notificada em todos os estados brasileiros, em incidência contínua e crescente. A leishmaniose é endêmica em 88 países nos cinco continentes, com uma população de risco de 350 milhões (10% da população mundial), sendo estimada que sua prevalência mundial seja de 12 milhões de indivíduos, e uma incidência de cerca de 600 mil casos novos por ano.

Etiologia/vetor

Os agentes da Leishmaniose tegumentar são protozoários de diferentes espécies, pertencentes ao gênero *Leishmania*. Atualmente são conhecidas cerca de 30 espécies de leishmania no mundo, das quais 21 são consideradas agentes da leishmaniose para o homem. Na leishmaniose das Américas várias espécies de flebotomíneos têm sido incriminadas como vetores do parasito, entre eles, no Brasil, destacam-se o *Lutzomyia intermédia*, *Lutzomyia whitmani*, *Psychodipygus wellcomei* e *Psychodipygus complexus*, que apresentam como criadores naturais áreas florestais, tronco de árvores e regiões peridomiciliares.

Ciclo biológico/patogenia

O ciclo de vida dos parasitas do gênero *Leishmania* compreendem uma fase evolutiva no hospedeiro invertebrado (flebotomíneo ou mosquito-palha), nos quais as formas promastigotas se multiplicam por divisão binária no tubo digestivo das fêmeas, já que os machos não exercem a hematofagia. Esta fase em geral começa no intestino médio (estômago) do flebotomíneo, onde as formas promastigotas, originadas do sangue do mamífero, multiplicam-se ativamente e, após aproximadamente cinco dias, migram para as regiões anteriores do trato digestivo (esôfago e probóscida), sendo que ao final de sete a dez dias a fêmea já estará apta a transmitir o parasita a um hospedeiro mamífero (homem).

A segunda fase evolutiva se processa no hospedeiro vertebrado. Esta fase se realiza nos macrófagos da pele, do sangue e de alguns órgãos internos (baço e fígado) dos hospedeiros mamíferos. A infecção se estabelece no momento que a fêmea do flebotomíneo infectada, ao picar o hospedeiro, regurgita na pele do mamífero as formas promastigotas. Nessa ocasião, a maioria das formas promastigotas são neutralizadas pela ação lítica do sistema de complemento e pela ação de polimorfonucleares e eosinófilos presentes no sangue que flui no ponto da picada. Entretanto, algumas formas promastigotas escapam desse ataque inicial das defesas do organismo, são fagocitadas pelos macrófagos da pele, se transformando no seu interior em formas amastigotas. Após sucessivas divisões binárias, rompem a célula e liberam no meio intercelular as formas amastigotas, que são novamente fagocitadas por outros macrófagos, reiniciando o ciclo nessas células.

Nas Américas, a LTA é considerada uma protozoose primária de mamíferos silvestres (roedores e marsupiais), entre os quais as diferentes espécies de *Leishmania* são transmitidas pela picada de insetos flebotomíneos. Dessa forma, o homem adquire a infecção ao entrar em contato com áreas florestais onde existem as enzootias por diferentes espécies de *Leishmania*. Os principais reservatórios primários do parasita são a preguiça, o tamanduá, o quati, roedores, tatu e, eventualmente, cães e cavalos.

Quadro clínico

Considerando-se duas premissas inerentes à doença, ou seja, o perfil imunogenético do homem e a virulência da espécie de *Leishmania* infectante, a infecção pode manter-se inaparente ou assintomática em indivíduos naturalmente resistentes, com imunidade nata capaz de conter a progressão da infecção ou, como acontece com a maioria dos indivíduos que apresentam susceptibilidade imunológica, resultar em um leque espectral de manifestações clínicas na pele e/ou mucosas nasobucofaríngeas, traduzidas por lesões cutâneas isoladas, disseminadas, lesões cutaneomucosas e lesões mucosas (Tabela 1).

Considerando a alta representatividade (≥ 95%) da forma localizada da LTA e sua importância no tocante aos possíveis desdobramentos no espectro clínico-imunológico da doença, não há dúvida de que as suas manifestações clínicas merecem prioridade, já que o seu diagnóstico e tratamento quanto mais precoces, melhor poderão contribuir no sentido de prevenir o desenvolvimento de formas mais graves e de difícil manejo clínico.

Forma cutânea da leishmaniose

A doença tem início após um período de incubação de três a oito semanas, quando surge no local da picada uma pápula, nódulo ou simples induração. A pápula logo se transforma em pústula, dando início à formação da úlcera, que evolui durante os 3 a 4 primeiros meses. A úlcera característica se apresenta com contornos circulares, bordas elevadas e talhadas à pique, infiltrada (em moldura de quadro). É pouco exsudativa, sem tendência a sangramento espontâneo, com fundo granuloso, de coloração avermelhada, raramente do-

TABELA 1 Manifestações clínicas da leishmaniose tegumentar americana

Apresentação	Quadro clínico
Forma cutânea	Úlcera circular, de bordas infiltradas, indolor, fundo limpo. Presença de linfangite/ linfadenite
Forma mucosa	Edema/eritema nasal. Obstrução e secreção nasal. Perfuração de septo. Nariz de anta. Rouquidão. Cruz de Escomel.

lorosa e com diâmetro variado (Figura 1). No início da doença é comum a presença de linfangite e linfadenite regional, especialmente quando as lesões se localizam na face ou membros superiores. Os gânglios regionais tendem a regredir após alguns meses, quando a lesão primária se estabiliza, porém às vezes podem ulcerar, sendo que o material expelido é rico em leishmanias. No mesmo doente podem ocorrer lesões em várias fases evolutivas, eventualmente sendo observada satelitose. A lesão pode evoluir para cicatrização espontânea ou dar origem a placas vegetantes, verrucosas ou nódulos tuberosos.

Forma mucosa da leishmaniose

As lesões mucosas instalam-se de preferência nas vias aéreas superiores, acometendo as estruturas mais resfriadas pela passagem do ar inspirado, especialmente o septo nasal, em geral um a dois anos após o início da infecção, e são devidas quase sempre à disseminação hematogênica. As manifestações mais frequentes são o desconforto, ardência, obstrução nasal, aumento de secreção, formação de crostas e sangramento aos pequenos traumatismos. Após a infiltração do septo nasal segue-se processo ulcerativo, que se desenvolve acometendo a mucosa das faces laterais das asas do nariz e elementos contíguos. Ocorrendo a destruição do septo, o nariz tomba para a frente, constituindo o chamado nariz de anta ou tapir. Na área adjacente há edema e eritema, e pela inflamação secundária, hipertrofia nasal lembrando o rinofima (Figura 2).

Com a evolução da doença, configura-se um espectro de formas clínicas, ora com predomínio do caráter ulcerativo e mutilante, ora com aumento de volume das partes moles, hiperemia e ulcerações superficiais, mas sem destruição importante. A extensão das lesões não guarda relação com o tempo de evolução da doença. Em poucos meses pode ocorrer destruição total do nariz e lábio superior. Outras vezes a doença evolui por anos com discreta perfuração do septo, sem comprometer a aparência externa. Em qualquer das situações as lesões mostram caráter progressivo, sendo muito rara a cura espontânea.

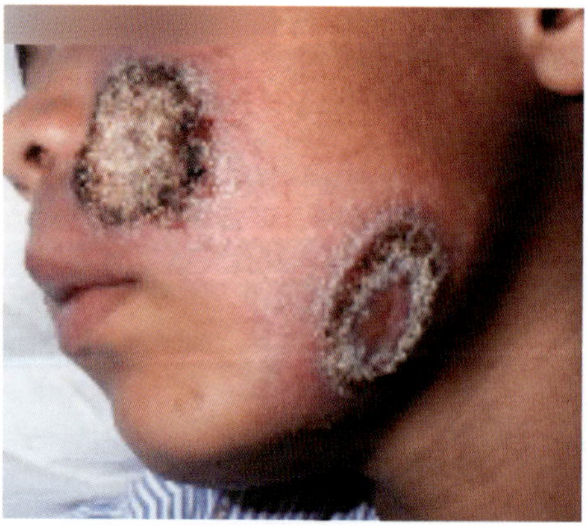

FIGURA 1 Forma cutânea da leishmaniose.

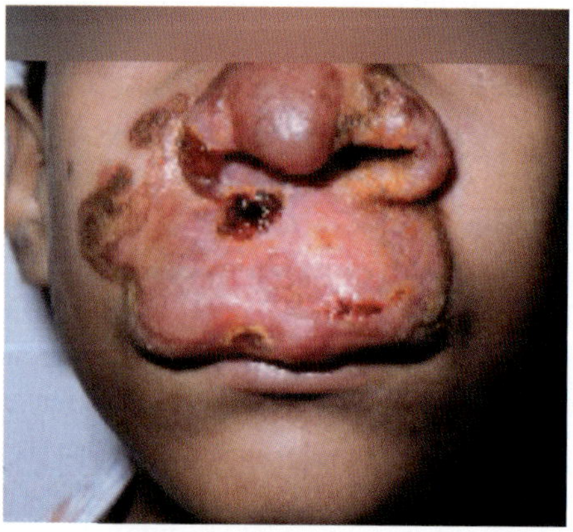

FIGURA 2 Forma cutâneo-mucosa da leishmaniose.

Na boca, orofaringe e laringe as lesões geralmente assumem caráter proliferativo. Em especial no palato, as lesões são úlcero-vegetantes com granulações grosseiras, às vezes separadas por sulcos que podem se entrecruzar formando a chamada *cruz da espundia* ou *cruz de Escomel*. O comprometimento da faringe e laringe pode ser intenso a ponto de causar distúrbios na deglutição, dificuldades respiratórias, rouquidão e afonia. Não existem parâmetros que permitam prever o aparecimento de lesões mucosas. Sabe-se, porém, que o risco é bem maior em indivíduos que passam pela cura espontânea da doença na pele, ou aqueles em que o tratamento da forma cutânea é retardado (Tabela 1).

Diagnóstico

Diagnóstico diferencial

Deverá ser feito com doenças que levam ao aparecimento de lesões ulceradas e verrucosas na pele, tais como úlceras crônicas de membros inferiores, úlcera da anemia falciforme, úlcera tropical, formas ulceradas da esporotricose e paracoccidioidomicose, sífilis terciária, neoplasias ulceradas da pele, quadros verrucosos da cromomicose, tuberculose cutânea, piodermite vegetante e neoplasias diversas (Quadro 1).

QUADRO 1 Diagnóstico diferencial da leishmaniose tegumentar americana

- Úlcera crônica de membros inferiores (venosa)
- Úlcera tropical
- Esporotricose
- Paracoccidioidomicose
- Cromomicose
- Tuberculose cutânea
- Neoplasias cutâneas diversas

Diagnóstico laboratorial e anatomopatológico (Quadro 2)

1. Esfregaço: com material obtido de biópsias da borda da lesão, corado pelo Giemsa ou Leishman. Tem índice de positividade de 80%. De modo geral, as formas amastigotas são mais abundantes na fase inicial. Tornando-se raras em lesões antigas, especialmente nas lesões mucosas.
2. Intradermorreação de Montenegro: considerada positiva quando apresentar pápula maior que 5 mm de diâmetro. Pode ser negativa até um a dois meses após o início da doença e em imunodeprimidos. Persiste positiva após a cura.
3. Anatomopatológico: geralmente apresenta infiltrado crônico com predomínio de linfócitos, histiócitos e principalmente plasmócitos. Nas formas recentes as leishmanias podem ser encontradas na coloração Hematoxilina-Eosina (HE).
4. Cultura: isolamento em meios de cultura Neal, Novy, Nicolle (NNN) ou inoculação em hamster com material obtido por biópsias ou punção aspirativa da borda da lesão.
5. Imunohistoquímica: utilizando-se anticorpo monoclonal.
6. RT-PCR (reação em cadeia polimerase-transcriptase reversa): eleita a técnica com melhor reprodutibilidade.

QUADRO 2 Diagnóstico laboratorial da leishmaniose tegumentar americana

- Esfregaço com coloração de Giemsa ou Leishman
- Intradermorreação de Montenegro
- Anatomopatológico
- Cultura em meio NNN
- Imuno-histoquímica
- RT-PCR

Tratamento

A droga de primeira escolha é o antimonial pentavalente (N-metil glucamina) por via endovenosa, na dose de 15 a 25 mg de SbV/kg/dia (SbV = antimônio puro), em soro glicosado a 25%, infusão diária com duração de 6 horas, por 20 dias. Como segunda escolha pode-se utilizar a anfotericina B, por via endovenosa, em soro glicosado, com infusão diária com duração de 6 horas. Em crianças a primeira infusão deve ser feita na dose de 0,25 mg/kg, e a partir da segunda dose corrigir para 0,5 a 1,0 mg/kg, tendo como dose total 20 a 40 mg/kg (Tabela 2).

PARACOCCIDIOIDOMICOSE

Micose sistêmica endêmica da América Latina, causada pelo fungo *Paracoccidioides brasiliensis*, mais prevalente em pacientes procedentes da zona rural. A infecção ocorre por via inalatória e a evolução para doença pode ser aguda ou crônica, e com frequência produz lesões cutâneo-mucosas.

Epidemiologia

A paracoccidioidomicose autóctone é restrita aos países da América do Norte (México), da América Central e do Sul. É relatada com maior frequência no Brasil, Colômbia, Venezuela e Argentina. Países como Chile, Suriname, Guiana Francesa e Nicarágua não possuem relato de casos autóctones. No Brasil é mais prevalente na região Centro-Sul, mas é crescente o número de casos no Pará, Mato Grosso e Rondônia. A faixa etária mais acometida é dos 40-60 anos, com menor frequência abaixo dos 20 anos de idade e rara em crianças. O acometimento na faixa etária infantil ocorre em 5% dos casos.

TABELA 2 Tratamento da leishmaniose tegumentar americana

Medicamento	Doses
N-metil glucamina	15-25 mg SbV/kg/dia em soro glicosado, por 20 dias
Anfotericina B	Primeira infusão: 0,25 mg/kg em soro glicosado A partir de segunda infusão: 0,5-1,0 mg/kg/dia Dose total: 20-40 mg/kg

Patogênese

Evidências clínicas, radiológicas, anatomopatológicas e experimentais indicam o pulmão como porta de entrada da infecção. Atingindo o tecido pulmonar, o fungo pode ser destruído de imediato ou se transforma de micélio a levedura, se multiplica e produz o foco primário de infecção. A partir daí é drenado para gânglios do hilo pulmonar, estabelecendo o complexo primário pulmonar, em modelo semelhante ao da tuberculose.

Pode ocorrer disseminação hematogênica transitória ou progressão para doença ativa. Caso o sistema imune seja capaz de resposta efetiva, o processo é bloqueado e surge a oportunidade de destruição completa do fungo. Ou, ao contrário, há estabilização da infecção com a permanência de fungos viáveis, quiescentes, em latência, com possibilidade de reativação futura por possível ruptura do equilíbrio da relação agente-hospedeiro. A reativação pode ocorrer no pulmão ou em qualquer órgão onde o fungo possa ter se instalado quando da disseminação hematogênica original.

Sem tratamento específico, a paracoccidioidomicose é doença fatal. Sob tratamento, a evolução é favorável em torno de 95% dos casos, exceto em imunossuprimidos, nos quais a mortalidade pode chegar a 30%.

Quadro clínico

O comprometimento clássico da enfermidade é aquele descrito como tegumento-pulmonar, isto é, associa lesões pulmonares a lesões cutâneas ou da cavidade oral. Clinicamente as manifestações pulmonares são silenciosas ou oligossintomáticas e expressivas apenas quando o comprometimento pulmonar é intenso. Manifesta-se inicialmente por tosse seca e/ou com secreção escassa, que paulatinamente se acentua e agrega dispneia aos esforços de intensidade progressiva. As alterações radiológicas pulmonares são variáveis, podendo apresentar os padrões:

A. infiltrativo ou intersticial, preferencialmente nos campos médios;
B. nodular ou micronodular disseminados ao longo do parênquima pulmonar;
C. pneumômico com padrão de infiltração variado;
D. cavitações simples ou múltiplas.
E. fibrose – nos casos crônicos.

As lesões da cavidade oral são frequentes na forma crônica do adulto e são raras na forma aguda/subaguda, tipo juvenil. As lesões em geral são múltiplas e, quando bem estabelecidas, apresentam aspecto clínico típico, referidas como tipo "estomatite moriforme de Aguiar Pupo". O aspecto é de lesão ulcerada rasa, com granulações finas e pontilhado hemorrágico na superfície. Predominam na mucosa do lábio inferior, mucosa jugal, gengivas e palato.

As lesões cutâneas ocorrem frequentemente tanto nos casos juvenis como na forma crônica do adulto. A origem das lesões cutâneas pode ser consequência de progressão por contiguidade às lesões da cavidade oral; contiguidade a gânglio abscedado, ou a partir de lesão óssea fistulizando para pele ou por disseminação hematogênica.

As lesões cutâneas localizam-se preferencialmente no segmento cefálico, seguido dos membros inferiores, tronco e membros superiores. O padrão de lesões cutâneas é variável, predominando as lesões ulceradas, seguidas por aquelas com padrão infiltrativo, nodular, vegetante, verrucoso e, eventualmente, tipo abscessos. As lesões cutâneas ulceradas apresentam formato irregular, bordas infiltradas, mas que não emolduram a lesão, fundo granuloso com pontilhados hemorrágicos (Figura 3). Lesão de couro cabeludo não é comum e, quando ocorrem, acometem preferencialmente áreas calvas.

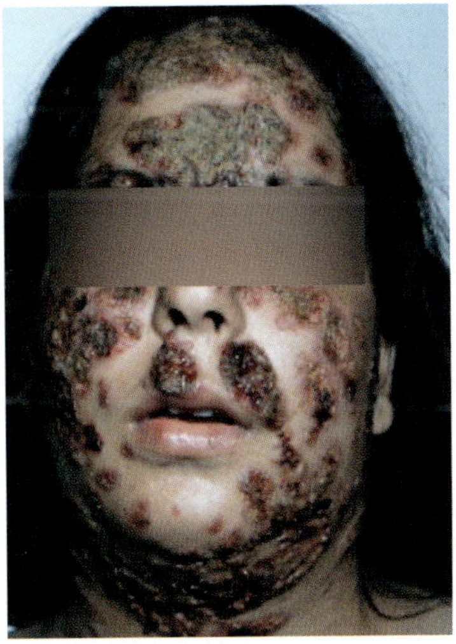

FIGURA 3 Lesão úlcero-crostosa da paracoccidioidomicose.

O comprometimento ganglionar é regra nos casos juvenis. Inicialmente o gânglio é aumentado de volume, firme e com tendência a coalescer. Com a evolução, supura, permanece secretando e não cicatriza espontaneamente. As cadeias mais acometidas são as superficiais cervicais, axilares e inguinais. Podem ocorrer adenomegalias mesentéricas, para-aórtica e para-hilar hepática, nas quais massas ganglionares podem provocar compressão e quadros de oclusão intestinal ou de retenção biliar ou pancreática. Ainda nos casos juvenis é comum o comprometimento específico do fígado e baço. Pode ainda ocorrer o comprometimento específico do trato gastrointestinal, particularmente dos segmentos ileocecal e cólon transverso, com quadros de cólica associados a náuseas, vômitos ou diarreia crônica.

O comprometimento ósteoarticular não é comum, mas deve ser investigado quando o paciente apresenta as formas agudas/subagudas. As lesões ósseas são assintomáticas e podem acometer qualquer localização, sendo mais frequentes nos ossos longos, costelas e escápula.

As sequelas clínicas dependem da intensidade do acometimento da doença ativa e do órgão comprometido. As sequelas tipo doença pulmonar obstrutiva crônica, neurológicas e de insuficiência adrenal, microstomia, rouquidão e obstrução de vias aéreas superiores condicionam maior morbidade (Tabela 3).

Diagnóstico

Diagnóstico diferencial

O diagnóstico diferencial depende da localização das lesões: quando as lesões se situam na mucosa e semimucosa labial, o diferencial deve ser feito com carcinoma espinocelular, histoplasmose e leishmaniose. Quando a localização é cutânea o diferencial se faz com leishmaniose, esporotricose, cromomicose, carcinoma espinocelular, histoplasmose. Quando os gânglios estão aumentados, o diferencial se faz com o linfoma de Hodgkin, tuberculose ganglionar e doença da arranhadura do gato (Tabela 4).

Diagnóstico laboratorial, anatomopatológico e de imagem

O diagnóstico de certeza decorre da visualização e correta identificação do agente, por meio do exame direto, anatomopatológico ou cultura. A sorologia é método auxiliar ao diagnóstico e as metodologias mais utilizadas são a contraimunoeletroforese e a imunodifusão em gel de ágar. Os

TABELA 3 Quadro clínico da paracoccidioidomicose

Localização	Sinais e sintomas
Forma pulmonar	Tosse seca, secreção escassa, dispneia, alterações radiológicas
Forma mucosa	Lesão ulcerada, pontilhado hemorrágico
Forma cutânea	Lesão ulcerada, nodular, vegetante. Presença de abscesso
Forma ganglionar	Aumento de volume, supuração contínua

TABELA 4 Diagnóstico diferencial da paracoccidioidomicose

Localização	Diagnóstico diferencial
Lesão mucosa	Carcinoma espinocelular, histoplasmose, leishmaniose
Lesão cutânea	Leishmaniose, esporotricose, cromomicose, carcinoma espinocelular, histoplasmose
Lesão ganglionar	Linfomas, tuberculose ganglionar

exames sorológicos se prestam ao acompanhamento terapêutico e tendem a se negativar ao final do primeiro ano de tratamento. A radiografia de tórax é exame auxiliar obrigatório. Nos pacientes com as formas aguda/subaguda se faz necessário o ultrassom de abdome para identificação de comprometimento visceral (Quadro 3).

Tratamento

Para casos graves o indicado é a anfotericina B, na dose de 0,5 a 0,75 mg/kg/dia, diluída em soro glicosado a 5%, em infusão com duração de 6 horas. Nas formas leves e moderadas pode-se utilizar o sulfametoxazol/trimetoprim 2.400 mg/dia por 12 a 24 meses e, nas crianças 50 mg/kg/dia por 24 meses. Outra droga é o itraconazol 200 mg/dia por 6 a 12 meses.

Durante o tratamento ambulatorial o paciente deve ser avaliado clínica e laboratorialmente, mensalmente nos primeiros seis meses, e depois a cada dois a três meses até o 12º mês. O acompanhamento por longo prazo é recomendável.

Critérios de cura

Os critérios devem ser clínicos, radiológicos e sorológicos. Do ponto de vista clínico o critério de cura é o desaparecimento de sinais e sintomas. Na avaliação radiológica espera-se a estabilização das imagens em radiografias sucessivas, com intervalo de 3 meses. Do ponto de vista sorológico, espera-se a negativação das reações em avaliações sucessivas, ou a persistência de títulos baixos.

QUADRO 3 Exames para diagnóstico da paracoccidioidomicose

- Exame direto
- Anatomopatológico
- Cultura em ágar Sabouraud
- Sorologia
- Radiografia de tórax
- Ultrassonografia abdominal

ESPOROTRICOSE

Micose profunda de ocorrência frequente tanto no meio urbano como rural, causada pelo fungo dimorfo *Sporothrix schenckii* e que acomete principalmente pele e tecido celular subcutâneo e eventualmente outros órgãos, em especial em imunodeprimidos.

Epidemiologia

Caracteriza-se por sua distribuição universal, especialmente em regiões tropicais e subtropicais de altas temperaturas e umidade. No Brasil tem sido descrita principalmente em São Paulo, Rio de Janeiro e Rio Grande do Sul. A infecção é geralmente associada a trabalhadores que tenham contato com solo, plantas ou materiais contaminados pelo fungo, e por pessoas que mantenham contato com animais, já que o fungo foi isolado em gatos, cachorros, tatus e roedores.

Patogenia

A infecção ocorre por penetração do fungo na derme ou subcutâneo após trauma ou abrasão produzidos por material contaminado e, menos frequentemente, pela inalação de esporos que pode resultar em forma pulmonar ou sistêmica.

Quadro clínico

A esporotricose pode se manifestar por um polimorfismo de lesões, sendo descritas quatro formas clínicas clássicas (Tabela 5).

Forma cutânea localizada

A lesão surge no ponto de inoculação do fungo, sendo única na maioria dos casos. Pequenas lesões satélites próximas ao ponto de inoculação podem ocorrer e a adenite regional é rara. Essa forma ocorre quando o hospedeiro apresenta alto grau de imunidade. Essa forma é mais frequente na face e membros e inicia como lesão pápulo-pustulosa ou placa infiltrada que evolui para um nódulo simples ou ulcerado que cresce excentricamente, de coloração violácea, e formando pequenas fístulas ou abscessos (Figura 4). Essa forma também pode se apresentar como lesão verrucosa, ulcerosa, úlcero-vegetante, tornando o diagnóstico clínico mais difícil. Essa forma não compromete o estado geral do paciente e pode ocorrer cura espontânea.

Forma cutâneo-linfática

É a forma mais comum em nosso meio. A lesão inicial surge no ponto de inoculação do fungo, constituindo o cancro esporotricótico, podendo se manifestar como lesão papulosa, pustulosa, úlcera de base infiltrada e, de maneira mais frequente, como nódulo subcutâneo pequeno e indolor, que cresce e depois ulcera. Essa ulceração tem fundo avermelhado com presença de microabscessos e, quando comprimida, drena secreção purulenta.

Após algumas semanas as lesões se disseminam para os linfáticos que drenam a área acometida. Formam-se então cordões rijos, de trajeto linear, com presença de nódulos profundos, múltiplos e indolores. Com a evolução esses nódulos amolecem e formam-se fístulas que drenam secreção seropurulenta (Figura 5). Geralmente as lesões não ultrapassam os grupos ganglio-

TABELA 5 Quadro clínico da esporotricose

Localização	Sinais e sintomas
Forma cutânea	Lesão pápulo-pustulosa, placas infiltradas, lesão nódulo-ulcerada, lesões verrucosas/vegetantes
Forma cutâneo-linfática	Úlcera com base infiltrada, presença de secreção purulenta, linfangite ascendente
Forma disseminada	Rara por disseminação hematogênica. Lesões gomosas, abscessos, nódulos e úlceras vegetantes
Forma extracutânea	Muito rara. Lesões ósseas, pulmonares e de sistema nervoso

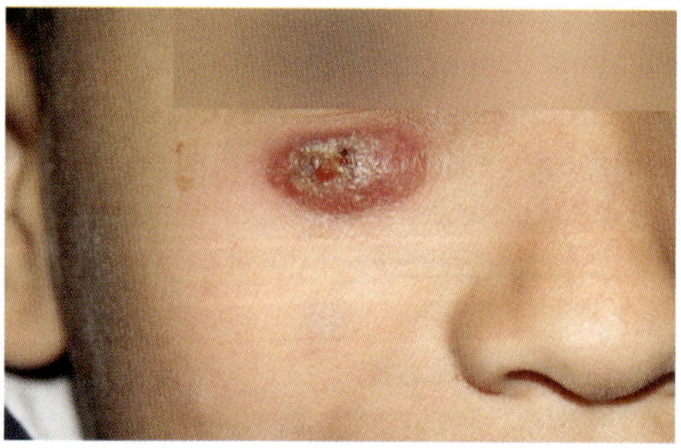

FIGURA 4 Forma cutânea localizada de esporotricose.

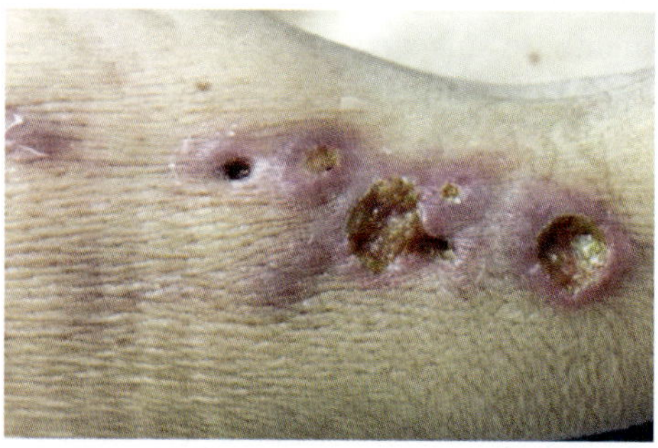

FIGURA 5 Esporotricose: forma cutânea-linfática.

nares regionais. O estado geral normalmente não é afetado. Quando não tratada pode permanecer ativa por anos.

Forma cutânea disseminada

Forma rara da doença. Após a inoculação através da pele ocorre disseminação hematogênica por deficiência da resposta imune-celular. As lesões são múltiplas com diversas manifestações clínicas, principalmente com lesões gomosas e abscessos lembrando a tuberculose, mas também pápulas, nódulos subcutâneos, lesões úlcero-vegetantes e verrucosas. Ocorre principalmente em imunodeprimidos de maneira geral, havendo como regra comprometimento do estado geral do paciente.

Formas extracutâneas

São formas muito raras e de difícil diagnóstico. Pode acometer um ou mais órgãos, é frequentemente oportunista e acomete pacientes imunodeprimidos e debilitados. Ocorre por disseminação de esporos por via hematogênica após sua inalação. O quadro cursa com febre e comprometimento do estado geral. Qualquer órgão pode ser acometido, sendo mais frequente no sistema esquelético, boca, faringe, pulmões e sistema nervoso.

Diagnóstico

Diagnóstico diferencial

Deve-se realizar o diferencial com outras micoses profundas como paracoccidioidomicose, cromomicose, histoplasmose; doenças bacterianas como impetigo, foliculite, linfangite estafilocócica, furunculose e antraz; lesões tumorais como carcinoma espinocelular e sarcomas; além de leishmaniose, tuberculose cutânea, hanseníase, sarcoidose, bromo e iododerma (Tabela 6).

Diagnóstico laboratorial e anatomopatológico

A realização de pesquisa direta do agente na lesão não é recomendável pois resulta negativa. A cultura em meio de ágar Sabouraud é o método mais importante para o diagnóstico, realizado com material da secreção da lesão ou raspado desta. Na microscopia da cultura observa-se a forma miceliana do fungo, dispostas em formato de "margarida" na extremidade do conidióforo. O exame histopatológico revela infiltrado inflamatório com neutrófilos e histiócitos, abscessos intraepidérmicos. Um granuloma completamente desenvolvido constitui a imagem clássica da esporotricose, apresentando uma zona central com microabscesso; uma zona intermediária com células epitelioides e uma zona periférica com plasmócitos e histiócitos. Pode-se ainda lançar mão de provas sorológicas (imunofluores-

TABELA 6 Diagnóstico diferencial da esporotricose

Diagnóstico diferencial	Etiologias
Micoses profundas	Paracoccidioidomicose, cromomicose, histoplasmose
Infecções bacterianas	Impetigo, foliculite, linfangite estafilocócica, furunculose, antraz
Tumores	Carcinoma espinocelular, sarcomas
Outras	Leishmaniose, tuberculose cutânea, hanseníase, sarcoidose, bromo e iododerma

cência indireta e imunoeletroforese); ELISA e PCR (Quadro 4).

Tratamento

A escolha do medicamento depende da forma clínica, da intensidade, dos efeitos colaterais e de possíveis interações com outras medicações em uso pelo paciente. O iodeto de potássio é droga muito efetiva, particularmente nas formas cutânea localizada e cutâneo-linfática. É usado por via oral, numa solução saturada, inicia-se com 0,5-1,0 g/dia, administrado em três tomadas diárias. Essa dose deve ser aumentada gradativamente, de acordo com a tolerância individual, até atingir 4,0-6,0 g/dia. Para crianças recomenda-se 1 gota, 3x/dia, com dose máxima de 3 g/dia. A ingestão deve ser feita com leite ou suco de frutas devido ao sabor metálico. O tempo de tratamento é variável, devendo-se continuar até um mês após a cura clínica. Outras drogas que podem ser utilizadas são a terbinafina na dose 250-500 mg/dia e o itraconazol 100-200 mg/dia. Todas deverão ser utilizadas até um mês após a cura clínica. A anfotericina B é indicada principalmente em imunodeprimidos e em casos não responsivos às outras medicações. A dose e o tempo de uso são similares ao utilizado na paracoccidioidomicose (Quadro 5).

QUADRO 4 Diagnóstico laboratorial da esporotricose

Exames
▪ Cultura em meio ágar Sabouraud
▪ Microscopia da cultura
▪ Anatomopatológico
▪ Sorologia
▪ PCR (reação em cadeia da polimerase)

QUADRO 5 Tratamento da esporotricose

Medicamentos
▪ Iodeto de potássio: 0,5-1,0 g/dia, VO. Em crianças: 1 gota, 3x/dia, VO
▪ Terbinafina: 250-500 mg/dia, VO
▪ Itraconazol: 100-200 mg/dia, VO
▪ Anfotericina B

CONCLUSÃO

A leishmaniose tegumentar e as duas principais micoses profundas relatadas, a paracoccidioidomicose e a esporotricose, são doenças infelizmente muito frequentes no nosso meio e sabidamente negligenciadas. Por suas características clínicas muitas vezes mutilantes, particularmente na paracoccidioidomicose e leishmaniose, o que acarreta a exclusão social do paciente e a demora em procurar auxílio especializado, faz-se necessário a difusão de conhecimento desses quadros, conhecimento sobre suas características clínicas e seus tratamentos, conhecimentos sobre a possiblidade de se evitar grandes mutilações. Dessa maneira, com o conhecimento dos métodos diagnósticos disponíveis e as drogas efetivas em cada caso poderemos minimizar o sofrimento dos pacientes portadores dessas doenças tropicais tão negligenciadas em nosso meio.

SUGESTÕES DE LEITURA

1. Blanco VM, Cossio A, Martinez JD, Saravia NG. Clinical and epidemiologic profile of cutaneous leishmaniasis in Colombian children: consideration for local treatment. Am J Trop Med Hyg. 2013;89:359-64.
2. Bonifaz A, Saul A, Paredes-Solis V, Fierro L, Rosales A, Palacios C, et al. Sporotrichosis in childhood: clinical and therapeutic experience in 25 patients. Ped Dermatol. 2007;24:369-72.
3. De Vries HJ, Reedijk SH, Schallig HD. Cutaneous leishmaniasis: recent developments in diagnosis and managements. Am J Clin Dermatol. 2015;16:99-109.
4. Fava SC, Costa MAAV. Esporotricose. In: Belda Jr W, Di Chiacchio N, Criado PR. Tratado de Dermatologia. 3 ed. São Paulo: Atheneu; 2018. p. 1643.
5. Londero AT, Milo IS. Paracoccidioidomycosis in childhood. A critical review. Mycopathologia. 1983;82:49-55.
6. Marques SA. Paracoccidiodomicose. In: Belda Jr W, Di Chiacchio N, Criado PR. Tratado de Dermatologia. 3 ed. São Paulo: Atheneu; 2018. p.1623.
7. Mondolfi AEP, Talhari C, Bustos MFG, Rosales T, Villamil-Gomez WE, Maequez M et al. American Cutaneous leishmaniais in infancy and childhood. Int J Dermatol. 2017;56:1328-41.
8. Nascimento CR, Delamino WF, Soares CT. Paracoccidioidomycosis: sarcoid-like form in childhood. An Bras Dermatolo. 2012;87:486-7.
9. Silveira FT, Muller SF, Laurenti MD, Corbett CEP. Leishmaniose Tegumentar Americana. In: Belda Jr W, Di Chiacchio N, Criado PR. Tratado de Dermatologia. 3 ed. São Paulo: Atheneu; 2018. p. 1691.
10. Yao L, Yang C, Cui Y, Zhou J-F, Zhong S-X, Zhao D-Y, et al. Pediatric sporotrichosis in Jilian province of China: a retrospective study of 704 cases. J Ped Infect Dis Soc. On-line. 2019.

CONTEÚDO COMPLEMENTAR

Utilize o QR code abaixo para acessar as questões comentadas do capítulo (senha: dermatologiaicr).

Seção 12

Doenças causadas por animais

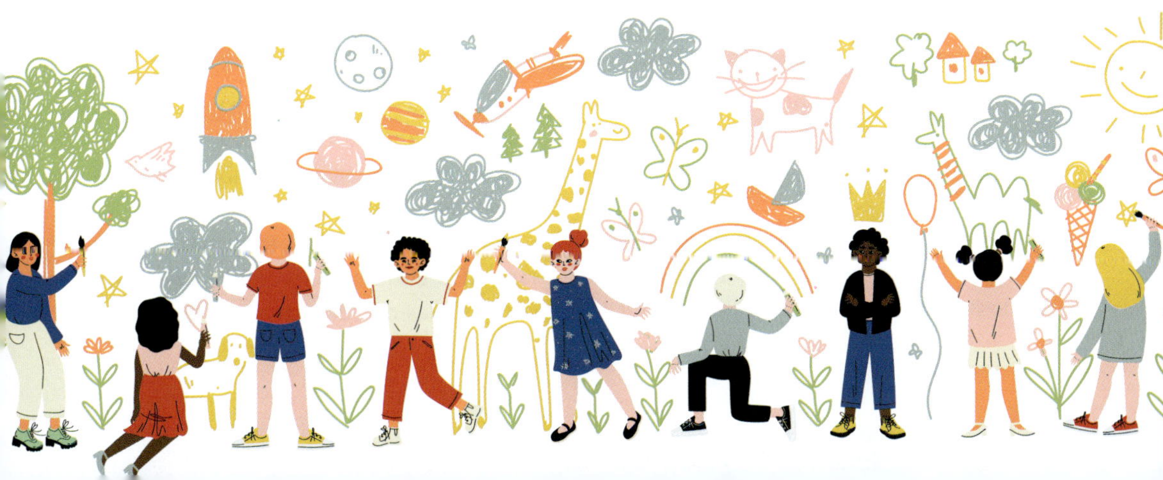

54

Dermatoses causadas por animais

Vitor Manoel Silva dos Reis

PONTOS-CHAVE DESTE CAPÍTULO

- As crianças e adolescentes têm maior propensão a dermatoses causadas por animais, por terem menos cuidados em se prevenir em eventuais contatos.
- As dermatoses mais frequentes causadas por animais podem ser desencadeadas por insetos, aracnídeos, diplópodes, platelmintos, nematoides, cnidários, cordados, equinodermas e poríferos.

INTRODUÇÃO

A interação de animais com a pele pode ocasionar desde dermatites sem gravidade até mesmo graves alterações caracterizadas como acidentes. As lesões cutâneas podem ocorrer por meio de substâncias produzidas pelos animais ou por agressão dos animais contra a pele.

EPIDEMIOLOGIA

As dermatoses causadas por animais podem ocorrer em qualquer pessoa que atue nos ambientes desses animais. Ocorrem com frequência em áreas com grande crescimento de vegetação, como fazendas, casas de campo ou mesmo em jardins. Por isso são comuns em fazendeiros, jardineiros, constituindo-se assim em dermatoses ocupacionais, e em quaisquer pessoas que frequentem essas áreas até mesmo de férias ou em momentos de lazer. Não há preferência por sexo. Alguns animais são encontrados em praias, mares, rios, residências não muito frequentadas ou abandonadas, e até em ambientes domésticos urbanos.

Como cada animal tem suas particularidades, enumeramos aqui os principais, com as suas devidas características, patogenia, quadro clínico, diagnóstico, diagnóstico diferencial e tratamento.

ARTRÓPODES

Os artrópodes são animais invertebrados com exoesqueleto rígido e vários apêndices articulados. Neste filo algumas classes são importantes como causas de dermatoses.

Classe dos insetos

Esta classe é a mais numerosa dos animais da natureza e engloba animais com cabeça, tórax e abdome. São providos de três pares de pernas, um par de antenas e têm respiração aérea. Aqui temos vários exemplos de animais encontrados em nosso meio e que causam lesões na pele e são descritos nas ordens listadas a seguir.

Coleópteros

Nesta ordem temos o "potó" (*Paederus*), besouro que ao ser esmagado na pele provoca o surgimento de uma dermatite, causada por uma substância tóxica (paederina) presente em sua hemolinfa. Seu esmagamento sobre a pele provoca o surgimento de eritema, vesículas, pústulas e crostas em placas muitas vezes em distribuição linear, causando dor e queimação localizadas em áreas expostas. Podem surgir adenopatias satélites e quando são próximas dos olhos pode haver conjuntivite. O diagnóstico se faz com a clínica e a história. O diagnóstico diferencial é com herpes zoster e dermatite de contato, principalmente com plantas. O tratamento é feito com corticoides tópicos associados a antibióticos, ou em casos mais intensos, o que é raro, corticoides sistêmicos, concomitantemente a antibióticos sistêmicos. Em casos de conjuntivite, utiliza-se água boricada e colírios de corticoide.

Lepidópteros

Nesta ordem temos as borboletas com asas de cores variadas, brilhantes, com hábitos diurnos e as mariposas com asas mais escuras, sem brilho e com hábitos noturnos. Esses insetos depositam os seus ovos em árvores e arbustos dando origem às larvas ou lagartas (taturanas) que evoluem para a fase de crisálida ou pupa que se envolve por casulos e em seguida dão origem a insetos adultos. Podemos ter:

- lepidopterismo: dermatite causada pelas estruturas minúsculas em forma de flechas da mariposa (*Hylesia*), causando prurido e eritema quando em contato com a pele, e eventualmente conjuntivite e sintomas gerais. As mariposas podem surgir em grandes quantidades, atraídas pela luz dos domicílios e causar surtos coletivos com esse quadro clínico. O diagnóstico é baseado na história e quadro clínico. Diagnóstico diferencial é feito principalmente com dermatite de contato, erupção medicamentosa ou estrófulo. O tratamento é feito com banhos para retirar as flechinhas da pele, cremes de corticoide, anti-histamínicos e corticoides sistêmicos. Profilaticamente deve-se evitar acender a luz para não atrair as mariposas e limpar as superfícies em que podem ter sido depositadas as estruturas que se desprendem da porção abdominal das mariposas;
- erucismo: na fase de lagartas os lepidópteros podem causar dermatites inflamatórias de contato. Várias espécies, particularmente das famílias *Megalopygidae*, *Saturniidae*, *Eucleiidae* e

Arctiidae, podem causar erucismo. O quadro clínico é de eritema, edema com ardor e surgimento de vesículas, bolhas, erosões, petéquias, necrose, culminando em úlceras com linfangite; lesões oculares são descritas. Sintomas sistêmicos como febre, cefaleia, artralgias e convulsões podem ocorrer em quadros mais intensos. O diagnóstico se faz pela história e exame físico. Temos como diagnóstico diferencial principalmente dermatites de contato e picadas de insetos ou acidentes com aranhas. O tratamento é feito com cremes de corticoide e sintomáticos. Já foram relatados casos graves com óbitos em acidentes com a taturana da família *Saturniidae*, a *Lonomia obliqua* (marandová, mandorová, mondrová, oruga); muito venenosa, causa fibrinólise, podendo levar a insuficiência renal e morte. Causa muita dor local e sintomas gerais. O tratamento é feito com hospitalização e para casos hemorrágicos usa-se o soro antilonômico;

- pararamose: nos seringais, a lagarta da família *Arctiidae*, a *Premolis semirufa* (paramama) causa quadros com dor, prurido, edema e eritema; ao ficar crônico e repetido, evolui com artropatia, conhecida como pararamose ou reumatismo dos seringueiros. O tratamento é feito com a retirada das cerdas com lavagens e raspagens, cremes de corticoide ou tratamento sistêmico com corticoides e eventualmente antibióticos.

Himenópteros

Desta ordem fazem parte as abelhas e as vespas que podem causar quadros graves e picadas dolorosas na pele. As abelhas atacam o indivíduo em grupos. As abelhas mais comuns no nosso meio são do gênero *Apis*, com suas diferentes espécies. Suas picadas provocam eritema, edema, prurido e dor. Em casos de pessoas sensibilizadas pode levar a quadros anafiláticos de intensidade variável. O tratamento se faz com gelo local e cremes de corticoide. Casos mais graves exigem o uso de anti-histamínicos e corticoides sistêmicos.

As formigas, também da ordem dos himenópteros, provocam lesões doloridas pelas suas picadas; a formiga do gênero *Solenopsis,* conhecida como lava-pés provoca dermatite vesicopustulosa. O tratamento se faz com corticoides tópicos ou eventualmente sistêmicos.

Hemípteros

Os percevejos (*Cimex lectularius* e *Cimex hemipterus*), que têm hábitos noturnos e se alimentam de sangue, podem causar quadros de prurido intenso; as pápulas resultantes das suas picadas na pele tipicamente se agrupam linearmente (cimidíase). Geralmente habitam nas frestas dos móveis e nas camas (*bed bug*). É necessário eliminar os insetos dos ambientes e tratar o paciente com anti-histamínicos e cremes de corticoides.

Dípteros

Mosquitos e moscas podem causar quadros cutâneos: picadas simples, estrófulo e prurigos, miísases, e também são vetores na transmissão de doenças infecciosas.

A picada de mosquito clinicamente se manifesta como pápulas limitadas ao local das picadas ou como os prurigos simples em caso de sensibilização. O prurigo, também chamado de estrófulo, é representado por grupos de pápulas encimadas por vesículas e lesões exulceradas, eventualmente com crostas, em vários estágios de evolução, denotando prurido intenso. Podem surgir infecções secundárias e levar a cicatrizes. O tratamento de picadas de insetos se faz com corticoide tópico e anti-histamínicos por via sistêmica. No estrófulo são indicados corticoides tópicos associados a antibióticos, anti-histamínicos por via sistêmica e, eventualmente, antibióticos sistêmicos. O estrófulo é muito comum na infância e melhora com o passar do tempo. O uso de repelentes de insetos será abordado no Capítulo 57 – Repelentes: recomendações para uso em crianças.

A infestação de tecidos vivos por larvas de moscas é chamada de miíase (Figura 1). Quando as moscas depositam seus ovos na pele íntegra, levam ao quadro de miíase primária. Quando as larvas são depositadas em soluções de continuidade da pele temos a miíase secundária; quando em cavidades naturais o quadro é denominado miíase cavitária.

- Miíase primária ou miíase furunculoide ou berne: lesão endurecida, semelhante a um furúnculo, sem muita inflamação, com um pertuito por onde sai um líquido viscoso e onde se observa mobilização da larva dentro da pele, acompanhado por dor em ferroada.
- Miíase secundária cutânea: larvas de diversas espécies são observadas em meio a secreção purulenta e tecidos necróticos, sobre feridas, escoriações ou dermatoses.
- Miíase cavitária: larvas são vistas em cavidades naturais como narinas, ouvido, genitais; quadros abdominais resultam da ingestão de ovos ou larvas, manifestando-se com alterações do trânsito intestinal ou abdome agudo ou obstrutivo.

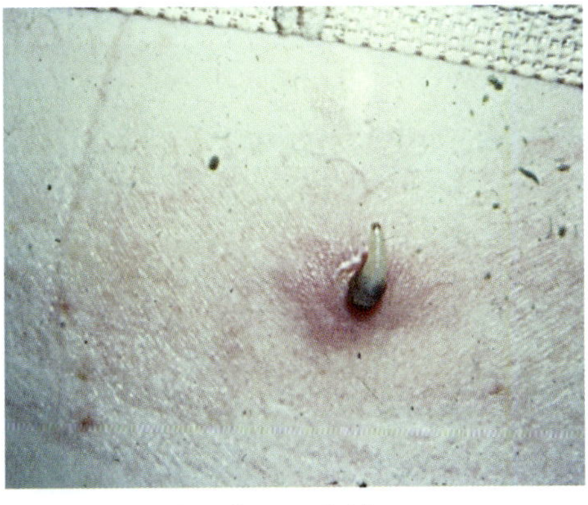

FIGURA 1 Miíase furunculoide.

O tratamento das miíases consiste na remoção mecânica das larvas. Anestesia local e expressão para extração é indicada nas miíases furunculoides. Debridamento cirúrgico sob anestesia costuma ser necessário nas miíases secundárias e cavitárias. A ivermectina oral pode ser empregada, mas não exime da remoção dos parasitas.

Siphonaptera

A pulga parasita do ser humano, *Pulex irritans*, também pode ser encontrada em cães e gatos, causa o surgimento de pápulas urticadas nos locais das picadas (pulíase), e em crianças pode provocar quadros mais extensos de estrófulo. Trata-se com corticoides tópicos e anti-histamínicos, mas é muito importante que se elimine o inseto dos ambientes, com inseticidas, e no caso de animais com medicação antipulgas.

Já a pulga do porco, *Tunga penetrans*, ao se infiltrar na pele do ser humano, causa a tungíase, que por ser muito comum no pé, é conhecida como bicho-de-pé (Figura 2). Forma pequena pápula amarelada com centro escurecido (porção posterior com ovos da pulga) com prurido e dor local, que se localiza muito frequentemente ao redor das unhas e nas plantas dos pés. Pode haver múltiplas lesões. Seu tratamento é feito com a retirada da pulga e assepsia local; no caso de lesões múltiplas, pode-se usar ivermectina ou tiabendazol sistêmicos.

Anoplura

Nesta ordem temos os piolhos e os "chatos", respectivamente *Pediculus humanus* e *Phitirius pubis*, causando quadros de intenso prurido nas suas infestações.

O *Pediculus humanus capitis* é o causador da pediculose do couro cabeludo, muito comum em crianças. Apresenta-se com muito prurido no couro cabeludo, nuca e dorso; ao exame encontram-se os ovos do inseto (lêndeas) aderentes à haste do cabelo (Figuras 3 e 4).

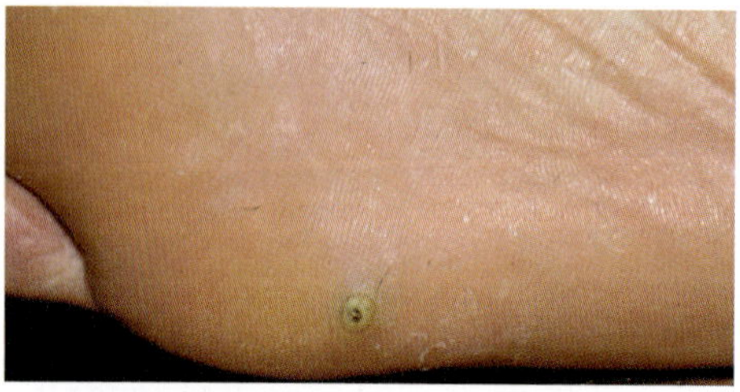

FIGURA 2 Tungíase (bicho-de-pé).

O *Pediculus humanus corporis* infesta o corpo geralmente nas dobras, provocando urticas com pontos purpúricos centrais, sinais de coçadura e hiperpigmentações. O diagnóstico torna-se fácil se forem vistas formas parasitárias nas roupas.

O *Phtirius pubis* provoca a fitiríase ou pediculose pubiana, que pode também afetar áreas de pelos fora da região pubiana, como cílios e regiões do tórax. Caracteriza-se pelo prurido local e pela presença do parasita na base da haste dos pelos. Podem-se encontrar áreas de eczema e as máculas cerúleas.

O tratamento é feito com xampu de permetrina 1% para pediculose da cabeça, repetindo depois de uma semana, associado à retirada das lêndeas com pentes apropriados. Higiene corporal e troca de roupas constituem parte do tratamento da pediculose do corpo, e na fitiríase usa-se a terapêutica tópica com o creme de permetrina 5%.

Classe dos aracnídeos

Ixodídeos

Carrapatos (*Ixoides* e *Amblyomma*) causam prurido no local da picada e pode

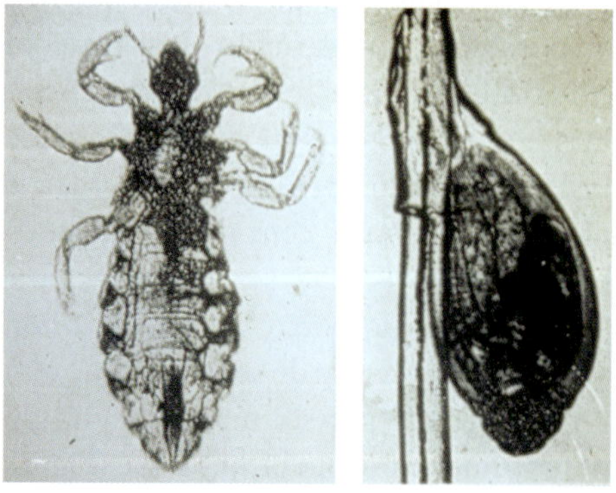

FIGURA 3 Piolho e sua lêndea.

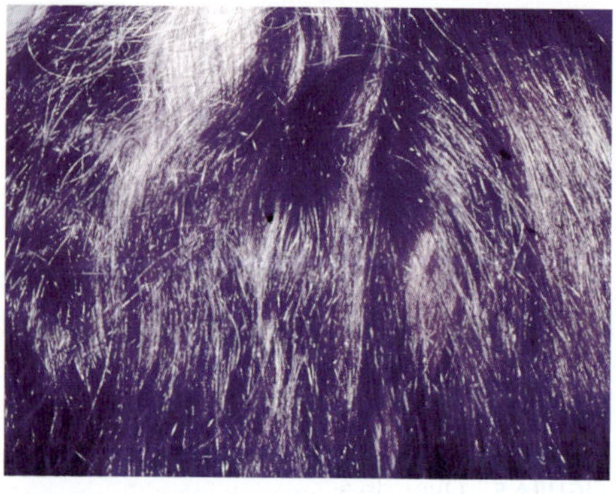

FIGURA 4 Lêndeas no cabelo.

haver transmissão de *Borrelia* (doença de Lyme). As ninfas hexápodes dos carrapatos (micuim), muito encontradas em vegetais nos campos, podem infestar a pele provocando quadros de intenso prurido. O tratamento do carrapato que se fixou na pele é a sua retirada. Para que a parte cefálica do carrapato saia totalmente pode-se usar vaselina ou calor sobre ele. Após a retirada usar corticoide tópico. No caso da infestação pelo micuim, usar cremes de permetrina 1% e corticoides tópicos e anti-histamínicos orais.

Sarcoptiformes

O *Sarcoptes scabiei variante hominis* é o causador da escabiose, que se caracteriza por prurido e lesões pequenas papulosas com crostículas, principalmente nas dobras, regiões interdigitais das mãos e genitália masculina, particularmente em crianças. Por ser de fácil transmissão, afeta vários membros da família ou de contato próximo. O diagnóstico de certeza se faz com o encontro do parasita (Figuras 5 e 6). O tratamento da escabiose é feito com loções ou cremes de permetrina 5%, deixando no corpo por 12 horas e repetindo no dia seguinte. Como alternativa é possível usar enxofre precipitado de 5 a 20% em loções, uma vez ao dia, usando 3 dias seguidos. Usa-se também a ivermectina sistêmica na dose de 0,2 mg/kg em dose única, que deve ser repetida após uma semana. Crianças podem usar ivermectina apenas a partir dos 5 anos.

Scorpionídeos

O escorpião causa acidente com seu veneno neurotóxico, acompanhado por intensa dor local. O tratamento de faz com analgésicos e eventualmente soro antiescorpiônico.

Aracnídeos

É o grupo com o maior número de representantes. As aranhas são ovíparas e carnívoras e possuem quatro pares de patas. Algumas delas são venenosas. Os gêneros mais importantes são: *Phoneutria, Loxoceles* e *Latrodectus* (viúva-negra). Os gêneros *Lycosa* e *Migalomorpha* englobam as populares caranguejeiras, consideradas não venenosas, apesar de poderem causar dermatites pápulo-pruriginosas pelo contato dos seus pelos com a pele.

O foneutrismo é o acidente com a aranha do gênero *Phoneutria* (aranha-armadeira ou aranha-da-banana). Podem provocar eritema, edema e dor local, mas seu

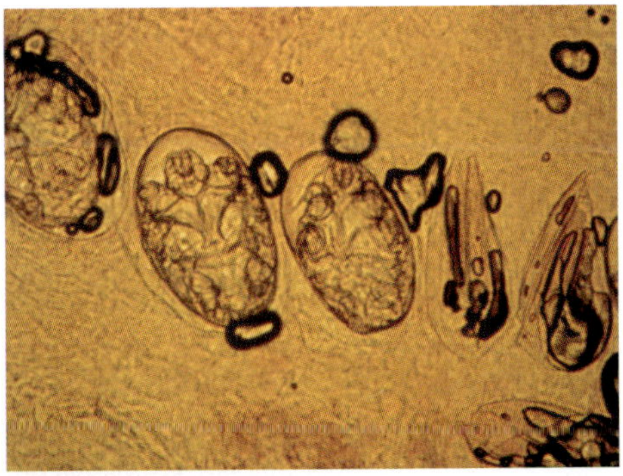

FIGURA 5 Ovos de ácaros em raspado de pele.

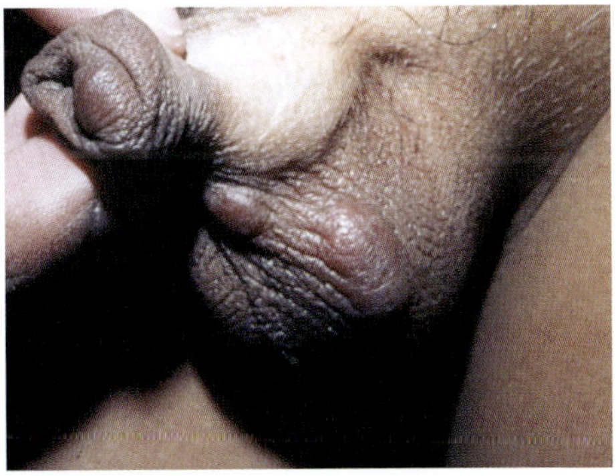

FIGURA 6 Nódulos de escabiose.

veneno pode provocar sintomas sistêmicos, pois possui um componente neurotóxico, modo de ação compartilhado pelo veneno da aranha do gênero *Latrodectus* (viúva-negra). O tratamento é feito com injeções de anestésico local e eventualmente com soro antiaracnídico.

O loxocelismo é o quadro causado pelo veneno da aranha do gênero *Loxoceles* (aranha-marrom). Seu veneno é hemolítico e proteolítico; sua picada pode ou não provocar dor local, mas faz surgir no local edema, vesículas e bolhas numa placa marmórea com vários tons de azulado, vermelho e branco, que pode evoluir para necrose e úlcera extensa (Figura 7). O diagnóstico é feito pela história e o quadro clínico, mas deve-se estabelecer diagnóstico diferencial com outras úlceras, como leishmaniose, esporotricose e outras infecções. O tratamento é feito de acordo com o quadro clínico, ou seja, nos casos leves usar apenas corticoide tópico e em casos graves usar soro antiaracnídico.

Classe dos diplópodes

O piolho-de-cobra, também conhecido como gongolo ou embuá, quando macerado colore a pele com um pigmento acastanhado semelhante a hematomas ou tumores pigmentares (Figura 8). Esses animais produzem quinonas e nitrilas que, quando sob pressão, são eliminadas pelas laterais do seu corpo. Essas manchas pigmentadas eventualmente assustam o paciente pela semelhança com tumores melanocíticos ou necrose vascular (Figura 9). O diagnóstico será facilitado se o paciente reconhecer o artrópode. O tratamento é com lavagens e limpeza local com álcool, lembrando que a pigmentação pode persistir por meses.

PLATELMINTOS

Neste filo temos os trematoides como o *Schistossoma mansoni* e os cestoideos (tênias).

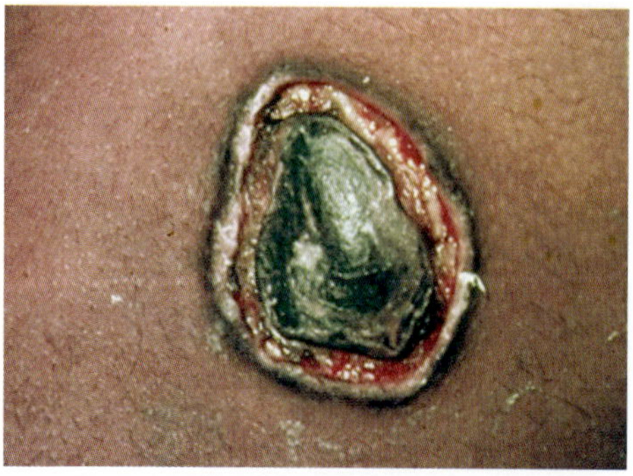

FIGURA 7 Úlcera por *Loxoceles*.

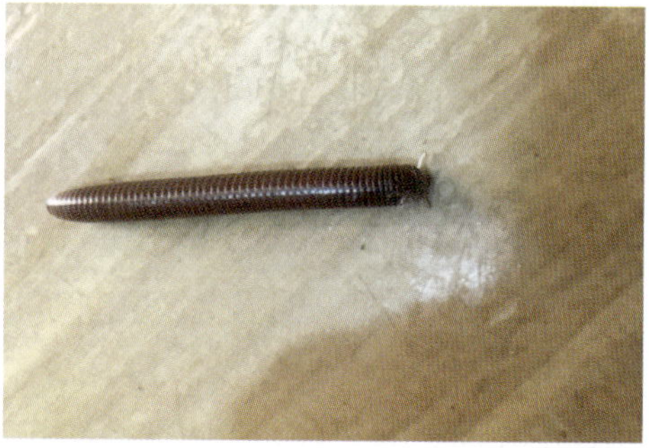

FIGURA 8 Piolho-de-cobra.

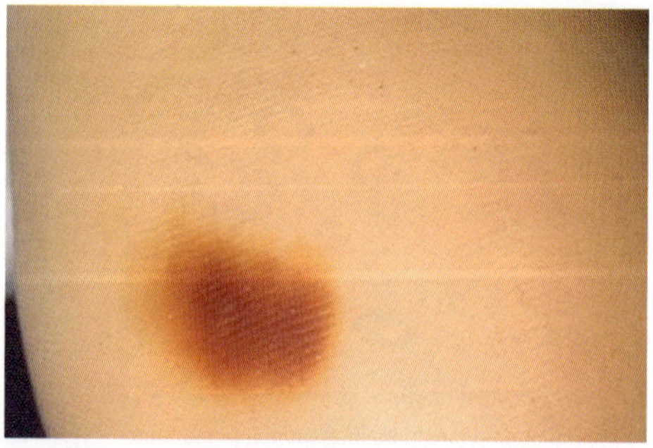

FIGURA 9 Mácula pela maceração do piolho-de-cobra.

Esquistossomose cutânea

Sob a forma de cercárias, penetram na pele, atingem os vasos e chegam aos pulmões e ao sistema porta, onde, por comunicações arteriovenosas, os ovos ou vermes atingem a pele, induzindo o surgimento de nódulos e fístulas. Em qualquer região da pele podem surgir placas com pequenas pápulas eritematosas sinuosas, pela formação de pequenos granulomas pela presença dos ovos do verme na pele. O diagnóstico se faz pela história, pelo anatomopatológico demonstrando o parasito ou seus ovos e o tratamento é feito com praziquantel.

Cestóideos

Representados pelas tênias, causam a cisticercose cutânea, caracterizada por nódulos subcutâneos de 1 cm de diâmetro aproximadamente. O diagnóstico é feito pelo anatomopatológico. O diagnóstico diferencial se faz com neurofibromas, lipomas e outro tumores subcutâneos não inflamatórios. O tratamento é feito com praziquantel 5 mg/kg/dia em três tomadas.

NEMATOIDES

Filo a que pertencem os oxiúros (oxiuríase) e os ancilóstomas (larva *migrans*).

Oxiuríase

Causada pelo oxiúrus ou *Enterobius vermicularis* pode, particularmente em crianças, habitar a região perianal causando o surgimento de prurido anal, com irritabilidade e desconforto. O diagnóstico se firma com a presença de vermes ao exame de *swab* anal. O tratamento é feito com mebendazol ou albendazol.

Larva *migrans*

A larva *migrans*, conhecida como bicho-geográfico, é provocada pela penetração de larvas dos parasitas, principalmente do *Ancylostoma duodenale*, encontrados nas fezes de cães e gatos, em geral dispersas na areia. Por isso é tão comum nas praias, provocando um quadro clínico característico com lesões eritematosas lineares, sinuosas, levemente elevadas com muito prurido (Figura 10). Seu tratamento se faz com albendazol ou ivermectina por via oral; o tiabendazol pode ser usado por via tópica ou oral.

CNIDÁRIOS

Na ordem *Schiphozoa*, temos as águas-vivas e as caravelas, que provocam acidentes nas praias com muito prurido e lesões eritemato-edematosas lineares. O diagnóstico é feito pela história e quadro clínico muito sugestivo. O tratamento deve ser feito com lavagens da própria água do mar ou soro fisiológico gelado; compressas de vinagre podem aliviar o ardor, e eventualmente corticoides tópicos e/ou sistêmicos.

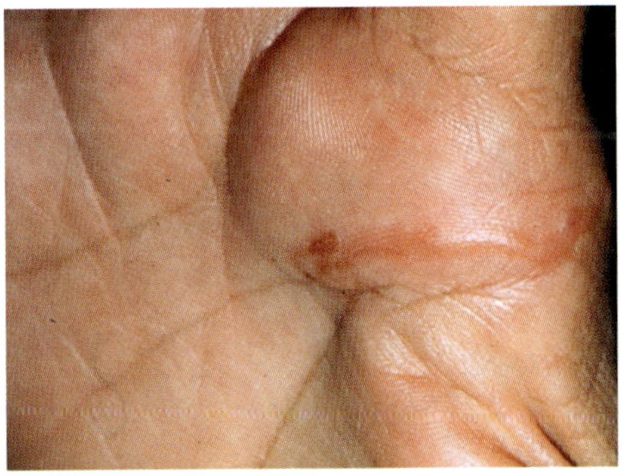

FIGURA 10 Larva *migrans* (bicho-geográfico).

CORDADOS

A este filo pertencem os peixes arraia e bagre, que podem causar ferimentos e necrose, bem como os répteis como as cobras peçonhentas, causando graves acidentes. O quadro clínico varia com o tipo de acidente e o tratamento desses ferimentos exige curativos locais, antibioticoterapia sistêmica e anatoxina tetânica e, nos casos de cobras, soro antiofídico.

EQUINODERMAS

Os ouriços-do-mar levam a acidentes agudos, e a granulomas de corpos estranhos pelos acúleos, com dor. A presença dessas estruturas nas áreas acometidas é diagnóstica; o tratamento se faz com a retirada que pode necessitar de anestesia local.

PORÍFEROS

As esponjas de água doce da região amazônica (cauxi ou paracutaca), que são encontradas em rios, têm espículas de óxido de silício que podem causar dermatite e conjuntivite. A dermatite pode exigir tratamento com anti-histamínicos, e a lavagem enérgica da pele é necessária para a retirada das espículas.

TABELA 1 Principais animais causadores de dermatoses e lesões associadas

Classificação	Nome	Lesão associada
Insetos		
Coleóptera	Potó	Dermatite vesicante
Lelidóptera	Lagartas/mariposas	Lonomia e pararamose
Hymenóptera	Abelhas/vespas	Picadas
	Formigas	Pústulas por solenopsis (formiga-lava-pés)
Hemíptera	Percevejos	Cimicidose
Díptera	Mosquitos	Estrófulos
	Moscas	Miíases
Syphonoptera	Pulgas	Estrófulos
Anoplura	Piolhos	Tungíase/pediculose/fitiríase
Aracnídeos		
Ixodídeos	Carrapatos	Doença de Lyme/micuim (prurido)
Sarcoptídeos	Ácaros	Escabiose
Aracnídeos	Aranhas	Loxocelismo/foneutrismo
Diplópodes		
Polydesmida	Piolho-de-cobra	(Mimetiza) Hipercromia
Trematódeos		
-		
Cestóideos		
-		

(continua)

TABELA 1 Principais animais causadores de dermatoses e lesões associadas (*continuação*)

Classificação	Nome	Lesão associada
Nematoides		
-	Oxiúros ou enterobius	Oxiuríase
-	Ancilóstomos	Larva *migrans*
-	Wuchereria	Filariose ou elefantíase
Scyphozoa		
-	Água-viva/caravela	Prurido
Demospongiae		
-	Esponjas de água doce	Dermatite/conjuntivite

CONCLUSÃO

As dermatoses causadas por animais têm seu diagnóstico baseado na morfologia das lesões que suscitam, e essas impressões diagnósticas são corroboradas pela informação da anamnese (Tabela 1).

SUGESTÕES DE LEITURA

1. Alpern JD, Dunlop SJ, Dolan BJ, Stauffer WM, Boulware DR. Personal protection measures against mosquitoes, ticks, and other arthropods. Med Clin North Am. 2016;100(2):303-16.
2. Burnett JW, Calton GJ, Morgan RJ. Dermatitis due to stinging sponges. Cutis. 1987;39(6):476.
3. Gardner TL, Elston DM. Painful papulovesicles produced by the puss caterpillar. Cutis. 1997;60(3):125-6.
4. Heukelbach J. Tungiasis. Rev Inst Med Trop Sao Paulo. 2005;47(6):307-13.
5. Hohenstein EJ, Buechner SA. Cutaneous myiasis due to Dermatobia hominis. Dermatology. 2004;208(3):268-70.
6. Krinsky WL. Dermatoses associated with the bites of mites and ticks (Arthropoda: Acari). Int J Dermatol. 1983;22(2):75-91.
7. Steen CJ, Carbonaro PA, Schwartz RA. Arthropods in dermatology. J Am Acad Dermatol. 2004;50(6):819-42.
8. Suchard JR. "Spider bite" lesions are usually diagnosed as skin and soft-tissue infections. J Emerg Med. 2011;41(5):473-81.
9. Thomas I, Kihiczak GG, Schwartz RA. Bedbug bites: a review. Int J Dermatol. 2004;43(6):430-3.
10. Wills PJ, Anjana M, Nitin M, Varun R, Sachidanandan P, Jacob TM, et al. Population explosions of tiger moth lead to lepidopterism mimicking infectious fever outbreaks. PLoS One. 2016;11(4):e0152787.

CONTEÚDO COMPLEMENTAR

Utilize o QR code abaixo para acessar as questões comentadas do capítulo (senha: dermatologiaicr).

Seção 13

Cuidados com a pele normal

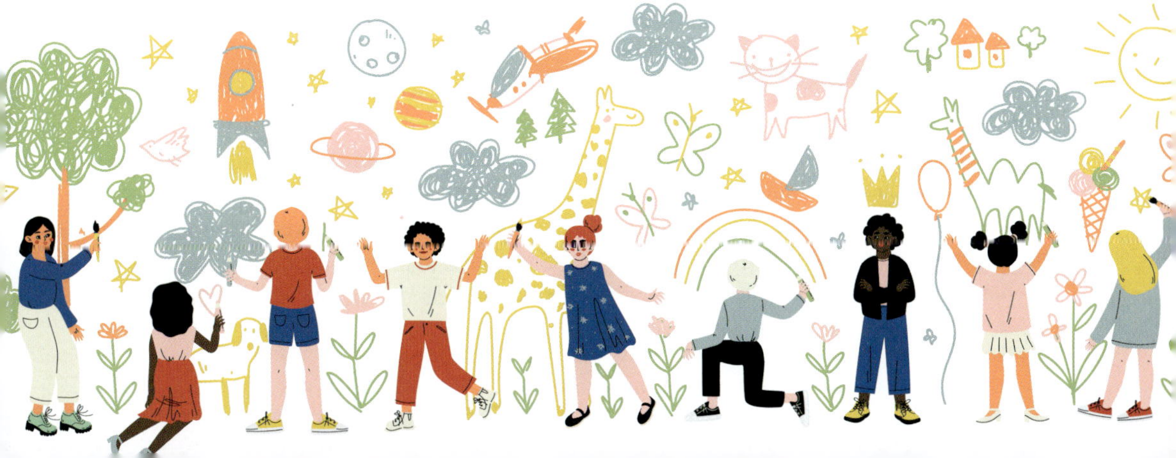

55

Cuidados com a pele normal: recém-nascido, lactente, infância e adolescência

Paula Yume Sato Serzedello Corrêa
Patrícia Lin Ang
Maria Cecilia da Matta Rivitti Machado

PONTOS-CHAVE DESTE CAPÍTULO

- A pele do recém-nascido e lactente passa por um processo final de maturação até um ano após o nascimento; durante essa fase, a pele é mais susceptível à perda de líquidos, à agressão por agentes externos e maior absorção percutânea.
- O cuidado da pele do recém-nascido e lactente visa a manter a integridade cutânea e permitir o desenvolvimento saudável da criança.
- Produtos aplicados diretamente à pele do bebê devem ser avaliados cuidadosamente em relação ao seu risco de toxicidade sistêmica.
- À medida que a criança se desenvolve, o regime de cuidados pode ser progressivamente ensinado e dividido com a criança e o adolescente, mas permanece sob a supervisão parental.

INTRODUÇÃO

Cuidar da pele da criança desde o período neonatal é necessário para assegurar seu desenvolvimento saudável, proteger a pele de doenças, bem como criar uma sensação de bem-estar, constituindo aspecto fundamental da parentalidade. Os cuidados com a higiene da pele, que inclui também o couro cabeludo e unhas, por meio do banho e do uso de produtos apropriados, preservam a barreira cutânea, prevenindo dermatoses inflamatórias e minimizando infecções e infestações. Também deve-se ter cuidado com o potencial de absorção percutânea de substâncias, dadas as características da pele principalmente no período neonatal e das crianças de 3 a 5 anos de idade (Capítulo 2 – Características da pele da criança e do adolescente).

PRODUTOS TÓPICOS E A PELE DO RECÉM-NASCIDO

Como a barreira epidérmica é imatura até um ano de idade, a permeabilidade da pele é muito alta, o que aumenta o risco de toxicidade pela absorção percutânea de drogas, especialmente em prematuros.

A absorção percutânea dos agentes tópicos é influenciada pelas características químicas e físicas da droga e pelas propriedades da barreira cutânea. A maior proporção entre a superfície do corpo e o peso corporal e a imaturidade do sistema de metabolização de drogas também aumentam o risco de toxicidade. Na área das fraldas o risco de absorção é potencializado pela oclusão.

Dessa maneira, os produtos cosméticos utilizados para higiene e proteção do recém-nascido (RN) e lactente requerem atenção especial na sua formulação. Deve-se estar atento para o fato de que produtos desenvolvidos para uso em crianças possam conter substâncias potencialmente danosas à pele, mesmo contendo frases como "testado dermatologicamente", "pH neutro" ou "ingredientes naturais e orgânicos". Na Tabela 1 relacionamos algumas substâncias que podem causar dano quando da aplicação cutânea.

TABELA 1 Substâncias com potencial efeito danoso na aplicação tópica em recém-nascidos, particularmente prematuros

Substância	Efeito danoso	Comentário
Álcool	Necrose hemorrágica, particularmente em prematuros de baixo peso	Dar preferência a clorexidina 0,5%
Soluções iodadas	Hipotireoidismo (transitório, mas pode ser grave)	Monitorar níveis
Prilocaína (presente em anestésicos tópicos)	Meta-hemoglobinemia	25 mg podem ser aplicados em uma área máxima de 10 cm
Benzocaína	Meta-hemoglobinemia	
Tetracaína (presente em anestésicos tópicos)	Dermatite de contato	
Propilenoglicol	Tópico: queimação, irritação Oral: toxicidade do SNC em prematuros	Concentrações tópicas menores que 5% são consideradas seguras
Lauril sulfato de sódio (SLS)	Irritante, danifica a barreira cutânea, podendo levar a descolamento	Associado ao triclosan adere à pele por dias
Lauril éter sulfato de sódio (SLES) e lauril éter sulfato de amônio	Irritação da pele e úlceras bucais	Pastas de dentes, gel de banho e espumas de banho
Metilisotiazolinona	Efeitos neurológicos	Presente em xampus e condicionadores
Parabenos (metilparabeno, propilparabeno, etilparabeno, butilparabeno)	Dermatite de contato	Presente em xampus, condicionadores, cosméticos para o banho e cabelos, loções e cremes hidratantes
Glicerina	Osmolalidade e convulsões	Presente em emolientes e agentes de limpeza

(continua)

TABELA 1 Substâncias com potencial efeito danoso na aplicação tópica em recém-nascidos, particularmente prematuros (*continuação*)

Substância	Efeito danoso	Comentário
Lactato de amônio	Acidose lática	Presente em emolientes e esfoliantes
Perfumes e corantes	Dermatite de contato Aumento do risco de ingestão	Podem estimular a ingestão por mimetizarem cores e odores de alimentos
Anilina	Meta-hemoglobinemia	Corante em tecidos
Azul de metileno	Meta-hemoglobinemia	
Hexaclorofeno	Encefalopatia	Antisséptico
Pentaclorofenol	Taquicardia, sudorese, acidose metabólica	Desinfetante de tecidos
Resorcinol	Meta-hemoglobinemia	Antisséptico e queratolítico
Ácido salicílico	Acidose metabólica	Pode ser empregado em áreas limitadas em crianças maiores ou em xampus e sabonetes
Ureia	Uremia	Pode ser usada em crianças maiores em concentrações não queratolíticas
Neomicina	Surdez	Pode ser usada em crianças maiores
Talcos, pós	Risco de inalação acidental levando a pneumonite, granulomas e fibrose	

RECÉM-NASCIDOS E LACTENTES

O regime de cuidado da pele do RN e do lactente inclui banho, emoliente, cuidado com o cordão umbilical e com o couro cabeludo, e prevenção de dermatite de fralda.

Há poucos estudos acerca dos cuidados com a pele normal nessa faixa etária, a maioria não é padronizada e com número amostral pequeno.

Banho e limpeza

Em recém-nascidos de termo, que atingiram estabilidade térmica e cardiorrespiratória, banhos de imersão podem ser considerados seguros mesmo ainda com o cordão umbilical clampeado. Embora muitos textos indiquem iniciar a rotina de banho apenas sete dias após o nascimento, nenhuma diferença em relação a sinais vitais e morbidade neonatal foi vista em bebês que receberam banho, comparado a apenas limpeza sem água, algumas horas após o nascimento, embora a evidência seja limitada. É importante ressaltar, no entanto, que caso a temperatura axilar não esteja estabilizada, pode ocorrer hipotermia e dificuldade respiratória. Em RN saudáveis, o banho com água morna, próxima à temperatura corporal (37-37,5°C) pode ter benefício adicional, proporcionando uma temperatura mais uniforme entre tronco e periferias.

Banhos de imersão na temperatura apropriada resultam em menor perda de calor e deixam o bebê mais confortável e calmo do que apenas a lavagem ou banho de esponja, não mostrando nenhuma alteração em relação a cicatrização do cordão umbilical, infecção ou colonização bacteriana.

Segundo estudos, uma rotina de banho de 2 a 3 vezes por semana, por cerca de 5 minutos, com água até a altura do quadril da criança sentada (cerca de 5 cm), molhando-se a barriga para manter a temperatura corporal e sem uso de panos ou esponjas, não afeta negativamente a barreira cutânea e pode ser iniciada seguramente com sete dias de vida. Essa frequência de banhos pode ser mantida até que o bebê esteja engatinhando, levando-se em consideração as características do ambiente da criança. É possível que banhos dados ao final do dia estejam associados a um efeito calmante, levando a uma redução do tempo para início do sono, e a um sono de melhor qualidade, como já foi mostrado em adultos jovens e idosos, além de fortalecer o vínculo entre pais ou cuidadores e bebê.

Portanto, o consenso é de que o banho pode ser flexibilizado conforme as características e estabilidade do recém-nascido e preferências da família.

Acessórios de banho como brinquedos, tapetes e a própria banheira podem ser um foco potencial de contaminação microbiológica, devendo ser desinfetados antes do banho.

Após o banho, o bebê deve ser imediatamente coberto com uma toalha seca, e enxugado com pressões leves na pele, ao invés de esfregar. Pode ocorrer uma redução significativa na temperatura do RN após 10 minutos do banho, devendo-se vesti-lo imediatamente após secar.

Efeitos dos produtos de higiene

Ao nascimento o pH da pele é quase neutro (pH 6,2-7,5), alcançando os valores de adultos (pH 5,5-5,9) após algumas semanas. Valores altos de pH na superfície da pele, como visto em crianças com dermatite atópica, têm sido relacionados a maiores taxas de proliferação bacteriana e maior atividade de enzimas proteolíticas que são danosas à função de barreira da pele.

A pele de crianças até um ano parece ter maior perda transepidérmica de água (TEWL), maiores taxas de dessorção de água e menor quantidade de fatores de hidratação natural (NMF) no estrato córneo do que a pele adulta. Assim, ela é mais facilmente agredida em resposta ao estresse ambiental. Até hoje, os fatores de susceptibilidade para reações de hipersensibilidade a produtos de banho ainda não foram elucidados. Sugere-se que pode depender de condições predisponentes e da presença de aditivos, como colorações, preservativos e fragrâncias. Portanto, produtos de limpeza para crianças devem ser formulados para serem pouco agressivos à pele infantil, com surfactantes leves, e preservativos e fragrâncias apropriados.

Os sabonetes são obtidos por uma reação de uma base com uma mistura de ácido graxo e éster. Sabonetes em barra tradicionais têm boa detergência, poder emulsificante e produzem espuma adequada, mas apresentam ação irritativa e seu pH alcalino (geralmente ao redor de 9,5) pode destruir a camada lipídica superficial da pele do bebê, devendo ser evitados. Além disso, o lauril sulfato de sódio (SLS), ingrediente comum desses sabonetes, como dito anteriormente, foi associado com maior TEWL e aumento da expressão de citocinas inflamatórias em adultos.

Sabonetes de glicerina, devido à composição com quantidade excessiva desse umectante potente, podem absorver excesso de água da pele, potencialmente causando mais secura e irritação.

Já os *syndets*, também chamados de detergentes sintéticos ou sabonetes sem sabão, não possuem as desvantagens do sabonete e podem ser uma boa escolha. São surfactantes com um bom efeito detergente e pH neutro ou levemente ácido. A evidência científica sugere que o uso regular desses sabonetes, com pH 5,5-7,0, durante as primeiras semanas de vida, resulta em uma queda mais rápida do pH da superfície da pele, o que seria benéfico. Podem ser sólidos ou líquidos, e, embora agradáveis, também não devem ser usados excessivamente.

Os agentes de limpeza ideais devem ser líquidos, leves, sem sabonete, sem fragrância, com pH neutro ou levemente ácido, não irritar a pele ou olhos do bebê e não alterar o manto ácido protetor da superfície da pele.

Em relação aos xampus, não há uma fórmula pediátrica padrão. Eles geralmente são baseados em agentes anfotéricos não iônicos. Enquanto o cabelo for curto, fino e frágil, não é necessário usá-los; o mesmo produto pode ser usado para corpo e cabelo. Contudo, se for optado pelo seu uso, eles devem ser gentis, pouco detergentes, com pH próximo ao da lágrima para não irritar os olhos e não devem mudar as raízes do cabelo ou ser agressivo para o couro cabeludo, que são frágeis na infância.

A limpeza da pele apenas com água limpa parece ser comparável ou até inferior ao uso de *syndets* ou produtos de limpeza líquidos leves para bebês em termos de manutenção do manto ácido e redução de lipídios do estrato córneo, mesmo na pele com eritema ou secura.

Portanto, o uso de limpadores líquidos leves e *syndets* não compromete a função do manto ácido da pele e são os mais indicados. Eles interagem com o óleo da superfície da pele e removem substâncias prejudiciais sem causar dano à pele, como as enzimas fecais ou componentes da urina que podem predispor à dermatite de fraldas.

Em bebês com maior risco de dermatite atópica, o uso de géis de limpeza líquidos que contenham emoliente podem trazer benefícios adicionais.

Efeitos da limpeza e banho na colonização bacteriana

A colonização bacteriana está presente em praticamente todos os RN nos primeiros 2 ou 3 dias após o nascimento. O tipo e quantidade da microbiota, assim como a colonização por cândida não parecem ser alterados com o banho ou limpeza, seja com uso de sabonete convencional, detergente de banho ou água pura, mesmo iniciando imediatamente após o nascimento. O banho do RN também não parece afetar a cicatrização do cordão umbilical. Embora não haja evidência clara na literatura acerca da segurança do banho regular antes da cicatrização do coto umbilical, alguns grupos da Sociedade de Dermatologia recomendam limpar delicadamente o RN com água, ou dar banho imediatamente após o parto, de acordo com a cultura local. Segundo estudos, uma relação entre colonização e infecção clínica ou outras complicações com regimes de banho ou limpeza parece improvável.

Emolientes

Emolientes são emulsões contendo lipídios, que amaciam a pele e restauram sua elasticidade e homeostase, prevenindo a perda transepidérmica de água. Eles deixam um filme lipídico que preenche os espaços entre os corneócitos, facilitando sua aderência ao estrato córneo. Assim, eles têm propriedades umectantes (atraem água para a pele) e oclusivas (previnem a água de evaporar), umedecendo e lubrificando a pele e, portanto, protegendo a integridade do estrato córneo e da barreira epidérmica.

A pele do bebê prematuro tem uma barreira epidérmica pouco eficiente. A aplicação diária profilática de emolientes em prematuros ainda é controversa. É sabido que emolientes diminuem a frequência de dermatites, previnem secura e fissura, e reduzem a TEWL. Contudo, há dúvida se essa prática em RN pré-termo está relacionada ao risco de infecção nosocomial. O que se sabe é que, se o uso de emolientes for necessário para o tratamento de pele seca em RN, recomenda-se o uso de emolientes não irritantes e que contenham lipídios que aumentam a função da barreira epidérmica (colesterol, ceramida, linolato, palmitato) ou óleo de girassol. Alguns estudos demonstraram que este último é superior ao óleo de oliva, mostarda ou soja, tanto em relação à velocidade de recuperação da pele, como em relação à toxicidade e potencial de desenvolvimento de dermatite de contato.

Cabe salientar que a eficácia de qualquer emoliente aumenta quando é aplicado imediatamente após o banho ou em pele úmida. Contudo, emolientes em pomadas podem causar acne, foliculite, irritação pelo calor e piorar o prurido, especialmente em pacientes atópicos, quando usados em áreas quentes e úmidas. Já na forma de creme e loção, são mais fáceis de espalhar, levando a uma melhor aderência ao tratamento. Entretanto, não se pode esquecer que a maioria dos emolientes também contém ingredientes como preservativos, tinturas e perfumes, que podem causar irritação e dermatite de contato alérgica.

Outros cuidados com a pele

- A limpeza regular do cordão umbilical com clorexidine nos primeiros 10 dias de vida até a queda do cordão pode reduzir significativamente o risco de infecção e morte neonatal.
- As unhas de bebês devem ser mantidas limpas e curtas para evitar machucados na pele.
- Embora os estudos disponíveis comparando fraldas de pano *versus* fraldas descartáveis absorventes sejam inconclusivos, é sugerido que produtos com maior poder de absorção apresentam maior benefício pela redução da umidade da pele. Por outro lado, os estudos são consistentes em relação à associação entre redução da taxa de dermatite de fraldas e regimes de limpeza rigorosos e trocas frequentes de fraldas.
- A limpeza da área de fralda com água morna e algodão, sem sabonete, é suficiente para a limpeza diária da urina, e para as fezes, um sabonete leve é recomendado. O uso de preparações tópicas de rotina para prevenir dermatite de fraldas não é necessário. Aditivos nessas preparações têm potencial de causar sensibilização cutânea, irritação ou toxicidade percutânea.
- Os cremes de barreira auxiliam na melhora da hidratação cutânea, TEWL e pH, mesmo na presença de dermatite de fraldas, mas não parecem reduzir sua ocorrência.
- Antigamente, os lenços umedecidos continham ingredientes relacionados a

irritação da pele, como altos níveis de álcool e algumas fragrâncias e preservativos. A maioria dos produtos agora disponíveis é composta de fibras sintéticas, água, detergentes sintéticos, emolientes, estabilizadores de pH e preservativos para prevenir crescimento bacteriano, e muitos são livres de álcool e fragrância. Alguns, ainda, adicionam ingredientes para condicionamento da pele, como dimeticona e glicerina. Nos estudos atualmente disponíveis, o uso de lenços umedecidos não se mostrou relacionado à perda da integridade da barreira epidérmica, inclusive mostrando-se superior aos outros métodos de limpeza, em alguns casos, pelo seu pH menor, facilitando o desenvolvimento do manto ácido responsável pela colonização bacteriana adequada, controle de infecção e reparo da barreira epidérmica.

- Recomendações da *European Roundtable Meetings* em melhores práticas para cuidados com a pele infantil saudável, publicadas em 2009 e revisadas em 2016, recomendam que os lenços umedecidos devem conter tampões de pH para manter a leve acidez da pele e devem ser livres de irritantes potenciais, como álcool, fragrâncias, óleos essenciais, sabonete e detergentes agressivos, como o lauril sulfato de sódio, e devem conter preservativos bem tolerados.
- O uso de curativos adesivos na pele do bebê, em particular dos pré-termo, deve ser evitado ao máximo devido ao risco de laceração de sua fina pele. Se necessário, usar pedaços pequenos e remover com cuidado com auxílio de emoliente.

INFÂNCIA

A pele nessa fase já apresenta espessura e características que a tornam menos permeável à absorção, porém a relação entre superfície corpórea e peso ainda é maior que no adulto, aumentando o risco de efeitos sistêmicos de substâncias aplicadas na pele.

A higienização com frequência adequada e produtos apropriados é fundamental para a prevenção e/ou tratamento de doenças, que incluem, mas não se limitam a:

- infestações cutâneas como escabioses e pediculoses;
- infecções cutâneas ou anexiais bacterianas e fúngicas;
- intertrigos, irritações, dermatites de contato, dermatite atópica;
- prevenção da aquisição e transmissão de doenças sistêmicas infecciosas.

A administração de cuidados e higiene da pele, unhas, cavidade oral, genitália, orelhas e cavidade bucal constituem obrigação fundamental dos pais, cuidadores ou responsáveis, que também devem treinar as crianças e supervisioná-las até que apresentem competência suficiente para assumir essas responsabilidades, o que pode demorar até o final da adolescência.

Os cuidados à área das fraldas estão descritos no Capítulo 6 – Dermatite da área de fraldas; Capítulo 5 – Dermatoses do recém-nascido.

A frequência adequada dos banhos e da lavagem dos cabelos de lactentes e crianças é objeto de debate; faz-se necessário levar em conta o clima, atividades da criança e caraterísticas da pele e cabelos, bem como os meios disponíveis.

A criança pode ser estimulada a participar ativamente do banho a partir dos dois a três anos de idade, e por volta dos sete anos adquire certa autonomia para a própria higiene, que deve, no entanto, continuar a ser supervisionada ainda por anos, principalmente em relação à lavagem dos cabelos, corte das unhas e higiene da genitália. A necessidade de supervisão relaciona-se a riscos de acidentes (queda, afogamento, intoxicações, queimaduras etc.) e verificação da efetividade da limpeza.

Os banhos e lavagem de cabelos podem ser dados uma ou duas vezes ao dia ou a cada 48 horas; sabonetes ou *syndets* (limpadores com surfactantes sintéticos) infantis podem ser usados para o banho, e xampus ou sabonetes infantis para a apropriada higiene do couro cabeludo (só molhar não é suficiente). Produtos apropriados para uso infantil acarretam menor probabilidade de lesão à barreira cutânea em comparação com os para adultos. A duração do banho também não deve ser excessiva, pois acarreta ressecamento e agrava a dermatite atópica. Sempre enxaguar o corpo após o banho, removendo os limpadores. Hidratantes são indicados nas peles secas ou atópicas (durante ou após tratamento, para minimizar a frequência e intensidade de surtos subsequentes).

A higiene genital deve incluir trocas de fraldas frequentes, lavagem da urina com água e remoção das fezes com papel, da frente para trás, podendo necessitar de lavagem subsequente com água e sabonete ou *syndets*. A vulva deve ser higienizada diariamente, bem como o prepúcio, que deve ser retraído, expondo-se a glande para limpeza do sulco balanoprepucial.

As mãos devem ser lavadas com água e sabonete suave ou *syndets* ao entrar em casa, antes e depois de cada refeição, depois de usar o banheiro, espirrar, tossir, assoar o nariz, depois de brincar com terra, chão, areia, animais de estimação etc.

As unhas devem ser cortadas, em média, uma vez a cada cinco a dez dias, com atenção para os cantos das unhas dos pés a fim de prevenir o encravamento. Material de cortar unhas deve ser, preferencialmente, individualizado a fim de se evitar transmissão de doenças infecciosas, particularmente as fúngicas, de adultos para crianças.

Crianças têm usado cosméticos com frequência crescente: maquiagem, batons, esmaltes, perfumes, tinturas de cabelo ou descoloração, tatuagens de hena. Os cuidadores devem ter ciência da necessidade de que tais produtos sejam de procedência verificável, cumprindo com a legislação vigente, e que ainda assim há maior risco de dermatites irritativas, de contato por sensibilização e risco de absorção de substâncias com potencial de dano futuro, representadas por parabenos, ftalatos, bisfenol A (BPA) bem como metais pesados, que podem estar presentes nos cosméticos ou nas embalagens.

Por outro lado, os fotoprotetores são subutilizados, sendo alvo de intensa campanha de desinformação. O uso adequado de protetores solares não acarreta dano, ao contrário, previne a curto prazo queimaduras solares e a longo prazo dano solar indesejável como melasma e outras manchas, e o câncer de pele. O uso de protetor solar não acarreta hipovitaminose D.

Os Capítulos 11 – Dermatite de contato, 10 – Dermatite atópica, 56 – Fotoproteção, 57 – Repelentes contêm informações relevantes para o cuidado com a pele da criança.

ADOLESCENTES E PRÉ-ADOLESCENTES

As alterações hormonais próprias desta fase resultarão em mudanças na pele e anexos, e em diferentes necessidades de cuidados. Caso presentes antes dos 8 anos de idade em meninas e 9 anos nos meninos podem ser indicativos de adrenarca ou puberdade precoces.

A maior atividade sebácea torna a pele oleosa e propensa à acne. A face, região submentoniana e dorso posterior e anterior necessitam de lavagem entre uma a duas vezes ao dia. Produtos mais desengordurantes e contendo ácido salicílico podem ser usados como monoterapia ou adjuvantes. Produtos sem enxágue devem ser evitados na rotina diária. Limpadores mais suaves são indicados para melhorar a tolerância aos tópicos empregados no tratamento da acne. Toalhinhas umedecidas destinadas à higiene da área das fraldas de bebês não são apropriadas para a higiene facial de modo diário.

A atividade apócrina implica o surgimento de odor corporal, particularmente nas axilas e extremidades. Para controle desse odor, que quando intenso é chamado de bromidrose, é necessário:

- trocas frequentes e lavagem das roupas e meias, lembrando que tecidos que aumentam a temperatura corporal e limitam a evaporação do suor pouco permeáveis agravam a intensidade do odor;
- revezamento de calçados para permitir a evaporação do suor da parte fechada anterior;
- lavagem da região frequente (no mínimo uma vez ao dia) com sabonetes ou *syndets*;
- uso de desodorantes, havendo produtos aprovados para essa finalidade a partir dos 8 anos de idade.

A sudorese, fenômeno fisiológico, causa incômodo aos adolescentes, mesmo quando não se configura hiperidrose. As famílias devem ser informadas da necessidade de sudorese para manutenção da homeostase e que antitranspirantes podem ser aplicados com segurança em áreas limitadas como axilas, pés e mãos sem risco para a saúde. Informar que vai haver sudorese menos perceptível em outras áreas, que esses produtos não são absorvidos, funcionam depositando-se na superfície, não causam câncer linfático ou de mamas, temores sem embasamento na realidade que perduram por décadas. Ver Capítulo 40 – Afecções das glândulas sudoríparas para outras medidas empregáveis no controle da hiperidrose.

A dermatite seborreica, comum na adolescência e juventude, é mais frequente em indivíduos masculinos e naqueles com níveis aumentados de andrógenos. A lavagem com xampus antisseborreicos, com frequência até mesmo diária, pode ser necessária para o controle do quadro em alguns indivíduos predispostos; outros necessitam de manutenção 1 ou 2 vezes por semana.

A higiene menstrual precisa ser difundida. Ainda é frequente evitar lavar os cabelos ou tomar banho durante a menstruação. Absorventes internos ou coletores menstruais devem ser trocados várias vezes ao dia, sob pena de risco de infecção. Absorventes externos também necessitam ser usados no tamanho adequado para absorção do fluxo e devem ser trocados várias vezes ao dia. A região genital deve ser lavada no mínimo uma vez ao dia, particularmente no período menstrual.

A higiene genital masculina deve ser diária, lavando-se a virilha com água e sabonetes e enxugando bem após o banho. Evitar permanecer com calções úmidos após prática esportiva ou nadar; lavar e secar bem o local antes de se vestir colaboram para evitar as tinhas da região. O prepúcio deve ser retraído e o sulco balanoprepucial lavado diariamente, retirando-se ao redor as secreções.

O uso apropriado de preservativos deve ser reforçado para todos os adolescentes, pois contribui para diminuir as doenças sexualmente transmissíveis.

Os Capítulos 34 – Acne, 11 – Dermatite de contato, 10 – Dermatite atópica, 56 – Fotoproteção, 57 – Repelentes contêm informações relevantes para o cuidado com a pele do adolescente e do adulto jovem.

CONCLUSÃO

A pele neonatal até que chegue ao que entendemos hoje na vida madura passa por alterações na sua composição e na sua estrutura. A pele desempenha funções essenciais à homeostase do organismo. A compreensão das modificações cronológicas dessa barreira no que concerne à proteção física, química, imunológica e hormonal permite entender e integrar sua morfologia à fisiologia. Além de melhor manejar fatores extrínsecos como ambiente físico e emocional, as intervenções terapêuticas com tratamento de via tópica e preservação do pH, da hidratação e da barreira lipídica do estrato córneo devem ser realizadas.

SUGESTÕES DE LEITURA

1. Blume-Peytavi U, Cork MJ, Faergemann J, Szczapa J, Vanaclocha F, Gelmetti C. Bathing and cleansing in newborns from day 1 to first year of life: recommendations from a European round table meeting. J Eur Acad Dermatol Venereol. 2009;23(7):751-9.
2. Blume-Peytavi U, Hauser M, Stamatas GN, Pathirana D, Garcia Bartels N. Skin care practices for newborns and infants: review of the clinical evidence for best practices. Pediatr Dermatol. 2012;29(1):1-14.
3. Burdall O, Willgress L, Goad N. Neonatal skin care: Developments in care to maintain neonatal barrier function and prevention of diaper dermatitis. Pediatr Dermatol. 2019;36(1):31-35.
4. Fernandes JD, Machado MC, Oliveira ZN. Children and newborn skin care and prevention. An Bras Dermatol. 2011;86(1):102-10.

CONTEÚDO COMPLEMENTAR

Utilize o QR code abaixo para acessar as questões comentadas do capítulo (senha: dermatologiaicr).

56

Fotoproteção

Isadora Zago Miotto
Luciana de Paula Samorano
Zilda Najjar Prado de Oliveira

PONTOS-CHAVE DESTE CAPÍTULO

- A exposição cumulativa à radiação ultravioleta leva a inúmeras repercussões sobre a saúde, com destaque para o aumento do risco de desenvolvimento de neoplasias cutâneas e o fotoenvelhecimento.
- A fotoproteção deve ser estimulada e orientada desde o início da vida, por meio de uma combinação de medidas comportamentais, da fotoproteção mecânica e do uso de fotoprotetores tópicos.
- Lactentes menores de 6 meses de vida não devem ser diretamente expostos ao sol e, quando necessário, devem ser protegidos por meio do uso de roupas e chapéus. O uso de fotoprotetores não é recomendado nessa faixa etária.
- Crianças acima de 6 meses devem evitar a exposição solar, especialmente no período entre 10 e 15 horas. A fotoproteção mecânica, sobretudo com o uso de roupas, chapéu e óculos de sol, deve ser orientada, em conjunto com o uso de fotoprotetores tópicos de amplo espectro, infantis e com fator de proteção solar superior a 30.
- Nas crianças entre 6 meses e 2 anos, deve-se dar preferência aos produtos com filtros solares inorgânicos. Acima dos 2 anos, recomenda-se o uso de produtos com balanço adequado entre filtros orgânicos e inorgânicos, com resistência à água e de fácil aplicação, desenvolvidos para o uso em crianças.

INTRODUÇÃO

A fotoproteção é importante medida de prevenção aos danos agudos, como eritema e pigmentação, e aos danos crônicos associados à exposição solar, como fotocarcinogênese e fotoenvelhecimento. A proteção solar durante a infância e a adolescência é hábito de suma importância para a redução do risco de desenvolvimento de neoplasias cutâneas ao longo da vida. O dano solar cumulativo e a ocorrência de queimaduras nessa fase da vida se relacionam ao desenvolvimento tanto de melanoma quanto de câncer cutâneo não melanoma, fato bem documentado na literatura científica.

A educação em fotoproteção deve ser estimulada e proporcionada pelas famílias e pelo ambiente escolar, de modo a se tornar um hábito desde cedo. Nas crianças pequenas, a fotoproteção depende do grau de conscientização dos pais, enquanto nos adolescentes o envolvimento pessoal é essencial para a mudança de hábitos.

A fotoproteção efetiva deve incluir um conjunto de estratégias, desde orientações comportamentais, como a não exposição solar nos horários de maior incidência da radiação ultravioleta, e a fotoproteção mecânica, por meio do uso de roupas adequadas, chapéus, óculos escuros e protetores solares de amplo espectro.

RADIAÇÃO SOLAR

As radiações infravermelha, visível e ultravioleta compõem quase a totalidade da radiação emitida pelo sol e em conjunto são denominadas radiação óptica (Tabela 1).

O índice ultravioleta (IUV) é uma escala de valores padronizada pela Organização Mundial da Saúde (OMS), relacionada à intensidade de raios ultravioleta (R-UV) capaz de produzir eritema (Tabela 2). O índice é expresso em uma tabela de valores inteiros, na qual zero é o menor valor e +11 é o maior valor representado. Quanto maior o valor do IUV, maior o potencial de dano à pele. As variáveis que influenciam o IUV incluem o conteúdo de ozônio na atmosfera, a posição geográfica do local (quanto mais próximo da linha do Equador, maior), a altitude (quanto mais alto, maior), o horário (maior ao meio-dia), a estação do ano (maior no verão), as condições climáticas (maior em dias

TABELA 1 Frações da radiação óptica

Radiação	Comprimento de onda	% da radiação óptica	Absorção
Radiação infravermelha	> 780 nm	50	Absorvida pelo vapor de água e CO_2 Associada às mudanças climáticas
Luz visível	400-780 nm	40	Sofre pouca atenuação na atmosfera Capaz de causar sensação visual
Radiação UV-A	315-400 nm	10	Fortemente dispersa pelas moléculas na atmosfera e menos absorvida pelo ozônio
Radiação UV-B	280-315 nm	10	Fortemente absorvida pelo ozônio e dispersa pelas moléculas presentes na atmosfera
Radiação UV-C	100-280 nm	10	Totalmente absorvida pelo ozônio e O_2

TABELA 2 Índice ultravioleta (IUV) e recomendações da Organização Mundial da Saúde

Categoria	Índice ultravioleta	Recomendações
Baixo	< 2	**Orientações gerais:** ▪ procure ficar na sombra nas horas próximas ao meio-dia
Moderado	3-5	**Necessária proteção solar:** ▪ utilize protetor solar, camiseta, óculos e chapéu
Alto	6-7	**Necessária proteção solar intensa:** ▪ evite exposição solar nas horas próximas ao meio-dia; ▪ utilize protetor solar, camiseta, óculos e chapéu.
Muito alto	8-10	
Extremo	> 11	

Fonte: adaptado de Schalka, 2014.

ensolarados) e o tipo de superfície. Essa escala é útil na orientação da população quanto aos riscos da exposição solar desprotegida e excessiva.

No Brasil, as regiões Norte e Nordeste apresentam as maiores doses acumuladas de R-UV, com pouca variação ao longo do ano. Vale ressaltar que, nos meses de verão, a região Sudeste apresenta maiores índices de R-UV em relação à região Nordeste, devido à sua posição geográfica. A cidade de São Paulo, por exemplo, está localizada a 23° de latitude sul, ângulo que coincide com a inclinação do planeta em relação ao sol durante o verão. Sendo assim, nessa estação do ano, o sol está a pino ao meio-dia na cidade de São Paulo e, consequentemente, há maiores níveis de R-UV.

Efeitos da radiação solar sobre a pele

Os efeitos da radiação solar sobre a pele são vários e dependem de fatores como intensidade e duração da exposição solar, comprimento de onda da radiação solar e fototipo. Tais efeitos podem ser subdivididos em imediatos (eritema, calor, pigmentação imediata, pigmentação persistente, bronzeamento e produção de vitamina D) e tardios (fotoenvelhecimento e carcinogênese cutânea).

A classificação em fototipos proposta por Fitzpatrick visa avaliar a resposta da pele à luz solar, mais especificamente a formação de eritema e pigmentação após exposição à R-UV (Tabela 3). Os fototipos I e II se queimam mais facilmente e estão sob maior risco de desenvolverem neoplasias cutâneas. Os fototipos IV, V e VI se bronzeiam mais facilmente e são sujeitos a menor penetração da R-UV.

O eritema é uma reação aguda à exposição solar, em geral observado após período de latência de 2-7 horas, acompanhado por edema, ardor local e, nos casos mais intensos, pela formação de bolhas.

TABELA 3 Classificação de fototipos de Fitzpatrick

Fototipo	Reação cutânea à R-UV
I	Sempre queima, nunca bronzeia
II	Queima facilmente, bronzeia minimamente
III	Queima e bronzeia moderadamente
IV	Queima minimamente, bronzeia facilmente
V	Queima raramente, bronzeia facilmente e substancialmente
VI	Quase nunca queima, bronzeia prontamente e intensamente

A principal responsável pela formação do eritema e queimadura solar é a radiação ultravioleta B (UV-B), com menor participação da radiação ultravioleta A (UV-A). O termo insolação se refere ao conjunto de sintomas que ocorrem após a exposição solar prolongada, incluindo aumento da temperatura corpórea, desidratação, eritema, taquicardia, cefaleia, dispneia, vertigem, náuseas e confusão mental. O quadro ocorre pela perda da capacidade de controle térmico.

A pigmentação cutânea após exposição solar pode ser subdividida em pigmentação imediata (IPD, do termo em inglês *immediate pigment darkening*), que ocorre após minutos da exposição solar e pode durar até 2 horas; pigmentação tardia (PPD, do termo em inglês *persistent pigment darkening*), que tem pico em 2 horas e duração de até 24 horas; e bronzeamento tardio (DT, do termo em inglês *delayed tanning*), que ocorre após 3-5 dias da exposição solar e pode persistir por semanas a meses. A IPD e a PPD são decorrentes do fenômeno de Meirowsky, caracterizado pela foto-oxidação da melanina pré-formada presente nos melanossomos e sua transferência para os queratinócitos, dependente da radiação UV-A e da luz visível. Já o DT é decorrente do aumento da produção de melanina pelos melanócitos, dependente de UV-B, UV-A e luz visível. A capacidade de pigmentação cutânea (IPD, PPD e DT) depende de fatores genéticos e é mais intensa nos fototipos altos.

O sol também está intimamente envolvido na síntese de vitamina D. Mais de 90% da vitamina D do nosso organismo é obtida da produção cutânea estimulada pela radiação UV-B. Outras fontes incluem alimentos, como peixes e leite fortificado. Após exposição solar, o 7-dehidrocolesterol presente na pele é convertido em pré-vitamina D3 e, após metabolização hepática e renal, em vitamina D3 (colecalciferol). A dose estimada de UV-B necessária para a produção de 1.000 UI de vitamina D corresponde a cerca de 25% da dose necessária para produção de eritema. Sabe-se que o protetor solar bloqueia os efeitos da radiação UV-B na pele, incluindo a síntese da vitamina D, por meio de estudos realizados em ambiente laboratorial controlado. Entretanto, em um país com altos níveis de insolação como o Brasil, poucos minutos de exposição solar, somente nas mãos e na face, independentemente das condições climáticas, já seriam suficientes para garantir as necessidades de vitamina D do organismo. Dessa forma, avaliando riscos e benefícios e considerando condições reais nas quais o protetor solar não é utilizado de forma homogênea e constante em todo o corpo, a exposição solar desprotegida não é recomendada visando à síntese da vitamina D.

O fotoenvelhecimento (ou envelhecimento extrínseco) da pele também é resultado da ação da R-UV. Observa-se formação de rítides, espessamento cutâneo, dilatação dos vasos sanguíneos, surgimento de efélides e melanoses solares nas áreas expostas. Na pele coberta (fotoprotegida) há constante remodelação do colágeno dérmico, enquanto na pele fotoexposta há maior síntese de metaloproteinases e, consequentemente, maior degradação do colágeno. A R-UV atua em várias vias bioquímicas, com liberação de citocinas e fatores de crescimento, como o receptor de fator de crescimento epidérmico (EGFR), fator de necrose tumoral alfa (TNF-α), fator de ativação plaquetária (PAF), IL-1 e insulina. O acúmulo de espécies reativas de oxigênio (ROS) estimula o fator nuclear κβ (NF-κβ), que estimula, por sua vez, a produção de IL-1, IL-5 e TNF-α. Dessa forma, a pele cronicamente exposta à radiação solar se torna metabolicamente mais ativa, levando a hiperplasia epidérmica, hiperpigmentação, telangiectasias e elastose.

O efeito tardio e mais danoso da R-UV sobre a pele é a fotocarcinogênese. A produção de radicais livres, por reações fotossensíveis diretas e indiretas, leva a danos no DNA e ao surgimento de mutações. A melanina presente na pele atua como um cromóforo que absorve as radiações UV-A, UV-B e a luz visível, transformando a energia em calor e preservando o DNA contra a formação de bases de pirimidina. A pele fotoexposta é suscetível tanto aos cânceres cutâneos não melanoma (CCNM), sobretudo carcinoma basocelular (CBC) e espinocelular (CEC), quanto ao melanoma. Os CCNM relacionam-se ao dano cumulativo ao DNA promovido pela R-UV, além de seus efeitos imunossupressores. Em relação ao melanoma, há evidências que suportam uma relação entre sua ocorrência e a exposição solar aguda intensa (queimaduras solares).

FOTOPROTEÇÃO

A fotoproteção pode ser definida como o conjunto de medidas voltadas à redução da exposição à radiação solar e à prevenção do desenvolvimento do dano actínico agudo e crônico. Ao recomendar medidas fotoprotetoras, devemos levar em consideração o perfil do paciente, incluindo sua idade, fototipo, atuação profissional, hábitos de lazer, localização geográfica, antecedentes pessoais e familiares de doenças relacionadas à exposição solar.

Fotoproteção mecânica

O uso de medidas fotoprotetoras capazes de criar uma barreira física à radiação solar pode ser denominado fotoproteção mecânica. Esse termo inclui o uso de roupas, chapéus, óculos escuros e sombras naturais ou artificiais. Essas medidas devem ser encorajadas e utilizadas em combinação aos filtros solares.

A fotoproteção por meio de roupas é estratégia de fotoproteção segura, simples e capaz de oferecer proteção cutânea uniforme. As roupas bloqueiam a R-UV em graus diferentes, de acordo com o tecido e fatores relativos ao seu uso: tecidos sintéticos (*nylon* e poliéster) conferem maior proteção do que tecidos naturais (algodão e linho) e cores escuras têm maior potencial de absorção da R-UV do que as cores claras. Podem também ser utilizados tecidos tratados com filtros ultravioleta, os quais são capazes de garantir uma proteção superior e de reduzir a interferência de fatores como abertura da trama, material e cores das roupas. A capacidade de fotoproteção mecânica das roupas pode ser mensurada pelo fator de proteção ultravioleta (FPU), que reflete a capacidade de impedir a transmissão da radiação através do tecido (Tabela 4).

TABELA 4 Fator de proteção ultravioleta (FPU) e bloqueio da R-UV

FPU	Bloqueio da R-UV (%)	Transmitância (%)	*Status* do tecido
15-20	93,3-95,8	6,7-4,2	Boa proteção
21-35	95,9-97,4	4,1-2,6	Muito boa proteção
40-50+	> 97	< 2,6	Excelente proteção

Também é importante atentar aos danos oculares da R-UV, particularmente na córnea, cristalino e retina. Lesões agudas incluem fotoceratite e retinite solar. Danos oftalmológicos crônicos incluem catarata, pterígio, degeneração macular e predisposição a neoplasias. A principal medida fotoprotetora para os olhos é o uso de óculos escuros com lentes com proteção contra a radiação UV. A eficácia dos óculos na proteção depende do seu tamanho e da capacidade de absorção e reflexão da radiação solar pelas lentes.

Outra maneira de garantir a proteção solar é a utilização de sombras naturais ou artificiais. Essa é em geral medida simples e efetiva, mas não deve ser a única estratégia de fotoproteção, uma vez que quantidade significativa de radiação pode entrar pelas laterais do ambiente sombreado. Os vidros, presentes nas janelas dos carros e casas, também podem proporcionar certo grau de proteção contra a R-UV, ao mesmo tempo que permitem a entrada da luz visível, a depender de suas características.

Fotoproteção tópica

Conceitualmente, fotoprotetores tópicos são produtos de aplicação direta sobre a pele, compostos por substâncias capazes de reduzir os efeitos biológicos da radiação ultravioleta. Os filtros ultravioleta são elementos presentes na formulação dos fotoprotetores, capazes de interferir diretamente na radiação incidente na pele, fazendo com que a energia seja dispersa, absorvida ou refletida. Os ativos orgânicos (filtros químicos) são compostos aromáticos que absorvem os fótons de R-UV e alteram sua estrutura molecular. Os ativos inorgânicos (filtros físicos) têm origem mineral e refletem os fótons de R-UV.

Os filtros químicos atuam por um mecanismo molecular de absorção de R-UV e devolução da energia ao ambiente por meio da emissão de comprimentos de onda menos energéticos, como radiação infravermelha e luz visível. Há filtros com melhor capacidade de absorção de UV-A ou UV-B, a depender de sua estrutura molecular. Moléculas desenvolvidas mais recentemente são capazes de absorver tanto UV-A quanto UV-B, sendo denominadas filtros de amplo espectro. Os filtros químicos têm maior potencial de sensibilização, maior absorção percutânea e menor fotoestabilidade, a depender de sua estrutura química e da combinação de ativos, quando comparados aos filtros físicos.

Os filtros inorgânicos ou físicos atuam na superfície da pele, promovendo reflexão da radiação incidente. Quando formulados em sua forma micronizada, são capazes de penetrar na camada córnea, promovendo, além da reflexão, difração e dispersão. A eficácia dessa classe de protetores solares está relacionada ao tamanho e à dispersão de suas partículas. Os filtros físicos têm alta fotoestabilidade e baixo potencial de sensibilização alérgica. Sua propriedade fotorrefletora, por vezes, resulta em aparência esbranquiçada e brilho excessivo, o que limita sua aceitação cosmética.

Habitualmente, os fotoprotetores comerciais utilizam uma combinação de filtros químicos e físicos, visando ampliar o seu espectro de proteção (UV-A e UV-B), explorar propriedades sinérgicas e minimizar os efeitos adversos relacionados a um ativo específico. No Brasil, a Agência Nacional de Vigilância Sanitária (Anvisa) categoriza os fotoprotetores como cosméticos (grau de risco 2), sem necessidade de prescrição médica para comercialização (Tabela 5).

TABELA 5 Lista de ativos orgânicos e inorgânicos liberados para uso em fotoprotetores no Brasil

Filtro (nome comum/comercial)	Outros nomes/INCI*	Cobertura
PABA	Ácido 4-aminobenzoico	UVB
Padimate O	2-etilexil dimetil PABA	UVB
PEG-25 PABA	Etil-4-aminobenzoato etoxilado	UVB
Mexoryl SO	Cloreto de benzalcônico	UVB
Mexoryl SD	3-benzilideno cânfora	UVB
Eusolex 6300	4-metilbenzilideno cânfora (MBC)	UVB
Mexoryl SW	Poliacrilamida metilbenzilideno cânfora	UVB
Mexoryl SL	Ácido benzilideno canforossulfônico	UVB
Cinoxate	Cinoxato	UVB
Neo heliopan E1000	Isoamil p-metoxicinamato	UVB
Parsol MCX	Metoxicinamato de etilexila (OMC ou EHMC)	UVB
Neo heliopan OS	Salicilato de etilexila (EHS)	UVB
Eusolex HMS	Homossalato	UVB
Neo heliopan TES	Salicilato de trietanolamina	UVB
Parsol SLX	Polisilicone-15	UVB
Eusolex OCR	Octocrileno (OCR)	UVB
Neo heliopan hydro Eusolex 232	Ácido sulfônico fenilbenzimidazol (PBSA)	UVB
Uvasorb HEB	Dietilexil butamido triazona (DBT)	UVB
Uvinul T150	Etilexil triazona (EHT)	UVB
Benzofenona-3 (Oxibenzona)	Benzofenona-3 (BP-3)	UVA/UVB
Benzofenona-4	Benzofenona-4 (BP-4)	UVA/UVB
Benzofenona-5	Benzofenona-5 (Na)	UVA/UVB
Benzofenona-8	Benzofenona-8	UVA/UVB
Mexoryl XL	Drometrizol trisiloxano (DTS)	UVA/UVB
Tinosorb S	Bis-etilexiloxifenol metoxifenil triazina (BEMT)	UVA/UVB
Tinosorb M	Metileno bis-benzotriazolil tetrametilbutilfenol	UVA/UVB
Tinosorb A2B	Tris-bifenil triazina	UVA/UVB
Dióxido de titânio	Dióxido de titânio	UVA/UVB
Óxido de zinco	Óxido de zinco	UVA/UVB
Meredimate	Antranilato de mentila (MA)	UVA
Avobenzona	Butilmetoxi dibenzoil metano (BMBM)	UVA
Parsol 1789 neo heliopan AP	Tetrassulfonato dissódico fenil dibenzimidazol (DPDT)	UVA
Mexoryl SX	Ácido tereftalideno dicânfor sulfônico (TDSA)	UVA
Uvinul A plus	Benzoato de dietilamino hidroxibenzoil (DHHB)	UVA

* INCI: nomenclatura internacional de ingredientes de cosméticos.
Fonte: adaptada de Schalka, 2014.

A avaliação da eficácia dos fotoprotetores pode ser mensurada pelo fator de proteção solar (FPS), que quantifica a proteção contra o eritema (queimadura solar), levando em consideração a dose eritematosa mínima (DEM). A DEM é a quantidade de R-UV necessária para provocar mínimo eritema. A determinação do FPS é feita pela razão entre a DEM na pele fotoprotegida (após aplicação de 2 mg/cm^2 de protetor solar) e a DEM na pele não fotoprotegida (Figura 1). Na prática, o FPS expressa o tempo de exposição adicional à R-UV que seria necessário para ocasionar eritema com o uso do protetor solar, quando comparado ao tempo necessário para que isso ocorresse sem o uso do produto.

O FPS avalia essencialmente os efeitos da radiação UV-B, a principal responsável pelas queimaduras solares, mas não é um método adequado para avaliação do nível de proteção contra UV-A. Para mensurar o grau de proteção dos filtros contra a radiação UV-A, foi descrito o método do escurecimento pigmentar persistente (PPD, do inglês *persistent pigment darkening*), também chamado de fator de proteção UV-A (PF-UVA). Nesse método, avalia-se a menor quantidade de energia necessária para produzir pigmentação cutânea evidente. De acordo com a normatização da Anvisa, o FPS mínimo de um protetor solar deve ser 6 e o fator mínimo de proteção UVA deve corresponder a 1/3 do FPS.

$$\text{FPS} = \frac{\text{DEM (pele protegida)}}{\text{DEM (pele desprotegida)}}$$

FIGURA 1 Cálculo do Fator de Proteção Solar (FPS), com base na razão entre a dose eritematosa mínima (DEM) na pele fotoprotegida e a DEM na pele não fotoprotegida.

Além da quantificação do FPS e do PPD, o teste de resistência à água de um protetor solar avalia sua capacidade de manutenção da eficácia após períodos de imersão na água. De acordo com a agência americana Food and Drug Administration (FDA), um protetor solar classificado como "resistente à água" deve manter suas propriedades fotoprotetoras após duas imersões de 20 minutos na água, enquanto um filtro "muito resistente à água" se mantém efetivo após 4 imersões na água.

Outro aspecto relevante no uso de protetores solares é a quantidade aplicada. Há diferença considerável entre a quantidade aplicada nos testes realizados em laboratório para determinação do FPS e PPD (2 mg/cm^2) e a quantidade aplicada pelos usuários em condições reais. Essa diferença ocasiona uma redução significativa no fator de proteção atingido.

Segurança no uso de protetores solares tópicos

A escolha do fotoprotetor ideal para cada situação clínica deve levar em consideração o seu perfil de segurança. A oxibenzona (benzofenona-3), um ativo amplamente utilizado e capaz de promover proteção contra UVA e UVB, é, atualmente, o fotoprotetor mais associado à ocorrência de dermatite de contato alérgica e reações fotoalérgicas. Estudo norte-americano avaliou pacientes com histórico de dermatite de contato associada a fotoprotetores e evidenciou que 70,2% dos casos apresentavam *patch test* positivo para oxibenzona. Na União Europeia, essa substância foi amplamente substituída por outros ativos com menor potencial alergênico. O ácido para-aminobenzoico (PABA, do inglês *para-aminobenzoic acid*) também apresenta forte associação com dermatite de contato alérgica, porém é pouco utilizado nos fotoprotetores modernos.

Além disso, nos últimos anos têm sido aventados possíveis efeitos endocrinológicos dos fotoprotetores. Acredita-se que alguns ativos possam atuar mimetizando, bloqueando ou alterando a atividade de hormônios e vias de sinalização endógenas, com destaque para derivados do benzilideno cânfora, cinamatos, oxibenzona e octocrileno. Tais efeitos foram vistos em pequenos estudos e modelos experimentais, mas sem comprovação de dano associada ao uso tópico em doses habituais em humanos.

Observa-se também preocupação recente em relação a alguns fotoprotetores tópicos e seu impacto ao meio ambiente marinho, como oxibenzona, octinoxato, octocrileno e octil salicilato. Essas substâncias foram associadas ao branqueamento dos recifes de corais, e estudo demonstrando a presença de concentrações tóxicas nas águas do Havaí levou à proibição da venda e distribuição da oxibenzona e do octinoxato em toda a região.

RECOMENDAÇÕES À POPULAÇÃO PEDIÁTRICA

As crianças e adolescentes devem ser instruídos quanto às consequências da exposição solar desprotegida desde cedo. Sabe-se que a exposição cumulativa à R-UV é importante fator de risco relacionado ao desenvolvimento de neoplasias cutâneas e que hábitos de fotoproteção adquiridos na infância podem modificar comportamentos a longo prazo e, inclusive, afetar as atitudes dos pais. As escolas devem ser inseridas nos programas de conscientização quanto à fotoproteção e prevenção do câncer de pele, uma vez que constituem ambiente de convívio prolongado das crianças. As medidas devem ser direcionadas para cada faixa etária; estratégias elaboradas para crianças pequenas diferem daquelas adequadas para adolescentes (Tabela 6).

TABELA 6 Recomendações de fotoprotetor tópico direcionadas a cada faixa etária

Faixa etária	Características do protetor solar
Até 6 meses de idade	Não utilizar protetores solares Fotoproteção mecânica (roupas, óculos, chapéu, sombras)
6 meses a 2 anos de idade	Protetores solares infantis com filtros (predominantemente) inorgânicos FPS > 30, PPD elevado Resistentes à água Creme e/ou bastão
2 anos de idade até a adolescência	Protetores solares infantis, com filtros orgânicos e inorgânicos FPS > 30, PPD elevado Resistentes à água Loções cremosas
Adolescentes	FPS > 30, PPD elevado Resistentes à água Veículos mais adequados à pele jovem, com tendência a maior oleosidade, sobretudo para uso na face (gel e gel-creme); aerossol

ORIENTAÇÕES GERAIS

- Evitar exposição solar entre 10 e 15 horas, pela maior incidência de radiação ultravioleta nesse período.
- Recomendar o uso de roupas, chapéus e óculos de sol, além da utilização de sombras naturais (árvores) ou artificiais (guarda-sóis e tendas). Uma regra simples que auxilia na identificação do período de maior risco de exposição solar é a "regra da sombra": quanto menor for a sombra da criança projetada no chão em relação à sua altura, maior o risco.
- Escolher o veículo do fotoprotetor (creme, loção, gel, gel-creme, aerossol) com base nas características do paciente, na área a ser aplicada e na forma de utilização.
- Preferir fotoprotetores com FPS mínimo de 30 e, inclusive, com proteção contra UV-A (mensurada pelo PPD). Produtos com FPS mais elevado podem ser indicados em situações específicas, como para pacientes com maior sensibilidade ao sol, portadores de fotodermatoses e pacientes com antecedente pessoal ou familiar de câncer de pele.
- Aplicar quantidade de fotoprotetor correspondente a 2 mg/cm^2, o que garante uma espessura mínima de 1 mm em todo o tegumento. Uma forma de facilitar a quantificação desse volume é a "regra da colher de chá". Nessa regra, originalmente elaborada para a população adulta, considera-se a aplicação de uma colher de chá no segmento cefálico e em cada um dos membros superiores, e duas colheres de chá no tronco e em cada um dos membros inferiores. Para a população pediátrica, recomenda-se utilizar cerca de metade da quantidade recomendada para adultos. Outra estratégia, mais factível no dia a dia, é a aplicação do protetor solar em duas camadas sequenciais, o que faz com que a quantidade aplicada se aproxime da recomendada.
- Recomenda-se que haja intervalo de 15 a 30 minutos entre a aplicação do produto e a exposição solar, conforme demonstrado nos estudos para determinação do FPS e PPD. Sabe-se, entretanto, que alguns protetores solares não requerem esse intervalo e são efetivos imediatamente após a aplicação. Essa recomendação pode ser individualizada conforme o produto em uso.
- Reaplicar o fotoprotetor ao longo do dia, uma vez que ocorre declínio no efeito protetor com o passar do tempo e há remoção parcial do produto nas atividades cotidianas (contato com roupas, toalha, vento, suor). A queda da proteção varia de acordo com o produto e as atividades do usuário. Dessa forma, estipulou-se uma recomendação padrão de reaplicação a cada 2 horas, ou após longos períodos de imersão na água.

CONCLUSÃO

Os médicos e a comunidade científica devem estar atentos às particularidades da radiação solar no Brasil, visando à correta recomendação de medidas preventivas de acordo com o nosso clima. A fotoproteção na população infantil é essencial e deve fazer parte das orientações tanto do dermatologista quanto do pediatra. A melhor estratégia de fotoproteção deve incluir uma combinação de medidas comportamentais, fotoproteção mecânica e a utilização de protetores solares.

SUGESTÕES DE LEITURA

1. Cohen LE, Grant RT. Sun Protection: Current Management Strategies Addressing UV Exposure. Clin Plast Surg. 2016;43(3):605-10.
2. Criado PR, Melo JN, Oliveira ZN. Topical photoprotection in childhood and adolescence. J Pediatr. 2012;88(3):203-10.
3. Garnacho Saucedo GM, Salido Vallejo R, Moreno Giménez JC. Effects of solar radiation and an update on photoprotection. An Pediatr (Barc). 2020;92(6):377.e1-377.e9.
4. Geoffrey K, Mwangi AN, Maru SM. Sunscreen products: Rationale for use, formulation development and regulatory considerations. Saudi Pharm J. 2019;27(7):1009-18.
5. Lorigo M, Mariana M, Cairrao E. Photoprotection of ultraviolet-B filters: Updated review of endocrine disrupting properties. Steroids. 2018;131:46-58.
6. Mancebo SE, Hu JY, Wang SQ. Sunscreens: a review of health benefits, regulations, and controversies. Dermatol Clin. 2014;32(3):427-38, x.
7. Schalka S, Steiner D, Ravelli FN, Steiner T, Terena AC, Marçon CR et al. Consenso Brasileiro de Fotoproteção. An Bras Dermatol. 2014;89(6 Supl 1):S6-75.
8. Skotarczak K, Osmola-Mańkowska A, Lodyga M, Polańska A, Mazur M, Adamski Z. Photoprotection: Facts and controversies. Eur Rev Med Pharmacol Sci. 2015;19(1):98-112.
9. Yeager DG, Lim HW. What's New in Photoprotection: A review of new concepts and controversies. Dermatol Clin. 2019;37(2):149-57.
10. Young AR, Claveau J, Rossi AB. Ultraviolet radiation and the skin: Photobiology and sunscreen photoprotection. J Am Acad Dermatol. 2017;76(3S1):S100-S109.

CONTEÚDO COMPLEMENTAR

Utilize o QR code abaixo para acessar as questões comentadas do capítulo (senha: dermatologiaicr).

Repelentes: recomendações para uso em crianças

Chan I Thien
Laís Lopes Almeida Gomes

PONTOS-CHAVE DESTE CAPÍTULO

- Repelentes possuem odor repulsivo aos insetos e são encontrados nos veículos aerossol, gel, loção e lenços umedecidos.
- DEET, icaridina, IR3535 e óleo de eucalipto-limão são as únicas substâncias eficazes disponíveis no Brasil e aprovadas pela Agência Nacional de Vigilância Sanitária (Anvisa).
- A idade indicada e a forma de aplicação variam entre cada produto e a rotulagem deve ser respeitada, sob o risco de reações alérgicas ou intoxicação.
- Telas nas janelas e nas portas, mosquiteiros e uso de vestimentas adequadas são medidas eficazes para evitar o contato com os mosquitos.
- Inseticidas ambientais possuem curto efeito; não devem ser aplicados em nenhuma parte do corpo; a toxicidade deve ser sempre considerada mesmo quando da aplicação ambiental.

INTRODUÇÃO

Insetos como os mosquitos ou pernilongos são vetores de doenças infecciosas que acometem milhões de pessoas em todo o mundo, todo ano. Dengue, chikungunya, zika vírus, febre amarela, malária, filariose, leishmaniose e febre Oropouche são algumas dessas doenças.

Além das doenças infecciosas, as picadas causam irritação local, prurido, pápulas, vesículas, prurigo estrófulo, infecção secundária local, celulite, dor, desconforto e distúrbios de sono.

EPIDEMIOLOGIA

O Ministério da Saúde registrou quase 1 milhão de casos de dengue em 2020, e 71.698 casos de chikungunya até setembro de 2020. Quanto à zika, até setembro de 2020 foram notificados 6.705 casos prováveis no país. O número de casos de malária foi de 157.454 em 2019.

Na ausência de vacinas e quimioprofilaxia para todas essas doenças, a utilização individual de repelentes é importante, especialmente em crianças. Serão discutidos os repelentes tópicos, ambientais e os inseticidas.

REPELENTES TÓPICOS

Os repelentes tópicos podem ser sintéticos ou naturais. Atuam formando uma camada de vapor sobre a pele, com odor repulsivo aos insetos. As formas de apresentação dos produtos são aerossol (*spray*), gel, loção e lenços umedecidos. As principais substâncias presentes nos produtos registrados na Anvisa (Tabela 1), no Brasil, serão detalhadas a seguir.

DEET (N,N-dietil-3-metilbenzamida ou N,N-dietil-m-toluamida)

- Duração da ação: de 2 horas (concentração até 10%) a 6 horas (concentração de 15%).
- Não é indicado para crianças menores de 2 anos de idade.
- Em crianças entre 2 e 12 anos: concentração até 10%, no máximo três aplicações diárias. Evitar uso prolongado.
- Crianças maiores de 12 anos: podem usar concentração de até 30%.
- Quanto maior a concentração, mais longa é a duração da proteção. Para exposições demoradas, recomenda-se o uso de produtos com maior concentração, e não a reaplicação seriada.
- Pode ser utilizado em gestantes.

TABELA 1 Repelentes tópicos aprovados pela Anvisa quanto a idade de uso, substância, concentração e duração de ação

Idade	Substância	Concentração (%)	Duração	Observação
0 a 3 meses	–	–	–	Não utilizar repelentes, apenas medidas ambientais
3 a 6 meses	Icaridina	10	Até 6 horas	Em situação excepcional
6 meses a 1 ano	Icaridina	Até 20	Até 10 horas	
	IR3535	12,5	Até 4 horas	
1 a 2 anos	Icaridina	Até 25	Até 10 horas	
	IR3535	12,5	Até 4 horas	
2 a 12 anos	Icaridina	Qualquer	Até 10 horas	
	IR3535	12,5	Até 4 horas	
	DEET	Até 10	Até 2 horas	Máximo 3 aplicações/dia
> 3 anos	PMD	30	Até 5 horas	Óleo de eucalipto-limão
> 12 anos	Icaridina	Qualquer	Até 10 horas	
	IR3535	12,5	Até 4 horas	
	DEET	11-30	Até 8 horas	

Gestantes podem utilizar repelentes à base de DEET, icaridina, IR3535 e óleos essenciais (citronela).
Fonte: Anvisa – Resolução RDC n. 19, de 10 de abril de 2013, e consulta à lista de produtos cosméticos registrados.

ICARIDINA ou KBR 3023 (ácido 1-piperidinecarboxílico)

- Duração de ação: de 3 a 5 horas (concentração de 10%), de 8 a 10 horas (concentração de 20%).
- Recomendado para crianças acima de 6 meses de idade. Em situações excepcionais, icaridina a 10% pode ser utilizada em maiores de 3 meses de idade.
- Pode ser utilizado em gestantes.

IR3535 (etil butilacetilaminopropionato)

- Duração de ação: de 4 a 6 horas (concentração de 20%).
- Pode ser usado em crianças maiores de 6 meses de idade e gestantes.

PMD (p-mentano-3,8-diol) – óleo de eucalipto-limão

- Duração de ação de até 5 horas (concentração de 30%).
- Sem estudos em crianças menores de 3 anos de idade, portanto não deve ser utilizado nesse grupo.

Para crianças menores de 6 meses de idade

- Repelentes tópicos, até o momento, não são recomendados para uso em menores de 6 meses de idade.
- Para lactentes entre 2 e 6 meses, é discutível o uso apenas em situação excepcional (sem evidência que avalie a segurança). No Brasil, a Anvisa orienta respeitar a bula dos produtos e aprovou a circulação de dois produtos à base de icaridina 10%, indicados a partir de 3 meses de idade.

Gestantes

No Brasil, o DEET, a icaridina e o IR3535 podem ser utilizados em gestantes. Não há, dentro das normas da Anvisa, qualquer impedimento para a utilização desses produtos por mulheres grávidas, desde que estejam devidamente registrados e que sejam seguidas as instruções de uso descritas no rótulo.

Estudos conduzidos em humanos durante o segundo e o terceiro trimestres de gestação, e em animais durante o primeiro trimestre, indicam que o uso tópico de repelentes à base de DEET por gestantes é seguro. Embora não tenham sido encontrados estudos de segurança realizados em gestantes, a icaridina, o IR3535 e os óleos essenciais, como citronela, são ingredientes reconhecidamente seguros para uso em produtos cosméticos, conforme compêndios de ingredientes cosméticos internacionais.

Orientações de uso de repelentes tópicos

- Manter os produtos fora do alcance de crianças e animais.
- Seguir as orientações da bula e do rótulo da embalagem quanto à idade permitida para uso.
- Usar a quantidade suficiente de repelente para cobrir, mas sem saturar a pele.
- Repelentes devem ser aplicados na pele exposta, nas vestimentas ou em ambos. Não aplicar na pele coberta por roupas.
- Uma fina camada pode ser aplicada na face. Primeiro aplicar nas palmas, esfregar as mãos e só depois aplicar na face.

- Não aplicar nas mãos de crianças pequenas, pelo risco de posterior contato com os olhos e com a boca.
- Lavar as mãos após aplicar o repelente, a fim de evitar contato com olhos, boca, narinas e genitais.
- Não aplicar em feridas, cortes ou pele inflamada, irritada ou eczematizada.
- Não inalar aerossóis, borrifar em locais fechados ou próximos de alimentos, ou ter contato com os olhos.
- Reaplicação frequente é desnecessária. Idealmente, lavar o corpo com água e sabão antes de repetir o processo. Seguir a quantidade de reaplicações permitida na bula.
- As áreas tratadas devem ser lavadas com água e sabonete quando o repelente não for mais necessário.
- A criança não deve dormir com repelente no corpo.
- Filtro solar deve ser aplicado 20 minutos antes do repelente, para não haver interferência na ação de ambos. Evitar produtos combinados, uma vez que o filtro solar geralmente deve ser reaplicado com uma frequência maior que o repelente.
- A proteção é reduzida com natação, enxágue ou lavagem do local, sudorese, exercício e chuva.
- No caso de reação alérgica ou intoxicação, lavar a área onde o repelente foi aplicado com água e sabão neutro. Entrar em contato com o Centro de Intoxicações (Disque Intoxicação: 0800 722 6001) ou Serviço de Saúde. Levar consigo a embalagem do repelente.

REPELENTES AMBIENTAIS

Utilizados com o objetivo de evitar contato com insetos, são adjuvantes aos repelentes tópicos, quando indicados. Deve-se ter em mente as considerações a seguir:

- telas nas portas e nas janelas do quarto da criança são o método mais inofensivo à saúde;
- mosquiteiros simples ou com aplicação de inseticidas (permetrina) não devem ter poros maiores que 1,5 mm e são o método mais recomendado para crianças e adultos. Devem estar a uma altura que o bebê não consiga alcançar, além de não ficar dentro do berço, para prevenir estrangulamentos;
- ambiente com ar-condicionado é uma forma de manter mosquitos afastados;
- o uso de vestimenta com mangas compridas, calças e meias é desejável, com a preferência por tecidos claros e finos. Muitos repelentes em *spray* (DEET, icaridina) podem ser aplicados sobre tecidos. A aplicação deve durar de 30 a 45 segundos e o tecido precisa estar completamente seco antes do seu uso. A eficácia é por 2 semanas, mesmo após diversas lavagens. Há tecidos que já vêm embebidos com repelentes (permetrina) e, segundo o fabricante, mantêm eficácia em até 70 ciclos de lavagem. No Brasil, devem ter certificação da Anvisa.

INSETICIDAS

- Inseticidas são derivados de piretroides (permetrina e deltametrina são os mais comuns).
- Aerossóis de inseticida possuem efeito curto e devem ser aplicados em recintos fechados pelo menos 2 horas antes de dormir. Devem ser mantidos completamente fora do alcance das crianças.

- Aparelhos de tomada elétrica liberam inseticidas, sendo que um aparelho é suficiente para proteger um quarto durante a noite, se não for excessivamente ventilado. Manter o aparelho no mínimo a 2 m de distância da cama ou berço. Desligar quando a criança adentrar o recinto e guardar em lugar seguro, a fim de evitar ingestão acidental do líquido ou da pastilha.
- Serpentinas ou espirais são os inseticidas vaporizados mais conhecidos e contêm piretroide como princípio ativo. São pouco efetivos e perigosos, portanto são contraindicados.

AGENTES INEFICAZES OU MINIMAMENTE EFICAZES

Os agentes comentados a seguir possuem mínimas propriedades repelentes, não sendo indicados no contexto da prevenção de doenças infectocontagiosas.

- Citronela: óleo na concentração de 5 a 100%, duração de ação de 20 minutos até 2 horas. Incensos e velas podem ser usados quando o bebê não estiver no quarto (possuem pouca eficácia).
- Óleos botânicos, incluindo canela, hortelã, sândalo, gerânio e soja. Altamente voláteis, com efeito de curta duração. Óleo de soja: concentração 2%. Acredita-se que esse óleo possua efeito mecânico adicional de repelência.
- Agentes via oral: ingestão de alimentos ou outras substâncias com odor forte, alho, cebola, vegetais crucíferos (couve, brócolis, rúcula, agrião, repolho, rabanete) ou enxofre **não** parecem ter efeito repelente.
- Suplementação oral de vitaminas ou de medicações fitoterápicas: sem estudos científicos controlados.
- Pulseiras ou bandagens embebidas em repelentes: não são eficazes, independentemente da substância repelente usada. Pulseiras só protegem até 4 cm ao redor do local de uso.
- Aparelhos eletrônicos ultrassônicos ou com luz azul, aparatos repelentes em forma de espiral: pouco eficazes.

CONCLUSÃO

As crianças que residem em países tropicais como o Brasil estão expostas a mosquitos ou pernilongos, causadores de quadros dermatológicos que podem resultar em cicatrizes e que são vetores ou não de doenças. O uso de repelentes e inseticidas é coadjuvante na prevenção dessas doenças, desde que em conformidade com a faixa etária e com as orientações contidas no rótulo dos produtos. Os repelentes ambientais (telas e mosquiteiros) são os mais recomendados e os mais inofensivos à saúde de crianças e de adultos. Por fim, é importante salientar que, em períodos de epidemias, as medidas socioambientais coletivas são as principais estratégias preventivas, pois visam erradicar o vetor.

SUGESTÕES DE LEITURA

1. Brasil. Anvisa [página na internet]. Resolução RDC n. 19, de 10 de abril de 2013. Dispõe sobre os requisitos técnicos para a concessão de registro de produtos cosméticos repelentes de insetos e dá outras providências. Disponível em: http://bvsms.saude.gov.br/bvs/saudelegis/anvisa/2013/rdc0019_10_04_2013.html#:~:text=Disp%C3%B5e%20sobre%20os%20requisitos%20t%C3%A9cnicos,insetos%20e%20d%C3%A1%20outras%20provid%C3%AAncias.
2. Brasil. Anvisa [página na Internet]. Parecer Técnico n. 2, de 23 de dezembro de 2009. Disponível em: https://www.gov.br/anvisa/pt-br/setorregulado/regularizacao/cosmeticos/pareceres/parecer-tecnico-no-2-de-23-de-dezembro-de-2009.
3. Hirschheimer MR, Mayor SAS. Evitando picadas de insetos: recomendações para o Pediatra. Sociedade de Pediatria de São Paulo. Disponível em: https://www.spsp.org.br/site/asp/paginas/1100.asp
4. Stefani GP, Pastorino AC, Castro APBM, Fomin ABF, Jacob CMA. Repelentes de insetos: recomendações para uso em crianças. Rev Paul Pediatr. 2009;27(1):81-9.
5. Brasil. Anvisa [página na internet]. Notícias: Anvisa não vê restrições no uso de repelentes por gestantes, de 10 de maio de 2016. Disponível em: https://www.gov.br/anvisa/pt-br/assuntos/noticias-anvisa/2016/anvisa-nao-ve-restricoes-no-uso-de-repelentes-por-gestantes.
6. American Academy of Pediatrics (AAP). healthychildren.org. Choosing an Insect Repellent for Your Child. Disponível em: https://www.healthychildren.org/English/safety-prevention/at-play/Pages/Insect-Repellents.aspx.
7. Centers for Disease Control and Prevention (CDC). Avoid bug bites. Disponível em: https://wwwnc.cdc.gov/travel/page/avoid-bug-bites.

CONTEÚDO COMPLEMENTAR

Utilize o QR code abaixo para acessar as questões comentadas do capítulo (senha: **dermatologiaicr**).

Seção 14

Terapêutica tópica

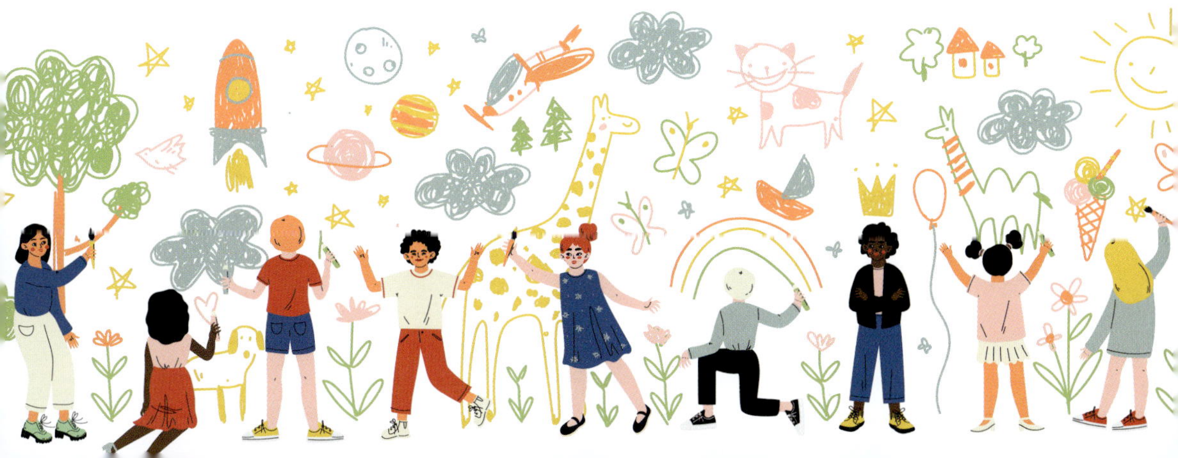

58

Terapêutica tópica

Caroline Maris Takatu Neves de Oliveira
Ricardo Gomes Ribeiro de Carvalho

PONTOS-CHAVE DESTE CAPÍTULO

- A terapêutica tópica é muito importante no manejo das dermatoses; e o veículo é tão importante quanto o ativo, modificando a penetração, a absorção dos ativos, influenciando o resultado e os efeitos colaterais.
- Os principais tratamentos tópicos são os corticoides, os antibacterianos, os antifúngicos, os antivirais, os imunomoduladores, os queratolíticos, os cremes de barreira, o calcipotriol, a antralina, o peróxido de benzoíla e os antissépticos como a clorexidina, a iodopovidona e o permanganato de potássio.
- Neste capítulo, vamos abordar as principais terapêuticas tópicas usadas na dermatologia pediátrica, destacando as peculiaridades que devemos levar em conta nessa faixa etária, para uma prescrição mais eficaz e com o menor efeito colateral possível.

PROPRIEDADES DA PELE

A pele, ao nascimento e nos primeiros anos de vida, é um órgão imaturo e devemos levar isso em conta quando pensamos em terapêutica tópica. Até os 2 anos de vida, a pele tem camada córnea mais fina, maior densidade de folículos *velus* e imaturidade da função de barreira. Com isso, há maior suscetibilidade à irritação de pele. Nessa idade, também, a relação superfície/peso corporal está aumentada, facilitando a absorção percutânea e consequentes efeitos adversos sistêmicos.

PROPRIEDADES DAS MEDICAÇÕES TÓPICAS

Os medicamentos, de forma geral, são normalmente referenciados por seu princípio ativo, e quase não se dá importância à maneira como eles são entregues. Para terapêuticas sistêmicas, damos pouca importância se ela será administrada, por exemplo, em forma de comprimido ou cápsula, pois isso dificilmente influenciará no resultado do tratamento. No entanto, na terapêutica tópica, a maneira pela qual o princípio ativo é entregue à pele é essencial para garantir que se atingirá seu alvo terapêutico em concentrações suficientes. Por isso, é necessária a compreensão das formulações tópicas disponíveis para a sua correta indicação.

As formulações podem ser simplificadamente divididas em ativos e veículos, sendo o primeiro medicamento propriamente dito e o segundo, a substância na qual ele está disperso.

Veículos podem ser divididos em três categorias: líquidos, gorduras e pós. A associação desses diferentes veículos é que dá nome à formulação farmacêutica que prescrevemos (Tabela 1).

A diferença entre creme e pomada é a concentração de líquido ou gordura presente na formulação. Se o líquido é mais prevalente, este é um creme; se, por outro lado, a gordura é mais prevalente, este é uma pomada.

A escolha de qual formulação é mais indicada para cada caso dependerá, principalmente, das características da lesão dermatológica e da pele do paciente. Lesões exsudativas (p. ex., eczema agudo ou impetigo) absorverão melhor soluções mais líquidas, como loções e cremes, enquanto lesões mais grossas (p. ex., placas de psoríase e queratodermias) serão mais bem tratadas com formulações mais espessas, como pomadas e pastas. Estas também são mais indicadas para peles mais sensíveis, que toleram melhor gorduras do que líquidos.

TABELA 1 Tipos de veículos e suas combinações nas formulações tópicas

Veículo 1	Associação com veículo 2	Formulação resultante
Líquido	Gordura	Emulsão (creme, pomada)
Líquido	Pó	Suspensão (loção)
Gordura	Pó	Pasta

Todo medicamento tópico deve ser aplicado sobre a área indicada como uma fina camada, sem deixar acumular produto, permitindo a sua total absorção. A maneira como a aplicação é feita pode variar, a depender do veículo utilizado.

CORTICOTERAPIA TÓPICA

Peculiaridades no uso na faixa etária pediátrica

Os corticoides tópicos são as medicações tópicas mais utilizadas em dermatologia; na faixa etária pediátrica requerem cautela, por maior risco de absorção sistêmica e maior probabilidade de efeitos colaterais, não só pelas características da pele e da barreira cutânea, mas também pela relação área/volume aumentada. Tais eventos adversos são ainda maiores se a medicação é aplicada em áreas mais finas (escroto, pálpebras), ewm áreas de dobras (região cervical, fossas cubitais e poplíteas e axilas) e em áreas que ficam ocluídas (região de fraldas).

Mecanismos de ação dos corticoides

- Ação anti-inflamatória: por diminuição do componente vascular da resposta inflamatória e diminuição do exsudato inflamatório.

- Ação vasoconstritora: por diminuição de alguns mediadores, tais como as prostaglandinas.
- Ação antiproliferativa: redução da atividade mitótica, da atividade fibroblástica e da formação de colágeno (corticoides tópicos potentes).
- Ação imunossupressora: inibição de proliferação linfocitária e mastocitária; inibição da quimiotaxia de neutrófilos; diminuição das células de Langerhans.

Classificação de acordo com a potência

Os corticoides tópicos são divididos do grupo I ao grupo VII (Tabela 2), sendo o I os de maior potência e os do último grupo, os de menor potência. Essa classificação leva em conta o potencial vasoconstritor das medicações e a extensão de "branqueamento" que se dá após sua aplicação em peles de indivíduos normais.

A potência dos corticoides também depende do veículo. As pomadas, por exemplo, potencializam os efeitos, porque promovem aumento da hidratação do estrato córneo e, portanto, aumento da permeabilidade. O uso de queratolíticos (p. ex., ácido salicílico) ou de solventes de gordura (acetona) aumenta a penetração, por quebrar a barreira da epiderme. A solubilidade do glicocorticoide no veículo aumenta a penetração; é o que se vê quando diluído em propilenoglicol.

Do ponto de vista químico, a substituição química em certas posições-chave é capaz de modificar a potência dos corticosteroides. Por exemplo, a halogenação na posição 9-a aumenta a potência, melhorando a atividade dentro da célula-alvo e diminuindo a decomposição em metabólitos inativos. Na mesma linha, mascarar ou remover a cadeia lateral hidrofílica 17-di-hidroxiacetona ou o grupo 16-a-hidroxi aumenta a lipofilicidade, com maior penetração do corticoide através do estrato córneo.

Contraindicações ao uso de corticoides tópicos

- Pele ulcerada.
- Área de pele atrófica.

Indicações do uso de corticoides tópicos em dermatologia pediátrica

- Eczemas: de contato, atópico, desidrótico, asteatótico, numular, dermatite de fraldas, líquen simples crônico, balanites não infecciosas.
- Erupções eritematoescamosas: psoríase, dermatite seborreica, eritrodermias, parapsoríase.
- Erupções pápulo-pruriginosas: prurigos, líquen plano.
- Erupções vesicobolhosas: pênfigo, dermatose por IgA linear.
- Tricoses: alopecia areata.
- Discromias: vitiligo.
- Doenças do tecido conectivo: lúpus, esclerodermia cutânea.
- Granulomas não infecciosos: granuloma anular, sarcoidose.
- Neoplasias malignas e benignas: micoses fungoides, linfomas cutâneos, histiocitoses, cistos mixoides, queloides, cicatrizes hipertróficas.
- Afecções da mucosa oral: aftas.
- Afecções por agentes físicos: radiodermite aguda, queimaduras.

TABELA 2 Potência dos corticoides tópicos usados em dermatologia, de acordo com o potencial de vasoconstrição

Potência	Princípio ativo	Formulação e veículo	Exemplos de apresentação comercial	Disponibilidade no SUS
Grupo I (superpotente)	Propionato de clobetasol	0,05% creme e pomada	Psorex® Therapsor® Clob X®	Sim (creme)
	Halobetasol	0,05 % creme	Halobex® creme	Não
	Dipropionato de betametasona	0,05% creme e pomada	Diprosone® creme Diprogenta® creme/pomada (+ gentamicina) Diprosalic® (+ ácido salicílico)	Não
Grupo II (potente)	Valerato de betametasona	0,1% pomada	Betnovate® pomada	Não
	Furoato de mometasona	0,1% pomada	Topison® pomada	Não
	Desoximetasona	0,025%	Esperson® 2,5 mg/g	Não
Grupo III (potente)	Valerato de betametasona	0,01% pomada	Betnovate® creme	Não
Grupo IV (média potência)	Furoato de mometasona	0,1% creme	Topison® creme	Não
	Valerato de betametasona	0,01% loção	Betnovate® solução	Não
	Desonida	0,05% pomada	Desonol® pomada	Não
	Triancinolona acetonida	0,1% pasta, pomada	Omcilon® Mud oral®	Não
Grupo V (média potência)	Dipropionato de betametasona	0,05% loção	Diprosone®	Não
	Fluocinolona acetonido	0,025%	Apenas em tópicos combinados	Não
	Prednicarbato	0,25% creme	Dermatop®	Não
	Propionato de fluticasona	0,005% creme	Flutivate®	Não
Grupo VI (baixa potência)	Triancinolona acetonida	0,1% creme	Apenas em tópicos combinados	Não
	Desonida	0,05% creme, loção	Adnos® Desonol® creme	Não
	Fluocinolona acetonido	0,01% creme	Apenas em tópicos combinados	Não
Grupo VII (baixa potência)	Hidrocortisona	0,5%, 1% creme, pomada	Berlison® Cortigen®	Sim (creme)
	Dexametasona	0,1% 0,5% creme	Cortidex®	Sim (0,1% creme)

Os corticoides do grupo VII estão indicados para tratamento regular em crianças e lactentes. Os corticoides de potência superior, especialmente os do grupo I e II, devem ser usados apenas em situações excepcionais.

Efeitos adversos do uso de corticoides

A probabilidade de eventos adversos aos corticoides depende dos seguintes fatores:

- potência dos corticoides: quanto maior a potência, maior a eficácia do tratamento, mas com maior incidência de efeitos colaterais;
- região anatômica: os eventos adversos serão maiores nas áreas do corpo de maior absorção (regiões mais finas e de dobras);
- veículo: veículos mais gordurosos, tais como os em pomada, possibilitam maior hidratação do estrato córneo e maior penetração dos ativos e, consequentemente, maior tendência aos efeitos colaterais. Os veículos mais líquidos, tais como loções, ainda que levem a menor penetração das medicações, são mais agradáveis cosmeticamente e geram menos efeitos colaterais;
- oclusão: áreas do corpo que são ocluídas propositalmente (através de curativos oclusivos) ou não propositalmente (área de fraldas) apresentam maior absorção e maior tendência a efeitos colaterais das medicações tópicas;
- barreira cutânea prejudicada e soluções de continuidade: a pele com dermatoses facilita a absorção das medicações;
- extensão da aplicação dos medicamentos: quanto maior a área de aplicação, maior tendência à absorção sistêmica e, obviamente, maior probabilidade de eventos adversos aos corticoides, especialmente na faixa etária pediátrica.

Nos Quadros a seguir, citamos os possíveis efeitos adversos locais (Quadro 1) e sistêmicos (Quadro 2) ao uso dos corticoides tópicos.

QUADRO 1 Efeitos adversos locais ao uso de corticoides tópicos

- Atrofia
- Telangectasias
- Estrias
- Púrpura
- Maior facilidade de hematomas
- Ulceração
- Dificuldade de cicatrização
- Infecção
- Tinha incógnita
- Piora de quadros de candidíase cutânea, herpes e demodecidose
- Reativação de sarcoma de Kaposi
- Granuloma glúteo infantil
- Alterações oftalmológicas
- Hipertensão ocular
- Glaucoma, catarata
- Rebote, taquifilaxia
- Acne esteroidal
- Dermatite perioral
- Rosácea esteroidal
- Hirsutismo
- Hiperpigmentação
- Hipopigmentação
- Fotossensibilização
- Dermatite de contato alérgica a corticoides

QUADRO 2 Efeitos adversos sistêmicos ao uso de glicocorticoides tópicos

- Síndrome de Cushing
- Fácies em lua cheia
- Obesidade centrípeta
- Estrias
- Giba
- Hiperglicemia/intolerância à glicose
- Diabetes
- Osteopatia (fraturas ou necroses asépticas)
- Supressão adrenocortical
- Distúrbios hidroeletrolíticos
- Hipertensão ocular
- Catarata
- Glaucoma

A taquifilaxia é o fenômeno de diminuição do efeito da medicação após certo período de uso, o que acontece particularmente na psoríase. Um fato importante da taquifilaxia é que, ainda que haja diminuição da eficácia terapêutica da medicação, a probabilidade de absorção do corticoide e de eventos adversos a ele continua e pode até aumentar.

Uma revisão do FDA (Food and Drug Administration) de 2001 avaliou os 24 corticoides tópicos mais usados em crianças, entre 0 e 18 anos. Nesse estudo havia 202 relatórios de eventos adversos associados ao uso de corticosteroides. Os produtos contendo betametasona foram os mais frequentemente implicados em reações adversas (79,4%). A combinação de dipropionato de betametasona e clotrimazol em creme foi usada em 52 (25,7%) casos, e a de acetonido de triancinolona com nistatina foi usada 18 vezes.

Outro estudo mostrou que os pediatras frequentemente prescreviam produtos combinados, especialmente para assaduras, o que, consequentemente, gerava oclusão pela fralda (com maior absorção e, assim, maior tendência de efeitos adversos). Esses dois estudos destacam a importância de se fazer, preferencialmente, o tratamento em monoterapia, particularmente em crianças e bebês, o que torna primordial um entendimento e diagnóstico correto das condições cutâneas.

Uso ideal dos corticoides tópicos

No Quadro 3, enumeramos algumas "regras básicas" para o uso de corticoides tópicos na faixa etária pediátrica.

QUADRO 3 Como usar os corticoides tópicos de forma ideal em crianças

1. Escolher composto apropriadamente potente para atingir o controle da doença
2. Usar corticoides mais potentes (grupos I e II) apenas em situações excepcionais
3. Manter tratamento tópico com composto menos potente após resposta suficiente
4. Reduzir a frequência de aplicação (terapia em dias alternados; uso no fim de semana)
5. Cuidado especial com determinados locais (escroto, rosto, flexuras e área ao redor dos olhos, região de fraldas)
6. Preferência de uso em monoterapia (evitar associação com antibacterianos e antifúngicos) – consultar tópico anterior

ANTIBACTERIANOS

Agentes

Os principais agentes bacterianos responsáveis por infecções cutâneas são o *Staphilococcus aureus* e o *Streptococcus pyogenes*. Com isso, quando pensamos na utilização de antibacterianos tópicos, devemos escolher medicamentos aos quais essas bactérias são sensíveis. Exceção a essa regra são feridas em que se supõe uma etiologia polimicrobiana, como mordidas, abscessos, úlceras, queimaduras ou pacientes com diabetes.

Indicações

As indicações de uso de agentes antibacterianos tópicos podem ser divididas em quatro categorias (Tabela 3; ver também Capítulo 47 – Infecções bacterianas):

- tratamento empírico:

- infecção de pele localizada e superficial;
- infecção secundária em dermatose prévia (processo denominado impetiginização). Por exemplo, herpes simples impetiginizado.

▪ profilaxia:
  - após procedimentos cirúrgicos ou traumas com quebra de barreira cutânea;
  - dermatoses passíveis de infecção secundária;

▪ tratamento específico:
  - acne vulgar;
  - hipomelanose macular progressiva;

▪ descolonização:
  - furunculoses e foliculites de repetição.

A descolonização é uma das formas de uso de antibióticos tópicos que merece atenção especial. Sua indicação é a prevenção de condições recorrentes causadas ou pioradas por bactérias comumente encontradas na flora residente do paciente. Na literatura não há consenso de como deve ser feita.

TABELA 3 Medicamentos antibacterianos tópicos em dermatologia pediátrica

Medicação	Indicação	Posologia	Cuidados	Observações	Disponível no SUS
Mupirocina 20 mg/g	Impetigo Dermatose impetiginizada Descolonização	3x/dia		Primeira escolha*	Não
Ácido fusídico 20 mg/g	Impetigo Dermatose impetiginizada Descolonização	2x/dia		Primeira escolha*	Não
Neomicina + bacitracina 5 mg/g + 250 UI/g	Profilaxia de feridas	2-3x/dia		Risco de alergia	Não
Gentamicina 1 mg/g	Profilaxia de feridas	3-4x/dia		Risco de alergia	Não
Cloranfenicol 10 mg/g	Tratamento de feridas/úlceras	1-2x/dia	Indicado para feridas com fibrina ou necrose	Associado a colagenase	Não
Sulfadiazina de prata 10 mg/g	Profilaxia de feridas	1x/dia	Retirar a camada da aplicação prévia antes de nova aplicação	Risco de alergia	Não
Eritromicina 20 mg/g	Eritrasma Queratólise plantar sulcada Hipomelanose macular progressiva	2x/dia		Gel	Não
Clindamicina 10 mg/g	Acne leve a moderada	2x/dia	Risco de resistência bacteriana após 3 meses de uso		Não

*Por se tratar de antibióticos exclusivamente tópicos (não disponíveis em outras vias de administração), essas medicações devem ser preferidas em relação às outras opções que poderiam sensibilizar o paciente a agentes sistêmicos, tais como já ocorre com gentamicina, neomicina e sulfas.

ANTIFÚNGICOS

Os antifúngicos tópicos são utilizados no tratamento das micoses superficiais da pele e são, na sua maioria, seguros para uso pediátrico (ver também o Capítulo 48 – Micoses superficiais). Micoses profundas exigem tratamento sistêmico, geralmente de longa duração, e não serão tratados neste capítulo (ver Capítulo 53 – Leishmaniose e as micoses profundas paracoccidiodomicose e esporotricose). Outra indicação de tratamento sistêmico é o acometimento de anexos profundos da pele, como pelos. Agentes aplicados topicamente têm sua biodisponibilidade reduzida nessas estruturas e, assim, perdem eficácia (Tabela 4).

As micoses superficiais podem ser divididas em três categorias diferentes, a depender do tipo de agente etiológico (ver Capítulo 48 – Micoses superficiais):

TABELA 4 Medicamentos antifúngicos tópicos em dermatologia pediátrica

Classe	Medicamento	Indicação	Posologia	Observação
Imidazólicos	*Cetoconazol 2%	Dermatofitoses Candidoses *Malassezia* spp.	1-2x/dia 4 semanas	Mais utilizados Maior eficácia que alilaminas para leveduras e *Malassezia* spp., menor para dermatófitos Mais irritantes: clotrimazol e miconazol – evitar em áreas de dobra Cetoconazol contraindicado em < 15 kg ou < 2 anos
	*Miconazol 2%	Dermatofitoses Candidoses *Malassezia* spp.	2x/dia 2-5 semanas	
	Clotrimazol 1%	Dermatofitoses Candidoses *Malassezia* spp.	2x/dia 2-4 semanas	
	Isoconazol 1%	Dermatofitoses Candidoses *Malassezia* spp.	1x/dia 2-4 semanas	
Alilaminas	Terbinafina 1%	Dermatofitoses Candidoses *Malassezia* spp.	1-2x/dia 1-2 semanas	Maior eficácia que imidazólicos para dermatófitos; menor para leveduras e *Malassezia* spp. Atividade anti-inflamatória Contraindicado em menores de 12 anos
	Nistatina 100.000 UI/g	Candidoses	1-2x/dia	Associado a óxido de zinco (creme de barreira) Resistência de *Candida* spp., cada vez mais comum
Hidroxipiridonas	Ciclopirox olamina 1%	Dermatofitoses Candidoses *Malassezia* spp.	2x/dia 2 semanas	Onicomicoses: uso pode ser prolongado até a melhora clínica Atividade anti-inflamatória Uso restrito em menores de 6 anos

*Presentes no SUS. Miconazol apenas em creme vaginal.

- dermatofitoses: este primeiro grupo tem como agentes os fungos dermatófitos. Esse termo não consiste em uma divisão taxonômica, mas sim em um agrupamento de três gêneros de fungos cujas espécies têm atividade queratinolítica. Assim, estes infectam as camadas superficiais de pele, pelos ou unhas, acarretando quadros de tinha dos pés, do corpo, da região inguinal, do couro cabeludo e onicomicoses. São eles:
  - *Trichophyton* spp.
  - *Microsporum* spp.
  - *Epidermophyton* spp.
- candidoses: como o nome sugere, este grupo tem como agente as leveduras de *Candida* spp., que podem acometer tanto a pele como seus apêndices e mucosas;
- fungos comensais: este grupo compreende dermatoses causadas por fungos não queratinolíticos. Por não destruírem a camada córnea e por se alimentarem de restos epiteliais, não são caracterizados como parasitas, mas sim como agentes comensais:
  - por fungos antropofílicos: *Malassezia* spp.
    - agente causador da pitiríase versicolor
  - por fungos geofílicos:
    - *Hortaea werneckii* (*Tinea nigra*).
    - *Trichosporon beigelii* (*Piedra* branca).
    - *Piedraia hortae* (*Piedra* preta).

ANTIPARASITÁRIOS

Os antiparasitários são usados nas infestações por *Pediculus humanus, Pthirus pubis* e *Sarcoptes scabiei.* Tais agentes são responsáveis pelas seguintes afecções da pele, respectivamente: pediculose (do couro cabeludo e do corpo), pediculose pubiana e escabiose. Dessas, a pediculose do couro cabeludo e a escabiose são as mais comuns na prática dermatológica pediátrica (Tabela 5).

Todas as infestações, por sua natureza altamente contagiosa, devem ser tratadas não só com antiparasitários, mas também com medidas comportamentais auxiliares, que serão descritas a seguir.

TABELA 5 Antiparasitários tópicos em dermatologia pediátrica

Medicamento	Indicação	Posologia	Observações	Cuidados
Permetrina 5%	Escabiose	Aplicar no corpo todo à noite, lavar no dia seguinte. Repetir em 1 semana	Medicamento de escolha > 2 meses Disponível no SUS	Dermatite de contato irritativa
Permetrina 1%	Pediculoses	Aplicar por 10-20 minutos. Repetir em 1 semana	Não usar nos cílios Disponível no SUS	Dermatite de contato irritativa
Benzoato de benzila	Escabiose	> 12 anos: aplicar à noite, banho pela manhã, por 2-3 dias	2-12 anos: diluir em água 1:1 < 2 anos: diluir em água 1:2-3 Não disponível no SUS	Dermatite de contato irritativa e alérgica

Medidas comportamentais para escabiose e pediculose do corpo

- Não tomar banho antes da aplicação.
- Aplicar o produto no corpo todo, evitando o rosto e as áreas de mucosas.
- Aplicar em especial nos dedos das mãos e pés e nas áreas quentes do corpo.
- Tomar banho no dia seguinte, apenas.
- Evitar contato do produto com a boca (proteger mãos e pés).
- Não aplicar em áreas erodidas.
- Tratar todos os moradores da casa concomitantemente, independentemente de sinais e sintomas.
- No dia seguinte à aplicação, lavar toda a roupa de cama e passar com ferro quente.
- Repetir em 1 semana.
- Manter as unhas curtas.

Observação: os sinais e sintomas podem não desaparecer por até 2 a 4 semanas mesmo com tratamento adequado. Não é necessário repeti-lo nesse período.

Medidas comportamentais para pediculose do couro cabeludo

- Com o cabelo úmido, aplicar a permetrina 1% e massagear por 10 minutos.
- Após mais 10 minutos, lavar com água.
- Aplicar mistura de água e vinagre 1:1 e pentear o cabelo com pente fino de metal (evitar plástico).
- Lavar com água.
- Mergulhar o pente em álcool após o uso por 1 hora.
- Repetir em 1 semana.
- Evitar contato íntimo com outras pessoas durante o tratamento e não compartilhar chapéus, pentes e escovas.
- Manter as unhas curtas.

Observação: tratamento da pediculose dos cílios: aplicar vaselina nos cílios 2x/dia, por 10 dias, passando pente-fino para remover piolhos e lêndeas.

ANTIVIRAIS

O aciclovir 5% é o agente tópico disponível para uso em dermatologia pediátrica que tem ação contra o *Herpes vírus humano* (ou *Herpes simplex vírus* – HSV) tipos 1 e 2 e contra o *Varicela zoster vírus* (ou *Herpes vírus humano* tipo 3). A posologia recomendada é aplicar o aciclovir 5% na área afetada de 4 em 4 horas, pulando a dose de madrugada, totalizando 5x/dia.

No entanto, sua segurança e eficácia em crianças não são muito bem conhecidas. O uso de agentes tópicos para tratamento dessas dermatoviroses é menos eficaz que tratamentos sistêmicos, e não previne recorrências.

IMUNOMODULADORES

Ver Tabela 6.

Tacrolimo

Com apresentação em pomada 0,03-0,1%, não disponível no SUS, o tacrolimo é um macrolídeo com capacidade de inibir calcineurina e a atividade de linfócitos T e, com isso, produção de citocinas com efeito final anti-inflamatório.

Pimecrolimo

Com apresentação em creme a 1%, o pimecrolimo é um anti-inflamatório derivado macrolactâmico da ascomicina e um inibidor seletivo da produção de citocinas pró-inflamatórias de linfócitos T e mastó-

TABELA 6 Imunomoduladores tópicos em dermatologia pediátrica

Medicamento	Principais indicações	Posologia e duração	Contraindicações e cuidados
Tacrolimo 0,03%	Dermatite atópica Dermatite perioral Vitiligo	2x/dia por até 3 semanas	Contraindicado em < 2 anos Ardência local no início do tratamento
Tacrolimo 0,1%	Dermatite atópica Dermatite perioral Vitiligo	2x/dia	Contraindicado em < 15 anos Ardência local no início do tratamento
Pimecrolimo 1%	Dermatite atópica Dermatite perioral Vitiligo	2x/dia	Indicado a partir dos 3 meses de vida
Imiquimode 5%	Verruga vulgar Condiloma acuminado Molusco contagioso	3x/semana por até 16 semanas	Sem estudo de segurança em menores de 12 anos Eritema, prurido, descamação locais são comuns Risco de absorção sistêmica (febre, mialgia, cefaleia)

citos. Assim como o tacrolimo e a ciclosporina, também é considerado um inibidor da calcineurina.

Imiquimode

Com apresentação em creme a 5%, o imiquimode é um modulador da resposta imune local que atua estimulando a produção de interferon alfa e outras citocinas pró-inflamatórias. Assim, seu potencial de exacerbar respostas imunes em algumas lesões confere ao imiquimode efeito antitumoral, excelente para o tratamento de verrugas virais e de molusco contagioso, por exemplo.

RETINOIDES

Retinoides, ou ácidos retinoicos, são substâncias derivadas da vitamina A capazes de interagir com receptores de retinoides, regulando a proliferação e a diferenciação celular na pele. Esse efeito é útil no tratamento de diversas desordens da queratinização, porém seu principal uso na dermatologia pediátrica é no tratamento da acne vulgar. Ictiose vulgar, doença de Darier e queratodermias são algumas das outras indicações de tratamento com retinoides.

Os ácidos retinoicos tópicos disponíveis incluem: tretinoína, isotretinoína e adapaleno; apresentados em diferentes concentrações. Quanto maior sua concentração, maior a potência e a ocorrência de efeitos colaterais locais, tais como eritema, descamação e sensação de pele seca/sensível. Esses medicamentos devem ser introduzidos paulatinamente, conforme a tolerância, até o uso diário sem efeitos colaterais. Deve-se evitar áreas de dobras (como cantos da boca e do nariz) e de pele fina (ao redor das pálpebras), para reduzir os efeitos colaterais (ver Capítulo 34 – Acne).

QUERATOLÍTICOS

Queratolíticos ou ceratolíticos são ativos que, apesar do nome, não promovem a lise da camada córnea. Eles ajudam na penetração de outros tópicos por meio da redução da adesão dos corneócitos e da espessura da camada córnea (por meio da eliminação de escamas). São indicados para desordens da queratinização e para as hiperqueratoses (Tabela 7).

EMOLIENTES

Emolientes são substâncias capazes de melhorar a hidratação da pele, majoritariamente, por seu efeito oclusivo na camada córnea, evitando a perda de água. Substâncias higroscópicas (que absorvem a umidade do ar) e queratolíticos, presentes muitas vezes nesses compostos, contribuem também para a hidratação. Podem ser apresentados em cremes, pomadas, óleos e outros.

Os emolientes são indicados para uso diário no tratamento da pele seca e de dermatoses, como a dermatite atópica. Em recém-nascidos pré-termo, têm papel preventivo no desenvolvimento da dermatite atópica e de outras doenças dermatológicas. No entanto, em condições causadas por oclusão de anexos cutâneos, como miliária, acne e foliculites, emolientes devem ser usados com cautela ou evitados.

Os emolientes com perfume, corantes ou conservantes devem ser evitados em

TABELA 7 Queratolíticos tópicos em dermatologia pediátrica

Medicamento	Indicação	Efeitos colaterais	Cuidados
Ureia	2-20% emoliente + queratolítico leve > 20% queratoses localizadas	Irritação Prurido Queimação	Não aplicar em áreas de fissura ou áreas inflamadas
Ácido salicílico (beta-hidroxiácidos)	0,5-2% efeitos comedogênicos (acne) 1-6% dermatoses descamativas 10-40% dermatoses com hiperqueratose focal (calo, verrugas, queratodermias)	Irritação *Peeling* Erosão Dermatite de contato Salicilismo (efeitos gastrointestinais e neurotoxicidade)	Não aplicar em grandes áreas para evitar salicilismo
Propilenoglicol	10-20% agente queratolítico 40-60% em soluções aquosas ictioses, hiperqueratoses, queratodermias palmoplantares Também usado como umectante e solvente	Irritação em altas concentrações Dermatite de contato alérgica	-
Ácido lático (alfa-hidroxiácidos)	< 12% queratolítico	Irritação Prurido Queimação Acidose lática	Não aplicar em áreas de fissura ou áreas inflamadas
Ácido glicólico (alfa-hidroxiácidos)	< 12% queratolítico > 12% *peeling*	Irritação Prurido Queimação	Não aplicar em áreas de fissura ou áreas inflamadas

pacientes pediátricos, especialmente nos atópicos.

CREMES DE BARREIRA

A principal função destes medicamentos é formar uma barreira sobre a pele, protegendo-a de atrito e de substâncias irritantes, como urina e fezes. Por isso, são indicados nas dobras da pele e na área da fralda. A principal substância representativa desta classe é o óxido de zinco, presente em cremes e pomadas, como o Hipoglós®. Devem ser usados na troca de fraldas, após a higienização da área, na pele seca.

OUTRAS MEDICAÇÕES TÓPICAS

Antralina

Derivado sintético do antraceno (ditranol), tem efeito antiproliferativo e irritativo. Pelo primeiro, pode ser usado na psoríase, e, pelo segundo, na alopecia areata. Por ser irritativo, não deve ser usado na face ou na região genital. Deve ser aplicado por 15 a 30 minutos e lavado com água logo em seguida.

Calcipotriol

Análogo sintético da vitamina D3, liga-se ao receptor de vitamina D, induz produção de citocinas anti-inflamatórias como IL-10 e inibe a produção de citocinas inflamatórias, como IL-2. Além da atividade imunomoduladora, o calcipotriol promove a diferenciação dos queratinócitos, sendo muito útil na psoríase. Também pode ser usado em ictioses, vitiligo, pitiríase rubra pilar e outros.

Pode ser usado 1 a 2x/dia, não excedendo 100 g por semana.

Sua eficácia e segurança não foram testadas em crianças.

Anti-histamínicos tópicos

Menos efetivos que seus similares orais, geralmente não são usados na dermatologia, por apresentarem alto risco de sensibilização.

Peróxido de benzoíla

O peróxido de benzoíla é uma substância com atividade antibiótica e anti-inflamatória, muito utilizada na acne. Tem ótima eficácia contra o *Cutibacterium acnes*, podendo ser usado em monoterapia ou em combinação com ácidos retinoicos. Quando associado a antibióticos orais, diminui o risco de resistência bacteriana, ao contrário de outros antibacterianos tópicos (tais como os antibióticos), que aumentam esse risco.

Deve ser aplicada fina camada no rosto, à noite, e lavada pela manhã. A introdução desse medicamento deve ser feita, primeiramente, em dias alternados, para diminuir a probabilidade de irritação local (ver Capítulo 34 – Acne).

A segurança e a eficácia não foram estabelecidas para menores de 12 anos.

Antissépticos

Antissépticos são substâncias com capacidade de destruir microrganismos por dano direto e, por isso, têm amplo espectro. Não devem ser confundidos com desinfetantes, que são usados em objetos.

Apesar de sua ampla ação, esporos de bactérias (p. ex., *C. difficile*), vírus, fungos e micobactérias podem exigir concentrações maiores que bactérias.

Os mais utilizados na dermatologia pediátrica são gluconato de clorexidina a 4% e iodopovidona. O primeiro pode ser usado em recém-nascidos, sendo indicado para descolonização por *S. aureus*. O segundo é contraindicado em lactentes pelo risco de toxicidade se usado em grandes áreas.

O permanganato de potássio é um oxidante potente de função antisséptica, indicado no tratamento de dermatoses exsudativas ou purulentas. É empregado na forma de banhos ou compressas, diluído em água morna na proporção de 100 mg para 4 ou 5 litros de água. Pode colorir a pele ou as unhas de marrom. Não deve ser ingerido.

CONCLUSÃO

Ter amplo conhecimento da terapêutica tópica na faixa etária pediátrica é fundamental, dado que, muitas vezes, recorre-se a ela pela menor probabilidade de efeitos colaterais que as medicações sistêmicas.

Saber as peculiaridades do manejo da terapia tópica nos pacientes pediátricos pelas características especiais da pele nessa faixa etária gera prescrições mais eficazes e, principalmente, menos iatrogênicas.

SUGESTÕES DE LEITURA

1. Cestari S. Dermatologia pediátrica diagnóstico e tratamento. São Paulo: Editora dos Editores; 2019. 757 p.
2. Chalmers R, Barker J, Griffiths C, Bleiker T, Creamer D. Rook's Textbook of Dermatology. 8 ed. New Jersey: Blackwell Publishing Ltd.; 2010.
3. Hengge UR, Ruzicka T, Schwartz RA, Cork MJ. Adverse effects of topical glucocorticosteroids. J Am Acad Dermatol. 2006;54(1):1-15; quiz 6-8.
4. Rivitti EA. Dermatologia de Sampaio e Rivitti. 4 ed. São Paulo: Artes Médicas; 2018.
5. Stern RS. The pattern of topical corticosteroid prescribing in the United States, 1989-1991. J Am Acad Dermatol. 1996;35(2 Pt 1):183-6.
6. Stoughton RB. Vasoconstrictor assay – specific applications. Berlim: Karger; 1992. p. 42-53.
7. Prefeitura de São Paulo. Relação de Medicamentos para a Rede Básica e Especialidades – itens entregues à população. São Paulo: Prefeitura da Cidade de São Paulo; 2020. Disponível em: https://www.prefeitura.sp.gov.br/cidade/secretarias/upload/saude/REMUME_dispensacao_atualizada_06_2020.pdf

CONTEÚDO COMPLEMENTAR

Utilize o QR code abaixo para acessar as questões comentadas do capítulo (senha: dermatologiaicr).

Seção 15

Procedimentos dermatológicos na infância e na adolescência

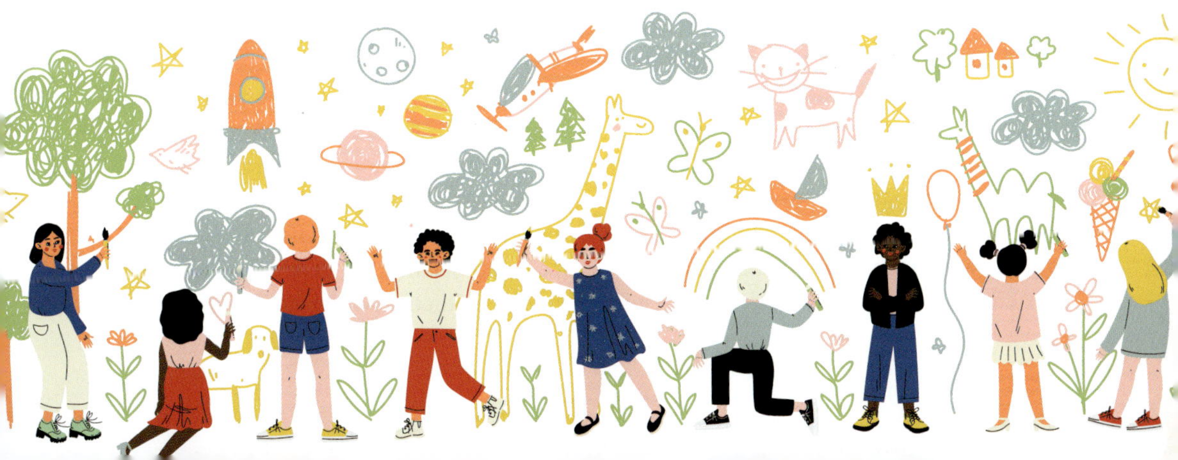

59

Procedimentos dermatológicos em pediatria

Daniel Luiz Marques Gonçalves
Ana Cristina Fortes
Eugenio Raul Pimentel

PONTOS-CHAVE DESTE CAPÍTULO

- A execução de procedimentos no consultório dermatológico permite praticidade, menor custo e rapidez.
- O médico responsável pelo procedimento pode e deve associar diferentes técnicas anestésicas, como medidas não farmacológicas, anestésicos tópicos e locais.
- Principais procedimentos cirúrgicos em dermatologia: *punch*, *shaving*, curetagem e excisão cirúrgica convencional.
- A criocirurgia é uma técnica empregada no tratamento de diversos tipos de lesões de pele, que consiste na destruição pelo frio, estando disponível de forma prática na maioria dos consultórios dermatológicos.
- A terapia tópica com cáusticos é outra opção de alta praticidade para o consultório dermatológico, empregando-se o uso de várias substâncias: ácido tricloroacético, podofilina, ácido nítrico fumegante etc.

INTRODUÇÃO

A dermatologia é uma especialidade clínico-cirúrgica, e são diversos os procedimentos realizados nos pacientes pediátricos, desde pequenos procedimentos no consultório, tais como biópsia de pele, curetagem, cauterização química, entre outros, até cirurgias hospitalares, no centro cirúrgico. No consultório o procedimento confere praticidade, menor custo e rapidez. Mas, dependendo do tamanho da cirurgia e também da personalidade da criança e da família, apenas conseguiremos realizar o procedimento hospitalar em crianças sob anestesia geral ou sedação.

É importante que a dor e a ansiedade relacionadas aos procedimentos pediátricos não sejam negligenciadas, de modo que o médico deve ter conhecimento do desenvolvimento infantil, de forma a ser capaz de pesar o risco-benefício e de escolher as técnicas, inclusive anestésicas, apropriadas.

TÉCNICAS ANESTÉSICAS

Não farmacológicas

Para a família é importante que o profissional mantenha uma boa relação, explicando a doença e as possibilidades diagnósticas e terapêuticas de forma detalhada, de modo que haja entendimento da necessidade da intervenção. Com relação à criança, é adequado ter uma relação boa, estabelecendo confiança e, se possível, estimulando o riso com brincadeiras, toucas, máscaras e curativos infantis divertidos, que ela mesma pode escolher antes do procedimento.

De acordo com a idade da criança, diferentes técnicas podem ser empregadas. Com menores de 6 meses, pode-se oferecer chupeta com solução de sacarose e interações de distração, inclusive pelos pais. Para lactentes mais velhos e pré-escolares, o profissional deve explicar o procedimento e pedir colaboração; distrações com celulares ou *tablets* podem ser empregadas. Escolares e adolescentes têm totais condições de colaborar com o procedimento, que devem ser explicados detalhadamente. Evitar a exposição do material a ser utilizado, especialmente instrumentos cortantes, é essencial.

Técnicas facilmente disponíveis e que podem ser utilizadas nas diferentes faixas etárias são o resfriamento da região a ser abordada (p. ex., com gelo) ou técnica vibratória com massageador, seja antes da anestesia local ou antes do procedimento em si.

Anestésicos tópicos

Com a vantagem de ser uma técnica anestésica não invasiva, eles trazem o risco de anestesia ineficaz, absorção sistêmica e reações alérgicas. Os alvos desses agentes são as fibras nervosas da derme, e vários métodos podem ser empregados para facilitar sua absorção, como oclusão, desengorduramento da pele, entre outros.

Os dois agentes de anestesia tópica mais utilizados são a lidocaína tópica encapsulada em veículo lipossomal (p. ex., Dermomax® 4%), que não demanda oclusão, e a prilocaína, em geral em associação com lidocaína, ambas 2,5% (p. ex., creme EMLA®). Sobre a prilocaína é importante destacar o risco de meta-hemoglobinemia. Os agentes tópicos não devem ser aplicados sobre a pele não íntegra, e as doses máximas devem ser observadas de acordo com o peso da criança.

Anestésicos locais

Para diversos procedimentos dermatológicos a anestesia local é necessária, sendo a lidocaína 1% o principal anestésico utilizado. Devido a seu caráter cardiodepressor, a dose máxima, que varia se a infiltração é com epinefrina (7 mg/kg) ou sem (5 mg/kg), deve ser observada.

PRINCIPAIS PROCEDIMENTOS DE CIRURGIA DERMATOLÓGICA NA POPULAÇÃO PEDIÁTRICA

Biópsia de pele

Muitas vezes pode ser necessária biópsia de lesões de pele para confirmação diagnóstica. É importante que o procedimento seja realizado por um dermatologista ou por outro profissional com conhecimento amplo do quadro dermatológico investigado, a fim de permitir a seleção adequada da lesão e da técnica de biópsia, e de permitir correlação clínico-patológica.

Diferentes técnicas estão disponíveis e devem ser escolhidas de acordo com o tipo de lesão de pele:

- biópsia por *punch*: o *punch* é um instrumento cilíndrico com uma borda cortante circular, presente em diâmetros de 1 a 10 mm. A técnica é simples e consiste na pressão com rotação do instrumento, de preferência para um sentido apenas para não danificar o espécime; deve ser introduzido até a profundidade desejada e geralmente fornece amostras representativas de tecido. Possíveis desvantagens da técnica são o formato circular, que pode gerar cicatrizes inestéticas, com "orelhas" (evitar, ou se necessário usar instrumentos de diâmetros menores na face), e o fato de que pode não ser a técnica adequada para lesões profundas, como as paniculites (Figura 1);
- *shaving*: também chamada de biópsia tangencial, essa técnica é realizada com lâmina de bisturi e é indicada para lesões pedunculadas, como fibromas moles e alguns nevos. Permite ótimo resultado estético habitualmente, com mínimas cicatrizes;
- curetagem: a curetagem é ao mesmo tempo uma técnica de biópsia e de tratamento. É adequada na pediatria principalmente para lesões de molusco contagioso (Figura 2). Não deve ser empregada para lesões névicas (Figura 3). A curetagem consiste na raspagem e arrancamento das lesões de molusco, que se desprendem facilmente, deixando leito cruento de 1 ou 2 mm de diâmetro e leve sangramento. A cicatrização se dá em poucos dias, e geralmente as cicatrizes são imperceptíveis ou mínimas. O procedimento pode ser realizado em consultório, sem anestesia farmacológica, uma vez que a dor é leve, ou com anestesia tópica, ou ainda em centro cirúrgico para anestesia geral da criança. Múltiplas sessões de curetagem de molusco costumam ser necessárias para controle da infecção;
- excisão cirúrgica convencional: a depender da lesão abordada, a técnica de excisão cirúrgica convencional poderá ser indicada. A excisão pode ser feita em desenho fusiforme ou circular e em alguns casos com incisão linear.

A excisão com desenho fusiforme é muito útil e prática para o tratamento de uma série de lesões e mesmo para biópsia de doenças inflamatórias com substrato patológico mais profundo na pele, como as paniculites. O ideal é que o desenho fusiforme seja feito acompanhando as linhas de força da pele (para evitar cicatrizes inestéticas), com proporção de comprimento e largura do fuso de 3:1, formando um ângulo de 30 graus nas extremidades. O ideal é que o planejamento da incisão seja feito por meio de desenho com caneta apropriada e com infiltração anestésica posterior, para que não haja erro de planejamento em decorrência da distorção dos tecidos.

Variações da técnica de excisão cirúrgica muitas vezes podem ser demandadas. Por exemplo, com lesões nodulares subcutâneas, tais como lipomas e cistos, pode-se empregar a excisão linear. Para lesões benignas muito grandes podemos aplicar

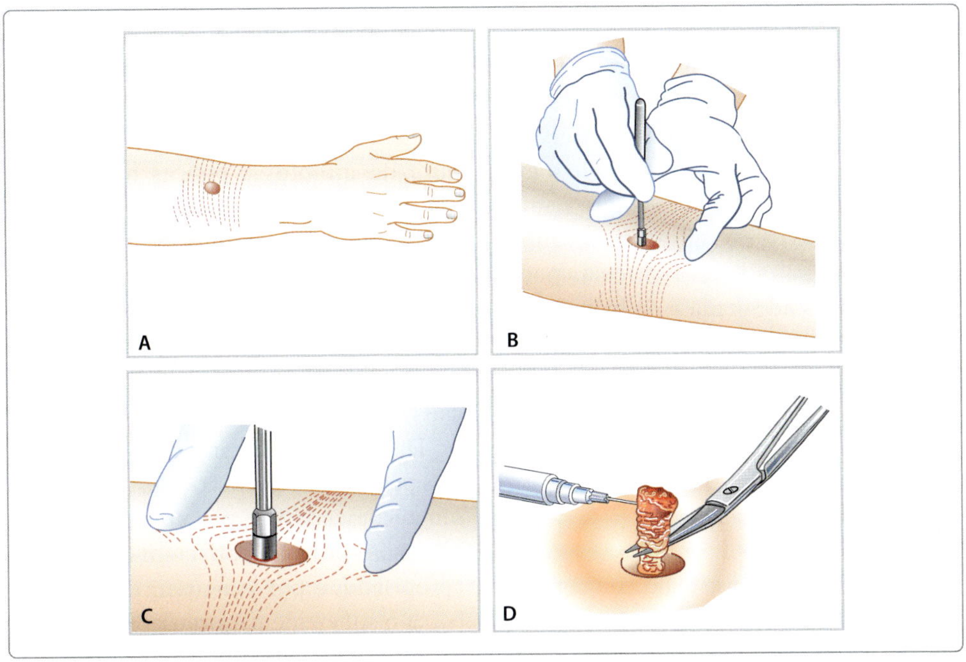

FIGURA 1 Procedimento para biópsia por *punch*. A: antes de fazer a biópsia, são determinadas as linhas de menor tensão da pele (linhas de Langer). B: a pele é esticada 90 graus perpendicularmente às linhas de Langer usando a mão não dominante. C: o instrumento de biópsia por punção é mantido perpendicular à superfície da lesão. O instrumento é pressionado contra a lesão enquanto é girado no sentido horário, cortando a gordura subcutânea. O instrumento de biópsia por punção é removido. D: a amostra é levantada suavemente com uma agulha para evitar artefato de esmagamento. Tesouras são usadas para cortar a amostra livre em um nível abaixo da derme. Pequenos defeitos de biópsia por *punch* não requerem sutura, enquanto feridas maiores (4 a 5 mm) devem ser fechadas para reduzir.

Fonte: adaptada de De Pickett H, 2011.

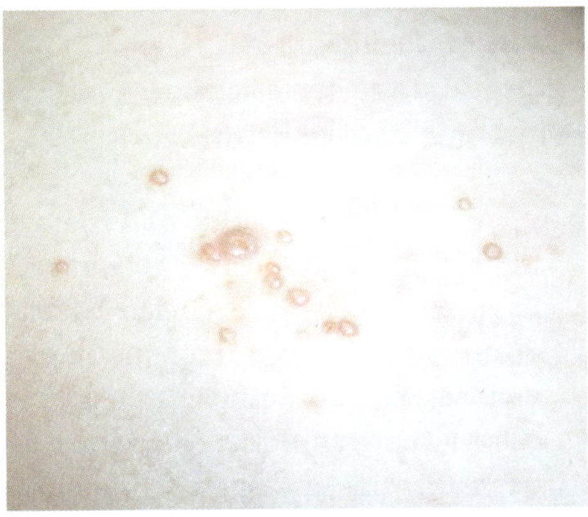

FIGURA 2 Molusco contagioso.

Fonte: DermNetNZ.

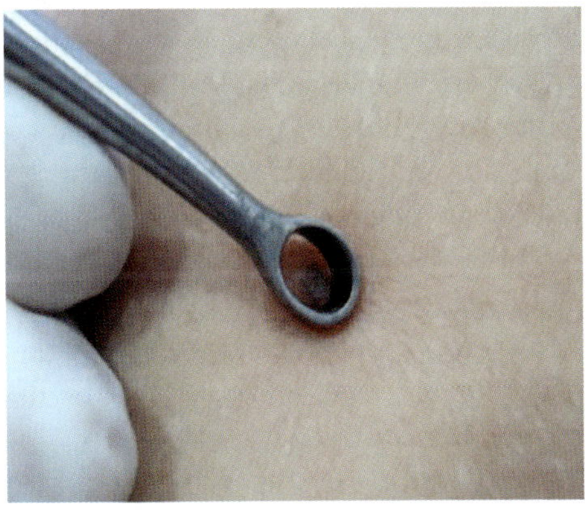

FIGURA 3 Curetagem de lesão de molusco contagioso.

Fonte: imagem gentilmente cedida pela Dra. Luisa Juliatto.

as excisões seriadas: o fuso deve ser desenhado na região central da lesão, de modo a permitir sutura direta; as excisões subsequentes são programadas após intervalo de pelo menos 6 meses, permitindo a expansão da pele adjacente e sempre removendo a cicatriz da excisão anterior. Outra situação na qual a excisão circular pode não ser a mais adequada é na biópsia excisional das lesões melanocíticas suspeitas de malignidade, para as quais uma excisão com margem mínima (2 a 3 mm) deve ser empregada.

Criocirurgia

A criocirurgia consiste no emprego de temperaturas subzero para a destruição de tecidos. Existem algumas substâncias que podem ser usadas como criógenos, sendo a mais comum o nitrogênio líquido. Esse produto fica armazenado em contêineres nos consultórios e clínicas dermatológicas, de onde é retirado para o aparelho criocirúrgico, onde dura algumas horas de acordo com o número de aplicações.

Com as diferentes marcas de aparelhos usados para criocirurgia há diversas opções de ponteiras disponíveis. Temos ponteiras em *spray* abertas de diversos tamanhos (basicamente as mais utilizadas para tratamento de verrugas virais e molusco contagioso), cones abertos ou fechados (aprofundamento da criolesão; p. ex., para verrugas plantares), ponteiras de contato de diferentes tamanhos (p. ex. tratamento de lesões vasculares, como hemangiomas), ponteiras em pinça (para lesões filiformes, como algumas verrugas) etc.

A aplicação de nitrogênio líquido é habitualmente realizada sem anestesia prévia; resulta em congelamento da lesão e pequena margem de tecidos adjacentes, seguido por edema da região acompanhado de dor de intensidade leve, que dura de minutos a poucas horas. Pode haver formação de bolha ou evoluir diretamente para necrose do tecido-alvo, com formação de esfacelo que se desprende em 7 a 14 dias. A cicatriz é rosada e hipocrômica, e, posteriormente, ao longo de semanas, tende a assumir a coloração basal da pele.

Dispositivos de crioterapia disponíveis para venda direta ao consumidor não são recomendáveis, por serem aplicados em lesões que não obtiveram diagnóstico apropriado, e por atingirem temperatura baixa o suficiente para causar dano e deixar cicatrizes, mas sem tratar lesões.

Terapia com cáusticos

Quando aplicamos substâncias cáusticas com o objetivo de destruir lesões de pele, estamos realizando uma quimiocirurgia. Essa modalidade de tratamento é utilizada principalmente para neoplasias superficiais e lesões benignas virais, sendo esta última a mais frequente na população pediátrica (Figura 4).

Principais cáusticos utilizados

- ATA (ácido tricloroacético): promove destruição celular pela desnaturação das proteínas da célula, o que é evidenciado pelo *frosting* (branqueamento da pele). O ardor resultante da aplicação é leve e transitório, e há formação de crosta que se desprenderá em 7 a 14 dias, deixando superfície rosada, e posteriormente lesões hipo ou hipercrômicas a depender do fototipo do paciente e dos cuidados com a lesão. Com penetração variável de acordo com a concentração do ácido, número de aplicações, quantidade aplicada e outros fatores, é bastante versátil. Em pediatria pode ser usado no tratamento de verrugas virais, molusco contagioso. Pode ser manipulado em concentrações de 10 a 90%, em solução aquosa. Ao ser aplicado, sempre esperar o *frosting* antes de aplicar nova camada. Pode ser neutralizado com álcool 70% em caso de necessidade. Deve ser aplicado pelo médico.

- Podofilina e podofilotoxina: ambas as substâncias atuam inibindo a mitose celular ao interagir com proteínas dos microtúbulos. Enquanto a podofilina tem efeito cáustico mais importante e maior potencial de intoxicação e, portanto, deve apenas ser aplicada pelo médico, a podofilotoxina tem menor potencial lesivo, estando disponível em creme para uso em casa. Não servem para tratamento de verrugas vulgares, pois são muito queratinizadas, de modo que são mais adequadas para condilomas e molusco contagioso.

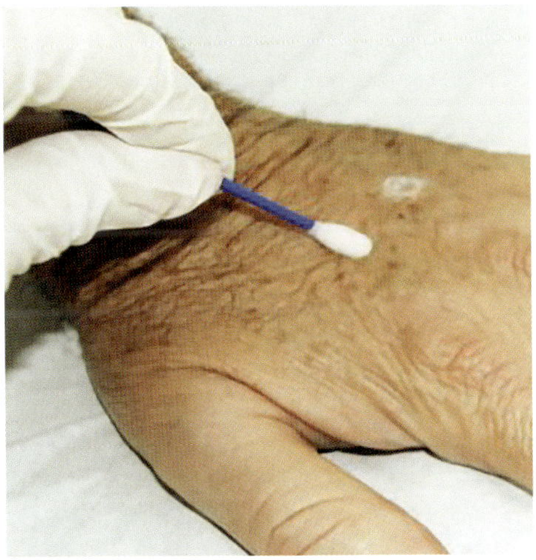

FIGURA 4 Utilização de cotonete para terapia com cáusticos. Pode-se observar o branqueamento (*frosting*) obtido, que evoluirá para crosta necrótica, desprendimento e posterior cicatrização.

- Ácido nítrico fumegante: usado como cáustico em verrugas vulgares, particularmente plantares. Demanda desbaste cirúrgico das lesões, e a aplicação, que deve ser sempre feita pelo médico e nunca pelo paciente ou cuidador, resulta em crosta amarelo vivo ou necrótica, que se desprende lentamente. A dor é transitória e de intensidade leve. Múltiplas aplicações costumam ser necessárias, ao longo de semanas ou meses.
- Ácido salicílico em altas concentrações (10-30%), isolado ou em combinação com ácido lático: é cáustico pouco potente, podendo ser aplicado em domicílio pelo cuidador em crianças ou pelo próprio adolescente com supervisão dos responsáveis. O tratamento usualmente consiste em aplicações repetidas diariamente ou a cada 2 dias, após lixamento da área com o fim de eliminar o esfacelo esbranquiçado e úmido que se forma. Deve ser repetido por semanas a meses, até resolução das lesões. Trata-se de tratamento sem dor, lento, mas eficaz se conduzido da maneira apropriada. As principais indicações são de verrugas virais de localização extrafacial ou molusco contagioso. Ver também Capítulo 58 – Terapêutica tópica.

CONCLUSÃO

A dermatologia é uma especialidade única, devido à facilidade de acesso ao seu órgão de estudo, a pele. A competência para a realização de procedimentos no consultório permite a resolução de uma série de condições já no momento da consulta, especialmente na população pediátrica. Dessa forma, os profissionais que lidam com essa população devem estudar e se preparar para desempenhar os procedimentos cirúrgicos dermatológicos, de modo a conferir maior resolutividade à consulta. Vale a ressalva de que sempre que houver dúvida diagnóstica, ou de como proceder ao tratamento, o encaminhamento ao médico dermatologista é mandatório.

SUGESTÕES DE LEITURA

1. Abulafia L, Azulay DR. Doenças virais de interesse dermatológico. In: Azulay RD, Azulay DR, Azulay-Abulafia L. Dermatologia. 6 ed. Rio de Janeiro: Guanabara Koogan; 2013. p. 450.
2. De Pickett H. Shave and punch biopsy for skin lesions. Am Fam Physician. 2011;84(9)995-1002. PMID 22046939.
3. Gadelha AR, Costa IMC. Cirurgia dermatológica em consultório. São Paulo: Atheneu; 2016.
4. Gamboa J, Cameron MC, Fathi R, Alkousakis T. A review of non-pharmacologic approaches to enhance the patient experience in dermatologic surgery. Dermatol Online J. 2020;26(3):13030/qt7mp372nd. PMID: 32609440.
5. Popkin GL, Robbins P. Manual de cirurgia dermatológica básica. Tomos I e III. São Paulo: Editora de Publicações Científicas; 2026. Tomos I e II.
6. Ramsey ML, Rostami S. Skin Biopsy. 2021. In: StatPearls [Internet]. Treasure Island (FL): StatPearls Publishing; 2021 Jan. PMID: 29262109.
7. Rivitti EA. Dermatologia de Sampaio e Rivitti. 4 ed. Porto Alegre: Artes Médicas; 2018.

CONTEÚDO COMPLEMENTAR

Utilize o QR code abaixo para acessar as questões comentadas do capítulo (senha: dermatologiaicr).

60

Fototerapia

Patrícia Lin Ang
Denise Miyamoto

PONTOS-CHAVE DESTE CAPÍTULO

- A fototerapia utiliza as propriedades anti-inflamatórias, anti-proliferativas e indutoras da pigmentação da radiação ultravioleta (UV) para o tratamento de dermatoses inflamatórias, autoimunes e neoplásicas.
- Os espectros de onda mais utilizados incluem: UVA de 320 a 400 nm (UVA1 340 a 400 nm), UVB de 290 a 320 nm e UVB *narrowband* de 311 a 313 nm.
- A avaliação dermatológica é fundamental na fase pré-tratamento, para verificar potenciais contraindicações, assim como durante e após as sessões de fototerapia, a fim de monitorar possíveis efeitos adversos agudos e crônicos.

INTRODUÇÃO

A fototerapia consiste na aplicação controlada de energia sob a forma de luz com variados comprimentos de onda com finalidade terapêutica. As modalidades atualmente disponíveis consistem na fototerapia com luz azul (420 a 500 nm) para tratamento de icterícia neonatal e com comprimentos de onda de 290 a 400 nm para tratamento de dermatoses inflamatórias como psoríase, dermatite atópica e pitiríase liquenoide crônica, autoimunes como alopecia areata e vitiligo e neoplásicas como os linfomas cutâneos.

A luz ultravioleta é uma radiação eletromagnética que foi descoberta em 1801 pelo físico alemão Johann Wilhelm Ritter. Sua origem pode advir de fonte natural como a luz solar, ou de fonte artificial como as lâmpadas fluorescentes. Os raios ultravioleta diferem entre si pelo comprimento de onda: os raios UVA têm comprimento de onda de 320 a 400 nm, os raios UVB, de 290 a 320 nm e os raios UVC, de 180 a 290 nm. A radiação UVC proveniente do sol é totalmente bloqueada pela camada de ozônio. Por esse motivo, há somente fontes artificiais desse espectro de onda, que é utilizada por sua ação microbicida principalmente em laboratórios de pesquisa. O primeiro registro do emprego da radiação ultravioleta para fins terapêuticos na dermatologia data de 1903 para tratamento do lúpus vulgar.

EPIDEMIOLOGIA

Em 1994, a Academia Americana de Pediatria (AAP) padronizou a abordagem e a prática clínica da fototerapia voltada para o tratamento de icterícia neonatal. Os dados de segurança e de eficácia sustentam-se em estudos retrospectivos, com raros ensaios clínicos.

Aproximadamente 98% dos recém-nascidos (RN) apresentam hiperbilirrubinemia fisiológica, com níveis séricos de bilirrubina indireta acima de 1 mg/dL durante a primeira semana de vida, em decorrência da adaptação neonatal ao metabolismo da bilirrubina. Já a hiperbilirrubinemia indireta precoce é uma manifestação patológica que ocorre dentro das primeiras 24 horas de vida, com concentrações elevadas de bilirrubinas que podem ser lesivas ao cérebro, instalando quadro de encefalopatia bilirrubínica. Estima-se que em 2000, nos países desenvolvidos, tenha ocorrido um caso de *kernicterus* para cada 40-150 mil nascidos vivos, sendo causa frequente de reinternações em leitos de hospitais pediátricos.

As formas de terapia mais utilizadas no tratamento da hiperbilirrubinemia indireta compreendem a fototerapia e a exsanguineotransfusão e, em alguns casos, a imunoglobulina endovenosa. Não há consenso quanto aos níveis séricos de bilirrubinas para indicação de fototerapia e de exsanguineotransfusão em recém-nascidos a termo e pré-termo. Com base em evidências limitadas, leva-se em conta a avaliação periódica da bilirrubina total, as idades gestacional e pós-natal, além dos fatores agravantes da lesão bilirrubínica neuronal para indicar fototerapia e exsanguineotransfusão.

Quanto ao uso de fototerapia na faixa pediátrica para dermatoses inflamatórias e autoimunes, as evidências científicas são limitadas e baseiam-se principalmente em relatos de caso. A PUVA (psoraleno e UVA) quase não é empregada na faixa pediátrica, sendo o UVB mais seguro para essa faixa etária, ainda com experiência clínica limitada e, portanto, sem dados consistentes. A aplicação mais frequente é em psoríase, seguida da dermatite atópica e vitiligo.

MECANISMO DE AÇÃO

Fototerapia neonatal

A fototerapia neonatal foi empregada inicialmente em 1970 para o tratamento de icterícia neonatal, que se define como o aumento das bilirrubinas acima do percentil 95 conforme Bhutani normograma. Utiliza-se a luz azul (400 a 520 nm) para conversão da bilirrubina não conjugada excedente em lumirrubina, que é um fotoisômero mais hidrossolúvel. Sua excreção na urina previne a passagem pela barreira hematoencefálica e consequente depósito no sistema nervoso central (*kernicterus*).

Conforme a Academia Americana de Pediatria, é necessário avaliar a dose sérica de bilirrubina, idade gestacional, fatores que agravam o comprometimento neurológico, como doença hemolítica imune, deficiência de glicose-6-fosfato-desidrogenase, asfixia, letargia, instabilidade térmica, sepse, acidose e albumina sérica inferior a 3 g/dL. Para neonatos com bilirrubinas totais acima de 20 mg/dL, a indicação da fototerapia é contínua, enquanto níveis abaixo de 20 mg/dL possibilitam a fototerapia intermitente para amamentação. A irradiância, calculada em $\mu W/cm^2$ de superfície corpórea, determina a dose de fototerapia. Na fototerapia intensiva, a irradiância é superior a 30 $\mu W/cm^2$ e as lâmpadas devem ser posicionadas 10 a 30 cm do paciente, possibilitando velocidade de clareamento da bilirrubina de 2 a 3 mg/dL em 4 a 6 horas

Os efeitos adversos agudos do tratamento fototerápico com luz azul incluem desidratação por perda insensível de água, hipotermia/hipertermia e inibição da secreção de melatonina devido à alteração da homeostase do íon cálcio pela luz, modificando o ciclo circadiano. Além disso, pode prejudicar o vínculo mãe-bebê devido à descontinuidade da amamentação nos casos de indicação de fototerapia contínua. Outro potencial efeito adverso grave é a síndrome do bebê bronzeado, que ocorre pelo acúmulo inadvertido de substâncias foto-oxidativas e polimerizadas oriundas da liberação de radicais livres pela degradação de bilirrubina na fototerapia, ocorre em neonatos com colestase e nível sérico de bilirrubina direta superior a 2 mg/dL e manifesta-se por pigmentação castanho-acinzentada na pele, na urina e no sangue. Pode indicar risco adicional a *kernicterus* em pacientes com hiperbilirrubinemia mista, ou seja, aumento de bilirribulinas à custa de direta e indireta também.

Também já foi descrito o surgimento de máculas, pápulas e exantema máculo-papular ao longo do tratamento devido à exposição à luz azul, aumento de leucócitos, trombocitopenia neonatal a partir de 48 horas de fototerapia e, em neonatos pré-termo, íleo paralítico por fotorrelaxamento da musculatura lisa da vasculatura mesentérica e maior incidência de patência do ducto arterioso. A interação da luz azul com o DNA celular pode induzir a apoptose de linfócitos em neonatos de termo, reduzir os níveis de citocinas inflamatórias como IL-6 e aumentar IL-2, IL-10 e IL-1β. Mais tardiamente, a fototerapia com luz azul pode elevar o risco carcinogênico devido à fotossensibilização da riboflavina, e promover a degeneração da retina após exposição contínua.

Fototerapia convencional

A fototerapia convencional, diferentemente da usada na faixa etária neonatal, emprega a radiação UV de forma controlada e repetida. O equipamento de fototerapia emite luz UV por meio de lâmpadas artificiais fluorescentes alinhadas sobre superfícies refletoras em painéis ou cabines, que permitem o tratamento uniforme de áreas localizadas, como mãos e pés ou do corpo inteiro, respectivamente. A energia eletromagnética dos equipamentos decorre da produção artificial dos raios UV em lâmpadas contendo vapor de mercúrio e cobertura de fósforo.

As modalidades mais utilizadas consistem na UVB de banda larga (290 a 320 nm), UVB *narrowband* ou de faixa estreita (UVB-NB 311 a 313 nm), UVA (320 a 400 nm) e *laser excimer* de 308 nm para áreas mais localizadas. A fototerapia UVA não pode ser realizada de forma isolada, e requer a combinação com psoraleno tópico ou oral. Essa substância fotossensibilizante é capaz de interagir com os ácidos nucleicos e de absorver os fótons da radiação UVA, inibindo a replicação do DNA e o ciclo celular. O tratamento combinado do psoraleno com a radiação UVA é conhecido como PUVA. Já a faixa de UVA de 340 a 400 nm (UVA1) pode ser empregada de forma isolada. O comprimento de onda está diretamente relacionado à profundidade de penetração da radiação e é inversamente proporcional à energia liberada. Assim, os raios UVA penetram a epiderme e atingem a derme superficial e profunda, enquanto a radiação UVB atua principalmente na epiderme e derme papilar, devido ao menor comprimento de onda. No entanto, os raios UVB têm maior energia do que os UVA (Figura 1).

A eficácia terapêutica da fototerapia decorre de seu efeito citotóxico, anti-inflamatório e imunomodulador (Tabela 1). A radiação ultravioleta promove a inibição da síntese de DNA das células inflamatórias e da proliferação de queratinócitos, além de reduzir a colonização por *Staphylococcus aureus*. Na literatura atual há escassez de estudos prospectivos e multicêntricos que investiguem a segurança e a eficácia do UVB-NB para tratamento de psoríase e faltam estudos randomizados controlados para comprovar a eficácia de UVB-NB em comparação com UVB e

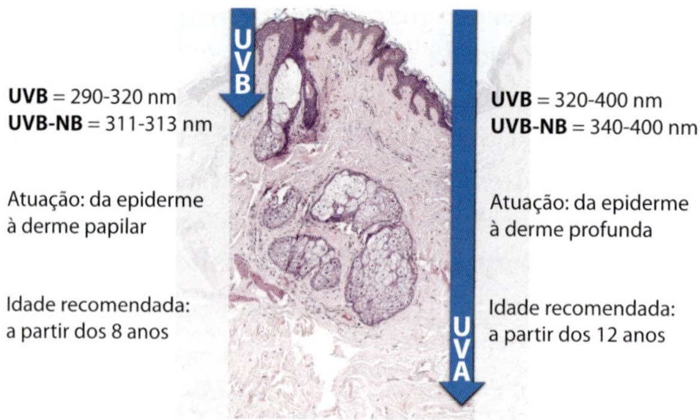

FIGURA 1 Espectro da radiação ultravioleta e sua atuação nas camadas da pele: o comprimento de onda determina a profundidade da pele que a radiação irá atingir. A radiação ultravioleta B (UVB) atua até a derme papilar, enquanto a radiação ultravioleta A (UVA) atinge até a derme profunda.

TABELA 1 Principais mecanismos de ação da fototerapia convencional

Alvo	Mecanismo de ação	Efeito
DNA	Formação de reativos intermediários e dímeros de pirimidina	Inibição da replicação do DNA
O_2	Ativação de vias de sinalização celular Produção de espécies reativas de O_2	Dano à membrana da célula e da mitocôndria Estímulo à síntese de melanina Controle da inflamação Redução da síntese de colágeno e aumento da expressão de colagenase
Nervos	Diminuição da densidade	Melhora do prurido

PUVA. Os estudos abrangem poucos pacientes, sem grupo controle, e com pouco tempo de seguimento.

A avaliação dermatológica minuciosa é fundamental antes de iniciar a fototerapia, para verificar possíveis contraindicações ao tratamento, entre elas dermatoses fotossensíveis como xeroderma pigmentoso, síndrome Gorlin-Goltz, lúpus eritematoso e antecedente pessoal ou familiar de melanoma (Tabela 2). É importante, para que se mantenha a eficácia e a segurança do tratamento, que o paciente realize proteção adequada dos olhos e genitália, sobretudo na PUVA, sendo essa aconselhada até pelo menos 24 horas após a ingestão do psoraleno. A presença dos pais é fundamental, por se tratar de um procedimento dermatológico que requer a presença de um responsável acompanhando menores de 18 anos. Também é importante para ajudar a controlar a ansiedade da criança, que pode ser minimizada usando como auxiliares música, vídeos no *tablet* ou no celular para o cumprimento adequado da duração e periodicidade de cada sessão.

A duração de cada sessão de tratamento varia conforme as características da doença em tratamento, o tipo e a localização das lesões e a irradiância do aparelho. A dose inicial mínima pode ser definida pelo fototipo do paciente ou dose eritematosa ou fototóxica mínima, que consiste na menor dose de radiação ultravioleta capaz de promover leve eritema nas 24 horas subsequentes à exposição. Os eventos adversos agudos ocorrem principalmente 12 a 24 horas após a sessão e são em geral transitórios, tais como eritema, ardor, xerose, prurido, queimadura, descamação, bolhas e reativação de herpes simples. Já os eventos adversos de longo prazo incluem aparecimento de lentigos e queratoses, fotoenvelhecimento prematuro, surgimento precoce de catarata e carcinogênese cutânea, com aumento do risco de carcinoma espinocelular e de melanoma, principalmente para pacientes tratados com a modalidade PUVA.

Aplicações clínicas

A abordagem para avaliação inicial de um paciente candidato à fototerapia inclui história clínica completa e cuidadosa, exame físico e avaliação de contraindicações supracitadas e, sobretudo, discutir com o paciente e a família expectativas e adversidades ao longo do tratamento.

Vitiligo

O vitiligo, doença que afeta de 0,06-2,28% da população mundial, consiste na perda funcional e destruição dos mela-

TABELA 2 Contraindicações à fototerapia convencional e ao uso do psoraleno

Radiação ultravioleta	Psoraleno
Doenças induzidas ou exacerbadas pela radiação ultravioleta (lúpus eritematoso sistêmico, dermatomiosite, doenças poiquilodérmicas como síndrome de Bloom, síndrome de Cockayne)	Gestantes, lactantes
Risco aumentado de câncer de pele (xeroderma pigmentoso, síndrome de Gorlin- Goltz)	Insuficiência hepática
< 12 anos (PUVA), < 8 anos (UVB-NB)	Insuficiência renal
Uso de imunossupressores	Incapacidade de fotoproteção ocular e cutânea após 24 horas do uso de psoraleno

nócitos com subsequente interrupção da síntese de melanina. O tratamento inclui terapias tópicas como primeira linha e, se refratariedade, extensão e rápida progressão, a fototerapia deve ser considerada.

O PUVA historicamente era a modalidade de primeira escolha, tendo sido progressivamente substituída por UVB-NB por conferir melhor repigmentação por meio da estimulação dos melanócitos foliculares pela estabilidade da atividade da doença e pelos riscos potenciais de malignidade associados ao tratamento com PUVA. O UVB-NB é a modalidade mais estudada na faixa etária pediátrica para pacientes com vitiligo, especialmente aqueles com fototipos baixos e com início precoce na evolução da doença.

A face e a região cervical são as áreas corporais de melhor resposta à fototerapia, devido à maior densidade dos folículos pilosos, que contêm melanócitos capazes de produzir melanina e de distribuir o pigmento na pele acrômica/hipocrômica adjacente. Se não houver resposta após 6 meses, há recomendação de suspensão da fototerapia devido ao risco de malignidade a longo prazo. A administração combinada de tacrolimus tópico 0,1% ou corticoesteroides tópicos pode aumentar a resposta e auxiliar na manutenção da repigmentação.

Outra modalidade de fototerapia disponível para o tratamento do vitiligo inclui o *excimer laser* (308 nm), indicado para áreas localizadas, com eficácia e segurança. O *excimer laser* combinado ao tacrolimus tópico mostrou repigmentação de 75% em 50,3% dos pacientes após média de tratamento de 12,1 meses.

Dermatite atópica

A dermatite atópica é uma doença inflamatória crônica com curso recidivante. Assim como no vitiligo, o tratamento tópico é considerado de primeira linha e inclui corticoesteroides, inibidores de calcineurina e emolientes. A fototerapia é recomendada como segunda opção terapêutica para os casos moderados a graves, especialmente na modalidade UVB-NB, que é a mais segura e eficaz na faixa pediátrica. No maior

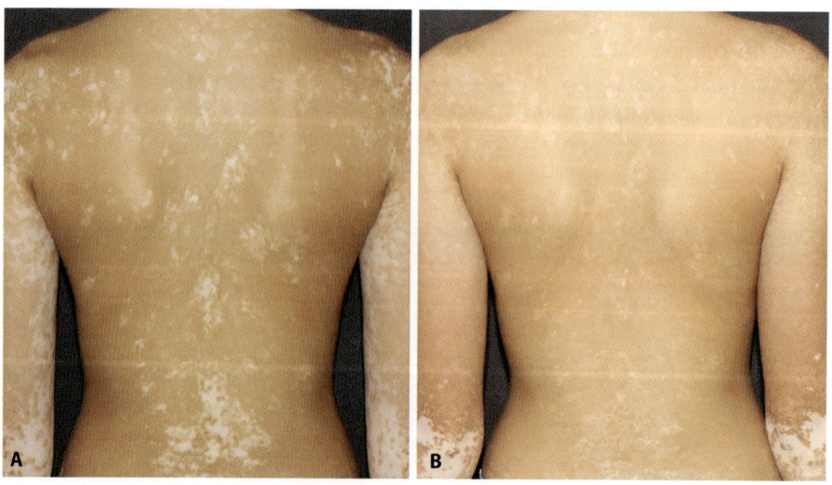

FIGURA 2 Vitiligo. A: paciente do sexo feminino, 13 anos, com máculas acrômicas no dorso e membros superiores. B: com ilhotas de repigmentação após 96 sessões de UVB-NB.

estudo retrospectivo realizado por Clayton et al., 40% das crianças demonstraram clareamento das lesões e 23% apresentaram melhora considerável com remissão durante 3 meses com doses de energia variáveis. Outras modalidades incluem PUVA, associação de UVA e UVB, *excimer laser* e UVB *broadband*. Considera-se introduzir a fototerapia após maximizar a resposta com tratamento tópico, sendo mais bem empregada em casos de pacientes mais velhos na faixa pediátrica, sobretudo sob a forma de lesões liquenificadas.

Psoríase

A psoríase é uma doença crônica inflamatória que se inicia na infância e adolescência em cerca de 30% dos pacientes, correspondendo a 4% de todas as dermatoses observadas na faixa pediátrica. A fisiopatogenia abrange a ativação inapropriada de células T auxiliadoras, culminando em uma produção desregulada de citocinas inflamatórias como fator de necrose tumoral, interferon-gama e interleucina-17. O diagnóstico em linhas gerais é clínico, por meio da identificação de placas simétricas de limites bem definidos, eritematosas e com escamas prateadas. As lesões podem se associar à dor e ao prurido e também ter impacto psicossocial e maior morbidade devido à associação com doenças cardiovasculares.

O tratamento baseia-se nas características das lesões – extensão, grau de eritema, descamação e infiltração –, além da presença de acometimento extracutâneo, e inclui terapias tópicas com emolientes, corticoesteroides, coaltar, ácido salicílico, análogos da vitamina D e retinoides.

A fototerapia é uma alternativa terapêutica adjuvante a ser usada como segunda linha. O tratamento com UVB-NB é a modalidade mais frequentemente prescrita pela segurança e eficácia demonstradas em revisões retrospectivas, e que mantém estabilidade mais duradoura da remissão das lesões com melhor resposta quando combinado aos tópicos.

Outras aplicações incluem o tratamento de linfomas, granuloma anular, pitiríase liquenoide crônica, prurigo nodular. To-

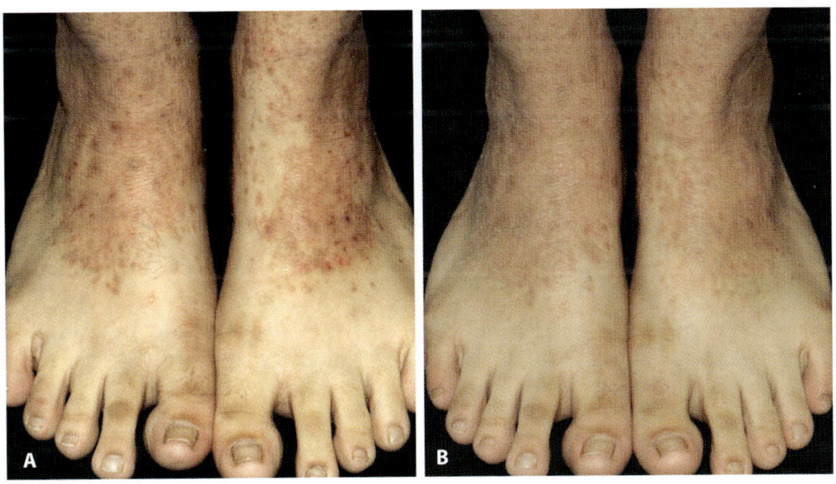

FIGURA 3 Dermatite atópica. A: paciente do sexo feminino, 17 anos, com placas liquenificadas e escoriadas no dorso dos pés. B: melhora das lesões após 17 sessões de fototerapia UVB-NB.

davia, devido à inconsistência da graduação da gravidade e da extensão das doenças e à amostra pequena de pacientes nos estudos, as evidências científicas para utilização da fototerapia para o tratamento dessas doenças são limitadas.

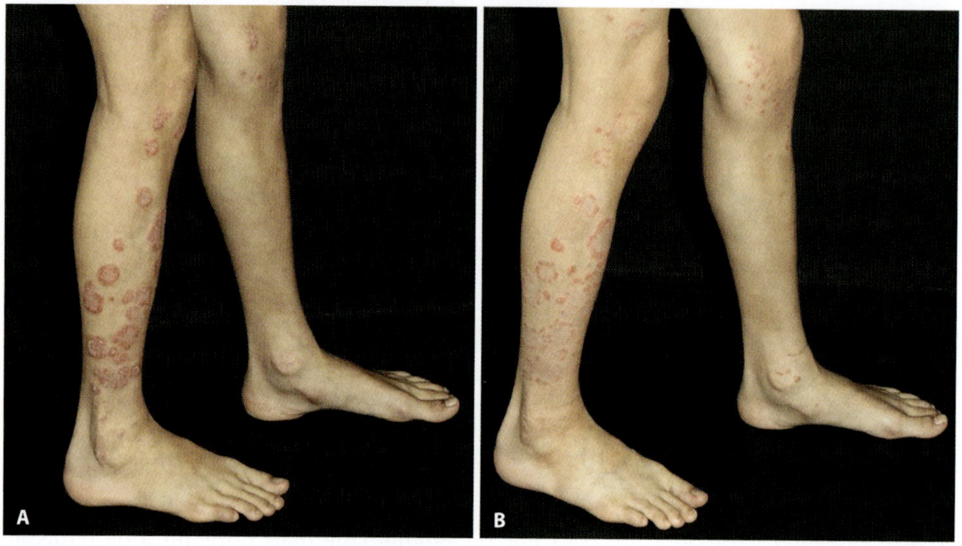

FIGURA 4 Psoríase. A: paciente do sexo masculino, 12 anos, com placas eritemato-descamativas bem delimitadas na região extensora das pernas. B: regressão central das lesões após 20 sessões de fototerapia UVB-NB.

CONCLUSÃO

A aplicação da fototerapia na faixa pediátrica abrange o uso da luz azul para tratamento de hiperbilirrubinemia na fase neonatal, e a fototerapia convencional com uso de lâmpadas fluorescentes produtoras de raios UVA e UVB com o intuito de oferecer alternativa complementar ao tratamento terapêutico de dermatoses inflamatórias e autoimunes. Para isso, a avaliação das indicações, das contraindicações e dos eventos adversos é essencial para manutenção da homeostase do neonato, criança e adolescente no que concerne à função da pele como barreira mecânica, química, térmica e hormonal.

SUGESTÕES DE LEITURA

1. Ahmad SI. Ultraviolet light in human health, diseases and environment. Advances in Experimental Medicine and Biology. New York: Springer; 2017.
2. Crall CS, Rork JF, Delano S, Huang JT. Phototherapy in children: Considerations and indications. Clin Dermatol. 2016;5:633-9.
3. Eustace K, Dolman S, Alsharqi A, Sharpe G, Parslew R. Use of phototherapy in children. Pediatr Dermatol. 2017;34(2):150-5.
4. Faulhaber FRS, Procianoy RS, Silveira RC. Side Effects of phototherapy on neonates. Am J Perinatol. 2019;36(3):252-7.
5. Itoh S, Okada H, Kuboi T, Kusaka T. Phototherapy for neonatal hyperbilirubinemia. Pediatr Int. 2017;59(9):959-66.
6. Juarez MC, Grossberg AL. Phototherapy in the pediatric population. Dermatol Clin. 2020;38(1):91-108.
7. Kim E, Lee G, Fischer G. Use of narrowband ultraviolet B (NBUVB) in paediatric psoriasis: A systematic literature review and meta-analysis. Aust J Dermatol. 2020.
8. Magdaleno-Tapial J, Ortiz-Salvador JM, Valenzuela-Oñate C, Marí-Cornejo P, Esteve-Martínez A, Pérez-Ferriols A. Comparison of phototherapy in pediatric and adult Patients. Actas Dermosifiliogr. 2020;111(1):41-6.
9. NCBI Bookshelf. A service of the National Library of Medicine, National Institutes of Health. StatPearls [Internet]. Treasure Island (FL): StatPearls Publishing; 2020 Jan.
10. Dipali G, Rathod HM, Sadia M. Phototherapy. StatPearls [Internet]. 2021.

CONTEÚDO COMPLEMENTAR

Utilize o QR code abaixo para acessar as questões comentadas do capítulo (senha: dermatologiaicr).

61

Lasers e terapias baseadas em energia

Beni Moreinas Grinblat
Isabelle I Hue Wu

PONTOS-CHAVE DESTE CAPÍTULO

- *Lasers* podem ser usados na pediatria para tratamento de lesões vasculares, lesões pigmentares, cicatrizes, acne, depilação e verrugas virais.
- Na maioria dos casos os tratamentos com *lasers* (ou outras tecnologias) não são a terapêutica de primeira escolha.
- Por ser procedimento operador-dependente, é fundamental o conhecimento do funcionamento de cada aparelho, da interação do *laser* com os tecidos vivos e da dermatose que se pretende tratar.
- Objetivo deste capítulo: fornecer um panorama geral sobre *lasers*, suas principais indicações no contexto da pediatria, controvérsias e contraindicações.

INTRODUÇÃO

O uso do *laser*, bem como de outras tecnologias à base de luz, revolucionou os tratamentos de várias condições dermatológicas. Não há contraindicação ao seu uso na população pediátrica, mas não existe uma padronização de condutas em relação ao uso em crianças.

Sabemos que essa faixa etária apresenta algumas peculiaridades que podem favorecer ou não sua utilização, e alguns fatores específicos precisam ser considerados:

- algumas condições apresentam melhor resposta ao tratamento se tratadas precocemente;
- o tratamento precoce de deformidades cutâneas presentes ao nascimento tende a reduzir sequelas psicossociais na vida adulta;

- a falta de colaboração e a dor durante o procedimento podem ser fatores limitantes;
- o uso de anestésicos tópicos é mais limitado na criança do que na população adulta pela menor espessura da pele e maior risco de toxicidade, por isso deve ser feito com cautela, respeitando-se as dosagens adequadas;
- a sedação e anestesia geral podem ser utilizadas, considerando o risco e o benefício caso a caso. Discute-se o risco de alterações no desenvolvimento neurocognitivo em crianças menores de 2 anos;
- o risco de dano ocular durante o tratamento com *laser* deve ser sempre lembrado; na criança, isso e a falta de protetores oculares que se acoplem adequadamente ao rosto podem ser fator limitante.

QUAIS AS PRINCIPAIS INDICAÇÕES DO *LASER* NA PEDIATRIA?

- Lesões vasculares: malformações vasculares como a mancha "vinho do Porto".
- Lesões pigmentares: nevo de Ota, mancha café com leite. O uso em nevos congênitos é controverso.
- Remoção de tatuagens.
- Cicatrizes e estrias.
- Acne inflamatória e cicatrizes de acne.
- Epilação.
- Verrugas virais.

O QUE É *LASER*?

A palavra *laser* é um acrônimo em inglês:

L – *Light*
A – *Amplification by*
S – *Stimulated*
E – *Emission of*
R – *Radiation*

Para melhor compreensão, podemos dividir o conceito em duas partes:

1. emissão estimulada;
2. amplificação da luz.

Quando um fóton incide sobre um átomo, a estimulação por esse fóton leva à emissão de outro fóton igual. Essa estimulação geralmente é feita por corrente elétrica. Colocando isso num sistema de espelhos, eles serão amplificados exponencialmente e conseguimos produzir o *laser*.

Assim, o *laser* é a luz amplificada produzida pela emissão de fótons após uma estimulação e possui as seguintes características:

- monocromática: uma única cor (um único comprimento de onda);
- colimada: feixes paralelos;
- unidirecional: feixes de luz em uma única direção.

COMO FUNCIONA O *LASER*?

O principal mecanismo de ação dos *lasers* é a chamada fototermólise seletiva, na qual um comprimento de onda específico é mais absorvido por uma estrutura-alvo (chamada de cromóforo) com mínimo dano às estruturas adjacentes. Dessa forma se atinge apenas o alvo, sem danificar as estruturas vizinhas ou danificando-as muito pouco.

Os principais cromóforos da pele são a hemoglobina, a melanina e a água. Eles possuem um tempo de relaxamento térmico (TRT) conhecido. TRT é o tempo necessário para que metade da energia seja dissipada pelo cromóforo e ele depende do coeficiente de absorção do alvo e do seu tamanho. Em geral, quando aplicamos o *laser* numa duração menor do que o TRT do cromóforo, atingimos apenas o alvo, sem dano às estruturas adjacentes.

Existem gráficos que mostram a curva de absorção de cada comprimento de onda pelos diferentes cromóforos. A combinação desses dois conceitos, comprimento de onda específico e TRT do cromóforo, é bastante importante para alcançar a seletividade do tratamento e vai determinar a escolha de qual equipamento será utilizado. Exemplo: para o tratamento de uma mancha "vinho do Porto" em um criança podemos usar o *Pulsed Dye Laser* (PDL), de 585-595 nm, que tem como principal cromóforo a hemoglobina numa localização superficial.

Para que se obtenham os melhores resultados e se evitem complicações, deve-se atentar a diferentes parâmetros na escolha do tratamento: comprimento de onda, duração de pulso, fluência, *spot size* e frequência.

QUAIS SÃO OS PRINCIPAIS TIPOS DE *LASERS*?

Os *lasers* podem ser classificados de diversas formas:

- quanto ao tipo de entrega do feixe de luz: contínuo, quase contínuo ou pulsado (mais utilizado no dia a dia). Esse modo pulsado pode ter várias durações de pulso: milissegundos, microssegundos, nanossegundos e picossegundos;
- quanto à distribuição do feixe de *laser*: podemos ter *lasers* fracionados e não fracionados. Nos aparelhos de *laser* fracionado, o feixe é dividido em pequenos feixes menores, permitindo que haja áreas de pele sã entremeando áreas atingidas pelo *laser* e contribuindo para acelerar o tempo de recuperação;
- quanto ao meio que gerou o *laser*:
  - sólido: Nd:YAG, Erbium:YAG, Rubi, Alexandrite;
  - líquido: *Pulsed Dye Laser* (PDL);
  - gasoso: CO_2.
- quanto ao dano na epiderme: ablativo ou não ablativo.

LASER É DIFERENTE DE LUZ INTENSA PULSADA?

Como dito anteriormente, o *laser* se caracteriza por um comprimento de onda único, monocromático, unidirecional, colimado.

Já a luz intensa pulsada (LIP), embora também use a luz e também atue por fototermólise seletiva, compreende uma faixa de vários comprimentos de onda, é policromática, multidirecional e não colimada. Possui mecanismo de ação semelhante a alguns *lasers* e suas indicações também muitas vezes são as mesmas, por isso são tecnologias que são estudadas juntas.

MANCHA "VINHO DO PORTO"

O que é?

A mancha "vinho do Porto" é uma malformação capilar presente ao nascimento e que não apresenta tendência à involução. Pode estar presente em qualquer área do corpo, sendo a face e a região cervical os locais mais comuns. Frequentemente unilateral e segmentar, em geral respeita a linha média (ver Capítulo 8 – Anomalias vasculares).

Quais *lasers* podem ser usados?

- *Pulsed dye laser*, LIP, Nd:YAG.
- Cromóforo: oxi-hemoglobina.
- O *laser* é o tratamento de escolha, mas a melhora é variável, podendo chegar a 75-80%. É importante conversar com os pais sobre expectativas, pois muitos esperam o desaparecimento completo da lesão, o que nem sempre ocorre.

Como é o tratamento?

- Quanto mais precoce for iniciado o tratamento, melhor a resposta.
- Em crianças pequenas, pode ser necessária anestesia geral. Para esses casos, alguns trabalhos recomendam o início após 6 meses de vida, quando o risco de apneia pós-anestésica se reduz para menos de 1%.
- São necessárias várias sessões, com intervalo entre elas de pelo menos 1 a 2 meses.
- Após a aplicação do *laser*, é comum o surgimento de púrpura no local, que desaparece espontaneamente em 1 a 2 semanas.

Como é a reposta ao tratamento?

- Melhor resposta nas lesões localizadas em cabeça e pescoço, pior resposta nos membros.
- O início do tratamento durante a infância apresenta melhores resultados do que se iniciado na vida adulta.
- Melhor resposta em crianças e em indivíduos com fototipos I a III.
- Pior resposta em pacientes com mais de 50 anos, com fototipos IV ou V e em pacientes com lesões hipertróficas.

Quais as possíveis complicações com o tratamento?

- Maior risco de hiperpigmentação em pacientes de fototipo alto (ver classificação de Fitzpatrick no Capítulo 3 – Semiologia dermatológica).
- Hipopigmentação é rara e, quando ocorre, costuma ser reversível espontaneamente.
- Cicatrizes são raras, mas podem acontecer.

NEVO DE OTA

O que é?

Mácula mal definida, azul-acinzentada, com aspecto mosqueado, geralmente unilateral, que acomete pele e mucosas inervadas pelo primeiro e segundo ramos do nervo trigêmeo.

Mais comum no sexo feminino, asiáticos e negros, representa um defeito na migração dos melanócitos que são incapazes de atingir a epiderme na vida fetal e acabam ficando na derme.

Frequentemente estão presentes ao nascimento ou surgem até o segundo ano de vida, mas podem surgir na puberdade (ver Capítulo 43 – Nevos melanocíticos).

Quais *lasers* podem ser usados?

- Preferencialmente *lasers* Q-switched (QS) ou *lasers* de picossegundos (PS): QS rubi (694 nm), QS ou PS alexandrite (755 nm), QS ou PS ND:YAG (1.064 nm).
- Cromóforo: melanina.

- *Laser* é considerado o tratamento de escolha para nevo de Ota.

Como é o tratamento?

- Em adultos é pouco doloroso, feito sem anestesia ou com anestesia tópica. Já em crianças depende de colaboração e nível de tolerância.
- Imediatamente após o procedimento há um branqueamento da lesão, decorrente da destruição de melanossomos.
- São necessárias várias sessões, com intervalos de no mínimo 4 semanas entre elas.

Como é a resposta ao tratamento?

- Quanto mais jovem, mais superficial é o pigmento e maior a eficácia do tratamento.
- Antes dos 10 anos, o início do tratamento em pacientes necessita de um número menor de sessões com o uso de menores fluências quando comparado com pacientes maiores de 10 anos.

Quais os riscos?

- O dano epidérmico pode levar à hiperpigmentação pós-inflamatória, principalmente em pacientes com fototipo alto.
- Hipopigmentação pode ocorrer e tende a ser transitória.
- Alteração de textura e cicatriz podem ocorrer.
- Se não houver a proteção adequada, há risco de lesão ocular.

MANCHA "CAFÉ COM LEITE"

O que é?

Manchas bem circunscritas de 2 a 5 cm com cor homogênea de café com leite. Representam aumento da melanogênese e aumento da melanina nos queratinócitos. Podem ser encontradas isoladamente em 10 a 20% da população normal, mas podem servir de marcador de uma genodermatose subjacente, principalmente quando múltiplas (ver Capítulo 31 – Genodermatoses com manchas). Se houver preocupação estética, os tratamentos a *laser* podem ser considerados.

Quais *lasers* podem ser usados?

- Os mais utilizados são os *lasers* cujo cromóforo é a melanina, como Rubi, alexandrite e Nd:YAG (QS e PS). Eventualmente podem ser usados *lasers* ablativos para remoção superficial da lesão, como Erbium:YAG.
- *Laser* é o tratamento de escolha para manchas café com leite. Outros tratamentos, como *peeling*, excisão, dermoabrasão, crioterapia e cauterização, parecem ser menos efetivos e com maior risco de hiperpigmentação e formação de cicatrizes.
- Devido à alta taxa de recorrência e respostas muito variáveis, alguns autores sugerem não tratar.

Como é o tratamento?

- O tratamento com QS e PS apresenta desconforto que geralmente é bem tolerado com anestésico tópico. *Lasers* ablativos podem ser mais desconfortáveis. Ambos podem ser feitos sem sedação, mas dependem do nível de colaboração da criança.

- Fototipos altos: preferência por QS 1.064 nm e fluências mais baixas.
- Fototipos baixos: preferência por QS 532 nm, 694 nm, 755 nm.

Como é a resposta ao tratamento?

- As respostas são muito variáveis.
- Recorrência (pode ocorrer em até 50% dos casos) e não resposta são possíveis.
- Lesões com bordas irregulares tendem a responder melhor do que lesões com bordas regulares.
- Alguns estudos não demonstraram melhor resposta ao tratamento relacionada à idade. Porém, há relatos de pacientes que necessitaram de um número maior de sessões ou que não responderam com o aumento da idade.
- Há indícios de que a morfologia da lesão tem maior relação com resposta ao tratamento do que a idade.

Quais as possíveis complicações?

- Hiper ou hipopigmentação, alteração de textura e cicatrizes podem ocorrer.
- Recorrência e não resposta.

NEVO MELANOCÍTICO CONGÊNITO

O que é?

Nevo melanocítico presente ao nascimento (ver Capítulo 43 – Nevos melanocíticos).

Lasers podem ser usados?

- Pela falta de dados de segurança, o uso de *lasers* no tratamento de nevo congênito é bastante controverso e muito raramente indicado.
- Não se sabe se o *laser* pode aumentar a chance de transformação maligna dos nevos. E há sempre o risco de o clareamento da lesão pelo *laser* camuflar um melanoma que esteja mais profundo (se tratamento for superficial ou gerar fibrose poderia esconder, ou atrasar o diagnóstico de um melanoma).
- O tratamento de escolha para os nevos congênitos deve ser sempre excisão cirúrgica. Entretanto, para casos em que a ressecção cirúrgica não possa ser realizada, pode-se discutir a possibilidade de tratamento com *laser*. Se utilizado, deve ser feito com cautela, principalmente em pacientes com história pessoal ou familiar de melanoma, síndrome dos nevos displásicos ou outras síndromes associadas a câncer.

TATUAGEM

Quais *lasers* podem ser usados?

- *Lasers* em picossegundos (PS) ou *lasers* Q-Switched (QS).
- Cor da tatuagem:
  - vermelha: 532 nm;
  - verde e azul: 755 nm, 1.064 nm;
  - azul-escuro e preto: 694 nm, 755 nm, 1.064 nm.
- Novas técnicas utilizam métodos de ablação fracionada combinada com os *lasers* QS e PS para melhorar taxa de resposta.

Como é o tratamento e sua resposta?

- Qualidade e quantidade de tinta, localização da tatuagem, idade da tatuagem e cor são os principais fatores que influenciam na eficácia da remoção. Tatuagens mais antigas requerem menos sessões, pois o pigmento já foi parcialmente reabsorvido e o resto está predominantemente na derme, mais perto dos linfáticos.
- É um tratamento doloroso, requer anestesia tópica e/ou infiltrativa.
- Geralmente várias sessões são necessárias a depender das características da tatuagem. Em geral, mais de 10 sessões.
- Riscos: mudança de cor da tatuagem, discromias, cicatrizes.
- O paciente deve estar ciente de que o clareamento pode não ser de 100%.

CICATRIZES E ESTRIAS

Cicatrizes pós-trauma, pós-queimadura, pós-varicela, pós-cirurgia e também as estrias são situações que podem envolver proliferação vascular, depósito de pigmento e sempre apresentam alterações de fibras elásticas e colágenas. Para cada um dos componentes, diferentes *lasers* podem ser utilizados conforme a avaliação clínica da lesão:

- componente vascular: LIP, Nd:YAG, PDL.
  - Alvo: hemoglobina.
- componente pigmentar: QS ou PS.
  - Alvo: melanina.
- componente de alteração do colágeno: *lasers* ablativos: CO_2 e Erbium:YAG e *lasers* não ablativos como 1.340 nm, 1.550 nm, LIP (1.000 a 1.500 nm).
  - Alvo: água/remodelação de colágeno dérmico.

Em cicatrizes hipertróficas ou queloides é possível a combinação de *laser* com infiltração intralesional de corticoide ou aplicação tópica de corticoide logo após a aplicação do *laser* para melhor penetração do ativo (técnica de *drug-delivery*).

ACNE INFLAMATÓRIA E CICATRIZES DE ACNE

Terapias com luz e *laser* podem ser utilizadas como coadjuvantes no tratamento da acne inflamatória. Opções mais comumente utilizadas são:

- LED azul (407 a 420 nm): efeito bactericida;
- LED vermelho (620 a 700 nm): ação anti-inflamatória;
- LIP (400 a 1.200 nm), PDL e Nd:YAG micropulsado são opções que visam à redução de vasos da lesão e, portanto, redução da inflamação;
- terapia fotodinâmica com ácido aminolevulínico ou metil-aminolevulinato tópicos, seguidos de iluminação com LED azul ou vermelho.

O tratamento das cicatrizes de acne é recomendado principalmente após o controle da fase inflamatória e pode ser bastante desafiador. A combinação de técnicas leva a um melhor resultado estético do que o uso de técnicas isoladas. Vários tratamentos são descritos para remodelação de colágeno da cicatriz e podem ser realizados isoladamente ou de forma combinada: cirurgia, microagulhamento, *peeling* químico, radiofrequência microagulhada, infusão pneumática, subcisão cirúrgica, *lasers* e outros.

Dos *lasers*, os mais utilizados são os ablativos (CO_2, Erbium:YAG) e os não ablativos (p. ex., 1.340 nm, 1.550 nm).

EPILAÇÃO

Epilação a *laser* pode ser realizada em pacientes com hipertricose, hirsutismo ou por incômodo estético. Não há idade mínima para a realização do procedimento, porém há necessidade de colaboração do paciente; geralmente adolescentes que realmente apresentam incômodo estético são mais aderentes, e a idade de 12 anos é citada como referência de idade mínima em alguns artigos. É importante lembrar que flutuações hormonais, relacionadas ao período da puberdade ou a tratamentos ou mesmo à gravidez, podem influenciar negativamente na efetividade e durabilidade do tratamento.

Quais *lasers* podem ser usados?

- LIP (entre 600 e 1200 nm), Rubi 694 nm pulso longo, Alexandrite 755 nm pulso longo, diodo 800 a 810 nm, Nd: YAG 1.064 nm.
- Pacientes com fototipo alto: preferir Nd: YAG em e evitar LIP.
- Alvo: melanina presente no pelo.

Como é o tratamento e sua resposta?

- A redução definitiva dos pelos pode chegar a 80%, mas depende das características étnicas, do pelo e do local.
- Pelos finos tendem a responder menos.
- Pelos loiros, ruivos e brancos não respondem ao tratamento.
- A concentração da energia no folículo causa desconforto, que pode ser minimizado com anestésicos tópicos e resfriamento local.
- Riscos: queimadura, discromias e cicatrizes.

VERRUGAS VIRAIS

Verrugas virais são infecções pelo papiloma vírus humano (HPV) comuns na infância. Usualmente se apresentam como pápulas ou placas amareladas e hiperqueratóticas com a superfície áspera. Principalmente na região das palmas, plantas e periungueais, pontos vinhosos ou enegrecidos na região central da lesão podem ser facilmente visíveis e correspondem a capilares dilatados e trombosados (ver Capítulo 49 – Dermatoviroses na infância).

Diferentes opções terapêuticas estão indicadas (cauterização química e crioterapia são as mais usadas), e os *lasers* são estudados como alternativas de tratamento tanto para lesões iniciais quanto recidivantes. Os *lasers* de CO_2 e Erbium:YAG podem tratar a verruga por ablação direta da epiderme infectada. Já os *lasers* PDL e Nd:YAG tratam por um mecanismo diferente: interrupção do suprimento vascular da lesão por coagulação dos vasos.

CONCLUSÃO

Os *lasers* são úteis no tratamento de diversas condições, e os avanços tecnológicos têm permitido o aumento ainda maior desse leque de aplicações. O médico pediatra deve ter um conhecimento geral sobre *lasers* e suas principais indicações para responder às dúvidas mais frequentes dos pais, para saber quando indicar o tratamento precoce e conhecer um pouco da evolução normal e dos riscos do procedimento.

O conhecimento da condição dermatológica, do equipamento e dos princípios físicos da interação *laser*-tecido são fundamentais na escolha dos parâmetros, obtenção dos resultados e segurança do procedimento. Assim, é importante que o equipamento seja adequado, que as expectativas do paciente estejam alinhadas e que o profissional que vai realizar o procedimento seja treinado e capacitado para realizar o tratamento.

SUGESTÕES DE LEITURA

1. Burns AJ, Navarro JA. Role of laser therapy in pediatric patients. Plast Reconstr Surg. 2009;124(1 Suppl):82e-92e.
2. Gontijo B, Silva CMR, Pereira LB. Hemangioma da infância. An Bras Dermatol. 2003;78(6).
3. Krakowski AC, Totri CR, Donelan MB, Shumaker PR. Scar Management in the pediatric and adolescent populations. Pediatrics. 2016;137(2):e20142065.
4. Lukish JR, Kindelan T, Marmon LM, Pennington M, Norwood C. Laser epilation is a safe and effective therapy for teenagers with pilonidal disease. J Pediatr Surg. 2009;44(1):282-5.
5. Maranda EL, Lim VM, Nguyen AH, Nouri K. Laser and light therapy for facial warts: A systematic review. J Eur Acad Dermatol Venereol. 2016;30(10):1700-1707.
6. Nguyen J, Korta DZ, Chapman LW, Kelly KM. Laser Treatment of nongenital verrucae: A systematic review. JAMA Dermatol. 2016;152(9):1025-34.
7. Patel PD, Mohan GC, Bhattacharya T, Patel RA, Tsoukas M. Pediatric laser therapy in pigmented conditions. Am J Clin Dermatol. 2019;20(5):647-55.
8. Rinaldi G, Batul Syed S. Laser for vascular anomalies: Successful outcomes in children. Clin Exp Dermatol. 2020;45(2):141-6.
9. Shahriari M, Makkar H, Finch J. Laser therapy in dermatology: Kids are not just little people. Clin Dermatol. 2015;33(6):681-6

CONTEÚDO COMPLEMENTAR

Utilize o QR code abaixo para acessar as questões comentadas do capítulo (senha: dermatologiaicr).

Procedimentos estéticos em adolescentes e suas complicações

Marcella Palhano Medeiros
Chan I Thien
Ana Paula Gomes Meski

PONTOS-CHAVE DESTE CAPÍTULO

- A demanda por procedimentos estéticos tem crescido na população pediátrica, muitas vezes para se encaixar em um grupo social.
- A indicação de um procedimento estético nessa faixa etária deve ser cautelosa, visto que, com o crescimento, o corpo torna-se mais harmônico, diminuindo o desejo por mudanças corporais.
- Os procedimentos estéticos não invasivos mais realizados na adolescência são: epilação a *laser*, toxina botulínica para hiperidrose e *peelings* químicos.
- A realização de procedimentos cirúrgicos e não cirúrgicos está sujeita a complicações. O conhecimento amplo em anatomia, fisiologia, imunologia e a experiência do profissional reduzem a possibilidade de que aconteçam esses adventos. Uma vez que complicações ocorram, o manejo adequado pode minimizar o dano à saúde do paciente.
- O aumento da oferta de tratamentos estéticos invasivos por profissionais não médicos é alarmante, e tem sido acompanhado por maior número de complicações relatadas pelos conselhos regionais de medicina.

INTRODUÇÃO

A dermatologia cosmiátrica tem crescido no mundo, sendo cada dia mais comum a realização de procedimentos estéticos em crianças e adolescentes. Procedimentos estéticos consistem em técnicas invasivas e não invasivas com o objetivo de modificar a aparência para atingir algo desejado. Os adolescentes são mais suscetíveis a sofrerem *bullying* devido à exibição da sua imagem nas mídias sociais. A não aceitação social da aparência nessa faixa etária interfere negativamente na autoestima e no desempenho escolar, além de gerar distúrbios psicológicos. Assim, a motivação para fazer procedimentos estéticos na infância e principalmente na adolescência, muitas vezes, é o desejo de se encaixar no grupo social.

Um aspecto importante a ser considerado antes de um procedimento estético na infância e na adolescência é que, ao crescer, alguns elementos que incomodam podem se modificar ao longo dos anos e tornar-se esteticamente aceitos após os 18 anos.

A cosmiatria é um campo de atuação que envolve a realização de procedimentos como *peelings*, preenchimento, bioestimulação, toxina botulínica e tratamentos dermatológicos a *laser* ou por tecnologias.

Para a realização de procedimentos da cosmiatria, é preciso conhecer a anatomia, a fisiologia, a imunologia e as interações dos medicamentos que são utilizados no processo. Além disso, é fundamental conhecer as complicações que podem surgir com os procedimentos e saber tratá-las de forma adequada.

Existem poucos estudos que abordam a segurança dos procedimentos estéticos nessa faixa etária, sendo necessário ter cautela no momento da indicação.

As complicações mais comuns são: intoxicações anestésicas, anafilaxia e choque anafilático, alergias, manchas, infecções, cicatrizes permanentes, hematomas, edema persistente, nódulos inflamatórios, oclusão arterial aguda seguida de necrose cutânea, cegueira irreversível, acidente vascular cerebral e embolia pulmonar, com risco de morte.

Para que seja minimizada a ocorrência de efeitos adversos, e para o adequado manejo das situações de urgência e de emergência, é importante que os procedimentos sejam realizados por médicos com formação teórica e prática supervisionada e apropriada. O dermatologista ou o cirurgião plástico recebem essas informações durante a sua formação, atestada pela obtenção do título de especialista reconhecido e registrado junto ao Conselho Regional de Medicina (CRM).

O aumento da oferta de tratamentos estéticos invasivos por profissionais não médicos é alarmante. Paralelamente a isso, já se percebe a maior procura de atendimentos médicos por pacientes com complicações oriundas de atos realizados por não médicos. É importante reforçar os riscos que a população está correndo com a difusão dessas práticas, que resultam em prejuízos estéticos, funcionais e à saúde. Além disso, tem causado aumento de custos ao Sistema Único de Saúde (SUS) e rede privada.

PROCEDIMENTOS ESTÉTICOS

Epilação a *laser*

Laser é o acrônimo de *Light Amplification by Stimulated Emission of Radiation* (amplificação da luz por emissão estimulada de radiação). O *laser* emite radiação em um único comprimento de onda, que é absorvido na pele por um cromóforo específico. Quando o cromóforo absorve a luz, gera-se calor local com destruição seletiva do alvo, processo denominado fototermólise seletiva. Assim, para que esse processo ocorra deve-se utilizar o *laser* correto para determinado alvo com energia adequada. A escolha incorreta, seja do *laser* ou de seus parâmetros, pode resultar em cicatriz e alteração da coloração da pele. Na infância e adolescência o *laser* já tem sido utilizado há vários anos para tratamento de lesões vasculares, mas com a advento de novas tecnologias passou a ser opção de tratamento para hirsutismo ou hipertricose.

O tratamento do hirsutismo, após investigada e controlada a sua causa, bem como da hipertricose, consiste em epilação com *lasers* de comprimento de onda de 600 a 1.064 nm, por exemplo, *laser* Rubi (694 nm), Alexandrita (755 nm), diodo (800 a 810 nm) e Nd-YAG pulso longo (1.064 nm). Para que a destruição do bulbo seja definitiva, é importante orientar os pais a não depilar com cera, mantendo assim o pelo na sua fase de crescimento (fase anágena), na qual o bulbo fica mais pigmentado e superficial, facilitando a absorção do *laser* por ele. A epilação a *laser* pode ser indicada um ano após a menarca ou a partir dos 15 anos; entretanto, em casos de impacto na qualidade de vida, o uso do *laser* pode ser mais precoce. A limitação para uso dessa tecnologia na infância é a tolerância à dor durante o procedimento.

Em alguns indivíduos, especialmente os que estão bronzeados ou possuem fototipo alto, queimaduras com alterações na pigmentação residual (hipo ou hiperpigmentação) e cicatrizes podem ocorrer. Por esse motivo, o comprimento de onda do *laser* deve ser longo, a duração de pulso também deve ser longa e deve ocorrer o adequado resfriamento da pele.

Ver também o Capítulo 61 – *Lasers* e terapias baseadas em energias.

Toxina botulínica para hiperidrose

A hiperidrose primária focal axilar, palmar ou plantar tem uma prevalência estimada de 1,6% dos adolescentes e 0,6% das crianças pré-púberes. É uma doença estigmatizante, que afeta negativamente a qualidade de vida, comprometendo o desenvolvimento psicossocial e o desempenho escolar. A toxina botulínica, utilizada no tratamento da hiperidrose focal primária, inibe a liberação da acetilcolina, promovendo hipoidrose na região tratada por 6 a 8 meses. Está indicada quando há refratariedade ao tratamento tópico inicial com cloreto de alumínio a partir dos 12 anos, apesar de a toxina botulínica ser aprovada a partir dos 2 anos de idade para paralisia cerebral. É uma terapêutica extremamente efetiva e com alto grau de satisfação; porém, em crianças, seu uso é limitado pela dor no momento do procedimento. O desconforto pode ser atenuado com cremes anestésicos, crioanalgesia ou bloqueios anestésicos. Os principais efeitos colaterais são temporários e incluem: dor, eritema, edema e paralisia muscular reversível.

Uma complicação associada ao tratamento da hiperidrose palmar é a fraqueza temporária dos músculos da eminência tenar, com duração média de três semanas. Hematomas também podem ocorrer após a aplicação da toxina.

São contraindicações ao tratamento com toxina botulínica: neuropatia periférica motora ou doenças da junção neuromuscular, alergia a qualquer componente da fórmula, gravidez, lactação e medicações, por exemplo, aminoglicosídeos, penicilaminas, inibidores da colinesterase, quinina e antagonistas dos canais de cálcio.

Ver também Capítulo 40 – Afecções das glândulas sudoríparas.

Peelings químicos

Os *peelings* químicos são os procedimentos estéticos mais procurados por adolescentes com o intuito de melhorar o aspecto da pele e tratar acne, estrias e manchas. Os *peelings* químicos promovem uma descamação terapêutica e controlada da pele; são divididos em superficiais, médios e profundos, de acordo com a profundidade de penetração na pele.

Os *peelings* superficiais, os mais indicados nessa faixa etária, promovem esfoliação apenas da epiderme, enquanto os médios atingem a derme papilar e os profundos, a derme reticular média. Quanto mais profundo, maior o risco de complicações e desconfortos após o procedimento.

Os *peelings* não devem ser indicados como primeira linha de tratamento, e sim quando não há resposta à terapêutica padrão-ouro, e quando há impacto importante na qualidade de vida. Ao indicar o *peeling*, deve-se certificar de que o adolescente irá seguir as rotinas de cuidados no pós-procedimento e explicar os possíveis efeitos colaterais, como hiperpigmentação pós-inflamatória e risco de reativação de herpes simples, por exemplo.

Pelo menos duas semanas antes do *peeling*, é ideal preparar a pele para permitir a penetração mais uniforme do agente, reduzir o tempo de cicatrização e diminuir o risco de hiperpigmentação pós-inflamatória. Os *peelings* muito superficiais podem dispensar o preparo, que porém é mandatório nos demais. Utilizam-se fórmulas contendo: ácido retinoico (0,025-0,1%) e/ou ácido glicólico (5-10%), associados ou não a despigmentantes, por exemplo, hidroquinona (2,5-5%), ácido kójico (1-2%) ou ácido fítico. A fotoproteção é fundamental mesmo antes do procedimento, e, nos cuidados após o *peeling*, são indicados hidratantes e protetores solares de amplo espectro, bem como abstenção de exposição à luz solar. Pacientes com histórico de herpes simples devem fazer terapia antiviral profilática (aciclovir 200 mg, a cada 4 horas, por 5 dias, para maiores de 12 anos).

Nos adolescentes com acne, o *peeling* pode fazer parte do arsenal terapêutico para tratar a acne em atividade; empregando-se o *peeling* de ácido salicílico 20-30% (*peeling* de beta-hidroxiácido), por sua ação queratolítica, bacteriostática, fungicida e anti-inflamatória. *Peelings*, em particular o de ácido retinoico a 5%, também podem ser indicados para clareamento mais rápido da hiperpigmentação pós-inflamatória, pela ação de afinamento do estrato córneo, dispersão da melanina na epiderme, estimulação da deposição dérmica do colágeno e neovascularização da derme.

As estrias são cicatrizes atróficas lineares, e seu tratamento objetiva estimular a produção local de colágeno, além de reduzir o eritema. Nas meninas costumam ocorrer nos glúteos, coxas e mamas, enquanto nos garotos predominam nos glúteos, região lombar e joelhos. Na adolescência podem surgir estrias devido a: genética; estirão da puberdade; ganho ou perda de peso; ou uso de corticosteroides. O tratamento é desafiador, necessitando associar procedimentos em consultório médico com uso de ácido retinoico domiciliar. Entre os procedimentos que podem ser realizados, inclui-se o *peeling* químico, que pode ser: ácido glicólico 20% (alfa-hidroxiácido); ácido tricloroacético 10-20% (precipita as proteínas da epiderme, causando necrose por coagulação, estimulando a melhora de cicatrizes); ou ácido retinoico 5%.

Após o *peeling* químico, dermatite de contato por irritante primário pode ocorrer devido ao produto aplicado. Pomadas ou cremes de corticosteroides de baixa potência podem ser aplicados topicamente, quando necessário. Injúria ocular com dano à córnea ocorre caso a substância entre em contato com os olhos, e caso ocorra se deve enxaguar imediatamente os olhos com soro fisiológico. No caso do *peeling* de fenol, utilizar soro fisiológico ou óleo mineral, uma vez que a água pode aumentar a penetração do fenol na pele.

Infecção viral, bacteriana ou fúngica pode ocorrer após *peeling* químico. Evolução com piora na cicatrização, dor, drenagem purulenta e ulceração podem indicar rastreio infeccioso. Infecção bacteriana associada a *Staphylococcus aureus* ou *Pseudomonas aeruginosa* ou outra bactéria geralmente ocorre nas primeiras 24 horas após o procedimento. Antibioticoterapia via oral é indicada. Candidíase ocorre mais tardiamente após o *peeling*, devendo ser tratada com antifúngico por via oral.

Hiperpigmentação pós-inflamatória é mais comum em fototipos III a IV (ver classificação de Fitzpatrick dos fototipos da pele no Capítulo 3 – Semiologia dermatológica), e se torna mais evidente 3 a 4 semanas após o procedimento. Geralmente é transitória, demorando de 3 a 6 semanas para resolução. Fotoproteção e hidroquinona ou outros clareadores tópicos podem acelerar a melhora. Hipopigmentação permanente pode ocorrer como evento adverso de *peelings* químicos profundos ou após complicações, como infecção ou formação de cicatriz.

Formação de cicatrizes é um evento adverso raro, mais associado a *peelings* profundos realizados em regiões corporais como região cervical, tórax, dorso das mãos. Cicatrizes hipertróficas ou queloides podem ser tratadas com corticoide tópico de alta potência, infiltrações intralesionais e *laser* (*Pulsed Dye Laser* ou PDL).

No caso do uso do ácido salicílico, aplicação em áreas extensas ou por tempo prolongado pode levar à intoxicação denominada salicilismo, caracterizado por, nos casos leves, respiração acelerada, zumbidos, diminuição da audição, tontura, náuseas, vômitos e dores abdominais; e, nos casos graves, alterações do SNC com distúrbios mentais (simulando intoxicação alcoólica).

Limpeza de pele

A extração mecânica dos comedões pode ser uma terapia tópica adjuvante útil em pacientes com acne comedoniana resistente. O pré-tratamento com creme de tretinoína por 4 a 6 semanas geralmente facilita o procedimento nos pacientes com mais de 12 anos de idade. Utilizar uma agulha de 18-gauge, uma lanceta estéril ou lâmina 11 para excisar o topo do comedão ou aumentar a sua abertura facilita a extração. Pressionar o extrator de comedão na pele de forma delicada, porém firme, permite remover o *plug* de queratina ou milium através da abertura do extrator. Para reduzir a dor local durante o procedimento, anestésico tópico pode ser aplicado previamente.

Um risco potencial da extração manual dos comedões em pacientes com acne é a formação de cicatrizes e de hipercromias residuais. Portanto, evitar a exposição solar e usar filtro solar são desejáveis no pós-procedimento. O preparo pré-procedimento pode incluir o uso de creme de retinoide por 4 a 6 semanas para facilitar a remoção e evitar traumas locais mais intensos.

Preenchimentos faciais

O preenchimento é uma opção para tratamento de cicatrizes e deficiências volumétricas. Os preenchedores dividem-se em: permanentes e não permanentes.

Os preenchedores não permanentes são os mais utilizados e seguros; podemos destacar o ácido hialurônico, glicosaminoglicano presente na matriz extracelular com capacidade hidroscópica que permite a função de hidratação, volumização e suporte estrutural a depender de suas características, que incluem: tamanho da partícula, quantidade de ácido hialurônico livre e *cross-link*. O ácido hialurônico é degradado pela hialuronidase endógena; o *cross-link* com proteínas permite que ele permaneça no tecido aplicado por mais tempo, promovendo uma reação granulomatosa controlada, estimulando a produção endógena de colágeno. A vantagem desse tipo de preenchedor é que pode ser removido com o uso de aplicação de hialuronidase. A escolha do tipo de ácido hialurônico injetado depende da área anatômica a ser tratada e da espessura da pele. Pode ser aplicado com fins estéticos para olheiras e cicatrizes de acne; as correções de assimetrias, queixo e nariz devem ser desencorajadas antes dos 18 anos. É importante discutir que é um procedimento temporário e que tem riscos.

Não existem estudos de segurança na faixa etária pediátrica; no momento de escolher o profissional para realização do procedimento, é de extrema importância que o paciente procure um médico dermatologista ou um cirurgião plástico adequadamente capacitado não só para corrigir a assimetria facial, mas que também saiba tratar as suas complicações.

O preenchimento com ácido poli-L-lático (PLLA) deve ser utilizado com cautela em pacientes com doenças hematológicas, em uso de anticoagulantes, uma vez que sangramento local e hematomas são complicações potenciais. Formação de pápula pode ocorrer, especialmente quando PLLA é injetado superficialmente na derme.

Preenchedores de ácido hialurônico são injetados na derme. Dor e sangramentos são efeitos adversos; necrose no local da injeção pode ocorrer se o ácido hialurônico for injetado no interior de uma artéria. Da mesma forma que o PLLA, nódulo ou pápula também podem ocorrer.

O uso de hidroxiapatita de cálcio pode causar eritema e equimose. Deve ser injetado na derme profunda ou no subcutâneo.

Infecção viral por herpes simples ou bacteriana por *Staphylococcus aureus* podem ocorrer, devido ao dano à barreira cutânea. Desse modo, pacientes com história de herpes simples recorrente devem ser medicados com antiviral profilático. Os procedimentos devem ser feitos de forma estéril, sem manipulação das cânulas e das agulhas, e as técnicas corretas de assepsia e antissepsia devem ser adotadas.

CONCLUSÃO

Durante a indicação de um procedimento estético na infância ou adolescência, os pais devem ser envolvidos na decisão. É muito importante que haja tempo para pais e filhos pensarem sobre o procedimento. Nesse período, prescrever tratamento tópico é uma forma de avaliar a adesão da criança aos cuidados pós-procedimentos que poderão ser necessários.

Assim, os procedimentos dermatológicos descritos podem ser utilizados para tratamento de doenças ou por questões cosmiátricas, devolvendo a autoestima e o bem-estar para as crianças e seus familiares. A maioria dos procedimentos possui poucos estudos de segurança e eficácia na população pediátrica, o que deve ser levado em consideração no momento de sua indicação.

As crianças podem se beneficiar de aplicações cuidadosas estéticas em alguns problemas, desde que ministradas por médicos com formação técnica adequada e reconhecida pelos respectivos conselhos de medicina e, além disso, que também saibam tratar as suas complicações.

SUGESTÕES DE LEITURA

1. Alba MN, Gerenutti M, Yoshida VM, Grotto D. Clinical comparison of salicylic acid peel and LED-Laser phototherapy for the treatment of Acne vulgaris in teenagers. J Cosmet Laser Ther. 2017;19(1):49-53.
2. Ballin AC, Brandt FS, Cazzaniga A. Dermal fillers: an update. Am J Clin Dermatol. 2015;16(4):271-83.
3. Bohaty BR, Hebert AA. Special considerations for children with hyperhidrosis. Dermatol Clin. 2014;32(4):477-84.
4. Dinulos JG. Cosmetic procedures in children. Curr Opin Pediatr. 2011;23(4):395-8.
5. Elsedfy H. Striae distensae in adolescents: A mini review. Acta Biomed. 2020;91(1):176-181.
6. Khunger N, Pant H. Cosmetic procedures in adolescents: what's safe and what can wait. Indian J Paed Dermatol. 2020;22(1):12-20.
7. Mirkovic SE, Rystedt A, Balling M, Swartling C. Hyperhidrosis substantially reduces quality of life in children: A retrospective study describing symptoms, consequences and treatment with botulinum toxin. Acta Derm Venereol. 2018;98(1):103-107.
8. Nawrocki S, Cha J. The etiology, diagnosis, and management of hyperhidrosis: A comprehensive review: Therapeutic options. J Am Acad Dermatol. 2019;81(3):669-680.
9. Yokomizo VMF, Benemond TMH, Chisaki C, Benemond PH. Peelings químicos: revisão e aplicação prática. Surg Cosmet Dermatol. 2013;5(1):58-68.
10. Zaenglein AL, Pathy AL, Schlosser BJ, Alikhan A, Baldwin HE, Berson DS, et al. Guidelines of care for the management of acne vulgaris. J Am Acad Dermatol. 2016;74(5):945.
11. Conselho Federal de Medicina e Sociedade Brasileira de Dermatologia. Alerta à população: riscos de complicações em procedimentos estéticos invasivos realizados por profissionais não médicos. Rio de Janeiro: CFM/SBD; 2019. Disponível em: https://portal.cfm.org.br/images/materia-nota-dermatologia-alerta%20%20populao.pdf

CONTEÚDO COMPLEMENTAR

Utilize o QR code abaixo para acessar as questões comentadas do capítulo (senha: dermatologiaicr).

Apêndice: dermatoses por região anatômica

Maria Cecilia da Matta Rivitti Machado

Couro cabeludo
Neonatos e lactentes
Bossa serossanguínea
Cefalo-hematoma
Hemangioma e anomalias vasculares
Nevo melanocítico congênito
Aplasia cutânea
Nevo sebáceo de Jadassohn
Xantogranuloma juvenil
Nevo hipocrômico
Piebaldismo
Albinismo
Dermatite seborreica/crosta láctea
Pustulose cefálica neonatal
Escabiose
Histiocitose células de Langerhans
Síndrome da pele escaldada estafilocócica
Sífilis (alopecia)
Lúpus neonatal
Miíase
Abscesso
Crianças e adolescentes
Dermatite seborreica
Psoríase
Tinha
Piedra branca e negra
Cilindros *(hair cast)*
Pediculose (piolhos e lêndeas)

(continua)

Couro cabeludo (*continuação*)
Crianças e adolescentes
Escoriações compulsivas
Alopecia areata
Tricotilomania
Aplasia cutânea
Alopecia triangular congênita
Alopecia androgênica
Alopecia por tração
Alopecias congênitas
Eflúvio telógeno
Sífilis (alopecia)
Foliculite abscedante
Foliculite simples
Furúnculo ou abscesso
Miíase
Nevo sebáceo de Jadassohn
Nevo melanocítico congênito
Anomalias vasculares: mancha salmão, hemangioma, mancha vinho do Porto
Nevo hipocrômico
Histiocitose células de Langerhans
Xantogranuloma juvenil
Pênfigo foliáceo
Cutis verticis girata
Hiperidrose
Esclerodermia
Piebaldismo

(continua)

Couro cabeludo (*continuação*)
Crianças e adolescentes
Síndromes de Griscelli e Chediak-Higashi
Síndrome de Waardenburg
Acrodermatite enteropática

Face e pálpebras
Neonatos e lactentes
Pustulose cefálica neonatal
Pitiríase versicolor
Dermatite atópica
Dermatite seborreica
Dermatite perioral
Acrodermatite enteropática
Anomalias vasculares
Nevo hipocrômico/acrômico
Nevo sebáceo
Nevo de Ota
Nevo melanocítico congênito
Nevo hipocrômico/acrômico
Síndrome de Waardenburg
Piebaldismo
Face lua cheia (hipercortisolismo)
Eczema herpético/erupção variceliforme de Kaposi
Miíase
Cisto dermoide
Cisto ducto tireoglosso
Cisto ou fístula branquial
Tragus acessório e apêndice auricular acessório
Xeroderma pigmentoso
Displasia ectodérmica hipo-hidrótica
Lúpus eritematoso neonatal
Crianças e adolescentes
Acne
Pitiríase alba
Rosácea
Dermatite perioral
Dermatite de contato
Psoríase
Dermatite seborreica
Impetigo
Furúnculo

(continua)

Face e pálpebras (*continuação*)
Crianças e adolescentes
Miíase
Tinhas (dermatofitose)
Celulite e erisipela
Vitiligo
Hanseníase
Farmacodermias
Angiofibromas da esclerose tuberosa
Nevos melanocíticos
Nevo de Ota
Efélides
Lentigos
Fitofotodermatose
Melasma
Sinal do heliotropo: eritema violáceo das pálpebras
Face lua cheia (hipercortisolismo)
Hirsutismo
Hipertricose
Escoriações compulsivas
Pseudofoliculite da região da barba
Hiperidrose
Paniculite pós-esteroide
Hordéolo
Doença mão, pé, boca
Herpes-zóster
Leishmaniose
Piodermas gangrenosos
Esclerodermia
Fotossensibilidade
Lúpus eritematoso
Síndrome de Waardenburg
Piebaldismo
Xeroderma pigmentoso
Displasia ectodérmica hipo-hidrótica

Tórax e abdome
Recém-nascidos e lactentes
Dermatite atópica
Escabiose
Miliária
Eritema tóxico

(continua)

Tórax e abdome (*continuação*)
Recém-nascidos e lactentes
Melanose pustulosa
Cutis marmorata
Manchas café com leite
Mancha em folha
Lúpus neonatal
Síndrome das bandas amnióticas
Necrose gordurosa
Esclerema neonatal
Estrófulo
Nevo depigmentoso
Mancha mongólica
Giba
Histiocitose células de Langerhans
Sífilis
Escabiose
Granuloma umbilical
Pólipo umbilical
Síndrome de Waardenburg
Piebaldismo
Vitiligo
Crianças e adolescentes
Acne
Hipomelanose macular progressiva
Pitiríase alba
Pitiríase versicolor
Tinha
Psoríase
Pitiríase rósea
Pitiríase liquenoide
Dermatite de contato
Escabiose
Sífilis
Exantemas: infecciosos, farmacodermias
Escabiose
Estrófulo
Dermatite por cercaria
Lepdopterismo
Hanseníase
Síndrome de Sweet

(continua)

Tórax e abdome (*continuação*)
Crianças e adolescentes
Lesões em alvo: farmacodermias, doenças autoinflamatórias
Giba
Hirsutismo
Hipertricose
Nevo de Becker
Nevo *spilus*
Nevo displástico
Nevo melanocítico congênito
Líquen amiloide
Colagenomas
Escoriações compulsivas
Foliculite simples
Pseudofoliculite
Furúnculo
Miíase
Hiperidrose
Hidradenite écrina neutrofílica
Paniculite pós-esteroide
Reticulo-histiocitose multicêntrica
Herpes-zóster
Acidentes por cnidários
Esclerodermia
Fotossensibilidade
Síndrome de Waardenburg
Piebaldismo
Vitiligo
Pênfigo foliáceo
Pênfigo vulgar
Penfigoide bolhoso
Dermatose por IgA linear
Dermatite de Duhring
Palmas e plantas/dedos
Tinha
Tinha *nigra*
Psoríase
Larva *migrans*
Dermatite atópica
Dermatite de contato

(continua)

Palmas e plantas/dedos (*continuação*)
Disidrose
Lesões em alvo: farmacodermia: síndrome de Stevens-Johnson, eritema polimorfo
Síndrome pápulo-purpúrica em luvas e meias
Dermatite palmar da dermatomiosite
Púrpura
Gangrena
Eritema, edema da síndrome de Kawasaki
Acromegalia
Carotenemia
Hiperidrose
Nevo melanocítico
Verrugas virais
Doença mão, pé, boca
Sífilis
Celulite/erisipela
Erucismo (taturanas)
Picada de formigas-lava-pés
Escabiose
Picadas de aranha/escorpião
Dermatite por piolho de cobra (mancha purpúrica/acastanhada/enegrecida)
Larva *migrans*
Membros
Pitiríase alba
Dermatite atópica
Psoríase
Gianotti-Crosti
Estrófulo
Hanseníase
Livedo reticular
Eritema nodoso
Síndrome de Sweet
Pioderma gangrenoso
Púrpura
Equimoses
Mixedema pré-tibial
Líquen amiloide
Dermopatia diabética
Necrobiose lipoídica
Líquen simples crônico

(continua)

Membros (*continuação*)
Escoriações compulsivas
Foliculite simples
Pseudofoliculite
Histiocitose células de Langerhans
Lipodermatoesclerose
Impetigo
Ectima
Celulite e erisipela
Miíase
Furúnculo
Tinha
Eczema herpético/erupção variceliforme de Kaposi
Herpes-zóster
Verrugas virais
Sífilis
Leishmaniose
Pioderma gangrenoso
Esporotricose
Cromomicose
Dermatite por Paederus
Carrapatos/micuim
Picada de aranha/escorpião
Acidentes por cnidários
Bandas amnióticas
Esclerodermia
Pênfigo foliáceo
Pênfigo vulgar
Penfigoide bolhoso
Dermatose por IgA linear
Dermatite de Duhring
Unhas
Psoríase
Líquen plano
Alopecia areata
Traqueoníquia
Panarício herpético
Dactilite bolhosa distal
Onicomicose
Verruga viral periungueal
Onicofagia

(continua)

Unhas (*continuação*)
Onicocompulsões
Unha encravada
Granuloma piogênico
Hematoma subungueal
Tungíase
Unhas frágeis: distúrbios endocrinológicos e nutricionais
Melanoníquia estriada
Exostose subungueal
Desalinhamento congênito das unhas do hálux
Paquioníquia congênita
Síndrome de Iso-Kikuchi
Unha em raquete
Síndrome unha-patela
Disqueratose congênita
Displasia ou defeito ectodérmico
Área das fraldas/nádegas/genitais/sulco interglúteo
Dermatite das fraldas
Acrodermatite enteropática
Psoríase
Hipocromia pós-inflamatória
Histiocitose células de Langerhans
Hidradenite supurativa
Cisto pilonidal
Cancro duro (sífilis)
Cancro mole
Condiloma plano (sífilis)
Condiloma acuminado
Herpes simples
Candidíase
Líquen plano
Neurodermite
Escoriações compulsivas
Necrose gordurosa do recém-nascido
Escabiose
Larva *migrans*
Fossetas coccígeas
Lipoma sacral
Anomalias vasculares
Cauda/apêndice sacrococcígeo

(continua)

Área das fraldas/nádegas/genitais/sulco interglúteo (*continuação*)
Aplasia cutânea e cicatrizes congênitas
Hipertricose sacrococcígeo
Dobras da pele
Dermatite atópica
Dermatite seborreica
Histiocitose células de Langerhans
Hidradenite supurativa
Acantose nigricante
Eritrasma
Tinha
Candidíase
Efélides da neurofibromatose
Fibromas moles (distúrbios metabólicos)
Lesões segmentares ou lineares ou dermatomais
Vitiligo
Psoríase
Líquen plano
Líquen estriado
Hipoplasia dérmica focal
Incontinência pigmentar
Mosaicismo pigmentar
Hipoplasia dérmica focal
Fitofotodermatose
Larva *migrans*
Acidentes por cnidários
Herpes-zóster
Esclerodermia
Mucosas, boca, lábios, peribucal
Candidíase: mucosa, angular
Impetigo
Herpes simples
Pênfigo vulgar
Sífilis
Condiloma (HPV)
Verruga filiforme peribucal/comissura
Farmacodermia: síndrome de Stevens-Johnson, eritema polimorfo
Epidermólise bolhosa
Doença de Kawasaki

(continua)

Mucosas, boca, lábios, peribucal (*continuação*)
Grânulos de Fordyce
Queilites
Mucocele
Granuloma piogênico
Aftas
Anomalias vasculares
Cisto dermoide
Cisto dentário
Tórus palatino
Ausência (anodontia) de dentes
Malformações de dentes
Taurodontia
Dentes de Hutchinson (sífilis)
Lentigos (síndrome de Peutz-Jeghers)
Paracoccidioidomicose
Universais/generalizadas
Ictioses congênitas
Epidermólise bolhosa
Albinismo
Eritrodermias
Síndrome da pele escaldada estafilocócica
Farmacodermias
Exantemas infecciosos
Meningococcemia

(continua)

Universais/generalizadas (*continuação*)
Riquetsiose
Borreliose
Pitiríase liquenoide
Urticária
Alopecia areata
Erupção urticariforme das doenças autoinflamatórias
Doença de Kawasaki
Hiperpigmentação difusa (endocrinopatias)
Eczema herpético
Impetigo bolhoso
Sífilis
Escabiose
Esclerodermia
Progérias
Edema hemorrágico agudo da infância
Púrpuras
Dermatoses de áreas fotoexpostas
Lúpus
Dermatomiosite
Dermatite de contato fotoalérgica
Síndrome de Bloom
Síndrome de Rothmund-Thomson
Disqueratose congênita
Xeroderma pigmentoso

Índice remissivo

A

- Abscesso(s) 239, 390, 392, 395, 651
  - cutâneos frios 240
- Absenteísmo 123
- Absorção percutânea 646
  - de drogas 619
- Abuso sexual 68
- Acantomas, papilomas 538
- Acantose
  - *nigricans* 227
  - nigricante 290, 294
- Aceponato de metilprednisolona 133
- Acetonido 651
- Aciclovir 111, 546, 655, 690
- Ácido
  - acetilsalicílico 279
  - ascórbico 228
  - azelaico 228, 383, 228, 383, 404
  - bórico 71
  - cis-urânico 15
  - fítico 690
  - folínico 106, 107
  - fusídico 72, 397, 417, 652
  - glicólico 228, 657, 690
  - hialurônico 691
  - homogentísico urinário 438
  - kójico 228, 690
  - lático 540, 657, 667
  - nítrico fumegante 540, 572, 667
  - para-aminobenzoico 635
  - retinoico(s) 228, 658, 690
  - salicílico 228, 383, 540, 572, 620, 648, 657, 667
  - sórbico 142
  - tricloroacético 228, 427, 540, 550, 572, 690
  - valproico 178
- Ácinos 8
- Acitretina 153, 251, 371, 428
  - oral 541
- Acne 238, 297, 657, 658, 691
  - androgênica 382
  - comedoniana 380
  - conglobata 380, 420
  - escoriada 381
  - esteroidal 403
  - *fulminans* 380
  - induzida 382
  - infantil 381
  - inflamatória 684
  - neonatal 40, 41, 381
  - nodular ou nódulo-cística 380
  - papulopustulosa 380
  - queloidiana da nuca 416
  - vulgar 378, 416, 419, 421, 652
- ACR 257
- Acrocianose 36, 253, 587
- Acrocórdons 294
- Acrodermatite
  - contínua de Hallopeau 247
  - crônica 588
    - atrofiante 585, 586
  - enteropática 63, 66, 234
  - papulosa da infância 190, 551
- Acrogeria 331
- Acromia(s) 208, 335, 336, 338, 342, 348
  - de cílios 336
  - de sobrancelhas 336
  - medial de sobrancelhas 339
- Acropigmentação
  - de Kitamura 342
  - reticulada de Dohi 342
- Acroqueratose paraneoplásica de Bazex 147
- Acrosiríngio 8

Acrotríquio 7
Adalimumabe 248, 371, 397, 398
Adapaleno 220, 229, 383
Adenocarcinoma *in situ* 539
Adenoma
  hipofisário 290
  suprarrenal 295
  tóxico 291
Adenomegalia(s)
  para-aórtica 598
  para-hilar hepática 598
  mesentéricas 598
Adenovírus 192
Adrenalite autoimune 296
Aedes sp. 118
Aeroalérgenos 123
Afecções
  da mucosa oral 648
  por agentes físicos 648
Afta(s) 238, 461, 545
  bucais 253
  herpetiforme 462
  maior e menor 462
Aftose complexa 462
Agamaglobulinemia 238
  ligada ao X 234
Ágar Sabouraud 525, 602
  cultura 601
Agenesia de dentes 351
Agentes anti-TNF alfa 285, 420
Águas-vivas 613
Aids 461
AIRE 238
AKT1 98
Albendazol 613
Albinismo 334
  oculocutâneo 334
    não sindrômico 335, 336
  parcial 237, 338
  sindrômico(s) 336, 338
Albinos 326
Álcalis 123
Alcaptonúria 439
Álcool 619
ALDEN 185
ALDH3A2 313
Alergia
  alimentar 123
  látex 140
Alexandrita 689
Alfa-hidroxiácidos 226,228
Alilaminas 653
Alopecia(s) 237, 238, 331, 358, 359, 407, 557
  adquiridas 411
  androgenética 411
  areata 123, 238, 239, 303, 364, 372, 408, 410, 411, 424, 429, 525 658, 669
    difusa 411
    incógnita 411
    ofiásica 411
    reticular 411
    sisaifo 411
    total 411
    universal 411
  cicatricial 407, 420, 421
  congênitas ou hereditárias 407
  de cílios e supercílios 314
  de tração 303
  em clareira 566
  fisiológica 40, 407
    do recém-nascido 41
  mucinosa 408
  na infância 407
  não cicatricial 522
    assimétricas 303
  por tração 408, 410, 414
  precoce 331
  sifilítica 411
  tonsurante 412
  triangular congênita 358, 408, 410
Alopurinol 179
ALOX12B/lipoxigenase 312
Alphaherpesvirinae 541
Alterações
  auditivas 118
  endócrinas
  escleroderma-símile das mãos 293
  ictiosiformes 293
  visuais 118
Alumínio 436
Amamentação 671
Amarelamento das unhas 429
Amaurose 321
Amblyomma 579, 610
  cajennense 579
  ovale 579
  sculptum 579
Amelanose 342
  difusa 334
Amercholl 142
Amido de milho 441
Amiloidose 501
Amorolfina 526
Amoxicilina 587
Ampicilina 418
Amplificação da luz por emissão estimulada de radiação 688
Anafilaxia por alimentos 197

Anaquinra 246
ANCA 277, 285
Ancoramento medular 77
Ancylostoma duodenale 613
Andidíase mucocutânea crônica 235
Anel lilás 269
Anemia 113, 580
    diseritropoética congênita 248
    grave 116
Anestesia 662
Anestésicos 663
Anetodermia 365, 367, 483
Anfotericina B 596, 599, 602
Angioblastoma de Nakagawa 90
Angioedema 198, 237, 240
Angiofibromas 298
    centrofaciais 349
    da esclerose tuberosa 383
Angioma
    cavernoso 82
    em tufos 90
    tuberoso 82
Angiomatose bacilar 573
Angiomiolipomas 350
Anidrose 557
Anilina 620
Anodontia 355
Anomalias vasculares 77, 82, 341
Anoníquia 319
Anoplura 610
Anormalidades corneanase retinianas 116
Anquilobléfaro 357
Antibacterianos 651, 652
Anticentrômero e antitopoisomerase 270
Anti-CMV 109
Anticolinérgicos 436
Anticonvulsivantes aromáticos 178, 182
Anticorpo(s) 50
    anti-c-KIT (CD-117) 487
    antifosfolípides 568
Antidepressivos 413
Anti-dsDNA 262, 281
Antifosfolipídio 262
Antifúngicos 220, 229, 653
Antígeno
    de cardiolipina 568
    salivar LJM11 163
Anti-histamínicos tópicos 658
Anti-histona 270
Anti-inflamatórios não hormonais 275
Anti-La/SSB 50, 51
Antimonial pentavalente 596
Anti-P 262
Antiparasitários 654
Anti-RNApolimerase III 270
Anti-RNP 50, 51
Anti-Ro/SSA 50
Anti-Ro/SSA e anti-La/SSB 262
Anti-Sm 262, 281
Anti-ssDNA 270
Antissépticos 658
Antitranspirantes 441
Antitriptase 487
Antivirais 655
Antraceno (ditranol) 658
Antralina 372, 658
Antraquinona 142
Antraz 601
Aparelho eletrônicos 643
APECED 238
Apêndice pré-auricular 75
Apis 608
Aplasia cutânea 75
    congênita 408, 410
    cútis 48, 75
Aracnídeos 611
Arctiidae 608
Arilsulfatase 311
Arraia 614
Articulações de Clutton 113
Artralgias 267
Artrite(s) 559
    não erosiva 267
    psoriásica 151
Árvore de Natal 189
Ascite 276
Ascomicina 655
Asma 123
Aspergilose 234
Assadura 56
Assimetria da musculatura abdominal 548
ATA (ácido tricloroacético) 666
Ataxia- 276, 327, 330
    -telangiectasia 237, 239, 343
ATM 239
Atopia 123, 146, 190
Atresia
    do ducto lacrimal 357
    do piloro 317
Atriquia com pápulas 357, 358, 359, 408
Atrofia 22
    branca 283
    cutânea 218
    do nervo óptico 109
Atrofodermias 271
Aurícula acessória 75
Autoanticorpos
    anti-FcεRI 200

anti-Ro/SSA 51
Avobenzona 229
Azatioprina 133, 147, 165, 171, 277, 503
Azitromicina 388, 404
Azotemia pré-renal 580
Azul de metileno 620

B

BAAR 560
Bacilo Calmette-Guérin 234
Bacitracina 652
Bagre 614
Bainha radicular interna e externa 7
Bálsamo do Peru (Miroxylon) 142
Bandagem(s) 643, 132
Baqueteamento digital 291
Baricitinibe 249
Barreira
cutânea 3, 5, 14, 122, 132, 650
epidérmica 15
Bartonella henselae 275
BCG 234
Bebê colódio 309, 312
Bed bug 608
Belimumabe 264
Benzoato de benzila 654
Benzocaína 71, 142, 619
Benzofenona-3 635
Berdazímero de sódio 550
Berne 609
Besouro 607
Betametasona 649, 651
Bhutani normograma 670
Bicho-
-de-pé 609
-geográfico 613
Bicromato de potássio 140
Bilastina 488
Bilirrubina indireta 670
Biópsia 662, 663
tangencial 664
Blastoconídeos 228, 528
Blastomicose sul-americana 395
Blefarite seborreica 239
Bleomicina intralesional 541
Bloqueio atrioventricular 587
Bócio tóxico multinodular 291
Bolhas 41, 316
Borboletas 607
Borrelia 584, 611
afzelii 585
burgdorferi 585
garinii 585
Borreliella 584
Borreliose 581, 584, 588
Bossa
frontal 568
serossanguínea 36, 41
Botão de Biskra 591
Bradicinina 125
BRAF 470
V600E 470, 500
Branqueamento 648
Brevibacterium 15
Bridas ou bandas amnióticas 76
Bromidrose 626
Bromo 601
Bromocriptina 290
Bronopol 142
Bronzeamento 630
Brotoeja 439
Bulbo piloso 7
Bulose diabética 294
Butilfenol para-terciário 142
Butil-hidroxitolueno 142

C

Cabelos
acobreados 335
brancos 334
circulares 413
em chama 413
fraturados 413
partidos 237
prateados 237, 240, 334, 338
Caderinas 5
Café com leite 475
Calázio (terçol) de repetição 402
Calcificação(ões)
cerebrais 109
intracraniana(s) 117, 118
Calcineurina 218, 674
Calcinose cútis 266
mília-*like* idiopática 374
mília-símile 365
Calcipotriol 212, 220, 658
Calosidades
plantares 331
por fricção 367
Camada
córnea 5
de Henle 7
de Huxley 7
espinhosa 4
germinativa ou basal 4
granulosa 5

lamelar 5
malpighiana 4
vítrea 7
Campo escuro 114
Canaquinumabe 246, 248
c-ANCA 285, 286
Cânceres cutâneos não melanoma 632
Cancro duro 565, 566
Candida 416, 522, 528, 573, 654
albicans 57, 528
parapsilosis 528
tropicalis 528
Candidíase 522, 528, 573
bucal 234
cutânea 527, 528
granulomatosa 234
interdigital 528
mucocutânea 240
crônica 233, 234
orofaríngea 528
recalcitrante 234
Candidose(s) 62, 63, 65, 528, 654
mucocutânea crônica 528
oral 463
CANDLE 249
Cânfora 71
Canície 239, 331
difusa 339
precoce 336, 365, 367
Capivara 579
CAPS 243
Capsaícina 439
Caranguejeiras 611
Caravelas 613
Carbamazepina 178, 182
Carbúnculo 417, 512
Carcinogênese cutânea 630, 673
Carcinoma
basocelular 327, 337, 573, 632
epidermoide 461, 538
espinocelular 327, 337, 573, 598, 601, 632, 673
invasivo 570
Cardite 587
Cáries 355
Carnegão 513
Carotenemia 292
Carrapato(s)- 578, 579, 584, 610
Casca de cebola 216
CASP14 311
Caspase 243, 311
Catarata 108, 109, 330, 633, 673
subcapsular anterior 128
Cauda e apêndices coccígeos 77
Cáusticos 540
Cauterização química 572, 662
Cauxi 614
Cavitações 597
CD1a 497
CD14 497
CD16 497
CD19 238
CD34+ 481
CD117 482
CDK6 470
CDKN1B 470
CDSN 313
Cefadroxila 133, 136
Cefalexina 133, 417, 420
Cefalosporina 136
Cefotaxima 587
Ceftriaxone 587
Cefuroxima 587
Células
acantolíticas 163, 164, 165
de Langerhans 4, 648
de Merkel 4, 5
dendríticas 497
de Touton 502
de Virchow 216
gigantes multinucleadas 110
Celulite 234, 240, 395, 515, 516
dissecante/abscedante 416
estreptocócica 234
Ceratite 502
intersticial 113, 566, 568, 569
Ceratocone 128
Ceratolíticos 657
Cetirizina 201, 488
Cetoconazol 212, 213, 220, 229, 418, 526, 653
Cetotifeno 488
Chikungunya 639
Cianose 107
central 36
Cicatrizes 392, 684, 689
de acne 684
estelares atróficas 283
inestéticas 548
Ciclofosfamida 278, 285, 501, 503
Ciclopirox 425, 653
olamina 212, 220, 229
Ciclopiroxolamina 526
Ciclosporina 133, 147, 153, 202, 278, 409, 501, 503
Cidofovir 541, 550
Cilindros capilares 412
Cimetidina 488
Cimex
hemipterus 608
lectularius 608

Cimidíase 608
Cinoxato 229
Ciprofloxacina 418, 419
Cisticercose cutânea 613
Cisto(s) 378, 464
    branquial 75
    dermoide 76, 464
    pilonidal 381, 420
    por erupção dentária 464
    renais 350
    tireoglosso 76
Citarabina 442
Citomegalovirose 53, 102, 108
Citomegalovírus 108, 541, 573
Citoqueratinas 5
Citronela 643
Claritromicina 561
Classificação
    de Fitzpatrick 28
    de Ridley-Jopling 560
    do lúpus eritematoso sistêmico 263
    Madrid 560
Clindamicina 383, 397, 404, 419, 421, 652
Clobetasol 133
Clofazimina 561
Cloracetamida 142
Clorambucil 502, 503
Cloranfenicol 583, 652
Clorexidina 142, 659
Clorfeniramina 133
Cloridróxido de alumínio 436
Clotrimazol 212, 220, 229, 529, 651, 653
CMV 192, 193
Cnidários 613
Coagulação intravascular disseminada 581
Cobalto (cloreto de cobalto) 141
Cobreiro 546
Coilocitose 539
Coiloníquia 431
Colagenoses 280, 431
Colágeno VII 166
Colar
    de contas 503
    de pérolas 408
Colarete 189
    de Biet 566
    piloso 410
Colchicina 165, 246, 282, 285, 462
Colecalciferol 631
Coleções líquidas 20, 21
Coleópteros 607
Colite 321
Coloboma auris 75, 356
Colofônia 142
Coloração em arlequim 37, 41
Comedões 378, 691
Comissuras labiais 459
Complexo
    alumínio-zircônio-glicina 436
    de Carney 347
    primário pulmonar 596
Comprometimento cutâneo inespecífico 260
Conceito p-i 175
Condiloma acuminado 570
    de Buschke-Löwenstein 570
    plano 566
Condroitinsulfatos 7
Conexinas 313
Conjuntivite 123, 128
Contraceptivos orais combinados 388
Convulsão(ões) 327, 473, 580
Corantes 620, 657
Cordados 614
Cordão umbilical 620, 623
Coriorretinite 106, 108, 109, 111, 113
Corneificação 4
Corneócitos 15
Corpúsculos
    de Krause 10
    de Meissner 10
    de Ruffini 10
    de Vater-Pacini 10
Córtex 8
Corticoide(s) 132, 411, 647, 649
    efeitos adversos locais 650
Corticosteroides 217
Corticoterapia
    sistêmica: prednisona 398
    tópica 647
Corynebacterium minutissimum 15, 514
Cosmiatria 688
Cotrimoxazol 133, 397
Couro cabeludo 31
Couve-flor 538
Covid-19 118
Coxiella 577, 578
Coxsackie 190, 192
Coxsackievirus A16 550, 551
Coxsackiose 426
Credé 575
Cremes de barreira 70, 658
Crioanalgesia 437
Criocirurgia 666
Crioglobulinemia 275
Crioterapia 541, 550, 571
Criptococose 234, 573
Criptosporidiose 573
Critérios

  - EULAR 257
  - SLICC 257
- Cromidrose 438
- Cromo (bicromato de potássio) 132, 141
- Cromóforo(s) 680, 681, 688
- Cromomicose 595, 598, 601
- Crosta 23
  - láctea 154
  - hemática 24
  - melicérica 23
  - purulenta 24
- *Cruris* e *corporis* 368
- Cruz
  - da espundia 595
  - de Escomel 593, 595
- Cultura em ágar Sabouraud 599
- Curativos oclusivos 650
- Curetagem 662, 664
  - metódica de Brocq 28
- *Cutibacterium acnes* 658
- Cutícula 7, 8, 9
- Cútis marmota 3
  - congênita 36, 41
  - telangiectásica congênita 37
  - vértice girata 290
- CYP4F22/citocromo 312

D

- Dactilite 113
  - bolhosa distal 510
- Dapsona 165, 171, 179, 282, 285, 388, 397, 398, 443, 462, 503, 561
- Darto 10
- Daunorubicina 442
- DBAI subepidérmicas 162
- DEET 204, 640, 641
- Defeito de adesão leucocitária 234, 237, 240
- Deficiência
  - de adenosina deaminase 2 253
  - de complemento 237
  - de ferro 431
  - de G6PD 234
  - de IgA 237
  - de imunoglobulinas 329
  - de IRAK4 234
  - de mevalonato quinase (MKD) 243, 252
  - do antagonista do receptor 243, 247
- Deformidades ósseas 569
- Degeneração macular 633
- Deidroepiandrosterona 15
- Deltametrina 642
- *Demodex folliculorum* 402, 416
- Dengue 581, 639
- Dentes
  - avermelhados 322
  - cônicos 351, 355
  - de Hutchinson 112, 566, 568
- Depressão e ansiedade 123
- Dermatite(s) 239
  - artefacta 304
  - atópica 62, 63, 122, 160, 202, 237, 355, 369, 525, 573, 657, 669, 670, 674
  - das fraldas 56, 140, 528
  - das marés 61
  - de contato 64, 67, 68, 139, 147, 218, 525
    - fotoalérgica (DCFA) 139
    - fototóxica (DCFT) 139, 140
  - de Jacquet 61
  - de mãos de natureza ocupacional 146
  - eczematosa 237
  - em W 60
  - esteroidal 403
  - herpetiforme 163, 164, 167
  - irritativa 63, 139, 147
  - perioral 218, 383, 403, 525
  - periorificial granulomatosa 401, 402
  - por corticosteroides 403
  - pustulosa 240
  - seborreica 62, 63, 160, 239, 370, 408, 418, 525, 531, 556, 573
- Dermatofibroma 475, 502
  - múltiplo eruptivo 365, 373
- Dermatofitose(s) 147, 234, 522, 523, 557, 573, 654
- Dermatóglifos 3
- Dermatologia cosmiátrica 687
- Dermatomiosite 238, 265, 266, 267, 328, 431, 673
- Dermátomo(s) 27, 547
- Dermatoscopia 29, 431
  - capilar 414
  - digital 29, 30
- Dermatoscópio manual 30
- Dermatose(s) 657
  - bolhosa
    - autoimunes 162, 164
    - por IgA linear 163, 185
  - eritemato-escamosas 149, 158
  - exsudativas 659
  - inflamatórias 160, 669
  - neutrofílica 442
  - neutrofílico crônica atípica 249
  - passíveis de infecção secundária 652
  - por IgA 163
  - purulentas 659
- Dermatoviroses 655
- Derme papilar e reticular 3, 6
- Dermoepidérmica 3
- Dermografismo 29, 128, 196, 291, 485, 560
- Dermopatia

diabética 293, 294
pré-tibial 501
Derrame pleural 580
Desalinhamento congênito do hálux 424
Descamação 112, 227, 412
fisiológica 41
palmoplantar 567
Desloratadina 133, 201
Desmineralização 267
Desmocalmina 5
Desmocolinas 6, 163
Desmogleína(s) 6, 163, 511
Desmoioquina 5
Desmoplaquina(s) 5, 357
Desmossoma(s) 5, 163
Desonida 133, 649
Desoximetasona 649
Despapilação lingual 462
Despigmentantes 228, 690
Dexametasona 649
Dexclorfeniramina 133, 201
Dexpantenol 70
DGC 237
Diabetes 234, 292, 364, 502, 651
Difenidramina 488
Difenilguanidina 141
Digitopressão ou vitropressão 28
Dimeticona 71
Dimorfa-virchowianas 558
Diodo 689
Dioxibenzona 229
Dióxido de titânio 70, 229
Diplópodes 612
Dipropionato de betametasona 133, 649, 651
Dípteros 608
Disbiose 125
Discromatose simétrica hereditária 342
Discromia(s) 223, 417, 648
Disfunção cognitiva 123
Disidrose 145, 523
Displasia defeito ectodérmico 424
da asa do esfenoide 345
de ossos longos 345
ectodérmica(s) 237, 239, 354, 357, 408
ectrodactilia-fenda lábio-palatina 234
hidrótica 355
hipoidrótica 239, 354
Disqueratose congênita 328, 465
Disrafismo 74, 410
espinhal oculto 93
Distopia do canto interno do olho 339
Distrofia
canalicular de Heller 427
muscular 317
ungueal 247, 329, 331, 426, 427
Distúrbio
cutaneossensorial 301
obsessivo-compulsivo 413
psicofisiológico 302
psiquiátrico 301, 302
DLQI infantil 394
Dobras da pele 658
Doença(s)
associada a NLRP-1 (NAIAD) 251
autoinflamatórias 242
bolhosa por IgA linear 164, 165
celíaca 123, 167, 364
clonais 481
da arranhadura do gato 598
de Addison 296
de Behçet 29, 442, 461, 462
de Bruton 238
de Darier 465, 500
de Erdheim-Chester 498
de Gaucher 501
de Graves 291
de Hand-Schuller-Christian 499
de Kawasaki 185, 278, 279
de Leiner 154
de Letterer-Siwe 66, 499
de Lyme 581, 584, 588, 611
de Mucha-Habermann 492
de Paget 501
de Rosai-Dorfman 497, 498, 503
de Sutton 462
de Weber-Christian 446
doenças da oclusão folicular 364
do tecido conectivo 648
genéticas com imunodesrregulação ou imunodeficiência 123
granulomatosa crônica 234
inflamatória intestinal 283, 461
lisossomal 338
mão-pé-boca 550
mieloproliferativa transitória 365, 367
poiquilodérmicas 673
vesicobolhosas 185
DOK8 240
Donovanose 395
DOPA (dioxifenilalanina) 4
Dosagem de complemento 281
Dose
eritematosa 635, 673
fototóxica mínima 673
do trato urogenital 317
Doxiciclina 388, 397, 398, 404, 417, 420, 583, 587

Dupilumabe 133, 357
Dupla prega palpebral inferior 128
Dutasterida 398

E

Ebastina 201, 488
EBV 192, 193
Echovírus 193
Eclábio 309
Ectima 234, 509
Ectoparasitos 578
Ectotrix 525
Ectrodactilia 356, 357
Ectrópio e eclábio 309, 312
Eczema(s) 158, 239, 533, 648
agudo 647
de contato 545
de mamilos 128
disidrótico 525
herpético 544
numular 525
EDA-AD 354
EDA-ID 354
EDA/NFkappaB 1 354
EDA-RA 354
EDA-XL 354
Edema 22, 116
acral 291
agudo hemorrágico da infância 282
doença de Finkelstein 282
doença de Seidlmayer 282
eritema multiforme infantil 282
púrpura pós-infecciosa em cocar 282
vasculite urticariforme da infância 282
escrotal 276
Efeito prozona 114
Efélides 223, 225, 335, 239, 326, 344, 346, 469, 631
Elúvio telógeno 41, 407, 411
Ehrlichia chaffeensis 577, 578
Ehrlichiose 578
Elastose 632
perfurante serpiginosa 365, 368
Eleidina 5
Eletrocoagulação 541, 571
ELISA 114, 164
Embuá 612
Emolientes 125, 622, 657
Emperipolese 503
Emulsão (creme, pomada) 647
Encefalite 109, 551, 579, 587
herpética 545
Encefalomielite crônica 585
Encefalopatia bilirrubínica 670
Endotrix 525
Ensulizole 229
Enterobius vermicularis 613
Enteroviroses 581
Enterovírus 190, 551
Êntese 9
Envelhecimento 367
Envoplaquina 5
Enzootias 593
Eosinofilia 179, 286
Epiderme 3, 4
Epidermodisplasia verruciforme 536, 538, 539, 570
Epidermólise(s) bolhosa(s) 147, 317, 330, 465
adquirida 163, 164, 166, 185
distrófica ou dermolítica 317
juncional 317, 318
simples ou epidermolítica 317
síndrome de Kindler-Weary 317
congênita 185
distrófica 317, 319
Epidermophyton floccosum 522, 523
Epididimites 559
Epilação 685, 689
Eponíquio 427
Epstein-Barr 190, 275, 573
Equimoses 105, 580
Equinodermas 614
ERBB2IP 240
ERCC2/XPD 313
Erisipela 395, 515, 516
Eritema 412
anular centrífugo 525
crônico migratório 585
facial 293
indurado 446, 447, 450
malar 257, 258
marginatum 281
migratório 587
multiforme símile 112
necrolítico migratório 298
nodoso 244, 246, 253, 447, 449, 559
hansênico 559
palmar e plantar difuso 246
papuloerosivo sifiloide 61
periungueal 431
pérneo 194, 587
polimorfo 185, 545, 586
tóxico neonatal (ETN) 44
Eritrasma 514, 525
Eritrodermia(s) 24, 309, 237, 311
esfoliativa 151, 157, 159, 160, 179, 240
neonatais 159
seborreica 238

Eritromicina 383, 404, 417, 652
Eritroqueratodermias 313
Erliquiose 581
Erosão ou exulceração 22
Erro inato do metabolismo da fenilalanina 439
Erucismo 607
Erupção acneiforme 218
Erupção(ões)
  acneiformes 383
  eritematoescamosas 648
  fixa medicamentosa 174, 177, 532
  herpética variceliforme 128
  medicamentosa fixa 586
  papular pruriginosa 573, 648
  paravirais 187
  variceliforme de Kaposi 136, 542, 544
  vesicobolhosas 648
Escabiose 147, 368, 369, 611, 654, 655
Escala
  de Fitzpatrick 25
  de Hurley 396
  de avaliação da hidradenite supurativa 396
Escama(s) 23
  aderentes 159
  argênticas 158
  foliácea 23
  furfurácea 23
  micácea 23
Escara de inoculação 581
Escarlatiniforme 175
Escleredema de Buschke 271
Esclerema neonatal 52, 451
Esclerite 502
Esclerodermia 268, 431, 587
Esclerose 22
  tuberosa 39, 351, 343, 349
Escoriação(ões) 23
  neuróticas 305
Escorpião 611
Escurecimento periocular 128
Esfregaço 110
Esofagite 321
Esparadrapagem 427
Espinha bífida 77
Espirais 643
Espiramicina 107
Espironolactona 388, 397, 398
Espondiloencondrodisplasia com desregulação imune (SPENCDI) 253
Espongiose eosinofílica 166
Esponjas de água doce 614
Esporotricose 598, 599
Espúndia 591
Esqualeno 15
Esquistossomose cutânea 613
Estenose
  coronariana 279, 566
  das vias respiratórias 317
  gastrointestinal 317
  uretral 321
Ésteres de cera 15
Esteroidesulfatase 311
Estesiometria 28
Estesiômetro 28
Estomatite
  moriforme de Aguiar Pupo 597
  por Candida 545
Estrabismo 109, 335
Estrato
  córneo 13
  lúcido 5
Estresse psicológico 123
Estrias 218, 684, 690
  arroxeadas 295
  longitudinais (traquioníquia) 428
Estrófulo 608
Etanercepte 248, 253, 371, 397
Etoposide 502, 503
Everolimo 90
Exame
  direto em campo escuro 568
  micológico direto 525
Exantema 580
  látero-torácico unilateral 191
  maculopapular 107, 112, 175, 244, 580
  periflexural assimétrico da infância 191
  purpúrico 246
Excimer *laser* 219, 674
Excisão cirúrgica 664
Exoftalmo 295
Exostose
  óssea do osso palatino 464
  subungueal 424
Exposição solar 470, 629
Exsanguineotransfusão 670

F

Face típica 240
Fácies
  de lua cheia 295
  de pássaro 331
  leonina 557
Facomatose pigmento-queratótica 347
FAN 262, 270
Farmacodermia(s) 158, 160, 173, 581
Fasciíte
  eosinofílica 271

necrotizante 516
Fase
anágena 8, 409
catágena 8
telógena 8
Fator(es)
de crescimento do endotélio vascular 83
epidérmico 631
de hidratação natural (NMF) 621
de necrose tumoral 675
de proteção
solar 635
ultravioleta 632
UV-A 635
reumatoide 270
XIII 276
Favo de mel 558
FCAS 246
Febre 354
amarela 639
das Montanhas Rochosas 578
familiar do Mediterrâneo (FFM) 246
maculosa 578, 579, 581, 584
mediterrânea familiar 243
Oropouche 639
purpúrica brasileira 581
Q 578
recorrente 243
Feixe
de *laser* 680
de luz 680
Fenda labiopalatina 76, 357
Fenilcetonúria 334, 439
Fenitoína 178, 182
Fenobarbital 178, 182
Fenol 71
Fenômeno
de Köebner 151, 190, 276
de Meirowsky 631
de Raynaud 283
isomórfico 190
similar ao Raynaud 246
Fexofenadina 201, 488
Fibras
colágenas 7
elásticas 7
elaunínicas 7
oxitalânicas 7
Fibromas 290
periungueais 349, 350
Filagrina 5, 123, 124, 311
Filariose 639
Filoide 346
Finasterida 397, 398
Fios tonsurados 522
Fissuras periorais 112
Fístula(s) 390, 392
anorretal 395
branquial 75
da doença de Crohn 395
pré-auricular 75
Fite-Faraco 560
Fitiríase 610
Fitofotodermatose 141
Fitzpatrick 223, 630
Flaviviridae 118
Flebotomíneo 592
FLG 311
Fluconazol 213, 220, 229, 412, 527, 530
Fluocinolona acetonido 649
Fluorescência róseo-dourada 531
Fluorouracil 541
Fluticasona 133
Fogo selvagem 163
Foliculite 416, 601
bacteriana 372
decalvante 416, 417, 420, 421
dissecante 381, 417, 420, 421
do couro cabeludo 364
eosinofílica 416, 417, 419, 573
fúngica 383
persistente 234
pitirospórica 368, 417, 418, 531
por gram-negativos 383, 417, 419
pseudomonas 417, 418
Foliculites 239, 657
de repetição 652
simples 395, 417
profundas 421
superficiais 417, 511
Folículo
piloso 7
velus 646
Foneutrismo 611
Forma(s)
amastigotas 593
cutânea da leishmaniose 593
mucosa da leishmaniose 594
promastigotas 592
Formações sólidas 19
goma 20
mancha pigmentar ou discrômica 19
nódulo 19
pápula 19
placa 19
tubérculo 20
tumor 19
vegetação 19

verrucosidade 20
Formaldeído 132, 142, 541
Formigamento 556
Formigas 608
Fosfolipase A2 15
Fossetas 77
Fotocarcinogênese 632
Fotoceratite 633
Fotoenvelhecimento 365, 630, 631, 673
Fotofobia 240, 326, 335, 337, 556
Fotoisômero 670
Fotoproteção 264, 327, 629, 632
Fotoprotetor(s) 228, 229, 633, 635, 636
Fotossensibilidade 257, 266, 322, 326
Fototerapia 153, 219, 669, 673
com ultravioleta A 147
com UVA 488
com UVB narrow band 190
intensiva 671
intermitente 671
Fototermólise seletiva 688
Fototeste de contato 141
Fototipos 25, 28, 630, 691
Fragrâncias 123
Fralda(s) 56, 623
Fraqueza muscular 267
Fronte olímpica 112, 113
FTA-Abs 114, 568
Fungos
antropofílicos 654
comensais 654
dermatófitos 146, 522
geofílicos 654
Funilite necrosante 567
Furfurácea 227
Furoato de mometasona 649
Furúnculo e carbúnculo 395, 417, 419, 512, 513
Furunculose(s) 234, 240, 601, 652

G

Gamaglobulina intravenosa 117
Gamopatia monoclonal 502
Gangrena 284
Gene
HRAS 476
IRF4 470
NF1 225, 343
NRAS 470
Gengivite 240
Gengivoestomatite herpética 542, 573
Genodermatose(s) 158, 225
Gentamicina 417, 652
Germal 142
Gestantes 641
Giardíase 275
Giba 295
Gigantismo 289
GJB2 314
GJB3 313
GJB4 313
Glândulas
apócrinas 9
ceruminosas 9
de Blandin-Nuhn 460
de Moll 9
sebáceas 7, 8, 15
sebáceas ectópicas 459
sudoríparas 434
écrinas 8
Glaucoma 108, 113
Glicerina 619
Glicocorticoide(s) 648, 650
Glicopirrolato 436, 443
Glicopirrônio 436
Glicose-6-fosfato-desidrogenase 171
Glioma óptico 344
Glomerulonefrite proliferativa com deposição de IgA 278
Glômus 7
GLUT-1 89
Glutaraldeído 541
GNAQ 95, 470
Golimumabe 397
Goma de mascar sem açúcar 437
Gongolo 612
Granuloma(s)
anular 299, 502, 525, 557, 586
asséptico facial idiopático (GAFI) 402
cutâneos não infecciosos 238
eosinofílico 500
facial asséptico idiopático 401
glúteo infantil 64, 67
não infecciosos 237, 239, 648
piogênico 91, 461, 475
umbilical 76
Granulomatose
com poliangeíte 286
eosinofílica com poliangeíte 286
Grânulos
de Birbeck 497
de Fordyce 8, 459
de querato-hialina 5
Griseofulvina 412, 527
Guselcumabe 397

H

Haemophilus
    influenzae 515
    parainfluenzae 275
Hair casts 533
Halobetasol 133, 649
Háluces 424
Hálux 424
Hamartoma(s) 344, 349, 468
Hanseníase 215, 554, 556, 601
    boderline 216
    dimorfa 556, 558
        tuberculoide 558
        virchowiana 216, 555, 557, 558
    indeterminada 216, 555, 556
    multibacilar 216
    paucibacilar 216
    tuberculoide 216, 217, 555, 557
Hansenomas 557
Haste do pelo 8
HBV 116
HCV 117
Helicobacter pylori 275
Hemangioendotelioma kaposiforme 89
Hemangioma(s) 341
    capilar 82
        lobular 91
    congênito 87
    da infância 77, 82
    subungueal 424, 426
Hemiatrofia facial 271
    progressiva 269
Hemidesmossoma(s) 4, 5, 163
Hemípteros 608
Hemoglobina 341
Hemolítica Coombs negativo 113
Hemorragia(s)
    em estilhas 428, 431
    intracraniana 276
    pulmonar 276
    subungueais 431
Hemossiderina 222, 276
Hepatite
    A, B e C 102, 116, 117, 190, 192, 275
    viral 581
Herpes
    do imunocomprometido 542, 544
    neonatal 542
    recidivante 542, 543
    simples 53, 147, 235, 240, 416, 459, 541, 573
        neonatal 544
    simplex vírus 655
    vírus 1 e 2 53, 109, 110
    vírus 5 53
    vírus 6 e 7 189, 192
    vírus humano tipo 3 655
    -zóster 416, 546
Heterocromia da íris 336, 339
Hexaclorofeno 620
Hialuronidatos 7
Hidradenite
    écrina neutrofílica (HEN) 442
    supurativa , 364, 371, 390, 419, 420, 421
Hidratação da pele 657
Hidrocefalia 108, 109, 111, 113, 473
Hidrocortisona 133, 155, 649
Hidropsia fetal 116
Hidroquinona 142, 226, 690
Hidroxicloroquina 167, 264, 282, 503
Hidróxido de potássio 550
Hidroxipiridonas 653
Hidroxizina 133, 201, 488
Hifas 228
Himenópteros 608
Hiperandrogenismo 297
Hiperbilirrubinemia
    direta 105
    fisiológica 670
    indireta 670
    mista 671
Hipercromia 328, 342
    pós-inflamatória 226, 229, 532
Hiperestesia 559
Hiperferritinemia 503
Hipergamaglobulinemia policlonal 503
Hiperidrose 290, 433, 530
    compensatória 438
    gustatória 438
    primária (HP) 434, 689
        focal 434
    secundária (HS) 434
Hiperinervação 125
Hiperinsulinemia 227
    palmar e plantar 128
Hipermelanose(s) 341
    nevoide linear e espiralada 38, 41
Hiperpigmentação 632
    bronze 296
    cutânea 223
    pós-inflamatória 691
    residual 385
Hiperplasia
    epidérmica 632
    gengival 321

sebácea (*millium* sebáceo) 41
suprarrenal 295
Hiperqueratose(s) 657
folicular eritematosa difusa 251
palmar e plantar 318
subungueal 428
Hiper-reatividade aos testes cutâneos 128
Hipersensitização 125
Hipertermia 354
Hipertireoidismo 291
Hipertricose(s) 218, 290, 292, 322, 327, 361, 477, 688
congênitas 361
lanuginosa congênita 361
sacrococcígea (*fawn tail*) 77
universal congênita 361
Hipertrofia de papila lingual 373
Hipocromia 208, 342, 348
linhas de Blaschko 348
pós-inflamatória 212
Hipoderme 3, 6
Hipoidrose 331
Hipomelanose(s) 341, 342, 348
de Ito 348
eruptiva 194
gutata idiopática 213
linear e espiralada nevoide 348
macular
idiopática 215
progressiva ou idiopática 215, 652
Hiponíquio 9, 427
Hipo ou hiperpigmentação 211, 531, 689
Hipoplasia
da fóvea 335
das glândulas salivares 355
das unhas 331
dérmica focal ou síndrome de Goltz 356
do esmalte dentário 317
do maxilar 357
Hipotireoidismo 292, 364
Hipotricose(s) 357, 358, 359, 407
congênitas 408
de Marie-Unna 358
simples 358
Hirsutismo 688
HiSCR 396
Histamina 125
Histiócito 497
Histiocitose(s) 496
cutânea e mucocutânea 497
de célula de Langerhans 64, 66, 496, 498, 502
de células indeterminadas 498
de células não Langerhans 496, 501
malignas 496, 503
Histoplasmose 234, 573, 598, 601
HIV 102, 275, 419
HLA-DRB1 163
Homocisteinemia 334
Homosalato 229
Hórdeolo ou terçol 512
Hormônio
da tireoide 291
do crescimento (GH) 289
estimulante dos melanócitos (MSH) 296
Hortaea werneckii (*tinea nigra*) 522, 532, 654
HPV 536
HSV 110, 541, 546
Hylesia 607

I

Icaridina 641
ICOS 238
Icterícia 105, 109, 110, 112, 117, 278
fisiológica 41
neonatal 669
Ictiose(s) 158, 658
adquirida 573
arlequim 312
congênitas 311, 312
lamelar 312
linear circunflexa 313
não sindrômicas 309
pleomórficas 313
queratinopática ou ictiose bolhosa 312, 317
recessiva ligada ao X 311
sindrômicas 309, 313, 314
vulgar 311
IgE sérica elevada 128
IgG anti-
-FcεRI 198
-IgE 198
IHS4 396
IL-1 391
IL-1β 671
IL-2 671
IL-4 125
IL-6 391, 671
IL6R 240
IL6ST 240
IL-10 671
IL-13 125
IL-17 391
IL-23 391
IL-31 125
IL-36 391
Imatinibe 488, 500

Imidazólicos 229, 653
Iimiquimod 541, 550, 572, 656
Impetiginização 652
Impetigo 234, 239, 240, 507, 508, 601, 647
bolhoso 64, 68, 185, 508
não bolhoso 508
perioral 545
Imunobiológicos 153
Imunodeficiência(s) 232
combinada grave e síndrome de Omenn 238, 309
comum variável 237, 238
primárias 233
Imunofluorescência 164
direta 167, 276, 282, 284
indireta 167
Imunoglobulina
anti-HBV 117
endovenosa 166
intravenosa 279, 285
policlonal D (IgD) 252
Imunomoduladores 655, 656
Imunossupressão em transplantados 461
Incensos 643
Inclusões eosinofílicas intranucleares 109
Incontinência pigmentar 299, 317, 348, 351, 352, 354
Índice ultravioleta 629
Infecção(ões)
bacterianas 128, 520
congênitas 52
pelo herpes vírus simplex 102
estafilocócicas 573
fúngicas 521
oportunistas 218
secundária local 639
sexualmente transmissíveis 564
Infiltração 22
intralesional com triancinolona 264
Infiltrado neutrofílico 276
Inflamassoma 243
Inflamassomopatia NLRC4 250
Infliximabe 248, 397, 501
Inibidores
da calcineurina 212, 218, 264, 411
da JAK 411
Inseticidas 640, 642, 643
Insolação 631
Insuficiência
adrenal primária 296
aórtica 566
hepática 179
renal aguda 580
Interferon(s) 117, 243
alfa-2-a 501
gama 675
regulatory factor 4 470
Interleucina-
-1 243
-17 675
Intertrigo 528
comissural 460
por *Candida* sp. 525
Intolerância ao glúten 163
Intradermorreação de Montenegro 595
Iodeto de potássio 602
Iododerma 601
Iodopovidona 659
Iontoforese 437
IR3535 641
Iridociclite 106
Iris acrômica 335
Irites 559
Isoconazol 653
Isotiazolinonas 142
Isotretinoína 314, 398, 404, 419, 420
Istmo 7
Itraconazol 220, 229, 412, 418, 425, 527, 530, 599, 602
Ivermectina 404, 412, 609
Ixequizumabe 371, 397
Ixodes 584
Ixodídeos 583, 610
Ixoides 610

J

Junção dermoepidérmica 5

K

K1 312
K2 312
K10 312
KBR 3023 641
Kerion celsi 522, 527
Kernicterus 670
KIT 482

L

Lactato de amônio 227, 620
lagartas 607
Lâmina
basal 4
densa 5
lúcida 5
ungueal 9

Lamotrigina 178
Lâmpada de Wood 29, 31, 342, 525, 531
Langerina 498
Lanolina 71, 142
  anidra 441
Lanugem 40, 41
Lanugo 8
Larva migrans 613
Laser(s) 228, 387, 679
  de dióxido de carbono 541
  excimer 671
  Ruby 689
Latrodectus 611
Lauril éter sulfato de sódio 619, 621
Lava-pés 608
Lebrequizumabe 133
LED 387
Leflunomida 503
Leishmania 591
Leishmaniose 598, 601
  cutâneo-mucosa 591
  tegumentar 591, 592, 595
Lenços umedecidos 623
Lêndeas 412, 533, 610
Lentiginose 346, 469
Lentigo(s) 326, 335, 346, 469, 475, 673
Lepidopterismo 607
Lepidópteros 607
Lepra 555
Leptospirose 581
Lesa
  anular 258
  neonatal 259
  NET-símile 258
Lesão(ões)
  aftosas genitais 462
  cutânea autoinfligida 304
  em alvo 112, 248, 282
  exsudativas 647
  gomosas 600
  nódulo-ulcerada 600
  pápulo-escamoso 258
  pigmentares nos lábios 501
  purpúricas 580
  simétricas nos ossos longos 113
  traumáticas indolores 556
  ungueais 411
  vesicobolhosas palmoplantares 112
  xantomatosas 499
Leucemia mieloide aguda 442
Leucocitoclasia 276, 284
Leucoderma centrífugo adquirido 474
Leucodermia solar 326
Leuconiquia 428, 431
Leucoplasia
  bucal 314
  mucosa oral 329
Leucotrienos 226
Levocetirizina 201
Lidocaína-prilocaína 550
Light Amplification by Stimulated Emission of Radiation 688
Limeciclina 388, 397
Limpeza de pele 691
Linfadenite regional 594
Linfangiomas 464
Linfangite 594
  ascendente 600
  estafilocócica 601
Linfocitoma cútis 585, 586
Linfócitos 411
  TCD4+ 573
Linfogranuloma venéreo 395
Linfo-histiocitose
  adquirida 504
  hemofagocítica 498, 503
Linfoma(s) 573
  cutâneo(s) 558, 669
    primário de células T 214, 492, 493
  de Hodgkin 598
  intestinal 167
  T paniculite símile 454
Língua
  em morango 189
  escrotal 463
  fissurada/plicada 373, 460, 463
  geográfica 373, 462, 463
Linhas
  de Beau 159, 428
  de Blaschko 26, 38, 214, 270, 346, 348, 349, 351
  de Langer 3
Lipoaspiração de glândulas sudoríparas 437
Lipodermatoesclerose 454
Lipodistrofia 266, 299
Lipofucsina 438
Lipomas 77
Líquen
  amiloidótico 298
  escleroso e atrófico 213, 270
Liquenificação 21, 365
Líquen plano 424, 429
  simples crônico 305, 408
  ungueal 302, 429, 525
  urticado 202
Livedo reticular (cútis marmorata) 107, 283, 374
Lóbulos de gordura 6

Lonomia obliqua 608
Loratadina 20, 133, 488
Loxoceles 611, 612
Loxocelismo 612
Lubrificantes oculares 437
Lues 111
LUMBAR 85
Lumirrubina 670
Lúnula 428, 429
Lúpus 238, 431
eritematoso 237, 328, 525, 557, 586, 673
bolhoso 164
cutâneo
crônico 257, 259, 260
subagudo (Lesa) 258, 259
discoide 257, 259, 408, 525
profundo 259
sistêmico 257, 558
bolhoso 163, 167, 185
neonatal 50
pérnio 260
túmido 260
Lutzomiya 163
intermédia 592
whitmani 592
Luz
azul 669
de Wood 31
intensa pulsada 387, 680
ultravioleta 342, 669
Lycosa 611
LYST 240

M

Maceração 57
Macrocomedões 392
Macrófagos 497
Macroglossia 365, 373, 464
Macroqueilia 464
Mácula(s)
mongólica 469
cerúleas 610
Madarose 557
Malária 581, 639, 640
Malassezia 123, 212, 522, 530 154, 368, 416, 418, 419, 654
furfur 220, 227, 530
Malformação(ões)
capilar(es) 77, 92
vasculares 82, 105, 463
Mancha(s) 18
acrômicas 339
café com leite (*café au lait*) 37, 239, 343, 349 41, 223, 682
de óleo 428
em folha 39, 41, 350
hipocrômicas em confete 349
lenticulares 226
melânica (café au lait 469
mongólica 37, 41, 223, 476
pigmentar ou discrômica 18
salmão 37, 41, 92
vásculo-sanguínea 18
vinho do Porto 93, 680
Marcha atópica 130
Mariposas 607
Masatinibe 488
Mastócito(s) 481, 482
Mastocitoma 484
Mastocitose 481, 500, 502
cutânea 28, 482
difusa 484
maculopapular 483, 484
indolente 485
monomórfica 483
polimórfica 483
sistêmica 482
indolente 483
Matriz
do pelo 7
lipoproteica da camada córnea 14
ungueal 9
Maus-tratos 304
MC1R 470
MCAP 97
Mebendazol 613
Mebutato de ingenol 550
Mecha branca frontal 336, 339
Medicações tópicas 646, 658
Megacólon congênito 339
MEK 346
Melanina 208, 222, 334, 341, 674
Melanócitos 4, 208, 222, 334, 673
Melanocitose 472
Melanoma 327, 470, 472, 475, 573, 632, 673
acral 532
benigno juvenil 475
ungueal 430
Melanoníquia estriada 296, 424, 429, 469
Melanose(s)
de Becker 476, 469
intraparenquimatosa 479
leptomeníngea 479
pustulosa transitória neonatal 45
solar(es) 469, 631
Melanossomos 222, 631

Melasma 225
Melatonina 671
Melfalan 502
Membrana celular dos queratinócitos basais 5
Meningite 551, 580, 587
    sifilítica aguda 566
Meningococcemia 518
Meningoencefalite 580, 581
Meniscos de Merkel-Ranvier 10
Meradimato 229
Mercaptobenzotiazol 141
Mercaptopurina 500
Merosyl SX® 229
Meta-hemoglobinemia 71
Metaloproteinases 83
Metástases 395
Metformina 388, 398
Metilisotiazolinona 70, 619
Metotrexato 133, 147, 202, 264, 285, 502, 503
Metronidazol 404
Metrotrexato 153
Mícide 146
Micobactérias 275
Micobacteriose(s) 235, 502, 573
Micofenolato de mofetila 133, 165, 171, 264, 278, 285, 503
Miconazol 212, 220, 229, 418, 529, 653
Micose(s) 522
    fungoide 492, 493
        hipocromiante 214
    profunda 599
    superficiais 521,653
Microagulhamento 387
Microbioma 122, 124, 125, 419
Microcefalia 109, 111, 118, 327, 330
Micrococcus 15
Microftalmia 106, 111, 116
Micropeptídeos antimicrobianos 506
Microscopia de epiluminescência 29
Microspórica 412
Microsporum 522, 654
    audouinii 523
    canis 522, 523
    gypseum 523
Microstomia 320, 598
Micuim 611
Mielomeningocele 77
Migalomorpha 611
Miíase 609
    cavitária 609
    furunculoide 609
    primária 609
Milia 40
Miliária 47, 439, 657
    apócrina (doença de Fox-Fordyce) 441
    cristalina 439
    profunda 439
    pustulosa 440
    rubra 439
Mílio 318, 319, 327
Millium sebáceo 40
Mimetizador da barreira cutânea 132
Minociclina 179, 388, 397, 561
Minoxidil 409
Miocardite 551, 579
Miosite 267
MIRM 185
Mirmécia 538
Mixedema pré-tibial 291
Molares
    de Mulberry 568
    em amora 112
Moldura de quadro 593
Molusco contagioso 30, 128, 235, 240, 502, 549, 573, 664
Mometasona 133, 649
Moniletrix 354, 358, 408
Monilíase 528
Monócitos 497
Monofilamentos de Semmes-Weinstein 560
Mononeuropatia 276
    múltipla 585
Mononucleose infecciosa 581
Monoterapia 651
Montelucaste 202
Morbiliforme 175
Morfeia 268, 408
    circunscrita 269
    generalizada 269
    gutata 269
    linear ou morfeia segmentar 269
    mista 269
    panesclerótica 269
Mosaicismo pigmentar 346, 347, 348, 349
Moscas 608
Mosquiteiros 642
Mosquito(s)- 608, 632, 642
    -palha 163, 592
Mostarda nitrogenada tópica 500
MRSA 507
MSHS 238
MTAP 470
Mucocele 460
Mucocutânea 234
Mucopolissacaridoses 223, 501
Mucormicose 234, 294

Mucosite 182
Mupirocina 72, 417, 419, 529, 652
Músculo
eretor do pelo 8
piloeretor 7
Mutação KIT D816V 482
MWS 246
Mycobacterium
avium 573
leprae 215, 554
Mycoplasma pneumoniae 182, 278
MYO5A 240

N

N-acetilcisteína 413
naevus fusco-caeruleus
acromio-deltoideus 476
ophtalmo-maxillaris 476
NAPSI 428
Nariz
alado 556
de anta 593, 594
em sela 113, 568
Natural moist fator 124
Nd-YAG pulso longo 689
Necrobiose lipoídica 293, 502
Necrólise epidérmica tóxica 174, 182
Necrose
adiposa do recém-nascido 452
de extremidades 284
necrose fibrinoide 276, 284
gordurosa subcutânea do recém-nascido 51
tubular aguda 580
Neisseria
gonorrhoeae 574
meningitidis 518
Nematoides 613
NEM (neoplasia endócrina múltipla) 298
NEMO 239
Neomicina 71, 142, 620, 652
Neoplasia(s)
cutâneas 105
intraepitelial 570
cervical 539
vaginal 539
vulvar 539
malignas e benignas 648
Nervo trigêmeo 476
Neuralgia pós-herpética 548
Neurite 559
de nervos cranianos bilateral 585
Neurodermatite circunscrita 305
Neurofibroma(s) 223, 344, 502
internos 345
plexiforme 472, 473
Neurofibromatose 223, 558
tipo 1 38, 343, 344
Neurofibromina 343
Neuroma(s) plexiforme(s) 344, 345
orbital 345
Neuropatia
craniana 585
periférica 284, 585
Neurossífilis 566, 568
Neutropenia cíclica 461
Nevo
acrômico 39, 41, 214, 348, 556
anêmico 41, 344, 556
azul(is) 469, 475, 476, 477
congênitos-*like* 471
conjuntivo cerebriforme 98, 475
de Becker 476, 477
de células
balonizantes 469
fusiformes 469
epitelioides 475
de Ito 223, 476
de matriz 430
de Meyerson 469
de Ota 223, 469, 476, 477, 681
depigmentoso 339, 348
de Reed 469, 475
de Spitz 469, 475, 476, 502
de Sutton 474
displásicos 469, 474, 477
do tecido conjuntivo 349
epidérmico verrucoso linear 98
flâmeo 92, 93
globulares (TERT) 470
halo 469, 474
hipocrômico 348
melanocítico(s) 468, 469, 532
adquirido comum 469, 470, 474
compostos 469
congênito(s) 469, 470, 471, 473, 683
tardios 471
de grandes dimensões 77
intradérmicos 469
juncionais 469
sebáceo de Jadassohn 410
sobre nevo 475
pigmentares planos 470, 471
spilus 469, 475
reticulares 470
satélites 472
verrucoso 347

NICH 87
Nicotinamida 383
Ninfas hexápodes dos carrapatos 611
NIPAL4/ictiína 312
Níquel 132, 140, 141, 147
Nistagmo 335, 336, 337
Nistatina 653
Nitrato de prata 575
Nitrofurazona 142
Nitrogênio líquido 666
N-metil glucamina 596
N,N-diethyl-m-toluamide 204
Nódulo(s) 378, 390, 392
    acastanhados 557
    asséptico do couro cabeludo 420
    de acne vulgar 419
    de Lisch 223, 344
    subcutâneos 283
    subependimários 350
    tuberosos 594
NOMID/CINCA 246
NRAS 470

O

Obesidade 123, 295, 364
OCA 335, 336
Oclusão 57, 650
    folicular 365
    intestinal 598
Ocronose 228
Octinoxato 229
Octisalato 229
Octocrileno 229
Odinofagia 528
Odor corporal 626
Ofloxacina 561
Oftalmia gonocócica 574, 575
Olamina 653
Óleos 643
Olho-de-peixe 538
Olhos vermelhos 334, 337, 556
Oligúria 580
Omalizumabe 202, 488
Onicocompulsão(ões) 302, 424, 427
Onicodaquiomania 427
Onicodistrofia(s) 302, 525
Onicofagia 302, 427
Onicólise 428, 431
Onicomicose 368, 424, 525
Onicorrexis 429
Onicotilomania 427, 429
Opacidade corneana 108
Orifícios labiais 459
Orquite 276
Osteíte 113
Osteocondrite 113, 566, 567
Osteomielite multifocal 247
Osteopatia estriada 356
Osteossarcoma 330
Óstio 7
Otite 573
Oxibenzona 229, 635
Oxibutinina 436, 443
Óxido de zinco 70, 229, 658
Oxiuríase 613
Oxiúrus 613

P

p450 312
PABA 229, 635
Padimato O 229
Paederus 607
PAHX 313
Panarício herpético 424, 426, 543
p-ANCA 285, 286
Pancreatite 276
Panencefalite progressiva 108
Paniculite(s) 52, 446, 448
    com espaço em forma de agulhas 447
    com vasculite 447
    da morfeia 449
    infecciosa 453
    lobulares 447, 450
    lúpica 446, 447, 453
    mistas 447, 451
    pancreática 451
    por deficiência de alfa-1 antitripsina 446
    pós-esteroide 452
    septais 447, 449
    traumática 453
PAN
    juvenil 283
    sistêmica 284
PAPASH 248
Papila(s) fungiformes 7, 464
Papilomas laríngeos 570
Papilomatose 227
    laríngea 536, 539, 570
    recorrente
        conjuntival 570
        nasal 570
        respiratória 539, 570
Papilomaviridae 570
Papilomavírus humanos 536, 569, 570, 571, 573
Pápulas 378
Papulose linfomatoide 493

Paquioníquia congênita 424, 465
Parabenos 142, 619
Paracetamol 275
Paracoccidioides brasiliensis 596
Paracoccidioidomicose 573, 596, 601
Paracutaca 614
Parafenilenodiamina 141
Parafina 71
Paralisia(s)
  assimétrica 567
  da bexiga 548
  do nervo facial 587
  facial 548
  flácida 551, 567
  espásticas 585
Pararamose 608
Paraviroses 187
Paroníquia aguda/linhas de Beau/onicomadese 159, 234, 240, 424, 426, 528
PARP1 470
Parvoviridae 115
Parvovírus 102, 115, 192, 275
Pasta de nitrato de prata 550
Patch test 132, 141
Patergia 29, 461
Pediculose 408, 412, 654
  do corpo 655
  do couro cabeludo 610, 655
  dos cílios 655
  pubiana 610, 654
Pediculus humanus 610, 654
Peeling(s)
  de ácido salicílico 690
  de beta-hidroxiácido 690
  de fenol 690
  químicos 689
Pele atrófica 328, 648
  da criança 13
  dos recém-nascidos 35, 41
  oleosa 290
  seca 122, 657
  ulcerada 648
Pelo(s)
  fetal 8
  em saca-rolha 31
  encravados 421
Penciclovir 546
Pênfigo foliáceo 163, 164, 185
Penfigoide(s) 147, 162
  bolhoso 163, 164, 166
Pênfigos 147, 162
  sifilítico 112
  vulgar 163, 164, 165, 185
Penicilina 275, 569
  benzatina 115
  G 587
    cristalina 115
    procaína 115
Pentaclorofenol 620
Peptídeos endógenos 175
Percevejos 608
Perda transepidérmica de água (TEWL) 13, 621
Perfume(s) 620, 657
Perfuração de septo 249, 593
Periodontite 240
Perioniquiotilomania 427
Periostite 113, 247
Periplaquina 5
Permanganato de potássio 659
Permetrina 412, 610, 642, 654
Pernilongos 639
Perniose 194
Peróxido de benzoíla 383, 220, 212, 229, 658
Pesquisa de FAN 281
Petéquias 105, 107, 109
PGM3 240
pH 14
Phitirius pubis 610
Phoneutria 611
PIBIDS 299
Picadas 202, 203, 275, 586, 639
PICH 87
Piebaldismo 334, 336, 338
Piedra
  branca 412, 522, 533
  negra 522
  preta 533
Piedrae hortae 522, 533, 654
Pigmentação
  castanho-acinzentada 671
  da língua 296
  das papilas fungiformes 464
  exógena 532
  imediata 630
  persistente 630
  reticulada 326
  retiniana 108
PIK3CA 96
Pili torti 359
Pimecrolimo 147, 155, 264, 655, 656
Pimecrolimus 212, 219, 411
Pintas 346, 470
Pioderma gangrenoso 29, 244, 248
Piodermites 239, 573
Piolho(s) 412, 579, 610
Piretroide 642, 643

Pirimetamina 106, 107
Pirina 243
Piritionato de zinco 526
Pitiríase 187
  alba 128, 211, 531, 556
  liquenoide crônica 491, 669
  rósea 525, 531, 557
  rubra pilar 658
  varioliforme aguda (PLEVA) 491
  versicolor 29, 212, 227, 522, 527, 530, 556, 654
Pitirionato de zinco 212, 220, 229
Pittings 152, 303, 411, 428
PLA2G6 470
Placa(s)
  angiofibrótica da fronte 349
  peau de chagrin 349
Placoglobinas 5
PLAID e APLAID 251
Plasmaférese 278
Platelmintos 612
Platisma 10
PLC: pitiríase liquenoide crônica 494
PLEVA: pitiríase liquenoide e varioliforme aguda 494
Plexo vascular
  anastomótico médio e profundo 6
  superficial 6
PMD 641
Pneumocistose 573
Pneumocystis jirovecii 573
Pneumonia
  intersticial 580
  por *Mycoplasma pneumoniae* 581
Pneumonite intersticial 267, 579
Podofilina 541, 550, 572, 667
Podofilotoxina 667
Poiquilodermia(s) 239, 266, 326, 328, 329, 330
Poliangeíte microscópica 286
Poliarterite nodosa 246, 283, 285
Polineuropatia axonal 585
Poliose 349
Polipeptídeo da banda 6 5
Pólipo(s)
  retais 350
  umbilical 76
Poliquimioterapia 558
Polo
  tuberculoide 558
  virchowiano 558
Polpa(s) digital(is) 9, 128
Pomada 647
  de Whitfield 532
Pontes intercelulares 4
Porfiria(s) 317, 327
  cutânea tarda 327, 573
  eritropoiética congênita 322, 327, 328
  variegata 327
Poríferos 614
Poro 8
Potó 607
Poxvírus 549
Praziquantel 613
Prednicarbato 649
Prednisona 397
Prega palmar única 365
Premolis semirufa 608
Presenteísmo 123
Prilocaína 619
Primoinfecção
  genital 542
  herpética 542
Profilagrina 5
Progéria(s) 328
  de Werner 408
Prometazina 142
Proopiomelanocortina 296
Propilenoglicol 142, 648, 657
Propiobacterium 15
Propionato
  de clobetasol 649
  de fluticasona 649
Propranolol 86
Prostaglandinas 226, 648
Proteases 125
Proteína inibidora de tumor MENIN 298
Protetores solares 143, 635
Proteus vulgaris 582
Protoporfiria eritropoiética 327
Protossifiloma 566
Prova(s)
  clínicas 25, 28, 29
  da histamina 28, 560
  da pilocarpina 28
  da tração capilar 28
  de sensibilidade térmica 560
Prurido 122, 128, 639
  idiopático 305
  estrófulo 202, 639
Pseudoangiomatose eruptiva 193
Pseudocromidrose 438
Pseudofilamentos 528
Pseudofoliculite 416, 419, 421
  da barba 416
Pseudo-hifas 531
Pseudomonas aeruginosa 416, 418
Pseudomoniletrix 408
Pseudoparalisia de Parrot 113, 567
Pseudopelada de Brocq 411

Pseudosifílide de Jacquet 61
Pseudotinea 150, 154, 155
Psicodermatologia 301
Psicodermatoses 301
Psicose lúpica 262
Psoralênico(s) 147, 219, 488
Psoraleno 672, 673
Psoríase 63, 65, 149, 150, 160, 237, 238, 299, 302, 370, 371, 408, 424, 428, 533, 557, 573, 647, 658, 669, 670, 675, 676
  eritrodérmica 151, 161
  gotada 151
  invertida 525
  mediada por CARD-14 (CAMPS) 250
  plantar 525
  pustulosa 151, 244
    palmoplantar 147
  ungueal 428, 525
  vulgar 150
Psychodipygus
  complexus 592
  wellcomei 592
Pterígio 633
  dorsal 429
  invertido 431
Pthirus pubis 654
Puberdade em miniatura 41
Pulex irritans 609
Pulga 579, 609
Pulíase 609
Pulsed dye laser 681, 691
Punch 664
Púrpura 105, 112, 116, 283
  de Henoch-Schönlein 246, 275
  de vasculite por IgA 275
  palpável 276, 278
Pústulas 378
Pustulose cefálica neonatal , 46
Pustuloses 244
PUVA 219, 494, 500, 670, 672, 673, 674
PV mucoso 165

Q

Quaternium 142
Queda de pelos 556
Queilite 128, 278
  angular 374, 459, 460, 528
  de contato 459
  esfoliativa 459
  granulomatosa 459, 460
  medicamentosa 459, 460
  pela isotretinoína 460
Queilofagia 459
Queimaduras 629, 651
  indolores 556
  solar(es) 334, 631, 632
  térmicas 185
Queratinas 1, 2 e 10 312
Queratinização 4
Queratinócitos 4, 208, 222, 631
Queratodermia(s) 112, 312, 647
  palmoplantar(es) 310, 312
  queratolíticos 540, 648, 657
Queratolíticos tópicos 657
Queratose 21
  actínica 327, 334
  folicular invertida 538
  pilar 128, 239, 305, 408
Queratodermia palmoplanta 367
Queratoses 327, 334, 673
Quérion 522
Quimiocirurgia 666
Quimioprofilaxia 519
Quinolina 142

R

RAB27A 240
Rabdomiomas do coração 350
Radiação
  óptica 629
  ultravioleta 631, 672
Radiculoneuropatia motora e sensorial 587
Radiculopatias 585
Rágades 112, 568
Reação
  a fármacos 573
  anafilactoide 485
  de hipersensibilidade 146, 189, 280
  de Jarisch-Herxheimer 587
  de Lewis 560
  hansênica 558, 559
  medicamentosa 146
  reversa 558
Receptor tirosina-quinase 482
Rede neural 10
Refluxo 267
RegiSCAR 180
Regra da colher de chá 637
Repelentes 204, 640, 642, 643
Repigmentação 674
Resina epóxi 142
Resorcinol 397, 620
Resveratrol 228
Retapamulina 417
Retardo na erupção dos dentes 355
Retenção biliar 598
Retículo-histiocitose
  congênita autocurável de Hashimoto-Pritzker

500
multicêntrica (MRH) 502
Retina 671
Retinite solar 633
Retinoides 227, 383, 656
Retroníquia 427
Reumatismo dos seringueiros 608
Ribavirina 117
Riboflavina 671
RICH 87
Rickettsia 577
africae 582
conorii 582
mooseri 579
parkeri 582
prowazeki 579, 583
typhi 579, 583
Ridley-Jopling 216
Rifampicina 397, 421, 561
Rilonacept 246
Rinite 123, 567
Rinofima 594
Riquétsias 581
Riquetsioses 577, 578, 584
Risanquizumabe 397
Rítides 631
Rituximabe 165, 171
ROCA 335
Roedores de unha 302
Rosácea 383, 401
eritemato-telangiectásica 402
esteroidal 403
ocular 402
papulopustulosa 402
RPR 114, 568
Rubéola 53, 102, 107, 192, 581
Rubeoliforme 175

S

S-100 497
SACRAL 85
Salicilatos 71
Saliva 459
artificial 437
dos insetos 202
Salmonella sp. 275
Salmonelose 581
salt-split skin 166
Sarampo 192, 581
Sarcoidose 501, 502, 557, 601
Sarcoma(s) 601
de Kaposi 573
de mastócitos 482
Sarcoptes scabiei 611, 654
Sarcoptiformes 611
Sarna norueguesa 368
SARS-CoV-2 118, 194
Satelitose 594
Saturniidae 608
S. aureus meticilino-resistentes (MSRA) 417
Schistossoma mansoni 612
SCID 235
Scorpionídeos 611
Sebo 8, 15
Seborríase 151
Secreção nasal serossanguinolenta 113
Secuquinumabe 133
Septos interlobulares 6
Serosite 243, 276
Serpentinas 643
Shaving 664
Sicose da barba 417, 418
Sifílides papulosas 112
Sífilis 565, 573
congênita 53, 64, 67, 68, 111, 565
precoce 112, 567
tardia 112, 568
meningovascular 566
recente 566
secundária 525, 531, 558, 567
tardia 566
terciária 395
Simpatectomia torácica endoscópica 438
Sinal
da mão do mecânico 266
da vela 28
de Darier 483, 486
de Gottron 266
de Gowers 267
de Hutchinson 430
de Nikolsky 29, 164, 184, 511
de Zileri 29, 212, 227, 530
do colarete piloso 75
do coldre 266
do heliotropo 266
do orvalho sangrante 28
do V do decote 266
do xale 266
Sindactilia 76
Síndrome(s)
ADULT 357
AEC 357
APECED 237
autoimunes poliglandulares 1 e 2 296
autoinflamatórias 249, 280
Barber-Say , 361
CLAPO 97
CLOVES 97

Coffin-Siris 361
da imunodeficiência adquirida 572, 574
da pele
decídua 313
escaldada 159, 185, 510, 511
rígida 271
das bandas amnióticas 49
de Angelman 334
de ataxia-telangiectasia 237
de ativação macrofágica 497
de autoinvolução das verrugas 540
de Blau 237, 243, 250
de Bloom 328, 673
de cabelos prateados 240
de Carvajal-Huerta , 359
de Chédiak-Higashi 237, 240, 334, 336, 338
de Christ-Siemens-Touraine 354
de Clouston 355
de Cockayne 328, 408, 673
de Conmél-Netherton 237, 309
de Cornélia de Lange 361
de Cowden 536, 538
de Cushing 295
de Di George 234
de Down (SD) 364
de Elejalde 334
de Gianotti-Crosti 190, 551
de Goltz 354
de Gorlin-Goltz 673
de Griscelli 240, 334, 336, 338
de Hallermann-Streiff 408
de Hay-Wells 357
de Horner 438
de Iso-Kikuchi 424
de Kassabach-Merrit 89
de Kindler 317, 321, 328, 330
de Klippel-Trenaunay 96
de Laugier Hunziker 347
de Legius 343, 344
de Lesch-Niham 459
de Majeed 243, 248
de McCune-Albright 38, 343
de Melkersson-Rosenthal 460
de Munchausen 304
de Naxos 359
de Netherton 357, 359
de Noonan 344, 347
de Omenn 234, 237, 238
de Parkes-Weber 97
de Parry-Romberg 269
de Peutz-Jeghers 346, 347, 465
de Prader-Willi 334
de Proteus 98
de Ramsay-Hunt 548
de Rapp-Hodgkin 357
de Raynaud 253
de Rothmund-Thompson 328, 357, 408
de Schnitzler 280
de Sjögren 253, 309
de Stevens-Johnson 182
de Sturge-Weber 95
de Sweet 244, 248, 442, 586
de Waardenburg 334, 336, 339
de Wiskott-Aldrich 234, 235, 237
do anticorpo antifosfolípide 283
do bebê bronzeado 671
do *blueberry muffin baby* 105, 107, 109, 110
do cabelo anágeno
curto 408
frouxo 358, 408, 409
do choque tóxico 517
do nevo displásico 474
dos cabelos impenteáveis 359
dos ovários policísticos (SOP) 297
DRESS 174, 178
EEC 234, 354, 357
H 254
hemofagocítica 338
Hermansky-Pudlak 336, 338
hiper-IgE 234, 235, 237, 240
KID 234
Leopard 347
lentiginosas 469
membro-mamária 357
PAPA 243, 248
pápulo-purpúrica em luvas e meias 192, 193
PASH 248
PELVIS 85
periódicas associadas
à criopirina 246
ao receptor de (TRAPS) 252
PHACE 84, 299
retroviral aguda 573
sicca 238
TORCH 52, 102
tricorrinofalangeana 408
unha-patela 424
Wiskott-Aldrich 238
Sinéquia(s) 319, 320, 321, 330
Sinofris 365
Sinus 77, 390, 392
pré-auricular 75
Siphonaptera 609
Siringomas 365
Sirolimo 90
Slac2-a 240
SLICC 261
Solenopsis 608

Solução(ões)
de Burow 71
iodadas 619
Solventes de gordura (acetona) 648
Soro
antiaracnídico 612
antilonômico 608
SPINK 240, 313
Sporothrix schenckii 599
Staphylococcus aureus 123, 275, 416, 417, 418, 419, 421, 426, 507, 651, 672
STAT3 240
stiff skin syndrome 271
Streptococcus 16, 275
pyogenes 416, 419, 651
Sublâmina densa 5
Substância(s)
fundamental 7
P 125
higroscópicas 657
Sucralfato 71
Sudâmina 439
Sudorese 128, 434, 626
Sulfa 179
Sulfadiazina 106, 107, 652
Sulfametoxazol 136, 418, 419, 420, 421, 599
Sulfassalazina 179
Sulfato
de zinco 541
de selênio 212, 220, 229, 526
Sulfona 561
Sulisobenzona 229
Suor 433
Suplementação oral 643
Surdez 109, 339, 354, 357, 566
labiríntica 568
neurológica 113
neurossensorial 254, 327, 339
unilateral 548
Syndets 70, 132, 622

T

Tabagismo 123
tabes dorsalis 566, 567
Tacrolimo 147, 155, 264, 656
Tacrolimus 212, 219, 411, 674
Talidomida 264, 462, 503, 561
Tapir 594
Tatuagem(ns) 555, 683
Taturana(s) 607, 608
Tecido conjuntivo 7
Tegumento 3
Telangiectasias 218, 328, 237, 329, 632
conjuntivais na infância 239
das bordas palpebrais 266
periungueais (sinal da manicure) 266
Telógenos 409
Tênias 613
Tenossinovite 267
Terapia fotodinâmica 541
Terbinafina 412, 418, 425, 527, 602, 653
Terebintina 142
Termoterapia 541
Teste(s)
de contato 141
de iodo-amido 435
de Minor 435
de soro autólogo 200
de Tzank 110
de Weil-Félix 582
epicutâneos de contato 132
não treponêmico 114
sorológicos 568
treponêmico 114, 568
Tetracaína 619
Tetraciclina(s) 388, 397, 417, 583
Tétrade da oclusão folicular 381
TGM 1 transglutaminase 1 312, 313
Th 125
Tiabendazol 610, 613
Tiazolinonas 132
Tíbia
em dente de sabre 568
em lâmina de sabre 113
Ticlopidina 91
Tifo(s) 577
epidêmico 579
murino 579
TIK2 240
Timerosal 142
Timolol 87
Tinea
capitis 522, 523, 525, 527
corporis 522, 523, 527, 531, 586
cruris 523, 525
da face 525
manuum 523, 526
nigra 522, 532
pedis 522, 523, 525, 368
unguium 522, 523, 525
Tinha 31
da mão 147
das unhas 522
do corpo 522
do couro cabeludo 303, 408, 522
dos pés 522, 525
Tinosorb® 229
Tireoidite 291

Tirosina 4, 439
Tirosinase 4
Tiuram 141
Tofacitinibe 249
Torus palatino e mandibular 464
Toxicidade 71, 619
Toxina(s)
  botulínica 435, 437, 689
  esfoliativas 510
  exotoxinas A e B 510
Toxoplasma gondii 53, 104
Toxoplasmose 53, 102, 104
TP53 470
TP63 354
TPHA 114, 568
Tração 414
Tragus 75
Transtorno do espectro autista 350
TRAPS 243
Traquioníquia 303, 424, 428, 429
Trematoides 612
Treponema pallidum 53, 102, 111, 112, 565
Tretinoína 226, 383, 540, 691
Triancinolona 397, 649
Trichophyton 522, 527, 654
  mentagrophytes var interdigitale 523
  rubrum 523
  schoenleinii 523, 525
  tonsurans 522, 523
  violaceum 523
Trichosporon beigelii (*piedra* branca) 522, 533, 654
Tricofagia 303
Tricograma 409
Tricomicose nodular 533
Tricorrexe 313
  invaginata 359
  nodosa 533
Tricoscopia 29, 414
Tricoses 648
Tricospórica 412
Tricotilomania 303, 408, 410, 413, 525
Tricotiodistrofia IBIDS 299
Trietanolamina 142
Trimetilaminuria 439
Triptase 487
Triquilemomas 538
Trissomia do cromossomo 21 364
Trolamina salicilato 229
Trombocitopenia 109, 110, 113, 116, 580, 581
Tromboxanos 226
Trychophyton
  mentagrophytes 425
  rubrum 425
TSLP 125
Tuberculose 106, 573
  cutânea 395, 557, 595, 601
  ganglionar 395, 598
Tumor(es)
  de Buschke-Löwenstein 570
  glômico 344
  maligno da bainha do nervo periférico 345
  primários 395
  ungueais 429
  vasculares 82
Túneis 390, 392
Tunga penetrans 609
Tungíase 609
Tzanck 545

U

Úlceras(ções) 23, 75, 284, 593, 651
  bucais 239
  com base infiltrada 600
  de Balkh 591
  de Delhi 591
  e pioderma gangrenoso 237
  e necrose digitais 253
  fagedênicas 545
  orais por *M. avium* 573
  tropical 595
Ultrassonografia da pele 29
Ultravioleta B 147
Unha(s) 9, 424, 623
  de Bidet 427
  de Plummer 291
  em dedal 152
  em raqueta 424
  encravada 424
  finas 431
  fracas (biotina) 431
  quebradiças 431
Unidade pilossebácea 378
Ureia 620, 657
Urticária 196, 197, 198, 199, 202, 244, 280, 483
Ustequinumabe 357, 397

V

Vacina 539
  bacilo Calmette-Guérin intradérmica 541
Vacinação anti-HPV 572
Valaciclovir 546
Valerato de betametasona 133, 649
Vancomicina 179
Varicela 235, 240, 426, 546 573
Vasculite
  abdominal 267
  ANCA positivo 285

associada a STING de início na infância 249
das artérias coronárias 279
de pequenos vasos 237, 275, 276
de sistema nervoso central 276
leucocitoclástica com deposição de IgA 278
necrotizante 284
nodular 446
por IgA 275, 278
urticariforme 280, 281
hipocomplementêmica 280
normocomplementêmica 280
Vasos linfáticos 7
VDRL 114, 568
Vegetais crucíferos 643
Ventriculomegalia 118
Vérnix caseoso 36, 41
Verruga(s)
anogenital(is) 536, 538, 539, 570
cervicais 570
das mãos de açougueiros 570
em mosaico 538
filiformes 570
orais 570
periungueal 424
plana(s) 536, 537, 539, 570, 573
plantar(es) 30, 536, 537, 539, 570
periungueais 425
vulgar(es) 239, 536, 539, 570, 571
viral(is) 128, 235, 240, 459, 536, 570, 685
Vesicopústulas 110
Vesículas 110
espongióticas 145
umbilicadas 136
Vespas 608
Vimblastina 500, 501, 502, 503
Vincristina 501
Violeta de genciana 529
Virilização 297
Viroses cutâneas 535
Vírus
da imunodeficiência humana 572, 573
do Coxsackie 275
Epstein-Barr (HSV IV) 541
herpes simples 110
Vitamina
B3 431
D 630, 631
D3 658
Vitiligo 123, 211, 212, 237, 238, 239, 296, 339, 372, 373, 474, 475, 531, 556, 658, 670, 673, 674
von Zumbusch 151

W

WASP 238
WNT 354
WPAI 394

X

Xantelasma 501, 502
Xantogranuloma(s) 498
do adulto 502
juvenil 344, 475, 500, 501
necrobiótico 502
Xantoma(s) 501, 502, 558
Xantomatoso 24
Xenopsylla cheopis 579
Xeroderma pigmentoso 326, 346, 461, 673
Xeroftalmia 437
Xerose 125, 128, 239, 365, 367
Xerostomia 437
Xerótica 125
Xilocaína 2% 546

Z

Zika vírus (ZIKV) 117, 639
ZNF341 240
Zoonoses 578
Zóster
disseminado 235, 548
do gânglio geniculado 548
do nervo trigêmeo 547
necrótico 235
oftálmico 548